Thure von Uexküll
Wolfgang Wesiack

Theorie der Humanmedizin

Thure von Uexküll
Wolfgang Wesiack

Theorie der Humanmedizin

Grundlagen ärztlichen Denkens und Handelns

Mit 17 Graphiken

Urban & Schwarzenberg
München–Wien–Baltimore

Anschrift der Autoren:
Prof. Dr. med. Th. v. Uexküll
Sonnhalde 15
7800 Freiburg i. Br.

Prof. Dr. med. W. Wesiack
Inst. für Medizinische Psychologie
und Psychotherapie
Universitätsklinikum Innsbruck
Sonnenburgstraße 16/III
A-6020 Innsbruck

CIP-Titelaufnahme der Deutschen Bibliothek:

Uexküll, Thure von:
Theorie der Humanmedizin : Grundlagen ärztl. Denkens u. Handelns / Thure von Uexküll ; Wolfgang Wesiack. – München ; Wien ; Baltimore : Urban u. Schwarzenberg, 1988
ISBN 3-541-13501-8
NE: Wesiack, Wolfgang:

Lektorat: Dipl.-Psych. Dr. med. Wulf Bertram, München
Redaktion: Dr. med. Eberhard Wormer und
Dr. med. Brigitte Zakaria, München
Herstellung: Christine Jehl, Ergoldsbach
Einbandgestaltung: Dieter Vollendorf, München

Satz und Druck: Kastner & Callwey, München
Printed in Germany

ISBN 3-541-13501-8

Vorspann

»Das System unserer Gesundheitsfürsorge befindet sich gegenwärtig in einer kritischen Phase. In den entwickelten Staaten steigen die Kosten in alarmierender Weise, und technische Fortschritte bedrohen zunehmend verschiedene Seiten der traditionellen Arzt-Patient-Beziehung. Der Vorrang des Arztes in dem System unserer Gesundheitsfürsorge wird nicht nur durch andere Heilberufe, sondern auch durch Praktiker einer sogenannten *alternativen Medizin* immer mehr in Frage gestellt. Die Patienten klagen über die kalte, unpersönliche Atmosphäre in den großen Krankenhäusern, den bewunderten Glanzpunkten in den Landschaften der entwickelten Staaten.

Demgegenüber hat in den Entwicklungsländern der enorme Bevölkerungszuwachs häufig die Anstrengungen der Regierungen zunichte gemacht, eine medizinische Versorgung von annehmbarem Standard für die Bevölkerung aufzubauen. In diesen Ländern fehlt es überall an Ärzten, Schwestern, Medikamenten, Krankenhäusern und Gesundheitszentren. Die dafür benötigten Mittel sind unerschwinglich.

Unter diesen Umständen ist es kein Wunder, daß man beginnt, die Durchschlagskraft des Systems unserer Gesundheitsfürsorge in Zweifel zu ziehen. Zweifel an der Effektivität unserer medizinischen Versorgung führen folgerichtig zu Zweifeln an der Rationalität der Fundamente unserer Heilkunde, der wissenschaftlichen Theorien und Konzepte der ärztlichen Berufe sowie der Regierungen, von denen das System der Gesundheitsfürsorge abhängt...

Es ist dringend zu wünschen, daß alle, die mit Problemen der Gesundheit befaßt sind, die Arbeit des Systems und die Annahmen und Voraussetzungen, auf denen es basiert, kritisch überprüfen.«

(Asvall, in: Scientific approaches
to health and health care, WHO, 1986)

Vorwort

Die Geschichte der Heilkunde und ihrer Leitideen ist Teil der menschlichen Kulturgeschichte. Die Höhen und Tiefen, die Krisen und vor allem die ungelösten Probleme der menschlichen Kultur finden wir – wie könnte es anders sein – in der Heilkunde wieder. Die manchmal zu kreativen Ideen anregende, viel öfter sich jedoch destruktiv auswirkende Spannung der zwei mehr oder weniger unverbunden nebeneinander sich entwickelnden Kulturen (Snow 1968), der psychologisch-literarischen und der technisch-naturwissenschaftlichen Kultur, die Widersprüche zwischen Ökologie und Ökonomie, zwischen dem technisch Machbaren und dem menschlich Erwünschten und Erlaubten, zwischen Machtansprüchen und Humanität kennzeichnen auch die gegenwärtige Situation der Heilkunde.

Da wir davon überzeugt sind, daß ärztliches Denken und Handeln in erster Linie von den jeweils gültigen Denkmodellen und Leitideen abhängig ist, haben wir uns die Aufgabe gestellt, diese zu untersuchen und einer eingehenden Kritik zu unterziehen.

Humanmedizin braucht ein anthropologisches Konzept – einfach ausgedrückt, ein Menschenbild – das, wie Kleinman (1978) fordert, »biologische, psychosoziale und kulturelle Konzepte für Realität« integriert, denn menschliche Wirklichkeit besteht aus verschiedenartigen, interdependenten Bereichen. In jedem dieser Bereiche braucht der Arzt ein anderes *Konzept für Realität,* um die Deutungs- und Handlungsanweisungen, das heißt, die diagnostischen und therapeutischen Hinweise zu finden, die sein Handeln ermöglichen.

Auf der Suche nach einem integrierenden Konzept haben wir dem Wandel nachgespürt, der sich in den medizinischen

Konzepten unter der Oberfläche der spektakulären Erfolgsgeschichte des physikalisch-chemischen Konzepts für Realität vollzieht. Die großartige Einseitigkeit, mit der die Medizin alle Kräfte auf die Entwicklung dieses Konzepts konzentriert hat, führte in den vergangenen hundert Jahren zu Erfolgen in der Diagnostik und Therapie körperlicher Krankheiten, die unvergleichlich eindrucksvoller sind, als alles, was die Medizin in ihrer mehrtausendjährigen Geschichte zuvor auf diesem Gebiet erreicht hatte. Aber schon die psychoanalytischen und verhaltensbiologischen Konzepte, die um die Jahrhundertwende für die Diagnose und Therapie psychischer Krankheiten entstanden, waren erste Zeichen, die einen Wandel in dieser Einmütigkeit ankündigten.

Freud und Pawlow, die Schöpfer dieser neuen Konzepte, waren zwar noch ernstlich bemüht, den Eindruck von Dissidenten zu vermeiden; das konnte aber nicht verhindern, daß sich von diesem Zeitpunkt an die anfangs monolithisch-monistische Medizin in eine dualistische Medizin verwandelte. Neben das Konzept für eine physikalisch-chemische Realität traten Konzepte für psychische Realitäten.

Aber die Geschichte der Wandlungen der Konzepte blieb dabei nicht stehen, sie ging weiter. Diese Geschichte ist aus mehreren Gründen interessant:

Die Wandlungen werden radikaler. Sie ergreifen auch die erkenntnis- und wissenschaftstheoretischen Grundlagen der Konzepte für Realität in der Medizin. Das führt von der dualistischen Lehre, die sich (mit zweifelhaftem Recht) auf Descartes beruft, zu einer ganzheitlichen – wenn man will *holistischen* – Lehre, die sich auf Biologen, Ärzte, Psychologen und Sprachwissenschaftler stützen kann, von denen wir Jakob von Uexküll, Viktor von Weizsäcker, Jean Piaget und Norbert Wiener sowie Ferdinand de Saussure und Charles Sanders Peirce vor allem nennen müssen.

Die Wandlungen vollziehen sich unauffällig. Sie werden von Außenstehenden kaum bemerkt, und auch die Betroffenen versuchen sie so lange wie möglich zu ignorieren und in das Konzept für eine physikalisch-chemische Realität einzuordnen.

Sie verlaufen fraktioniert, in Schüben, die nacheinander verschiedene Disziplinen ergreifen. In diesen wiederholt sich dann im Prinzip etwas Ähnliches wie in der Physik zu Beginn dieses Jahrhunderts.

Die Wandlungen, die sich unter der Oberfläche des Konzepts für eine physikalisch-chemische Realität vollziehen, entsprechen einem Paradigmawechsel (Kuhn 1973): Ein neues Beispiel (Paradigma) – man könnte auch sagen Leitidee – wird notwendig, um die Zusammenhänge im biologischen Bereich zu verstehen. Es handelt sich um ein anderes *Konzept für Realität* als im Bereich der unbelebten Natur. Der Übergang von dem einen zu dem anderen ist alles andere als kontinuierlich. Er erfordert einen *Sprung* und dieser Sprung ist ein *Bedeutungssprung,* weil mit ihm neue Bedeutungen und Bedeutungszusammenhänge auftauchen.

Dies wiederholt sich an der Grenze zu dem Bereich psychischer Phänomene und nochmals beim Übergang zu dem Bereich des Sozialen. Bestimmte elementare Sachverhalte wiederholen sich – beginnend mit dem Bereich des Biologischen – in den anderen Bereichen und spielen dort in zunehmend komplexeren Formen eine wachsend wichtige Rolle. Dazu gehören Sachverhalte, die wir mit *Nachricht* und mit *Kommunikation* umschreiben. Sie stellen neue Probleme und zeigen neue Elemente für die Bildung von Systemen.

Damit geht eine Revision der geläufigen Vorstellungen und Definitionen dieser Begriffe einher: So muß man im Bereich des Sozialen »über die alteuropäische Unterscheidung von Menschen und Gesellschaft hinausgehen und die elementaren Einheiten als Mindestformen von Sozialität auffassen: als Kommunikation (Luhmann 1987). Damit nicht genug, man muß auch über die traditionelle Unterscheidung von Individuum und Wirklichkeit auf der Stufe des Psychischen und über die Unterscheidung von Organismus und Umgebung auf der des Biologischen hinausgehen und auch hier elementare Einheiten von *Kommunikation* als Mindestformen von psychischem und biologischem Sein auffassen.

Das sind die Stationen, auf denen ein anthropologisches Konzept sichtbar wird, ein Menschenbild, das physikalisch-chemische, biologische, psychologische und soziale Konzepte für Realität integrieren und dem Arzt helfen kann, Deutungs- und Handlungsanweisungen zu finden, die eine Humanmedizin begründen.

Zwei Themenkreise – und deren Zusammenhang – haben bei unserem Unternehmen besonderes Gewicht gewonnen: Die handlungsleitende Rolle medizinischer Theorien, Konzepte und Modelle auf der einen Seite und die Bedeutung, welche die Theorien, Konzepte und Modelle damit für das Problem ärztlicher Verantwortung gewinnen. Es zeigt sich, daß man das Problem einer Ethik in der Medizin nicht adäquat diskutieren kann, solange man die Verantwortung der Ärzte für die Theorien, Konzepte und Modelle der Medizin ignoriert.

Die traditionelle Auffassung, nach der die Entwicklung von Theorien in der Medizin Aufgabe von *Grundlagenwissenschaften* sei, die sich nur vor einer ethisch neutralen *wissenschaftlichen Wahrheit* verantworten müßten, ist bereits das Produkt einer Theorie, die den Menschen aus der Realität eliminiert hat; sie mutet dem Arzt die unmögliche Aufgabe zu, aufgrund »un-menschlicher« Theorien menschlich zu verantwortende Entscheidungen zu treffen.

Anzumerken ist noch, daß dieses Buch eine Vorgeschichte hat: 1979 erschien die erste Auflage unseres Lehrbuchs für psychosomatische Medizin. In den ersten fünf Kapiteln wurden erkenntnis- und wissenschaftstheoretische Fragen behandelt und die Ansicht vertreten, psychosomatische Medizin sei kein Spezialfach, sondern eine ganzheitliche Betrachtungsweise, die zu den Grundlagen aller medizinischen Fächer gehöre. Als wir die dritte Auflage des Lehrbuchs vorbereiteten, die 1986 erschienen ist, hat diese These eine überzeugende Bestätigung gefunden: Wir mußten nicht nur neue Forschungsergebnisse und Entwicklungen in diagnostischen und therapeutischen Methoden, sondern auch die Ergebnisse der sich ausbreitenden *»Infektion«* weiterer Fächer mit psychosomatischer Betrachtungsweise berücksichtigen.

Für Optimisten heißt das: die Medizin hat angefangen – wenn auch noch in bescheidenem Umfang und auf einzelne, kleine Gruppen in verschiedenen Fächern beschränkt (aber doch unübersehbar) eine psychosomatische Heilkunde zu werden. Wenn die Optimisten Recht behalten, wird irgendwann in der Zukunft die Bezeichnung *psychosomatisch* durch den Namen *Humanmedizin* ersetzt werden können. Aber unabhängig von dieser Prognose ist damit die Bedeutung der erkenntnis- und wissenschaftstheoretischen Probleme für die gesamte Heilkunde offenkundig geworden, und diese Probleme haben ein Gewicht und einen Umfang gewonnen, die den Rahmen eines Lehrbuches für psychosomatische Medizin sprengen. Verlag und Herausgeber haben daher beschlossen, die erkenntnis- und wissenschaftstheoretischen Fragen einer Humanmedizin in einem eigenen Buch in Angriff zu nehmen. Daher wurde das Thema in der dritten Auflage des Lehrbuchs für psychosomatische Medizin auf ein Einführungskapitel konzentriert.

Man hat uns schon bei den Kapiteln der ersten Auflage des Lehrbuchs gesagt, wir verlangten vom Leser viel Bereitschaft, mitzudenken und würden manchmal mit einer »einigermaßen gelungenen Glättung« der Zusammenhänge über die Zumutung hinwegtäuschen, daß geläufige Denkmodelle aufgegeben und durch neue und ungewohnte ersetzt werden sollen. Wir sind uns dieser Schwierigkeiten bewußt und versuchen den Leser »zu verführen«, sich auf die dargestellten Gedankengänge einzulassen, aber wir täuschen ihn nicht über die Zumutung, die in die Verführung eingepackt ist. Wir versuchen, die Zumutung durch die Darstellung von Krankengeschichten zu erleichtern, in denen wir die praktischen Konsequenzen der dargestellten Denkmodelle beschreiben.

Für Hilfen, Anregungen und Kritik sind wir vielen Autoren und Kollegen dankbar. Wir können sie nicht alle namentlich nennen oder gar zitieren, denn es kommt uns hier mehr auf das Grundsätzliche als auf Vollständigkeit an, die ja sowieso nicht erreicht werden kann. Zu besonderem Dank sind wir jedoch Herbert Weiner und Eugen Baer verpflichtet. Sie haben sich der Mühe unterzogen, in den frühen Anfangsstadien der Konzeption dieses Buches, Teile der ursprünglichen Kapitel mit uns durchzusehen. Ihre kritischen Anregungen haben uns bei der Umarbeitung und Neufassung geholfen, für die wir natürlich allein die Verantwortung tragen. Wir danken auch Frau Swanhild Tetzl, die sich der schwierigen Aufgabe unterzogen hat, die verschiedenen Entwürfe und Korrekturen in ein lesbares Manuskript zu verwandeln. Ebenfalls danken wir dem Verlag Urban & Schwarzenberg und dem Lektorat, daß sie es ermöglicht haben, dieses Buch in ansprechender Form erscheinen zu lassen.

Als praktizierende Ärzte fühlen wir uns einem Ausspruch Platons verpflichtet, der im Dialog Charmides den Sokrates sagen läßt, man dürfe nicht unternehmen »die Augen zu heilen ohne den Kopf noch den Kopf ohne den ganzen Leib, so auch nicht den Leib ohne die Seele...«

Als Kliniker stimmen wir mit Kleinman (1973a) überein, der gesagt hat: »Die Perspektive des Klinikers muß, anders als die der meisten biomedizinischen Wissenschaftler – sehr verschiedenartige Konzepte für Realität zusammenhalten: biologische, psychosoziale und kulturelle. Das erfordert die Ausarbeitung von Techniken und Strategien, mit deren Hilfe dieses anthropologische Konzept (und verwandte) systematisch und genau gelehrt und in der klinischen Arbeit angewandt werden kann. So ist es z.B. wichtig, Kliniker zu lehren, zwischen ihren Ansichten der klinischen Realität und denen ihrer Patienten zu verhandeln.«

Als Theoretiker aber folgen wir Eugen Baer (1980), der die Aufgaben einer Theorie der Heilkunde folgendermaßen umrissen hat:

»Da die Medizin es versäumt hat, ein integriertes Modell für Heilen zu entwickeln, scheint die Theorie der Medizin selbst heilungsbedürftig zu sein – oder anders formuliert –, der Mangel einer medizinischen Theorie für Heilen zwingt uns vor allem anderen, uns um eine Heilung der Theorie der Medizin zu bemühen.«

Freiburg, Innsbruck
im Dezember 1987

Thure von Uexküll
Wolfgang Wesiack

Inhalt

1 Das Problem einer Theorie der Heilkunde

Inhaltsübersicht Seite

1.1 Plädoyer für eine theoretische Medizin

Wir beginnen eine Einsicht wieder zu entdecken, die vor der positivistischen Ära der Medizin selbstverständlich war: Daß, wie Kant es formuliert hat, Anschauungen ohne Begriffe blind, und Begriffe ohne Anschauungen leer sind. Wir sind in der Vorstellung aufgewachsen, daß Medizin eine *angewandte Wissenschaft* – und das meint – letzten Endes gar keine Wissenschaft sei, sondern eine Disziplin, welche die Theorien und Methoden von sogenannten Grundlagenwissenschaften für praktische Zwecke der Ärzte verwende. Höchstens die Regeln, was und wie dieses *was* angewendet werden muß, um die angestrebten Ziele zu erreichen, seien Eigentum und Eigenverantwortung der Medizin; alles andere bliebe Eigentum und Eigenverantwortung der Physik, der Chemie, der Biologie, der Physiologie oder der Anatomie.

Dieser Vorstellung entspricht auch das medizinische Kurrikulum. In ihm lernen künftige Ärzte die Theorien für den Aufbau des menschlichen Körpers und die komplizierten Mechanismen in seinem Inneren, ehe sie in den klinischen Semestern mit kranken Menschen in Berührung kommen. In diesen Semestern lernen sie dann die Praxis, d.h. die Regeln, nach denen man die in der Vorklinik erworbenen Theorien in Diagnostik und Therapie umsetzt. Medizinstudenten und Ärzte haben daher Schwierigkeiten zu sehen, in welchem Ausmaß die Praxis, die sie erlernen und ausüben, von Theorien durchtränkt ist. Sie glauben, die Realität der Krankheiten habe die Theorien der Medizin geschaffen und sehen nicht, wie weit die Theorien fremder Fächer die Realität der Krankheiten bestimmen, welche die Medizin diagnostiziert und behandelt. Offenbar ist die Tatsache, daß Theorien die Praxis bestimmen, anderen Disziplinen bewußt. So gibt es eine theoretische Physik und Bücher über theoretische Biologie. Unter diesen Gesichtspunkten wäre eine Disziplin *theoretische Medizin* ein dringendes Erfordernis.

Seit einigen Jahren enthält das medizinische Kurrikulum neue Disziplinen: Medizinische Psychologie, Soziologie, Psychotherapie und Psychosomatik sind additiv den bisherigen Fächern hinzugefügt worden; in diesen neuen Fächern lernen die Medizinstudenten Theorien über menschliches Erleben und Verhalten und dessen Störungen. Sie lernen Methoden, die zu einem diagnostischen Erkennen und zur Therapie dieser Störungen entwickelt worden sind, sie beginnen jetzt zu ahnen, daß die neuen diagnostischen und therapeutischen Methoden auf einer anderen Theorie der Medizin beruhen als die Methoden, die sie in den traditionellen Fächern, der Inneren Medizin, der Chirurgie usw. erlernt haben. Damit entstehen Probleme, die wiederum Theorie und Praxis der Ärzte betreffen, die aber mangels einer dafür zuständigen »Grundlagenwissenschaft«, nicht behandelt, ja nicht einmal formuliert werden.

Was bedeutet die Tatsache, daß wir zwei verschiedene Theorien der Medizin besitzen, eine physikalisch-chemische für den Körper und eine psychologische für das Erleben und Verhalten der Menschen? Ergänzen sie sich – und wenn sie es tun, wie sieht eine solche Ergänzung aus? Welche praktischen Konsequenzen ergeben sich daraus? Oder: Ergänzen sie sich nicht? Schließen sie sich gegenseitig aus? Stehen wir vor der Frage, welche von beiden recht hat? Oder: Reichen beide Theorien nicht aus, um das Fundament der Medizin abzugeben? Handelt es sich nur um Teil-Theorien, die eine dritte, übergeordnete Theorie verlangen, in die sie integriert werden können? Wo wäre eine solche übergreifende Theorie zu finden, und welche Konsequenzen ergeben sich daraus für die Teil-Theorien und die aus ihnen abgeleitete Praxis?

Das sind Fragen nach Theorien. Sie besitzen eine unmittelbare Bedeutung für die Praxis, die Lehre und die Forschung in der Medizin; sie betreffen die Werkzeuge des ärztlichen Denkens und Handelns. Die Auseinandersetzung mit diesen Fragen wäre Aufgabe einer *theoretischen Medizin.*

Darunter verstehen wir eine Disziplin, die sich mit den Auswirkungen der Theorien und Modelle auf das praktische Handeln von Ärzten auseinandersetzt. Eine derartige Disziplin existiert bisher ebensowenig wie eine umfassende Theorie der Heilkunde. Wenn wir im folgenden das Wagnis unternehmen, den Weg zu einer derartigen Theorie zu suchen, so müssen wir den Leser bitten, uns auf diesem Weg kritisch zu begleiten.

Man kann die Frage aufwerfen, ob es noch konsequent ist, an der Bezeichnung *psychosomatische Medizin* festzuhalten. Sobald eine umfassende Theorie der Heilkunde existiert (um deren erste und sicher in vielen Punkten noch vorläufige Formulierung wir uns bemühen wollen), ist alles, was auf dieser Theorie aufbaut, »Medizin« – nur in einem umfassenderen Sinne als die heutige Medizin. Dann wird es offenkundig, daß jeder Versuch, zwischen somatischen und psychosomatischen Krankheiten zu unterscheiden, ein Akt der Willkür ist (Colligan 1975).

Tatsächlich sind bereits zahlreiche Wissenschaftler der Meinung, daß der Begriff einer psychosomatischen Medizin überholt sei. Sie schlagen statt dessen vor, von *Psychobiologie* (Weiner 1977) oder von *Verhaltensmedizin* (Henry 1977; Ader 1981) zu sprechen. Sie können sich darauf berufen, daß mit diesen Bezeichnungen Gebiete hervorgehoben werden, die in der Vergangenheit nicht genügend beachtet worden sind. Weiner (1977) betont mit Recht die Rolle des Gehirns als Vermittlungsorgan zwischen psychosozialen und biologischen Prozessen, Henry (1977) und die Befürworter der *Verhaltensmedizin* meinen, der Ansatz, der vom Verhalten und seinen Beziehungen zur Krankheit ausgehe, sei erfolgversprechender als die Bemühungen, die sich auf Zusammenhänge zwischen Persönlichkeitsfaktoren oder psychischen Konflikten und Krankheit konzentrieren (Th. Schmidt 1983). In dieser Situation ist es notwendig, sich klarzumachen, daß ein ganzheitlicher Ansatz alle Bereiche des menschlichen Lebens und Erlebens – und das Ineinandergreifen dieser Bereiche – berücksichtigen muß. Der Verzicht auf einen Aspekt führt zu einer Fehleinschätzung der anderen Aspekte und deren Funktionen für das Ganze. So trägt eine einseitige Betonung der Verhaltensaspekte die Gefahr in sich, zu übersehen, daß jedes Verhalten die Funktion hat, Erleben zu kontrollieren und daß Erleben daher ein unverzichtbarer Aspekt ist, um Verhalten zu verstehen (Cools 1985). Ein ganzheitlicher Ansatz muß ein multifaktorieller Ansatz sein, der alle Faktoren berücksichtigt und ihre Zusammenhänge in Rechnung stellt. In jedem Lebens- und Krankheitsgeschehen greifen soziale Konstellationen, individuelle Verhaltensweisen, psychische, zentralnervöse und biologische Faktoren mit wechselndem Gewicht ineinander.

Historisch wurde man nacheinander auf die Bedeutung der einzelnen Bereiche aufmerksam. Der Siegeszug der neu entstandenen Bakteriologie hatte ein Paradigma geschaffen, das sich an den Erfahrungen mit den Infektionskrankheiten orientierte. Nach ihm besaßen Krankheiten eine Ursache, deren Beseitigung durch eine *ätiologische Therapie* zur Heilung führte. Das Modell der modernen Medizin wird meist auf Koch und Virchow zurückgeführt (vgl. jedoch Kap. 8, S. 573). Es beschreibt Krankheiten als Folge isolierbarer Ursachen, wie es Koch für die bakteriellen Erreger tat. Danach ist z. B. die Pneumokokkenpneumonie die Folge der Ursache Pneumokokkus, der bei Laboratoriumstieren die gleiche Krankheit hervorruft. Die Krankheitsursache mag bakterieller, genetischer, viraler, enzymatischer, immunologischer, toxischer, nutritiver oder psychologischer Natur sein, sie ist in jedem Fall ein Ereignis, das nach dem zellularpathologischen Konzept Virchows eine Krankheit hervorruft, indem es zu einem materiellen Defekt in Zellen bzw. Organen oder bei dessen Fehlen zu Funktionsstörungen der Körpermaschinerie führt (Weiner 1978).

Inzwischen hat man gelernt, daß dieses eingleisige Modell viele Probleme – auch bei den Infektionskrankheiten – nicht lösen kann, und daß Krankheiten ein multifaktorielles Ursachengeflecht besitzen (Weiner 1977, Engel 1980, Ader 1981, Plaut 1981). Chronologisch betrachtet war es zunächst die Psychoanalyse, die feststellte, daß in der Kindheit erworbene Formen emotionalen Reagierens die Entstehung und den Verlauf von Krankheiten beeinflussen können. Später haben epidemiologische Untersuchungen (Halliday 1948; Wolff 1955; Hinkle jr. 1957; Pflanz 1962; Rahe 1978; u. a.) unseren Blick für die Bedeutung der sozialen Umgebung und der von ihr ausgehenden Anpassungsforderungen geschärft. Gleichzeitig wurde mit den Fortschritten der Neurophysiologie und Neuroendokrinologie deutlich, welche Rolle das Gehirn im Rahmen der Krankheitsproblematik spielt und wie wichtig die von Cannon (1953) gewonnenen Einsichten in den Zusammenhang zwischen Emotionen und körperlichen Bereitstellungen sind. Schließlich hat die Verhaltensmedizin die lerntheoretischen Grundlagen weiterentwickelt, die Pawlows Entdekkungen erstmals sichtbar gemacht haben: Daß vegetativ gesteuerte Vorgänge im Organismus durch Konditionierung an Umgebungsvorgänge gekoppelt werden können, die durch das animalische Nervensystem vermittelt werden.

Jede dieser neuen Entdeckungen wurde anfangs (und wird von manchen Befürwortern noch heute) für den Stein der Weisen gehalten, der alle Probleme der Medizin lösen kann. Uns scheint eine Beurteilung realistischer, die in jeder Entdeckung ein Teilgebiet sieht, das einen Sektor des multifaktoriellen bio-psycho-sozialen Gesamtgeschehens erfaßt, und die sich Rechenschaft gibt, daß dieses Gesamtgeschehen nur mit Hilfe eines Modells beschrieben werden kann, in dem das Ineinandergreifen der verschiedenen Teilvorgänge erkennbar wird.

Eine Medizin, die sich um das Modell einer derart übergreifenden Einheit bemüht, sollte unseres Erachtens an der Bezeichnung *psychosomatisch* festhalten. Sie sollte das nicht aus Pietät, sondern aus der Einsicht tun, daß das Problem des Leib-Seele-Dualismus durch die verschiedenen Entdeckungen nicht überwunden, sondern nur verdrängt, in Wahrheit aber in verschärfter Form gestellt ist. Ein praktikabler Vorschlag zur Lösung dieses Problems ist jedoch die Voraussetzung für ein übergreifendes, die Teilaspekte integrierendes Modell. Die Bewährung des Modells in der praktischen Auseinandersetzung mit den ärztlichen Aufgaben ist dann ein Test für die Brauchbarkeit der vorgeschlagenen Lösung des Dualismusproblems.

1.1.1 Das Dualismusproblem theoretisch und praktisch

Der metaphysische Dualismus, der die Welt in eine seelische Substanz *(res cogitans)* und eine materielle Substanz *(res extensa)* aufteilt, wird mit Recht auf Descartes (1596–1650) zurückgeführt. Dabei muß man allerdings bedenken, daß Descartes eine originelle Theorie der Interaktion zwischen den beiden Substanzen entwickelt hat, deren Kenntnis dem modernen Verständnis des Begriffes *Kartesianismus* fehlt.

Descartes sah nämlich gewissermaßen den Archetypus des menschlichen Geist-Körper-Verhältnisses in der Kreativität Gottes. In dieser Kreativität entspricht die Materie dem Denken Gottes, das sie wie eine vollkommene Maschine erschaffen hat und in Bewegung hält (Cottingham 1976). Auf der anderen Seite hat das Denken Gottes auch den menschlichen Geist als sein Abbild erschaffen. Damit spiegelt das Verhältnis zwischen dem menschlichen Geist und der Materie im Bereich des Kreatürlichen das Verhältnis des Denken Gottes zur (von diesem Denken erschaffenen) Materie wider. Auf diese Weise wird letztlich Gott als »Kode« für die Übersetzung des Denkens in Materie konzipiert.

Danach partizipiert der Mensch mit seiner Wahrnehmungs- und Bewegungsfähigkeit an dieser Übersetzertätigkeit des göttlichen Denkens. Dabei ist anzumerken, daß für Descartes – wie vor ihm schon für Plotin und Augustin – allein dem Denken eine aktive Rolle zukommt, die beim Menschen durch seine Existenz als Materie, dem Träger seiner physiologischen Prozesse, beschränkt ist.

Dieses Modell einer Übersetzung von Denken in Materie geriet im Verlauf der Entwicklung der Naturwissenschaften im 18. und 19. Jahrhundert in Vergessenheit. Das Resultat in der modernen Erkenntnis- und Wissenschaftslehre war der metaphysische Dualismus; in der gesellschaftlichen und politischen Realität bedeutete dies die Trennung zwischen einer somatischen und einer psychologischen Medizin. Erst die moderne Physik hat mit dem Konzept einer nicht-substantiellen Materie wieder ein Verständnis für das Konzept einer Übersetzung in Gestalt differenzieller Energiezustände eröffnet (Bohm 1980). Das gleiche Verhältnis vermittelt die moderne Semiotik, deren Bedeutung für ein übergreifendes Modell uns noch beschäftigen wird.

Bemühungen um eine Theorie der Medizin müssen und können heute von der Einsicht ausgehen, daß das Problem des Leib-Seele-Dualismus von der überholten Kontroverse zwischen Idealismus und Realismus abgekoppelt und auf einer anderen theoretischen Ebene behandelt werden muß (Oehler 1981), was wiederum zugleich die Rückbesinnung auf die Tatsache der Kulturabhängigkeit jeder – auch unserer westlichen Medizin und die sich daraus ergebenden Grenzen bedeutet (Kleinman 1973a. b., 1980; Good 1976, 1977; Siegrist 1980).

Schipperges und Mitarbeiter (1978) bringen viele Beispiele für die Kulturabhängigkeit der Medizin.

So schreibt z.B. Paul Unschuld, daß in allen diesbezüglichen Studien die Erkenntnis zum Ausdruck komme, »daß die Ideensysteme, die um die Erfahrung und Behandlung von Kranksein gebildet wurden, nicht einfach objektive Beschreibungen der Phänomene des Krankseins und der menschlichen Reaktion auf diese darstellen, sondern zu einem großen Teil als eine von mehreren Manifestationen der symbolischen Realität anzusehen sind, die jeweils die gesamte gesellschaftliche Struktur und die weltanschauliche Orientierung derer durchdringt, die besagte heilkundliche Ideen für richtig erachten. Dies bedeutet, daß Heilkunde kaum aus einer Beschreibung ihrer Praktiken und Konzepte allein verständlich wird, sondern stets aus einer Betrachtung der gesamten kulturellen Szene, in der sie anerkannt ist und ausgeübt wird. Konzeptualisierte Heilkunde geht somit in ihrer Bedeutung und Wirksamkeit weit über die individuelle Arzt-Patient-Beziehung hinaus.«

Die zentrale Bedeutung einer Auseinandersetzung mit dem Dualismusproblem im Rahmen einer übergreifenden Theorie, zeigt sich konkret in den Gefahren, welche der Heilkunde drohen, die im Begriff ist, sich in eine somatische und in eine psychologische Medizin zu spalten. Wenn dieser sich immer deutlicher abzeichnende Trend erst endgültig geworden ist, werden wir ein Gesundheitssystem haben, in dem es eine Medizin für Körper ohne Seelen mit hochspezialisierten Organkliniken und eine Medizin für Seelen ohne Körper mit Neurosenkrankenhäusern und psychiatrischen Anstalten gibt. In einem derartigen Gesundheitssystem sind nur zwei seltene Extremvarianten von Patienten optimal versorgt: Kranke mit organischen Leiden ohne seelische Probleme und Patienten mit seelischen Erkrankungen ohne somatische Erscheinungen. Jeder Arzt weiß, daß fast alle Kranken in beiden Bereichen Probleme haben; er sollte sich daher auch darüber im klaren sein, daß in einem derartigen Gesundheitssystem Kranke nicht nur unzureichend, sondern oft genug schlecht versorgt sind, daß immer wieder ein Teil ihrer Problematik übersehen oder – was noch verhängnisvoller sein kann – falsch gedeutet wird. Die Folge für die Kranken ist, daß viele der (vor allem anfangs) oft guten Selbstheilungstendenzen durch fehlende oder falsche Frühintervention mit dem Effekt der Chronifizierung vertan werden, und daß zusätzlich iatrogene Schäden durch unnötige Diagnostik und fehlende oder falsche therapeutische Maßnahmen entstehen. Die Folgen für die Allgemeinheit sind steigende Kosten bei sinkender Gesamteffektivität des Gesundheitssystems (vgl. die Krankheitsgeschichten in Kap. 1, S. 12, 13 und Kap. 2, S. 161).

Nach der anschaulichen Definition Balints (1957) kann man den Terminus *psychosomatische Medizin* auch durch den Begriff *patienten-zentrierte Medizin* ersetzen und diese von einer *krankheits-zentrierten,* klassischen Medizin abheben. Diese Unterscheidung ist so einleuchtend, daß man sich ihre wissenschaftstheoretischen Voraussetzungen und Konsequenzen selten klarmacht. Beide Formen der Medizin verlangen jedoch eine genaue Definition und Abgrenzung ihrer Modelle. Die krankheitszentrierte, klassische Medizin betrachtet den kranken Menschen als ein von der Umgebung getrenntes System einer komplizierten anatomisch-biochemischen Maschine, in der Krankheiten als Störungen der Maschinenteile oder ihrer Zusammenarbeit lokalisiert werden können. Patientenzentrierte Medizin betrachtet den Kranken dagegen als ein System, das auch die Umgebung des Kranken nach Programmen, die der Kranke in seiner persönlichen Geschichte erworben hat, als seine individuelle Wirklichkeit einbezieht. Damit entsteht die Möglichkeit, Krankheit als persönliches Schicksal in der Zeitgestalt der biographischen Geschichte des Patienten zu »lokalisieren« – und so ärztliches Tun auf den Kranken zu zentrieren. Wir werden sehen, wie damit ein Modell gewonnen wird, das die dualistischen Voraussetzungen überwindet.

Wenn man die Modelle einer krankheitszentrierten und einer patientenzentrierten Medizin in dieser Weise definiert und voneinander abgrenzt, versteht man besser, was es bedeutet, daß Physiologie und Psychologie verschiedene Phänomene beschreiben, und daher zwei verschiedene Sprachen sprechen. Es wird dann auch einsichtig, warum wir eine dritte Sprache entwickeln müssen, in die sich die Inhalte der physiologischen und psychologischen Teilsprachen übersetzen lassen.

1.1.2 *Illness* und *disease, sign* und *symptom*

In den USA wird seit Anfang der 60er Jahre zwischen *illness* und *disease* unterschieden. *Disease* bezieht sich auf Störungen physiologischer Vorgänge, die in physikalischen und chemischen Begriffen formuliert und medikamentös oder chirurgisch behandelt werden. *Illness* bezeichnet dagegen die gesellschaftlich-kulturell geprägten Verhaltensweisen und Interpretationen, mit denen der Kranke auf *disease* reagiert (Mechanic 1962; Feinstein 1983; Fabrega 1974).

Der Unterschied muß aber ohne Zweifel dialektisch verstanden werden, was bei den Autoren, die ihn verwenden, nicht immer der Fall ist, denn die physikalisch-chemische Interpretation einer Krankheit ist bereits eine soziale Antwort. Sie kann daher von dem sozialen und persönlichen Bedeutungskontext des Kranken nicht klar getrennt werden. Schon die Tatsache, daß man zwischen naturwissenschaftlich und sozial interpretierten Phänomenen unterscheidet, ist ein sozialer Akt, der nur auf dem Hintergrund der Geschichte (insbesondere der Geschichte der Naturwissenschaften) verstanden werden kann.

Das gleiche gilt übrigens auch für die seit dem 18. Jahrhundert gebrauchte und in England und den Vereinigten Staaten weit verbreitete Unterscheidung zwischen *sign* und *symptom* (Foucault 1973). *Sign* bezeichnet das von dem Arzt beobachtbare und im Prinzip naturwissenschaftlich formulierbare Anzeichen einer Krankheit. *Symptom* bezeichnet dagegen ein von dem Patienten subjektiv erlebtes und beobachtetes Phänomen. Auch hier gilt es zu bedenken, daß der Arzt die von ihm beobachteten Anzeichen subjektiv erlebt und umgekehrt der Patient seine Erlebnisse oft mit

Hilfe naturwissenschaftlicher Begriffe formuliert. Auch hier ist also eine klare Trennung nicht möglich. Es ist daher notwendig, Formulierungen zu finden, die deutlich machen, daß für den Patienten und für den Arzt immer beide Aspekte, also *disease* und *illness, sign* und *symptom,* Befund und Befinden (Erleben) zusammengehören. Wenn wir in diesem Buch von psychosomatischer Medizin sprechen, so tun wir das im Bewußtsein der Aufgabe, ein Modell zu finden, das in der Lage ist, Probleme, die heute zum Teil in physiologischen, zum Teil in psychologischen und zu wieder einem anderen Teil in soziologischen Spezialdisziplinen und deren Sprachen abgehandelt werden, so zu interpretieren, daß sie nicht mehr unverbunden nebeneinander stehen, sondern aufeinander bezogen werden können.

Wir wollen von folgender Tatsache ausgehen: Medizin – auch psychosomatische Medizin – ist zwar eine praktische Wissenschaft; ihre Probleme entstehen aus der Praxis, und ihre Konzepte zur Lösung der Probleme müssen sich in der Praxis bewähren. Aber – ärztliche Praxis ist, wie wir schon ausgeführt haben, bereits vorgeformt durch theoretische Voraussetzungen. Solche Voraussetzungen stehen auch hinter den heterogenen Ansätzen einer *somatischen* und einer *psychologischen* Medizin. Es muß daher möglich sein, von Problemen der Praxis zu den theoretischen Voraussetzungen, mit denen sie »durchtränkt« sind, vorzudringen. Das soll am Beispiel einer Krankengeschichte entwickelt werden.

1.2 Eine alltägliche Krankengeschichte

Das Sprechzimmer betritt erstmals eine etwa 50jährige, kleine und adipöse Frau, die auf den ersten Blick eher unsympathisch und ungepflegt wirkt. Sie berichtet, daß sie in den letzten 14 Tagen zweimal nachts Anfälle von Atemnot und Herzangst erlitten habe, so daß sie befürchtete, sterben zu müssen. Nach den weiteren Lebensumständen befragt, berichtet sie unter tiefem Seufzen, daß sie seit vielen Jahren in schlechter Ehe mit einem Mann lebe, der sie vernachlässige und häufig nächtelang wegbleibe. Zwischen ihnen gäbe es seit langem nur noch entweder Schweigen oder Streit. Der ältere Sohn sei bereits ausgezogen, und der erste nächtliche Herzanfall sei aufgetreten, nachdem ihr der jüngere Sohn, der ihr Liebling ist, erklärt habe, er wolle sich die Streitereien daheim nicht länger anhören und werde in den nächsten Tagen aus- und zu seiner Freundin ziehen. An diesem Punkt des

Berichts, den sie in klagend-anklagendem Ton vorbringt, bricht sie in Tränen aus.

Der Anblick der Patientin, die Adipositas – sie wog bei einer Größe von 164 cm 108 kg –, eine angedeutete Lippenzyanose und eine Dyspnoe, ließ an eine latente Herzinsuffizienz durch Mißverhältnis zwischen Körpermasse und Herzkraft denken. Dieser erste Eindruck wurde durch die weitere Untersuchung bestätigt, die eine mäßige Linkshypertrophie und Linksdilatation des Herzens, eine mäßige Hypertonie und eine leichte Hyperlipidämie ergab; darüber hinausgehende Schäden konnten jedoch nicht gefunden werden.

Während der Untersuchung stellt sich heraus, daß die Patientin keineswegs – wie es der erste Eindruck vermittelt hat – ungepflegt und eigentlich auch nicht unsympathisch ist. Später berichtet sie, daß sie sich schon im Elternhaus ungeliebt und abgelehnt gefühlt hatte, in der Schule bereits wegen ihrer beginnenden Adipositas von den Mitschülern gehänselt worden sei und bereits mit 18 Jahren schwanger geworden und in die Ehe geflüchtet sei, in der sie aber auch wiederum keine Liebe und Wärme sondern nur Ablehnung erfahren habe.

Die anfängliche Einstellung des Arztes, die zunächst durch Abneigung gekennzeichnet war, veränderte sich während der Untersuchung im Sinne zunehmenden Interesses und zunehmender Hilfsbereitschaft.

Soweit zunächst die kurze Krankengeschichte, die uns auf den folgenden Seiten noch weiter beschäftigen wird.

1.3 Auflistung der Probleme

Diese sowie jede Begegnung mit einem Patienten stellt den Arzt vor eine Fülle von Problemen, über die er sich in der Hetze des Alltags nur selten Rechenschaft gibt, die wir hier aber beschreiben und später analysieren wollen. Um vom Patienten Informationen zu erhalten und ihn »be-handeln« zu können, muß der Arzt mit ihm in eine Interaktion eintreten. Hier stellt sich bereits das Beobachterproblem. Ist der Arzt neutraler, distanzierter Beobachter, der wie ein Naturforscher das Objekt seiner Forschung beobachtet und beschreibt oder ist er teilnehmender Beobachter, der in den Interaktionsprozeß einbezogen ist und diesen aktiv mitgestaltet? Im nächsten Abschnitt wollen wir ausführlicher auf diese Fragen eingehen.

Die Fülle der Eindrücke, die der Arzt im Umgang mit seinen Patienten teils bewußt, teils unbewußt aufnimmt, nötigen ihn, dieses Chaos von Wahrnehmungen zu ordnen. Er ist dabei auf Modellvorstellungen und Ordnungsschemata angewiesen.

Probleme der Arzt-Patient-Beziehung, die sich aus dieser Fülle von Eindrücken ergeben und die sehr eng miteinander vermascht sind, lassen sich am besten unter drei Gesichtspunkten ordnen: Es sind dies:
- die affektiven
- die kognitiven
- die ethischen.

1.3.1 Die affektiven Probleme der Arzt-Patient-Beziehung

Hier lassen sich wiederum drei Problemkreise schwerpunktmäßig voneinander abheben. Es sind dies:
- die Angst und Unsicherheit
- die Grundgefühle des Vertrauens oder des Mißtrauens
- die Emotionen, die von Sympathie und »Liebe« über Rivalität und Ärger bis zur Antipathie und »Haß« reichen.

Zunächst einmal ist die Begegnung zwischen Patient und Arzt durch Angst und Unsicherheit gekennzeichnet. Unsere Patientin hatte das Gefühl einer existentiellen Bedrohung und Angst »sterben zu müssen«. Sie hat deshalb hilfesuchend einen Arzt aufgesucht. Folgende Fragen beschäftigen sie bewußt und in noch viel stärkerem Maß vor- und unbewußt: Habe ich den richtigen Arzt gefunden? Wird er das Wesen meines Leidens erkennen? Wird er mir helfen können?

Aber auch der Arzt verspürt zunächst große Unsicherheit. Er fragt sich: Warum kommt diese Patientin gerade jetzt, warum kommt sie zu mir? Werde ich das Wesen ihres Leidens erkennen und ihr helfen können? In dieser Situation der Angst und Unsicherheit hat es der Patient zunächst leichter als der Arzt, denn er kann – zumindest vorübergehend – seine Angst und Unsicherheit an den Arzt delegieren und ihm die Verantwortung für die Lösung seiner Probleme aufbürden. Dadurch fühlt er sich (zunächst einmal wenigstens) deutlich entlastet. Der Arzt hat es diesbezüglich viel schwerer. Nur als Assistent in der Klinik kann er seine Unsicherheit und Verantwortung an den Ober- oder Chefarzt delegieren. Dadurch ist aber prinzipiell nichts gewonnen, denn nun ist das Problem nur auf eine neue zwischenmenschliche Ebene verschoben. Als Bezugspunkte seiner

Unsicherheit bleiben dem Arzt nur die »Wissenschaft« und seine Erfahrung. Das heißt aber, er ist gezwungen, mit Modellvorstellungen oder – schärfer ausgedrückt – mit Vor-Urteilen zu arbeiten, die er übernommen und erlernt oder sich im Laufe seines Lebens gebildet hat. Auf die Bedeutung von Modellvorstellungen werden wir ausführlicher in Kapitel 2 eingehen.

In der Ausbildung wird der Medizinstudent und junge Arzt viel zu wenig und zu selten darauf hingewiesen, daß er lernen muß, mit einem Quantum Unsicherheit zu leben, und daß dies auch ausgesprochen produktiv ist. Die derzeit im Unterricht vorherrschende – und unseres Erachtens falsche – objektivistische Vorstellung von Krankheit erzeugt die Illusion, Krankheit sei eindeutig bestimmbar und müsse daher eindeutig diagnostiziert werden. Dabei wird übersehen, daß wir mindestens drei verschiedene *Diagnosebegriffe* unterscheiden müssen:

– die übliche klinische Diagnose

In unserem Fallbeispiel, also »Adipositas«, »latente Herzinsuffizienz« und »Depression«. Die klinische Diagnose ist sehr wichtig, weil sie eine Klassifizierung der Kranken ermöglicht. Unsere Patientin wird bestimmten Klassen unserer nosologischen Systematik zugeordnet.

– die umfassende Diagnose im Sinne Balints

Erst wenn wir die psychodynamische und die psychosoziale Situation unserer Patientin mit einbeziehen, das Gefühl ungeliebt zu sein und abgelehnt zu werden sowie die aktuelle Krise durch die bevorstehende Trennung von ihrem Sohn, können wir die Patientin verstehen. Erst jetzt bekommen wir Handlungsanweisungen, wie wir die Adipositas, die latente Herzinsuffizienz und die Depression am erfolgversprechendsten behandeln können.

– die »hippokratische« Diagnose, das heißt, die »Summe der Erkenntnis« über den Patienten.

Fassen wir Diagnose als Summe der Erkenntnis auf, dann wird uns sofort klar, daß es sich dabei um einen unendlichen Prozeß handelt, dessen Zielrichtung wir zwar bestimmen, dessen Abschluß wir jedoch niemals erreichen können. Wir sprechen deshalb gerne vom *diagnostisch-therapeutischen Zirkel* und meinen damit folgendes:

Bei jeder Interaktion mit dem Patienten, gleichgültig ob sie verbaler, nonverbaler oder instrumenteller Art ist, erweitern wir unsere Kenntnis, also unsere Diagnose. Gleichzeitig verändert sich aber auch das Erleben und der Zustand des Patienten. Nur wenn wir reduktionistisch-mechanistisch denken, können wir uns der Illusion hingeben, der Patient ändere sich durch diagnostische Maßnahmen nicht und sei danach noch derselbe, der er vor diesem Eingriff war.

Diagnostik und Therapie sind also im Prinzip unendliche Prozesse, die sich spiralenförmig immer weiter fortsetzen und erst dann beendet werden, wenn die Arzt-Patient-Beziehung – aus welchen Gründen auch immer – an ein Ende gekommen ist.

Betrachten wir also die Diagnose auch unter dem Gesichtspunkt der »Summe der Erkenntnis«, dann verstehen wir auch, daß immer etwas Unsicherheit zurückbleibt. Diese Unsicherheit ist beunruhigend und kreativ zugleich. Vermag der Arzt diese notwendige Unsicherheit nicht zu ertragen, dann wird er nicht nur immer aufwendigere diagnostische Bemühungen in Gang setzen und die Kosten weiter in die Höhe treiben, er wird auch seinen Patienten nicht lehren können, eine gewisse Unsicherheit des Lebens zu ertragen. Oder er wird sich, was noch gefährlicher ist, zu früh auf eine Diagnose festlegen und dann Symptome, die zu dieser Diagnose nicht passen, verdrängen. Dies ist die wichtigste Pathogenese der Fehldiagnosen.

Wenden wir uns nun den Grundgefühlen des Vertrauens oder Mißtrauens zu. Vertrauen und Mißtrauen sind emotionelle Grundeinstellungen, die unser Leben, Erleben und Handeln durchtränken und prägen. Erikson (1957) (Kap. 5, S. 366) spricht von *Ur-Vertrauen* oder *Ur-Mißtrauen,* die sich bereits in den ersten Lebensmonaten in der Interaktion mit der Mutter bilden. Dieses früh erworbene *Urvertrauen* oder *Urmißtrauen* begleitet und beeinflußt uns ein Leben lang. Es ist auch von erheblichem Einfluß auf unsere späteren situationsabhängigen Einstellungen.

In der Interaktion zwischen Patient und Arzt ist ein

gewisses Basisvertrauen des Patienten die unerläßliche Voraussetzung. Großes Vertrauen erleichtert zunächst die Behandlung; es ist aber ein kostbares Gut, das durch Enttäuschung leicht ins Gegenteil umschlagen kann.

Für den Arzt einerseits ist ein »gesundes« Mißtrauen gegenüber den eigenen Modellen und Vor-Urteilen von Vorteil, weil es ihn davor bewahrt, das blinde Opfer seiner Vor-Urteile zu werden und sich auf diagnostische und therapeutische Schematismen festzulegen. Es erhöht aber andererseits seine Unsicherheit und nimmt ihm viel von seiner suggestiven Überzeugungskraft. Der kritische und verantwortungsbewußte Arzt vollzieht daher immer eine Gratwanderung zwischen einer beunruhigenden Unsicherheit einerseits und der Suche nach sicheren Orientierungspunkten andererseits.

Auch bei unserer Patientin war ein Schwanken zwischen Mißtrauen und Vertrauen, zwischen Angst und Unsicherheit, sowie Suche nach Sicherheit, deutlich wahrzunehmen. Ihre Grundstimmung war zweifellos dic des Mißtrauens. Sie fühlte sich ein Leben lang abgelehnt und ungeliebt. In klagend-anklagendem Ton berichtete sie ihre Vorgeschichte und brachte damit ihr psychosoziales Problem in die Interaktion mit dem Arzt ein.

Seit Freud nennen wir dieses ubiquitäre Phänomen, demzufolge einmal erfahrene und erlernte Beziehungsmuster unwillkürlich auch in neuen Beziehungen und Situationen ausgelebt werden, *Übertragung.* Der Arzt wird durch dieses Verhalten seiner Patienten in deren Beziehungsproblematik hineingezogen und antwortet ebenfalls unwillkürlich mit einer affektiven Resonanz, die man in der psychoanalytischen Terminologie *Gegenübertragung* nennt.

Bei der Gegenübertragung des Arztes bzw. Therapeuten muß man zwei Komponenten unterscheiden: einmal das Übertragungsverhalten des Arztes, der ja seine eigenen Beziehungsmuster auch auf seine Patienten überträgt, und die Gegenübertragung im engeren Sinne, nämlich die affektive Resonanz auf die Übertragung des Patienten.

Für den Kundigen ist die affektive Resonanz, also die zweite Art der Gegenübertragung ein wichtiger Hinweis auf die Beziehungsproblematik der Patienten. In der rein naturwissenschaftlich geprägten Medizin wurden diese wichtigen Aspekte der Arzt-Patient-Beziehung nicht beachtet. Daher konnten ihre Möglichkeiten auch weder diagnostisch noch therapeutisch genutzt werden. Erst durch Michael Balint, der in den nach ihm benannten Gruppen Ärzte für diese Beziehungsprobleme sensibilisiert hat, sind diese Gesichtspunkte in das Bewußtsein des Arztes gerückt worden.

In unserem Fallbeispiel ist die affektive Resonanz, die Gegenübertragung des Arztes, sehr deutlich nachweisbar. Schon beim Betreten des Sprechzimmers hat der Arzt den Eindruck einer unsympathischen und ungepflegten Frau, die er gefühlsmäßig eigentlich zurückweisen möchte. Durch die vorwurfsvolle, klagend-anklagende Sprech- und Verhaltensweise der Patientin wird diese Abneigung zunächst noch verschärft. Als er diese affektive Resonanz als Gegenübertragungskomponente erkennt, gibt sie ihm erste Hinweise auf die Beziehungsproblematik der Patientin. Er vermutet jetzt, daß er einem Menschen gegenübersitzt, der sich stets und überall abgelehnt und zurückgestoßen fühlt und dieses Beziehungsmuster auch in der Interaktion mit dem Arzt zur Entfaltung bringt. Nach dem Ablauf dieser affektiven und kognitiven Prozesse im Arzt weichen die anfänglichen Gefühle der Ablehnung einer emotionalen Einstellung, die man am besten mit den Worten »Interesse« und »Hilfsbereitschaft« beschreiben kann.

Beim Versuch, diese Beziehungen zwischen Arzt und Patient zu analysieren, fällt uns auf, wie stark emotionelle und kognitive Prozesse miteinander verwoben sind, und wie sehr gerade die emotionellen Erlebnisse, die sich ja weitgehend in einem unbewußten und vorbewußten Bereich abspielen, unsere kognitiven Vorstellungen beeinflussen.[1]

[1] Ciompi (1982) weist darauf hin, daß wir bis jetzt nur über getrennte Theorien der emotionellen (z.B. Psychoanalyse) und kognitiven (z.B. Piaget) Entwicklung verfügen, daß aber eine umfassende Theorie, die Emotionelles und Kognitives verbindet, noch aussteht.

1.3.2 Die kognitiven Probleme der Arzt-Patient-Beziehung

Jedem Arzt stellt sich die Frage: Werde ich das Leiden meines Patienten erkennen, werde ich ihm helfen können? Damit sind die kognitiven Probleme der Arzt-Patient-Beziehung ausgesprochen. Auf das eng damit zusammenhängende generelle Erkenntnisproblem werden wir weiter unten im Abschnitt 1.4.5 eingehen. Dort werden wir ausführlicher beschreiben, wie jeder Erkenntnisprozeß über die Stufen Wahrnehmung, Deutung des Wahrgenommenen und Realitätsprüfung abläuft.

An unserer Patientin konnte der Arzt eine Fülle von »Zeichen«[2] – wir nennen sie in der Medizin Symptome – wahrnehmen. Wir können subjektive *(symptom)* und objektive Symptome *(sign)* unterscheiden. Den Bericht der Patientin über ihre Vorgeschichte, die Familiensituation, das Trennungserlebnis und die nächtlichen Atemnot- und Angstgefühle werden wir zu den *subjektiven* Symptomen rechnen, denn wir sind hier auf die Angaben der Patientin angewiesen und können diese nicht unmittelbar überprüfen.

Andererseits können wir alles, was beobachtet werden kann, zu den *objektiven* Symptomen zählen. Es sind dies die Adipositas, die Hypertonie, die Hypertrophie und mäßige Dilatation der linken Herzkammer, aber auch die bedrückte Haltung und die klagend-anklagende Sprechweise. All das kann gemessen und die Sprechweise auf Tonband aufgenommen und analysiert werden. Wie aber verhält es sich mit den subjektiven Eindrücken des Arztes, seiner affektiven Resonanz auf die Patientin? Schon bei der Beschreibung der Sprechweise der Patientin dürften bei der Beurteilung durch mehrere Ärzte größere Unterschiede festzustellen sein als etwa bei der Beschreibung der Adipositas, der Hypertonie und der Herzhypertrophie. Die affektive Resonanz des Arztes auf seine Patientin, die anfängliche Antipathie und emotionelle Zurückweisung lassen sich

[2] Auf die Bedeutung der Zeichen und der Zeichentheorie (Semiotik) gehen wir ausführlich in den Kapiteln 2 und 3 ein.

nicht objektivieren. Wir können diese »Befunde« aber auch nicht den subjektiven Symptomen der Patientin zurechnen, allenfalls der subjektiven Reaktion des Arztes. Bei diesen Überlegungen stecken wir schon mitten im Beobachterproblem, auf das wir im Abschnitt 1.6.2 eingehen werden.

Die objektivistisch und positivistisch geprägte Medizin unterscheidet zwischen sogenannten *harten* und *weichen* Daten und neigt dazu, die objektiven, insbesondere mittels technischer Hilfsmittel gewonnenen Befunde den harten, die subjektiven Symptome aber den weichen Daten zuzuordnen. Wer sich beispielsweise mit der Interpretation von Röntgenbildern, Knochenmarksausstrichen und selbst banalen Laborbefunden eingehender beschäftigt hat, beginnt bald an der »Härte« dieser Daten zu zweifeln, selbst dann, wenn technische Fehlerquellen, die niemals ganz ausgeschlossen werden können, weitgehend eliminiert sind. Es müssen nämlich auch die mit präzisen Meßinstrumenten gewonnenen sogenannten »harten« Daten erst einmal interpretiert werden.

Bezogen auf unsere Patientin heißt das, daß es eine Frage der Definition und des Übereinkommens der Experten ist, ab wann wir beispielsweise von »Adipositas«, »Hypertonie«, »Linksherzhypertrophie« und erhöhten Blutfettwerten sprechen. Auf das Problem der Interpretation werden wir in den folgenden Abschnitten über das Problem der Erkenntnis und das Beobachterproblem noch näher eingehen.

Die schwierigste kognitive Leistung des Arztes besteht jedoch darin, eine Diagnose zu erarbeiten und aufgrund dieser diagnostischen Überlegungen einen Therapieplan zu entwerfen. Mit Hilfe erlernter Modellvorstellungen sichten wir die Befunde und ordnen sie idealtypischen *Krankheitsbildern* zu. Bei unserer Patientin kamen wir zu den klinischen Diagnosen »Adipositas«, »latente Herzinsuffizienz« und »Depression«. Bei Einbeziehung der uns zugänglichen psychodynamischen und psychosozialen Befunde kamen wir zu einer umfassenden Diagnose (im Sinne Michael Balints), die man etwa folgendermaßen formulieren könnte: Abgelehnte, ungeliebte Frau, in zerrütteter Ehe lebend, die aufgrund der bevorstehenden Trennung vom Sohn mit einem Anfall von Atemnot und Todesangst reagiert, bei dem nur sehr schwer oder überhaupt nicht mit Sicherheit festgestellt werden kann, inwieweit dieser Anfall mehr psychogen oder mehr organisch bedingt war. Ausgelöst wurde der Anfall mit ziemlicher Sicherheit durch ein psychisches Erlebnis. Was sich jedoch biologisch dabei abgespielt hat – etwa ein Asthma cardiale durch Stauungszustände im kleinen Kreislauf –, läßt sich nachträglich nur vermuten und ist wiederum weitgehend eine Frage der Interpretation infolge verschiedener Modellvorstellungen.

Wir sind auf dem Wege zur Summe der Erkenntnis über diese Patientin, können jedoch nicht ans Ende dieses Weges gelangen. Indem wir uns aber auf diesen Weg begeben, sind wir schon mitten in dem Prozeß, den wir den *diagnostisch-therapeutischen Zirkel* genannt haben. Jede zusätzliche Erkenntnis, die wir gewonnen und der Patientin mitgeteilt haben, vervollständigt unsere Diagnose und hilft der Patientin, Einsicht in die Zusammenhänge des Krankheitsgeschehens zu gewinnen. Es ist somit auch bereits ein Stückchen Therapie. Indem wir umgekehrt die Reaktionen der Patientin auf unsere therapeutischen Maßnahmen aufmerksam beobachten, erweitern und vertiefen wir die Diagnose. Diese diagnostischen Überlegungen geben uns Handlungsanweisungen und ermöglichen uns, einen Therapieplan zu entwerfen, auf den wir im einzelnen hier nicht eingehen wollen.

1.3.3 Die ethischen Probleme der Arzt-Patient-Beziehung

In der Interaktion zwischen Arzt und Patient ereignet sich vieles, das außerhalb dieser Interaktion unmöglich wäre und zum Teil juristische Sanktionen nach sich ziehen würde. Zu erwähnen wäre in diesem Zusammenhang, daß zwischen Patient und Arzt die intimsten Bereiche des Lebens zur Sprache kommen, daß sich der Patient »untersuchen« lassen muß, das heißt, er muß sich entkleiden, betrachten und betasten lassen. Er gestattet dem Arzt, in seinen seelischen und körperlichen Intimbereich einzudringen. Darüber hinaus gestattet er dem Arzt Handlungen vorzunehmen, die der Jurist unter die Rubrik »Körperverletzung« einzuordnen gewohnt ist.

Um diese Interaktionen zwischen Arzt und Patient zu

regeln, wurden schon sehr frühzeitig – zu Beginn jeder geordneten ärztlichen Tätigkeit – ärztliche Deontologien, also Pflichtenlehren entwickelt, die sich in den verschiedenen Kulturkreisen außerordentlich ähneln. Sie besagen, daß der Arzt das Wohl des Patienten als oberstes Gut betrachten und alles, was er im Laufe der Behandlung erfahren habe, als Geheimnis – die sogenannte ärztliche Schweigepflicht – behandeln müsse. In diesem Zusammenhang wird es ihm zur Pflicht gemacht, die Abhängigkeit des Patienten nicht auszunützen, vor allem nicht in materieller und sexueller Hinsicht.

In der westlichen Welt stellen die als *Eid des Hippokrates* bekannten Verhaltensregeln einen ärztlichen Verhaltenskodex dar, der über die Jahrtausende hinweg als Richtschnur ärztlichen Handelns galt, obwohl wir heute wissen, daß diese Eidesformel nicht von Hippokrates stammt, sondern älteren, nämlich pythagoräischen Ursprungs ist.

Die moderne Medizin stellt den Arzt jedoch vor völlig neue und bisher ungelöste ethische Probleme. Wie soll er sich beispielsweise der Geburtenregelung, der künstlichen oder gar der extrakorporalen Insemination gegenüber verhalten? Wie soll er zu den technisch bereits heute und in Zukunft noch in viel stärkerem Ausmaß möglichen oft außerordentlich persönlichkeitsverändernden Eingriffen Stellung beziehen? Wann darf er einen sterbenden Patienten, dessen Tod er mittels technischer Apparaturen verhindern (zumindest aber lange verzögern kann), endlich sterben lassen? Darf er das Leiden nur lindern oder auch abkürzen? Wo sind da die Grenzen?

Fragen über Fragen, auf die es die unterschiedlichsten Antworten gibt. Aber eine allgemeine Antwort zeichnet sich aufgrund unserer Überlegungen über das Verhältnis zwischen Theorie und Praxis schon jetzt ab: Die Einsicht, daß unsere Theorien die Praxis unseres Handelns bestimmen, hat Konsequenzen für das Problem der Verantwortung. Wenn die Theorien der Wissenschaften einen Einfluß auf die Wirklichkeit unseres Handelns haben, ist die Vorstellung einer »nur theoretischen Verantwortung«, aus der in der individuellen und politischen Wirklichkeit nichts folgt, nicht mehr aufrecht zu erhalten. An ihre Stelle tritt eine praktische und politische Verantwortung jeder Wissenschaft für den von ihr gestalteten Bereich unserer Wirklichkeit. Ein Wegschieben der Verantwortung der Wissenschaften bezüglich der Folgen ihrer Theorie auf die Praktiker ist dann nicht mehr möglich. Die Wissenschaft kann nicht die Erfolge für sich verbuchen, die fehlerhaften Konsequenzen, also die Mißerfolge, aber weit von sich weisen.

Die falsche Vorstellung von einer Realität, die wir vorfinden, und die von den wissenschaftlichen Theorien nur »aufgedeckt« werden müsse, hat bisher auch die Ärzte daran gehindert, eine schlüssige Deontologie für ihre Wissenschaft, die Medizin, zu entwickeln. Moraltheologen, Moralphilosophen und Juristen fühlen sich dazu berufen, den Ärzten Ratschläge zu erteilen und ihnen damit ihre Ideologien aufzuzwingen. Es wird Zeit, so meinen wir, aus der Heilkunde selbst die ethischen Richtlinien zu entwickeln, die in ihr angelegt sind. Das ist keine leichte Aufgabe. Sie ist letzten Endes das Thema dieses Buches, auch dort, wo es vordergründig um andere Probleme geht. Wir werden im letzten Kapitel versuchen, die Konsequenzen aus unseren Überlegungen für das Problem einer medizinischen Ethik zu ziehen.

1.4 Wie entsteht Erkenntnis

In jeder Interaktion zwischen Arzt und Patient nimmt das Erkenntnisproblem eine zentrale Stellung ein. Wir wollen uns ihm deshalb jetzt eingehender zuwenden.

Zunächst scheinen uns einige Grundüberlegungen und Begriffsbestimmungen notwendig zu sein. Als Wissen wollen wir die Summe unserer Erkenntnisse definieren, die der Überprüfung durch die Erfahrung standhalten. Es steht gewissermaßen zwischen dem Glauben und der Meinung, Glauben enthielte Überzeugungen (subjektive Gewißheiten), die das Individuum zur Bewältigung seines Lebens benötigt, ohne sie in der Umwelt überprüfen zu können.

Meinungen dagegen (in der Wissenschaft sprechen wir von Hypothesen) sind relativ leicht durch korrigierende Erfahrungen veränderbar. Wird an Meinungen starr wie an unveränderbaren Glaubenssätzen festgehalten, dann sprechen wir von Wahnvorstellungen.

Unter Wissenschaft wollen wir die methodisch-systematische Erweiterung unseres Wissens im Zusammenhang mit einer Verbreiterung der empirischen Basis und der Ausarbeitung einer Theorie verstehen. Die Theorie ist ein System sich nicht widersprechender Aussagen, das die empirischen Daten (die Basissätze) ordnet und uns ermöglicht, über unsere Erfahrungen nachzudenken und zu sprechen.

Nur wenn man den Wissenschaftsbegriff so weit und allgemein faßt und ihn nicht an eine bestimmte Methode bindet, kann man die Bemühungen der verschiedensten wissenschaftlichen Disziplinen unter einer Definition zusammenfassen. Dann wird auch die provozierende Frage, ob die Psychoanalyse eine Wissenschaft sei, gegenstandslos, denn nach dieser allgemeinen Definition kann natürlich gar kein Zweifel darüber bestehen, daß Psychoanalyse eine Wissenschaft ist.

Empirie und Theorie sind immer aufeinander angewiesen, wie der schon zitierte Ausspruch Immanuel Kants zeigt, demzufolge Begriffe ohne Anschauung leer, Anschauungen ohne Begriffe aber blind sind. Dieses untrennbar Aufeinanderangewiesensein von Empirie und Theorie, von Anschauung und Begriff führt uns zur ersten Schwachstelle der Wissensgewinnung (unabhängig davon, ob es sich dabei um den vorwissenschaftlichen oder wissenschaftlich-systematischen Wissenserwerb handelt). Wir meinen die empirische Datengewinnung.

Da der Mensch keine *tabula rasa* ist, die einfach Eindrücke sammelt, sondern ein Wesen mit beschränkten Wahrnehmungsorganen, mit einer Geschichte, mit einem komplizierten Sozialisationsprozeß und sehr subjektiven Erfahrungen, sind uns objektive empirische Daten, wie sie von Empirismus und Positivismus als Ausgangsbasis unseres Wissens gefordert wurden, nirgends unverfälscht zugänglich. Alle unsere Wahrnehmungen sind immer schon durch ein Vorwissen, eine wie immer geartete »Theorie« mitgestaltet, so daß Einstein mit Recht darauf hinweisen konnte, daß es unsere Theorien seien, die darüber bestimmen, was wir sehen und beschreiben. Und Wittgenstein (1967) konnte noch schärfer formulieren: »Die Grenzen meiner Sprache sind die Grenzen meiner Welt.«

Ist so gesehen bereits die Datengewinnung problematisch und stets mehr oder weniger »subjektiv verfälscht«, so wird diese erste Unsicherheit des Wissenserwerbs noch durch eine zweite ganz erheblich verstärkt. Alle Daten sind nämlich mehr oder weniger unterschiedlich interpretierbar.

Wissen kann auf zweierlei Arten erworben werden: zum einen durch eigene handelnde Erfahrungen, zum anderen durch Übernehmen und Aneignen des tradierten Wissens, das heißt der Erfahrungen, die andere Menschen (manchmal ganze Generationen) vor uns gemacht haben. Da wir immer nur einen begrenzten Ausschnitt von Erfahrungen selbst machen können, sind wir – insbesondere in der Wissenschaft, aber auch sonst – auf das tradierte Wissen angewiesen. Um zu verdeutlichen, wie Wissen durch handelnde Erfahrung erworben wird, wollen wir das Modell des Wissenserwerbs als Handlung kurz umreißen.

Um die Handlung, unverfälscht und nicht auf irgendwelche Teilaspekte reduziert, zum Modell für unsere Deutungen zu machen, müssen wir zunächst fragen, was sie als eigenständiges Phänomen darstellt.

»Ursprünglich und auf die allgemeinste Form gebracht ist Handlung: Umgang mit der Welt. An diesem Umgang sind wir in irgendeiner Weise beteiligt.

Wenn wir das Gesamtgeschehen einer Handlung analysieren, lassen sich darin verschiedene Phasen oder Etappen unterscheiden. Nehmen wir als Beispiel irgendeine Handlung, zum Beispiel die, in der ich einen Baum ersteige und einen Apfel pflücke. Dabei geschieht folgendes:

1. Ich sehe etwas, zum Beispiel Farben und Formen, die durch eine gleichzeitig einsetzende Deutung als Baum vor einer Mauer mit einem Apfel im Geäst interpretiert werden.
2. Apfel, Baum und Mauer geben mir Handlungsanweisungen, die Mauer als Stütze und den Baum als Leiter zu benützen, um den Apfel zu ergreifen.

3. Sobald ich versuche, diese Anweisungen auszuführen, stellt sich heraus, ob die Deutung richtig war. Es könnte ja sein, daß die Mauer nachgibt, der Stamm oder der Apfel faul ist« (Th. v. Uexküll 1963).

Eine Handlung läuft also stets nach folgendem Schema ab:
1. Ein Ausschnitt der mich umgebenden Welt wird gedeutet.
2. Das Gedeutete gibt mir bestimmte Handlungsanweisungen.
3. Im Umgang mit der Welt erfolgt eine Prüfung, ob die Deutung und ihre Handlungsanweisungen richtig waren.

Nach diesem Grundschema entsteht alle menschliche Erfahrung, sowohl vorwissenschaftlich als auch im Bereich der empirischen Wissenschaften.

Ohne auf Einzelheiten eingehen zu können, wollen wir darauf hinweisen, daß dieses Grundschema nicht nur eine kognitive, sondern auch eine emotionale Bedeutung besitzt, die für die Psychosomatische Medizin von besonderer Wichtigkeit ist. Die Frage kann für das Überleben entscheidend sein, ob eine Handlungsanweisung, die sich aus der hypothetischen Deutung einer Situation ergibt, deren Probleme lösen kann oder nicht. Wir können in diesem Zusammenhang von einem *pragmatischen Realitätsprinzip* sprechen. Eine ungelöste Problemsituation kann bei entsprechender Dringlichkeit eine Alarmreaktion mit allen psychischen und somatischen Begleiterscheinungen auslösen. In unserem Beispiel des Apfelpflückens würde der Anblick des Apfels im Geäst eines Baumes bei einem Verhungernden eine Aktivität auslösen, die mit Hoffnung auf Errettung vor dem Hungertod einhergeht. Würde sich die Handlungsanweisung dann als nicht praktikabel erweisen, könnte die Stimmung in Verzweiflung und schließlich in Rückzug und Apathie umschlagen, wie das etwa im Rahmen einer Nausea der Fall sein kann (Th. v. Uexküll 1952). Erweist sich die Handlungsanweisung dagegen als praktikabel, bedeutet das einen Zuwachs an Vitalität. Verhaltenspsychologisch handelt es sich um Bestrafung oder Belohnung.

Papousek (1975) macht darauf aufmerksam, daß die Grundform dieses Handlungsschemas schon angeboren ist. Er schreibt:

»Situationen, die dem Kind Probleme stellen, für deren Lösung es über keine Programme verfügt, werden schon im frühesten Kindesalter mit einer Alarmreaktion beantwortet (...). Wenn der Säugling die richtige Lösung in einer Problemsituation nicht findet, steigert er zunächst sein Bemühen, aber seine Reaktionen verlieren bald an Koordination... Dies kann soweit gehen, daß eine Überlastung des Organismus droht. Hier können wir beim Säugling eine plötzliche Verhaltensveränderung beobachten, die an die Pawlowsche Schutzhemmung oder den biologischen Totstellreflex erinnert. Der Säugling bleibt bewegungslos liegen mit konvergenzlos starrenden Augen und geht zur Schlafatmung über.«

Es handelt sich um den Umschlag in einen Zustand, in dem die Umwelt ausgelöscht ist und der Säugling nur noch Körper ist, ein Vorgang, von dem wir noch sprechen werden.

Neben dem *pragmatischen Realitätsprinzip* mit seinen beiden Reaktionsmustern Aktivierung oder Rückzug müssen wir ein *kommunikatives Realitätsprinzip* annehmen (Th. v. Uexküll, Wesiack 1979), das ebenfalls sehr frühe, möglicherweise auch schon angeborene Vorstufen hat. Wir haben es als das Gefühl eines Echos bei relevanten Personen unserer Mitwelt beschrieben, das alle unsere Deutungen und Verhaltensreaktionen begleitet, und das uns die Sicherheit gibt, nie ganz einsam und isoliert zu sein. Winnicott (1973) hat beschrieben, wie in der frühen Kindheit die Anwesenheit der Mutter dem Kinde diese Sicherheit gibt, die notwendig ist, damit es sich mit sich selbst beschäftigen kann. Offenbar braucht in diesem Stadium das Gefühl des Echos noch eine sichtbare oder hörbare Unterstützung. Der Verlust des kommunikativen Realitätsgefühls spielt bei bestimmten depressiven Zuständen eine Rolle. Wir haben vermutet, daß ein solcher Verlust auch bei Patienten, die sich isoliert und von der Wirklichkeit getrennt erleben, eine Rolle spielt, wie das bei chronischer Krankheit, aber auch in der Vorgeschichte von Krebskranken geschildert wird.

Fassen wir die Überlegungen dieses Abschnittes zusammen:

Wissen entsteht durch handelnde Erfahrung und hilft uns, Programme zu entwickeln, mit deren Hilfe wir unsere Lebensaufgaben mehr oder weniger gut bewältigen können. Sowohl die vorwissenschaftliche als auch die systematisch und methodisch durchgeführte wissenschaftliche Wissensbildung verläuft immer über die folgenden drei Stufen:

1. Wahrnehmung (Datensammlung)
2. Deuten (Interpretieren) des Wahrgenommenen als etwas Bestimmtes (als ein Objekt unseres »Interesses«), das uns Handlungsanweisungen für unser weiteres Verhalten und Vorgehen gibt
3. Realitätsprüfung

Die Datensammlung und der Deutungsvorgang sind Schwachstellen jeder Wissenschaftstheorie. Diese Schwachstellen sind bei der psychoanalytischen Methode besonders offenkundig, denn die Daten sind die kaum exakt beschreibbaren Assoziationen und Verhaltensweisen des Analysanden und die Beziehung zwischen Analytiker und Analysand, die wiederum einem zwar nicht beliebigen, aber immerhin einem mehr- beziehungsweise vielschichtigen Deutungsprozeß unterworfen werden. Diese Schwachstellen sind aber auch bei allen anderen wissenschaftlichen Methoden nachzuweisen. Sie treten dort nur nicht so offenkundig hervor.

Die beiden Schwachstellen des Wissenserwerbs (die Datensammlung und die Interpretation der gesammelten Daten) machen alle unsere diagnostischen Bemühungen problematisch, unvollkommen und unabgeschlossen. Mit diesen Unsicherheiten müssen wir leben, und es wäre ein verhängnisvoller Irrtum – er wird immer wieder begangen – zu meinen, wir könnten diese Unsicherheiten durch immer neuere und »exaktere« Untersuchungen beheben. Zunächst können wir durch zusätzliche Untersuchungen und zusätzliche Datensammlungen zwar den Grad der Unsicherheit verringern. Von einem gewissen Punkt an – er ist von Fall zu Fall verschieden und nur schwer zu bestimmen – tragen jedoch neue Daten nicht mehr zur Klärung, sondern, im Gegenteil, nur zur Verwirrung der Situation bei.

Einstein (1938) hat die Tatsache, daß wir die Realität niemals »objektiv« erfassen und uns nur Bilder von ihr machen können, die auf Deutung beruhen, 1938 in der Metapher von der verschlossenen Uhr treffend und anschaulich formuliert:

»Physikalische Konzepte sind freie Schöpfungen des menschlichen Geistes, und, wenn es auch so aussehen mag, nicht eindeutig von der äußeren Welt determiniert. In unserem Bemühen, die Realität zu verstehen, gleichen wir in gewisser Weise einem Menschen, der den Mechanismus einer verschlossenen Uhr verstehen will. Er sieht das Ziffernblatt und die Bewegungen der Zeiger, er hört ihr Ticken, aber er hat keine Möglichkeit, ihr Gehäuse zu öffnen. Wenn er scharfsinnig ist, kann er sich das Bild eines Mechanismus ausdenken, der all das erklären kann, was er zu beobachten vermag. Aber er darf niemals sicher sein, daß sein Bild das einzige ist, das seine Beobachtungen erklärt. Er wird nie in die Lage kommen, sein Bild mit dem wirklichen Mechanismus zu vergleichen. Ja, er kann sich nicht einmal vorstellen, was für einen Sinn ein solcher Vergleich haben könnte.«

Kehren wir nochmals zu unserer alltäglichen Krankengeschichte zurück.

»Warum gerade hier – warum gerade jetzt?« lautet eine grundlegende Fragestellung Viktor von Weizsäckers (1947c). »Die somatische Pathologie der Organe erklärt uns fast nie, warum die Krankheit »gerade jetzt« und »gerade hier« entstanden ist, und man sollte also probieren, ob die Psychologie nicht diese erwünschte Ergänzung bringen kann.«

Offenbar treffen hier eine angeborene Konstitution und eine erworbene Disposition auf eine bestimmte Lebens- und Umweltsituation. Das Resultat ist dann das, was wir eine *Krankheit* nennen. Wären Konstitution und Disposition unserer Patientin von anderer Art, erkrankte sie in dieser Lebenssituation kaum – jedenfalls nicht in der gleichen Weise. Sind doch viele ähnliche Umweltsituationen für andere Menschen nicht oder in ganz anderer Weise pathogen.

Hier müssen wir einen Augenblick innehalten und die Begriffe *Konstitution, Disposition* und *Umweltsituation* etwas genauer ansehen; sie stellen recht grobe Sammelbegriffe dar. Der Begriff der *Konstitution,* der unser phylogenetisches Erbe – also unser genetisches Potential (gleichsam unsere ererbten Programme) beinhaltet, ist dabei noch am wenigsten problematisch.

Schwerer läßt sich *Disposition* definieren, denn sie umfaßt nicht nur die im Laufe des Lebens unter verschiedenen physikalisch-chemischen oder biologischen (zum Beispiel infektiösen) Noxen erworbenen individuellen Änderungen der ererbten Programme, sondern ebenso die im Laufe der individuellen Entwicklung erworbenen *Objektbeziehungen.* Damit sind die mitmenschlichen Beziehungen und das begleitende subjektive Erleben gemeint. Unsere Patientin wurde immer abgelehnt, wurde dadurch depressiv, begann vermehrt zu essen, wodurch sie immer dicker und noch stärker abgelehnt wurde.

Der Zusammenhang zwischen Krankheitsverhalten und bestimmten mitmenschlichen Beziehungen erscheint naheliegend. Er ist auch aus vielen psychoanalytischen Behandlungen erwiesen, die gerade die psychische Disposition der Patienten – nämlich ihre pathologischen Objektbeziehungen – zu ändern suchen. Auch die Begriffe *Umwelt* und *Situation* stellen uns vor eine Reihe von Problemen; wir werden noch ausführlicher auf sie zu sprechen kommen.

Es zeigt sich bereits jetzt, daß wir die Erkrankungen unserer Patienten nicht ausreichend verstehen, solange wir die Reaktionen ihres Organismus von ihrer Umwelt, ihren Objektbeziehungen und der Situation, in der sie sich jeweils befindet, trennen. Die physiologisch-objektive Beobachtung des Organismus und des Verhaltens muß offenbar durch das subjektive Erleben der Patientin und ihre sozialen Beziehungen ergänzt werden, um das Krankheitsgeschehen voll erfassen und wirksam helfen zu können.

Bereits diese unvollständige Analyse unserer Krankengeschichte hat uns vor zwei grundlegende Problemkreise der Medizin geführt:

1. Wir haben gesehen, daß wir Individuum und Umwelt nicht getrennt betrachten dürfen. Damit stehen wir vor dem Problem, wie sich deren Zusammenhang in Konzepte bringen läßt, die dem Arzt konkrete Hinweise für seine diagnostischen und therapeutischen Aufgaben ermöglichen.

2. Der zweite Problemkreis ist mit dem ersten aufs engste verwandt: Wir können bisher die Ergebnisse physiologischer, psychologischer und soziologischer Methoden nur getrennt nebeneinander stellen. Wir brauchen aber zur Erfassung des kranken Menschen als somato-psycho-soziales Phänomen Modelle, mit deren Hilfe sich die Zusammenhänge zwischen diesen drei Bereichen interpretieren lassen.

Wir haben uns vorgenommen, von den praktischen Fragen des ärztlichen Alltags zu den theoretischen Voraussetzungen unseres heutigen medizinischen Denkens vorzudringen, um auf diesem Wege ein – zunächst hypothetisches – Konzept einer umfassenden Theorie der Heilkunde zu gewinnen. Am Beispiel einer konkreten Krankengeschichte haben wir jetzt zwei Grundprobleme formuliert. Bevor wir uns mit ihnen näher auseinandersetzen, wollen wir zunächst eine andere Frage erörtern, die sich ebenfalls bei der Betrachtung unserer Krankengeschichte stellt, und die uns auf einem anderen Weg wieder zu den Grundproblemen zurückführen wird:

Unsere Patientin war an Atemnot, Angst und erhöhtem Blutdruck erkrankt. Als Kind hatte sie Masern, später öfter Angina. Wir können daher die banale Frage stellen, was es denn in so verschiedenartigen Zuständen Übereinstimmendes gibt, das uns berechtigt, jedesmal von *Krankheit* zu sprechen. Gibt es etwas wie ein allgemeines *Kranksein,* von dem die verschiedenen Krankheiten nur einzelne Episoden darstellen, in denen sich ein gleichartiges Grundgeschehen auf verschiedene Weise manifestiert? Auch diese Frage hat eine theoretische und eine praktische Komponente; beide begegnen uns in dem *Streß-Konzept,* das für den somatischen, den psychischen und den sozialen Bereich angewendet werden kann.

1.5 Das Streßkonzept als Lösungsversuch

Die Beschäftigung mit dem Streß-Konzept ist aus zwei Gründen für eine allgemeine Theorie der Heilkunde bedeutsam:

1. Der Begriff *Streß* soll keine spezielle Krankheit bezeichnen, sondern ein bei allen speziellen Krankheiten ablaufendes allgemeines (biophysisches) Geschehen, mit anderen Worten etwas, das man als *Kranksein überhaupt* bezeichnen könnte. Selye (1946), dem wir das Konzept verdanken, schildert die Situation sehr eindrucksvoll, in dem er zum ersten Mal die Notwendigkeit einer derartigen Vorstellung erkannte: Als Medizinstudent wunderte er sich, warum seine klinischen Lehrer bei der Vorstellung von Patienten mit verschiedenen Infektionskrankheiten so wenig Wert auf die eindrucksvollen Symptome legten, die zunächst ins Auge sprangen. Sie alle hatten Fieber, litten unter Appetitlosigkeit, allgemeiner Schwäche, Kopfschmerzen usw. Diese eindrucksvollen Symptome wurden aber kaum beachtet. Statt dessen sollten sich die Studenten sehr viel weniger eindrucksvolle Symptome einprägen, mit deren Hilfe es möglich war, spezifische Krankheitszustände voneinander zu unterscheiden. Die Medizin, die gelehrt wurde, war eine Medizin der spezifischen Krankheiten; dagegen wurde eine Medizin des sehr eindrucksvollen unspezifischen Krankseins vernachlässigt. Mit diesem Problem hat Selye sich sein Leben lang auseinandergesetzt und schließlich mit seinem Streß-Konzept eine Theorie des unspezifischen oder allgemeinen Krankseins entwikkelt.
2. Der Begriff *Streß* bedeutet mehr als keine spezifische Krankheit. Die »Ursachen«, die das Zustandsbild hervorrufen, sind ebenfalls unspezifisch. Da physikalisch-chemische Noxen, Viren, Bakterien, psychische Konflikte oder soziale Notlagen zu dem gleichen Zustandsbild führen, kann der auslösende Faktor nur etwas sein, das allen diesen *spezifischen Krankheitsursachen* gemeinsam ist, und das man als *unspezifische Schädlichkeit* oder als *Unzuträglichkeit schlechthin* bezeichnen könnte.

   Die speziellen Krankheiten: Masern, Scharlach, hoher Blutdruck, Magengeschwür, Depression usw. wären demnach nichts anderes als Varianten oder verschiedene Ausprägungen (eben jenes *allgemeinen Krankseins*) und die spezifischen Ursachen physikalisch-chemischer, biologischer, psychischer oder sozialer Art nichts anderes als verschiedene Spielarten einer allgemeinen – für sie alle charakteristischen – *Unzuträglichkeit.*

Das theoretische Problem, das im Streß-Konzept zwar nicht explizit entfaltet, aber unübersehbar aufgeworfen wird, ist die Frage nach dem allgemeinen Zusammenhang zwischen Kranksein und Krankheitsursachen, oder (wie bei unserer Patientin) zwischen der Kranken, ihrer Konstitution und Disposition und den Umgebungsfaktoren mit ihren krankmachenden Potenzen auf der bio-physischen, psychischen und sozialen Ebene.

Wir finden im Streß-Konzept also die beiden Problemkreise wieder, die wir als die Frage nach den Beziehungen zwischen Individuum und Umgebung und als die Frage nach den Beziehungen zwischen physiologischen, psychischen und sozialen Faktoren bezeichnet hatten. Auf die erste dieser beiden Fragen versuchte Selye mit seiner Streß-Theorie eine Antwort zu geben. Dabei spielt, wie wir gesehen haben, der Spezifitätsbegriff eine besondere Rolle.

1.5.1 Spezifität, Ätiologie und Pathogenese

Es ist wichtig, daß wir diese beiden Grundprobleme nicht aus den Augen verlieren, wenn wir in das Dickicht der medizinischen Krankheits- und Gesundheitsvorstellungen eindringen, die unreflektiert hinter jenen zahlreichen Begriffen stehen, an denen sich der Arzt orientieren soll. Da diese Begriffe nur selten klar definiert sind, werden sie häufig in verschiedenen Zusammenhängen und in verschiedenartiger, mitunter sogar einander widersprechender Bedeutung gebraucht. Das gilt im besonderen Maß für den Begriff *Spezifität.*

Die Gegenüberstellung des *allgemeinen Krankseins* auf der einen Seite als Zustand, der – im Unterschied zur Gesundheit – allen Krankheiten gemeinsam sein soll und der *spezifischen Krankheiten* auf der anderen, verwendet den Begriff phänomenologisch im Sinne einer abgrenzenden Eigenschaft für die Diagnosestellung. Spezifische Symptome, die bei Masern auftreten, fehlen bei Röteln, die wiederum durch spezifische Symptome gekennzeichnet sind, die bei Masern fehlen usw.

Die phänomenologisch-diagnostische Bedeutung für die Abgrenzung von Krankheitseinheiten wird nicht nur durch die Tatsache gemindert, daß Krankheitseinheiten keine fixen Kategorien darstellen, sondern auch dadurch, daß sie sich im Laufe der Zeit teils durch eine genauer werdende Diagnostik, teils durch noch weitgehend unbekannte Umgebungsbedingungen verändern. Besonders eindrucksvoll zeigt sich das in den zunehmenden diagnostischen Differenzierungen, zum Beispiel in den Unterteilungen größerer Einheiten, wie der Unterscheidung zwischen extrinsischem und intrinsischem Asthma, zwischen A und B sowie zwischen B und non B Hepatitis oder der Beschreibung von Untergruppen für die essentielle Hypertonie oder das Ulcus duodeni (Weiner 1981b, Overbeck 1975) und anderen Unterteilungen.

In einem ganz anderen Kontext wird der Begriff *Spezifität* gebraucht, wenn es um Fragen der Ätiologie oder Pathogenese geht; hier dient er zur Bezeichnung verschiedener Vorstellungen von krankheitsverursachenden oder Bedingungen für Erkrankungen schaffenden Zusammenhängen. Es wird deutlich, wie das ungelöste Problem der Beziehung zwischen Individuum und Umgebung für die hier herrschende Unsicherheit verantwortlich ist.

Meyer (1984) referiert neuere Versuche, durch eine Analyse der Verwendung des Spezifitätsbegriffs größere Klarheit zu schaffen und kommt zu dem Ergebnis, daß sich mindestens vier verschiedene Kombinationen unterscheiden lassen (Tab. 1).

Die einfache Antwort, die Selye mit seinem Streß-Modell auf eine Vielzahl dieser Fragen zu geben versprach, war ein Grund für den Enthusiasmus, mit dem sein Modell anfangs aufgenommen wurde. Nach diesem Modell sollte das *allgemeine Kranksein* nicht mehr nur den Hintergrund der spezifischen Krankheiten, sondern auch deren Ursache darstellen, das heißt, der phänomenologisch-diagnostische Spezifitätsbegriff wurde zugleich in einen Begriff umgewandelt, der einen ursächlichen Vorgang kennzeichnen sollte.

Tabelle 1 Der Zusammenhang zwischen Ursache und Erkrankung innerhalb des Systemsbegriffs *Krankheit* (Meyer, 1984)

Kombinations-möglichkeit	Ursache	Erkrankung
Kombination 1	*eine Ursache – eine Erkrankung*	
	Tuberkelbazillus	Tuberkulose
	Persönlichkeitsprofil (Dunbar 1947)	Psychosomatische Krankheit
	spezifischer Konflikt (Alexander 1951)	Psychosomatische Krankheit
Kombination 2	*eine Ursache – viele Erkrankungen*	
	Rauchen	Lungenkarzinom Herzinfarkt Magengeschwür
	Immundefekt – AIDS	saprophytische Infektionen maligne Neubildung
	Hoffnungs-, Hilflosigkeit (Engel u. Schmale 1972)	Vielzahl von Erkrankungen
Kombination 3	*viele Ursachen – eine Erkrankung*	
	multiple Risikofaktoren	Krankheit als »letzte gemeinsame Wegstrecke« (Nemiah 1970), einer anfänglichen Vielzahl verschiedener Wege
Kombination 4	*viele Ursachen – viele Erkrankungen*	
	Gruppe von Risikofaktoren: z. B. Bewegungsmangel, Überernährung, Rauchen	Vielzahl von Erkrankungen

1.5.2 Was ist *Streß*

Als *Streß* bezeichnet Selye eine komplexe Reaktion des Organismus auf unspezifische Einwirkungen der Umgebung (Stressoren oder Stimuli), bei der er drei Phasen unterscheidet:

- Die Phase der *Alarmreaktion* (Phase 1), die bei schweren Stressoren in Stunden oder Tagen zum Tode führen kann. Dabei lassen sich recht charakteristische Symptome beobachten, die aber – weil sie im Initialstadium vieler Infektionskrankheiten gefunden werden und daher über die spezifische Natur der jeweiligen Krankheit nichts aussagen – als »unspezifische« Symptome bezeichnet werden.
- Wird diese Phase überstanden, folgt die Phase der *Adaption* oder *Resistenz* (Phase 2). Jetzt verschwinden die anfänglichen Symptome, mit der Anpassung an die veränderte Umgebung ist eine erhöhte Widerstandskraft verbunden.
- Bleibt die Einwirkung der Stressoren jedoch unvermindert bestehen oder verstärkt sie sich sogar, so kommt es schließlich zur Phase der *Erschöpfung* (Phase 3), in der die Adaptionsreserven des Organismus verbraucht sind. Jetzt treten Krankheiten auf (zum Beispiel Hypertonie, Magengeschwüre, Rheumatismus, Asthma, allergische Reaktionen, Herz- und Nierenleiden), die Selye als *Adaptions-Krankheiten* bezeichnet hat; damit wird zum Ausdruck gebracht, daß sie vom Körper selbst durch inadäquate Adaptionsversuche auf an sich nur potentiell schädliche Einwirkungen eingeleitet oder verschlimmert werden. Die Frage, welche Krankheit jeweils eintritt, wirft wichtige Probleme auf, welche speziell die psychosomatisch-medizinische Forschung aufzuklären sucht (vgl. Uexküll, Th. v., Psychosomatische Medizin, 3. Aufl. 1986).

Stressoren sind nach Selye alle Veränderungen der Umgebung, die zu diesen Reaktionen des Organismus führen. Es handelt sich also um ubiquitäre Ereignisse, bei denen es gleichgültig sein soll, ob sie als angenehm oder als unangenehm empfunden werden (» (...) *a painful blow and a passionate kiss can be equally stressful*« (Selye 1974)) und ob sie physikalischer, biologischer, psychologischer oder sozialer Natur sind. Streß ist also nicht nur die Folge physischer Schädigung, psychischer Spannung oder sozialer Belastung: Er begleitet jede Handlung unseres Lebens – ja, ein bestimmtes Ausmaß von Stimulation und Reaktion ist sogar lebensnotwendig. Zu wenig oder zu viel sind gleichermaßen schädlich; im ersten Fall spricht man von *Deprivation*, im zweiten von *Distreß*.

Jene *Unzuträglichkeit* schlechthin, die als unspezifische Schädlichkeit allen spezifischen Krankheitsursachen gemeinsam ist, ist eine Umgebungssituation, an die wir nicht angepaßt sind und die daher Adaptationsleistungen verlangt. Dabei ist die Grenze zwischen »zu viel« oder »zu wenig« individuell verschieden, wobei wir nicht wissen, ob diese Grenze für angenehme oder unangenehme Ereignisse wirklich identisch ist. Aber wie dem auch sei – *Streß* bezeichnet ein Grundphänomen des Lebens, das aus einem komplexen Geschehen besteht, mit dem der Organismus jedes Individuums dessen Auseinandersetzung mit der Umgebung begleitet. Physiologisch soll dieses komplexe Geschehen vom Hypothalamus gesteuert werden, der einerseits über das ACTH die Nebennierenrinde zu vermehrter Abgabe von Kortikoiden veranlaßt, andererseits über das sympathische Nervensystem, das das Nebennierenmark zur Ausschüttung von Adrenalin und Noradrenalin (Katecholaminen) stimuliert.

Das Streß-Konzept stellt uns also vor folgende Fragen:

- Welche Vorgänge der Umgebung sind *Stressoren* beziehungsweise *Unzuträglichkeiten* oder *potentielle Krankheitsfaktoren?*
- Welche Reaktionen des Organismus sind *Streß* oder Versuche, mit Unzuträglichkeiten umzugehen, ohne in allgemeines Kranksein zu verfallen?

Ist ein Lichtreiz, der auf die Retina fällt, bereits ein Stressor und die Pupillenreaktion schon *Streß?* Durch welche Eigenschaften oder Qualitäten lassen sich, anders ausgedrückt, lebensnotwendige Stimuli von lebensbedrohenden Stressoren unterscheiden, welche Quantitäten bezeichnen die Grenze zwischen Erforderlichem auf der einen Seite und nicht mehr Zumutbarem auf der anderen im physikalischen, psychischen und sozialen Bereich?

Die Frage nach der Natur der Stressoren bezieht sich auf die Umgebung und die Frage nach der Art der Reaktionen auf das Individuum. Die Problematik, die damit angesprochen ist, wird deutlich, wenn man sich klar macht, daß sich die erste Frage nicht lösen läßt, ohne gleichzeitig die zweite Frage mitzubeantworten und umgekehrt; es hängt ja einerseits von der Disposition des Individuums ab, ob und welche Vorgänge der Umgebung zu Stressoren werden und welche nicht, andererseits sind es die Stressoren, welche die Disposition des Individuums verändern.

Damit hängt auch eine grundsätzliche Schwierigkeit des Streß-Konzeptes zusammen: Die Grenze zwischen *Erforderlichem* und *Zuviel* ist bei jedem Menschen verschieden. Was für den einen Menschen lebensnotwendige Abwechslung bedeutet, kann für den anderen unerträglicher Streß sein. Der Patient, über den wir als Beispiel (Kap. 4, S. 297) berichten werden, erkrankte gerade an Wochenenden im Urlaub, also zu Zeiten, in denen sich andere entspannen und erholen. Diese Unterschiede hängen mit der verschiedenen Disposition der einzelnen Menschen zusammen. Aber wie sollen wir uns den Zusammenhang zwischen Streß und Disposition vorstellen?

Disposition läßt sich als »Ausmaß des Adaptiertseins an die Umgebung« definieren. Damit wird die Frage, was wir unter *Adaptation* oder *Anpassung* verstehen, zum eigentlichen Kernproblem. In der Medizin wird dieser Begriff gewöhnlich nicht besonders definiert; dadurch übersieht man ein zentrales Problem, das in der Biologie, Psychologie und Soziologie prinzipiell in der gleichen Weise auftaucht und in der Vergangenheit verschieden beantwortet wurde.

Der Begriff *Disposition* geht ursprünglich auf Aristoteles zurück und bedeutet dort ganz allgemein eine »Ordnung von etwas, das Teile hat«. Später nahm der Begriff die Bedeutung von *Anlage* an, die hinter einem manifesten Verhalten steht. Im Unterschied zu der Umgangssprache, die heute *Disposition* sehr allgemein im Sinne von »Fähigkeit«, »Neigung« aber auch »Anfälligkeit« (zu etwas disponiert sein) verwendet, machen wir in der Medizin den Unterschied zwischen *Konstitution* als angeborener und *Disposition* als erworbener Anlage.

1.5.3 Was bedeutet *Adaptation*

Der Begriff *Adaptation* oder *Anpassung* beschreibt den Vorgang, in dem sich Beziehungen zwischen Individuum und Umgebung herstellen und verändern.

Dieser Vorgang ist ein dynamischer Prozeß, der Lebewesen und Außenwelt in sehr verschiedenartigen Zusammenhängen aufeinander abstimmt: Die Verhaltensbiologen haben gewisse Kriterien, mit deren Hilfe sie erfolgreiche Adaptation definieren können. Dazu gehört die Fähigkeit, die Vorräte der Umgebung zu nutzen, Widerstände zu überwinden, zu überleben und sich zu reproduzieren. Physiologen beschäftigen sich mit den physiologischen und biochemischen Reaktionen auf Änderungen der Umgebung, die Adaptiertsein aufrechterhalten (zum Beispiel Reaktionen auf Änderungen der Umgebungstemperatur oder der Sauerstoffspannung). Diese Adaptationen sind das Ergebnis sowohl von genetischen Anlagen wie von Entwicklungsfaktoren. Andere, phänotypische Adaptationen (Immunität für spezifische Antigene oder Muskelhypertrophie bei entsprechendem Training) sind nicht Ausdruck eines bestimmten Genotyps, sondern später erworben. Das Resultat aller derartigen (erfolgreichen) Adaptationen ist die Wiederherstellung eines *harmonischen Gleichgewichtes* zwischen dem Organismus und seiner Umgebung und eine Steigerung seiner Fähigkeiten, mit der neuen Umgebung umzugehen; die Umgebung erscheint jetzt weniger herausfordernd und bedrohlich. Zusätzlich besitzen oder entwickeln Organismen eine Anzahl von Verhaltensprogrammen, die es ihnen erlauben, Umgebungsveränderungen oder Bedrohungen zu umgehen oder zu ignorieren, um auf diese Weise die harmonische Beziehung mit ihrer Umgebung aufrechtzuerhalten (Weiner 1981a).

Alle diese Vorgänge bilden in ihrer Gesamtheit einen dynamischen Prozeß, der Lebewesen und Außenwelt aufeinander abstimmt. Das geschieht in verschiedenen Zeiträumen, die jeweils sehr verschiedene Rahmenbedingungen setzen:

- Im weitesten Rahmen spielt sich Adaptation als *Phylogenese* (Stammesgeschichte) ab, das heißt, als ein im Verlauf der Erdgeschichte ablaufender Anpassungsprozeß des Lebens an die Umgebung. Mit der Entstehung der Arten werden Lebewesen produziert, die an bestimmte Umgebungsbedingungen angepaßt sind *(Phylo-genese).* In der Medizin bezeichnet der Terminus *Konstitution* das Erbe der Anpassung, das jedes Lebewesen aus dem phylogenetischen Adaptationsprozeß mitbringt.
- In einem etwas engeren Rahmen ereignet sich Adaptation als *Ontogenese,* das heißt, Anpassung bezeichnet jetzt den individuellen Prozeß, in dem sich jedes Lebewesen während seiner Entwicklungsphase an die vorgefundene Umgebung anpaßt. Dabei werden Eigenschaften erworben, welche die Medizin als *Disposition* bezeichnet.
- Erst im engsten Rahmen meint Adaptation schließlich *Streß* – in dem oben definierten Sinne – als Vorgang, in dem sich auch das voll entwickelte Individuum an die Veränderungen seiner Umgebung ständig neu anpassen muß.

Unter dem Aspekt, daß *Adaptation* in allen drei Zusammenhängen (phylogenetisch, ontogenetisch und im täglichen Leben) Voraussetzungen für die Erhaltung des Lebens schafft, wird die Bedeutung von zwei Besonderheiten sichtbar, durch die der Mensch vor seinen tierischen Mitgeschöpfen einen wichtigen Selektionsvorteil gewonnen hat:

- sein größeres Gehirn und
- seine verlängerte Kindheit.

Beides steht in engem Zusammenhang: Das Gehirn kann als spezifisches Adaptationsorgan aufgefaßt werden (Seitelberger 1979). Es ermöglicht dem Individuum Anpassungen an Umgebungsveränderungen aufgrund von Lernprozessen, ohne die es ein Opfer des phylogenetischen Ausleseprozesses wäre. Nach Portmann (1969) ist der Mensch mit seiner Gehirnentwicklung erst am Ende des ersten Lebensjahres so weit ausgereift, wie vergleichbare Säugetiere bei der Geburt. Nur etwa die Hälfte der Embryonalentwicklung des Menschen erfolgt im Mutterleib (intrauterin), die zweite Hälfte außerhalb des Mutterleibes (extrauterin), im sogenannten *sozialen Uterus.*

Portmann (1969) nennt daher das erste Lebensjahr das *extrauterine Frühjahr.* Es hat für die spezifisch menschliche Entwicklung eine nicht zu überschätzende Bedeutung und dürfte der entwicklungsgeschichtliche Grund dafür sein, daß für Menschen psychosoziale Beziehungen von ebenso elementarer Bedeutung sind wie die physiologischen Funktionen.

Die verlängerte Kindheit eröffnet einen Weg, um Erfahrungen von einer Generation auf die andere zu tradieren – ein Weg, der der genetischen Vererbung verschlossen ist. Damit wird das Entstehen von Kulturen möglich, als Ergebnis einer – in der Natur sonst nur in Ansätzen entwickelten – Möglichkeit, den Adaptationsprozeß umzukehren, das heißt, nicht allein die Individuen an ihre Umgebung, sondern jetzt auch die Umgebung an die Individuen anzupassen. Die verlängerte Kindheit ist also die Voraussetzung dafür, daß der Mensch es lernt, die Natur für die Bedürfnisse des Menschen zu verändern – ein Vorgang, der nach einer Definition von Karl Marx *Arbeit* und ein wesentliches Kennzeichen des Menschen ist. Beziehen wir diese Überlegungen auf das Streßproblem, so können wir sie in einem Satz zusammenfassen:

> *Streß* läßt sich als Reaktion des Individuums auf die Fortdauer des phylogenetischen Selektionsdrucks – beziehungsweise die *Not des Lebens* (Freud) – definieren und *Kultur* als ein Versuch des Menschen, diesen Druck durch Arbeit zu erleichtern.

Der Mensch lebt danach nicht mehr in der ursprünglichen Natur. Er »macht« sich seine Umgebung in erheblichem Ausmaß selbst. Dabei ist es ihm gelungen, die meisten natürlichen Gefahren auszuschalten. So hat er zum Beispiel die Infektionskrankheiten, die in vergangenen Jahrhunderten die Völker dezimierten, fast ausgerottet, trotzdem sind die Krankheiten nicht weniger geworden. Damit erhebt sich die Frage, wieweit der Mensch mit der Veränderung der Natur – ungeachtet dieser Erfolge – seine Umgebung zu einem neuen Krankheitsfaktor macht.

Wir haben jetzt, ausgehend von dem Begriff *Adaptation,* eine erste Bestimmung der Begriffe *Konstitution* und *Disposition* gewonnen: Beide bezeichnen Konzepte für den Zusammenhang zwischen Individuum und Umgebung und geben damit eine vorläufige Antwort auf die Fragen des ersten Problemkreises, warum wir Individuum und Umgebung nicht getrennt betrachten können. Wir wollen dieses erste Ergebnis auf unserem Weg zu einer Theorie der Medizin festhalten, gleichzeitig aber betonen, daß die Medizin bisher aus diesem Inhalt der beiden Konzepte keine theoretischen Konsequenzen gezogen hat.

1.5.4 Die terminologische Konfusion

Die Betrachtung des Streßproblems führte uns – wie vorher bereits unsere Fallgeschichte – zu den beiden grundlegenden Problemkreisen der psychosomatischen Medizin, nämlich zu den Fragen:

- Wie läßt sich der Zusammenhang zwischen Individuum und seiner Umgebung in ein Konzept bringen, mit dem der Arzt arbeiten kann?
- Wie läßt sich dieser Zusammenhang unter den heterogenen Aspekten des Physiologischen, des Psychischen und des Sozialen erfassen?

Die Tatsache, daß die Medizin gezwungen ist, ohne klare Antworten auf diese beiden Problemkreise an die Phänomene heranzutreten, zeigt sich, ebenso wie das Fehlen einer umfassenden Theorie, zunächst als *terminologische Konfusion.* In einer kritischen Übersicht über die vorliegenden Streßkonzepte kommen Levin und Scotch (1970) zu dem Urteil, daß – ungeachtet ihrer Nützlichkeit für begrenzte

Feststellungen – keines die Forderung nach einer umfassenden Theorie erfüllt. Darüber hinaus würden die Konzepte an einem schwerwiegenden Mangel leiden: Sie unterlassen es, die Termini, mit denen sie arbeiten, ausreichend zu definieren.

Man muß sich die Frage stellen, worauf die Faszination beruht, die der Streßbegriff auf Wissenschaftler und Laien ausgeübt hat und noch ausübt. Selten wird ein in der Wissenschaft neu geprägter Terminus so rasch und so selbstverständlich in die Alltagssprache übernommen. Offensichtlich kommt er dem Bedürfnis entgegen, einen Zusammenhang zu formulieren, den man bisher nur mehr oder weniger vage vermutet hatte, den man aber in der Auseinandersetzung zwischen den eigenen Kräften und den Einwirkungen der Umgebung als ein ständig gegenwärtiges Ringen um ein Gleichgewicht spürt. Es ist nicht das übliche Erklärungsbedürfnis, das hinter dem *post hoc ergo propter hoc* steht, mit dem wir Ereignissen der Vergangenheit eine ursächliche Rolle für gegenwärtige Beschwerden oder Krankheiten unterstellen. Der Erklärungsansatz, der im Streßbegriff steckt, hat einen Zusammenhang von Gleichzeitigem im Auge; er befriedigt damit so sehr ein echtes Bedürfnis, daß man geradezu fragen kann, wie die Menschen früher ohne einen solchen Begriff ausgekommen sind.

Es kann daher auch nicht darum gehen, den Begriff als Pseudobegriff zu entlarven oder zu beseitigen; wir müssen den Zusammenhang, den er bezeichnet, zu klären versuchen. Selye hat diesen Zusammenhang gesehen, aber er hat ihn unter drei Gesichtspunkten ungenau oder falsch gedeutet:

- Allgemein und/oder spezifisch: Was ist unter einem *allgemeinen Kranksein* zu verstehen und in welcher Beziehung steht es zu spezifischen Reaktionen und/oder Krankheiten?
- Biologisch, psychologisch, soziologisch: Lassen sich die Vorgänge, die in den verschiedenen Disziplinen beschrieben werden, in einen Topf werfen?
- Ursache oder Anlaß: Läßt sich der Zusammenhang zwischen Organismus und Umgebung nach dem Modell des Mechanismus deuten oder ist dafür ein anderes Modell erforderlich?

Zu dem ersten Punkt schreibt Weiner (1986a): »Selye glaubte, daß jeder schädliche Reiz das *Adaptationssyndrom* als eine allgemeine Antwort auslösen würde. Man hat 50 Jahre gebraucht, um diese These zurückzuweisen: Verhaltensantworten und physiologische Reaktionen sind nicht uniform, sondern differenziert.« Er führt dann Beispiele an, die das illustrieren. So hat z. B. Smelnik (1985) in Tierversuchen gezeigt, daß physische Schäden zur Ausschüttung von Hypophysen-Vorderlappen-Hormonen führen, daß furchterregende Reize aber eine ganz andere Reaktion auslösen und entweder durch Unterdrückung von dopaminergen oder durch Steigerung der β-adrenergen Aktivität des Hypothalamus das β-Endorphin und Melanozyten-stimulierendes Hormon von dem Intermediärlappen der Hypophyse zur Sekretion bringen. Verschiedene *Stressoren* werden also bei den Versuchstieren (Ratten) durch hochdifferenzierte Sekretionsmuster beantwortet.

Auch das Immunsystem antwortet außerordentlich differenziert auf verschiedene Reize. Diese Antworten sind zum Teil Reaktionen auf hormonelle Einflüsse, teilweise aber auch direkt neural ausgelöst (Felton 1984). Auch die Reaktionen des kardiovaskulären Systems auf verschiedene Reize sind außerordentlich verschieden.

Weiner betont, daß es sich bei den Antworten des Organismus nicht um »Verursachungen« der physiologischen Reaktionen durch das Verhalten oder umgekehrt handle, sondern um »integrierte Muster«, also unteilbare Einheiten, bei denen unter anderem Peptide eine integrierende Funktion haben. Er nimmt aber zu der Frage, ob die »integrierten Antwortmuster« durch die Reize »verursacht« werden, oder wie man sich deren Beziehung zu den Außenweltfaktoren vorstellen soll, nicht Stellung. Er sieht jedoch auch in den vielen Rückkoppelungen zwischen Endokrinium, Immunsystem und Gehirn einen Einwand gegen Selyes Konzept einer uniformen Allgemeinreaktion.

So wichtig genaue Untersuchungen der verschiedenen spezifischen Reaktionen auf definierte Umgebungsfaktoren für die Klärung der Zusammenhänge zwischen Organismus und Umgebung auch sind, so tragen sie doch zu einer Lösung des Problems der Beziehungen zwischen »allgemein und spezifisch« nicht allzuviel bei. Ob ich eine Ratte physisch schädige oder erschrecke, in jedem Fall störe ich den für die Gesundheit und das Überleben des Tieres unerläßlichen Zusammenhang zwischen ihm und seiner Umgebung. Die Reaktionen, mit denen das Tier auf die Störung antwortet, verfolgen alle das Ziel, den für das Leben notwendigen allgemeinen Zusammenhang wiederherzustellen. Solange ich aber nicht formulieren kann, was ich unter diesem lebensnotwendigen Zusammenhang verstehen soll – dem Allgemeinen, um dessen Erhaltung oder Wiederherstellung es geht –, kann ich auch über die Spezifität der Reaktionen nur katalogisierende Aussagen machen, welche Einzelheiten beschreiben, deren Bedeutung für die Gesundheit des Tieres aber unklar bleibt.

Zu dem zweiten Gesichtspunkt muß festgestellt werden, daß viele Begriffe ihre Bedeutung ändern, wenn sie aus dem biologischen in den psychologischen und von dort in den soziologischen Sprachgebrauch übertragen werden und umgekehrt. Auch das trägt zu der terminologischen Konfusion bei, unter der der Streßbegriff leidet. Der Vorschlag, die verschiedenen Termini einzelnen Wissenschaftsbereichen zuzuordnen und in deren Rahmen zu definieren, ist wenig hilfreich; damit erhält man bestenfalls Wörterbücher, die in sich logisch geschlossen, aber keine Übersetzungshilfen sind. Darüber hinaus bleibt ungeklärt, was mit der unreflektiert übernommenen Dreiteilung in einen biologischen oder physiologischen, einen psychologischen und einen soziologischen Bereich an ebenso unreflektierten Voraussetzungen übernommen wurde. Den beklagenswerten Unstimmigkeiten in den bisherigen Konzepten kann man weder mit einem »Fächer-Purismus« noch mit einem »Fächer-Pluralismus« beikommen (Th. v. Uexküll, 1958). Man muß früher ansetzen und versuchen, die in den verschiedenen Disziplinen bezogenen Positionen zu klären. Denn, um die Frage nach den Beziehungen zwischen ihren Bereichen beantworten zu können, muß man zunächst die Einstellungen und die Unterschiede der Einstellungen sehen, die wir dort den Phänomenen gegenüber einnehmen.

Aber was sind *Phänomene?* Wenn sie im physiologischen, psychologischen und soziologischen Bereich durch die Terminologie der verschiedenen Disziplinen bereits mit deren Voraussetzungen durchtränkt sind – wir sie aber ohne diese

Terminologie überhaupt nicht in den Blick bekommen –, müssen wir dann nicht resignieren?

Wir stoßen hier auf ein fundamentales erkenntnistheoretisches Problem: die Frage nach den Beziehungen zwischen uns und den Phänomenen, denen wir begegnen und den Interpretationen, die wir im Rahmen unserer Perzeption hinzufügen und hinzufügen müssen, um sie perzipieren zu können. In der Einleitung zu seiner »Phänomenologie des Geistes« zeigt Hegel die Aporie aller objektivistischen Lösungsversuche auf. Er führt aus, daß der Versuch, die subjektiven Zutaten, die unsere Interpretationen den Phänomenen beimischen, nachträglich wieder zu entfernen, nur dazu führen kann, daß wir die Phänomene wieder in den Zustand zurückversetzen, in dem sie vor unserer Interpretation waren – nämlich in den Zustand, in dem sie noch nicht erkannt waren.

Bei genauerem Hinsehen bemerken wir, daß wir wieder auf die Frage nach dem Zusammenhang zwischen Individuum und Umgebung gestoßen sind, die wir als den ersten Problemkreis bezeichnet hatten. Aber jetzt ist zugleich der zweite Problemkreis angesprochen, in dem unsere Beziehungen als Physiologe, als Psychologe oder als Soziologe zu unserer Umgebung zur Diskussion stehen. Das heißt, daß wir selber in das Problem, das wir lösen wollen, einbezogen worden sind.

Wir haben drei Gesichtspunkte aufgezählt, unter denen der Zusammenhang, den Selye in seinem Streßkonzept sichtbar gemacht hat, betrachtet und geklärt werden muß. Unser Versuch, die ersten beiden Punkte zu klären, führte zu der Feststellung, daß wir zunächst den dritten Punkt klären müssen, daß die Fragen, die mit ihm aufgeworfen sind, so grundsätzlicher Natur sind, daß eine Antwort eine grundsätzliche Überlegung voraussetzt.

Der dritte Punkt lautet:

Ursache oder Anlaß. Läßt sich der Zusammenhang zwischen Organismus und Umgebung nach dem Modell des Mechanismus deuten oder ist dafür ein anderes Modell erforderlich? Er betrifft nicht nur die

Kranken, die wir behandeln und die Tiere, deren Reaktionen wir untersuchen um Krankheitsprozesse besser zu verstehen. Er betrifft auch uns, die wir die Frage stellen und Kranke behandeln oder Tiere unter verschiedenen Bedingungen beobachten.

1.5.5 Individuum und Umgebung

Um uns in den Schwierigkeiten nicht zu verirren, wollen wir uns zunächst auf das Problem der Beziehungen zwischen Individuum und Umgebung konzentrieren, wie es das Streßkonzept zu fassen sucht, und das wissenschaftstheoretische Problem der Beziehung zwischen dem Forscher und den Gegenständen seiner Forschung zurückstellen. Wir werden aber sehen, daß dieser Vorsatz nicht streng durchführbar ist, weil das wissenschaftstheoretische Problem ständig im Hintergrund gegenwärtig ist. In dem folgenden Abschnitt (1.6.2) werden wir in einem anderen Zusammenhang ausführlich darauf zurückkommen.

Lazarus (1971) hat die grundsätzliche Problematik, die hinter den Schwierigkeiten und der terminologischen Konfusion steht, mit denen das Streßkonzept belastet ist, sehr klar mit der Feststellung umrissen, daß *Streß* ein Konzept erfordert, das sich auf die Beziehung zwischen Organismus und Umgebung – aber nicht auf eine der beiden Komponenten bezieht. Dieses Problem ist aber nicht nur der Medizin gestellt. Es ist ein allgemein biologisches Problem, hinter dem – wie wir gesehen haben – eine fundamentale erkenntnistheoretische Frage steht.

In dieser Bedeutung wurde dieses Problem bereits vor fast zweihundert Jahren gesehen. Die Auseinandersetzung, die damals stattgefunden hat, ist überraschend aktuell, denn sie hat zu einer Theorie der Gesundheit und Krankheit geführt, die im Laufe des 19. Jahrhunderts in Vergessenheit geriet, als die Medizin »beschlossen hatte«, Naturwissenschaft zu werden, und alle Erinnerungen an die Bemühungen um Klärung der erkenntnistheoretischen Voraussetzungen medizinischer Begriffe und Theorien als romantische Spekulationen zu verdammen und aus dem Bewußtsein der

Ärzte zu verdrängen. So wird heute kaum bemerkt, daß manche der gegenwärtig entwickelten Theorien über biologische Zusammenhänge Wiederentdeckungen von Einsichten sind, die damals zum Teil klarer und grundsätzlicher formuliert worden sind. Eine Besinnung auf die damalige Auseinandersetzung hilft nicht nur die Kritik an dem Streßkonzept zu klären, sie legt auch die verschütteten Fundamente für eine Theorie der Medizin frei, die auf einer Biologie als Wissenschaft lebender Organismen aufbaut.

1.6 Paradigma und Paradigma-Wechsel

1.6.1 Der Wandel unserer Einstellung zur Natur

Das Zitat Einsteins (s. S. 29) mit der Metapher der verschlossenen Uhr zeigt, wie radikal sich unsere Einstellung zur Natur geändert hat, ohne daß wir diese Veränderung bewußt zur Kenntnis genommen haben: Im 19. und beginnenden 20. Jahrhundert glaubten die Naturwissenschaften an eine Natur ohne den Menschen. Sie sahen ihre Aufgabe darin, eine »objektive« Naturerkenntnis zu gewinnen. Der Forscher sollte sich der Natur als neutraler Beobachter gegenüberstellen und ihr Geschehen beschreiben, ohne sich daran zu beteiligen.

Als die Medizin, die im 19. Jahrhundert »beschloß«, Naturwissenschaft zu werden, mit diesem »Entschluß« die Verpflichtung übernahm, alle Vorgänge, die sie am Menschen beobachten konnte, auf Kausalbeziehungen zurückzuführen, verfolgte sie konsequent das Programm, den menschlichen Körper nach dem Modell einer Maschine zu deuten und alle Vorgänge auf Mechanismen zurückzuführen. Damit gelang es ihr, im Bereich des Somatischen zunächst überraschende Erfolge zu erzielen. Dagegen geriet sie seelischen Vorgängen gegenüber in ausweglose Schwierigkeiten: Der physikalische Ansatz zwang sie zu einer dualistischen Vorstellung, welche die Phänomene im Sinne Descartes in materielle *(res extensa)* und spirituelle *(res cogitans)* einteilte (s. S. 8), ohne die Möglichkeit, sich einen Einfluß seelischer Vorgänge – wie Gedanken, Gefühle oder Willensentschlüsse – auf den Körper vorzustellen. Entweder liefen, wie es die Lehre des psycho-physischen Parallelismus behauptete, körperliche und seelische Vorgänge voneinander unbeeinflußt nebeneinander her, oder man übernahm die Lehre des materialistischen Monismus und leugnete die Existenz seelischer Vorgänge überhaupt. Seelische Vorgänge, die ohne Einfluß auf das Körpergeschehen bleiben, sind vom Standpunkt des Physikers aus nicht existent, oder, wie man es verschämt ausdrückte, bloße *Epiphänomene.* In die Umgangssprache übersetzt war Seelisches damit nur noch eine Art Nebengeräusch einer schlecht geölten Maschine, und die Seele selbst war – wie Spötter es formuliert haben – zu einem Gespenst in einer Maschine geworden.

Wenn jedoch die Vorstellungen, die wir uns von der Natur, von der Natur unseres Körpers und unserer Seele machen, nur Bilder sind, die wir uns ausdenken müssen, um unsere Beobachtungen zu erklären – aber keine Abbilder einer unabhängig von uns existierenden Realität –, dann ergeben sich für die Medizin zwei einschneidende Konsequenzen:

- Das Bild einer Maschine für den Körper, in dem man sich eine Seele nur als Gespenst vorstellen kann, eignet sich nicht für die Aufgabe, für die es entwickelt worden ist. Es ist nicht in der Lage, die Beobachtungen zu erklären, die Ärzte an ihren Patienten machen. Es kann nicht einmal die Beobachtungen deuten, die wir an uns selber machen.
- Es stellt sich die Frage, was Ärzte veranlaßt haben mag, ein Bild vom Menschen zu entwerfen, das sich lediglich zur Deutung partieller Ausschnitte desselben eignet, das aber Beobachtungen, die den ganzen Menschen ins Auge fassen, nicht deuten kann.

Diese Konsequenzen hat die Medizin bisher nicht gezogen. Sie hat ihre Einstellung zur Natur – im Unterschied zur Physik – nicht geändert: Sie ist im 20. Jahrhundert eine Naturwissenschaft des 19. Jahrhunderts geblieben.

1.6.2 Das Märchen vom neutralen Beobachter

In der Einsteinschen Metapher von der verschlossenen Uhr bleibt der Forscher trotz seiner veränderten Einstellung zur Natur noch in der Position eines außenstehenden, neutralen Beobachters. Er beschreibt das Zifferblatt, das er sieht, die Bewegungen der Zeiger, denen sein Blick folgt und das Ticken, das er hört, scheinbar unbeteiligt und neutral. Erst danach fängt er an, sich das Bild eines Mechanismus auszudenken, das seine Beobachtungen erklären kann.

Die Vorstellungen unseres Verhältnisses zur Natur müssen sich noch radikaler verändern, wenn wir uns klarmachen, daß Einsteins Beobachter kein neutraler Zuschauer, sondern im Grund ein Uhrmacher ist, der sich nur für den Mechanismus interessiert, der die Zeigerbewegungen und das Ticken hervorbringt. Ein Architekt, ein Kunsthistoriker oder ein Maler würden an der Uhr andere Beobachtungen machen, und um sie zu deuten, andere Bilder entwerfen.

Die Vorstellung von dem neutralen Beobachter erweist sich als ein Märchen. Ein wirklich neutraler Beobachter würde gar nichts beobachten. Wittgenstein (1967) hat das mit der Feststellung zum Ausdruck gebracht, daß die Beschreibungen unserer Beobachtungen »Instrumente« sind, die wir benötigen, um mit dem Beobachteten (unseren Interessen entsprechend) umgehen zu können.

Mit dieser Einsicht haben wir den Beobachter als Subjekt in die Wissenschaft eingeführt. Damit verändert sich nicht nur unsere Einstellung zur Natur, sondern auch unsere Vorstellung von Wissenschaft:

»Die Einführung des Subjekts«, schreibt Viktor von Weizsäcker (1950), »hat nicht etwa die Bedeutung, daß die Objektivität eingeschränkt würde. Es handelt sich weder um Subjektivität allein noch um Objektivität allein, sondern um die Verbindung beider. Eben darum ist nun hier doch eine Veränderung des Wissenschaftsbegriffes zu bemerken. Wissenschaft gilt nämlich hier nicht als *objektive Erkenntnis* schlechthin, sondern Wissenschaft gilt als eine redliche Art des Umgangs von Subjekten mit Objekten. Die Begegnung, der Umgang, ist also zum Kernbegriff der Wissenschaft erhoben.«

Das bedeutet auch, daß es verschiedene Arten des Umgangs gibt, daß es daher die nächste Aufgabe der Wissenschaft sein muß, festzustellen, um welche Art Umgang es sich in jedem Falle handelt.

Gehen wir dieser Aufgabe nach, so ergibt sich, daß es für den Menschen – und damit auch für den Arzt – zwei prinzipiell verschiedene Arten gibt, mit Phänomenen umzugehen: Es gibt einen Umgang, bei dem wir uns auf unsere Hände verlassen und es gibt einen anderen Umgang, bei dem wir unsere Ziele mit Hilfe der Sprache zu erreichen suchen. Schon Plato unterschied die *mechanischen Ursachen* und die *Überredungs-Ursachen.* In beiden Fällen handelt es sich um menschliche Grunderfahrungen, die wir in die Phänomene hineinprojizieren (Spaemann, Löw 1981). Wir müssen Phänomene, mit denen wir umgehen wollen, entweder nach Regeln für Handgriffe als Ursache-Wirkungs-Zusammenhänge oder nach Regeln für Überredung als Zusammenhänge von Zeichen und Bezeichnetem beschreiben.

Auch der Arzt steht bei seinen Patienten vor dieser Alternative: Er muß die Phänomene, die er bei ihnen beobachtet, entweder nach dem Beispiel des Handgriffs als Wirkungen mechanischer Ursachen oder nach dem Beispiel der Überredung als Antworten auf Worte oder auf irgendwelche Zeichen interpretieren. Die Deutungsanweisungen (Diagnostik) und die Handlungsanweisungen (Therapeutik), die sich aus den beiden Interpretationsmöglichkeiten ableiten, sind außerordentlich verschieden. Denken wir wieder an die Patientin mit den nächtlichen Anfällen von Atemnot, so würde uns die Deutung nach dem Handgriff-Modell nahelegen, den Lungenkreislauf durch geeignete Maßnahmen zu entlasten. Das Überredungsbeispiel würde uns veranlassen, über die Möglichkeiten psychotherapeutischer und soziotherapeutischer Maßnahmen nachzudenken.

1.6.3 Der Leib-Seele-Dualismus als *Leiche-Seele-Dualismus*

Statt Descartes für den psycho-physischen Dualismus der Medizin verantwortlich zu machen, müssen wir uns die Frage vorlegen, warum die Medizin nur das Handgriff-Modell mechanischer Ursachen weiterentwickelte, das Überredungs-Modell aber vernachlässigte oder den Psychologen überlassen hat. Im Zug dieser Überlegung stellt Weiner (1986) fest, daß der Dualismus der Medizin nicht von Descartes, sondern von Ärzten erfunden wurde, die von Galen über Morgagni und Virchow bis heute die Ursachen für Krankheiten nicht in veränderten Lebensabläufen, sondern in Strukturveränderungen von Organen und Zellen gesucht haben, die sie bei der Sektion von Leichen fanden. Die Kluft liege daher gar nicht zwischen einem Körper und einer Seele, sondern zwischen Ärzten, die kranke Menschen und deren Lebensvorgänge untersuchen und behandeln, und Ärzten, die Leichen auf den Tischen der Pathologie sezieren und die dort erhobenen Befunde auf Lebende übertragen würden. Pathologen könnten Strukturveränderungen an toten Zellen und Organen beobachten und beschreiben, aber nicht die Lebensvorgänge, die sich in ihnen abspielen. William Harvey hätte es schwer gehabt, den Blutkreislauf an einer Leiche zu demonstrieren!

Mit dieser Feststellung macht Weiner klar, daß der Leib-Seele-Dualismus der modernen Medizin in Wahrheit ein *Leiche-Seele-Dualismus* ist. Eine Leiche steht zu ihrer Umgebung – auch zu dem Arzt – in einer ganz anderen Beziehung als ein lebender Organismus. Die Beziehung zur Leiche läßt sich mit Hilfe des Handgriff-Modells als eine Beziehung physikalischer und chemischer Ursachen und Wirkungen beschreiben, aber nicht mit Hilfe des Überredungs-Modells. Für den lebenden Organismus gilt das Umgekehrte. Seine Beziehungen zur Umgebung lassen sich mit Hilfe des Handgriff-Modells nur sehr begrenzt deuten. Das Modell der Überredung durch Worte oder Zeichen verspricht erheblich bessere Deutungsmöglichkeiten.

1.6.4 Paradigma und der Begriff der wissenschaftlichen Revolution

Man nennt den Wandel, den die Physik zu Beginn unseres Jahrhunderts in ihrer Einstellung zur Natur vollzogen hat, eine »wissenschaftliche Revolution«. Man versteht aber kaum, warum seitdem die Begriffe *Beispiel, Modell* und *Deutung* eine solche Wichtigkeit gewonnen haben sollen. Eine *wissenschaftliche Revolution* ist nach dem, was wir in der Schule und auf der Universität gelernt haben, eine große Entdeckung, die unser Wissen über die Natur wieder ein Stück weit »der Wahrheit« näherbringt, die der Natur wieder eines ihrer »Geheimnisse entreißt« und ihre inneren Zusammenhänge »aufdeckt«. Aber was ist das für eine Wahrheit, der sich die Wissenschaften nähern müssen, ohne sie zu kennen? Woher wissen sie dann, daß sie sich ihr genähert und nicht von ihr entfernt haben? Und was ist das für eine Natur, die wie ein archäologisches Gräberfeld auf den Spaten des Forschers wartet, der sie ausgraben wird? Sind solche Vorstellungen sinnvoll oder sind sie nicht vielleicht nur absurd?

Wir haben uns früher solche Fragen nie gestellt. Wir sind noch in der Tradition aufgewachsen, die naiv an den »Fortschritt der Wissenschaft« glaubt und überzeugt ist, daß der Weg der Wissenschaft, wenn auch nicht immer eine gerade Straße, so doch trotz aller Hindernisse und Umwege ein Pfad sei, der zu einer immer genaueren Kenntnis der Mechanismen führen würde, die hinter den Erscheinungen liegen sollen. Wir haben noch nicht entdeckt, daß dieser Glaube bereits ein Erzeugnis der Einstellung ist, welche die Natur als Uhrwerk einer Maschine interpretiert.

Planck beschrieb noch den Gang der Wissenschaft als eine allmähliche Annäherung an das ideale Ziel einer – von allen subjektiven Beimengungen gereinigten – Welt reiner Fakten, und Popper vertritt noch heute die Ansicht, Wissenschaft werde auf dem Wege experimenteller Forschung alle zeitbedingten Irrtümer schließlich durch ständige Falsifikation und Verifikation ihrer Hypothesen ausmerzen; sie würde auf diesem Wege sicher zur Erkenntnis der wahren Realität vordringen, die er im Zusammenspiel einer physischen und einer geistigen Welt ansiedelt.

Popper (1972) ist einer der profiliertesten Verfechter einer »objektiven Erkenntnis«. Wir verdanken ihm den Hinweis auf die Bedeutung einer Falsifikation von Hypothesen als Ergänzung der Notwendigkeit ihrer Verifikation für die Beurteilung ihres Realitätsgehaltes. Auch sein Vorschlag, an die Stelle der dualistischen Lehre eines physisch-materiellen und eines psychisch-spirituellen Seins (im Sinne Descartes) eine Dreiteilung vorzunehmen, ist ein wichtiger Beitrag zur Klärung einer jahrtausendealten Problematik. Allerdings erreicht diese Klärung, daß mit ihr die Paradoxie jeder objektivistischen Position – auch der von Popper selbst vertretenen – deutlich wird:

Nach seiner *Drei-Welten-Theorie* (1932) gibt es – wie er schreibt – »die physische Welt – das Universum physischer Gegenstände (...); ich möchte sie *Welt 1* nennen. Zweitens gibt es die Welt psychischer

Zustände (...); diese will ich die *Welt 2* nennen. Doch es gibt noch eine dritte Welt, die Welt der Inhalte des Denkens und der Erzeugnisse des Geistes; diese will ich *Welt 3* nennen (Eccles et al. 1982).

Popper betont, daß es Wechselwirkungen zwischen *Welt 1* und *Welt 3* gibt, in welche die *Welt 2* (die Welt der psychischen Zustände) eingeschaltet ist. Er glaubt, daß *Welt 1*, wenn nicht die eigentliche, so doch die ursprüngliche Realität sei; dies nicht nur im zeitlichen Sinne einer Evolution, in der die Welten 2 und 3 aus der Welt 1 hervorgegangen seien, sondern auch in dem Sinne, daß die Wirklichkeit der Welt 3 sich letztlich in ihrer Fähigkeit, die Welt 1 zu verändern, beweisen müsse und beweisen würde. Diese Vorstellung führt in eine paradoxe Situation: Welt 1 existiert nur aufgrund von Welt 3, denn von einem Universum physischer Gegenstände wissen wir nur aufgrund der Theorien der Physik, die eindeutig zu Welt 3 gehören. Auf der anderen Seite soll Welt 3 nur aufgrund von Welt 1 existieren, denn sie soll ja das Ergebnis einer Evolution, d.h. im Verlauf einer beliebigen Anzahl von Millionen Jahren aus einer zufällig entstandenen *Ursuppe* physikalisch-chemischer Verbindungen hervorgegangen sein.

Das Argument, daß Welt 1 nur aufgrund der zu Welt 3 gehörigen Theorien der Physik existieren würde, läßt sich nur mit dem Gegenargument bestreiten, daß etwas, das von den Wissenschaften erkannt wurde, doch schon existiert haben müsse, bevor es erkannt wurde, daß es daher unabhängig von dem Erkenntnisvorgang »an sich« existiere.

Glasersfeld (1981) hat sehr klar formuliert, worin die Unzulänglichkeiten dieses Gegenarguments liegt:

»Etwas, das *erblickt* werden könnte, müßte da sein, bevor der Blick darauffällt – und Wissen wäre somit notwendigerweise *Abbild* einer Welt, die da ist, d.h. existiert, bevor ein Bewußtsein sie sieht oder auf eine andere Weise erlebt. Damit ist auch schon das Scenario geschaffen, das die abendländische Erkenntnislehre seit dem 6. vorchristlichen Jahrhundert bestimmt und gefesselt hat. Der *metaphysische Realismus* ist nicht nur eine unter anderen Spielarten in diesem Scenario, sondern ist fest eingebaut als die *einzig* mögliche. Dadurch, daß die Antwort auf die Frage, was Wissen ist, vorweggenommen wird, schafft die herkömmliche Erkenntnislehre sich ein ebenso unvermeidliches wie unlösbares Dilemma. Wenn Erkenntnis und Wissen eine Beschreibung oder Abbild der Welt an sich sein sollen, dann brauchen wir ein Kriterium, aufgrund dessen wir beurteilen können, wann unsere Beschreibungen oder Abbilder *richtig* oder *wahr* sind.«

Er stellt fest, daß dieses Problem bereits 1783 von Kant und schon ein halbes Jahrhundert früher von Giambattista Vico in den Grundzügen gelöst wurde. Er zitiert Vico und interpretiert seinen Ausspruch folgendermaßen:

»Vico sagt, Gott allein weiß, wie die wirkliche Welt ist, weil er sie geschaffen hat und darum sowohl die Bausteine als auch den Bauplan kennt. Ebenso kann der Mensch stets nur das kennen, was er selbst macht, denn nur der Erbauer kann von den Dingen, die er zusammenstellt (...) wissen, was die Bestandteile sind, und wie sie miteinander verbunden wurden.«

Wissen bekommt so eine doppelte Bedeutung: einmal als Wissen um die Operationen, welche wir »Erkennen« nennen, und dann als Wissen um die Entwicklungsgeschichte dieser Fähigkeit, d.h. um das, was Piaget (1973) in seiner genetischen Epistemologie dargestellt hat.

Um das Mißverständnis auszuräumen, unsere Position vertrete die Neuauflage eines Solipsismus und leugne ein außerhalb des Subjektiven existierendes Sein, sei darauf hingewiesen, daß wir immer den Zusammenhang von Subjektivem und Objektivem betont haben.

Jede Leistung eines Subjekts (oder eines lebenden Systems) bedarf der (passenden!) Gegenleistung der Umgebung, um sich verwirklichen zu können. In diesem Zusammenhang betonen wir jedoch zwei Dinge:

- Die Feststellung, daß unsere Leistungen durch Gegenleistungen der Umgebung ergänzt werden und also auf sie angewiesen sind, bezieht und beschränkt sich auf Leistungen, in denen unsere Willkürmotorik eine Rolle spielt, d.h. die sensomotorische Wirklichkeit.
- Es ist nicht angängig, aus den Gegenleistungen zu unserer Sensomotorik – also der Welt der physischen Erscheinungen, letztlich der Welt 1 Poppers –, die immer nur einen subjektiv anthropomorphen Ausschnitt aus einer unbekannten Vielzahl ganz andersartiger Möglichkeiten realisiert, auf die *objektive Wirklichkeit* (die geschlossene Uhr Einsteins (Kap. 1 s. S. 1.4) zu schließen.

Wir erfahren die Realität einer objektiven Wirklichkeit als etwas, das unabhängig von uns existiert, nur dort, wo unsere Leistungen scheitern. Glasersfeld formuliert das folgendermaßen:

»Das heißt, daß die *wirkliche* Welt sich ausschließlich dort offenbart, wo unsere Konstruktionen scheitern. Da wir das Scheitern aber immer nur in eben jenen Begriffen beschreiben und erklären können, die wir zum Bau der scheiternden Strukturen verwendet haben, kann es uns niemals ein Bild der Welt vermitteln, die wir für das Scheitern verantwortlich machen könnten.«

Wenn wir von einer Paradoxie sprechen, die Poppers Drei-Welten-Theorie deutlich macht, so ist damit die grundsätzliche Bedeutung des Begriffes der »Paradoxie« für unsere Vorstellung von Wirklichkeit angesprochen. Varela (1979) hat diesen Punkt in seiner Analyse der Rückbezüglichkeit von Systemen eindringlich dargestellt:

»Eine Paradoxie ist genau das, was unverständlich bleibt, wenn wir es nicht (dadurch) prüfen, (...daß) wir aus beiden in die Struktur der Paradoxie vermischten Ebenen heraustreten.« (1981, 299) Und: »Wie der junge Mann in der Escher-Radierung ›Gemäldegalerie‹, (der ein Bild betrachtet, welches die Galerie darstellt, in der er sich befindet), sehen wir eine Welt, die sich in das Substrat verwandelt, das uns hervorbringt, dabei den Kreis schließt und die Bereiche sich überschneiden läßt.« (1981, 307)

Die Trennung in Subjektives und Objektives existiert nur in unserer Konstruktion (und nur aufgrund unserer Konstruktion). Die Paradoxie jeder dieser Konstruktionen eröffnet uns – vorausgesetzt, daß wir sie durchschauen – den Ausweg in eine Wirklichkeit »der Partizipation und Interpretation, in der Subjekt und Objekt untrennbar miteinander verbunden sind«. (Varela, 1981)

So betrachtet, lehrt uns die Paradoxie der Popperschen Theorie wieder von neuem, daß man Elemente eines Zusammenhangs nicht unabhängig voneinander definieren kann. Ebensowenig wie es angeht, den Organismus unabhängig von seiner Umgebung und seine Umgebung unabhängig von dem Organismus zu bestimmen, ebensowenig läßt sich *Welt 1* unabhängig von *Welt 3* und *Welt 3* unabhängig von *Welt 1* definieren.

Das Modell des Situationskreises, das wir erst in Kapitel 4, S. 257, darstellen können, löst diese Paradoxie auf. Danach ist *Welt 1* die Situation der individuellen Wirklichkeit eines Menschen, der zur Deutung seiner sensomotorischen Informationen (Zeichen) die Programme (Kode) verwendet, die ihm *Welt 3* in Form der Theorien der Physik zur Verfügung stellt.

Historiker, die sich wie Kuhn (1973) die Mühe machen, den Weg zu rekonstruieren, den unsere Wissenschaften bis heute zurückgelegt haben, kommen zu einer anderen Auffassung als der, welche von den Verfechtern einer *objektiven Erkenntnis* und des Fortschritt-Glaubens vertreten wird. Sie finden die Vorstellung nicht bestätigt, daß Wissenschaft sich auf diese Weise, als eine »Annäherung an die Realität«, entwickelt habe. Kuhn schreibt:

»Je sorgfältiger sie (die Historiker) sagen wir, Aristotelische Dynamik, phlogistische Chemie oder kalorische Thermodynamik studieren, desto sicherer sind sie, daß jene einmal gültigen Anschauungen über die Natur, als Ganzes gesehen, nicht weniger wissenschaftlich oder mehr Produkte menschlicher Ideosynkrasie sind als die heutigen. Wenn man diese veralteten Anschauungen Mythen nennen will, dann können Mythen durch die gleichen Methoden erzeugt und für die gleichen Vernunftgründe gehalten werden, die heute zu wissenschaftlichen Erkenntnissen führen. Wenn man sie hingegen Wissenschaft nennen will, dann hat Wissenschaft Glaubenselemente eingeschlossen, die mit den heute vertretenen unvereinbar sind.«

Er schildert, wie ihn die Indifferenz der Naturwissenschaftler für Fragen über das Wesen gültiger wissenschaftlicher Probleme und Methoden verwundert hat und kommt zu dem Schluß:

»Sowohl die Geschichte wie die Erfahrung berechtigen zu Zweifeln, daß naturwissenschaftliche Praktiker solidere oder bleibendere Antworten haben als ihre Kollegen aus den Sozialwissenschaften [die sich für diese grundlegenden Probleme interessieren]. Will es doch in der Praxis der Astronomie, Physik, Chemie oder Biologie [und wir können hinzufügen auch der Medizin] normalerweise nicht gelingen, die Kontroverse über Grundlagen, die heute unter Psychologen und Soziologen endemisch zu sein scheint, wachzurufen.«

Die wissenschaftliche Revolution findet im 20. Jahrhundert auf Raten in weitgehend gegenseitig voneinander abgeschotteten Wissenschaftsbereichen statt, und Biologie und Medizin sind heute noch »heile« Enklaven des Gestrigen. Die Revolution, welche zu Beginn unseres Jahrhunderts die Physik verändert hat, konnte die Vorstellung der Biologie und Medizin noch nicht erschüttern.

Diese Erfahrungen führten Kuhn zu seiner These über die Rolle des Paradigma in den Wissenschaften und zu seinem Konzept der wissenschaftlichen Revolution. Er versteht unter einem Paradigma ein »anerkanntes Modell oder

Schema«, das bei der Lösung bisher nicht lösbarer Probleme erfolgreich war und nun als Beispiel (Paradigma) verwendet wird, um nach dem gleichen Modell auch andere Probleme zu lösen. Auf diese Weise geht das Beispiel in Vorlesungen, Lehrbücher und Anleitungen für Experimente und Laborversuche ein, durch deren Studium die Adepten eines bestimmten Berufes ihr Fach erlernen.

Sobald ein Paradigma einmal allgemeine Anerkennung erlangt hat, gewinnt es auch eine soziale Funktion: Es begründet eine Gemeinschaft von Wissenschaftlern, die den Anwendungsbereich des Paradigma auszudehnen und zu präzisieren versuchen. Damit entsteht das, was Kuhn die *normale Wissenschaft* nennt, von der er sagt, daß sie sich mit »Aufräumarbeit« der Möglichkeiten beschäftigt, die ein Paradigma zunächst übriggelassen hat. »Aufräumarbeiten«, sagt er, »sind das, was die meisten Wissenschaftler während ihrer ganzen Laufbahn beschäftigt«, d.h. ein Unternehmen, das sich bei näherer Betrachtung als Versuch erweist, »die Natur in die vorgeformte und starre Schublade, die das Paradigma darstellt, hineinzuzwängen«.

Die normale Wissenschaft leistet daher gegen die Einführung neuer Theorien großen Widerstand. Die Normalwissenschaftler sind die Fachleute. Auf ihr Urteil hören die staatlichen und privaten Organisationen zur Finanzierung von Wissenschaft und Forschung. Sie haben ein starkes, wenn auch meist nicht bewußtes Interesse an der Erhaltung des Status quo.[3]

[3] Damit ist nicht gemeint, daß sie an dem Fortschritt ihrer Wissenschaft uninteressiert seien. Im Gegenteil, man belohnt jeden Erfolg, der einen Zuwachs an Wissen verspricht. Aber dieser Zuwachs betrifft ausschließlich die Aufräumarbeit und führt keinen Schritt über die Grenzen hinaus, die von dem geltenden Paradigma gesteckt sind.

V. v. Weizsäcker hat diesen Sachverhalt sehr anschaulich formuliert. Er sagte, die heutige Medizin könne mit ihren bisherigen Methoden noch 2000 Jahre erfolgreich weiterforschen, ohne den Menschen als Subjekt in den Blick zu bekommen. Das Belohnungssystem unserer Gesellschaft hält sich strikt an diese Regel: Prestige, Positionen und wissenschaftliche Preise, vor allem der begehrte Nobel-Preis, werden ausschließlich für Aufräumarbeiten in Normalwissenschaften verliehen.

Die Geschichte der modernen Physik zeigt allerdings, daß es für Normalwissenschaften Grenzen gibt, die nur aufgrund eines Paradig-

Eine neue Theorie bedeutet die Notwendigkeit, die Regeln zu ändern, die bisher die Praxis beherrscht haben. Eine solche Änderung geht aber weit über eine bloße Revision der bisher verwendeten Methoden hinaus. Sie wirkt sich zwangsläufig auch auf bereits erfolgreich abgeschlossene Arbeiten, ja auf das ganze bisher als Fundament der Wissenschaft erarbeitete Wissen aus (Thomas Kuhn):

»Insofern ist eine neue Theorie (...) selten oder nie nur eine Steigerung dessen, was schon bekannt ist. Ihre Anerkennung erfordert die Umarbeitung einer früheren Theorie und die Neubewertung früherer Fakten, einen wahrhaft revolutionären Vorgang, der selten von einem einzigen Menschen und niemals von heute auf morgen zu Ende geführt werden kann.«

Eine wissenschaftliche Revolution ist also etwas durchaus Andersartiges als das, was wir bisher darunter verstanden haben. Sie ist niemals die »Entdeckung« eines Faktums, sondern vielmehr eine neue Definition für das, was wir ein *Faktum* nennen; denn »wissenschaftliches Faktum und wissenschaftliche Theorie sind nicht ohne weiteres zu trennen«. Eine neue Theorie ist der Entwurf eines neuen Bildes, das wir uns von der Wirklichkeit machen.

Eine wissenschaftliche Revolution ähnelt daher in gewisser Weise dem Einbruch einer neuen Religion. Sie fordert von der Gemeinschaft der auf ein Paradigma eingeschworenen Normalwissenschaftler, daß sie ihrer altehrwürdigen Theorie zugunsten einer neuen Theorie, die mit der alten nicht mehr vereinbar ist, abschwören. Dafür ist es notwendig, daß das neue Paradigma nicht nur schon existiert, sondern bereits seine Effektivität unter Beweis gestellt hat, denn das Paradigma, dem man anhängt, im Stich zu lassen,

---

mawechsels überwunden werden konnen, und daß sich die Wissenschaft nach diesem Grenzüberschritt grundlegend verändert.

Aber die Konsequenzen, die der Paradigmawechsel in der modernen Physik für die anderen Wissenschaften, ja für den gesamten Wissenschaftsbetrieb (Bohr 1935) und darüber hinaus für unser politisches und soziales Leben besitzt, werden noch hartnäckig verleugnet. Obgleich es auf allen Gebieten immer deutlicher wird, daß sich von diesem Zeitpunkt an unsere Welt und unser Leben verändert haben, hält man allenthalben hartnäckig an den Vorstellungen der Zeit vor der damaligen wissenschaftlichen Revolution fest.

bedeutet (wie Kuhn betont), die Wissenschaft, die es definiert, nicht mehr auszuüben.

Ein Paradigma ist also so etwas wie ein »Welterklärungsprinzip«. Es spezifiziert nicht nur, welche Entitäten das Universum bevölkern, sondern auch welche es nicht enthält bzw. nicht enthalten darf.

1.7 *Die Geschichte der Wissenschaft vom Leben*

1.7.1 Eine historische Rückblende

Bilder, Beispiele und Modelle sind für die Wissenschaft keine Zauberformeln, aber mit ihnen erfolgen Weichenstellungen, welche Zielsetzung und Methode der Forschung bestimmen und den Charakter dessen festlegen, was wir *Naturwissenschaft* nennen. Sie eröffnen und verschließen uns den Zugang zu Wirklichkeiten – und zwar durch die Einführung einer Terminologie. Mit ihr fällt die Entscheidung, welche Entitäten unser Universum bevölkern, und welche es – mangels entsprechender Begriffe – nicht geben kann. Wittgenstein (1967) hat diese Tatsache in die Worte gefaßt: »Die Grenzen meiner Sprache sind die Grenzen meiner Welt.«

Diese Schlüsselstellung der Terminologie wird jedoch durch die Tatsache verdeckt, daß Begriffe ihre Bedeutung verändern, wenn ein Paradigma-Wandel eintritt. Dieser Wechsel der Definition läßt sich eindrucksvoll demonstrieren, wenn man verfolgt, welche Bedeutungen der Begriff *Physis* im Laufe der letzten 200 Jahre besessen hat.

Der Begriff hat der Disziplin *Physiologie* den Namen gegeben. Er bedeutete ursprünglich »Natur« in ihrer Gesamtheit. Als Disziplin entstand die Physiologie im 17. Jahrhundert, also längst ehe man anfing, von *Psychosomatik* zu sprechen.

Die Geschichte des Physis-Begriffs legt nahe, daß um die Wende des 18. zum 19. Jahrhundert eine wissenschaftliche Revolution stattgefunden hat, die interessanter und dramatischer verlaufen ist, als man es uns heute darstellt. Damals ging es um die Entscheidung, ob es eine eigenständige Wissenschaft der lebenden Erscheinungen geben kann, die sich grundsätzlich von der Wissenschaft des Unbelebten unterscheidet, oder ob allein die Physik das Recht hat, sich Naturwissenschaft zu nennen.

1.7.2 Ein »Newton des Grashalms«

Jedes Schulkind weiß, daß die Geschichte der Physik (als moderne Naturwissenschaft) mit Newton beginnt. Jedes Schulkind und viele Biologen meinen, die Geschichte der Biologie könne nur eine Episode in der Geschichte der Physik sein. Kant sah das noch anders, in der Kritik der Urteilskraft schrieb er:

»Es ist nämlich ganz gewiß, daß wir die organisierten Wesen und deren innere Möglichkeiten nach bloß mechanischen Prinzipien der Natur nicht einmal zureichend kennenlernen, viel weniger uns erklären können, und zwar so gewiß, daß man dreist sagen kann, es sei für Menschen ungereimt, auch nur einen solchen Anschlag zu fassen oder zu hoffen, daß noch etwa dereinst ein Newton aufstehen könne, der auch nur die Erzeugung eines Grashalms nach Naturgesetzen, die keine Absicht geordnet hat, begreiflich machen werde (...).«

Heute ist man der Meinung, die Frage, ob der Natur *Absichten*[4] zugeschrieben werden dürfen, habe Kant nur beschäftigt, weil er die Erfolge noch nicht kannte, die durch konsequente Anwendung der Methoden der Physik erreicht wurden. Plessner (1976), der Kant unter der Überschrift *»Ein Newton des Grashalms?«* zitiert, beschreibt, wie Wöhlers

[4] Das Wort Absicht ist die deutsche Übersetzung des lateinischen Terminus *intentio* durch Christian Wolff (1754). Kant übernahm das Wort und hat in einem naturphilosophischen Zusammenhang die Frage erörtert, ob man der Natur Absichten unterstellen dürfe.

In der zweiten Hälfte des 19. Jahrhunderts wurde das Wort in philosophischen und psychologischen Untersuchungen über das Wollen wieder aufgenommen. Sigwart (1889) definiert *Absicht* als den »bejahten Zweck«. In neuerer Zeit wird *Absicht* von Keller (1954) als das definiert, »worum willen ich will«.

Aus diesen Begriffsbestimmungen geht hervor, daß Absicht als ein Prinzip verstanden wird, das ein Handeln oder allgemeiner ausgedrückt einen Vorgang – auf ein Ziel oder einen Zweck hin organisiert. Das zeigt, daß die Frage, ob man der Natur Absichten unterstellen dürfe, mit der Frage identisch ist, ob es auch unbewußte – oder unabhängig von einem Bewußtsein – Absichten gibt.

Wenn man diese Frage bejaht, entspricht *Absicht* letzten Endes einem Prinzip der Natur, das K. E. v. Baer (1983) als *Zweckmäßigkeit* bezeichnet hat.

Synthese des Harnstoffs und Helmholtz Messung der Reizleitungsgeschwindigkeit peripherer Nerven nicht nur als naturwissenschaftliche Entdeckungen Gewicht haben. Er betont, daß sie auch für den Beginn einer Epoche symptomatisch sind, die den Glauben an »ordnende Absichten der Natur« als Häresie verdammte und eine naturwissenschaftliche Forschungsmethode in den Rang eines weltanschaulichen Dogmas erhob. Der Glaube an eine absichtslose Natur löste den Glauben an göttliche Absichten ab (s. Kap. 8.6).

»Der Ausgang des Menschen aus seiner selbstverschuldeten Unmündigkeit«, den Kant als Devise der Aufklärung formuliert hatte, führte damit nach einer kurzen Periode der Besinnung auf die Stellung des Menschen in der Natur in eine andere selbstverschuldete Unmündigkeit: Ein neues Dogma verdammte jeden Zweifel an der unbeschränkten Gültigkeit der Kausalanalyse als Sünde wider den Geist der Naturwissenschaftlichkeit. Damit war sogar die Vermutung verboten, daß die Kausalanalyse, wie jede wissenschaftliche Methode, an Grenzen stoßen und daß ihre Unfähigkeit »Absichten der Natur« zu erfassen, nicht an der Natur, sondern an der Methode liegen könne.

Heute beginnen wir zu sehen, daß wir den Menschen, der Absichten äußern kann, nicht mehr einer Natur ohne den Menschen gegenüberstellen dürfen, und daß auch bewußtes Erkennen und Wollen – und damit auch Absichten – in der Natur Vorstufen haben. J. v. Uexküll hat von »Merken« und »Wirken« gesprochen, um zwei Grundfunktionen zu kennzeichnen, über die schon einzellige Organismen mit ihren Rezeptoren und Effektoren verfügen.[5]

[5] Es ist wichtig, festzuhalten, daß J. v. Uexküll mit den beiden Termini zwei Grundfunktionen bezeichnet hat, über die alle Lebewesen, schon die Einzeller, verfügen. »Merken« entspricht der rezeptorischen, »Wirken« der effektorischen Fähigkeit. Brock (1949) hat das durch folgende Ausführung deutlich gemacht: »Der Unkundige ist allzuleicht geneigt, Merk- und Wirkleistungen als bewußte und gewollte Vorgänge anzusprechen. Leider ist uns das Innenleben fremder Geschöpfe völlig verschlossen (...). Selbst der Mensch erlebt nur einen geringen Bruchteil aller biologischen Abläufe bewußt. Bringen wir beispielsweise einen Tropfen Essigsäure bestimmter Konzentration auf unsere Zunge, so empfinden wir den Geschmack des Saueren, bringen wir ihn in der gleichen Konzentration auf den Schließmuskel des Magens, so kontra-

Damit ist auch die Frage nach *Absichten* der Natur in ein neues Stadium getreten.[6] Wenn menschlichen Absichten biologische Vorstufen zugrunde liegen, kommt es darauf an, solche Vorstufen nicht nur zu vermuten, sondern auch nachzuweisen. Ein entscheidender Schritt war die Einsicht in den Zusammenhang zwischen Merken und Wirken, den J. v. Uexküll auf die Formel gebracht hat, daß *Wirkzeichen* ihre *Merkzeichen* auslöschen. Merken enthält danach eine Absicht, die das Wirken erreichen soll.

Die Einsicht, daß diese Beziehung auch noch für die Stufe des bewußten Erkennens und Wollens gilt, hat – wie schon bemerkt – Wittgenstein (1967) formuliert; er stellt fest, daß unsere Beschreibungen (des von uns Erkannten) Instrumente sind, die das Beschriebene für unseren Gebrauch (d.h. für unser Wollen) deuten: »what we call *descriptions*

---

hiert er sich; es bleibt aber jede Geschmacksempfindung dabei aus. Biologisch gesehen »merken« also sowohl die Zunge als auch der Pförtner, aber nur im ersten Falle wird uns das Merkmal bewußt«. Biologisch betrachtet, d.h. in der Terminologie J. v. Uexkülls, »merken« und »wirken« sowohl unsere Zunge als auch der Magenpförtner, d.h. beide fangen Zeichen auf und reagieren auf diese Zeichen. Aber in dem einen Fall ist die Reaktion eine bewußte Empfindung, im anderen eine Muskelkontraktion. Diese Definition macht klar, daß Bewußtsein die Organisation eines Nervensystems voraussetzt, in dem durch entsprechende Einrichtungen ein »Merken« von Merken und Wirken möglich wird.

[6] Die Frage, ob man der Natur *Absichten* unterstellen dürfe, ist nur für die Position sinnvoll, in der der Mensch außerhalb der Natur steht und über Fähigkeiten verfügt, die es in der Natur nicht gibt. Für diese Position sind *Absichten* außer-, wenn nicht sogar über-natürliche Fähigkeiten. Diese Auffassung entspricht ironischerweise der Metaphysik eines säkularisierten kirchlichen Dogmas, nach dem der Mensch als Ebenbild Gottes (ebenso wie dieser, der die Natur geschaffen hat) außerhalb und über der Natur steht.

Für eine Position, die den Menschen in der Natur sieht, sind Absichten, die ein Verhalten auf Ziele hin ordnen, aus biologischen Vorstufen entstanden, die in der Natur nachgewiesen werden können, wenn es gelingt, die entsprechenden Phänomene als solche zu identifizieren.

Dieser Position entspricht eine genetische Fragestellung, die Ordnung nicht aus Unordnung abzuleiten sucht (und damit gegen den zweiten Hauptsatz der Thermodynamik verstößt), denn wir können Unbekanntes nur vom Bekannten her interpretieren.

are instruments for particular uses« und »Die Bedeutung eines Wortes ist sein Gebrauch in der Sprache« (Philosophische Untersuchungen, S. 35).

> Wenn hinter jeder Beschreibung eine Absicht steht, so dürfen wir uns nicht mehr mit den Beschreibungen begnügen, so faszinierend sie auch sein mögen. Wir müssen nach den Absichten fragen, die sich hinter ihnen verbergen. Sobald wir damit beginnen, fällt das Dogma der Natur ohne Absichten in sich zusammen. Dann zeigt sich nämlich, daß hinter unserer Beschreibung der Natur als absichtsloses, mechanisches Spiel der Kräfte, unsere Absicht einer technischen Beherrschung und Ausbeutung der Natur steht. Diese Absicht verstellt uns den Blick auf mögliche Absichten der Natur, die unseren Absichten im Wege stehen könnten. Da ist es bequemer, die Möglichkeit ihrer Existenz zu leugnen.

Ein Newton des Grashalms müßte eine Form der Beschreibung finden, in der nicht die Absicht einer technischen Beherrschung durch den Menschen, sondern eine Absicht der Natur zum Ausdruck kommt, welche »die Ordnung der Gesetze zur Erzeugung (und Erhaltung) des Grashalms begreiflich macht«. Eine Geschichte der Biologie, die mit der Entdeckung der Möglichkeit einer solchen Beschreibung beginnen würde, wäre keine bloße Episode innerhalb der Geschichte der Physik, sondern eine eigenständige Wissenschaft mit noch unausgeschöpften Möglichkeiten und Konsequenzen.

Wir wollen im folgenden die These aufstellen und begründen, daß schon wenige Jahre nach Kants Tod die Geschichte einer eigenständigen Biologie durch drei Männer begründet wurde, deren Leistung man unter diesem Gesichtspunkt mit der eines Newtons des Grashalms vergleichen könnte: durch den schottischen Arzt John Brown, den deutschen Arzt Andreas Röschlaub und den Philosophen Schelling.

Tsouyopoulos, auf deren medizinhistorische Arbeiten wir uns stützen, hat diese Zusammenhänge und ihre Bedeutung für die heutige Medizin in mehreren Arbeiten dargestellt (1979, 1982, 1984). Sie führt aus, daß die Veröffentlichung der *principia medicinae* durch Brown 1780 in Edinburgh »das aufregendste Ereignis der Medizin jener Zeit« war, das zunächst in England und nach der Übersetzung des Werkes durch Röschlaub 1795 in Deutschland die Geister bewegte. Sie schreibt:

»Was dieses neue Verständnis des Brownianismus (in Deutschland) besonders interessant machte, war die Tatsache, daß Röschlaub eine gründliche Kenntnis der Kantischen und Fichteschen Philosophie in seine Interpretation hineinbrachte.«

In dieser Interpretation wurde der Begriff der *incitabilitas*, den Brown eingeführt hatte, genauer definiert. Röschlaub übersetzte ihn mit *Erregbarkeit* und grenzte ihn von dem bereits geläufigen Begriff der *Reizbarkeit (irritabilitas)* ab. Darunter verstand die damalige Physiologie die Fähigkeit lebender Organe, insbesondere der Muskeln, sich auf Reize zusammenzuziehen und Bewegungen hervorzubringen. Im Unterschied dazu bezeichneten die Begriffe *incitabilitas* Browns und *Erregbarkeit* Röschlaubs in dessen Worten (...).

»Die Eigenschaft (lebender Organismen), durch Reize von außen und durch eigene Handlungen so affiziert werden zu können, daß dadurch die Selbstwirksamkeit ihrer organischen Materie erweckt und Handlungen derselben aus ihrer inneren Selbstwirksamkeit hervorgebracht werden.«

Tsouyopoulos macht darauf aufmerksam, daß damit zwei Eigenschaften, nämlich die Fähigkeit von außen (durch Reize) affiziert zu werden *(receptivitas)* und das Vermögen zu eigener Aktivität in einen inneren Zusammenhang gebracht werden.

»Der Begriff *incitabilitas* enthält also zwei Faktoren, die als Einheit gedacht werden (...). Außerdem wird durch den Begriff nicht die Funktion des Organismus ausgedrückt, sondern eine Beziehung desselben mit der Umwelt.«

Sie schreibt dann: »In diesem Sinne hatte auch Schelling den Begriff ausgelegt, als er ihn übernommen hatte (und zitiert ihn):

»Diesen Begriff nun, daß die organische Tätigkeit nach außen, notwendig zugleich Rezeptivität für ein Äußeres, und umgekehrt, diese Rezeptivität für ein Äußeres notwendig zugleich Tätigkeit nach außen ist, hat Brown durch den Begriff der Erregbarkeit sehr gut bezeichnet, ohne doch diesen Begriff selbst ableiten zu können.«

Ein Teil dieser subtilen Ableitung findet sich erst in neuerer Zeit wieder und zwar in dem Begriff des *primär aktiven Systems,* mit dem v. Bertalanffy (1968) die Beziehung lebender Organismen zu ihrer Umgebung von der Wechselwirkung zwischen unbelebten Gebilden abhebt: Während jede Aktivität eines unbelebten Gebildes die Wirkung einer Ursache ist, wird es bei lebenden, d.h. primär aktiven, Systemen sinnlos, in diesem Sinne von Ursache und Wirkungen zu sprechen. In solchen Systemen kann Aktivität nicht durch eine äußere Ursache erzeugt, sondern nur modifiziert werden. Da es außerdem von der Aktivität der Systeme abhängt, welche Vorgänge ihrer Umgebung zu Reizen werden, das heißt zu solchen Modifikationen befähigt sind, entsteht zwischen lebenden Systemen und ihrer Umgebung eine Beziehung, die es in dieser Form im Bereich des Unbelebten nicht gibt.

Ein Vergleich dieses Gedankengangs mit dem oben Wiedergegebenen zeigt, daß der Begriff der *Erregbarkeit* genau diese Beziehung zwischen der inneren (primären) Aktivität eines lebenden Systems und den Vorgängen in seiner Umgebung zum Ausdruck bringt: Zwei Eigenschaften, nämlich die Fähigkeit von außen (durch Reize) affiziert zu werden (Rezeptivität) und das Vermögen zu eigener Aktivität, werden in dem Begriff in eine Einheit gebracht.

»*Erregbarkeit* ist daher die Fähigkeit, auf verschiedene Anforderungen des Milieus so zu reagieren, daß das Gleichgewicht zwischen Individuum und seiner Umgebung erhalten bleibt.«

In unserer heutigen Terminologie würden wir sagen, daß die innere Aktivität lebender Systeme die Erregbarkeit ihrer Rezeptoren steuert. Damit wird deutlich, daß in dem Brown-Röschlaub-Schellingschen Konzept ein erster Vorentwurf für den Begriff eines *Sollwertes* enthalten ist, der die Erregbarkeit des Fühlers in einem kybernetischen System steuert. Sollwerte sind aber Symbole für Natur-

Absichten. Sie »beschreiben« die Umgebung eines kybernetischen Systems für den »Gebrauch«, den es mit seinen Effektoren von der Umgebung machen wird. Rezeptoren sind daher keine passiven Einrichtungen, die wie fotografische Platten oder Bänder eines Diktiergerätes äußere Ereignisse »abbilden«. Sie besitzen eine »Kreativität«, die sie zu einer Deutung der äußeren Einwirkungen befähigt, bzw. eine Kodierungsfunktion, die neutrale äußere Ereignisse als »Zeichenträger« auswählt und mit der Bedeutung eines Zeichens (für das System) versieht.

Tsouyopoulos macht darauf aufmerksam, daß das Konzept in dieser Form auf Fichte zurückgeht, der in seiner Wissenschaftslehre Erkennen als Synthese von Ich und Nicht-Ich definiert und damit auch eine Antwort auf die Frage gegeben hat, die Hegel in der Einleitung zur Phänomenologie des Geistes stellt. Sie schreibt:

»Auf diese Weise bleibt der Organismus ein offenes System gegenüber der Umgebung, d.h. physikalisch beeinflußbar, ohne dabei seine Spontaneität zu verlieren und wie ein passives Objekt zu reagieren. Denn die Natur, gemäß dieser Synthesis, wirkt und verändert den Organismus nicht direkt, sondern *veranlaßt* (Hervorhebung durch die Autoren) nur den Organismus, seine Faktoren des inneren Gleichgewichts zu verschieben (...).«

1.7.3 Mechanische Ursachen und »Überredungsursachen« oder Zeichen

»Veranlassen« läßt sich nicht als ein Verursachen beschreiben, das Wirkungen erzeugt. Der Versuch, einen solchen Zusammenhang nach dem Modell des Mechanismus zu deuten, greift zu kurz. Der Begriff »Veranlassen« oder »veranlassende Kausalität« (Tsouyopoulos 1983) beschreibt den Versuch, durch Zeichen, die *verstanden* werden, eine Antwort hervorzurufen.

Wer ein lebendes System zu einer gewünschten Antwort veranlassen will, muß die Zeichen kennen, auf die es reagiert, d.h. er kann seine Absicht nur erreichen, wenn er sie den *Absichten* des lebenden Systems, das er zu der gewünschten Antwort veranlassen will, anpaßt.

Weder Röschlaub noch Schelling hatten die Möglichkeit, den Unterschied zwischen dem Erzeugen von Wirkungen durch Ursachen und dem Veranlassen einer Antwort durch Zeichen (zwischen »mechanischen« und »Überredungs-Ursachen«) (Spaeman und Löw 1981) zu definieren. Diese Möglichkeit hat erst Peirce (1839–1914), einer der Begründer der modernen Zeichenlehre oder Semiotik, geschaffen. Er hat gezeigt, daß Ursache-Wirkungszusammenhänge aus zwei Elementen, einer Ursache und der Wirkung, bestehen, daß Zusammenhänge zwischen Zeichen und Bezeichnetem aber immer dreigliedrig »triadisch« sind, das bedeutet, daß sie aus drei Elementen: dem Zeichen, dem Bezeichneten und dem Interpretanten, bestehen.

»Alle dynamische Aktion oder Aktion roher Gewalt, physikalisch oder psychisch, findet entweder zwischen zwei Objekten statt (...), oder ist ein Resultat solcher Aktionen zwischen zwei Objekten. Mit *Semiosis* (Zeichenprozeß) jedoch meine ich im Gegensatz dazu eine Aktion oder einen Einfluß, der aus einer Kooperation dreier Objekte besteht oder diese einschließt, wie z.B. ein Zeichen, sein Objekt und sein Interpretant, wobei dieser trirelative Einfluß auf keinerlei Weise in Aktionen zwischen je zwei Objekten aufgelöst werden kann (...). Meine Definition verleiht allem, das sich so verhält, den Titel eines *Zeichens*« (Peirce, 5.484, nach Sebeok, 1979).

In biologischen Systemen entspricht der Interpretant den *Absichten* oder *Sollwerten,* welche die Bedürfnisse dieser Systeme symbolisieren und die *Erregbarkeit* der Rezeptoren steuern.

Die Beschreibung der Reaktionen und Interaktionen lebender Organismen als Zeichenprozesse deutet sie nicht (wie die Beschreibung als Mechanismen) für unsere Absichten (sie technisch zu beherrschen), sondern nach ihren Absichten, d.h. nach ihren Tendenzen, sich ihren Bedürfnissen entsprechend zu verhalten. Wir werden die Konsequenzen, die sich aus der Notwendigkeit ergeben, Lebensprozesse nicht als Mechanismen, sondern mit Hilfe von Zeichenprozessen zu beschreiben, später (Kap. 2) genauer ausführen. Hier geht es darum darzustellen, warum die Frage nach den Beziehungen zwischen Organismus und Umgebung eine biologische und erkenntnistheoretische, aber keine physikalische Antwort erfordert.

Ein anderer Punkt, dessen eingehendere Darstellung ebenfalls auf später verschoben werden soll (Kap. 2), muß hier noch erwähnt werden: Der Gedanke, daß eine Synthese verschiedener Elemente eine Einheit erzeugen kann, die Eigenschaften an den Tag legt, die den Elementen fehlen, nimmt einen Grundgedanken der modernen Systemtheorie vorweg, den sie als *Emergenz* bezeichnet. Von dort her gelingt es, die relative Freiheit lebender Organismen von den kausalen Zwängen der Umgebungsprozesse zu begründen. Die Ordnung, die Kant für die Naturgesetze fordert, die einen Grashalm erzeugen, läßt sich ohne Einführung einer metaphysischen Lebenskraft aus den Restriktionen ableiten, welche die Aktivitäten der Elemente dadurch einschränkten, daß sich diese Aktivitäten (dieser Ordnung entsprechend) teilweise blockieren.

Krankheit läßt sich nach dem Konzept, das die damalige Zeit Brown, Röschlaub und Schelling verdankte, als Verschiebung des normalen Grades der Erregbarkeit definieren. Das ist für die Medizin entscheidend:

»Der Tod ist (nach diesem Konzept) (...) das Resultat der totalen Aufhebung der Erregbarkeit oder der Zerstörung des Gleichgewichtes zwischen dem Individuum und seiner Umwelt (Umgebung). Die Erregbarkeit ist in diesem Sinne ein echt ökologisches Lebensprinzip (...). Konkrete Abweichungen in beiden Richtungen machen es klar, daß die Erregbarkeit einen idealen Grad haben soll, damit auch das innere Gleichgewicht des Individuums aufrechterhalten werden kann. Als Prinzip des (gesunden) Lebens zeigt also der Begriff der Erregbarkeit seinen quantitativen und synthetischen Charakter. Erst als Prinzip der Krankheit zeigt er auch seinen normalen und idealen Charakter (...).

Diese Ableitung der Erregbarkeit gab der Medizin die Möglichkeit der Verbindung des quantitativen Faktors (Norm und Gleichgewicht) mit dem qualitativen (Produktion und Produkte), oder die Möglichkeit, chemische Produkte des Organismus im Hinblick auf die Sollwerte zu untersuchen. Die Idee Schellings war eine der größten Leistungen seiner Naturphilosophie. Die Idee nämlich, daß die Norm, welche das Gleichgewicht zwischen Organismus und Milieu aufrechterhält, auch empirische Sollwerte begründet und den Maßstab für den *richtigen Rhythmus* der Reproduktion (Hormone, Zellen-, Antikörperbildung); sie ist eine der fundamentalsten Ideen der modernen Pathologie gewesen und bleibt auch heute eine der fruchtbarsten und perspektivereichsten Ideen« (Tsouyopoulos 1979).

Wie fruchtbar diese Idee ist, zeigt sich erst heute wieder, nachdem man einzusehen beginnt, daß die Notwendigkeit, Lebensvorgänge mit kreisförmigen Modellen zu beschreiben nicht nur die Notwendigkeit von Sollwerten, sondern auch die einer Definition der Begriffe Rezeptor und Effektor sichtbar macht, die deren Funktion aufeinander bezieht. Wir haben betont, daß die Erregbarkeitstheorie eine Definition des Rezeptors und des Effektors beinhaltet: Die Funktion des Effektors wird als Kontrolle der Funktion des Rezeptors aufgefaßt, dem die Aufgabe zufällt, Istwerte zum Sollwert zu führen, bzw. mit seinen Wirkzeichen die Merkzeichen der Rezeptoren auszulöschen, mit anderen Worten den *input* durch den *output* zu kontrollieren. Die Theorie von Powers (1973) greift diesen Gedanken wieder auf und entwickelt auf seiner Basis ein eindrucksvolles Modell einer Hierarchie von Feedback-Systemen des Gehirns (Cools 1985). Solche Beispiele bringen uns nicht nur die Kontinuität schöpferischer Ideen zu Bewußtsein, sie führen uns auch – was fast noch spannender ist – vor Augen, wie gefährdet diese Kontinuität ist. Wir sehen an ihnen, wie schöpferische Ideen verlorengehen können und wiederentdeckt werden müssen, und daß es gesellschaftliche Kräfte gibt, die sowohl die Kontinuität der Ideen blockieren als auch deren Wiederentdeckung verzögern oder verhindern.

1.7.4 Johannes Müller und die *spezifische Energie*

Dem Begriff der Erregbarkeit, den Schelling definiert hatte, hat Johannes Peter Müller (1801–1856), der Begründer der modernen Physiologie und Lehrer der bedeutendsten Ärzte des 19. Jahrhunderts in Deutschland mit seinem Konzept einer *spezifischen Sinnesenergie* eine konkrete Formulierung gegeben. Er wies darauf hin, daß die Sinnesorgane eine eigene Aktivität besitzen, daß Reize, die sie treffen, deren Aktivität nur modifizieren, aber nicht bewirken. Aus diesem Grunde nehmen wir auch Objekte unserer Umgebung nicht in Form passiver Abbildung wahr, sondern als Modifikationen, welche die Einwirkungen der Objekte auf die Aktivität unserer Sinnesorgane erzielen. In seinem 1840 in Koblenz erschienenen Lehrbuch der Physiologie der Menschen schrieb er:

»Die Sinnesempfindung ist nicht die Leitung einer Qualität oder eines Zustandes der äußeren Körper zum Bewußtsein, sondern die Leitung einer Qualität, eines Zustandes eines Sinnesnerven zum Bewußtsein, veranlaßt durch eine äußere Ursache, und diese Qualitäten sind in den verschiedenen Sinnesnerven verschieden, die Sinnesenergien.«

Damit ist die Erregbarkeitstheorie, die Schelling allgemein formuliert hat, in ein konkretes physiologisches Gesetz umgewandelt worden, in dem der Begriff der *Eigenaktivität* als *spezifische Energie* lebender Organe klar definiert ist. Aber der Begriff der *spezifischen Energie* wurde bald mißverstanden. J. v. Uexküll (1947) hat darauf hingewiesen, daß der Begriff der physikalischen Energie zu Müllers Zeit noch unbekannt war. Er wurde erst später im Zusammenhang mit dem Gesetz der Erhaltung der Energie definiert. Durch diese Verwechslung geriet Müller in den Verdacht, mit dem Konzept der spezifischen Energie eine nicht physikalische, vitalistische *Lebenskraft* einführen zu wollen.

Trotzdem ist es schwer zu verstehen, daß auch keiner der Schüler Müllers, zu denen so bedeutende Wissenschaftler wie du Bois-Reymond, Virchow und Helmholtz gehörten, dieses Mißverständnis aufgeklärt hat. Fast hat es den Anschein, als ob sie die geniale Konzeption ihres Lehrers schon nicht mehr verstanden haben. Plessners Hinweis auf den Bruch, der sich im 19. Jahrhundert in der Medizin und Biologie ereignet hat, macht deutlich, wie die Abkehr von der Naturphilosophie der Romantik auch einen Verzicht auf kritische Reflexion der eigenen Forschungsmethoden nach sich gezogen hat. Nur dadurch war es möglich, daß die Harnstoffsynthese Wöhlers als Beweis für die mechanische Erklärbarkeit aller Lebenserscheinungen gefeiert wurde. Das Bewußtsein des Unterschiedes zwischen Mechanismus und Veranlassung ging verloren. In Kap. 8 werden wir auf den Paradigmawechsel zurückkommen, der damals stattfand.

1.7.5 Der Begriff einer *psychischen Energie*

Müller, der Zeitgenosse Goethes, verstand unter psychischer Energie eine aktive schöpferische Potenz des Lebens. Sein Gesetz der *spezifischen Energie* beschreibt die fundamentale Fähigkeit jedes lebenden Gebildes, bei dem Zusammenstoß mit beliebigen materiellen Vorgängen (Reizen) diesen seine spezifische Qualität aufzuprägen. Am bekanntesten wurden Müllers Ausführungen über die spezifische Energie der Sinnesorgane. Darin stellt er fest, daß Licht, Dunkelheit und Farben spezifische Erzeugnisse des Sehsinnes – Lärm, Stille und die verschiedenen Töne spezifische

Erzeugnisse des Hörsinns sind usw. Er beschreibt, daß man Auge und Ohr mit beliebigen mechanischen, chemischen, thermischen oder elektrischen Eingriffen reizen könne, ohne daß Auge oder Ohr diese unterschiedlichen Reize anders als stereotyp auf ihre spezifische Weise beantworten würden.

Diese Energien bringen also etwas hervor, das es auf der Ebene der »äußeren Ursachen« nicht gibt. Sie verschmelzen diese äußeren Ursachen mit den durch diese veranlaßten Zustandsänderungen der lebenden Gebilde zu etwas Neuem – den Sinnesempfindungen. Hätte Müller bereits die Sprache der Gestalttheoretiker beherrscht, hätte er sagen können, daß es sich bei seinen Energien um Potenzen handelt, die Elemente zu einheitlichen Phänomenen (zu Ganzheiten bzw. Gestalten) integrieren, die mehr sind als die Summe ihrer Teile (v. Ehrenfels 1890). Müller wäre auch nicht in die Schwierigkeiten der Gestaltpsychologie geraten, die dann entstehen, wenn man »Gestalt« als eine nur subjektive (psychologische) Qualität aus dem Gesamtkomplex der an jeder Sinneswahrnehmung beteiligten Subjekt- und Objekt-Anteile abzusondern versucht. Es wäre ihm daher auch absurd erschienen, das ganzheitliche Neue in physikalischen Maßstäben – Maßstäben eines der im Neuen aufgegangenen Teilaspekte – messen zu wollen.

Schon wenige Jahrzehnte später begann sich die ganzheitliche Physiologie in eine Physik des Körpers und eine Psychologie aufzuteilen. Folgerichtig taucht jetzt der Terminus *Psycho-Physik* auf. Mit ihm entstand eine Einengung der Betrachtungsweise: Psychisches wurde nicht mehr als ganzheitliches Phänomen begriffen, das Physisches als Element in sich integriert, sondern als kausale Folge physikalischer Vorgänge. Damit verlor die Vorstellung einer *psychischen Energie* ihre Berechtigung. Jetzt wurde das Messen psychischer Phänomene mit physikalischen Maßstäben zu einem zentralen Problem und gleichzeitig zu einem Versuch, Psychologie einer zur Körperphysik gewordenen Physiologie einzugliedern.

In seinen 1860 erschienenen *Elementen der Psychophysik* formuliert Fechner die dabei zutagetretenden Schwierigkeiten. Er schreibt:

»Immer wird das psychische Maß in Konstruktion wie in Anwendung minder leicht und einfach bleiben als das physische; namentlich aus dem Grunde, weil bei dem physischen Maße im allgemeinen gleiche Abteilungen des Maßstabs gleichen Abteilungen des zu messenden Gegenstandes entsprechen, wogegen der in der Erfahrung sich als ganz allgemein herausstellende Umstand, daß mit wachsender Größe des Reizes und der Empfindung größere Reizzuwüchse nötig werden, um noch denselben Empfindungszuwachs zu decken, gewissermaßen dem Fall vergleichbar ist, daß ungleiche Abteilungen des Maßstabs gleichen Abteilungen des zu messenden Gegenstandes entsprechen.«

Die Widerstände, welche der Gegenstand einer ganzheitlichen Physiologie der Aufteilung in einen physikalischen Ausschnitt und einen psychischen Rest entgegenstellte, erwiesen sich schließlich als unüberwindlich. Physiologie und Psychologie trennten sich in der Folgezeit und begannen, ihre jeweiligen Gegenstände mit eigenen Methoden und von eigenen Voraussetzungen her zu untersuchen, ohne sich noch um die Probleme der anderen Disziplin zu kümmern. Der Versuch Fechners war mißlungen, das Urteil der Sinnesphysiologie über ihn lautete schließlich:

»Eine wahre Messung der zweifellos intensiv abgestuften Empfindungsqualität (...), wie überhaupt ein psychisches Maßsystem bleibt uns versagt« (Tschermak 1921).

Die Abkehr der modernen Physiologie von allem Psychischen ist in der Mitte des 20. Jahrhunderts so weit fortgeschritten, daß der Terminus *psychische Energie* für Physiologen nur noch als Markenzeichen einer unwissenschaftlichen Einstellung gilt. Sie haben unreflektiert die Tatsache akzeptiert, daß der – ursprünglich viel weitere – Energiebegriff gänzlich von der Physik usurpiert wurde. Es ist daher nicht verwunderlich, daß Psychophysiologie zu einem Spezialgebiet der Psychologie wurde.

Aber auch dort taucht der Begriff einer *psychischen Energie* zunächst nur im Zusammenhang mit einem ärztlichen Modell als *Triebenergie* in der Psychoanalyse auf. Von diesem Begriff gibt es aber interessante – allerdings noch wenig genau analysierte – Beziehungen zu kybernetischen Systemmodellen. In diesen Modellen bedeuten Sollwerte letztlich »Bedürfnisse von Systemen«, die dort sowohl rezeptorische als auch effektorische Einrichtungen steuern und so Einfluß auf Sinneswahrnehmungen und Verhaltensweisen nehmen. Mit der Einführung von Regelkreis- und Systemmodellen taucht auch der Begriff *Information* auf und mit ihm die Frage nach der Bedeutung, die Zeichen im Rahmen des Informationsflusses, der Informationsverarbeitung und der Informationsspeicherung in Systemen haben (vgl. Kap. 3). In gewisser Weise knüpft diese Entwicklung also wieder an die Bemühungen an, Lebenserscheinungen unter dem Aspekt ihrer spezifischen Energie zu beschreiben, wenn man unter Energie nicht nur einen quantitativen Begriff für undifferenzierte Kräfte, sondern eine Potenz zu integrativer Verknüpfung versteht, wie sie Programme zur Erhaltung von Sollwerten repräsentieren. Auf die Bedeutung dieser Ansätze für eine Theorienbildung in der Psychophysiologie und Psychosomatik werden wir später zurückkommen.

1.7.6 Pawlow und Cannon

Zunächst müssen wir den geschichtlichen Rückblick vervollständigen und die theoretischen Konzepte erwähnen, die von Pawlow und Cannon erarbeitet worden sind. Pawlow stand noch sehr bewußt unter dem Eindruck der Auseinandersetzung zwischen einer psychologischen und einer physiologischen Betrachtungsweise, die mit der Aufteilung der Wissenschaft von der Physis in eine Physiologie und eine Psychologie unausweichlich geworden war. Pawlow (1849–1936) war 1904 für seine Arbeiten über Verdauungsphysiologie mit dem Nobelpreis ausgezeichnet worden. Der Höhepunkt seiner wissenschaftlichen Arbeiten: Das Konzept des *bedingten Reflexes* und der *Konditionierung* ist aber das Resultat eines langen Kampfes mit den Problemen, die durch die Aufteilung der ursprünglich ganzheitlichen Physiologie aufgeworfen worden waren. In der Einleitung zu einer 1923 erschienenen Sammlung früherer Arbeiten, die den Titel »Zwanzigjährige Erfahrungen« trägt, schreibt er darüber folgendes:

»Bei den vor 20 Jahren begonnenen Arbeiten über die Verdauungsdrüsen… konnte ich naturgemäß auch nicht die damals als *psychisch* bezeichnete Erregung der Speicheldrüsen außer acht lassen, wenn beispielsweise bei hungrigen Tieren und bei Menschen beim Anblick von Speisen, beim Gespräch über sie oder sogar beim Denken an sie, Speichel zu fließen beginnt. Dies um so mehr, weil ich selbst ebenfalls die psychische Erregung der Magendrüsen genau feststellte. Ich begann, das Problem dieser Erregung der Speicheldrüsen mit meinen Mitarbeitern S.G. Wulfson und A.T. Snarsky zu erforschen. Während Wulfson neues Material über die Einzelheiten der psychischen Erregung der Speicheldrüsen sammelte, was dem Problem großes Gewicht verlieh, unternahm Snarsky die Analyse des inneren Mechanismus dieser Erregung. Dabei vertrat er einen subjektiven Standpunkt, d.h. er berücksichtigte die **imaginäre Welt** (Hervorhebung durch die Autoren) der Hunde (unsere Versuche wurden an Hunden durchgeführt) mit ihren Gedanken, Gefühlen und Wünschen analog unserer Innenwelt. Da ereignete sich ein im Laboratorium nie dagewesener Fall: Wir gingen in unserer Deutung dieser Welt scharf auseinander und konnten uns durch keinerlei weitere Versuche auf irgendeine gemeinsame Schlußfolgerung einigen, ungeachtet der ständigen Laborpraxis, in der neue Versuche, die mit beiderseitigem Einverständnis unternommen werden, gewöhnlich jegliche Meinungsverschiedenheit und Streitigkeiten entscheiden. Dr. Snarsky blieb bei der subjektiven Deutung der Erscheinungen. Ich aber, betroffen durch das Phantastische und die wissenschaftliche Nutzlosigkeit einer solchen Einstellung zur gestellten Aufgabe, begann einen anderen Ausweg aus der schwierigen Lage zu suchen. Nach beharrlichem Nachdenken über das Problem, nach einem schweren geistigen Kampf, habe ich endlich beschlossen, auch gegenüber der sogenannten *psychischen Erregung* in der Rolle des reinen Physiologen zu bleiben, d.h. in der Rolle des objektiven äußeren Beobachters und Experimentators, der ausschließlich mit äußeren Erscheinungen und ihren Beziehungen zu tun hat.«

Pawlow beschloß also, von den Phänomenen, die er beobachtete, nur das zuzulassen, was in der Sprache der Körper-Physik ausgedrückt werden konnte. Dieser Vorentscheidung wurden seine Methoden, seine Beobachtungen und deren Deutung untergeordnet:

»Sowohl die Methoden und die Verhaltnisse unseres Experimentierens als auch die Planung der einzelnen Aufgaben, die Bearbeitung des Materials und schließlich seine Systematisierung, alles das bleibt im Bereich der Tatsachen, der Begriffe und der Terminologie der Physiologie des Nervensystems.«

An diesen Ausführungen sind drei Punkte aufschlußreich:
- Die Feststellung, daß die Abtrennung des sogenannten objektiven *äußeren* Anteils von dem subjektiven *inneren*

und die Fragen, die sich daraus ergeben, in entscheidendem Maße ein terminologisches Problem sind.
- Das Eingeständnis, daß die Motivation zu dieser Abtrennung auch dem Wunsch entsprang, der Diskussion über ein Problem, das Pawlow selbst anging (nämlich seine eigene *imaginäre* innere Welt), aus dem Wege zu gehen.
- Die Schilderung der inneren Kämpfe und Widerstände gegen die Verstümmelung, die er mit dieser Entscheidung sich selbst und den von ihm beobachteten Phänomenen zufügte.

Pawlow kam schließlich zu einer Einteilung der Funktionen des Nervensystems, die seine Entdeckung des unbedingten Reflexes konsequent berücksichtigt: Er bezeichnete die Tätigkeit des Nervensystems, die hauptsächlich den Beziehungen der einzelnen Teile des Organismus zueinander und dessen Integration dienen, als *niedere Nerventätigkeit;* er lokalisierte sie in das Rückenmark und bestimmte Hirnanteile.

Von dieser niederen Nerventätigkeit unterschied Pawlow die *höhere Nerventätigkeit,* die er den Großhirnhemisphären und dem nahegelegenen Subkortex zuschrieb und deren Aufgabe darin bestand, »die normalen kompliziertesten Beziehungen des Gesamtorganismus zur Umwelt« zu garantieren. Der Terminus *höhere Nerventätigkeit* ersetzt in seiner Nomenklatur das früher von ihm gebrauchte Wort *psychische Tätigkeit.*

Im Rahmen der höheren Nerventätigkeit unterschied Pawlow zwei große Aufgabenbereiche: In dem ersten übernehmen angeborene subkortikale Reflexe die Herstellung von Beziehungen des Organismus zur Außenwelt, die der Erhaltung des Individuums und der Art dienen (wie Nahrungssuche, Entfernung von Schädlichkeiten usw.). Diese Funktionen, die etwa dem entsprechen, was unter Instinkten, Trieben oder Emotionen verstanden wird, bezeichnete Pawlow in seiner »physiologischen Fachsprache« als *kompliziertestе unbedingte Reflexe.*

Der nächste Aufgabenbereich soll die Grundfunktion der Großhirnhemisphären während der ganzen späteren individuellen Existenz des Lebewesens umfassen und »in einem unausgesetzten Hinzufügen von zahllosen bedingten Signalreizen zu der begrenzten Zahl der ursprünglichen, angeborenen unbedingten Reize, oder anders ausgedrückt, in einem ständigen Ergänzen der unbedingten Reflexe durch bedingte Reflexe« bestehen. Dieser Teil der höheren Nerventätigkeit hat die ständige Anpassung des Organismus an die Außenwelt zur Aufgabe und wird von Pawlow als *elementares gegenständliches Denken* bezeichnet, das er allen höheren Lebewesen zuspricht.

In den letzten Jahren seiner Forschertätigkeit entwickelte Pawlow schließlich ein Konzept, mit dessen Hilfe er die Sprachfunktion des Menschen von seinem Modell aus zu erklären suchte:

»Wenn unsere Empfindungen und Vorstellungen, die sich auf die Außenwelt beziehen, für uns die ersten und dabei konkreten Signale der Wirklichkeit sind, so bildet die Sprache, und in erster Linie speziell die kinästhetischen Reize, die von den Sprachorganen der Hirnrinde übermittelt werden, eine zweite Ordnung von Signalen, die Signale der Signale. Sie stellen selbst eine Abstraktion von der Wirklichkeit dar und gestatten die Verallgemeinerung, die unser übriges, speziell menschliches, höheres Denken bildet (...).«

Pawlow spricht von einem *zweiten Signalsystem* und versucht, bestimmte Phänomene, die er an Hysterikern beobachtet hatte, aber auch Beobachtungen im Hypnosezustand und in Träumen, durch ein »Wiederaufleben der Signale erster Ordnung mit ihrer Bildhaftigkeit, Gegenständlichkeit und den entsprechenden Emotionen« zu erklären.

Pawlows Modell ist in seinen großen Umrissen von eindrucksvoller Einfachheit und Geschlossenheit. Auf der anderen Seite ist es von ebenso eindrucksvoller Einseitigkeit und Dürftigkeit. Die asketische Terminologie, der er sich und seine Forschung unterwarf, hielt ihn und seine Versuchstiere in experimentellen Situationen von abstrakter Künstlichkeit gefangen. Trotz seiner einseitigen Interpretation in linearen Reflexvorstellungen, die ihm den Zugang zu dem Bedeutungs- und Erlebnisgehalt psychischer Phänomene verschloß, bleibt seine Beobachtung der Koppelung von Bedeutungen, die er *bedingte Reflexe* oder *Konditionierung* nannte, von bleibendem Wert.

Cannon (1871–1945), der den Lehrstuhl für Physiologie an der Harvard Universität in Cambridge (Mass.) innehatte, blieb nach seiner Auffassung ebenfalls im Rahmen der modernen Physiologie, aber diese wurde unter seinen Händen zu einer psychosomatischen Physiologie. Das wird nicht immer gesehen, da man seine Forschungsergebnisse häufig nur unter dem begrenzten Aspekt einer neurophysiologischen Theorie über die Bedeutung archaischer Hirnareale (vor allem des Thalamus) für das emotionale Geschehen betrachtet. In wenige Worte zusammengefaßt besagt diese Theorie, daß thalamische Neuronen, die in bestimmter Kombination gereizt werden, nicht nur Muskeln und Eingeweide, sondern auch afferente Bahnen zum Großhirn erregen, wodurch dann zu einfachen Emotionen die besonderen Qualitäten der Gefühle und Empfindungen hinzutreten sollen.

Darüber hinaus hat Cannon aber mit seinem Konzept der *emergency states,* der Bereitstellungen oder Bereitstellungsreaktionen, den ersten Ansatz für eine psychosomatische Theorie entworfen, die diesen Namen verdient, weil in ihr Psychisches und Physisches in einem Zusammenhang gesehen werden. Um seine Position in der Auseinandersetzung mit den Problemen zu charakterisieren, die bei der Aufteilung der ursprünglichen Einheit der Lebenserscheinungen in Psychisches und Physisches entstanden, und um sie der seiner beiden Zeitgenossen Pawlow und Freud gegenüberzustellen, kann man sagen:

> Pawlow reduzierte die einheitliche Wirklichkeit des Erlebens und Verhaltens auf neurophysiologisch beschreibbare Phänomene und verlor dabei die Realität des Psychischen aus dem Blick. Freud schuf eine neue Wissenschaft, um die psychische Realität beschreiben und analysieren zu können, und vernachlässigte dabei bewußt die physiologische Seite. Cannon hat ein Konzept entwickelt, in dem beide Seiten berücksichtigt sind. Für ihn ist das psychische Erleben nicht nur der Menschen, sondern auch anderer Lebewesen eine von den Naturwissenschaften anzuerkennende Realität, die unter diesem Gesichtspunkt den gleichen Rang hat »wie etwa die Kontraktion eines Muskels oder einer Drüse«.

Cannons Methode war der Tierversuch, er interpretierte das psychische Erleben seiner Versuchstiere analog den Erfahrungen des Menschen. Wenn man dagegen einwendet, es sei eine anthroprozentrische Fehldeutung, anzunehmen, daß Tiere Schmerz, Furcht, Hunger und Durst empfinden, so muß man dem entgegenhalten, daß ein solcher Einwand ein entwicklungsgeschichtliches mit einem erkenntnistheoretischen Problem verwechselt: Die emotionalen Zustände sind mit dem Leben entstanden und haben sich in unendlich langen Zeiträumen entwicklungsgeschichtlich mit dem Leben zusammen entfaltet. Mensch und Tier erleben daher Situationen zwar in unterschiedlich differenzierter, aber doch vergleichbarer Weise. Die Emotionen, von denen Cannon spricht, sind gewissermaßen Archetypen, die eine gemeinsame Grundlage im Erleben aller Lebewesen bilden. Emotionen sind für Cannon ganzheitliche Phänomene, die subjektive und objektive Anteile umfassen.

Um diesen ganzheitlichen Charakter zu sehen, darf man nicht nur nach den Ursachen isolierter Erscheinungen fragen in der Hoffnung, gemeinsame Ursachen zu finden, sondern man muß darüber hinaus den entscheidenden Schritt tun und die Frage nach ihrem gemeinsamen biologischen Sinn stellen. Mit dieser Frage verläßt Cannon den Kreis der strengen, analytisch vorgehenden physiologischen Betrachtungsweise und entwickelt eine eigene synthetische Methode. Mit ihrer Hilfe interpretiert er die Resultate der physiologischen Analyse, indem er diese Resultate zugleich integriert. Das erreicht er dadurch, daß er zunächst als Arbeitshypothese nach einem gemeinsamen teleonomen Nenner sucht und die Richtigkeit seiner Arbeitshypothese an ihrem synthetischen Effekt prüft, d.h. ob sie die verwirrende Vielfalt der Einzelreaktionen zu ordnen beginnt oder nicht. Er zeigt, wie sich die Ergebnisse seiner physiologischen Untersuchungen in verblüffender Weise ordnen, sobald man die vielfältigen Prozesse im Organismus als Vorbereitung auf eine aktive Auseinandersetzung mit der Umwelt und zwar als Vorbereitung auf Kampf oder Flucht interpretiert.

Mit dieser synthetischen Methode stellt Cannon dem Beobachter die Aufgabe, das Gesamtverhalten eines Lebewesens in seiner Umwelt zu rekonstruieren. Der Terminus *emergency state* (Bereitstellung), bezeichnet daher nicht nur das Verhalten des Organismus und der einzelnen Komponenten in seinem Inneren, sondern zugleich die Gesamtsituation, in der ein Lebewesen bestimmten vitalen Anforderungen ausgesetzt ist.

Im Rahmen dieser Situation zeigt sich, daß bei Schmerz, Hunger, Furcht und Wut keine chaotischen Prozesse in Gang kommen, die das geordnete Verhalten stören, sondern:
1. organisierte Reaktionsmuster, deren Programme man erforschen kann und
2. die Vorbereitungen für Handlungen bzw. Bereitstellungen zuwege bringen, in denen jeweils eine bestimmte Umweltsituation vorweggenommen wird.

Die Emotionen, die Cannon untersucht, haben daher in der Ökonomie der vitalen Szenen eine doppelte Funktion: Sie ordnen auf der einen Seite die Körperfunktion der Außenwelt zu und zeigen auf der anderen Seite die Außenwelt in bestimmter Zuordnung zum Subjekt, d.h. subjektiv als »feindlich«, »gefährlich«, »furchterregend« oder »nahrungsverheißend« usw. Dabei ist es gleichgültig, ob die in dem jeweiligen emotionalen Rahmen erlebte Wirklichkeit auch für den außenstehenden Beobachter (objektiv) so vorhanden ist, wie sie von dem beobachteten Subjekt erlebt wird – für dessen Verhalten und körperliche Reaktionen ist allein die emotionale Interpretation entscheidend.

Mit seinem Modell der *emergency states* hat Cannon die Grundlage zur Erforschung eines der beiden archaischen Reaktionsmuster gelegt, die wir als *ergotrope* und als *histiotrope* Einstellung bezeichnen (Hess 1954). Die ergotrope, der Außenwelt zugewandte, mit Aktivation und Wachheit einhergehende Einstellung ist seitdem ein Hauptthema der psychophysiologischen Forschung geworden. Demgegenüber ist die histiotrope Einstellung, die mit einem Rückzug von der Umgebung einhergeht und unter Umständen über Apathie zum Koma führen kann, sehr viel weniger untersucht worden. Unter dem Gesichtspunkt, daß sie einer Schonung der Organe und Gewebe dienen soll, der Körper also gewissermaßen mit sich selbst – und nicht mit der Umgebung – beschäftigt ist (wir werden daher in Kapitel 6 von dem Umschlag in die Organisationsform eines relativ geschlossenen Systems sprechen), ist diese Einstellung aber nicht weniger bedeutsam als die ergotrope, ja ihre Bedeutung für bestimmte pathologische Zustände, die mit Abwehrschwäche und Maladaptation einhergehen, wird immer wahrscheinlicher.

1.8 Das neue Paradigma

1.8.1 Die Beziehung zwischen Physiologie und Psychologie als Problem

Die bisherigen Ausführungen machen deutlich, daß die beiden Begriffe, aus denen Psycho-Physiologie zusammengesetzt ist, keineswegs eindeutig definiert werden können. Die Tatsache, daß es inzwischen zwei etablierte Wissenschaften – die Psychologie und die Physiologie – gibt, die ihre eigenen Begriffssysteme, Methoden und Wissenschaftskriterien besitzen, ist offensichtlich keine Garantie zur Vermeidung von Unklarheiten und Widersprüchen, wenn sich beide Disziplinen zu gemeinsamen Untersuchungen entschließen. Dann stellt sich nämlich heraus, daß die Physiologie zwar den Begriff *Physis* bzw. *Körper* und die Psychologie den Begriff *Psyche* bzw. *Seele* definiert – daß die Physiologie aber unfähig ist, den Begriff *Psyche* zu definieren, und daß umgekehrt die Psychologie keine Möglichkeit hat, dem Begriff *Physis* eine Bestimmung zu geben. Beide Disziplinen können nur negativ feststellen, daß das, was die andere beschreibt, in ihrem Begriffssystem nicht existiert. Eine Zusammenarbeit zwischen Physiologie und Psychologie unter diesen Voraussetzungen erinnert daher mehr an das Spiel »Versteck im Dunkeln«, als an eine wissenschaftliche Untersuchung. Anders ausgedrückt: Solange die beiden Termini als unverbundene und unverbindbare Fremdkörper im begrifflichen Raum stehen, können weder Psychophysiologie noch Psychosomatik wirklich Wissenschaft werden. Sie können äußerstenfalls parallelistisch zwei heterogene Erscheinungsreihen möglichst gleichzeitig registrieren und die Wahrscheinlichkeit des zeitlichen Zusammenhangs statistisch berechnen. Ein Zusammenhang zwischen der einen und der anderen Seite kann jedoch erst unter der Voraussetzung gewonnen werden, daß zuvor Modelle geschaffen werden, mit denen hypothetisch solche Zusammenhänge unterstellt werden können. Aufgabe der Psychophysiologie ist es daher, solche Modelle zu entwickeln und empirisch zu überprüfen.

Wir sind also mit dem Faktum konfrontiert, daß zwei Wissenschaften unabhängig voneinander, die eine *Körper*, die andere *Psyche* (die in der Realität nie getrennt angetroffen werden) isoliert, dann als isolierte Erscheinungen analysiert und schließlich begrifflich eingeordnet haben. Dabei sind zwei Wissenschaftssprachen entstanden, zwischen denen keine Übersetzungen möglich sind. Diese Situation läßt sich nur dadurch überwinden, daß man – zunächst unabhängig von Physiologie und Psychologie – ein Modell für die Einheit eines Systems konstruiert, in dem physische und psychische Elemente im Rahmen von Aufgaben miteinander in Beziehung stehen, die sie füreinander und für das System erfüllen. Aufgrund eines solchen Modells steht dann zu hoffen, daß sich Definitionen und eine Wissenschaftssprache entwickeln lassen, in die sich physiologische und psychologische Begriffe, bzw. die mit diesen Begriffen beschriebenen Sachverhalte, übersetzen lassen.

Diese Problematik belegt die Tatsache, daß wissenschaftliche Ideen verlorengehen können und wieder entdeckt werden müssen. Wir haben dargestellt, daß das Dualismusproblem zu Beginn des 19. Jahrhunderts im Prinzip gelöst war. Das aufkommende technische Zeitalter hatte die Erinnerung daran weitgehend ausgelöscht. Die wenigen Wissenschaftler, die noch eine Erinnerung bewahrten und daran festhielten, daß Biologie nicht Physik ist, gerieten in Außenseiterpositionen. So ist es auch zu verstehen, daß Selye in seinem Streßkonzept das zentrale Problem der Beziehung zwischen Organismus und Umgebung nicht gesehen hat, obwohl Jakob von Uexküll schon zu Beginn des 20. Jahrhunderts mit seiner Umweltlehre eine Theorie geschaffen hatte, die eine Lösung des Problems brachte. Sie knüpfte an das Konzept Johannes Müllers an und stellte die abgerissene Kontinuität zu den grundlegenden Ideen der romantischen Naturphilosophie wieder her. Damals war mit der Erregbarkeitstheorie eine allgemeine Theorie für Gesundheit geschaffen worden, von der sich eine allgemeine Theorie für Krankheit ableiten ließ. Auch die Umweltlehre enthält eine allgemeine Theorie für Gesundheit, die – wie Lazarus fordert – nicht von Organismus oder Umgebung, sondern von den Beziehungen zwischen beiden ausgeht. Wir müssen prüfen, ob sich auch von ihr eine allgemeine Theorie für Krankheit herleiten läßt, ob sich – im Rahmen dieser Theorie – das Konzept eines *allgemeinen Krankseins* und seine Beziehungen zu spezifischen Krankheiten ohne die terminologischen Konfusionen, die der Selyeschen Lehre anhaften, formulieren und empirisch begründen läßt.

1.8.2 Umwelt und Umgebung, der Funktionskreis

Für die Umwelttheorie Jakob von Uexkülls ist die Umgebung eines Lebewesens weder die physikalisch-chemische Außenwelt noch die Biosphäre, und sein Organismus ist weder mechanisch noch physiologisch definierbar. Umgebung und Organismus lassen sich vielmehr erst aufgrund der Beziehungen definieren, die zwischen ihnen bestehen.

Diese Beziehungen können nach dem Modell des *Funktionskreises* beschrieben werden, in dem »Merken« und »Wirken«[7] ineinandergreifen und sich gegenseitig ständig neu definieren. Es handelt sich um einen kreisförmigen Prozeß, in dem die Sinnesorgane oder Rezeptoren durch »Merken« einem Ausschnitt ihrer Umgebung eine Bedeutung erteilen, die den Bedürfnissen des Lebewesens entspricht. Sie »übersetzen« auf diese Weise ihre Umgebung in eine subjektive Umwelt bzw. deren für ihre Bedürfnisse relevanten Ausschnitte in »Nahrung«, »Beute«, »Medium«, »Geschlechtspartner« usw. Mit anderen Worten, sie interpretieren Umgebung für den Gebrauch der jeweils zuständigen Effektoren (der Mundwerkzeuge für

[7] Anm. s. S. 62.

Nahrung, der Fangwerkzeuge für Beute, der Sexualorgane für Geschlechtspartner, der Fortbewegungsorgane für Medium usw.). Der Gebrauch der Umweltobjekte bringt diese (objektiv) durch ihr Verbrauchen (z.B. Verschlingen der Nahrung) oder (subjektiv) durch Befriedigung der Bedürfnisse zum Verschwinden.

Auf diese Weise kontrolliert das Verhalten bzw. die Funktion der Effektoren, die Wahrnehmung, bzw. die Funktion der Rezeptoren oder in der Sprache der Neurophysiologen, der *output* den *input*. J. v. Uexküll hat das auf die Formel gebracht, daß die »Wirkzeichen« (der Effektoren) die »Merkzeichen« (der Rezeptoren) auslöschen und damit das Prinzip des Regelkreises mit negativer Rückkoppelung beschrieben, das 23 Jahre später durch Wiener mathematisch formuliert wurde.

Die Umweltlehre geht also davon aus, daß ein Lebewesen von seiner Umgebung nur das »merkt«, was ihm seine Sinnesorgane (Rezeptoren) vermitteln, und daß es nur mit solchen Umgebungsfaktoren in Interaktion treten kann, auf die seine Bewegungs- oder sonstigen »Wirk«-Organe (Effektoren) einwirken können. Jedes Lebewesen macht daher mit seinen »Merk«- und seinen »Wirk«-Organen aus der objektiven (physikalisch-chemischen oder biologischen) Umgebung einen seiner Art entsprechenden Ausschnitt – seine »Umwelt«. In der Umwelt existiert von allen neutralen Vorgängen und Gegenständen, die ein außenstehender Beobachter wahrnimmt, nur ein mehr oder weniger enger und ein mehr oder weniger stark veränderter Ausschnitt. Darin findet sich nur das, was die Sinnes- und Bewegungsorgane (Merk- und Wirkorgane) des Lebewesens für seine spezifischen Bedürfnisse auswählen und interpretieren. Dieser Ausschnitt, die subjektive Umwelt, umgibt jedes Lebewesen als »feste«, aber »für den Außenseiter unsichtbare Hülle«.

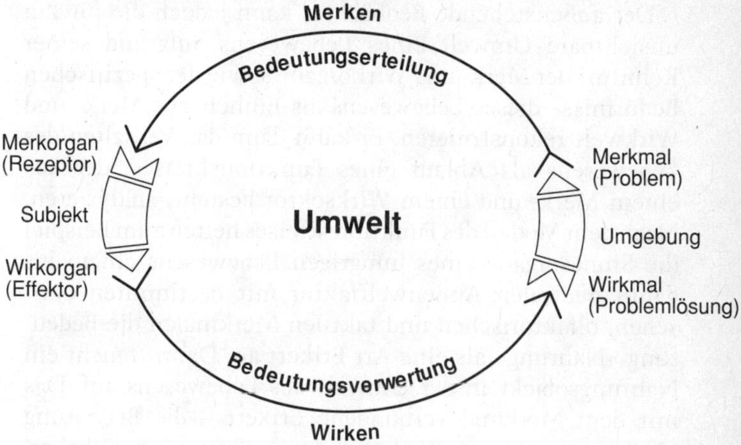

Abb. 1: *Der Funktionskreis* (modifiziert nach Jakob von Uexküll – »Streifzüge durch die Umwelten von Tieren und Menschen«). Das Lebewesen (Subjekt) prägt seiner Umgebung (Objekt) durch »Merken« ein »Merkmal« auf, das ein Verhalten, d.h. »Wirken« in Gang setzt, welches der Umgebung ein »Wirkmal« aufprägt. Wenn das Wirkmal das Merkmal (objektiv oder subjektiv) ausgelöscht hat, kommt der Funktionskreis zur Ruhe oder läuft mit einem neuen Merkmal weiter. Merken entspricht als »Bedeutungserteilung« der Strukturierung der Umgebung als »Problem«, das durch Wirken als »Bedeutungsverwertung« gelöst wird.

Ein klassisches Beispiel für die Tatsache, daß Lebewesen nur Ausschnitte ihrer Umgebung wahrnehmen, ist die Zecke. Sie hört und sieht nicht und verfügt nur über ein Geruchsorgan, das auf Buttersäure, die im Schweiß aller Warmblüter vorkommt, anspricht. Nimmt sie diese wahr, dann läßt sie sich auf den die Buttersäure ausströmenden Körper (Mensch oder Tier) fallen, um sich an ihm festzukrallen und sein Blut zu saugen.

Der Funktionskreis beschreibt also die *Synthesis* aus der *inneren Aktivität* des Organismus und der äußeren Aktivität der Umgebung, von der Schelling gesprochen hatte (S. 65) (Abb. 1). Das Resultat dieser Synthesis ist die subjektive Umwelt des Lebewesens, jene »für den außenstehenden Beobachter unsichtbare Hülle« um den Organismus des beobachteten Lebewesens.

Der außenstehende Beobachter kann jedoch die für ihn unsichtbare Umwelt eines Lebewesens aufgrund seiner Kenntnis der Merk- und Wirkorgane sowie der spezifischen Bedürfnisse dieses Lebewesens als Einheit aus Merk- und Wirkwelt rekonstruieren. Er kann dann das Verhalten des Lebewesens als Ablauf eines Funktionskreises, der aus einem Merk- und einem Wirksektor besteht, analysieren. Nach dem Modell des Funktionskreises heften zum Beispiel die Sinnesorgane eines hungrigen Lebewesens einem bis dahin neutralen Außenweltfaktor mit bestimmten optischen, olfaktorischen und taktilen Merkmalen die Bedeutung »Nahrung« als eine Art Etikett an. Damit taucht ein Nahrungsobjekt in der Umwelt des Lebewesens auf. Das mit dem Merkmal verbundene Etikett – die Bedeutung »Nahrung« – löst ein Verhalten (eine Aktivität der Wirkorgane) aus, das dem Nahrungsobjekt (durch Ergreifen, Zerbeißen und Hinunterschlucken) Wirkmale erteilt und dabei das Merkmal (das Bedeutungsetikett) subjektiv (durch Sättigung) oder mit dem neutralen Außenweltfaktor zusammen objektiv (durch Verschlingen) auslöscht. Damit ist der Funktionskreis abgelaufen, und das Verhalten des Lebewesens kommt zur Ruhe oder läuft mit einem neuen Merkmal weiter, für welches das Merkorgan jetzt aufnahmebereit ist.

Die Umwelttheorie und das Modell des Funktionskreises, in dem das Konzept des Regelkreises vorweggenommen ist, war der Beginn der modernen Verhaltensforschung in der Biologie, die vor allem von Lorenz und Tinbergen weiterentwickelt wurde. Bei ihnen konzentrierte sich jedoch das Interesse vorrangig auf eine Verhaltensphysiologie und damit auf den Sektor des Funktionskreises und den Abschnitt, der im Organismus des Lebewesens zwischen Merkorganen und Wirkorganen – zum Beispiel als neurale Schaltungen im Gehirn usw. – verläuft. Der andere Sektor des Funktionskreises, der die Bedeutungsbeziehungen zwischen Organismus und Umgebung – mit Hilfe des Konzeptes einer Selektion und Interpretation von Umgebungsfaktoren durch subjektive *Merkmale* – abzubilden sucht, ist in der Biologie kaum weiterentwickelt worden. Auch die Verhaltenstherapie, die auf der Lerntheorie aufbaut und zunehmende Beachtung findet, hat dieses Konzept nicht aufgenommen. In den Arbeiten Piagets dagegen lassen sich sehr enge Beziehungen zu den Ansätzen der Umwelttheorie finden, allerdings ohne sie explizit zu formulieren. Wir werden in Kapitel 5 auf diese Beziehungen zurückkommen. Wenn wir uns die Forderung zu eigen machen, daß man für die Definition von Organismus und Umgebung von den Beziehungen ausgehen muß, die zwischen ihnen herrschen, lohnt es sich, dem Umweltkonzept erneute Beachtung zu schenken.

Hier sollen drei Punkte hervorgehoben werden:

- Mit dem Funktionskreis wurde zum ersten Mal ein Modell entwickelt, mit dem das Verhalten von Lebewesen als ein sich selbst regulierendes Geschehen (ohne Zuhilfenahme *externer Instanzen,* wie sie im Vitalismus postuliert wurden) beschrieben wird.
- Das Modell des Funktionskreises besteht aus einem dynamischen Handlungssystem (einem pragmatischen System), in dem rezeptorische (Merk-) und effektorische (Wirk-)Anteile zur Erfüllung vitaler Bedürfnisse zusammenarbeiten. Bedürfniserfüllung kann kybernetisch als »Erhaltung eines Sollwertes« beschrieben werden.
- »Umgebung« wird in dem pragmatischen System des Funktionskreises unter dem Aspekt der Bedürfnisse des Individuums für dessen Verhaltensmöglichkeiten (als dessen Umwelt) interpretiert. Damit stoßen wir auf einen Vorgang, mit dem wir uns später noch eingehend beschäftigen werden, dessen erstes Sichtbarwerden wir aber sehr genau registrieren müssen:

> Interpretation von Umgebungsfaktoren unter dem Aspekt von Bedürfnissen oder Wünschen ist Ergebnis einer Tätigkeit, die wir als *Phantasie* bezeichnen. Dabei merken wir an, daß im Rahmen des Funktionskreises Phantasie noch unlösbar mit Trieb und Bedürfnis verbunden ist.

1.9 Die Situation

Was bringen uns diese theoretischen Überlegungen für unsere ärztlichen Probleme? Eine theoretische Medizin ist nur dann sinnvoll, wenn sie den unmittelbaren Bezug zur Praxis nicht verliert. Wie steht es also mit den zahlreichen Problemen, die wir im Anfang dieses Kapitels im Anschluß an die Geschichte der übergewichtigen Patientin mit den nächtlichen Anfällen von Atemnot aufgelistet haben?

Zunächst schälen sich aus unseren theoretischen Überlegungen über die Beziehung zwischen einem lebenden Wesen und seiner Umgebung – auch unserer Patientin – und den physikalischen, psychologischen und sozialen Gegebenheiten, mit denen sie konfrontiert ist, zwei Feststellungen heraus: eine negative und eine positive.

- Die negative Feststellung besagt, daß wir weder von der Umgebung noch von dem Lebewesen allein ausgehen dürfen, sondern die Beziehungen zwischen beiden ins Auge fassen müssen. Wir werden in Kapitel 4 ausführlich auf die Konsequenzen dieser Feststellung zurückkommen. Im Augenblick ist für uns entscheidend, daß damit ein allgemeines biologisches Problem aufgeworfen ist, hinter dem eine fundamentale erkenntnistheoretische Frage steht.
- Die positive Feststellung betrifft die Entdeckung, daß die Beziehung zwischen den beiden unbekannten Größen, die sich weder durch lineare Kausalketten noch durch kausale Wechselwirkungen wiedergeben läßt, in Kreismodellen abgebildet werden kann: Das Modell des Funktionskreises von J. v. Uexküll und des Regelkreises von Wiener (1963) knüpfen unter diesem Gesichtspunkt an der Entdeckung der romantischen Naturphilosophie und der Medizin Browns, Röschlaubs, Schellings und Müllers an, führen sie aber weiter, indem sie den Zeichencharakter der Beziehung deutlich machen. V. v. Weizsäcker hat – wie oben erwähnt – im Zusammenhang mit seinen Untersuchungen über den *Gestaltkreis* die Veränderung, die mit dem Ausgehen von der Beziehung in unserer Einstellung zur Natur und in unserer Auffassung von Wissenschaft eingetreten ist, auf den Nenner des »Umgangs von Subjekten mit Objekten« gebracht (1950).

Winnicott (1973) kennzeichnet die Anteile, die beide Partner in den »Umgang« einbringen müssen, damit eine Beziehung entstehen kann, indem er (auf seiten des Kindes) von »Kreativität« und (auf seiten der Mutter, die ja zunächst für das Kind die Umgebung darstellt) von einer »genügend guten Umgebung« spricht.

Für das Konzept einer »genügend guten Umgebung« hat die moderne Biologie den Begriff der *ökologischen Nische* geprägt. Er umreißt die Erfahrung, daß in der Natur eine bestimmte Menge von Ressourcen und eine ausreichende Reduzierung der Gefahren gegeben sein müssen, wenn eine Art überleben und sich vermehren soll. Was aber im einzelnen Fall »Ressourcen« und »Gefahren« sind, wird von der betroffenen Art und deren kreativen Potenz bestimmt, Umgebungsfaktoren zu verwerten – bzw. zu bekämpfen. Art und Nische definieren sich gegenseitig.

Dies raffinierte Gleichgewicht zwischen den kreativen Potenzen eines Lebewesens und den fördernden und hindernden Gegebenheiten der Umgebung, beschreibt der Begriff der *Situation*. Eine Situation ist weder durch die Eigenschaften des Subjekts noch durch die objektiven Gegebenheiten allein definiert, sondern nur dadurch, wie gut oder wie schlecht beide zueinander passen und sich zu einem raumzeitlichen Gebilde ergänzen, zu einer belebten Bühne, die Lebens- und Überlebenschancen bietet.

Situationen entsprechen begrenzten Szenarien, die mit einem Problem beginnen und mit der Lösung des Problems – oder einer kleineren oder größeren Katastrophe enden. Situationen sind immer beides, Chance und Gefahr.

Als einfachstes Symbol für die Kreativität lebender Systeme hat Wiener den Begriff des *Soll-Wertes* eingeführt. Er hat damit die Möglichkeit aufgezeigt, die qualitativen Anteile von Situationen mathematisch zu formulieren.

Biologie und Medizin, die im Sinne Weizsäckers den »Umgang« zum Kernbegriff erheben, müssen Situationsbeschreibungen und Situations-Analysen bringen. Sie müssen etwas durchführen, was Selye mit seinem Streß-Konzept vorschwebte, das er aber aufgrund der naiven Voraussetzungen, von denen er ausging, nicht erreichen konnte. Mit Hilfe des Situationsbegriffes wird es möglich, Gesundheit und Krankheit sinnvoll und operational zu definieren:

Gesundheit ist danach der ungestörte Aufbau der subjektiven Umwelt, wobei die Umgebung Nützlichkeiten und Schädlichkeiten bieten muß, die den kreativen Fähigkeiten des Lebewesens entsprechen. Krankheit tritt ein, wenn das raffinierte Gleichgewicht zwischen subjektiver Kreativität und objektivem Angebot gestört ist, wenn – wie Lennart Levi (1971) es formuliert hat – Umgebung sich zu dem Lebewesen verhält wie ein schlecht passender Schuh.

1.9.1 Versuch einer Situations-Beschreibung und Situations-Analyse der Patientin

Die Begriffe »Umwelt« und »Situation« helfen uns ein Stück weit, die Krankheit der Patientin besser zu verstehen, als es durch eine einseitige somatische und eine ebenso einseitige psychologische Diagnostik – bzw. eine additive Kombination dieser beiden Verfahren möglich ist. Wir verstehen dann, daß die subjektive Umwelt dieser Patientin aus einer Reihe ungelöster Situationen aufgebaut ist. Wir beginnen auch zu ahnen, daß sie versucht, unlösbare soziale und psychische Situationen durch eine Überbeanspruchung der physischen Situation und deren Ressourcen an Nahrungsmitteln zu kompensieren.

Wir sind aber noch weit davon entfernt zu verstehen, warum sie zu diesem Versuch greift, dessen Auswirkungen letztlich ihre soziale und psychische Situation nur verschlechtern, ganz abgesehen von den Folgen für die körperliche Situation, die durch ein Mißverhältnis zwischen Körpergewicht und Herzkraft auch problematisch zu werden beginnt. Wir verstehen auch noch nicht, was die Reaktionen des Arztes auf ihr Erscheinungsbild und ihr Verhalten für die Arzt-Patient-Beziehung bedeutet, und was wir unter diesem Begriff eigentlich zu verstehen haben. Vor allem sind wir noch weit davon entfernt, die Bedürfnisse der Patientin und des Arztes, und damit die *Soll-Werte* der beiderseitigen Situationen definieren zu können.

Die Begriffe Funktionskreis und Umwelt sind entwickelt worden, um das Verhalten und Erleben von Tieren verstehen und beschreiben zu können. Um sie auf Menschen zu übertragen, müssen wir eine Antwort auf die schwierige Frage geben, wodurch Menschen sich in ihrem Erleben und Verhalten von Tieren unterscheiden. Das sind nur einige Punkte, die uns verdeutlichen, daß wir mit unseren Überlegungen nur eine erste Stufe – aber eine, die uns weiterführt, erreicht haben.

1.10 Zusammenfassung

Es wird der weitverbreiteten Meinung widersprochen, Medizin sei – wenn überhaupt – bestenfalls eine angewandte Wissenschaft und müsse ihre Grundlagen den sogenannten Grundlagenwissenschaften, nämlich der Physik, der Chemie, der Physiologie, der Anatomie und in neuerer Zeit eventuell auch der Psychologie entnehmen. Ebenso wie andere angewandte Wissenschaften eigene theoretische Disziplinen (wie z.B. die Physik, die Chemie und die Biologie) zu ihrer Grundlegung entwickelt haben, so muß auch die Medizin eine theoretische Medizin entwickeln, die ihre wissenschaftlichen Voraussetzungen kritisch untersucht.

Die kritiklose Übernahme von Begriffen aus anderen wissenschaftlichen Disziplinen hat in der Medizin eine *terminologische Konfusion* erzeugt, die uns zwingt, viele der gebräuchlichen Termini neu zu definieren. Dabei werden dann ungelöste Probleme sichtbar. Das wird an den Begriffen *Streß* und *Adaptation* erläutert.

Die beiden Grundprobleme nicht nur in der psychosomatischen Medizin sind:
- die Beziehung zwischen Organismus und Umgebung, Patient und Objektwelt,
- die Beziehung zwischen physikalischen, physiologischen, psychologischen und sozialen Vorgängen.

Am Beispiel eines alltäglichen Krankheitsfalles aus der ärztlichen Praxis wird gezeigt, wie die Probleme der Arzt-

Patient-Beziehung auf einer affektiven, einer kognitiven und einer ethischen Ebene analysiert werden müssen.

Bisher hat die Medizin ihre Aufmerksamkeit fast ausschließlich auf die kognitive Ebene der Arzt-Patient-Beziehung gerichtet, sie ging von der Annahme eines neutralen und objektiven Beobachters aus. Diese Annahme wird als Fiktion entlarvt, da die Interaktion zwischen dem Beobachter und dem »Objekt« der Beobachtung die Voraussetzung jeder Erkenntnis ist.

Der Erkenntnisprozeß verläuft im wissenschaftlichen, wie auch im vorwissenschaftlichen Bereich stets über die Stufen der »Wahrnehmung«, »Interpretation« und »Realitätsprüfung«. Das, was wir *Wirklichkeit* nennen, ist daher niemals eine objektive, sondern immer eine vom beobachtendem Subjekt interpretierte Wirklichkeit.

Für jede Wissenschaft, ganz besonders aber für die Medizin, stellt sich die Frage, inwieweit der Forscher durch seine Theorien und Versuchsanordnungen das Objekt seiner Forschung beeinflußt und verändert. Das Problem der »Beziehung« wird zum zentralen Problem der medizinischen Forschung und der ärztlichen Praxis.

Ein zentrales Problem für den Zugang zum gesunden und kranken Menschen stellt das sogenannte Leib-Seele-Problem dar. Es ist, genau betrachtet, in der vom Maschinenmodell geprägten modernen Medizin eigentlich ein Leiche-Seele-Problem und in dieser Gegenüberstellung unlösbar.

Im historischen Rückblick auf die Theorien der Biologie und Medizin des beginnenden 19. Jahrhunderts läßt sich zeigen, daß damals das Problem im Prinzip bereits gelöst war: Der Begriff *incitabilitas* von Brown, den Röschlaub mit *Erregbarkeit* übersetzte und von der bereits bekannten »Reizbarkeit« abgrenzte, weist auf die primäre Aktivität biologischer Systeme hin. Lebewesen können demnach im Gegensatz zu toten Objekten nicht mit Hilfe mechanischer Kausalketten, sondern nur unter Zuhilfenahme der Annahme von *Überredungsursachen,* also Zeichen und deren Interpretation analysiert werden.

Das weist darauf hin, daß sich in der Medizin zu Beginn des 19. Jahrhunderts ein Paradigmawechsel im Sinne von Thomas Kuhn vollzogen hat, der bereits weit entwickelte *holistische* Ansätze in Vergessenheit geraten ließ. Der Organismus wurde von da an nach dem Modell einer – wenn auch hochkomplexen – Maschine interpretiert.

Pawlow führte seine Forschungen unter Zugrundelegung des Maschinenmodells durch. Selbst Freud ging – wenn auch antithetisch zu Pawlow, da er den *seelischen Apparat* zu erforschen suchte – zunächst vom Paradigma des 19. Jahrhunderts, das heißt dem Maschinenmodell, aus.

Erst der Physiologe Cannon löst sich mit seinem Konzept der *emergency states,* der Bereitstellung vom Maschinenmodell und knüpft wieder an ganzheitliche Konzepte an, mit denen sich ein erneuter Paradigmawechsel in Richtung auf eine psychosomatische Medizin andeutet.

Inzwischen hat Jakob von Uexküll gezeigt, daß jeder Organismus mit seinen »Merk- und Wirkorganen« einen *Funktionskreis* mit der Umgebung bildet, die er in seine spezifische Umwelt übersetzt. Die Funktionskreislehre eröffnet damit eine neue Verständnismöglichkeit und Forschungsansätze für das Problem der Beziehung zwischen Organismus und Umgebung bzw. zwischen Subjekt und Objekt.

2 Wissenschaftstheoretische Hintergründe der gegenwärtigen Problemsituation (system- und zeichentheoretische Aspekte)

Inhaltsübersicht Seite

2.1 Eine neue Betrachtungsweise

Wir haben uns mit der Übernahme des Funktionskreises als Denk- und Erklärungsmodell eine besondere Betrachtungsweise zu eigen gemacht. Diese Betrachtungsweise geht von dem Konzept einer Einheit, eines Ganzen oder eines Systems aus, in der oder in dem sich zuvor isolierte Elemente gegenseitig ergänzen und auf diese Weise neu bestimmen.

Bei näherem Hinsehen stellt sich heraus, daß diese, uns zunächst neu erscheinende Betrachtungsweise eine lange Geschichte aufweist, die bereits bei den Vorsokratikern beginnt. Es ist die Geschichte der Frage nach den Beziehungen zwischen einem Ganzen und seinen Teilen; diese Frage ist schon von Parmenides gestellt worden und sie spielt auch in den Dialogen Platons eine wichtige Rolle. Aristoteles hat sie präziser formuliert und die These aufgestellt, das Ganze existiere notwendigerweise früher als die Teile. Von ihm stammt auch der Begriff der *Entelechie* als Prinzip eines werdenden Ganzen, der in der neueren Geschichte biologischer Begriffe von Driesch (1867–1941) wieder aufgegriffen wurde. Im Mittelalter beschäftigte die Frage die Scholastiker intensiv. Thomas von Aquin machte bereits auf den Unterschied zwischen homogenem oder natürlichem und heterogenem oder künstlichem Ganzen, wie bei einem lebenden Körper und einem Gebäude, aufmerksam (Kaulbach 1974).

Mit dem Vordringen der neuzeitlichen Naturwissenschaften im 17. und 18. Jahrhundert trat die Ganzheitsproblematik gegenüber mechanistischen Erklärungen – wie wir noch sehen werden auch in der Medizin – mehr und mehr in den Hintergrund. Nur Vico hat in der großen Tradition des italienischen Humanismus Einsichten zu dieser Problematik entwickelt, die heute wieder zunehmend Beachtung finden (Grassi 1983).

In Deutschland wurde die Problematik von Kant wieder aufgenommen und erhielt bei ihm eine überraschend moderne Formulierung: Kant machte auf den Unterschied zwischen einem Ganzen aufmerksam, das für den Verstand ein Zusammengesetztes, für die Anschauung aber eine Einheit ist. Nach ihm steht das menschliche Denken immer »inmitten eines Spannungsfeldes von zwei verschiedenen Ganzheiten: Die eine Ganzheit, die Ergebnis (...) einer, im Bereich möglicher Erfahrung, geschehenden Synthesis ist, steht uns vor Augen: (...) Die andere Ganzheit liegt jedoch »weit davon uns im Rücken« (...) und stellt die Idee einer systematischen Einheit der Erfahrung im Ganzen dar« (Kaulbach 1974).

Damit nimmt Kant in gewisser Weise Vorstellungen vorweg, die in der modernen Neurophysiologie über die verschiedenartigen Funktionen der beiden Großhirnhemisphären entwickelt worden sind (Sperry 1966, 1969), und er kommt zu Begriffsbestimmungen, die in die Nähe des modernen System-Konzepts führen. Er entwickelt auch die Unterscheidung weiter, die Thomas von Aquin zwischen homogenen und heterogenen Ganzheiten gemacht hatte, und weist darauf hin, daß ein heterogenes Ganzes wie ein Haufen durch Apposition, ein homogenes Ganzes aber durch innere Differenzierung *(per intus susceptionem)* wächst (Kaulbach 1974).

Von Kant führen Verbindungslinien über Fichte und Schelling zu Johannes Müller (1801–1858), dem Schöpfer des Gesetzes der spezifischen Sinnesenergie, zu Karl Ernst von Baer (1792–1876), dem Entdecker des Säugetiereis und der Keimbahn und schließlich in neuerer Zeit zu Jakob von Uexküll (1864–1944). Tsouyopoulos (1979, 1983) hat die Bedeutung Schellings und seine Verbindung zur zeitgenössischen Medizin für diese Entwicklung dargestellt.

Neuerdings taucht in der Medizin die Frage nach den Beziehungen zwischen dem Ganzen und seinen Teilen vor allem in der Embryologie (Spemann 1936, Needham 1931, 1936, Waddington 1940) und in der Entwicklungspsychologie (Spitz 1945, 1946, 1967, 1972) wieder auf. Beobachtungen über die Frühentwicklung des Menschen (vor und nach der Geburt) führen zu einer Revision der Vorstellung des Neugeborenen als isolierte Entität. Man stellt fest, daß das Kind schon mit Verhaltensmustern oder deren Vorläufern geboren wird, denen auf seiten der Mutter (ebenfalls z. T.

angeborene) Antwortbereitschaften (wie Rolle und Gegenrolle oder Schlüssel und Schloß) entsprechen, bzw. daß Neugeborenes und Mutter als einander ergänzende Elemente eines Interaktions-Systems sich entwickeln (Lichtenberg 1983). In Kapitel 4 werden wir das Konzept der Mutter-Kind-Dyade als primäre soziale Einheit in den Mittelpunkt unserer Ausführungen stellen.

In diesem Zusammenhang ist es von Bedeutung, daß in den letzten Jahrzehnten zwei Entwicklungen stattgefunden haben, die diese Betrachtungsweise aus dem Stadium tastender Versuche und mehr oder weniger unbeholfener Umschreibungen hinausführen: In der Systemtheorie und der Semiotik[8] wurden Begriffe und Konzepte entwickelt, die präzisere Formulierungen und genauere Beschreibungen der Zusammenhänge erlauben.

Beide Entwicklungen gewinnen – wenn auch auf verschiedene Weise und gegen unterschiedliche Widerstände – zunehmend an Boden. Während die Systemtheorie relativ rasch in Konzepte der Biologie (Bertalanffy 1968, Wiener 1963), der Psychologie (Piaget 1979), der Neurophysiologie (Eccles 1982, Sperry 1966) und der Medizin (Engel 1977, 1982) Eingang findet, werden die Möglichkeiten der Zeichentheorie bisher nur von wenigen gesehen (J. v. Uexküll 1928, 1940, Th. v. Uexküll und Wesiack 1979, Tembrock 1975, Krampen 1981). Die einseitig mathematische Konzeption von Zeichenzusammenhängen in der Informationstheorie (Shannon und Weaver 1949) und das Festhalten an traditionellen Naturerklärungen im Sinne eines einseitig kausal-mechanischen Paradigmas bilden kognitive Barrieren.

In einem verblüffenden Gegensatz zu der Abneigung, Zeichenprozesse als Erklärungsmodelle ernst zu nehmen,

[8] Systemtheorie und Semiotik: Wenn hier von Semiotik und Systemtheorie als neue Betrachtungsweisen gesprochen wird, so soll damit nicht der Eindruck erweckt werden, es handle sich um bereits abgeschlossene, in Theorien und Methodik feststehende Disziplinen. Es handelt sich in beiden Fällen um Betrachtungsweisen, die z. T. erst in Ansätzen ein Theoriengebäude errichtet haben, die aber auf vielen Gebieten gleichartige Zusammenhänge sichtbar machen (in Abschnitt 2.2.3 werden wir näher auf die Entstehung des Systembegriffs und seine Problematik eingehen).

steht die ungehemmte Verwendung von Zeichenbegriffen in der Genetik, der Physiologie, der Neurologie, der Endokrinologie und neuerdings auch in der Immunologie. Man spricht nicht nur von *Rezeptoren, Transmittern*, von *Botenstoffen* und *Nachrichten*, sondern auch von *Gedächtnis, erkennen, interpretieren, Individualität*, von *lesen* und von *selbst* und *nicht-selbst* im Zusammenhang von Zellen, Zellverbänden, Organen und Organismen (Th. v. Uexküll 1984). Die Tatsache, daß diese Begriffe notwendig sind, um Zusammenhänge zu beschreiben, die auf andere Weise nicht sichtbar gemacht werden können, ist ein deutlicher Hinweis darauf, daß sich ein Vorgang gegen alle Widerstände durchzusetzen beginnt, den man nur als Paradigmawechsel im Sinne Kuhns (1973) verstehen kann.

> Darüber hinaus hat sich die erkenntnistheoretische Situation seit dem 19. Jahrhundert gewandelt. Die Naturwissenschaften haben (jedenfalls in der Physik) die Voraussetzungen überwunden, von denen aus sie damals an ihre Untersuchungsgegenstände herangetreten sind. Die Medizin, die im 19. Jahrhundert »beschlossen« hatte, Naturwissenschaft zu sein, hat von diesem Wandel bisher noch kaum Kenntnis genommen. Sie ist – wie wir es formuliert haben – im 20. Jahrhundert noch eine Naturwissenschaft des 19. Jahrhunderts geblieben.

Eine Theorie der Medizin muß diesen Rückstand überwinden. Dazu bietet die Diskussion der Frage nach dem Ganzen und seinen Teilen einen guten Einstieg.

2.1.1 Einheit als Rahmen für Beziehungen

Ganzheiten oder Einheiten – so können wir es zunächst allgemein formulieren – setzen Rahmen, in denen Zuordnungen von Einzelphänomenen sinnvoll werden. Solche Zuordnungen hat J. v. Uexküll (1920, 1940) als *komplementär* oder als *kontrapunktisch* beschrieben. Er versteht darunter die Tatsache, daß Lebewesen in jedem Augenblick ihres Daseins darauf angewiesen sind, ihre Leistungen durch entsprechende Gegenleistungen ihrer (belebten oder unbelebten) Umgebung zu ergänzen.

Er weist darauf hin, daß wir überall in der belebten Natur Beispiele für solche komplementären oder kontrapunktischen Beziehungen finden. So sind Fischflosse und Wasser (im Rahmen des Schwimmens), Vogelflügel und Luft (im Rahmen des Fliegens) oder – um ein Beispiel sozialer Zuordnung zu bringen – der Mund des Säuglings und die Brust der Mutter (im Rahmen des Stillvorgangs) einander kontrapunktisch zugeordnet. Schwimmen, Fliegen und Stillen sind ganzheitliche oder einheitgebende Funktionen für Teilfunktionen.

Er vergleicht die komplementären oder kontrapunktischen Beziehungen zwischen den Organen eines Lebewesens und bestimmten Eigenschaften ihrer Umgebung mit »unsichtbaren Gummifäden« (1920):

> »In jedem Fall hat die Natur eine Beziehung wie ein unsichtbares Gummiband zwischen diesen äußeren Einwirkungen (der Umgebung) und dem Körper des Lebewesens geknüpft, indem sie ihm eine komplementäre Eigenschaft verlieh. Dadurch wurde die äußere Einwirkung in den Kreis der Planmäßigkeit des Organismus gezogen (...). Wir wissen zum Beispiel, daß Schwefelsäure Kalk auflösen kann (...). Finden wir in den Drüsen der großen Meeresschnecke, Dolium Gales, Schwefelsäure, so sehen wir in ihr eine komplementäre Eigenschaft und folgern daraus, daß sich in der Umwelt der Schnecke Kalk befinden muß. Hier (...) ist ein unsichtbarer Gummifaden, der den Kalk mit der Schwefelsäure verbindet, (...) in die Körperorganisation des lebenden Subjekts verwoben worden. (...) So fassen wir die Eigenschaften der Lebewesen als komplementäre Eigenschaften auf und suchen in der Umwelt nach ihrem Gegenspiel.
>
> Die Beziehungen der Eigenschaften von Luft, Wasser und Erdreich zu elastischen und starren Körpern sind (...) beim Aufbau der Tierkörper so augenscheinlich durch die Ausbildung komplementärer Eigenschaften verwendet worden, daß wir schon beim ersten Anblick sagen können, ob wir ein Luft-, ein Wasser- oder ein Landtier vor uns haben.«

Das Konzept der Einheit als Rahmen für komplementäre oder kontrapunktische Beziehungen zwischen Phänomenen, die bei isolierender Betrachtung gar nichts miteinander zu tun haben, liegt auch den Piagetschen Begriffen (1975) der *Assimilation* und *Akkomodation* zugrunde. Assimilation besagt, daß Vorgänge der Umgebung mit motorischen und sensorischen Leistungen des Organismus (als ergänzende Gegenleistungen) verknüpft und damit an diese *assimiliert* werden. Die Leistungen des Organismus können (wie bei angeborenen Reflexen) schon (antizipatorisch) vorgebildet sein und/oder sie können sich bei veränderten Umgebungsbedingungen durch Einübung so wandeln *(akkomodieren),* daß wieder eine Assimilation möglich wird. In jedem Falle entsteht eine Einheit oder ein Ganzes (z.B. ein sensomotorisches Schema), in dem Teilleistungen als Elemente einander komplementär oder kontrapunktisch zugeordnet sind.

Bei dieser Betrachtungsweise werden Strukturen sichtbar, die für den Aufbau von Systemen charakteristisch sind: *Horizontale* Strukturen entstehen, wenn mehrere Systeme (z.B. im Falle des *dyadischen Systems* von Mutter und Säugling, das System Mutter und das System Säugling) als Elemente eines komplexeren Systems in komplementäre oder kontrapunktische Beziehung zueinander treten. *Vertikale* Strukturen bilden sich zwischen einem komplexen System und seinen Elementen, die dann als *Subsysteme* in dem komplexeren System integriert sind. Die Systemtheorie spricht von einer *hierarchischen Struktur* zwischen einem System und seinen Subsystemen oder zwischen Systemen und einem *Suprasystem.*

Diese »System-Anatomie« macht Zusammenhänge, aber auch Probleme sichtbar, die ohne eine derartige Betrachtungsweise unerkannt bleiben. Unter den Problemen, die sichtbar werden, sind Fragen nach der Art der gegenseitigen Beeinflussung der verschiedenen Strukturen oder System-Ebenen von besonderer Wichtigkeit. Wic beeinflussen sich z.B. Systeme als einander ergänzende Elemente, d.h. horizontal gegenseitig? Wie beeinflussen sich Elemente und das Gesamtsystem, d.h. vertikal in »Aufwärts- und Abwärts-Effekten?« Wir werden in Kapitel VI auf diese Fragen zurückkommen.

Wir haben es also immer mit Zusammenhängen zu tun, die – wie wir es heute formulieren – *Systemstrukturen* aufweisen und erinnern uns daran, daß der Systembegriff aus der jahrtausendelangen Auseinandersetzung mit den Problemen hervorgegangen ist, die der Begriff der *Einheit* den Menschen aufgegeben hatte.

Der moderne Systembegriff, an dessen genauerer Konzeption – wie wir sehen werden – noch verschiedene Wissenschaften arbeiten, baut daher auf frühen und frühesten Vorstellungen ähnlicher Art auf. Die Vorgeschichte reicht bis zu dem altchinesischen Konzept des Yin und Yang zurück und hat immer wieder zu neuen Formulierungen, z.B. bei Heraklit, bei Hegel und schließlich wieder in der Gestaltpsychologie geführt.

Auch nachdem Newton das Paradigma formuliert hatte, nach dem sich die Wissenschaften in den folgenden Jahrhunderten auf die Analyse linearer Ursache-Wirkungs-Beziehungen zwischen einzelnen Naturphänomenen ausrichteten, tauchten immer wieder Konzepte für Einheiten auf, in denen Beziehungen und Beziehungsgefüge zwischen Teilen und Teilvorgängen beschrieben und mehr oder weniger dynamische Gleichgewichtszustände zwischen ihnen unterstellt wurden. Der Begriff des *milieu interieur* von Bernard (1813–1878) und der *Homöostase* von Cannon (1871–1945) sind zwei Beispiele.

2.2 Systemtheoretische Gesichtspunkte

Die Systemtheorie geht nicht von dem einen oder anderen der an einer Handlung beteiligten Phänomene aus, sondern beschreibt die dynamischen Beziehungen, die zwischen ihnen bestehen. Das hat für die psychosomatische Medizin eine bedeutsame Konsequenz: Die Beschreibung in Systemmodellen erreicht eine »synthetische Zuordnung« isolierter Vorgänge, die eine analytische Beschreibung in linearen Kausalbeziehungen niemals zu leisten vermag: Man sieht die isolierten Vorgänge als be-teiligte Glieder eines übergreifenden Zusammenhangs – als Teile einer übergeordneten Einheit –, eben eines Systems.

2.2.1 Das Modell einer Systemhierarchie

Die Gliederung in System- bzw. Integrations-Ebenen – das Phänomen der Emergenz

Die Systemtheorie hat das Modell einer hierarchisch gegliederten Ordnung entwickelt, in der immer wieder einfachere Systeme (z.B. Zellen) als Elemente oder Sub-Systeme in komplexere Einheiten (z. B. Gewebe oder Organe) integriert werden. Man kann dann von *Supra-Systemen* sprechen. Aber die Begriffe Sub-System und Supra-System sind relativ; denn Organe, die für Gewebe und Zellen Supra-Systeme bilden, werden wieder als Elemente oder Subsysteme in eine noch komplexere Einheit, den *System-Organismus,* integriert. So kann man bis hinauf zu sozialen Systemen eine Hierarchie entwerfen, in der sich verschiedene *Integrations-Ebenen* oder -Stufen unterscheiden lassen. Physik, Chemie, Biologie, Psychologie und Soziologie lassen sich daher verschiedenen Integrationsebenen zuordnen.

Diese Feststellung hat erkenntnistheoretische und praktische Konsequenzen: Mit dem Begriff *Integration* rückt die Systemtheorie eine Tatsache in den Mittelpunkt unserer Aufmerksamkeit, die man im Zuge der reduktionistischen Bemühungen bisher nicht zur Kenntnis genommen hatte. Dabei war sie schon vor fast hundert Jahren durch Christian von Ehrenfels, dem Begründer der Gestaltpsychologie, klar und eindringlich mit der Feststellung formuliert worden, daß ein Ganzes (ein System) mehr ist als die Summe seiner Teile. Diese Feststellung besagt, daß mit der Bildung eines Systems sprunghaft, unvorhersehbar und von den Eigenschaften der Elemente unableitbar neue Eigenschaften auftreten; Eigenschaften, die es auf der Ebene der Elemente oder Subsysteme nicht gibt. Diese Tatsache hat man als *Emergenz* beschrieben (Sperry 1969, Popper 1982, Medawar 1977). Konrad Lorenz (1973) spricht von *Fulguration,* um das blitzartige Auftreten dieser Erscheinung des Neuen zu kennzeichnen. Köhler (1933) hat darauf aufmerksam gemacht, daß diese Eigenart von Ganzheiten nicht auf psychologische Phänomene beschränkt bleibt, sondern auch im biologischen Bereich Gewicht besitzt. Medawar (1977) beschreibt diese Tatsache folgendermaßen:

»Wenn wir in der oben skizzierten Hierarchie [physikalischer, biologischer, psychologischer und sozialer Systeme] aufsteigen, finden wir, daß der empirische Reichtum und Informationsgehalt der Wissenschaften zunehmend größer wird (...) teilweise weil jede Wissenschaft die Theoreme der Wissenschaft unter ihr enthält, teilweise weil die Restriktionen, welche fortschreitend mögliche Interaktionen zwischen den Elementen begrenzen, auf jeder höheren Ebene Ideen und

Konzepte hervorbringen, die spezifisch für diese Ebene sind. Das sind die ›emergenten Eigenschaften‹.«

Mit dem Übergang von einer einfacheren zu einer komplexeren Integrationsebene – vor allem mit dem Übergang von der Ebene anorganischer Elemente zu einer Ebene biologischer Systeme, dann wieder mit dem Übergang von biologischen zu psychischen Systemen und schließlich zu sozialen Systemen – treten sprunghaft *(emergent)* neue, bisher unbekannte Phänomene auf. Sie zwingen uns jedesmal, eine neue wissenschaftliche Disziplin mit eigener Terminologie zu entwickeln, die imstande ist, die neuartigen Phänomene zu beschreiben.

Physik, Chemie, Biologie, Psychologie und Soziologie benötigen zur Beschreibung der von ihnen beobachteten Phänomene jeweils neue wissenschaftliche Sprachen, die sich nicht auf die Begriffe der Wissenschaft für die einfachere Ebene reduzieren lassen. Alle diese Wissenschaften verdanken ihre Existenz und ihr Recht auf Existenz nur dieser Tatsache.

Der andere von Medawar hervorgehobene Punkt ist wichtig, um das Zustandekommen dieses Phänomens (der Emergenz) zu verstehen, das zunächst wie der Bericht aus einem Mythos anmutet. Sein Hinweis auf »die Restriktionen, die fortschreitend mögliche Interaktionen zwischen den Elementen begrenzen«, gibt eine rationale Erklärung. Danach sind die neuen Eigenschaften, die mit der Bildung eines Systems in Erscheinung treten, das Ergebnis von Restriktionen. Sie kommen dadurch zustande, daß sich die möglichen Aktivitäten der Elemente im Rahmen eines Systems gegenseitig so weit blockieren, daß nur die zum Tragen kommen, deren Kooperation das System erhält und dessen Aktionen zuwegebringt. Emergenz oder die Neuschöpfung vorher unbekannter Eigenschaften ist unter diesem Aspekt gewissermaßen das Resultat einer Ordnung durch Verbote, die auf jeder Integrationsebene den dort gültigen Systemgesetzen entsprechen.

Beispiele für solche Restriktionen, die nur systemkonforme Aktivitäten der Elemente zulassen und alle anderen unterbinden, finden sich auf jeder Integrationsebene. Sie sind zugleich Beispiele für eine Pathologie durch ein mögliches Versagen der Restriktionen. So sind die physikalischen und chemischen Aktivitäten der Moleküle, aus denen eine Zelle aufgebaut ist, in deren Verband auf die zellkonformen Möglichkeiten eingeschränkt. Ein Versagen dieser Restriktionen würde zur Auflösung der Zelle führen. Auf der Ebene von Geweben und Organen sind die Möglichkeiten für Aktivitäten, über die frei lebende Zellen verfügen – wie Phagozytose, Bewegung und Vermehrung –, streng limitiert. Ein Versagen der Restriktionen würde zu Organerkrankungen bis hin zu malignen Neubildungen führen. Das Analoge gilt wieder für die Aktivitäten der Organe innerhalb des Organismus: Die Überfunktion eines Organs, z.B. bei einer Hyperthyreose, einem Inselom oder Adenom der Hypophyse wie beim Morbus Cushing sind Beispiele für eine Pathologie als Folge eines Restriktionsversagens. Auf der Integrationsebene, auf welcher der Organismus mit wechselnden Teilen der Umgebung immer wieder flüchtige Systeme bildet, sind die fast unbegrenzten Einwirkungsmöglichkeiten der Umgebung durch die Selektion begrenzt, welche die Rezeptoren unter den Umgebungsvorgängen vornehmen. Schließlich sind wiederum die Aktivitäten, die Individuen außerhalb des Rahmens sozialer Systeme an den Tag legen können, durch die Regeln des sozialen Systems eingeschränkt, dem ein Individuum angehört. Auch der Bestand des sozialen Systems hängt davon ab, daß die Restriktionen, die es den Aktivitäten der Individuen auferlegt, eingehalten werden.

Diese Überlegung besitzt für den Krankheits- und Gesundheitsbegriff der Medizin eine prinzipielle Bedeutung. Alle Versuche, diese Begriffe eindeutig und überzeugend zu definieren, sind bisher fehlgeschlagen. Das Systemkonzept bietet jetzt eine einfache Möglichkeit: Der Begriff »heil«, der ja der Heilkunde ihren Namen gibt, bekommt im Zusammenhang mit dem Systemkonzept einen Sinn: Ein System, dessen Elemente die Restriktionen einhalten, welche Aktivitäten unterbinden, die dem Bestand und der Funktion des Systems abträglich sind und deren systemerhaltende Kooperationen nicht behindert werden, ist ein »heiles« System. Alle Störungen des Systemzusammenhaltes und seiner Funktionen bedrohen oder beeinträchtigen sein »Heil-sein«.

Die Begriffe Integration und Integrationsebene besagen aber nicht nur, daß die Aktivitäten der Elemente, aus denen ein System besteht, einer bestimmten Auswahl unterstehen, die deren Vielfalt einschränkt. Sie besagen auch, daß jedes lebende System aus der Mannigfaltigkeit der Umgebungsfaktoren Ausschnitte herstellt, welche die Komplexität des Vorhandenen reduzieren. Mit der hierarchischen Ordnung, in der immer wieder Systeme in Suprasysteme eintreten, entstehen Stufen, auf denen die Komplexität des Vorhandenen unter entsprechender Reduktion immer wieder auf noch komplexeren Ebenen zusammengefaßt, d.h. integriert wird. Reduktion von Komplexität und Zunahme an Mannigfaltigkeit durch das Auftreten neuer Eigenschaften gehören – so paradox es zunächst klingt – zusammen und bedingen sich wechselseitig (vgl. auch Miller 1965).

2.2.2 Weitere Konsequenzen der Systemtheorie für die psychosomatische Betrachtungsweise

Die Systemtheorie bietet durch die Gliederung der vorgefundenen Phänomene in Integrationsebenen dem Arzt die Möglichkeit, sich in der oft verwirrenden Komplexität der Erscheinungen zu orientieren. Dazu gehört auch die Verwirrung, die durch die Mehrdeutigkeit des Körper-Begriffs entsteht. Prinzipiell müssen wir (mindestens) zwischen drei verschiedenen Körperbegriffen unterscheiden:

- einem Körper, der ein Suprasystem für Zellen, Gewebe und Organe bildet
- einem Körper, den wir auf der psychischen Integrationsebene als »Körper-Repräsentanz« und als Zentrum unserer individuellen Wirklichkeit erleben und
- einem Körper, den wir auf der sozialen Integrationsebene als den Körper eines Gegenüber (z.B. eines Patienten) erfahren.

Jeder dieser »Körper« gehört einer anderen Integrationsebene an, auf der er immer wieder *emergent* ein komplexeres Ganzes »mehr« ist als die Summe seiner Teile. Die Übergänge zwischen diesen *vertikalen Ebenen* erfolgen nicht kontinuierlich, sondern durch »Sprünge«. Diese »Sprünge« lassen sich weder in der Terminologie der Physiologie beschreiben (der Sprache, welche Phänomene auf der Ebene der Gewebe und Organe als Elemente eines Organismus als relativ »geschlossenes System« beschreibt), noch in der Terminologie der Psychologie (der Sprache für Phänomene auf der Integrationsebene von Individuen, deren Organismus von einer individuellen Wirklichkeit umschlossen ist), noch in der Sprache der Soziologie (die eine Sprache für soziale Systeme entwickelt hat) – sondern nur in einer Sprache, die allen Integrationsebenen gemeinsam ist.

Damit werden zwei Gesichtspunkte wichtig:

1. Die Begriffe der Systemtheorie lassen sich nicht nur in der Biologie, sondern in den verschiedensten Wissenschaftsbereichen verwenden. Sie stellen eine *Metasprache* bereit, deren Übertragbarkeit von einem Wissenschaftsbereich in andere darauf beruht, daß sie allgemeine Prinzipien von Systemen beschreiben, gleichgültig, aus welchen Elementen diese bestehen und wie die Beziehungen oder Wechselwirkungen zwischen den Elementen aussehen. Sie beschreiben formale Übereinstimmungen oder »logische Homologien« in verschiedenen Bereichen.

2. Dieser Gesichtspunkt trifft auch für die Begriffe der Zeichentheorie zu. Auch die Begriffe der Semiotik sind nicht auf einen bestimmten Wissenschafts- oder Phänomen-Bereich begrenzt wie z.B. die Linguistik und die Sprache. Auch sie stellen ein universal gültiges Begriffssystem, d.h. eine Metasprache zur Verfügung.

Wir werden später darstellen, wie Systeme durch semantische Grenzen von ihrer Umgebung und von anderen Systemen abgeschlossen sind. Das zeigt sich in der Tatsache, daß Informationen und der Kode, nach dem Informationen gesendet und verstanden werden, nur innerhalb der Grenzen des jeweiligen Systems gelten.

Daher werden wir auch von *Kommunikationssystemen* sprechen, zwischen denen »Übersetzungen« erfolgen müssen, wenn verschiedene Systeme miteinander in Verbindung treten sollen. Wir können diesen Sachverhalt auch dadurch ausdrücken, daß wir sagen: Phänomene haben in verschiedenen Systemen verschiedene Bedeutungen (so hat »Wasser« zum Beispiel in dem System »Fisch-Umwelt« die Bedeutung »Medium« – in dem System »durstiges Säugetier« die Bedeutung »Getränk« usw.). Systemgrenzen sind daher »Bedeutungsgrenzen«.

Solche Bedeutungsgrenzen spielen zwischen den verschiedenen Integrationsebenen eine besondere Rolle. Zwischen ihnen – z.B. zwischen der Ebene physiologischer Vorgänge in einem Körper als relativ geschlossenem System und der Ebene psychologischer Zusammenhänge mit der Umwelt, bzw. in Situationen – gibt es *Bedeutungssprünge.* Da die Systemtheorie formal für alle Integrationsebenen gilt, gibt sie uns die Möglichkeit, Inhalte verschiedener Integrationsstufen als Bedeutungssprünge einander zuzuordnen. Bedeutungssprünge sind semiotisch gesehen Übersetzungen von einem Zeichensystem (Kode) in ein neues.

Ein Beispiel soll diese Zusammenhänge illustrieren: Die sogenannte »Altershypertonie« (das heißt die Erkrankung an hohem Blutdruck bei älteren Menschen) läßt sich – sofern sie nicht Ausdruck eines organischen Leidens ist – als Folge von Veränderungen in der Gesellschaft interpretieren, in der alte Menschen leben. Der Terminus *Folge* impliziert hier Beziehungen, die über verschiedene Integrationsebenen hinweg verfolgt und jeweils neu analysiert werden müssen. Dabei ergeben sich in groben Zügen folgende Zusammenhänge:

Auf der Integrationsebene sozialer Systeme vollzieht sich ein Wandel der Formen des Zusammenlebens.

Die heranwachsende Generation baut ihre soziale Wirklichkeit nach neuen Programmen auf, sie ist nicht mehr bereit, die soziale Wirklichkeit der älteren Generation zu übernehmen. Die Folge ist, daß die alten Menschen ihre individuellen Wirklichkeiten nicht mehr in die gemeinsame (soziale) Wirklichkeit einbringen können, in der sich die jungen Menschen begegnen und verstehen. Auf der Integrationsebene des Psychischen sehen wir, daß die Programme, die alte Menschen in ihrer Jugend für den Aufbau ihrer individuellen Wirklichkeiten gelernt haben und die sie im Laufe ihres Lebens – in Kommunikation mit anderen Menschen ihrer Generation – eingeübt und vielleicht modifiziert haben, nach und nach außer Kraft gesetzt werden. Mit anderen Worten: Die Tatsache, daß auf der Ebene des Sozialen das gesellschaftliche Leben mehr und mehr zu einer Wirklichkeit wird, in der sich die alten Menschen nicht mehr zurechtfinden, führt auf der Ebene des Psychischen dazu, daß sie mit Angst und Aggression reagieren. Damit werden archaische Verhaltensprogramme mobilisiert, die – wie sich bereits im Tierversuch sehr deutlich belegen läßt – auf der physiologischen Ebene mit einer Hypertonie einhergehen (einem Zustand, der sich als permanente Alarmreaktion interpretieren läßt).

Das Geschehen auf der Integrationsebene sozialer Systeme können wir nur in der Sprache der Soziologie beschreiben und verständlich machen. Dieses Geschehen hat aber Auswirkungen auf der Integrationsebene psychischer Systeme, die wir nur verstehen können, wenn wir die Sprache beherrschen, die in diesen psychischen Systemen (den individuellen Wirklichkeiten der alten Menschen) gilt. Zwischen der Bedeutung, die Vorgänge auf der Integrationsebene sozialer Systeme, zum Beispiel als »sozialer Wandel«, haben und der Bedeutung, die sie auf der psychischen Ebene als »Kränkung« oder »Zurückweisung« annehmen, liegt ein *Bedeutungssprung.* Die Auswirkung der Vorgänge auf der psychischen Ebene (der individuellen Wirklichkeit des einzelnen alten Menschen) auf die Ebene der physiologischen Systeme enthält wiederum einen Bedeutungssprung – diesmal von »Aggression« zu Hypertonie.

Auf dieser (physiologischen) System- bzw. Integrationsebene wird dann das Regelkreissystem »Kreislauf« mit seinen hormonalen und nervalen Regulationsmechanismen beschrieben. Ein weiterer Bedeutungssprung wäre dann der zu einer Systemebene der Gefäßwandzellen, auf der die morphologischen Gefäßveränderungen als Hypertoniefolge beschrieben werden.

Wir haben oben eine zentrale These der Systemtheorie erwähnt, deren erkenntnis- und wissenschaftstheoretische Konsequenzen noch keineswegs ausgeschöpft sind: die These, daß mit der Bildung eines Systems *emergent* Eigenschaften und Möglichkeiten entstehen, die es auf der Stufe der Elemente, aus denen das System besteht, noch nicht gibt. Die Elemente sind zwar notwendige, aber nicht hinreichende Bedingungen.

Auch hier handelt es sich um keine neue Entdeckung. Bis in das 19. Jahrhundert hinein galt für viele Wissenschaftler die *Epigenese,*[9] d.h. das Auftreten neuer Eigenschaften, die nicht aus dem vorhergehenden Zustand abgeleitet werden können, als ein Charakteristikum natürlicher Entwicklung. Diese Lehre wurde im Anschluß an Darwins Untersuchungen von der Evolutionstheorie abgelöst, nach der alle höheren und komplexeren Organismen auf »natürliche«, d.h. durch kausale Mechanismen erklärbare Weise, entstanden sein sollen. Danach darf es im Grunde etwas Neues im Sinne von Emergenz gar nicht geben.

Wir können die Hintergründe dieser Problematik hier nur andeuten, mit der sich – wie es scheint – ebenfalls ein Paradigmawechsel ankündigt. Es ist aber notwendig darauf hinzuweisen, daß heute der Begriff *Evolution* häufig in einem Sinne verwendet wird, der gar nicht dessen strenger Definition entspricht, sondern eigentlich *Epigenese* meint. Für uns ist die konkrete Frage dringlicher, die sich mit dem Konzept der System-Hierarchie stellt, in dem das Prinzip der Emergenz implizit enthalten ist: die Frage der sogenannten *Aufwärts-* und *Abwärts-Effekte* (Popper 1982, Medawar 1977). Darunter versteht man die Konsequenzen, welche Veränderungen auf den einfacheren (Sub-System-) Stufen – z.B. von Zellen oder Zellverbänden bei einer Infektionskrankheit oder bei Strahlenschäden als *Aufwärts-Effekte* auf den komplexeren (System- und Suprasystem-)Stufen des

[9] Der Ausdruck wird mit »nachträglicher oder zusätzlicher Bildung« übersetzt, im Gegensatz zu Evolution. Als eigentlicher Begründer gilt Caspar F. Wolff, dessen *Theoria generationis* 1759 erschien (Nobis 1972).

erkrankten Individuums oder der betroffenen Familie – haben, und umgekehrt, welche Folgen sich aus Veränderungen in komplexen Systemen ergeben, z.B. der sozialen Ebene als *Abwärts-Effekte* auf den Stufen der Individuen, Organismen und evtl. bis hin zu den Zellen bestimmter Organe.

Das Beispiel der Altershypertonie zeigt, wie sich die terminologischen Probleme, die sich bei Aufwärts- und Abwärts-Effekten ergeben, prinzipiell beantworten lassen: wenn wir von einer Systemebene zur anderen überwechseln, müssen wir die *Bedeutungssprünge* nachvollziehen. Das aber heißt konkret, wir müssen davon ausgehen, daß auf jeder neuen Integrationsstufe ein neuer Kode für die Informationsvermittlung zuständig ist. Diesen neuen Kode müssen wir kennen, um die Informationen der neuen Ebene in das Zeichensystem der bekannten Ebene übersetzen zu können, und umgekehrt. Von dort her wird es auch verständlich, warum auf verschiedenen Integrationsebenen verschiedene wissenschaftliche Sprachen- und damit auch verschiedene Bezugssysteme (Modelle) notwendig sind, um die Phänomene zu beschreiben, die dort angetroffen werden. Schließlich leuchtet es auch ein, daß die Abstände zwischen verschiedenen Integrationsebenen und damit auch zwischen verschiedenen Sprachen nicht gleich groß sind, und daß Übersetzungsversuche mißlingen müssen, die sich darüber keine Rechenschaft geben.

2.2.3 Hierarchie als ein- oder mehrdimensionale Ordnung

Eine Theorie der Medizin muß diesen Problemen Rechnung tragen. Sie muß die Modelle, die für die Systemhierarchien entwickelt wurden, unter diesen Gesichtspunkten kritisch prüfen und unter Umständen verändern. So muß sie auch die Frage untersuchen, ob die Vorstellung einer eindimensionalen Stufenordnung nicht zu eng ist, und ob es sich nicht als notwendig erweist, zwei- oder sogar mehrdimensionale und vor allem verzweigte Modelle zu entwickeln.

Mossakowski und Nettmann (1981) vertreten diesen Standpunkt. Sie machen zunächst darauf aufmerksam, daß die Vorstellung einer hierarchischen Ordnung eine lange Geschichte hat:

»Beginnend mit der *scala rerum* im 16. und 17. Jahrhundert waren lineare Hierarchien sehr beliebte Ordnungsvorstellungen in den Naturwissenschaften, und in der Folge haben viele Autoren biologische Objekte auf diese Weise einzuordnen versucht. Die Begründung der Systematik war ein Verdienst dieser Bemühungen. Aber als das natürliche System der Organismen immer verzweigter und baumartiger wurde, begann man, Linearität auf relativ begrenzte Teile des phylogenetischen Baumes zu beschränken. So wurden Entwicklungsreihen vom Atom zum Universum konstruiert. Da es unmöglich ist, alle Autoren zu erwähnen, die sich mit dem Problem einer Hierarchie befaßt haben, mögen die berühmten Namen von Haeckel (1866) und v. Bertalanffy (1968) für die weit größere Zahl der Ungenannten stehen. Selbst in modernen Lehrbüchern (z.B. Jacobs 1977 und Krebs 1972) findet man Beispiele linearer Hierarchien für biologische Phänomene.«

Nach diesem kurzen Hinweis auf die Geschichte der linearen Modelle folgen Hinweise auf Autoren, welche die Meinung vertraten, daß ein einziges Prinzip für die Klassifizierung biologischer Phänomene zu eng sei. Sie nennen Remane (1959), Tischler (1976) und russische Autoren, welche eine ältere Generation zweidimensionaler Modelle vertreten: Wernadski (1926) und Sawadski (1966) und erwähnen auch, daß derartige Modelle z. B. in dem Lehrbuch der Evolution von Timoffeff-Ressovski (1975) gebracht werden.

Zu dem Problem selbst betonen sie, es sei für die Frage nach der Form hierarchischer Beziehungen von fundamentaler Bedeutung, daß es zahlreiche Organisationsebenen gäbe, auf denen verschiedene Arten von Systemen nebeneinander existierten. Auch derartige Organisationsebenen seien nicht auseinander entstanden und folgten auch historisch nicht aufeinander, sondern existierten gleichzeitig nebeneinander.

Sie untersuchen dann die Ebene der Individuen, der Populationen und der ökologischen Gemeinschaften unter diesem Gesichtspunkt und kommen zu dem Schluß, es sei nicht möglich, ein Modell für alle lebenden Systeme als derart eintönige Folge einzelner Stufen zu entwerfen.

Diese Einwände sind sicher berechtigt.

Es ist bereits eine unerlaubte Vereinfachung, wenn wir von einer hierarchischen Gliederung der Subsysteme des Organismus als einer Stufenreihe von Zellen, Zellverbänden, Organen und Organsystemen bis hin zum Gesamtorganismus sprechen. Auch hier sind zweifellos verzweigte, mehrdimensionale Modelle erforderlich.

2.2.4 System und Zeitgestalt

Ein anderes Problem ergibt sich aus der Tatsache, daß viele der bisherigen Systemmodelle statisch im Sinne von antievolutionär sind. Die Verknüpfung mit dem Regelkreismodell mit negativer Rückkoppelung verführt immer wieder dazu, daß man unter einem System ein Gebilde versteht, das zäh an seinem hergebrachten Gleichgewichtszustand festhält. Die Einwände, die gegen systemtheoretisches Denken vorgebracht werden, beziehen sich in erster Linie auf seine Gegenwartsbezogenheit, d.h. seine Geschichtsfeindlichkeit (Ciompi 1982). Dieses Problem spielt eine Rolle, seit man versucht hat, System-Modelle zu entwickeln.

Schrödinger (1944) war einer der ersten, der auf den fundamentalen Unterschied zwischen physikalischen und biologischen Systemen hingewiesen hat. Er betonte, daß physikalische Systeme entsprechend dem zweiten Gesetz der Thermodynamik unter Energieentwicklung, d.h. unter Abnahme von Ordnung und Bewegung einem Gleichgewicht, dem sogenannten Wärmetod, zustreben. Demgegenüber gehe die Entfaltung lebender Systeme mit einer Zunahme an Ordnung einher. Diesen komplementären Prozeß hat man als *Negentropie*-Bildung bezeichnet und von einem zweiten Gesetz der System-Entwicklung gesprochen (Makraditis 1977).

Damit ist das Zeitproblem in doppelter Weise angesprochen: Einmal stehen wir vor der Frage nach den Formen, in denen sich die höheren Ordnungsstrukturen lebender Systeme entfalten. Diese Frage ist mit dem Problem der »Zeitgestalt« identisch. Zum anderen wird mit dem Hinweis auf den zweiten Hauptsatz der Thermodynamik das Problem einer irreversiblen Zeit deutlich, das in der klassischen Mechanik ausgeklammert bleibt, da dort nur umkehrbare Zeitabläufe beschrieben werden. Von diesen beiden Problemen hat das zweite bei weitem die meiste Aufmerksamkeit auf sich gezogen.

Hier hat Prigogine (1976, 1981) mit seiner Theorie der offenen Systeme und dissipativen Strukturen ein neues Zeitverständnis in die Beschreibung physikalischer und chemischer Prozesse eingeführt und dadurch die Diskussion in einzigartiger Weise belebt. Über die Frage, ob und wieweit seine von der Thermodynamik herkommenden Theorien und Modellvorstellungen genügen, um biologische, humane und soziale Vorgänge zu beschreiben, gehen die Meinungen auseinander (Altner 1986). Die Kontroverse zeigt jedoch, wie der Systembegriff unser heutiges wissenschaftliches Denken befruchtet, und wie die Einsicht in die Notwendigkeit, diesen Begriff weiterzuentwickeln und zu differenzieren, seine Fruchtbarkeit dokumentiert.

So betont Anderson (1984), daß die bisherigen Systemkonzepte unzureichend seien, weil sie auf der Vorstellung von Gleichgewichtsprozessen beruhten. Systeme verhielten sich nicht homöostatisch, sondern dynamisch. Die Annahme von Gleichgewichtszuständen, die durch homöostatische Rückkoppelung aufrecht erhalten würden, entspreche einer kybernetischen Null-Hypothese, während die wirklichen Vorgänge viel interessanter und viel weniger domestiziert verliefen. Auch Weiner (1985) weist darauf hin, daß Lebensvorgänge niemals zu dem früheren Zustand einer Homöostase zurückkehrten. Er kritisiert unter diesem Gesichtspunkt das Streß-Konzept Selyes, nach dem der Organismus versuche, durch Adaptation seinen früheren Zustand wiederherzustellen. Dagegen sei ein Konzept realistischer, nach dem wirklicher (*dire,* d.h. schrecklicher) Streß zu einer irreversiblen Reorganisation des ganzen Systems führe.

In der Immunologie zeigt sich auf anschauliche Weise, wie der Begriff der Homöostase dynamisch im Sinne einer gleitenden Differenzierung erweitert werden muß: Nach jeder Immunantwort ist das Immunsystem nicht mehr dasselbe wie vor der Immunantwort. Die Reaktion auf ein neues Antigen verändert die vorbestehende *(präimmune stable state)* Homöostase des Systems in eine neue differenziertere Postimmun-Antwort-Homöostase *(new post-*

immune stable state) allein aufgrund des Vorhandenseins neuer Gedächtniszellen (Bonilla et al. 1987).

Lebende Systeme sind, wie Anderson betont, zielstrebig, sich selbsterzeugend und unbegrenzt offen. Sie referiert Prigogine, der in physikalischen Systemen Nicht-Gleichgewichts-Prozesse untersucht und beschrieben sowie auf deren Allgegenwart auch in lebenden Systemen hingewiesen hat. Sein Nachweis von Vorgängen wie Fluktuation, Äquifinalität (Konvergenz) und multiplen Lösungen in der Physik habe die wissenschaftliche Landschaft erweitert und müssen auch zu Konsequenzen für die Konzepte lebender Systeme führen.

E.U. v. Weizsäcker (1986) meint, es hieße die Pointe mißverstehen, wolle man Prigogine Physikalismus und Reduktionismus vorwerfen für einen Versuch, physikalische Gesetzlichkeiten zu beschreiben, die Irreversibilität, Geschichte und qualitatives Wachstum verdeutlichen. Die zentrale Frage sei, ob es biologische Gesetzmäßigkeiten gebe, die erst in einer wesentlich über die Thermodynamik hinausgehenden Sprache formuliert werden könnten und dennoch gute Wissenschaft seien. Er nennt drei Erscheinungen, die von Prigogines Theorien nicht berücksichtigt werden, und die für lebende Systeme von entscheidender Wichtigkeit sind:

Zellbildung (d.h. die Bildung von Trennwänden, auf denen die Möglichkeit zur Ausbildung von Hierarchien, selektivem Stoffwechsel und Stoff- sowie Nachrichtentransport beruht), zeitliche Kompartimentbildung im Dienste des Lebens und der Evolution sowie Fehlerfreundlichkeit.

Die Komplexität lebender Systeme im allgemeinen und menschlicher Wesen, ihrer Sprache und Kulturen im besonderen zwingen uns, die Entwicklung des Systemkonzeptes und der System-Theorie aufmerksam zu verfolgen. Denn alles, was wir beobachten, fällt letztlich in die Kategorie dynamischer Systeme, die Materie und Energie benutzen, um neue Ordnungen, neue Beziehungen und neue Hierarchien aufzubauen.

Dazu wird es aber auch notwendig sein, den Begriff der Zeitgestalt einzuführen, denn ohne ihn muß jeder Versuch, die Geschichtlichkeit lebender Systeme zu beschreiben, unzulänglich bleiben.

Das ergibt sich bereits aus folgender Überlegung: Wenn lebende Systeme entweder ihren Gleichgewichtszustand und ihre auf ihn bezogene Struktur beibehielten oder – z.B. bei einem Umschlag von einem negativen in ein positives feedback – zugrunde gingen, ließen sich die meisten Erscheinungen, die wir an Lebewesen beobachten, nicht unter Systemgesichtspunkten deuten. Bereits eine Sollwert-Verstellung läßt die Frage auftauchen, ob wir es nach einem solchen Ereignis noch mit dem gleichen System zu tun haben.

Diese Frage stellt sich bei den offenen Systemen der Thermodynamik, die Prigogine beschreibt, aus einem sehr einfachen aber entscheidenden Grund (noch) nicht: Die Systeme, die fern vom Gleichgewicht dissipative Strukturen zeigen und sich ständig nach »Katastrophen« verändern, bestehen aus den gleichen Elementen, den gleichen chemischen Bestandteilen. Die Identität dieser Systeme mit sich selbst läßt sich durch die Identität ihrer Bestandteile definieren. Lebende Systeme sind im Gegensatz dazu Fließgleichgewichte (Bertalanffy 1968), deren physikalische und chemische Bestandteile ständig ausgetauscht werden. Hier taucht die Frage auf, woran man ihre Identität festmachen kann.

Bisher hat man die Identität lebender Systeme in der Konstanz ihrer Struktur gesehen; aber diese Struktur ändert sich ebenso wie ihre Gleichgewichtszustände, ihre Homöostasen. Damit stehen wir vor der Frage, wo wir die Identität von Systemen verankern können, die ständig ihre Bestandteile und ihre Struktur verändern?

Wir sind hier mit einem terminologischen und einem modelltheoretischen Problem konfrontiert. Das terminologische Problem besteht in der Schwierigkeit, einen adäquaten Begriff für eine Identität zu finden, die sich verändert und trotzdem oder gerade dadurch sie selbst bleibt. Diese Paradoxie ist ein Wesenszug aller lebenden Gebilde (Th. v. Uexküll 1984b).

Das modelltheoretische Problem besteht in der Notwendigkeit, Vorstellungen zu entwickeln, die ein Entstehen, ein Sich-Verändern und ein Fortdauern von Systemen beschreiben können. Die von Prigogine beschriebenen thermodynamischen Systeme erklären zwar, wie Nichtgleichgewichtsprozesse und »Ordnung durch Fluktuation« nicht nur zu einer Erhaltung von Systemen führen, sondern auch zu einem sprungweise »Komplexer-Werden«. Mit ihrer Hilfe läßt sich erklären, daß Systeme »überstabil« und »hochelastisch« von einem Gleichgewichtszustand in einen neuen übergehen können. Es ist aber aus den angeführten Gründen fraglich, wieweit diese Modelle ausreichen, um die Bildung und Entfaltung biologischer Systeme, vor allem auch auf der menschlichen und sozialen Ebene zu beschreiben.

Überlegungen, die sich mit diesen Problemen auseinandersetzen, finden in dem Modell des *autopoietischen Systems* einen Niederschlag (Maturana 1982), das den Gedanken der Selbst-Rückbezüglichkeit in den Mittelpunkt stellt. Danach ist die autopoietische Organisation dadurch charakterisiert, daß die Produktion der Elemente eines derartigen Systems (z.B. in den Kreisprozessen des Stoffwechsels) immer das System hervorbringt, das seinerseits wieder seine Elemente produziert.

Diese Probleme werden auch im Rahmen der Gruppenpsychologie und der Familientherapie diskutiert (Stierlin et al. 1980, Dell u. Goolishian 1981). Sie sind auch für unser Konzept bedeutsam, das versucht, den Menschen als ein lebendes, sich entwickelndes System zu beschreiben.

Das terminologische Problem, wie man ein sich nach angeborenen und erlernten Programmen ständig veränderndes Gebilde als ein System bezeichnen kann, das mit sich selbst identisch bleibt, das Problem seiner »Dauer« oder *ongoingness* (Dell u. Goolishian 1981) läßt sich nur mit dem Begriff der *Zeitgestalt* lösen.

Das Beispiel einer bestimmten Menge Wasser, das bei 0° C zu Eis und bei 100° C zu Dampf wird, also nacheinander in drei verschiedene Organisationsformen übergeht, kann als Analogie andeuten, wie der Begriff der Zeitgestalt Wandel und Identität zu verbinden vermag. Die Katastrophentheorie Thoms (1975) stellt ein solches Umschlagen in andere Zustandsformen als Möglichkeit der Fortdauer eines

Systems mathematisch dar. Thom erwähnt bezeichnenderweise die Umwelttheorie J. v. Uexkülls als Beispiel dafür, wie in einem System (der Umwelt) das Subjekt vorübergehend in das Objekt umschlagen kann. So erlebt sich ein Tier, das eine Beute verfolgt, im Eifer der Verfolgung in der Beute. Wie hilfreich solche Modellvorstellungen zur Darstellung entwicklungspsychologischer Prozesse sein können, zeigt der Versuch Winnicotts (1973), den Umschlag von der frühesten Form der symbiotischen Einheit zwischen dem Kind und der Mutter (die er als Objektbeziehung bezeichnet) in eine reifere Form (die er Objektverwendung nennt) zu beschreiben:

»In der Objektbeziehung läßt das Subjekt (wenn es zu diesem Umschlag kommt) bestimmte Veränderungen im Selbst in einer Weise zu, die uns zur Einführung des Begriffs Besetzung veranlaßt haben. Das Objekt hat Bedeutung gewonnen. Projektionsmechanismen und Identifikationen sind wirksam geworden, und das Subjekt ist trotz der Erweiterung im Gefühlsbereich so weit geschwächt, daß es einen Teil seines Selbst im Objekt wiederfindet« (103).

Der psychoanalytische Begriff der Besetzung wird hier systemtheoretisch als Umschlag der Bedeutungserteilung in dem System Subjekt-Objekt beschrieben.

Die Frage, wie Systeme trotz ihrer Veränderung »fortdauern«, hat mit dem Problem der Zeit zu tun, bzw. damit, wie lebende Systeme dieses Problem lösen. Vom System her betrachtet ist Zeiterfahrung immer eingebettet in etwas Ursprünglicheres, in etwas, das zu jedem Zeitablauf unverzichtbar dazugehört: eine Dauer, innerhalb deren sich erst etwas verändern kann.

Das Wort »Weile« bringt diesen Sachverhalt deutlich zum Ausdruck: Etwas dauert (immer) eine längere oder eine kürzere Weile. Die Weile bestimmt, ob ein Zeitablauf rasch oder langsam erfahren, bzw. erlebt, wird. Etwas »Kurzweiliges« bedingt einen raschen Zeitablauf. In der »langen Weile« sind Zeitabläufe zäh und manchmal unendlich langsam.

Wir finden hier den Unterschied zwischen einer »fliehenden Gegenwart« des »Jetzt« und der »bleibenden Gegenwart« der »Weile«.

»Unter Weile verstehen wir nämlich eine Gegenwart, die beginnt, dauert und endet, ohne daß dabei eine Zeitbewegung stattfindet. Erst innerhalb einer Weile kann Zeit in Bewegung geraten. Wir sagen dann: Ein Vorgang, eine Veränderung oder ein Geschehen dauern eine Weile. Was sich dabei verändert und bewegt, ist nicht die Weile selbst. Sie bleibt bestehen, wie der Horizont über dem bewegten Treiben einer Landschaft oder wie das Ufer zu beiden Seiten der dahinströmenden Wellen eines Flusses. Solange sich aber in einer Weile nichts ereignet, steht auch die Zeit still, wie sie für den Mönch von Heisterbach stillstand, der eine Weile den Himmel erlebte« (Th. v. Uexküll 1952).

Die Geschichte von dem Mönch von Heisterbach erzählt, daß nach seiner himmlischen Vision, während der er nicht älter geworden war, die irdische Zeit um viele Jahre weitergegangen war, so daß der Mönch sich auf der Erde nicht mehr zurechtfinden konnte.

Im Gefühl und in der Erinnerung sind »Weilen« mit ihren Zeitabläufen in den Programmen senso-motorischer und senso-sensorischer Schemata z. B. als Melodien aufbewahrt, die wir im Laufe unseres Lebens erlernt haben. Diese »Weilen« sind Zeitgestalten, und es spricht alles dafür, daß sie in einfacherer Form bereits bei den Tieren, ja bei allen lebenden Systemen anzutreffen sind, daß sie mit anderen Worten zum Leben gehören.

2.2.5 Das Problem der Beziehungen zwischen verschiedenen Integrationsebenen

Mit dem wachsenden Interesse an den Möglichkeiten, welche die Systemtheorie zur Beschreibung biologischer, psychologischer und sozialer Phänomene eröffnet, wird auch das Modell des Systems genauer und differenzierter. Damit stellt sich auch die Frage dringender, wie wir uns die Beziehungen zwischen verschiedenen Systemen und vor allem zwischen Systemen verschiedener Integrationsebenen vorstellen sollen. Diese Frage ist ja im Grunde gar nicht von der des Systemkonzeptes selbst zu trennen; wenn die Elemente eines Systems wieder Systeme sind oder sein können, dann muß ein Systemmodell auch auf die Frage antworten, wie wir uns die Beziehungen zwischen verschiedenen Integrationsebenen vorstellen sollen.

Wir haben schon auf zwei Konsequenzen hingewiesen, die sich aus der Feststellung ergeben, daß wir verschiedene Integrationsebenen unterscheiden müssen. Die eine war, daß wir auf verschiedenen Integrationsebenen verschiedene Sprachen benötigen, um die Phänomene, die wir dort antreffen, adäquat beschreiben zu können. Die andere Konsequenz war, daß wir vor der Frage stehen, wie wir uns die Auswirkungen der Vorgänge einer Integrationsebene auf die anderen (höheren oder tieferen) Ebenen vorstellen sollen. Beide Konsequenzen stellen uns im Grunde vor das gleiche Problem; wie übersetzen wir Vorgänge, die wir nur mit soziologischen Begriffen beschreiben können, in die Sprache der Psychologie und von dieser in die Sprache der Physiologie und umgekehrt?

Wir haben im Laufe unserer Darstellung immer wieder darauf hingewiesen, daß dieses Problem eine Grundfrage der psychosomatischen Medizin darstellt und haben betont, daß es sich nur durch eine *Metasprache* lösen läßt, in die wir die Begriffe der verschiedenen Disziplinen übersetzen, um sie dort miteinander in Beziehung bringen zu können. Wir haben auch dargestellt, daß die Zeichentheorie und die Systemtheorie solche Metasprachen bereitstellen, in denen sich ein bio-psycho-soziales Modell formulieren läßt. Diese Feststellungen blieben aber bisher sehr abstrakt.

Jetzt sehen wir, daß sich das *Problem der Übersetzungen* viel konkreter stellt, als es der Begriff zunächst vermuten läßt. Wir stellen uns ja gewöhnlich vor, daß eine Übersetzung den Inhalt einer Sprache mehr oder weniger vollständig in eine andere Sprache übertragen könne. Aber jeder, der sich als Übersetzer betätigt, stellt fest, daß wir nur solche Inhalte aus unserer in eine andere Sprache übersetzen können, die auch in der anderen Sprache existieren. Hinsichtlich der Übersetzung von Vorgängen, die wir in der Sprache der Physiologie beschrieben haben, in die Sprache der Psychologie und weiter in die der Soziologie wird diese Schwierigkeit offensichtlich: Die Inhalte der einen Sprache existieren in der anderen Sprache nicht oder wenigstens nicht in dieser Form. Was und in welcher Form es dort existiert, das läßt sich nicht theoretisch erschließen, sondern nur durch empirische Forschung in Erfahrung bringen. Das gilt auch für die Frage, wie die Struktur eines hierarchisch gegliederten Systems konkret aussieht.

Am Beispiel der Altershypertonie wurde bereits deutlich, daß das Problem der Übersetzungen in unserem Zusammenhang mit dem Problem der *Abwärts-* und der *Aufwärts-Effekte* identisch ist. Nachzutragen bleibt noch die Feststellung, daß wir das Konzept der hierarchischen Gliederung nur dann zur Deutung konkreter Zusammenhänge heranziehen können, wenn wir die Bedeutung berücksichtigen, welche die verschiedenen Integrationsebenen füreinander besitzen.

Diese Bedeutung besteht darin, daß die Elemente der einfacheren Ebene auf der einen Seite die Voraussetzung für die komplexen Beziehungen auf der nächst höheren Integrationsebene bilden, daß aber andererseits auf jeder Integrationsebene Probleme auftauchen, die dort nicht gelöst werden können, sondern erst durch den Gewinn zusätzlicher Möglichkeiten auf höherer Ebene lösbar werden.

Sobald wir diese funktionellen Beziehungen zwischen den verschiedenen Integrationsebenen in Rechnung stellen, wird es möglich, Übersetzungen in Gestalt von Aufwärts- oder Abwärts-Effekten zu sehen. Ein Beispiel für eine Übersetzung aus der Sprache der Physiologie in die der Psychologie und von dieser in die der Soziologie bei Aufwärtseffekten ist eine Störung auf der Ebene der Atome oder Moleküle, die, wenn sie nicht auf einer höheren Ebene aufgefangen und kompensiert werden kann, voll bis zur höchsten Ebene sozialer Systeme durchschlägt. Eine Atomverseuchung oder eine chemische Vergiftung des Bodens wie in Seveso vernichten pflanzliche, tierische, menschliche und soziale Systeme. Die Vernichtung der Zellen auf der einfachen Integrationsebene entzieht den komplexeren Systemen die Basis ihrer Existenz.

Umgekehrt lassen sich Übersetzungen aus der Sprache der Soziologie in die der Psychologie und von dort in die der Physiologie im Rahmen von Abwärts-Effekten darstellen, wenn wir davon ausgehen, daß Probleme, die von der einzelnen Zelle nicht gelöst werden können, in einem Zellverband lösbar werden; Zellverbände können wieder Lösungen für Probleme, die sie in ihrem begrenzten Rahmen nicht lösen, auf der Ebene von Organen finden usw. – bis hinauf zum Organismus, dessen begrenzte Problemlösungsmöglichkeiten in sozialen Systemen (z.B. in einer Familie) lösbar werden. Die Familientherapie zeigt (um ein anderes Beispiel zu bringen als das der Altershypertonie), wie Veränderungen in der Familienstruktur über eine Einschränkung der Problemlösungs-Hilfe für die Individuen auf der psychologischen Ebene Änderungen in den individuellen Wirklichkeiten der einzelnen Familienmitglieder zur Folge haben können, die dann unter Umständen wieder über einen Wegfall an Problemlösungs-Hilfen für den Körper Änderungen auf der physiologischen Ebene nach sich ziehen.

Die Zusammenhänge werden dadurch noch komplizierter, daß jeweils zwischen zwei Integrationsebenen Aufwärts- und Abwärts-Effekte, im Sinne sich selbst verstärkender oder bremsender Kreise oder Schleifen, ineinandergreifen. Dazu kommt noch, daß derartige Wechselwirkungen auch zwischen jeder Integrationsebene eines lebenden Systems und der entsprechenden seiner Umgebung bestehen.

2.3 Zeichentheoretische Gesichtspunkte

2.3.1 Symptom und Zeichen

Die Erinnerung an die historischen Wurzeln unserer heutigen naturwissenschaftlichen und medizinischen Vorstellungen kann uns zu einem tieferen Verständnis der Gedanken verhelfen, die in diesen Vorstellungen Gestalt angenommen haben. Dabei wird aber auch deutlich, wie zeitbedingte Überzeugungen und Vorurteile immer wieder dazu führen, daß wichtige Epochen aus der Geschichte bestimmter Ideen verdrängt werden und der Vergessenheit anheimfallen. Erdheim (1982) spricht von einer »gesellschaftlichen Produktion von Unbewußtheit«. Der bedingungslose Fortschrittsoptimismus, den das Paradigma der Maschine den Menschen des 19. Jahrhunderts einflößte, ist dafür ein Beispiel.

> Wir haben verfolgt, wie dadurch eine entscheidende Episode der jahrtausendealten Geschichte des Ringens um den Begriff der Einheit – der Geschichte des modernen System-Begriffs – in Vergessenheit geriet.

Ähnlich steht es mit der Geschichte des allen heutigen Ärzten geläufigen Symptom-Begriffs, dessen historische Wurzeln ebenfalls bis in das griechische Altertum und weiter zurückreichen. Auch von dieser Geschichte hat die moderne Medizin keine Erinnerung aufbewahrt.

Heute beginnen wir zu sehen, wie eng die Geschichte des Systembegriffs und die Geschichte des Symptombegriffs zusammenhängen. Der Symptombegriff spielt in der Geschichte der Zeichenlehre eine zentrale Rolle, und alles, was wir über Systeme und Vorgänge in Systemen wissen, ist durch Zeichen zu unserer Kenntnis gelangt. Die Zeichen, die wir von Systemen empfangen, müssen wir wieder in den Zeichen unserer Sprache deuten, und in diesen Zeichen müssen wir auch die Kenntnisse formulieren, zu denen wir aufgrund unserer Deutungen gelangen. Daher ist der Gedanke unabweisbar, daß auch die Verbindung zwischen den Elementen eines Systems durch Zeichen erfolgt.

Die Zeichenlehre – oder, wie sie heute genannt wird, die *Semiotik* – hat jahrhundertelang eine führende Rolle in der Medizin gespielt, und es spricht viel dafür, daß sie in Zukunft diese Rolle zurückgewinnen wird.

Damit ist das interessante Problem aufgeworfen, warum – nicht nur in der Medizin, sondern allgemein in den Wissenschaften – führende Theorien, durch neue oder wiederentdeckte alte, abgelöst werden. Wir haben das Problem eines Paradigmawechsels schon (in Kap. 1, S. 52) unter dem Gesichtspunkt der wissenschaftlichen Revolution (Kuhn 1973) erörtert. Jetzt stehen wir vor der speziellen Frage: Was steht wohl hinter der historischen Tatsache, daß eine ganzheitliche Betrachtungsweise, die – als eine Lehre von den Zeichen – über zweitausend Jahre eine zentrale Rolle in den Wissenschaften gespielt hat, von einer mechanistischen Betrachtungsweise und der Lehre von den kausalen Zusammenhängen abgelöst worden ist? Wir können dies Problem hier nicht diskutieren, wir wollen aber die Vermutung äußern, daß die Medizin der Antike und des Mittelalters nur den semantischen Aspekt der Zeichenbegriffe entwickelt, den syntaktischen und pragmatischen hingegen vernachlässigt hat. Beides ist, wie wir zeigen werden, inzwischen anders geworden. Die Informationstheorie hat sich der syntaktischen Probleme angenommen. Die Beschäftigung mit der pragmatischen Dimension, d.h. den Konsequenzen, die Zeichen für das Verhalten eines Systems haben, das als Empfänger fungiert, eröffnet einer modernen Semiotik die Möglichkeit, sich mit dem Verursachungsproblem unter zeichentheoretischem Aspekt auseinanderzusetzen; aber davon wird später die Rede sein.

2.3.2 Der Paradigmawechsel im 20. Jahrhundert

Das Problem der Einheit war für die Medizin von ihren ersten Anfängen an von zentraler Bedeutung. Wir haben dargestellt, wie dies Problem zu Beginn des 19. Jahrhunderts durch ein Konzept gelöst wurde, das in der Lage war, Organismen und Umgebung als Einheit zu beschreiben. Die überragende Bedeutung, welche die Physik und Chemie mit dem Beginn des technischen Zeitalters erlangten, hat dann, wie wir dargestellt haben, dazu geführt, daß diese Entwicklung abbrach und das Paradigma der Maschine auch in der Medizin die Herrschaft übernahm.

Seit dem Beginn dieses Jahrhunderts erleben wir in der Physik einen Paradigmawechsel. Wir können wieder beobachten, daß die wissenschaftliche Revolution mit politischen, sozialen und weltanschaulichen Revolutionen Hand in Hand geht. Konzentrieren wir unseren Blick jedoch auf die einzelnen wissenschaftlichen Disziplinen, so stellen wir fest, daß diese wissenschaftliche Revolution nur auf Raten erfolgte. Der Transfer über die Grenzen der verschiedenen wissenschaftlichen Bereiche geht nur zögernd vor sich, und scheint ähnlichen Restriktionen zu unterliegen wie der Warenverkehr zwischen verschiedenen Staaten, die ihre Wirtschaft oder ihr politisches System vor Konkurrenz zu schützen suchen.

Die neue wissenschaftliche Revolution begann im Dezember 1900. Damals trug Planck die Resultate einer Versuchsreihe vor, die weder er, noch ein anderer Physiker in den Begriffen der Newton'schen Physik deuten konnte.

Sie zwangen zu einer neuen Betrachtungsweise, für die Materie kein Kontinuum mehr darstellte. Es war die Geburtsstunde der Quantenphysik. Dann folgte Einsteins Relativitätstheorie, nach der Raum und Zeit nicht mehr unabhängig voneinander existieren, sondern ein vierdimensionales Kontinuum bilden. Die nächste Erschütterung brachte Heisenbergs Feststellung, daß es keine objektiven Meßresultate geben kann, weil in jedem Meßresultat das Gemessene durch den Eingriff des Meßvorganges verändert ist, daß es, mit anderen Worten, unmöglich ist, die Natur zu beobachten, ohne sie zu verändern.

Anläßlich des hundertsten Geburtstages von Einstein wurde die berechtigte Frage gestellt, wie es möglich ist, daß die Revolution, die zu Beginn unseres Jahrhunderts Mathematik und Physik von Grund auf verändert hat, die Vorstellungen der Menschen über sich selbst und die Welt, in der sie leben, kaum berührt zu haben scheint. Diese Revolution hat auch die Vorstellung der Ärzte über die Menschen, die sie behandeln, noch nicht erreicht, und sie hat auch die Vorstellungen der Biologen über die Lebewesen, die sie erforschen, noch nicht verändert. Die Entdeckungen der Molekularbiologie, des genetischen Codes, der Transmitterstoffe im Nervensystem – um nur einige Entdeckungen der modernen Biologie zu nennen – haben nichts an der Maschinenvorstellung des 19. Jahrhunderts geändert, wenn man von der Einführung kybernetischer Konzepte absieht.

Aber das ist ein besonderes Kapitel, auf das wir noch zu sprechen kommen.

Ungeachtet aller Widerstände beginnt sich aber auch in der Medizin, allerdings noch weitgehend verleugnet, ein Paradigmawechsel zu vollziehen. Ein solcher Vorgang ist jedoch sogar im Rahmen eines Faches ein so vielschichtiges Geschehen, daß er sich kaum in einem einzigen Bild zusammenfassen läßt. Wir wollen daher in zwei Schritten vorgehen: In einem ersten Schritt wollen wir eine Entwicklung schildern, die weitgehend akzeptiert worden ist, deren Konsequenzen für unsere Vorstellungen von Gesundheit und Krankheit aber noch nicht gezogen werden. Man versucht, die neuen Ideen im Rahmen des althergebrachten Paradigmas unterzubringen. In einem zweiten Schritt wollen wir dann versuchen, diese Konsequenzen zu ziehen. Das wird uns mit der Notwendigkeit konfrontieren, die Bedeutung, die der Begriff des Zeichens für die Medizin besitzt, neu zu überdenken. Dabei wird sich zu unserer Überraschung herausstellen, daß eine Übernahme von Konzepten der Zeichenlehre die Einführung des Subjekts in die Heilkunde bedeutet.

2.3.3 Information, Zeichen, und die Rolle der Phantasie

Der Paradigmawechsel kündigt sich in der Medizin zunächst in Begriffen und Konzepten an, die den Rahmen des Maschinenparadigmas sprengen, an dem man aber unter allen Umständen festzuhalten versucht. Ein derartiger Begriff ist der der *Information.*

J. v. Uexküll hat darauf hingewiesen, daß Organismen in Funktionskreisen durch »Merken« und »Wirken« mit ihren Umwelten verklammert sind. Wir haben am Beispiel unserer Patientin zeigen können, daß die Beziehung, welche diese Verklammerung zwischen Organismus und Umgebung zustandebringt, eines der von der Medizin bisher nicht gesehenen Kardinalprobleme einer allgemeinen Theorie der Heilkunde darstellt.

Zu diesem Problem gehört auch die Frage des Informationsaustausches zwischen den Partnern von Beziehungen und die Frage, wie sie Informationen verarbeiten. Damit stoßen wir auf die Frage nach einer Aktivität, die wir als *Phantasie*[10] bezeichnen; denn Informationsverarbeitung ist Interpretation, beziehungsweise Bedeutungserteilung und die Bedeutung, die wir neutralen Faktoren der Umgebung erteilen, läßt diese in unserer Wirklichkeit als Phänomene aufleuchten.

[10] Der Terminus leitet sich von dem griechischen Wort »phainesthai« ab, das mit »In-Erscheinung-treten-lassen« übersetzt wird.

Wir haben gesehen, wie auf der biologischen Ebene der Informationsaustausch zwischen Organismen und Umgebung vor sich geht und wie er sich mit Hilfe des Funktionskreismodells beschreiben läßt. Dabei bauen biologische Bedürfnisse (Triebe) über Bedeutungserteilung und Bedeutungsverwertung Umwelten auf, in denen die Befriedigung der Bedürfnisse möglich wird. Es werden immer wieder Szenarien für Handlungen entworfen, in denen neutralen Faktoren der Umgebung eine Bedeutung »angeheftet« wird – beziehungsweise es erfolgt eine Kodierung von Phänomenen, die dann als Bedeutungsträger die Bedeutung (die Information) vermitteln. Damit entstehen Zeichen, die Wege in Erscheinung treten lassen, die zur Bedürfnisbefriedigung hin – oder von Gefahren wegführen. Unter dem Gesichtspunkt, daß alle Szenarien mit ihren verschiedenen Bedeutungsträgern Vorwegnahmen erstrebter Bedürfnisbefriedigung sind, lassen sie sich als Erzeugnisse einer (zunächst) biologischen Phantasie auffassen; sie ist es, der die Kodierung von Phänomenen zu Zeichen, und damit ihre Verwandlung in Informationen zuzuschreiben ist.

Organismen sind vital auf Informationen angewiesen. Ohne ständigen Informationsfluß, Informationsspeicherung und Informationsverarbeitung können weder intraorganismische Stoffwechselvorgänge noch die lebensnotwendigen Beziehungen zur Außenwelt aufrechterhalten werden. Die Informationswissenschaft, die diese Vorgänge untersucht, ist daher letzten Endes eine Wissenschaft der Phantasie, wenn sie bisher auch die semantischen Probleme ausklammert und sich auf die mathematisch-faßbaren syntaktischen Aspekte beschränkt.

Information erfolgt durch Zeichen, aber, obwohl wir an jedem Zeichen einen materiellen Zeichenträger feststellen können, läßt sich weder der Zeichenbegriff noch der Informationsbegriff auf Masse und Energie reduzieren.

Zeichen bestehen aus einem materiellen Zeichenträger, einem Vehikel oder, wenn wir einen Begriff der modernen Biologie benutzen wollen, einem *Mediator* (Überträgerstoff) auf der einen und aus einer immateriellen Bedeutung auf der anderen Seite. So bestehen z. B. verbale Zeichen – wie Worte – beim Sprechen aus Luftwellen oder beim Lesen und Schreiben aus gedruckten, bzw. geschriebenen Figuren und aus dem intendierten Sinn, d.h. der Bedeutung des gesprochenen oder geschriebenen Wortes. Erst die Kombination aus materiellem Träger und immaterieller Bedeutung läßt ein Zeichen entstehen.

Das wird uns in dem Augenblick klar, in dem wir eine fremde Sprache hören oder zu lesen versuchen. Dann nehmen wir die materiellen Zeichenträger, Vehikel oder Mediatoren (die Luftwellen oder die optischen Eigenschaften der Schrift) wahr, aber die Bedeutung bleibt uns verschlossen.

In der klassischen, schon von den Scholastikern geprägten Formulierung *aliquid stat pro aliquo* (Gauger 1982/1983) ist ein Zeichen etwas, das für etwas anderes steht. Dabei ist das eine Etwas *(aliquid)* ein, der sinnlichen Erfahrung zugängliches Phänomen, dessen den Sinnen nicht zugängliche Bedeutung auf das andere Etwas *(aliquo)* hinweist, für das es steht. In dieser Form handelt es sich um eine Art Oberbegriff für die verschiedenen Arten von Zeichenverbindungen zwischen einem Bezeichnenden (Signifikant) und einem Bezeichneten (Signifikat).

Peirce betont, wie schon gesagt, daß es sich bei den Zeichen nicht um zweiteilige, sondern um dreiteilige (triadische) Beziehungen handelt: »*A sign is something which stands to somebody for something in some respect or capacity*« (CP 2.228/2.303).

Die drei Elemente sind: Das Bezeichnende (Signifikant), das Bezeichnete (das Objekt oder das Signifikat) und die Bedeutung, der Interpretant, welche die Beziehung zwischen Bezeichnendem und Bezeichnetem für ein Subjekt (als Interpreten) hat (Krampen et al., 1981).

Die moderne Theorie der Zeichen geht auf Peirce zurück. Er hat damit – was noch zu wenig gesehen wird – die Fundamente für eine moderne Theorie der Phantasie gelegt. Morris und Carnap unterscheiden an den Zeichen drei Dimensionen: die syntaktische, die semantische und die pragmatische.

- In der *Syntaktik* wird nach den Zeichen selbst und ihrer Kombination sowie den Relationen dieser Kombinationen und den Regeln, die sie beherrschen, gefragt. Diese Beziehungen sind mathematisch formulierbar.
- Die *Semantik* beschäftigt sich mit der Bedeutung, der Interpretation der Zeichen. In der Semantik sind die Zeichen immer Zeichen von etwas. Damit entsteht eine Beziehung, in der ein Phänomen als etwas Bezeichnendes (Signifikant) für ein anderes Phänomen als das Bezeichnete (Signifikat) steht. Diese Zeichenbeziehung, die zwei Phänomene, die sonst keinerlei Gemeinsamkeiten zu haben brauchen, miteinander verknüpft, hat, wie sich noch zeigen wird, eine zentrale Bedeutung für ein neues Paradigma der Naturzusammenhänge.
- Die *Pragmatik* schließlich hat die Handlungsanweisungen zum Gegenstand, welche die Zeichen immer schon beinhalten, indem sie Zeichen für etwas sind, das getan oder unterlassen werden soll.

Der Aspekt eines Zeichens als Handlungsanweisung oder »Befehl« für den Zeichenempfänger, ergänzt den semantischen Aspekt, für den Zeichen Deutungsanweisungen sind.

In unserer bisherigen Terminologie würden wir sagen, daß sich die Semantik mit den »Merk-Zeichen«, beziehungsweise den Regeln des Merkens als Bedeutungserteilung und die Pragmatik mit den »Wirk-Zeichen«, beziehungsweise den Regeln des Wirkens als Bedeutungsverwertung befaßt. Semantik und Pragmatik beschäftigen sich mit den beiden Sektoren der Umwelten –, beziehungsweise der Funktionskreise.

Für eine Theorie der Medizin sind die drei Dimensionen der Zeichen noch unter dem Aspekt wichtig, daß auch Arzt und Patient Glieder in Kreisprozessen sind, in denen sowohl der Arzt als auch der Patient Informationen empfängt und verarbeitet. Auf der syntaktischen Ebene registriert der Arzt Befunde und sucht mögliche Fehlerquellen auszuschalten.

Auf der semantischen (diagnostischen) Ebene deutet er Befunde mit Hilfe bewährter Interpretationsmodelle (Diagnosen) und auf der pragmatischen Ebene versucht er, die (therapeutischen) Handlungsanweisungen zu realisieren, die sich aus den Interpretationen ergeben.

Wenn wir auf diese Weise die Tätigkeit des Arztes im Rahmen eines Kreisprozesses analysieren, werden manche Zusammenhänge klarer: So nennt man eine Kombination von Zeichen zum Beispiel ein »Signal«. Für den Arzt sind etwa die *»facies hippocratica«* und ein schwacher, unregelmäßiger Puls, aber auch die Äußerung einer Wahnidee auf der syntaktischen Ebene »Signale«, die (semantische) Interpretationen und (pragmatische) Handlungsanweisungen nach sich ziehen.

Die Semiotik kann für den Arzt dadurch besondere Bedeutung gewinnen, daß sie ihm hilft, die Dichotomie in Soma und Psyche und den drohenden Zerfall in verschiedene Sprachsysteme (physiologische, psychologische und soziologische) zu überwinden. Der grundsätzliche Unterschied zwischen (subjektiven) Klagen und (objektiven) Befunden wird bei informationstheoretischer Analyse irrelevant.

Die zeichentheoretische Gleichrangigkeit der »subjektiven Mitteilungen« des Patienten und der »objektiven Befunde« bedeutet jedoch nicht, daß alle Zeichen gleichwertig sind. Sie bedeutet nur, daß die Trennungslinie nicht zwischen *subjektiv* und *objektiv* – also nicht im Descartes'schen Sinne – verläuft, sondern, daß jedes Zeichen und jede Zeichenkombination auf ihren syntaktischen, semantischen und pragmatischen Aussagewert hin überprüft werden muß. So besitzt zum Beispiel die *subjektive* Mitteilung paranoider Wahnideen oder die verschleierte Selbstmorddrohung eines schwer depressiven Patienten einen viel weiterreichenden diagnostischen Wert als etwa eine *objektive,* aber unspezifische Lebervergrößerung oder ST-Senkung im EKG.

Andererseits hat es natürlich seine guten Gründe, daß wir uns im Umgang mit organischen Zuständen sicherer fühlen als beim Beurteilen psychischer Vorgänge. Die Ursache dafür ist aber nicht darin zu suchen, daß organische Prozesse grundsätzlich wichtiger sind als psychische – das wäre von Fall zu Fall zu prüfen –, sondern darin, daß die Zahl der Interpretationsmöglichkeiten bei organischen Zuständen im allgemeinen geringer ist als bei psychischen Vorgängen. Am geringsten ist die Interpretationsmöglichkeit natürlich in der Mechanik; daher können wir lediglich in der Unfallheilkunde von einfachen und überschaubaren Kausalbeziehungen sprechen. Bereits im organischen Bereich beginnt die Zahl der Interpretationsmöglichkeiten erheblich zuzunehmen und dementsprechend auch der statistische Freiheitsgrad. Im psychischen Bereich ist das in noch stärkerem Ausmaß der Fall. Immer wieder aber gelingt es, durch Forschung neue Determinanten (zum Beispiel Infektionserreger, Toxine, physikalisch-chemische Faktoren, aber auch psychische Traumen, Erziehungseinflüsse und andere psychosoziale Faktoren) zu ermitteln, die im Rahmen unserer Interpretationsmöglichkeiten für bestimmte Vorgänge des normalen oder gestörten psychophysischen Geschehens eine mehr oder weniger große Relevanz haben. Aufgabe der wissenschaftlichen Medizin ist es letztlich, möglichst viele derartige Determinanten aufzufinden, ihren Wahrscheinlichkeitsgrad zu ermitteln und mit Hilfe dieser Determinanten Modellvorstellungen zu entwickeln, die uns die Vorgänge für ein gezieltes therapeutisches Eingreifen durchschaubar machen. Ob diese Faktoren »psychischer« oder »physischer« Natur sind, ist informationstheoretisch völlig gleichgültig. Für die Diagnostik entscheidend ist nur der Wahrscheinlichkeitsgrad, mit dem Zeichen und Zeichenkombinationen bestimmten Krankheitsbildern (Modellen) zugeordnet werden können.

Die höhere diagnostische Bedeutung einer typisch elevierten ST-Strecke im EKG oder erhöhter Enzymwerte für das Erkennen eines Herzmuskelinfarktes im Gegensatz etwa zu dem Blutdruckabfall oder dem präkardialen Schmerz ist nicht darin zu suchen, daß der Grad der Objektivierbarkeit der EKG- oder der Laborbefunde ein höherer sei als der der Blutdruckmessung oder gar der subjektiven Angaben des Patienten. Entscheidend ist einzig und allein der Wahrscheinlichkeitsgrad, mit dem ein Zeichen oder eine Zeichenkombination einem bestimmten Krankheitsbild zuzuordnen ist. Es gibt Krankheitszeichen wie zum Beispiel typische klinische, biochemische, bakteriologische, histologische, EKG- und Röntgenbefunde, aber auch psychische Befunde, die eine so hohe statistische Korrelation zu bestimmten Krankheitsbildern aufweisen, daß wir sie geradezu als *indices* für diese nehmen können. Die meisten Krankheitszeichen aber erreichen diesen hohen Korrelationsgrad nicht. Sie sind daher weniger zuverlässig. Erst in der Kombination mit weiteren Krankheitszeichen (vergleichbar den Indizien in der Kriminalistik) steigt ihre diagnostische Bedeutung.

Der semantischen (diagnostischen) »Gleichrangigkeit« der Symptome steht die pragmatische »Verschiedenrangigkeit« der Diagnosen (Modelle mit ihren Deutungs- und Handlungsanweisungen) gegenüber. Wenn wir Zeichen (Symptome) Diagnosen zuordnen, müssen wir diese Verschiedenartigkeit berücksichtigen:

Wir kennen Diagnosen, die dem Arzt Anweisungen für technische Eingriffe, zum Beispiel chirurgischer, physiotherapeutischer, aber auch pharmakologischer Art geben. Sie gehen auf ein allgemeines Krankheitsmodell zurück, das den Organismus als physikalisch-chemische Apparatur interpretiert.

Andere Diagnosen geben Handlungsanweisungen zu psychotherapeutischen Verfahren, etwa Psychoanalyse, Gesprächstherapie oder Suggestion. Auch sie gehen auf ein allgemeines Krankheitsmodell zurück, das sich aber von dem mechanistischen Modell der somatischen Medizin grundlegend unterscheidet. – Schließlich gibt es Diagnosen, die Handlungsanweisungen geben, welche sich nicht auf das erkrankte Individuum, sondern auf das soziale System beziehen, in dem das Individuum lebt – die Familie, den Betrieb usw. Hier wird ein drittes, allgemeines Krankheitsmodell sichtbar, das sich wiederum von den beiden vorhergehenden unterscheidet.

Auch hier stoßen wir wieder – jetzt vom pragmatischen Aspekt her – auf Grenzen, aber auch sie sind nicht mit den Grenzen Descartes identisch. Es handelt sich vielmehr um

Grenzen zwischen verschiedenen Integrationsebenen und den für sie geltenden Modellen. Zwischen verschiedenen Integrationsebenen gelten weder Kausalbeziehungen noch einfache Zeichenbeziehungen. Hier sind wir auf die Konzepte und Begriffe der Systemtheorie angewiesen, von denen zu Beginn dieses Kapitels die Rede war.

Wir haben jetzt an einigen konkreten Beispielen die Wichtigkeit dargestellt, die eine Zeichen-Lehre oder Semiotik für den Arzt besitzt. Dabei zeigen sich bereits deutliche Unterschiede dieser Zeichenlehre zu der Zeichenlehre der Medizin im Altertum und im Mittelalter.

War die Semiotik der Medizin damals eine Wissenschaft, die Symptome ausschließlich unter dem semantischen Aspekt von Deutungsanweisungen für Diagnosen und Prognosen betrachtete, dem Arzt aber zu wenig Hinweise für eine Therapie gab, so hat sich das jetzt grundlegend gewandelt. Aber worin dieser Wandel besteht, und wie das neue Paradigma aussieht, das sich mit dem Interesse für Probleme der Informationsübertragung und Informationsverarbeitung ankündigt, müssen wir noch genauer klären.

2.4 *Die moderne Zeichenlehre und eine Biologie der Subjekte*

Wir haben angedeutet, daß mit der Informationstheorie ein Konzept der Medizin, das nicht mehr mit dem Paradigma der Maschine vereinbar ist, Beachtung erzwang. Die Entwicklung, die damit eingeleitet wurde, ist eng mit der Entdeckung des *Regelkreises* durch Wiener (1963) und der Entstehung der *Kybernetik* und Regeltechnik verknüpft. Wir werden später darstellen, wie damit auch das traditionelle Maschinen-Modell verändert wurde. Zunächst müssen wir aber die These begründen, daß mit der Informationstheorie – und zwar als notwendige Ergänzung – die Lehre von den Zeichen eine neue Aktualität gewinnt.

Der einfachste Grund für diese Verbindung ist die Tatsache, daß die Informationsebene sich auf den syntaktischen Aspekt von Zeichen beschränkt, weil Zeichen unter diesem Aspekt mathematisierbar sind. Damit bleiben die semantischen und pragmatischen Aspekte der Zeichen ausgeklammert. Wenn wir diese Aspekte wieder zur Geltung bringen, wird aber deutlich, wie sehr sich – gerade durch die Einsichten der Informationstheorie – die moderne Semiotik von der Zeichenlehre unterscheidet, die im Altertum und im Mittelalter das Paradigma für die Medizin bereitgestellt hatte.

Von dieser Zeichenlehre ist heute, wie schon erwähnt, nur die Denkfigur übrig geblieben, die Symptom (als Zeichen) und Krankheit verbindet. Aber die heutige Medizin hat diese Herkunft des Symptombegriffs weitgehend vergessen.

Mit der Trennung der Naturwissenschaften von den Geisteswissenschaften in der Neuzeit war die Zeichenlehre zu einer Domäne der Sprachwissenschaften geworden. Als Ende des 19. und zu Beginn dieses Jahrhunderts de Saussure (1857–1913) und Peirce (1839–1914) die Grundlagen für eine moderne Semiotik legten, hatte das zunächst keinerlei Einfluß auf die Entwicklung der Naturwissenschaften.

Interessanterweise begann man sich aber etwa um die gleiche Zeit unabhängig von dieser Entwicklung in der Biologie für Zeichenzusammenhänge zu interessieren. Jakob von Uexküll (1864–1944) prägte die Termini *Merkzeichen* und *Wirkzeichen* und entwickelte mit seiner Umweltlehre eine biologische Zeichentheorie. Die moderne Verhaltensforschung (Lorenz und Tinbergen) griff das Interesse für Zeichen auf, die zwischen Tieren ausgetauscht werden, und G. Tembrock (1975) spricht von *Biokommunikation.* Damit wurden wichtige Ansätze einer Biosemiotik geschaffen.

Sebeok (1976, 1977, 1978, 1979, 1981) hat diese Entwicklung systematisch verfolgt und auf die enge Verbindung zwischen einer Biosemiotik und der Semiotik der Sprachwissenschaften hingewiesen. Er betont, daß Semiotik keine Domäne der Sprachwissenschaften sei, da Sprachen nur einen relativ kleinen Ausschnitt im Kosmos der Zeichensysteme repräsentieren. Nach seinem Vorschlag läßt sich eine allgemeine Semiotik als Wissenschaft aller Zeichen in Anthroposemiotik, Zoosemiotik und Endosemiotik (die Lehre der innerhalb des Organismus ablaufenden Zeichenprozesse) unterteilen. Darüber hinaus kann man auch eine Phytosemiotik (Krampen 1981b) abgrenzen. Schon die Anthroposemiotik umfaßt nicht nur die Sprachen, sondern auch alle verbalen und paraverbalen Zeichensysteme, die für die Kommunikation zwischen Menschen eine Rolle spielen.

Jedes dieser unzählbar vielen Zeichensysteme bildet sein eigenes »Zeichen-Universum«, in dem nur seine Zeichen verstanden werden. Alle Zeichensysteme besitzen daher Grenzen, die sie von allen anderen Zeichensystemen und deren Universen trennen. Wir müssen also zwischen Zeichenbeziehungen unterscheiden, die innerhalb der Grenzen eines derartigen »Zeichen-Universums« gelten und Zeichen-Beziehungen, die Verbindungen über diese Grenzen zu den Universen anderer Zeichensysteme herstellen.

Aber jenseits ihrer spezifischen Verschiedenheiten weisen alle Zeichen-Universen – das ist die These einer allgemeinen Semiotik – gleichartige Strukturen auf: In allen bestehen die Zeichenbeziehungen aus Signifikanten und Signifikaten, und in allen gelten die Regeln triadischer Beziehungen, in denen – wie wir noch sehen werden – Signifikant und Signifikat hinsichtlich der Bedeutung für ein Subjekt durch einen Interpretanten verknüpft sind. Darüber hinaus läßt sich bei jedem Zeichensystem ein synchroner und diachroner Aspekt unterscheiden.

Der Begriff *synchron* wurde von dem Sprachwissenschaftler F. de Saussure vorgeschlagen, um die Gleichzeitigkeit einer Vielfalt von sprachlichen Tatsachen zu charakterisieren, die den Zustand einer Sprache als System ausmachen. Der Begriff *diachron* sollte demgegenüber die Veränderungen des Systems der Sprache in der Zeit erfassen (Krampen, Oehler, Posner u. Th. v. Uexküll 1981), z.B. den Übergang vom Mittelhochdeutschen zum Hochdeutschen.

Saussure unterschied auch zwischen *langue* und *parole. Langue,* die Sprache, steht als abstraktes System hinter oder über *parole,* der gesprochenen Sprachhandlung, in deren Worten und Sätzen sich das abstrakte System Sprache manifestiert. *Langue* hat eine reale Existenz nur in der schrittweisen Abfolge des Sprechens, aber sie determiniert jeden einzelnen seiner Schritte (Th. v. Uexküll 1979).

Diese Unterscheidung bekommt, wie schon angedeutet, durch die Untersuchungen der Neurophysiologie über die verschiedenen, einander ergänzenden Funktionen der beiden Großhirnhälften (Sperry, Popper, Eccles) besonderes

Gewicht. Danach sollen die in diesem Sinne als diachron bezeichneten Funktionen nicht nur des Sprechens, sondern auch des Erfassens von Einzelheiten während der Wahrnehmung (bei Rechtshändern) in der linken Hirnhälfte, die synchronen Funktionen des Erkennens von Einheiten und ganzheitlichen Strukturen dagegen in der rechten Hirnhälfte repräsentiert sein.

Für den Arzt ist die Lehre von den Zeichen zunächst unter dem Aspekt interessant, den wir bereits dargestellt haben: Symptome (Zeichen oder Zeichenkombinationen) können mit einem definierbaren Wahrscheinlichkeitsgrad bestimmten Krankheitsbildern zugeordnet werden. Eine allgemeine Semiotik, wie sie sich bereits abzuzeichnen beginnt, führt aber weiter. Sie zwingt die Medizin zu einer Revision ihres heutigen Gesundheits- und Krankheitsbegriffes; denn sie ersetzt das Modell der Maschine durch ein Modell, in dem Symptome nicht nur Zeichen sind, die der Arzt mit größerer oder geringerer Wahrscheinlichkeit Krankheitsbildern zuordnen kann, die dann als Betriebsschaden einer Maschine oder als Defekt in einem psychischen Apparat gedeutet werden. In dem neuen Modell definieren sich Symptome als Antworten lebender Systeme auf pathogene Situationen, die der Arzt ergründen und nach Möglichkeit abstellen sollte.

Der Unterschied zwischen Krankheit als Defekt einer Maschine und Krankheit als Antwort eines lebenden Systems entspricht dem Unterschied zwischen der Vorstellung von dem Kranken als Objekt und der Vorstellung von dem Kranken als Subjekt. Viktor von Weizsäcker hat bekanntlich die Einführung des Menschen als Subjekt in die Medizin gefordert. Diese Forderung bleibt unerfüllbar, wenn wir nicht bereit sind, das Subjekt bereits in die Biologie einzuführen.

Gerade das aber ist die Konsequenz einer allgemeinen Semiotik; der Begriff des Zeichens hängt auf jeder Stufe unlösbar mit dem Begriff *Subjekt* zusammen. Wir werden noch sehen, wie grundsätzlich dieser Zusammenhang ist. Hier genügt es zunächst darauf hinzuweisen, daß Zeichen beantwortet werden, oder selbst Antworten sind, und daß Antworten in jedem Falle aktive Leistungen eines Subjekts darstellen. Konsequenz einer allgemeinen Semiotik ist daher die Forderung nach einer Biologie der Subjekte, die bereits bei den Zellen ansetzt, aus denen die Gewebe und Organe des Organismus aufgebaut sind.

Eine Biologie der Subjekte geht auf allen Stufen von Einheiten aus, in denen sich – wie es das Modell des Funktionskreises beschreibt – Subjekt und Objekt gegenseitig (kontrapunktisch) bestimmen. Sie zeigt, wie im Tierreich Subjekt und Objekt als Jäger und Beute, als Nahrungssuchender und Nahrung, als Sexualpartner usw. in immer wechselnden, aber einander immer ergänzenden Rollen definiert sind. Wir haben als Beispiele solcher Einheiten die Beziehungen zwischen Fischflosse und Wasser; Vogelflügel und Luft oder zwischen Mund des Säuglings und mütterlicher Brust angeführt. In jedem dieser Beispiele ist ein Subjekt durch spezifische Bedeutungsbeziehungen – wie durch »unsichtbare Gummifäden« – mit seinem Objekt verbunden. In jedem bestimmen sich Subjekt und Objekt gegenseitig.

Schwimm-, Flug- oder Saug-Bewegungen sind (pragmatische) Antworten von Subjekten auf Zeichen, die für sie die entsprechende (semantische) Bedeutung haben. Das Modell des Funktionskreises beschreibt diese Zeichenbeziehungen zwischen einem Subjekt und seinem Objekt als Bedeutungserteilung (semantische Dimension) und Bedeutungsverwertung (pragmatische Dimension). Es handelt sich daher letztlich um ein semiotisches Modell.

Ehe wir diese zeichentheoretischen Konsequenzen für biologische und medizinische Zusammenhänge genauer darstellen, müssen wir uns mit einem Problem befassen, mit dem uns die Einführung des Subjektes in die Wissenschaften – sei es in die Biologie oder in die Medizin – konfrontiert: dem Problem des Beobachters. Wir haben schon in Kapitel 1 darauf hingewiesen, daß es keinen neutralen Beobachter gibt.

Eine Betrachtungsweise, die den Zusammenhang zwischen Einheiten und ihren Elementen ins Auge faßt, kann verständlich machen, warum das so ist.

2.4.1 Der Beobachter als Subjekt

In den Beispielen, die wir gebracht haben, scheint das bezeichnende Phänomen (der Signifikant) mit dem bezeichneten (dem Signifikat) identisch zu sein. Wasser, Luft und Brust erscheinen (für Fisch, Vogel und Säugling) als Merkzeichen (Signifikanten) und gleichzeitig als die von diesem Zeichen bezeichneten Medien oder Objekte (Signifikate). Das gilt aber nur für den Beobachter. Was der Fisch vom Wasser, der Vogel von der Luft und der Säugling von der Brust »merken«, d.h. wie die subjektiven Merkzeichen aussehen, die ihre Sinnesorgane (Rezeptoren) empfangen und was sie daraus machen, können wir nur aufgrund einer Untersuchung der Sinnesorgane und der Bewegungsorgane (der Rezeptoren und Effektoren) rekonstruieren, mit denen die betroffenen Subjekte Zeichen empfangen und beantworten.

In der Verhaltensforschung ist es selbstverständlich, daß eine Analyse der Zeichen, die Tiere senden und empfangen, mit einer Untersuchung ihrer Rezeptor- und Effektor-Einrichtungen beginnen muß. Erst wenn das geschehen ist, kann man dazu übergehen, den Kode der jeweiligen Zeichen zu entschlüsseln (J. v. Uexküll 1928, Tembrock 1975).

Dahinter steht die Tatsache, daß sich die Umwelt des Beobachters von der Umwelt des beobachteten Subjekts unterscheidet. Die Welt, die ein menschlicher Beobachter um ein beobachtetes Lebewesen herum ausgebreitet sieht, ist nicht mit der Welt identisch, die dieses Lebewesen von seiner Umgebung entwirft. Dieser Unterschied wird um so gravierender, je weiter das untersuchte Subjekt von dem menschlichen Beobachter biologisch, d.h. in dem Bau seines Organismus, entfernt ist.

Diese – im Grunde banale – Tatsache wirft aber ein grundsätzliches Problem mit weitreichenden Konsequenzen auf, die man jedoch, wie gesagt, in den Naturwissenschaften und in der Medizin lange Zeit nicht zur Kenntnis genommen hat; erst in jüngster Zeit beginnt man, sich darüber Rechenschaft zu geben.

Das Beobachterproblem ist nämlich – und darauf beruht seine prinzipielle Bedeutung – ein Subjektproblem. Da auch der Mensch als Beobachter ein Subjekt ist, gelten für ihn die gleichen Regeln wie für die von ihm beobachteten Subjekte, insofern er deren Zeichen nur verstehen und beantworten kann, wenn er ihre Rezeptor- und Effektor-Einrichtungen sowie den Kode kennt, nach dem sie funktionieren. Mit anderen Worten: Alles, was ein menschlicher Beobachter feststellen kann, ist von seinen Rezeptor- und Effektoreinrichtungen geprägt und von dem Kode abhängig, den er benutzt. Es ist aber niemals eine objektive (im Sinne einer Subjekt-unabhängigen) Realität.

Dieser Punkt ist in der Zeichenlehre, welche die Sprachwissenschaften entwickelt hat, nicht in dieser Schärfe herausgearbeitet worden. Im Rahmen sprachlicher Kommunikation spielen ja Unterschiede der Rezeptor- und Effektor-Einrichtungen (der »Kanäle«, wie man manchmal etwas mißverständlich sagt), von pathologischen Ausnahmen abgesehen, keine Rolle. Ein beobachtender Sprachwissenschaftler und die von ihm beobachteten Kommunikationsteilnehmer verfügen über gleichartige Rezeptor- und Effektoreinrichtungen und kennen gewöhnlich den Kode der gesendeten und empfangenen Zeichen.

Aber auch hier wird das Beobachterproblem deutlich, sobald Beobachter und beobachtete Subjekte nicht über den gleichen Kode verfügen. Das Wort »Stein« ist z.B. ein sprachliches Zeichen (d.h. ein Signifikant, der aus den Buchstaben S, T, E, I und N besteht). Das von ihm Bezeichnete ist ein physischer Gegenstand (d.h. ein Signifikat, das aus einem Gemisch physikalischer Stoffe zusammengesetzt ist).

Verknüpft werden die beiden heterogenen Phänomene durch die Bedeutung, welche die Sprache zwischen ihnen und den Gesprächsteilnehmern knüpft. Die Bedeutung entspricht dem »unsichtbaren Gummiband«, mit dem J. v. Uexküll die kontrapunktische Beziehung zwischen einander ergänzenden Phänomenen verglichen hat.

Dies unsichtbare Gummiband der Bedeutungsbrücke zwischen dem Wort und dem Gegenstand existiert aber nur für Menschen, die die deutsche Sprache beherrschen. Alle anderen hören nur akustische Phänomene (Vehikel oder Mediatoren), ohne damit etwas anfangen zu können. Erst die Sprache als Zeichensystem liefert den Kode, der die menschlichen Subjekte befähigt, bedeutungslosen akustischen Phänomenen die Bedeutungen zu erteilen, welche die unsichtbaren Gummifäden zu anderen Phänomenen knüpfen.

Das Entscheidende an dem Modell der Zeichenbeziehung ist also einerseits die Tatsache, daß es zwischen heterogenen Phänomenen Verbindungen herstellt, zum anderen, daß diese Verbindungen nichts mit kausalen Verknüpfungen zu tun haben, aber nicht weniger fest und effektiv sind als diese. Diese Verbindungen sind »objektiv« (besser intersubjektiv gültig), d.h. sie gelten für alle Subjekte, die über den gleichen Kode verfügen. Das heißt aber auch, daß sie zu gleicher Zeit »subjektiv« sind. Sie existieren nur für diese Subjekte. Ein Beobachter, dem der Kode nicht bekannt ist, kann keine Verbindung feststellen.[11]

---

[11] Kode. De Saussure hat den Begriff des Kode bereits auf die Sprache angewendet. »Das Sprechen ist (…) ein individueller Akt des Willens und der Intelligenz, bei welchem zu unterscheiden sind:
- Die Kombination, durch welche die sprechende Person den Kode der Sprache in der Absicht, ihr persönliches Denken auszudrücken, zur Anwendung bringt;
- der psychophysische Mechanismus, der ihr gestattet, diese Kombination zu äußern.« (Zit. nach Krampen et al. 1981)

Dort heißt es zu dem Begriff Kode: »Für die Semiotik sollte der Gebrauch des Terminus Kode (…) auf Zeichen, also Einheiten von Signifikanten und Signifikaten, beschränkt bleiben. Danach stellt sich ein Kode immer als eine »Liste« von Korrelationen bestimmter Signifikanten mit bestimmten Signifikaten dar. Unter dieser Definition ist der Begriff weit über den Bereich der Sprachwissenschaften hinaus auch in der Zoosemiotik und Biosemiotik (z.B. genetischer Kode) verwendbar.«

In der Tradition de Saussures nennt man die Verbindung von Signifikant und Signifikat »Opposition«, weil es sich um die Gegenüberstellung von jeweils zwei Elementen aus zwei verschiedenen Zeichensystemen handelt. In unserem Beispiel ist der Gegenstand »Stein« Element eines Zeichensystems, in dem Gegenstände wie Bäume, Häuser Berge usw. zueinander in einer bestimmten syntaktischen

Gehen wir der Natur dieser Verbindung etwas weiter nach, so stoßen wir auf einen Vorgang, der uns aus einem anderen Zusammenhang gut bekannt ist: den Vorgang der Übersetzung, auf dessen prinzipielle Bedeutung im Rahmen einer allgemeinen Semiotik wir noch zurückkommen werden.

Hier sind zunächst zwei Punkte festzuhalten:

- Zeichensysteme haben semantische und pragmatische Grenzen. Das Zeichensystem »deutsche Sprache« ist dem Beobachter, der diese Sprache nicht kennt, verschlossen. Diese Grenzen haben also mit dem Kode zu tun. Gleichzeitig haben sie aber auch mit den Subjekten zu tun, die über den Kode verfügen oder nicht verfügen. Unter diesem Gesichtspunkt kann man einen Kode mit einem Passierschein vergleichen, der einen Grenzübergang ermöglicht. Die Grenzen der Zeichensysteme verschiedener biologischer Arten sind zusätzlich durch Unterschiede der Rezeptor- und Effektoreinrichtungen der betreffenden Subjekte gesichert. Beide Feststellungen enthalten – wie wir sehen werden – Konsequenzen für die Frage, was wir unter einem *Subjekt* verstehen sollen.
- Wir haben schon angedeutet, daß Zeichenprozesse weitgehend dem entsprechen, was wir als eine Tätigkeit der *Phantasie* bezeichnet haben. Wir sagten, daß diese Tätigkeit sich auf der Stufe des animalischen Lebens als ein »In-Erscheinung-treten-lassen«, d.h. als eine Produktion von »Phänomenen« bekundet, die in der Umwelt eines Lebewesens eine bestimmte biologische Bedeutung besitzen. In unseren Beispielen läßt die biologische Phantasie »Wasser« in der Umwelt von Fischen, »Luft« in der Umwelt von Vögeln und »Brust« in der Umwelt eines Säuglings als »Phänomene« in Erscheinung treten, die für

Beziehung stehen und entsprechende semantische und pragmatische Bedeutungen repräsentieren. Das Wort »Stein« ist dagegen ein Element eines Zeichensystems, in dem die Substantiva einer Sprache in syntaktischen Beziehungen zu anderen Substantiva der gleichen Sprache stehen. Die Opposition besteht in der Gegenüberstellung der beiden Zeichensysteme und der Verknüpfung zwischen den einzelnen Elementen (Worten und Gegenständen) durch Bedeutungsbrücken für eine Verständigung zwischen Menschen der gleichen Sprache (Krampen et al. 1981).

die biologischen Bedürfnisse der Fische, der Vögel und der Säuglinge eine Bedeutung haben.

Auf der Stufe des Humanen werden wir einer Phantasie begegnen, die weitgehend losgelöst von biologischen Bedürfnissen – z. B. als Sprache – tätig ist. Es handelt sich bei den Bedeutungen der sprachlichen Zeichen letztlich um Signifikanten für Vorstellungen (als deren Signifikate) oder genauer gesagt, um sozial erlernte Vorschriften für die komplizierten intellektuellen Prozesse (Piaget), mit deren Hilfe wir in unserer Vorstellung die Gegenstände aufbauen, die wir dann in unserer individuellen Wirklichkeit wahrnehmen. Wir werden in Kapitel 5 schildern, wie das soziale Erlernen dieser Vorschriften etwa mit dem zweiten Lebensjahr beginnt und sich dann das ganze Leben hindurch fortsetzt. Die Sprache läßt in der individuellen Wirklichkeit eines Menschen »etwas« *(aliquid pro aliquo)* in Erscheinung treten, das in der individuellen Wirklichkeit eines anderen Menschen eine Bedeutung besitzt. Zwischen dieser Bedeutung (die das »etwas« für diesen Menschen hat) und der, welche die Sprache vermittelt, herrscht ein Konsens aufgrund einer sozialen Übereinstimmung. Auf diese Weise begründet Phantasie im humanen Bereich mit Hilfe der Sprache immer wieder gemeinsame, d. h. soziale Wirklichkeiten (Eco 1985).

Im Rahmen sozialer Wirklichkeiten, in denen alle Beteiligten als *insider* über gleiche Rezeptor- und Effektoreinrichtungen und den gleichen Kode verfügen, stellt sich, wie gesagt, das Beobachterproblem gewöhnlich nicht und niemals in gleicher Schärfe wie dem Tierbeobachter. Es gibt aber eine bedeutsame Ausnahme: Kranke leben in individuellen Wirklichkeiten, die sich trotz meist gleichartiger Rezeptor- und Effektoreinrichtungen mehr oder weniger tiefgreifend von den *individuellen Wirklichkeiten* gesunder Menschen unterscheiden. Kranke verlieren daher leicht den Anschluß an *soziale Wirklichkeiten.*

An dieser Stelle wird das Beobachterproblem zu einer zentralen und wichtigen Frage in der Medizin. An ihr entscheidet sich, ob sie bereit ist, den Kranken als Subjekt zuzulassen. Diese Frage kann der einzelne Arzt nicht für sich allein entscheiden. Zwar können natürliche Bereitschaft und Mitgefühl vieles erreichen, aber natürliche

Bereitschaft und Mitgefühl sind nicht von den Ärzten gepachtet, und Ärzte werden darin nicht selten von anderen Menschen übertroffen.

Den Kranken als Subjekt der Medizin zuzulassen, bedeutet mehr. Es bedeutet, wie wir schon angedeutet haben, eine Veränderung unseres Gesundheits- und Krankheitsbegriffes und damit des Bildes, das wir uns in der Medizin vom Menschen – und von uns selber und von unserer Interaktion mit anderen – machen. Es bedeutet auch, Symptome wieder als Zeichen für den Verlauf der Geschichte eines Menschen deuten zu lernen, wie es die Semiotik der Medizin im Altertum und im Mittelalter lehrte. Aber es bedeutet darüber hinaus auch, die Zeichen zu deuten, die zwischen Organismus und seiner Umwelt und innerhalb des Organismus zwischen Organen und zwischen Zellen und Organen ausgetauscht werden. Hier wird die Frage nach dem Subjekt in der Biologie oder einer *Biologie der Subjekte* konkret.

Damit stellt sich das Subjekt-Problem jetzt unübersehbar: Was ist mit diesem Begriff gemeint, der so offensichtlich ein Phänomen bezeichnet, das zwar in verschiedenen Zusammenhängen verschiedene Sachverhalte, in diesen aber doch einen überall identischen Kern beschreibt. Was ist dieser »Kern«, den wir mit dem Begriff Subjekt zum Ausdruck bringen? Kant z.B. benutzt den Begriff Subjekt, um ihn von dem Begriff der Person abzugrenzen, zugleich aber um Person als eine Sonderform des Subjekt-Seins zu definieren. Er sagt: »Person ist dasjenige Subjekt, dessen Handlungen einer Zurechnung fähig sind« (zit. nach Popper 1981). Er meint damit, daß alle Lebewesen Subjekte sein können, aber nur der Mensch aufgrund der Fähigkeit, für seine Handlungen Verantwortung zu tragen, »Person« ist.

2.4.2 Das Subjekt als Interpret

Eine Biologie der Subjekte muß, so stellten wir fest, von Einheiten ausgehen, in denen Subjekt und Objekt sich gegenseitig bestimmen. Zeichentheoretisch formuliert, entscheidet der Kode darüber, wie diese Bestimmung dann aussieht. Ob Subjekt und Objekt sich gegenseitig als Jäger und Beute, als Sexualpartner oder als Glieder in einer sozialen Rangordnung bestimmen, hängt von dem Kode ab, der den Funktionskreis beherrscht, in dem Bedeutungserteilung und Bedeutungsverwertung erfolgen. Im biologischen Bereich bestimmt der Kode, was in der Umwelt eines Subjektes als Objekt erscheint (im Prinzip ist es in den individuellen Wirklichkeiten des Menschen nicht anders). Objekte, so können wir sagen, wechseln mit dem Kode. Ein Nahrungsobjekt verschwindet mit der Sättigung aus der Umwelt des Subjektes, dessen Kode sich jetzt gewandelt hat. Damit hat sich aber auch das Subjekt gewandelt; es ist nicht mehr das Subjekt, das vom Hunger beherrscht war. Aber es ist – im Unterschied zu dem Objekt – noch immer als Subjekt da. Es bleibt in allen diesen Veränderungen das Zentrum seiner Umwelt. Seine Beziehung zum Kode muß daher eine andere sein als die Beziehung, die Objekte zum Kode haben. Es überdauert trotz aller Veränderungen den Kodewechsel. In der Biologie läßt sich das, was wir als *Kodewandel* (Bystina 1983) bezeichnen, folgendermaßen beschreiben: Bei Änderungen im Milieu interieur bzw. der Homöostase des Organismus und in bestimmten zeitlich (auch jahreszeitlich) festgelegten Phasen entstehen Zustände eines »Gestimmtseins« im Englischen *states* (Hofer 1981), die mit einem spezifischen Appetenzverhalten einhergehen. Wir werden in Kapitel 5 diese Zustände als »Stimmungen« bezeichnen. Auf ihrer Basis werden im Zusammenhang mit Umgebungsreizen (Merkzeichen) Programme für bestimmte Verhaltensweisen aktiviert. Sie enthalten Deutungs- und Handlungsanweisungen, die nun ihrerseits Umgebungsfaktoren (als Objekte) für die jeweiligen Bedürfnisse des Subjekts interpretieren. Die Bedürfnisse entsprechen also dem Kode, der die Interaktion des Subjektes mit seinen Objekten bestimmt.

Der *Kode* sucht so aus – zunächst neutralen – Umgebungsfaktoren die »Träger«, »Vehikel« oder »Mediatoren« aus, denen er seine Bedeutung aufprägt und sie damit zu Bedeutungs-(Informations-)Trägern, d.h. zu Zeichen (Signifikanten) macht, die auf ein Bezeichnetes (das Signifikat oder das Objekt) hinweisen. Der Kode erteilt gewissermaßen dem Subjekt den »Passierschein« für den Grenzübergang zu Zeichenuniversen außerhalb seines eigenen Universums oder anders formuliert, er ermöglicht ihm die Übersetzung neutraler Umgebungsfaktoren in Zeichen, die in seiner Umwelt eine Bedeutung tragen.

Zeichentheoretisch läßt sich der Doppelaspekt, den der Kode – und damit jedes Zeichen – einmal für das Subjekt und dann für das Objekt besitzt, mit Hilfe des Modells darstellen, das Peirce als dreiteiliges (triadisches) Geschehen entwickelt hat (s. S. 68).

Von diesen drei Teilen oder Elementen ist das eine als Zeichen (Bezeichnendes), der andere als Bezeichnetes und der dritte als »Interpretant« tätig. Bei sprachlichen Zeichenprozessen ist der Interpretant das interpretierende Bewußtsein des Sprechenden oder Hörenden (des Interpreten) (Krampen et al. 1981).

Mead (1968) und Morris (1938) haben für den Interpretanten eine allgemeinere Definition gegeben. Nach ihnen läßt sich der Interpretant in der jeweiligen Handlungssituation als die Disposition des Handelnden definieren, den Handlungsimpuls durch den Gebrauch eines impulsbefriedigenden Objekts zu beseitigen (Krampen et al. 1981). Diese Definition verzichtet auf den Begriff des interpretierenden Bewußtseins. Sie deckt sich weitgehend mit der Beschreibung, die wir für das biologische Geschehen bei einem Kodewechsel gegeben haben. Die Disposition des Handelnden in der jeweiligen Handlungssituation entspricht dem Zustand (Gestimmtsein oder *state*) des Subjektes in einer von einem spezifischen Bedürfnis definierten Situation, ein bedürfnisbefriedigendes (impulsbefriedigendes) Objekt zu bezeichnen und zu »gebrauchen«. Die Konsequenz dieser Überlegungen ist, daß wir zwischen dem Begriff des *Interpreten* und dem des *Interpretanten* unterscheiden müssen. Der Interpret entspricht dem interpretierenden Subjekt, welches das gleiche Subjekt bleibt, aber aufgrund wechselnder Bedürfnisse über verschiedene Interpretanten verfügt. Interpretanten entsprechen daher angeborenen oder erworbenen und im Gedächtnis gespeicherten Programmen zur Interpretation der Umgebung. Sie wählen – so können wir sagen – den für die aktuelle Situation gültigen Kode aus. J. v. Uexküll (1920) beschreibt mit dem Modell des Funktionskreises, wie die Handlungssituation als Nahrungs-, Beute-, Feindes-, Geschlechtskreis usw. die Disposition des Subjekts bestimmt, bisher neutralen Faktoren seiner Umgebung (aufgrund der empfangenen »Merk-Zeichen«) das *Merkmal* eines bedürfnisbefriedigenden Objektes aufzuprägen, um es dann durch das entsprechende *Wirkmal* zu löschen.

Die gleiche Definition liegt der Vorstellung zugrunde, die Freud für den Zusammenhang zwischen Triebquelle, Trieb, Triebziel und Objekt entwickelt hat. In dem frühen Entwurf einer Psychologie (1895) heißt es, das System sei den endogenen Erregungsquantitäten schutzlos ausgeliefert.

»Und hierin liegt die Triebfeder des psychischen Mechanismus (...). Was wir von den endogenen Reizen wissen, läßt sich in der Annahme ausdrücken, daß sie interzellulärer Natur sind, kontinuierlich entstehen und nur periodisch zu psychischen Reizen werden.«

Dabei ist die somatische Natur der Triebquelle wichtig, an der Freud immer festgehalten hat: die Triebquelle ist ein Reizvorgang im Inneren des Organismus, der nur auf Umwegen über den Gebrauch eines impulsbefriedigenden Objektes der Außenwelt beseitigt oder zeitweise zur Ruhe gebracht werden kann. Der Trieb ist die Übersetzung eines physiologischen Geschehens (»interzellulärer Natur«) ins Psychische, die nun (als Trieb) die Disposition (den Interpretanten) des Subjekts definiert, um die somatische Reizquelle (und mit ihr den Trieb als psychischen Handlungsimpuls) durch den Gebrauch eines impulsbefriedigenden Objektes zu beseitigen.

Zeichentheoretisch wirkt sich der Kode im Subjekt also als Interpretant aus. Der Interpretant entspricht in gewisser Weise einem Subkode, der im konkreten Fall die Übersetzung neutraler Umgebungsfaktoren in Zeichen ermöglicht. Damit erscheint das Subjekt als eine Instanz, die zwar von dem jeweiligen Kode abhängig ist, die ihre Existenz aber nicht dem Kode verdankt. Dieser Punkt wird für eine genauere Bestimmung des Subjektbegriffes noch eine Rolle spielen.

2.4.3 *Übersetzen* als biologischer und semiotischer Prozeß – die Semiose

Die Semiotik beschreibt also Vorgänge, denen wir überall in der belebten Natur begegnen. Dabei spielen sich immer wieder Transformationen ab, die uns – im Rahmen der Sprache – als Übersetzungen geläufig sind. In unserem Beispiel war das Wort »Stein« ein akustisches Phänomen, der Gegenstand »Stein« dagegen ein optisches und taktiles, das überdies mit unserer Motorik (dem Widerstand, den wir bei dem Versuch den Stein zu bewegen, verspüren) zu tun hat. Wort und Gegenstand sind in diesem Zusammenhang Übersetzungen von einem Phänomenbereich – oder zeichentheoretisch – von einem Zeichensystem in ein anderes.

Jakobson (in: Krampen et al. 1981) unterscheidet drei Arten der Übersetzung:

- in Zeichen derselben Sprache, die er als binnensprachliche Übersetzung oder als Umschreibung bezeichnet
- in eine andere Sprache, die er zwischensprachliche Übersetzung nennt, und
- in ein nichtverbales Zeichensystem. Hier spricht er von intersemiotischer Übersetzung oder Transmutation.

Diese Einteilung können wir mit entsprechenden Änderungen auch für die nichtverbalen Zeichensysteme übernehmen. Wir können z.B. Übersetzungen innerhalb des Zeichensystems neuraler Impulse als »Umschreibungen« von »zwischensystemischen« Übersetzungen abgrenzen, die zwischen neuralen Impulsen und Zeichen des endokrinen Systems erfolgen. Wir würden Übersetzungen aus nichtverbalen Zeichensystemen in verbale und umgekehrt als Sonderfälle betrachten, die auf den Menschen beschränkt sind, für ihn aber besondere Bedeutung besitzen. Wir könnten auch alle endosemiotischen. d.h. innerhalb des Körpers verlaufenden Zeichenprozesse als ein großes, in sich mannigfach gegliedertes Zeichensystem einem wieder in sich gegliederten Zeichensystem der Rezeptoren und Effektoren gegenüberstellen, das die Verbindung zwischen dem Organismus und seiner Umgebung herstellt. Die verbalen Zeichenprozesse und viele averbale und paraverbale Zeichenvorgänge des Menschen könnten wir schließlich einem sozialen Rahmen zuordnen.

Von dem Begriff der Übersetzung führt ein kleiner Schritt zu dem Begriff der *Semiose,* einem wichtigen Terminus der Zeichenlehre. Darunter versteht man den Vorgang, der sich zwischen den drei Partnern (dem Bezeichnenden, dem Bezeichneten und dem Interpretanten) eines Zeichenprozesses abspielt, und der nicht auf Aktionen zwischen zwei Partnern reduziert werden kann. Da aber jedes Zeichen durch ein anderes interpretiert werden muß, ergibt sich ein kontinuierlicher Fluß von Zeichenprozessen, in dem immer wieder drei Partner tätig werden.[12]

Soll sich ein Zeichenfluß konkret abspielen, so ist für jeden Übersetzungsschritt ein betroffenes Subjekt für die Weiterführung der Semiose entscheidend, denn das Subjekt ist immer wieder als Interpret eingeschaltet.

Übersetzen oder Semiose wären demnach der »Mechanismus«, mit dessen Hilfe Zeichenprozesse die Grenzen eines Zeichensystems überwinden und sich durch verschiedene Zeichensysteme hindurch fortpflanzen können. Am

---

[12] Zur Semiose.
Wir können von folgender Überlegung ausgehen: Ein Phänomen (griechisch ein Erscheinendes) kann nur aufgrund der Bedeutung, die es für jemanden hat, in Erscheinung treten. Bliebe es ohne Bedeutung, würde es nicht zu einem wahrnehmbaren zusammenhängenden Komplex integriert und von anderen Vorgängen abgegrenzt. Es bliebe »im Rauschen« verborgen. Seine Bedeutung hat das Phänomen aber nicht aus sich selbst, sondern nur dadurch, daß es von einem anderen Phänomen (das als Zeichen dient) als eben dieses Phänomen bezeichnet wird. Diesem zweiten (dem bezeichnenden) Phänomen geht es aber ebenso, d.h. es kann nur dann als Zeichen dienen, wenn es wieder von einem anderen Phänomen definiert wird und so fort. Aus dieser Überlegung folgt, daß jeder Zeichenprozeß Teil einer unendlichen Kette von Prozessen ist, in denen immer wieder die Bedeutung eines Phänomens mit der eines anderen verknüpft wird: Die einzelnen Glieder dieser Kette sind immer wieder Zeichenbeziehungen, in denen etwas (ein Phänomen) als Zeichen für etwas anderes (ein anderes Phänomen) steht. Immer wieder haben wir die Verknüpfung zwischen Signifikant und Signifikat. Auf diese Weise ist die Semiose theoretisch ein unendlicher Fluß. »Wahrheit« ist daher nach Peirce die Bedeutung von Phänomenen, in denen die Semiose aufgrund einer (sozialen) Übereinkunft (zeitweise) zum Stillstand gekommen ist (Gallie 1952).

deutlichsten wird dieses Modell in der Psychoanalyse verwendet. Dort wird die Tätigkeit der Psyche als ein Übersetzen verstanden. Wir haben schon darauf hingewiesen, daß der Trieb von Freud als Übersetzung eines somatischen Reizgeschehens, also eines endosemiotischen Zeichenprozesses in einen psychischen aufgefaßt wurde. Freud war auch, wie wir noch genauer darstellen werden, der erste, der in Krankheitssymptomen Übersetzungsfehler gesehen hat. Hier genügt es darauf hinzuweisen, daß *Deuten* – und Deuten heißt Übersetzen – neben dem Begriff der *Übertragung* (der wiederum Übersetzen meint) zu den Grundbegriffen der Psychoanalyse gehören.

Fassen wir unsere bisherigen Überlegungen über die Beziehungen zwischen Zeichentheorie, Biologie und Medizin zusammen:

> Wir haben behauptet, mit der Einführung des Informationsbegriffs in die Medizin (und Biologie) kündige sich ein Paradigmawechsel an, der die Forderung nach der Einführung des Subjekts enthält. Wir haben diese Behauptung mit dem Hinweis begründet, daß Informationen Zeichen sind, die empfangen und beantwortet werden, und daß ein solches Konzept das Paradigma der Maschine sprengt. Dem entspricht die Entwicklung, die das klassische Maschinenmodell durch die Einführung des Regelkreises und die Kybernetik erfahren hat. Mit dieser Entwicklung wird auch die Frage nach dem Subjekt, die wir bisher nur formuliert, aber noch nicht beantwortet haben, neu und genauer gestellt.

2.5 Freuds Triebkonzept als System-Modell

Psychosomatische Modelle müssen nicht nur die verschiedenen Integrationsebenen (biologischer, psychischer und sozialer Vorgänge) darstellen, sondern auch beschreiben können, wie wir uns die Verbindung zwischen diesen heterogenen Vorgängen vorstellen sollen. Das erste Modell, das

– wenigstens im Prinzip – diese Forderungen zu erfüllen sucht, stammt von Freud.[13]

Es ist nicht sein Konversionskonzept, wie man irrtümlicherweise gemeint hat, sondern, wie schon erwähnt, sein Triebbegriff, den er bereits 1895 in dem Entwurf einer Psychologie konzipiert hat. Damals schrieb er, das psychische System sei den endogenen Erregungsquantitäten schutzlos ausgeliefert, und darin liege die Triebfeder der psychischen Mechanismen. Zitat:

»Was wir von den endogenen Reizen wissen, läßt sich in der Annahme ausdrücken, daß sie interzellulärer Natur sind, kontinuierlich entstehen und nur periodisch zu psychischen Reizen werden.«

An diesem Entwurf sind zwei Punkte wichtig:
- Die Unterscheidung zwischen interzellulären Vorgängen, die in Begriffen der Physik und Chemie beschrieben werden können auf der einen Seite und Vorgängen in einem psychischen System auf der anderen, für deren Beschreibung andere Begriffe erforderlich sind. Eine der großen Leistungen Freuds ist die Entwicklung einer Sprache, welche diese andersartigen Phänomene beschreiben kann.
- Die Feststellung, daß zwischen dem System interzellulärer Chemismen und dem System psychischer Vorgänge periodisch, d.h. nur unter bestimmten Bedingungen Transformationen stattfinden.

Damit sind zwei große Forschungsthemen formuliert: einmal das erkenntnis- und wissenschaftstheoretische Problem des Unterschiedes und der Beziehungen zwischen einem System interzellulärer Chemismen und einem System psychischer Vorgänge; zum anderen die Frage nach den Bedingungen für das Zustandekommen von Transformationen interzellulärer Chemismen in psychische Reize und umgekehrt. Freud selbst hat an der Weiterentwicklung der beiden Themen keinen Anteil genommen, aber sein Entwurf blieb deren Basis.

[13] Die folgenden Überlegungen dieses Abschnitts wurden teilweise unter dem Titel »Was heißt Psychosomatik« von Th. v. Uexküll (1984d) veröffentlicht.

Zu dem ersten Thema: Es beschreibt ein Modell, in dem einmal ein hypothetisches *somato-psychisches* Geschehen abläuft: Eine Konzentration chemischer Stoffe soll in einen psychischen Antrieb transformiert werden. 1895 kannte noch niemand derartige Stoffe, unter denen Freud sich in erster Linie Sexualstoffe vorstellte. Der Begriff des Hormons wurde erst 1902 von Bayliss und Starling formuliert. Zum anderen wird ein *psycho-somatisches* Geschehen postuliert: Der psychische Drang soll ein Verhalten in Gang setzen, das (z.B. über sexuelle Befriedigung) wieder auf den interzellulären Chemismus zurückwirkt und dort die Quelle für den psychischen Drang zum Versiegen bringt.

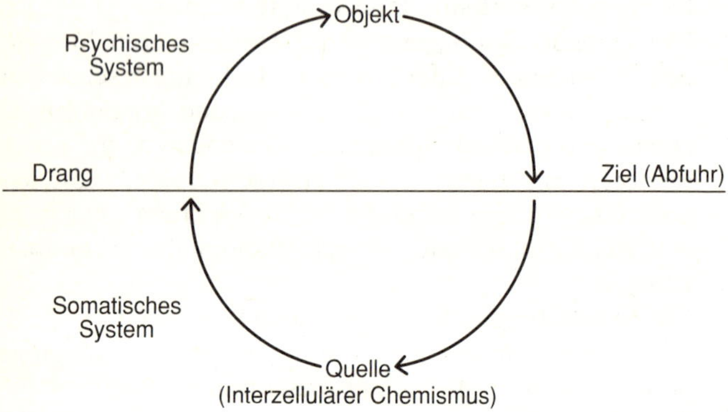

Abb. 2: Freud beschreibt 1915 (in Triebe und Triebschicksale) vier Kriterien für den Trieb: die Quelle, den Drang, das Ziel und das Objekt. Von diesen würde die Quelle dem interzellulären Chemismus entsprechen, der zu einer Homöostasestörung führt, die nur durch Inanspruchnahme der Kompensationsmöglichkeiten ausgeglichen werden kann, welche die Umgebung (in Gestalt des Triebobjekts) bereitstellt.

Mit der Vorstellung einer somato-psychischen Triebquelle und einer psycho-somatischen Triebabfuhr wird, nach heutiger Terminologie, die Skizze für einen Regelkreis mit negativer Rückkoppelung entworfen, der zwei heterogene Phänomenbereiche verbindet: ein System interzellulärer Chemismen und ein System psychischer Vorgänge, die sich schematisch etwa wie in Abbildung 2 darstellen lassen.

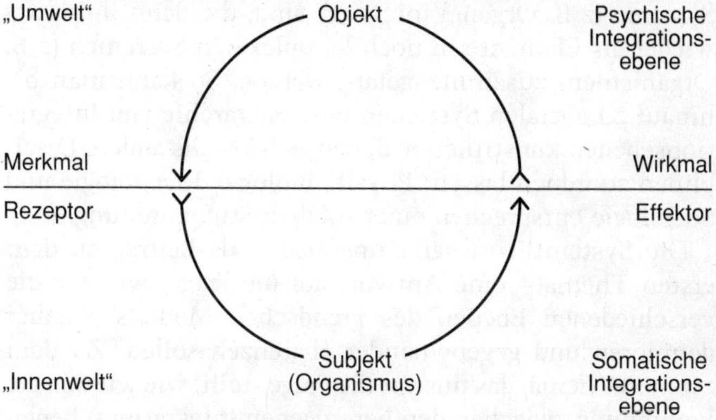

Abb. 3: »Das Schema des Funktionskreises ... zeigt, wie Subjekt und Objekt ineinandergepaßt sind und ein planmäßiges Ganzes [ein System!] bilden...
Bildlich gesprochen greift jedes ... Subjekt mit zwei Gliedern einer Zange sein Objekt an – einem Merk-(Rezeptor-)Glied und einem Wirk-(Effektor-)Glied. Mit dem einen Glied erteilt es dem Objekt ein Merkmal [eine Bedeutung], mit dem anderen ein Wirkmal [eine Verwertung der Bedeutung] ... Dies drückt man am besten kurz so aus: Das Wirkmal löscht das Merkmal aus« (J. v. Uexküll 1936). Die in [ ] gesetzten Einfügungen sind Zusätze der Autoren.

Ein solches Modell bleibt jedoch nebelhaft, solange die erkenntnis- und wissenschaftstheoretische Aufgabe nicht gelöst und die Verschiedenartigkeiten der beiden Bereiche sowie das Problem ihrer Beziehungen nicht klar formuliert sind. Für beides haben erst in jüngerer Zeit die Systemtheorie und die moderne Zeichenlehre die Voraussetzungen geschaffen.

Es ist immerhin eindrucksvoll, wie Freuds Trieb-Modell mit dem Modell des Funktionskreises übereinstimmt (das wir in Kap. 1, S. 83 dargestellt haben). Diese Übereinstimmung wird noch deutlicher, wenn wir das Funktionskreismodell auch als eine Verbindung zwischen zwei Integrationsebenen darstellen (Abb. 3).

Wie wir auf den Seiten 158–171 dargestellt haben, wurde in der Systemtheorie das Konzept einer hierarchisch gegliederten Ordnung entwickelt, in der einfachere Systeme (z. B. Zellen) als Elemente oder Subsysteme in komplexere

Systeme (z.B. Organe) integriert sind, die dann ihrerseits wieder als Elemente in noch komplexeren Systemen (z.B. Organismen) zusammengefaßt werden. So kann man bis hinauf zu sozialen Systemen eine Hierarchie von Integrationsebenen konstruieren, denen sich jeweils andere Disziplinen zuordnen lassen: Physik, Biologie, Psychologie und Soziologie entsprechen einer solchen Stufenordnung.

Die Systemtheorie gibt uns also – als Beitrag zu dem ersten Thema – eine Antwort auf die Frage, wie wir die verschiedenen Ebenen des Freudschen Modells genauer definieren und gegeneinander abgrenzen sollen. Zu dem zweiten Thema, das uns vor die Frage stellt, wie wir uns die Verbindung zwischen den heterogenen Integrationsebenen vorstellen sollen, gibt erst die moderne Zeichenlehre eine Antwort.

Sie kennt das Problem der Kluft zwischen verschiedenen Zeichensystemen (s.S. 121) und hat für seine Lösung das Konzept der »Übersetzung« entwickelt (Jakobson 1971). Sie interpretiert zunächst die Notwendigkeit, für jede Integrationsebene eine eigene Sprache zu entwickeln, mit der Annahme, daß auf jeder dieser Ebenen spezifische Zeichenprozesse die Verbindung zwischen den Elementen der dort angesiedelten Systeme aufrechterhalten.

So vermitteln nach unseren heutigen Vorstellungen auf der Ebene der Zellen Zeichen des genetischen Kode den Informationsaustausch zwischen den Zellelementen; auf der Ebene des Organismus vermitteln Hormone und Nervenaktionsströme die Informationsübertragung zwischen Organen; auf der nächsthöheren Ebene vermitteln psychische Prozesse die Informationsübertragung zwischen dem Organismus und seiner Umgebung.

Das Problem, wie man sich Verbindungen zwischen den Ebenen einer Systemhierarchie vorstellen soll, hat man früher nicht gesehen. Man war der Meinung, es müsse möglich sein, die Sprachen der verschiedenen Wissenschaften auf die Sprache der Physik zu reduzieren. Diese Annahme war ein Grunddogma der Naturwissenschaften des 19. Jahrhunderts. Sowohl Freud wie Pawlow haben noch daran geglaubt. Dieses Dogma wurde erst im 20. Jahrhundert von der Quantentechnik überwunden. Wie wir an dem Beispiel der Altershypertonie gezeigt haben (Kap. 2.2.2), läßt sich das Problem systemtheoretisch als die Frage formulieren, wie in einer Systemhierarchie »Aufwärts- und Abwärts-Effekte« (Popper 1972) zustandekommen. Konkret heißt das: Wie können Vorgänge, die sich in Zellen abspielen »Aufwärts-Effekte« in Organen, Organismen und sozialen Systemen, wie z.B. einer Familie, hervorbringen, und wie kommen umgekehrt »Abwärts-Effekte« zustande, in denen eine pathogene Familienstruktur zu Reaktionen in den Zellen des Organismus eines Familienmitglieds führt?

Im Rahmen einer solchen Betrachtungsweise ist das sogenannte psycho-physische Problem nur eines unter anderen. An jeder Grenze zwischen den Ebenen eines hierarchisch gegliederten Systems treten analoge Probleme auf. Die zeichentheoretische Formulierung zeigt, daß diese Probleme nur durch Übersetzungen von einem Zeichensystem in ein anderes gelöst werden können. Freuds Annahme einer periodisch erfolgenden Transposition interzellulärer Chemismen in ein psychisch erlebtes Drängen bedeutet in dieser Betrachtungsweise, daß solche Übersetzungen nur unter bestimmten, periodisch wiederkehrenden Bedingungen zustande kommen.

2.6 Der Beitrag Pawlows

Diese in dem Modell-Entwurf Freuds nur sehr allgemein formulierte Hypothese, die zeichentheoretisch gefaßt überdies sehr abstrakt klingt, hat durch die Versuche Pawlows eine empirische Bestätigung und Konkretisierung gefunden, deren Bedeutung für das Triebkonzept und für die psychosomatische Theorienbildung noch kaum gesehen wird: Der Vorgang, den Pawlow als Bildung bedingter Reflexe oder Konditionierung beschrieben hat, ist nichts anderes als eine Übersetzung von Nachrichten aus einem psychischen Zeichensystem in Nachrichten eines Systems somatischer Zeichen und umgekehrt. Damit kommt eine Verbindung zwischen der psychischen und der somatischen Ebene zustande, die ohne diese Übersetzung nicht existieren würde.

Dabei findet, wie wir es ausgedrückt haben (Uexküll und Wesiack 1979), eine »Bedeutungskoppelung« statt: Zeichen, die im Körper Nachrichten über die Bedeutung einer Organreaktion für andere Organe übertragen, werden an Zeichen gekoppelt, die den Organismus über die Bedeutung von Vorgängen in seiner Umgebung informieren.

Die Geschichte der Pawlowschen Entdeckungen ist bekannt, man hat sie bisher aber nicht unter diesem Aspekt gesehen:

Pawlow hat gezeigt, daß solche Bedeutungskoppelungen oder Übersetzungen nur »periodisch«, d.h. nur in Situationen zustande kommen, in denen bestimmte Bedingungen erfüllt sind, und daß die Dauerhaftigkeit der Koppelungen von diesen Bedingungen abhängt. In dem bekannten Beispiel begannen seine Versuchshunde auf Geräusche hin, die der Labordiener bei der Zubereitung des Futters im Nebenraum verursachte, Speichel und Magensaft zu sezernieren. Das war bisher nur während der Fütterung geschehen, wenn Geschmacks-, Geruchs- und Berührungsreize nach einem angeborenen Kode in nervale Zeichen für die Aktivierung der Speichel- und Magendrüsen übersetzt wurden. Jetzt wurden bisher neutrale akustische Reize als Zeichen für Vorgänge von Bedeutung in der Umgebung mit den nervalen Zeichen zusammengekoppelt. Diese Koppelungen kamen jedoch nur zustande, wenn die Hunde hungrig und gesund waren. Waren sie satt oder krank, blieb die Konditionierung aus.

Wir erwähnen diese bekannten Dinge aus zwei Gründen:

- Weil sie zeigen, daß die von Freud angenommene Periodizität durch eine individuelle Bereitschaft, ein organisches Entgegenkommen oder eine »vulnerable Phase« als Bedingung für das Zustandekommen solcher Koppelungen oder Übersetzungen erklärt werden kann.
- Weil sie klar machen, daß wir nicht nur mit einer Physiologie rechnen müssen, die für alle Individuen konform ist, sondern auch mit einer individuellen Physiologie für bestimmte Organe. Die Speichel- und Magendrüsen der Pawlowschen Hunde gehorchten seit ihrer Konditionierung einer *individuellen Physiologie,* die sich von der Physiologie der Speichel- und Magendrüsen nicht-konditionierter Tiere unterschied. Die individuelle Physiologie kann nur biographisch, d.h. aufgrund der Geschichte verstanden werden, in der über die Situatio-

nen berichtet wird, in denen Bedeutungskoppelungen entstanden oder nicht entstanden sind. Wir wissen heute, daß auch das Immunsystem zu den Organen gehört, deren Physiologie nur biographisch verständliche individuelle Varianten zeigt (Ader 1981).

Für das Problem einer Theorie der Heilkunde ist festzuhalten, daß Übersetzungen oder Bedeutungskoppelungen zwischen verschiedenen Integrationsebenen zweierlei erreichen:

- Sie erteilen einem zuvor neutralen (d.h. für den Organismus nicht existenten) Ausschnitt der Umgebung eine Bedeutung als (psychisch erlebte) Zeichen für die Steuerung des Verhaltens. Damit erweitern sie die subjektive Umwelt des betreffenden Lebewesens.
- Sie schaffen eine Verbindung zwischen dem als bedeutungsvoll erlebten Umgebungsausschnitt und bestimmten Organen im Inneren des Körpers. Diese Verbindung eröffnet die Möglichkeit für »Abwärts- und Aufwärts-Effekte« (Popper 1982, Medawar und Medawar 1977).

Die auf diese Weise entstehenden Zusammenhänge erlauben uns ein Schema für die Verbindung zwischen verschiedenen Integrationsebenen eines hierarchischen Systems zu entwerfen (Abb. 4).

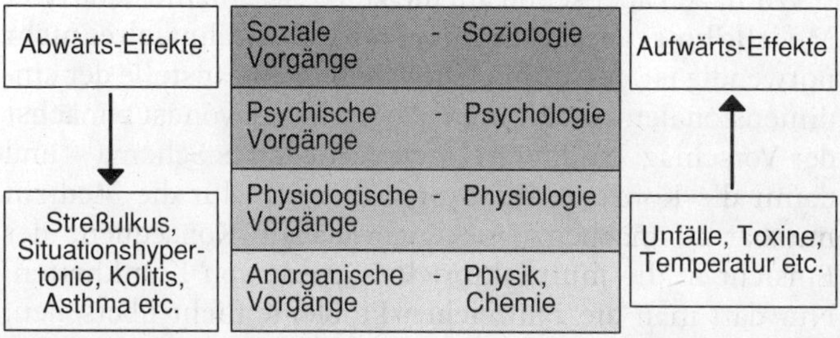

Abb. 4: Abwärts- und Aufwärts-Effekte zwischen Vorgängen, die sich auf verschiedenen Integrationsebenen eines hierarchisch gegliederten Systems abspielen, die zum Teil bewiesen, zum Teil mit großer Wahrscheinlichkeit wenigstens für Teilfaktoren angenommen werden.

2.7 *Eine Krankengeschichte und das Modell der System-Hierarchie*

2.7.1 Die Problematik des traditionellen eindimensionalen Modells

Wir müssen zum Abschluß dieses Kapitels prüfen, was unser Modell für die Auseinandersetzung mit den Problemen leistet, denen sich ein Arzt gegenübergestellt sieht, sobald er versteht, daß Krankheiten einer multifaktoriellen Genese entspringen. Wie weit kann es ihm helfen, das hochkomplexe Wechselspiel zu entwirren, das sich zwischen Zellen, Geweben, Organen, Organsystemen und dem Organismus sowie den ständigen psychischen und sozialen Einflüssen und Gefahren abspielt, denen der Organismus ausgesetzt ist. Engel (1980, 1982) hat vorgeschlagen, ein hierarchisches Modell als Ordnungsschema zu benutzen (Abb. 5).

Engel zeigt, wie sich mit Hilfe dieses Modells die Probleme, mit denen Patienten Ärzte konfrontieren, gliedern und verschiedenen Systemebenen zuordnen lassen. Das erleichtert dem Arzt die Aufgabe, sich zu orientieren. Engel meint, das Schema stelle ein bio-psycho-soziales Modell dar, weil es eine durchgehende Ordnung von den subatomaren Partikeln bis zur Biosphäre unterstellt. Das wirkt auf den ersten Blick bestechend klar und einfach.

Wir haben aber schon auf die lange Geschichte derartiger Modelle hingewiesen, und das Problem erwähnt, ob es nicht notwendig ist, mehrdimensionale Modelle anstelle der eindimensionalen einzuführen. Abgesehen davon ist zunächst der Vorschlag, ein hierarchisch gegliedertes Schema – und damit die Konzepte der Systemtheorie – für die Medizin nutzbar zu machen, eine unabweisbare Konsequenz der Einsicht in die multifaktorielle Genese von Krankheiten. Nur darf man die zahlreichen Probleme nicht übersehen, die dadurch aufgeworfen sind und die uns unter Umständen zwingen, solche Modelle mehr oder weniger zu modifizieren.

Einige dieser Probleme haben wir schon besprochen, wie das Problem der Emergenz und die Frage nach den Verbin-

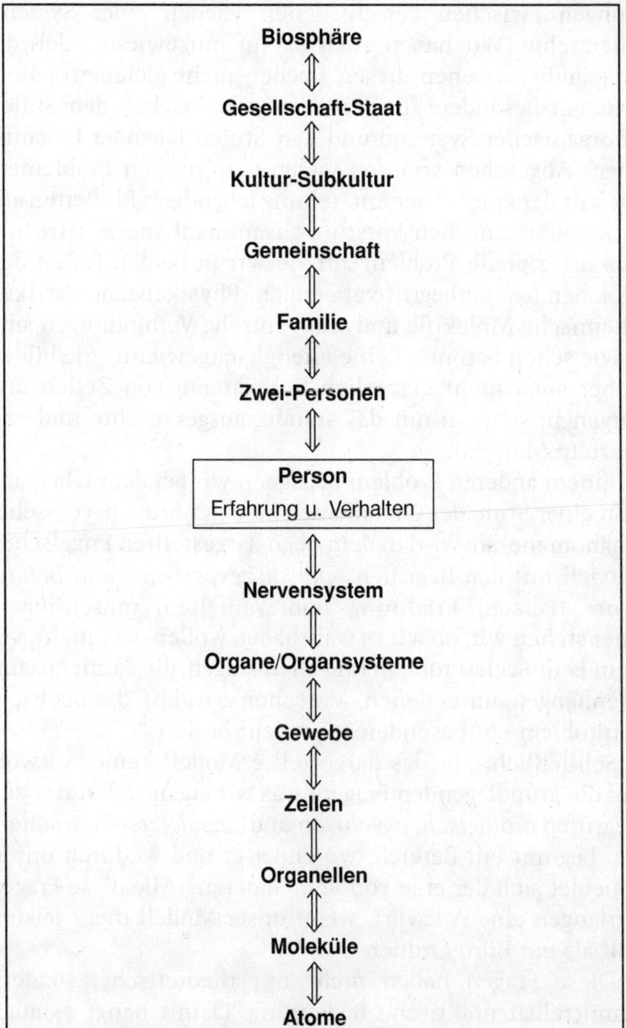

G. L. Engel (1980): System-Hierarchie – Organisationsebenen

Abb. 5: Das Modell einer System-Hierarchie nach G. Engel, es folgt der traditionellen Vorstellung einer kontinuierlichen Reihe immer komplexer werdender Systeme.

dungen zwischen verschiedenen Ebenen einer System-Hierarchie. Wir haben auch darauf hingewiesen, daß die Abstände zwischen diesen Ebenen nicht gleichgroß sind. Das gilt besonders für den Abstand zwischen den Stufen anorganischer Systeme und den Stufen lebender Organismen. Abgesehen von den vielen empirischen Problemen, die mit der Frage einer Entstehung lebendiger Einheiten aus einer anorganischen Vorstufe zusammenhängen, tritt hier das prinzipielle Problem auf, ob wir in beiden Fällen den gleichen Systembegriff verwenden. Physikalische Partikel, chemische Moleküle und anorganische Verbindungen sind – wie schon betont – keine Fließgleichgewichte. Sie bilden daher auch nicht eigentlich Subsysteme von Zellen und Organen, sondern nur das ständig ausgetauschte und verwertete Material.

Einem anderen Problem begegnen wir bei dem Übergang von einer Stufe der Organismen zu einer Stufe psychischer Phänomene, sie wird in dem oben dargestellten Engelschen Modell mit den Begriffen *»person, experience and behaviour«* (Person, Erfahrung und Verhalten) umschrieben. Hier stehen wir, ob wir es wahrhaben wollen oder nicht, vor dem Leib-Seele-Problem und allen Fragen, die damit zusammenhängen, unter denen, wie schon erwähnt, das Beobachterproblem ein besonderes Gewicht besitzt.

Schließlich gibt das dargestellte Modell keine Antwort auf die grundlegenden Fragen, was wir eigentlich unter den Begriffen *biologisch, psychisch* und *sozial* verstehen sollen. Wo beginnt ein Bereich, wo endet er und wodurch unterscheidet sich der eine von dem anderen? Alle diese Fragen verlangen eine Antwort, wenn unser Modell mehr leisten soll als ein Büro-Ordner.

Diese Fragen haben nicht nur theoretische, sondern unmittelbar praktische Bedeutung. Damit hängt es auch zusammen, daß die Frage, wie ein hierarchisch gegliedertes Systemmodell aussehen soll, letztlich empirisch, d.h. im konkreten Umgang mit den Problemen kranker Menschen beantwortet werden muß. Dabei müssen wir davon ausgehen, daß Modelle Orientierungsschemata für unsere Zielsetzungen darstellen, aber keine Abbilder der Realität sein können. Wir dürfen auch unser Modell nur als eine Landkarte auffassen, die bisher außer Breitengraden und Meridianen wenig konkrete Hinweise enthält und dürfen unsere Landkarte nicht mit der Landschaft verwechseln (Korzybsky 1941).

Wir wollen daher die Brauchbarkeit unserer Landkarte an einer Krankengeschichte erproben.

2.7.2 Der Fall eines »uneinsichtigen« Kranken[14]

In dem einmal in der Woche stattfindenden Seminar der seinerzeit von einem der Autoren geleiteten Abteilung für Innere Medizin und Psychosomatik im Department für Innere Medizin der Universität Ulm berichtete ein Arzt der nephrologischen Station über einen 32jährigen Landwirt, der wegen Urämie nach Nierentuberkulose in das chronische Dialyseprogramm aufgenommen worden war. Der Grund für die Vorstellung in unserem Seminar waren unerwartete und unverständliche Schwierigkeiten, die der Patient nach einem sehr zufriedenstellenden Verlauf der Dialyse bei der Planung seiner Rehabilitation machte.

Der Patient war Besitzer eines Bauernhofes, der ihm als dem ältesten Sohn vor sechs Jahren von den Eltern übergeben worden war. Die Eltern hatten sich auf das sogenannte »Altenteil« zurückgezogen, das heißt, in eine kleine abgeschlossene Wohnung, in der sie vom Hof unterhalten wurden. Von zwei Brüdern des Patienten hatte der eine in einen fremden Bauernhof eingeheiratet, der andere war Leiter der Sparkasse in der benachbarten Kreisstadt. Eine Schwester war vor kurzer Zeit – während der Patient bei uns in der Klinik lag – an Unterleibskrebs gestorben. Der Patient war verheiratet und hatte drei Kinder im Alter von einem bis vier Jahren.

Der Kranke hatte sich von den Folgen des Nierenversagens vollständig erholt. Die harnpflichtigen Substanzen waren ausgeglichen. Man hätte ihn schon entlassen, wenn sein Hof nicht zu weit entfernt gewesen wäre, um dreimal in der Woche zur Dialyse in die Klinik zu kommen. Der Patient lag deshalb zwischen den Dialysen auf einer Allgemeinstation, die von einem Arzt betreut wurde, der regelmäßig an unseren Seminaren teilnahm.

Wegen der weiten Entfernung des Wohnsitzes des Patienten hatte die Dialysegruppe ein Rehabilitationsprogramm auf der Basis einer Heimdialyse ins Auge gefaßt. Die Krankenkasse war bereit, die Kosten für die Apparatur zu übernehmen. Mit der intelligenten und geschickten Ehefrau war vereinbart, daß sie für einige Wochen kommen sollte, um die Bedienung des Apparates und die Durchführung der Dialyse zu erlernen. Auch dafür war die Übernahme der Kosten durch die Krankenkasse gesichert. Die Kinder konnten während der Abwesenheit der Mutter bei Verwandten unterkommen.

---

[14] Die Krankengeschichte wurde 1973 veröffentlicht (Th. v. Uexküll 1973).

Damit war für den Anfang gesorgt. Ein Rehabilitationsplan muß aber – um sinnvoll zu sein – auch die zukünftige Lebensgestaltung des Patienten berücksichtigen. Hier ergaben sich jedoch Schwierigkeiten, die nicht so leicht zu lösen waren: Eine Dialysebehandlung kann die Nierenfunktion des Menschen zwar über Jahre hinaus so weit kompensieren, daß er nicht nur am Leben bleibt, sondern auch jeden Beruf ausüben kann, der keine schwere körperliche Arbeit erfordert. Die aber muß ein Landwirt leisten, der, wie unser Patient, seinen Hof nur mit Unterstützung der Ehefrau bewirtschaftet. Der Ertrag des Hofs reichte für den Unterhalt der Familie und der alten Eltern, er reichte auch für die Bezahlung eines Landwirts, der den Patienten für einige Wochen vertreten konnte. Der Hof warf aber nicht so viel ab, um ständig eine zusätzliche männliche Arbeitskraft zu bezahlen. Deshalb hatten sich die Ärzte der Dialysegruppe über die allgemeinen Informationen hinaus mit großer Energie und viel Zeitaufwand sehr detaillierte Kenntnisse über die familiären, beruflichen und ökonomischen Verhältnisse des Patienten verschafft: Sie kannten jetzt die finanzielle Belastbarkeit des Hofs, den Wert bei einem eventuellen Verkauf, die Verpflichtungen, die der Patient dann für die Auszahlung der beiden Brüder und den Unterhalt der Eltern eingehen mußte. Sie hatten die Möglichkeit staatlicher Unterstützung für eine Umschulung in einen anderen Beruf in Erfahrung gebracht und in eingehenden Besprechungen mit dem Bruder, der die Bank in der Kreisstadt leitete und der Ehefrau schließlich einen detaillierten Plan für die weitere Zukunft und Rehabilitation des Patienten entworfen.

Dieser Plan sah vor, den Hof, den der Patient in Zukunft nur mit einer finanziell auf die Dauer nicht tragbaren fremden Hilfe würde bewirtschaften können, zu verkaufen. Der Bruder hatte sich erboten, sein Haus in der Stadt dem Patienten, dessen Familie und den alten Eltern zur Verfügung zu stellen und selbst in eine Etagenwohnung zu ziehen. Der Patient sollte dann nach beruflicher Umschulung als Angestellter in der Bank arbeiten, die der Bruder leitete.

Alles war mit großer Umsicht bedacht, vorhergesehen und bis ins Detail geplant. Aber jetzt stellte sich heraus, daß der Patient nicht mitspielte. Nachdem er anfänglich bereitwillig mitgeplant und mitüberlegt hatte, weigerte er sich jetzt, an den Besprechungen über seine Zukunft teilzunehmen. Wenn die Ärzte das Gespräch darauf brachten, erhob er tausend Einwände oder schaute in sich gekehrt und abwesend vor sich hin. Der Arzt der Dialysestation berichtete das ohne Vorwürfe, meinte aber, daß ihn das Verhalten des Patienten hilflos und unsicher mache. Da eine Beeinträchtigung der geistigen Fähigkeiten des Kranken durch die Urämie mit Sicherheit nicht mehr vorlag, meinte er, diese Reaktion müsse Ausdruck einer seelischen Krankheit sein. Er meinte, daß er und sein Kollege sicher aus Unkenntnis der psychologischen Probleme und der adäquaten Methoden, mit ihnen umzugehen, bei den Dialysepatienten vieles falsch machten und betonte, wie wichtig auf einer Dialysestation die Hilfe eines Psychotherapeuten sei. Er brachte das Beispiel einer Patientin, die von einem Kollegen unserer psychosomatischen Gruppe betreut worden war und bei der – trotz großer anfänglicher Schwierigkeiten und wiederholter Komplikationen im Verlauf der Dialysebehandlung – schließlich doch ein ausgezeichnetes Resultat erzielt worden sei. Der Appell an unsere Gruppe, auch diesen Patienten zu betreuen, war unüberhörbar.

Machen wir eine Zwischenbilanz: Der Bericht zeigt bisher folgendes: Die Ärzte der Dialyseberatung kannten die Diagnose, Therapie und Prognose der Krankheit. Sie hatten alles über die Familie, über den Beruf und die finanzielle Situation des Patienten in Erfahrung gebracht.

Sie kannten auch alle Möglichkeiten der Unterstützung durch Krankenkassen und andere soziale Einrichtungen. Aufgrund dieser verschiedenartigen Teilinformationen hatten sie einen rationalen Plan für das weitere Leben des Patienten aufgestellt. Aber von dem Patienten selbst wußten sie zu wenig. Sie wußten von ihm nur das, was er selbst von sich wußte und was er über seine Abneigung gegen die Pläne für seine Zukunft formulieren konnte. Über die Hintergründe dieser Abneigung, über die sich der Patient selbst nicht im klaren war, tappten sie, genau wie er, im dunkeln. Sie wußten nicht, was die Krankheit für ihn bedeutete, wie er sie erlebte, wie er den Tod der Schwester verarbeitet hatte, welche Rolle der Hof in seiner bewußten und unbewußten Phantasie spielte, was die Tatsache für ihn bedeutete, daß nun die Ärzte gemeinsam mit seinem jüngeren Bruder und seiner Frau sein Leben und seine Zukunft verplanten.

Nun wieder zurück zur Krankengeschichte: Nach dem Bericht des Dialysearztes brachte der Bericht des Stationsarztes, der den Patienten zwischen den Dialysen betreute, ein wenig Licht in den Bereich, der zunächst dunkel geblieben war: Im Verlauf mehrerer Gespräche, in denen er dem Patienten Gelegenheit geben wollte, über sich »selbst« zu sprechen, hatte dieser zunächst nur darüber geklagt, daß die Dialyseärzte Pläne aufstellen würden, die für ihn als Landwirt nicht akzeptabel seien. Gleichzeitig fragte er ständig, welche anderen Möglichkeiten man ihm anbieten könne, um aber bei jedem neuen Vorschlag sofort wieder zu beweisen, daß dieser ebenso undurchführbar sei wie die bisherigen. Sein Denken war derartig beschäftigt, ein unentwirrbares Netz von äußeren Schwierigkeiten zu konstruieren, daß für Gedanken über sich und seine Krankheit gar kein Raum blieb. Mit anderen Worten: Die Frage, was seine Krankheit für seinen Beruf als Landwirt bedeutete, beschäftigte ihn so sehr, daß die Frage, was sie für ihn selbst bedeutete, gar nicht auftauchen konnte.

In der Diskussion des Seminars wurde klar, daß der Patient seine Krankheit »verleugnete«, wie es in der psychoanalytischen Terminologie heißt, und daß er die beruflichen Probleme in den Dienst seiner

Verleugnung stellte. Als man das sah, tauchte der Verdacht auf, daß es dem Patienten gelungen sein könnte, auch die Ärzte in den Dienst dieses Verleugnungsprozesses zu stellen.

Verleugnung der eigenen Krankheit kann als seelischer Schutzmechanismus bei Patienten, die an schweren, das Leben bedrohenden Krankheiten leiden, eine hilfreiche Rolle als eine Art Schutzmechanismus spielen. Das läßt sich auch bei Dialysepatienten immer wieder beobachten. Sie müssen aber ihre Verleugnung wenigstens so weit abbauen, daß sie in der Lage sind, ihre Krankheit und das durch sie aufgezwungene reduzierte Leben zu akzeptieren. Das ist für alle eine schwierige Aufgabe: Sie müssen ein Stück »Trauerarbeit« vollbringen, wenn man darunter den seelischen Prozeß versteht, der geleistet werden muß, um nach einem Verlust das Gleichgewicht im persönlichen Beziehungsfeld wiederherzustellen.

Aus dem Bericht des Stationsarztes ergaben sich Hinweise, warum die Trauerarbeit für diesen Patienten so besonders schwer war: Er erzählte, wie der alte Bauer auf die Krankheit des Sohnes reagierte. Der Vater würde immer wieder von dem »Schlag« sprechen, den die Erkrankung des Sohnes für die Familie bedeute, die seit Generationen auf dem Hof gelebt habe und deren Mitglieder alle in bester Gesundheit ein hohes Alter erreicht hätten. Auch bei der Nachricht von dem Tod der Schwester habe der Vater nur davon gesprochen, wie die Familie vom Schicksal »geschlagen« sei.

In dem Seminar wurde der Verdacht geäußert, der Patient könne seine Krankheit als »Familienschande« erleben, und damit tauchte auch das Problem auf, welche Rolle die Beziehung zum Vater in seiner unbewußten Phantasie spielte. Hier zeigte sich für den Verleugnungsprozeß eine deutliche Parallele: Neben der Frage, was die Krankheit für den Beruf als Landwirt und Hofbesitzer bedeute, beschäftigte den Patienten die Frage, welche Rolle sie für die Familie und für den Vater spielte. Damit wurde die Frage, was die Krankheit für ihn selbst bedeute, noch weiter in den Hintergrund gedrängt. Hier ergaben sich Ansätze für künftige Gespräche mit dem Patienten.

Das Ergebnis des Seminars zeigte sich bereits nach zwei Wochen. Es war für die meisten verblüffend und unerwartet: Der Patient war weniger depressiv und fing an, sich wieder für seine Zukunft zu interessieren. Aber auch die Dialyseärzte hatten ihr Rehabilitationsprogramm geändert: Der Patient sollte versuchen, den Hof weiter zu bewirtschaften und dann selbst entscheiden, ob und wann ein Verkauf notwendig sei. Beide, der Patient und die Ärzte, hatten ihre Einstellung zur Problematik der Krankheit und ihren Konsequenzen geändert, beide verstanden sie ein wenig besser.

Wir wollen jetzt einige der Probleme genauer herausarbeiten: Wir gehen von der Tatsache aus, daß die Ärzte, die über die Krankheit, ihre Therapie und Prognose, über die Familie und die Lebensumstände des Patienten alle wichtigen Details kannten, ein Skotom für die emotionalen Probleme des Kranken hatten. Diese Feststellung macht man bei vielen Ärzten – und wohl nicht nur an Universitätskliniken. Damit sind wir auf eine Schwierigkeit gestoßen, die jetzt nicht mehr allein den Patienten, dessen Beruf und dessen Familie, sondern auch die behandelnden Ärzte betrifft: Das Interaktionsfeld zwischen Arzt und Patient ist in unser Gesichtsfeld getreten, und damit erweitert sich der Problemkreis der Medizin erheblich.

Schon in dem Bericht des Dialysearztes haben wir verfolgen können, wie sich der Problemkreis der Medizin ständig erweitert hat: Im Zentrum sind wir zunächst auf ein **Organ,** die von Tuberkulose zerstörte Niere, gestoßen. In einem weiteren Kreis haben wir die schädlichen Auswirkungen des Organversagens auf den **Organismus** eines Landwirts gesehen. In dem noch weiteren Kreis wurden die **soziale Sphäre mit Familie, Beruf** und dem Hof sichtbar sowie die Auswirkungen, welche die körperliche Krankheit des Landwirts dort zeigte. Um diese drei Bereiche schloß sich als vierter Bereich die **Gesundheitsversorgung** der Bevölkerung unseres Landes mit den Hilfsmöglichkeiten der zeitgenössischen Medizin sowie den sozialen Einrichtungen, wie Krankenkasse, Sozialversicherung u. a.

Wenn wir diese vier Kreise schematisch aufzeichnen, können wir die verschiedenen Wechselwirkungen, die sich zwischen den von ihnen begrenzten Bereichen abspielen, genauer analysieren (Abb. 6).

- In diesem Schema sehen wir zunächst die Wechselwirkungen zwischen dem erkrankten Organ und dem Organismus. In unserem Fall: Die Vergiftung bei einer Urämie (rechts 1).
- Dann erkennen wir die Wechselwirkungen zwischen dem erkrankten Organismus des Landwirts und der sozialen Sphäre der Familie und des Berufs (rechts 2).
- Schließlich können wir die Wechselwirkungen rekonstruieren, die zwischen den bisher betrachteten Bereichen und dem Bereich der Gesundheitsversorgung unseres Landes mit seinen Ärzten existierten (rechts 3 a, b u. c):

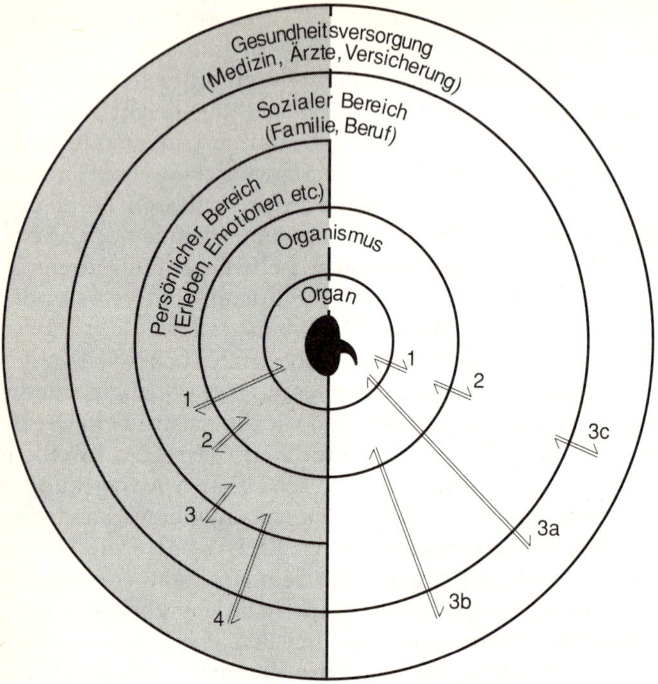

Probleme der psychosomatischen Medizin:

Wechselwirkungen:

1 Erleben - Organ
2 Erleben - Organismus
3 Erleben - Sozialer Bereich
4 Erleben - Arzt ⇌ Patient

Probleme der „somatischen" Medizin:

Wechselwirkungen:

1 Organ - Organismus (Urämie)
2 Organismus - Sozialer Bereich (Arbeitsunfähigkeit u.a.)
3 Sozialer Bereich - Gesundheitsversorgung
   a Organ - Sozialer Bereich (Tuberkulose, Diagnose und Therapie)
   b Organismus - Sozialer Bereich (Urämie, Dialyse)
   c Soziale Fürsorge (Krankenversicherung)

Abb. 6: »Landkarte« der ärztlichen Problembereiche.

- Sie betrafen zunächst Diagnostik und Therapie des an Tuberkulose erkrankten Organs, das lange Zeit mit tuberkulostatischen Mitteln behandelt worden war (rechts 3a).
- Dann betrafen sie Diagnostik und Therapie des Organismus, aus dem die harnpflichtigen Substanzen mit Hilfe des Dialyseverfahrens entfernt werden mußten (rechts 3b).
- Waren die Ärzte als Vertreter des Bereichs »Gesundheitsversorgung der Bevölkerung« bisher gewissermaßen nur Individualtherapeuten, so sehen wir sie jetzt auch als Sozialfürsorger, die mit Krankenkassen, Invalidenversicherung u. a. einen Rehabilitationsplan aufstellen mußten (rechts 3c).

Wenn wir dieses Bild betrachten, zeigt sich, daß in dem Bericht des Dialysearztes zwischen den Bereichen des Organismus und dem des Sozialen ein Bereich ausgespart blieb, nämlich der, in dem sich das persönliche Erleben und Reagieren des kranken Menschen vollzieht. Für diesen Bereich – den wir als die individuelle Wirklichkeit des Kranken bezeichnen werden – bestand ein Skotom. Die Relevanz dieses Bereichs für die Gesundheitsversorgung des Patienten wurde an dem Scheitern des Rehabilitationsplans deutlich, der nach rationalen Gesichtspunkten optimal zu sein schien.

Mit dem Sichtbarwerden des Erlebnisbereichs des Patienten tauchte die Frage auf, ob der Plan der Dialyseärzte wirklich so rational war, wie es zunächst den Anschein gehabt hatte; ja, ob es überhaupt möglich ist, einen rationalen Plan aufzustellen, ohne das irrationale, das heißt, das emotionale Erleben des Patienten und die irrationalen – weil emotionalen – Reaktionen der Ärzte auf ihre Patienten mit zu berücksichtigen. Diese Frage taucht nicht nur bei der Betreuung von Dialysepatienten, sondern bei jeder diagnostischen und therapeutischen Interaktion zwischen Arzt und Patient auf, unabhängig von dem Fach, das die Ärzte vertreten und unabhängig von der Krankheit, an der die Patienten leiden. Damit wird ein fundamentales Problem angeschnitten, das alle Ärzte angeht. Dieses Problem hat verschiedene Teilaspekte, die wir wieder in unserem Schema rekonstruieren können. Dabei wollen wir uns allerdings damit begnügen, einige Teilaspekte und einige der Probleme, die mit ihnen auftauchen, in Stichworten anzudeuten:

- (1) Die Wechselwirkungen zwischen dem emotionalen Erleben und Organreaktionen: Dies ist ein großer Forschungsbereich der psychosomatischen Medizin. Wir brauchen nur an die »psychische Magensaftreaktion« Pawlows und Veränderungen der Nierenfunktion in Hypnose u. a. zu erinnern.
- (2) Die Wechselwirkungen zwischen Erleben und Organismus. Auch das ist ein Gebiet, auf dem viel Forschungsarbeit der psychosomatischen Medizin geleistet worden ist. Am bekanntesten sind die Bereitstellungsreaktionen *(emergency states)* von Cannon, zum Beispiel im Zusammenhang mit der Situationshypertonie, die durch Erinnerungen an belastende Situationen ausgelöst und unterhalten werden kann (Uexküll, Th. v. 1962).
- (3) Die Wechselwirkungen zwischen sozialen Faktoren und Erleben (»Anpassungsprobleme, Familienpsychopathologie, Gruppendynamik oder Sozietät als Matrix der individuellen Entwicklung« – um nur einige Stichworte zu nennen, die hierher gehören).
- (4) Die Wechselwirkungen zwischen Arzt und Patient. Zu den zahlreichen Problemen, die hier auftauchen, gehört auch das, was Balint *die Droge Arzt* genannt hat. Wir wollen uns hier auf das Teilproblem beschränken, warum so viele Ärzte ein Skotom für die persönlichen Erlebnisbereiche ihrer Patienten haben. Auf diese Frage gibt es drei Antworten:
  - Die erste lautet: Weil die naturwissenschaftliche Medizin eine Krankheits- und Gesundheitstheorie entwickelt hat, in der für den subjektiven Bereich des persönlichen Erlebens kein Platz ist. Diese Antwort liegt auf einer wissenschaftstheoretischen Ebene.
  - Die zweite Antwort hängt mit der Tatsache zusammen, daß alle Vorstellungen und Konzepte der Medizin, vor allem aber ihre Diagnosen, eine pragmatische Bedeutung haben: Sie geben den Ärzten Orientierungs- und Handlungsanweisungen, das heißt, sie strukturieren die zunächst undurchsichtigen Berufssituationen, mit denen der Arzt konfrontiert wird, für dessen Hand-

lungsauftrag. Da undurchsichtige Situationen aber Unsicherheit – und diese wiederum Angst erzeugen, sind Diagnosen nicht nur Orientierungs- und Handlungsanweisungen für Ärzte, sondern auch Mittel, sie vor Angst zu schützen. Die Forderung der psychosomatischen Medizin, sich nicht nur mit den naturwissenschaftlichen Krankheitsdiagnosen zu begnügen, fordert daher von Ärzten, daß sie sich neuer Unsicherheit und damit auch neuer Angst aussetzen. Diese Antwort liegt auf einer berufstheoretischen Ebene (s. Kap. 1, S. 5).
– Die dritte Antwort ist die, daß naturwissenschaftliche Krankheitsdiagnosen den Arzt nicht nur vor der Angst schützen, die aus beruflicher Unsicherheit entsteht, sondern auch durch die rationale Interpretation des Krankheitsgeschehens einen Schutz vor der Angst geben, die aus der Identifikation mit den emotionalen Problemen des Kranken entstehen kann. Diese Antwort liegt auf der Ebene psychodynamischer Theorien.

2.7.3 Die Konsequenzen für ein Hierarchie-Modell

Die Krankengeschichte hat uns geholfen, die allgemeine Landkarte einer Hierarchie von Systemen genauer zu zeichnen. Sie hat auch deutlich gemacht, welch große praktische Bedeutung ein adäquates Modell für unsere ärztliche Tätigkeit besitzt, indem sie die Probleme aufzeigt, die entstehen, wenn die psychische Ebene der individuellen Wirklichkeit des Kranken nicht in Rechnung gestellt wird.

Versuchen wir zum Abschluß, in groben Zügen die einzelnen Schritte zu skizzieren, die sich aufgrund des nun gewonnenen Ordnungsschemas als »Aufwärts«- und »Abwärts-Effekte« darstellen lassen. Die »Aufwärts-Effekte« begannen mit der Zerstörung immer größerer Teile der Niere, die zu zunehmenden Funktionsausfällen führten. Die Unfähigkeit der Niere, Störungen der Osmolarität durch die normale Diurese auszugleichen, führte zunächst durch vermehrten Durst zu einem Appell an den Patienten, die von dem Organismus nicht zu behebende Störung durch vermehrtes Trinken auszugleichen und damit der Niere mehr Wasser für die gestörte Diurese zuzuführen. Als die Zerstörung der Niere weiterging, kam es zu einer zunehmenden Retention harnpflichtiger Substanzen und den Symptomen einer beginnenden Urämie. Diese Symptome gaben den Appell an die nächsthöhere Integrationsebene weiter. Jetzt sollte zunächst die Familie helfen, die Störungen auszugleichen, die der Patient allein nicht beheben konnte. Als sich herausstellte, daß sich die Symptome durch Hausmittel nicht beheben ließen, wurde der Appell an die nächsthöhere Integrationsebene, das System der medizinischen Versorgung weitergegeben.

Verglichen mit der relativ eindimensionalen Reihenfolge der »Aufwärts-Effekte« sind die »Abwärts-Effekte« komplexer. Da sind zunächst die Einflüsse der ökonomischen Organisation der Gesellschaft auf die Arbeitskraft des Landwirts und dessen wirtschaftliche Lage zu nennen, dann die Auswirkungen der Sozialversicherung und des medizinischen Versorgungssystems auf die Möglichkeiten, Hilfe und Unterstützung in Anspruch zu nehmen. Ein nächster Schritt muß die Einflüsse der Berufsebene und der Familie auf die individuelle Wirklichkeit des Kranken beschreiben. Hier spielten das Verhältnis zum Vater, der Tod der Schwester, die Überfürsorglichkeit der Ehefrau und des Bruders, mit der sich die Ärzte verbündeten, eine Rolle. Diese *Abwärtseffekte* wirkten sich als Störungen in der Zusammenarbeit des Kranken mit den Ärzten aus, die als nächste »Abwärts-Effekte« über Diätfehler oder Änderungen im Gesundheitsverhalten, zu Störungen auf der Ebene der Organe zu führen drohten.

Wenn wir unsere »Landkarte« in ein hierarchisches Modell übersetzen, ergeben sich einzelne Unterschiede zu dem auf Seite 166 abgebildeten:

- Unser Modell ist bescheidener. Es verzichtet darauf, ein Bild des Universums zu entwerfen. Es beginnt mit einer Ebene der Zellen als den einfachsten autopoietischen und selbstreferentiellen Systemen (Maturana 1982, Varela 1981).
- Zwischen der Ebene der Organsysteme und der der Gemeinde *(community)* entwirft es eine Ebene des Körpers als relativ geschlossenes System auf die eine Ebene des Psychischen mit der individuellen Wirklichkeit des

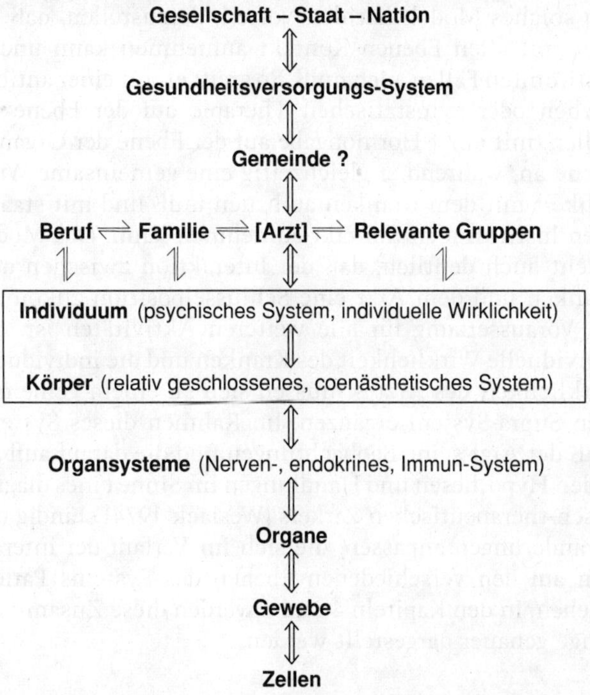

Abb. 7: Entwurf für ein Modell einer hierarchischen System-Ordnung als »Landkarte« zur Orientierung des Arztes. Die Stufe »Gemeinde« ist mit einem Fragezeichen versehen, weil sie, im Unterschied zum Beispiel zu den USA bei uns fast keine oder eine wechselnde Rolle spielt, je nach der Gegend, in der ein Arzt oder ein Patient wohnt.

einzelnen folgt. Diese Gliederung entspricht der Unterscheidung zwischen endosemiotischen und exosemiotischen Zeichensystemen (Sebeok 1979) und nimmt für den Körper als relativ geschlossenes System ein Zeichensystem koenästhetischer (Spitz 1945a) oder Stimmungs-Signale an.

– Die nächste Stufe legt eine verzweigte Gliederung nahe, da die verschiedenen sozialen Systeme (Familie, Beruf, andere relevante Gruppen) untereinander in Wechselwirkung stehen, und weil der einzelne seine individuelle Wirklichkeit stets nur alternativ in die eine oder andere soziale Wirklichkeit einbringen kann (Abb. 7).

Ein solches Modell hat den Vorteil, darzustellen, daß der Arzt mit allen Ebenen Kontakt aufnehmen kann und in bestimmten Fällen auch muß. So greift er mit einer antibiotischen oder zytostatischen Therapie auf der Ebene der Zellen, mit einer Hormongabe auf der Ebene der Organsysteme an, während er gleichzeitig eine gemeinsame Wirklichkeit mit dem Kranken aufbauen muß und mit staatlichen Institutionen Kontakt aufnehmen kann. Das Modell macht auch deutlich, daß der Interaktion zwischen dem Kranken und dem Arzt eine Schlüsselposition zukommt, die Voraussetzung für alle weiteren Aktivitäten ist. Die individuelle Wirklichkeit des Kranken und die individuelle Wirklichkeit des Arztes müssen sich zu einem gemeinsamen Supra-System ergänzen. Im Rahmen dieses Systems muß der Arzt seine Beobachtungen und die darauf aufbauenden Hypothesen und Handlungen im Sinne eines diagnostisch-therapeutischen Zirkels (Wesiack 1974) ständig den Veränderungen anpassen, die sich im Verlauf der Interaktion auf den verschiedenen Ebenen des Systems Patient ergeben. In den Kapiteln 4 und 7 werden diese Zusammenhänge genauer dargestellt werden.

2.8 Zusammenfassung

In Kapitel 1 haben wir festgestellt, daß die Beziehungen zwischen dem Organismus und seiner Umgebung nicht mit linearen Ursache-Wirkungs-Modellen, sondern nur mit Hilfe von kreisförmigen Modellen dargestellt werden können. Als Prototyp für kreisförmige Modelle haben wir den Funktionskreis Jakob von Uexkülls beschrieben. Damit standen wir vor der grundsätzlichen Frage, was die Übernahme solcher Modelle für unsere Einstellung zur Welt und den Gegenständen unserer Beobachtung bedeutet.

Ein historischer Rückblick belehrte uns, daß diese Frage als Problem der Beziehungen zwischen einer Einheit und ihren Teilen aufgefaßt werden kann, die die Menschheit seit dem Beginn der Geschichte des Denkens beschäftigt hat. Unter diesem Aspekt ist die Antwort, welche die Systemtheorie auf diese Frage gibt, nur eine Wiederholung früherer Antworten, die allerdings auf einer neuen Stufe des Wissens neue Fragestellungen ermöglicht. Zu diesen neuen Fragestellungen gehört vor allem die Frage nach der Struktur und den zeitlichen Grenzen eines Systems sowie die Fragen, die mit dem Begriff der *Emergenz* zusammenhängen.

Die Darstellung von Lebensvorgängen mit Hilfe kreisförmiger bzw. kybernetischer Modelle zeigt die enge Beziehung zwischen *Systemtheorie* und *Zeichenlehre,* die in der Medizin ebenfalls eine – allerdings weitgehend vergessene – Geschichte hat. Mit der Wiederentdeckung der Systemtheorie und der Zeichenlehre kündigt sich ein Paradigmawechsel an, dessen einschneidendste Konsequenz die Einführung des Subjektes in die Wissenschaften ist. Die Einsicht, daß Wissenschaft immer mit dem Beobachterproblem konfrontiert ist, findet in der Zeichenlehre in der triadischen Struktur des Zeichenbegriffes nach Peirce ihren Ausdruck. Damit wird außer dem Zeichen (dem Signifikanten) und dem bezeichneten Objekt (dem Signifikat) der Interpretant als dritter Faktor eingeführt. Er trägt der Rolle, die das Subjekt (als Interpret) bei jedem Zeichenprozeß spielt, Rechnung.

Die allgemeine Bedeutung, welche die Zeichentheorie in den Wissenschaften gewonnen hat, zeigt die Einführung des Informationsbegriffes und der Informationstheorie. In der Biologie zeigt sich diese Bedeutung in der Notwendigkeit, Begriffe der Zeichenlehre heranzuziehen, um Lebensvorgänge – bereits auf der Ebene von Zellen – adäquat zu beschreiben. Dazu gehört auch die Feststellung, daß dem Modell der *Übersetzung* eine Schlüsselstellung für die Biologie und für die Erkenntnistheorie zukommt. Es erlaubt uns auch zu sehen, daß zwischen dem Trieb-Konzept Freuds und dem Pawlowschen Konzept der Konditionierung enge Verbindung besteht.

Aufgrund dieser Verbindung wird es möglich, das Modell eines *bio-psycho-sozialen Systems* zu entwerfen, zwischen dessen verschiedenen Integrationsebenen Wege für »Abwärts- und Aufwärts-Effekte« historisch entstandene, individuell verschiedene Strukturen bilden. Diese Strukturen und ihre Unterschiede lassen sich nur aufgrund der individuellen Biographie verstehen, die über die Situationen berichtet, in denen mit Konditionierungen Wege für »Aufwärts- und Abwärts-Effekte« entstanden oder nicht entstanden sind.

Eine exemplarische Krankengeschichte diente schließlich dazu, die Möglichkeit des bio-psycho-sozialen Modells zu illustrieren und das Konzept einer eindimensionalen Struktur zu korrigieren.

3 Organismus oder Maschine

Inhaltsübersicht Seite

3.1 Vom Vitalismusstreit zur Kybernetik

Wir haben bisher die beiden Paradigmen, deren Konkurrenz den Beginn der Neuzeit geprägt hat, nur sehr allgemein und schlagwortartig als Modell einer umfassenden seelischen Bedeutung des Körpers und seiner Organe und als das Modell einer Maschine umrissen. Viktor von Weizsäcker (1933) beschreibt diesen Paradigmawechsel folgendermaßen:

»Während die alten Lehren des indischen und chinesischen Yoga, der griechischen Philosophie umfassende Systeme seelischer Organbedeutung für Herz und Niere, Leber und Lunge besitzen, wagt sich die kritische Wissenschaft des 19. Jahrhunderts an wenig mehr als an eine so arme psychische Qualität wie die Empfindung.«

Wir haben festgestellt, daß die Medizin mit der Übernahme des Maschinenmodells auch diesen Rest einer seelischen Qualität für den Körper aufgab und ihr Interesse auf die körperlichen Vorgänge konzentrierte, die sich mit physikalischen und chemischen Methoden beschreiben lassen. Wir haben dann behauptet, im 20. Jahrhundert würde das Maschinenparadigma wieder durch ein anderes Paradigma abgelöst, das zwar an das alte umfassende Modell mit seiner Betonung der Zeichen für das Verständnis der Zusammenhänge anknüpft, sich aber in wesentlichen Punkten von ihm unterscheidet.

Um klarer zu sehen, worin sich das neue Modell, mit dem sich der von uns behauptete neue Paradigmawechsel ankündigen soll, von dem frühen Modell umfassender Zeichen-Bedeutungen unterscheidet, müssen wir einen kurzen historischen Rückblick einblenden: Das Maschinenmodell hat sich mit der Einführung des Regelkreiskonzepts und der Kybernetik grundlegend gewandelt. Damit sind manche der früheren Fragestellungen überholt und andere in veränderter Form neu gestellt.

Was lehrt uns die Geschichte der biologischen Konzepte, welche die Medizin mit ihrem Eintritt in die »naturwissenschaftliche Epoche« von den damaligen Naturwissenschaften übernommen hat?[15]

Seitdem sind mehr als 100 Jahre vergangen, in denen die Naturwissenschaften ihre Konzepte verändert haben, ohne daß die Medizin immer die sich daraus ergebenden Konsequenzen gezogen hätte. Das gilt vor allem für das Konzept des *Mechanismus,* beziehungsweise der »Maschine« als Modell für Lebensvorgänge, das in der Medizin in erster Linie für die Dichotomie in einen somatischen und einen psychischen Bereich verantwortlich ist. Für die Medizin ist daher eine wissenschaftstheoretische Diskussion der Entwicklungsgeschichte dieses Konzepts und der Konsequenzen, die sich daraus ergeben, unerläßlich. Von dort her gesehen bedeutet die Einführung eines neuen Modells in die Medizin nur das Nachholen einer längst überfälligen Entwicklung. Wir haben schon erwähnt, daß der mechanistische Ansatz die Konstruktion von Modellen verbietet, nach denen psychische Vorgänge (z.B. Gedanken, Gefühle oder Emotionen) einen Einfluß auf die Körpermaschinerie nehmen. Etwas, das keine Wirkung entfalten kann – also »wirkungslos« bleibt –, wird für eine wissenschaftliche Position, die den physikalisch-chemisch interpretierten Körper als Gegenstand der Medizin auffaßt – »unwirklich«. Der mechanistische Ansatz führte daher in letzter Konsequenz zu einer monistischen Auffassung, für die Psychisches keine Wirklichkeit, sondern ein »Epi-Phänomen« ist. Auf den kürzesten Nenner gebracht, lautete das Problem jetzt folgendermaßen: Entweder gibt es Einwirkungen eines Psychischen im Körpergeschehen – oder es gibt Psychisches überhaupt nicht. Die dadurch geschaffene Situation spal-

[15] Der Ausdruck *naturwissenschaftliche Epoche* ist ebenso mißverständlich und irreführend wie der Begriff einer *naturwissenschaftlichen Medizin,* wenn man sich nicht die folgenden Zusammenhänge vergegenwärtigt: Die Ausdrücke dürfen nicht die Annahme unterstellen, es gäbe so etwas wie »die Naturwissenschaft«, die sich seit dem 19. Jahrhundert nicht verändert habe. Wir haben schon mehrfach darauf hingewiesen, daß man unter einer *naturwissenschaftlichen Medizin* eine Medizin versteht, die noch an den Voraussetzungen und Begriffen der Naturwissenschaften des 19. Jahrhunderts festhält, obgleich die Naturwissenschaften im 20. Jahrhundert diese Voraussetzungen und Begriffe überwunden haben.

tete die Wissenschaftler in zwei Lager: Die *Mechanisten* stellten die Forderung auf, man müsse alle Lebensvorgänge durch physikalische Ursache-Wirkungs-Ketten erklären, alles andere sei unwissenschaftlich. Demgegenüber behaupteten die *Vitalisten,* daß mechanische Erklärungen zur Interpretation von Lebenserscheinungen nicht ausreichten. Sie postulierten eine (nicht-physikalische) *Lebenskraft,* die als *vitales Prinzip* zu den mechanischen Kräften hinzukommen und diesen erst die – für den Unterschied zwischen Belebtem und Unbelebtem – spezifische Ordnung geben würde. *Lebenskraft, vitales Prinzip* und *psychische Energie* wurden so mehr oder weniger synonyme Begriffe.

Für die Medizin ist die Geschichte des Vitalismusstreites lehrreich, denn sie zeigt, wie unauflösbare Widersprüche die Folge unzureichender begrifflicher Definitionen sein können – und wie sich solche Widersprüche überwinden lassen, wenn uns die Auseinandersetzung mit den Phänomenen zu genaueren Definitionen zwingt. So hatte der Streit mit den Mechanisten auch sein Gutes, denn er zwang die Vitalisten, die Eigenschaften präziser zu beschreiben, die nach ihrer Meinung Lebewesen von Maschinen unterscheiden. Unter den zahlreichen Eigenschaften, die als spezifisch für Lebensvorgänge beschrieben wurden, haben schließlich vier besondere Bedeutungen gewonnen:

- 1890 beschrieb von Ehrenfels (1859–1932) eine Eigenschaft organischer und psychischer Phänomene, die er als *Ganzheit* bezeichnete. Er stellte die These auf: Das Ganze sei mehr als die Summe seiner Teile. Damit wurde er zum Begründer der *Gestaltpsychologie.*
- Wenige Jahre später stellte Driesch (1867–1941) aufgrund seiner Versuche an Seeigeleiern die These auf, Lebewesen besäßen im Unterschied zu Maschinen die Eigenschaft der *Entelechie,* das heißt die Fähigkeit zu zielgerichtetem beziehungsweise teleologischem (nach unserer Terminologie *teleonomen*) Verhalten. Der Begriff *Entelechie* stammt von Aristoteles. Er bedeutet »das Ziel in sich haben«.
- Zu Beginn unseres Jahrhunderts beschrieb dann Jakob von Uexküll (1864–1944) den bereits erwähnten *Funktionskreis* als Modell, mit dem sich das Verhalten von

Lebewesen besser interpretieren ließ als mit den damals bekannten Maschinenmodellen.

- In den dreißiger Jahren formulierte schließlich von Bertalanffy (1901–1982) die These, lebende Organismen seien im Unterschied zu unbelebten Gegenständen und Maschinen *Fließgleichgewichte.* Während zum Beispiel ein Kristall über Jahrmillionen aus den gleichen Bestandteilen besteht, bestehen Lebewesen aus einem permanenten Geschehensfluß. Sie geben Bestandteile an die Außenwelt ab und nehmen dafür andere aus der Umgebung auf, ohne bei diesem steten Wechsel ihre Gestalt und Struktur zu verändern.

Die Fleißarbeit der Vitalisten konnte jedoch die Mechanisten nicht überzeugen. Die Diskussion trat erst in ein neues Stadium, als 1943 Rosenbluth, Wiener und Bigelow mitteilten, es sei ihnen gelungen, eine teleologische Maschine zu bauen. Diese neue Maschine unterschied sich von den bisher bekannten durch das Prinzip des Regelkreises mit *negativer Rückkoppelung* und zeigte die vier Eigenschaften, welche die Vitalisten beschrieben hatten: Sie war eine *Ganzheit,* die mehr darstellte als die Summe ihrer Teile – sie besaß *Entelechie,* das heißt, sie hatte ihr Ziel in sich – sie arbeitete nach dem Prinzip des *Funktionskreises* – und sie konnte ein *Fließgleichgewicht* aufrechterhalten.

Damit trat eine entscheidende Wendung im Streit zwischen Mechanisten und Vitalisten ein: Es wurde klar, daß man den Begriff *Maschine* nicht genau definiert – und sich daher um ein unbrauchbares Unterscheidungskriterium zwischen belebten und unbelebten Phänomenen gestritten hatte. Der Vitalismusstreit ist ein Beispiel für die Unzulänglichkeit des objektivistischen Ansatzes und des linearen Denkens in der Auseinandersetzung mit Lebensphänomenen und mit dem psychophysischen Problem.

Die bisher als unwissenschaftlich bekämpften Thesen, Lebewesen seien nur durch die Einführung der Begriffe *Gestalthaftigkeit – Entelechie – Funktionskreis* – und *Fließgleichgewicht* adäquat zu beschreiben, wurden plötzlich wissenschaftlich akzeptabel. Die Konsequenzen dieses weittragenden Sinneswandels sind aber bisher weder in der Heilkunde noch in der psychosomatischen Medizin in ausreichendem Maße gezogen worden. Deshalb wollen wir uns bemühen, sie – wenigstens in großen Zügen – zu skizzieren.

3.2 Die Konsequenzen für das Erkenntnisproblem – Eine Theorie der Modelle

Zunächst stehen wir vor folgenden Problemen: Man muß sich fragen, was wohl der Grund für unser Vertrauen in Ideen sein mag, die sich in eine Maschine »übersetzen« lassen. Der Mathematiker Turing gab eine überraschende Antwort; er machte darauf aufmerksam, daß der Bau einer Maschine, die mit genügender Genauigkeit das Verhalten eines lebenden Organismus imitiert, ein Beweis dafür sei, daß das imitierte Verhalten exakt beschreibbar ist. Danach sei die Existenz der Maschine ein Test für die Genauigkeit der Beschreibung von Verhaltensweisen:

> »Man kann nicht erwarten, daß eine Maschine etwas simulieren kann, was niemals beschrieben wurde. Sie läßt sich nur für solche Aspekte des Verhaltens verantwortlich machen, die ein Beobachter aufgezeichnet hat« (Miller et al. 1965).

Diese Feststellung Turings formuliert in anderen Worten Wittgensteins Aussage, daß unsere Beschreibungen Instrumente für einen bestimmten Gebrauch (des Beschriebenen) sind. Das gleiche hatte schon dreihundert Jahre früher Vico mit seinem Ausspruch *verum est ipsum factum* formuliert. In der Einleitung zu seinem erkenntnistheoretischen Werk *De antiquissima Italorum sapientia,* das 1710 in Neapel erschien, trifft er zwei grundlegend wichtige Feststellungen:

- Wissenschaft ist die Kenntnis der Art und Weise, wie die Dinge entstehen, oder wie sie aus Elementen aufgebaut oder konstruiert sind.
- Da die Elemente, aus denen die Dinge der Welt zusammengefügt sind, außerhalb des menschlichen Geistes liegen, und er keinen Zugang zu ihnen hat, kann er sie nicht verwenden, um ein wahres Wissen von den Dingen zu erlangen (Kant spricht später von unserer Unfähigkeit, »Dinge an sich« zu erkennen). Im Gegensatz dazu ist der menschliche Geist sehr wohl in der Lage, die Gegenstände der Mathematik und Geometrie zu erfassen, weil ihre Komponenten ebenso wie ihre Probleme und Theo-

rien, *operatione opus,* das heißt Produkte seiner eigenen Aktivität sind (Glasersfeld 1981).

Wenn wir die Frage stellen, welche Verhaltensweisen bei Lebensvorgängen von Maschinen, die keine Regelungsvorrichtungen besitzen, simuliert werden können, und welche zusätzlichen Verhaltensweisen durch kybernetische Maschinen simuliert werden, so ist die Antwort nicht schwer zu finden: Lineare Modelle wie Mechanismen und Maschinen ohne Regelvorrichtungen bilden von dem Umgang eines Lebewesens mit seiner Umgebung lediglich die physischen Einwirkungen der Umgebung auf das Lebewesen und ebenso dessen physische Gegenwirkung ab. Daraus resultierte das Schema Reiz – Reaktion. Dabei wird – wie wir schon in Kapitel 1 betont haben – der Teil des Gesamtgeschehens nicht berücksichtigt, in dem das Lebewesen die Einwirkungen der Umgebung erfaßt, bewertet und seine Gegenwirkung (die Reaktion) danach steuert. Im Gegensatz zu dem klassischen Maschinenmodell geht das Regelkreismodell von einer exakten Beschreibung gerade dieser Vorgänge aus, trägt also der »subjektiven Seite« insofern Rechnung, als es Perzeption, Bewertung und Einflußnahme auf die Reaktion simuliert. Das Modell führt einen Fühler und einen Sollwert ein; es vergleicht die Einwirkungen der Umgebung auf den Fühler (als Istwert) mit dem Sollwert und verwendet die Resultate dieses Vergleichs zur Steuerung der Gegenwirkungen (der Reaktion).

Der Bau kybernetischer Maschinen beweist also, daß mit der Beschreibung von sich selbst regelnden Kreisvorgängen ein Grundverhalten von Lebensprozessen erstmalig in allen Teilschritten exakt beschrieben worden ist. Man kann kybernetische Modelle daher als Konstrukte definieren, die aus den verschiedensten Lebensvorgängen den Prozeß des Selbst-Regelns herausgreifen und simulieren.

Diese Feststellung führt aber zu Konsequenzen, die über das Problem hinausreichen, um das es in dem Streit zwischen Vitalisten und Mechanisten vordergründig ging; man stritt über die Frage, ob Lebewesen Maschinen sind oder nicht. Jetzt stellte sich heraus, daß nicht nur die bisherige Definition für Maschinen unzutreffend war, sondern daß auch die Frage, ob Lebewesen Maschinen sind, falsch gestellt ist.

Die Frage darf nicht lauten: sind Lebewesen Maschinen, sondern: Sind Maschinen als Modelle brauchbar, um bestimmte Verhaltensweisen von Lebewesen zu simulieren? Wie müssen Maschinen beschaffen sein, die diesen Anspruch erfüllen?

Damit war nicht nur der Begriff *Modell,* sondern auch seine Bedeutung für das Problem definiert, was wir unter Wirklichkeit und unter Erkenntnis der Wirklichkeit verstehen müssen. Diese Definition besagt zweierlei:

– Eine »Wirklichkeit«, die unabhängig von unserem Erkenntnisvorgang existiert, können wir überhaupt nicht erkennen. Alles, was wir zu erkennen vermögen, ist ein Bild, das wir uns von einer solchen Wirklichkeit machen, und – was entscheidend ist – ob dieses Bild die Vorgänge »richtig« beschreibt, die wir der Wirklichkeit unterstellen.
– Ein Bild (einer Wirklichkeit), das ein derartiges Urteil über richtig oder falsch (der Beschreibung) zuläßt, muß ein Modell, das heißt ein Konstrukt sein, das ein beschriebenes Verhalten so nachzuahmen erlaubt, daß wir die Möglichkeit haben, Prognosen für dieses Verhalten zu stellen. Damit ist das Konstrukt – das heißt, das Bild, das es von der Wirklichkeit entwirft – aber auch durch diese Fähigkeit begrenzt: Es vermag nur dieses, aber kein anderes Verhalten zu simulieren.

Das Modell erweist sich als »Mittler« zwischen uns als Beobachter und dem, was wir beobachten. Indem es ein bestimmtes Verhalten des beobachteten Objekts simuliert, bringt es die Objektseite in den Blick; da es aber nur den Ausschnitt sichtbar macht, den das beobachtende Subjekt aufgrund seiner Interessenslage für die Interaktion mit dem Objekt wählt, gehen die Intention und das Verhalten des Subjektes mit in das Bild ein, welches das Modell von dem Objekt entwirft. Wir erhalten damit eine Antwort auf die alte Frage, wie eine *adaequatio* von *res* und *intellectus* möglich ist und diese Antwort lautet: Diese *adaequatio* ist nur durch das Modell möglich, das heißt sie findet in dem Modell statt.

Diese Definition für das Verhältnis zwischen Modell und Wirklichkeit entspricht weitgehend einer Definition, die der Physiker Hertz schon 1876 für den Erkenntnisvorgang der Naturwissenschaft gegeben hat. In neuerer Zeit hat Einstein dieses Verhältnis mit der Metapher der verschlossenen Uhr beschrieben, von deren Mechanismus sich ein scharfsinniger Beobachter nur ein Bild ausdenken, dieses Bild aber niemals mit dem »wirklichen Mechanismus« vergleichen kann (vgl. Kap. 1.1.4).

Einstein diskutiert nicht die Möglichkeit, daß die Schwierigkeit des scharfsinnigen Menschen vor der Uhr daher rühren könnte, daß er und die Uhr Teile einer gemeinsamen Wirklichkeit sind. Diese Möglichkeit, das Problem zu sehen, wird uns aber noch beschäftigen.

Eine Theorie der Modelle muß daher den Zusammenhang zwischen dem Interesse des Beobachters, dem dadurch bedingten Ausschnitt aus den untersuchten Phänomenen, und der Beschaffenheit des Modells durchsichtig machen. Um diese Problematik zu verdeutlichen, wählen wir ein einfaches Beispiel: Wir nehmen an, wir wollten von einem Gegenstand – etwa einem Haus – bestimmte Einzelheiten simulieren. Wir könnten das Haus in einem verkleinerten Maßstab, aber genau aus den gleichen Materialien – nur eben entsprechend verkleinert – nachbauen. Wir hätten dann ein – *isomorphes Modell* des Hauses, das sich von dem Original nur durch seine Größe unterscheidet. Der dazu nötige Aufwand wäre enorm und stünde dem Originalhausbau an Kompliziertheit kaum nach. Das Interesse des Beobachters richtet sich hier auf alle Einzelheiten des Hauses – außer auf seine Größe.

Für praktische Zwecke verzichtet man auf isomorphe Modelle und begnügt sich mit *homomorphen*, das heißt mit Modellen, die mit dem Original nur in einigen wesentlichen Zügen übereinstimmen. Aber hier beginnt bereits das Problem: Was ist »wesentlich«? Der Architekt, der Statiker, der Installateur, der Elektriker, der Bauherr und vielleicht ein Künstler werden sehr Verschiedenes an einem Haus als wesentlich oder als unwesentlich ansehen und dementsprechend recht verschiedene Modelle von dem Haus entwerfen.

Da das Interesse des Beobachters jetzt jeweils ein anderes ist, werden die einzelnen Modelle immer einen oder mehrere Sachverhalte des Originalhauses gut abbilden, andere jedoch vernachlässigen. Sie werden uns jeweils verschiedene »Aspekte« des Hauses, mehr oder weniger genau hervorheben. Keines jedoch – mit Ausnahme des isomorphen – wird uns das »ganze Haus« darstellen können.

Für unser Problem müssen wir dieses Beispiel etwas modifizieren; wir wollen ja nicht statische Gebilde wie Häuser, sondern dynamische Vorgänge, also – um in unserem Beispiel zu bleiben – etwa das Bauen, bzw. den Umgang der Bauleute mit dem Baumaterial simulieren. Dazu wurde das Modell des Regelkreises entwickelt.

Wenn wir dies Modell auf konkrete Vorgänge in Biologie und Medizin anwenden wollen, müssen wir klären, welche Phänomene für uns wesentlich sind, das heißt, welche Phänomene wir mit welchen Elementen des Modells identifizieren, was bei einem Tier oder einem Menschen als Sollwert, als Fühler usw. bezeichnet werden soll. Dabei entstehen aus dem allgemeinen Modell sehr spezielle Varianten, für die wieder die gleichen Überlegungen gelten wie die, die wir für die verschiedenen Modelle eines Hauses angestellt haben.

Es ist daher leicht einzusehen, daß wir uns auch von Lebensvorgängen nur homomorphe und keine isomorphen Modelle machen können. Keines dieser Modelle kann den vollständigen Sachverhalt wiedergeben, jedes Modell kann auch nur im Hinblick auf seine jeweilige aufgabenbezogene Brauchbarkeit und Nützlichkeit hin überprüft werden.

Dies gilt auch für die Interpretationsmodelle, die wir in der Medizin Diagnosen nennen. Diagnosen geben dem Arzt Anweisungen, welche Phänomene, die ein Patient bietet, als Symptome ausgewählt und interpretiert werden sollen; sie sagen ihm dann, wie er aufgrund dieser Symptome handeln soll. Diagnosen geben dem Arzt Deutungs- und Handlungsanweisungen, die sich an Modellen orientieren, die das Krankheitsgeschehen immer nur in einigen – für die praktischen Zwecke der Therapie – wesentlichen Zügen simulieren. Keine Diagnose ist daher in der Lage, die Gesamtproblematik eines Kranken darzustellen.

Das gilt auch für Balints Begriff der Gesamt-Diagnose *(overall-diagnosis),* bei der es sich darum handelt, den Beziehungsaspekt zwischen Patient und Arzt mit zu berücksichtigen, der aber nicht vorgibt, die prinzipiell unabschließbare Gesamtproblematik zu klären. Fassen wir diese

Überlegungen zusammen: Modelle können niemals das ganze Original wiedergeben, sondern immer nur einige, von uns für wesentlich gehaltene Ausschnitte sichtbar machen. Sie zeigen uns immer Abstraktionen, die durch die Ausschnitte weiterer Modelle ergänzt werden müssen, wenn wir eine zureichende Vorstellung vom »Ganzen« erlangen wollen. Auch unsere Gedanken und Begriffe sind aus der Sicht der Modelltheorie »Modelle«, die uns bestenfalls Ausschnitte (Abstraktionen) der beobachteten Gegenstände zeigen. Zeichentheoretisch sind Modelle ikonische Zeichen, die durch »Ähnlichkeit« mit den bezeichneten Objekten definiert sind.

Die Frage, wie sich die Ausschnitte, die wir mit unseren verschiedenen Modellen erhalten, ergänzen können – beziehungsweise was wir tun müssen, um ein Bild von dem ganzen Zusammenhang zu bekommen, in dem sich die Ausschnitte integrieren lassen, führt uns wieder zum Leib-Seele-Problem zurück. Im Licht der Modelltheorie hat sich die Fragestellung aber verändert; es geht nicht mehr um das unlösbare Rätsel, wie ein psychisches Sein (als *res cogitans*) auf ein physisches Sein (als *res extensa*) einwirken kann und umgekehrt. Die Frage lautet jetzt, wie Ausschnitte, die durch heterogene Modelle aus dem Verhalten eines Menschen gewonnen werden, in einen Zusammenhang gebracht werden können, in dem sie nicht mehr unverbunden (bestenfalls parallelistisch aufeinander bezogen) nebeneinanderstehen.

Diese Frage läßt sich beantworten: Wir müssen ein übergreifendes oder umfassendes Modell finden. Diese Aufgabe besteht für die Medizin (vgl. Kap. 1) in der Suche nach einer umfassenden Theorie der Heilkunde.

3.3 Das zweite Kapitel des Vitalismusstreites – Eine Neuauflage der alten Diskussion

Das ist ein Stichwort, das uns zu einer kritischen Reflexion des Paradigmas des zyklischen Modells herausfordert. Wir haben dieses Modell als ein System beschrieben, das in seiner einfachsten Form aus einem Subjekt und seiner subjektiv gedeuteten Umwelt mit ihren Objekten besteht und deren gegenseitige Beziehungen mit Hilfe des Regel- bzw. des Funktionskreises beschrieben werden können. Wir haben dargestellt, warum zyklische Modelle Lebenserscheinungen vollständiger beschreiben können als lineare Modelle. Wir haben aber noch nicht geklärt, was wir unter einem *Subjekt* verstehen sollen, ob dieser Begriff überhaupt sinnvoll und notwendig ist, wenn man lineare Modelle durch zyklische ersetzt, das heißt, wenn wir statt konventioneller Maschinen Automaten als Modelle heranziehen.[16]

Der Begriff *Subjekt* beschreibt eine Instanz, die äußere Einwirkungen auf ein System nach eigenen, nicht von einer anderen Instanz gesetzten Kriterien in Informationen umwandeln kann, die dann die Entscheidungsgrundlage für Verhaltensalternativen bilden. Durch diese Fähigkeit gewinnt das System eine Unabhängigkeit von äußeren, kausal einwirkenden Vorgängen. Es gewinnt mit anderen Worten die Fähigkeit (im Unterschied zu fremdbestimmtem, heteronomem Verhalten) zu selbstbestimmten autonomen Antworten. Begriffe wie *Autonomie* oder *Spontaneität* umschreiben diesen zentralen Sachverhalt mit dem Begriff *Selbst.* Ein Subjekt ist demnach eine Instanz, die durch die Eigenschaft, ein Selbst zu sein, definiert ist (vgl. Kap. 1, S. 50).

Wenn wir die Antwort Turings auf die Frage nach unserem Vertrauen in Ideen, die sich in eine Maschine übersetzen lassen, ernst nehmen, müssen wir jetzt die Frage stellen, ob eine kybernetische Maschine jene Vorgänge simulieren kann, welche die Autonomie, die Spontaneität oder die Selbstbestimmtheit eines Verhaltens kennzeichnen. Wie wir uns erinnern, hat Turing gesagt, eine Maschine, die ein Verhalten simulieren kann, sei der Beweis dafür, daß wir dieses Verhalten vollständig beschrieben haben. Die Betonung liegt also auf dem Wort »vollständig«. Wie steht es damit?

Bisher haben wir festgestellt, daß Kreismodelle das Verhalten von Ganzheiten (d.h. von Systemen) operational beschreiben können; dazu sind lineare Modelle nicht in der

[16] Der Subjektbegriff existiert in den klassischen Naturwissenschaften nicht. Die Frage lautet daher im Grund, ob dieser Begriff sichtbar und faßbar wird, wenn man lineare Modelle durch zyklische ersetzt.

Lage. Wir haben weiter festgestellt, daß Einheiten, Ganzheiten oder Systeme Grenzen besitzen, die sie einerseits zusammenhalten, andererseits aber von ihrer Umgebung und auch von anderen Systemen abschließen. Als Fließgleichgewichte (Bertalanffy 1968) sind Systeme zwar gegenüber ihrer Umgebung, aus der sie ständig Elemente aufnehmen und an sie abgeben, offen, aber durch die Art und Weise, wie sie diese Elemente auswählen und assimilieren, sind sie geschlossen. Beides geschieht aufgrund einer Bewertung der Bedeutung, welche die Elemente für das System haben. Lebende Systeme sind also unter einem materiellen und energetischen Aspekt offene Systeme; unter dem Aspekt der Auswahl und Bewertung der Elemente, das heißt unter einem semantischen Aspekt, sind sie jedoch geschlossene Systeme.

Sie können – anders formuliert – von ihrer Umgebung nur solche Informationen aufnehmen, für die sie einen Kode besitzen; das bedeutet aber, daß die Phänomene, welche die Begriffe *Autonomie, Spontaneität* oder *Selbst* bezeichnen, nur in der Terminologie der Zeichenlehre oder der Semiotik adäquat beschrieben werden können.

Bereits das Modell des Regelkreises ist ein semiotisches Modell; es trägt,so stellten wir fest, der subjektiven Seite (d.h. der Autonomie, Spontaneität oder Selbstbestimmtheit von Verhalten) dadurch Rechnung, daß es einen Fühler und einen Sollwert einführt und Einwirkungen der Umgebung (durch einen Vergleich mit dem Sollwert) bewertet. Auf diese Weise verwandelt das Modell Einwirkungen der Umgebung in Informationen, die zwischen Verhaltensalternativen entscheiden. Der Sollwert hat demnach, zeichentheoretisch formuliert, die Funktion eines Interpretanten, der Abweichungen von dem Sollwert als Zeichen interpretiert (und damit kodiert), die dann an das Stellwerk weitergegeben werden.

Damit war, so sagten wir, das erste Kapitel des Vitalismusstreites abgeschlossen. Der Bau kybernetischer Maschinen hatte die These der Vitalisten widerlegt, Lebewesen seien Maschinen, die von einem immateriellen Maschinisten gesteuert würden, sie seien, wie man es satirisch formuliert hat, Maschinen mit einem eingebauten Gespenst. Bedeutet aber diese Wendung nun einen Sieg der

Mechanisten? Sind Lebewesen Automaten? Ist die Vorstellung einer Psyche nur noch die Reminiszenz eines wissenschaftlichen Aberglaubens?

Viele Wissenschaftler sind der Meinung, dies sei so. Wenn das Verhalten von Lebewesen vollständig durch Automaten simuliert werden könne, dann seien sie eben Automaten.

Wie wir hervorgehoben haben, liegt die Betonung auf dem Wort »vollständig«, und hier zeigt sich, daß der Streit mit dieser Patentantwort nicht in diesem Sinne entschieden ist, sondern daß nur ein neues Kapitel im Vitalismusstreit begonnen hat. Zunächst sehen wir, daß die alte Kontroverse an einer neuen Stelle mit unverminderter Heftigkeit wieder aufgeflammt ist: Die alte Frage, ob Lebewesen Maschinen oder – in neuer Version – Automaten sind, hat sich jetzt in der speziellen Frage zugespitzt, ob das Gehirn der Regler in einem Automaten sei, und Gefühle, Gedanken, Bewußtsein – wie die Identitätstheorie vorschlägt – nur komplizierte neurophysiologische Prozesse darstellen.

Gefühle sind aber keine neurophysiologischen Prozesse, Gedanken und Bewußtsein sind nicht mit biochemischen oder elektrophysiologischen Vorgängen identisch, die ja selbst Inhalte unseres Bewußtseins und Gegenstände unseres Denkens sind. Der Vorschlag der Identitätstheorie bringt also, wie auch Popper (1982) feststellt, keine Lösung.[17]

Er ähnelt eher einem Beschwichtigungsversuch, nicht weiter nach den Hintergründen des Dilemmas zu forschen; auf diese Weise gelingt es dann, die Konsequenzen der Kybernetik für die erkenntnistheoretische Frage zu ignorieren.[18]

---

[17] Eccles wendet sich gegen Formulierungen, daß das Gehirn »sehen« (oder hören, tasten, fühlen oder denken) kann. »Alles, was man über Vorgänge im Gehirn weiß, ist, daß Neurone der Sehrinde (und das gilt in gleicher Weise für die anderen Rindenfelder) veranlaßt werden, als Antwort auf einen spezifischen visuellen Input Impulsfolgen abzufeuern (...) es gibt keine wissenschaftliche Erklärung dafür, wie (...) Merkmalserkennungsneurone in den ungeheuren synthetischen Mechanismus einbezogen werden können, der zu einem Hirnprozeß führt, der »identisch« mit dem wahrgenommenen Bild ist« (Eccles, in: Popper und Eccles 1982, S. 281).

[18] Eine kybernetische Erkenntnistheorie überwindet diese Position durch die Feststellung, daß wir eine außerhalb von uns existierende

Damit steht man aber wieder vor dem alten Dualismusproblem. Es verwundert daher nicht, daß in der Frage nach den Beziehungen zwischen Gehirn und Bewußtsein wieder die alten Positionen – hier Mechanisten, dort Vitalisten – bezogen und die alten Argumente nur unter neuen Etiketten ausgetauscht werden. So vertritt beispielsweise Eccles (1982, S. 449) – um einen führenden Hirnforscher zu nennen – wieder ganz unverhüllt die vitalistische These: Er spricht von »dem selbstbewußten Geist«, der »aktiv damit beschäftigt ist, nach Hirnereignissen zu suchen, die gegenwärtig in seinem Interesse liegen«, oder der imstande ist, »Gehirnereignisse gemäß seinem Interesse und Wunsch zu modifizieren«. Das Gehirn wird als eine außerordentlich komplizierte Maschine dargestellt, auf der ein spiritueller Geist (als neues Gespenst in der Maschine) wie auf einem Klavier spielen soll.

Diese Diskussion erbringt wieder den Beweis, daß unser Problem solange unlösbar bleibt, als man die Tatsache der Rückbezüglichkeit des Regel- bzw. Funktionskreises, die für alle Lebewesen – auch für den Menschen – gilt, nicht zur Kenntnis nimmt. Diese Rückbezüglichkeit läßt auf keiner Stufe zu, das Subjekt-Objekt-Problem »aus der Perspektive der Trennung, sondern nur aus der Perspektive der Partizipation und Interpretation zu sehen« (Schmidt 1982).[19]

Im Grunde wiederholen wir damit nur die Feststellung Hegels, daß die Vorstellung unhaltbar sei, unsere Erkenntnis könne ein objektives, schon vor dem Erkanntwerden vorliegendes und daher von unserem Erkennen unabhängiges Sein erfassen. Versuche man nämlich, von dem Erkann-

---

Welt nur als Störgrößen unserer Regelsysteme erfahren können. Unser Erkenntnisverhalten läßt sich mit anderen Worten durch kybernetische Modelle simulieren, für die außerhalb des Modells liegende Phänomene nur Variablen sogenannter Regelgrößen, d.h. Abweichungen von vorgegebenen Sollwerten sein können (Stachowiak, 1969).

[19] Schmidt (1982) zitiert Varela: »Diese Interdependenz wird dadurch deutlich, daß ich nirgendwo mit einer reinen, unkontaminierten Darstellung des einen oder anderen beginnen kann und gleichgültig, wo ich anzufangen beschließe, habe ich es gewissermaßen mit einem *fractal* zu tun, das nur genau das widerspiegelt, was ich tue: es zu beschreiben.«

ten nachträglich das wieder abzuziehen, was der Erkenntnisakt hinzugefügt hat, so bleibe nur das übrig, was schon vorher da war, nämlich ein Unerkanntes. Daher beginnt das zweite Kapitel des Vitalismusstreites in Wahrheit erst auf dieser Stufe der Reflexion; auf ihr wird klar, daß sowohl die mechanistische wie die vitalistische Position unhaltbar wird, wenn man weder von einem materiellen noch von einem spirituellen »Sein« ausgehen kann, sondern einen ganz neuen Anfang setzen muß.

3.3.1 Sind Lebewesen Automaten

Der neue Anfang geht von der Einsicht aus, daß unserem Erkenntnisakt zunächst kein anderes Material zur Verfügung steht als einem Regelkreissystem, nämlich Störgrößen unserer sensomotorischen Abläufe, und die Erfahrung, sie durch unsere Aktionen ändern zu können. Erkennen besteht dann in der Konstruktion von Modellen, die uns erlauben, das Auftreten von Störgrößen im Zusammenhang mit unserem Verhalten zu erklären und vor allem vorherzusagen (Piaget 1937, Glasersfeld 1977).

Dies bedeutet aber nichts anderes, als daß wir von einer Außenwelt nur Zeichen empfangen, die auf Objekte hinweisen, von denen wir uns in unserer Vorstellung Bilder oder Modelle entwerfen. Das Realitätsproblem reduziert sich damit auf die Frage nach der Brauchbarkeit unserer Konstruktionen einer Außenwelt für unseren Umgang mit Störgrößen.

In der Terminologie Piagets bedeutet *Realität* für das Subjekt den Zwang zur Akkommodation. Dieser Zwang verlangt, daß die bekannten und gekonnten Assimilations-Schemata für den Umgang mit den Objekten verändert werden und zwar so lange und so weitgehend verändert werden, bis ein neues Assimilationsschema bzw. -programm entstanden ist, das dem Subjekt wieder erlaubt, seine sensorischen Eindrücke mit seinen motorischen Aktionen erfolgreich zu koordinieren.

Dieses Modell beschreibt aber nur die kognitive Seite des Problems. Es entspricht weitgehend dem pragmatischen Realitätsprinzip. Die affektive Seite des Problems ist schwerer in ein Modell zu fassen. Am ehesten gelingt das

Winnicott mit seiner Unterscheidung zwischen einem *subjektiven* und einem *objektiven Objekt* und seinem Konzept der *Destruktion* als Basis für Objektkonstanz und Realität. Er schreibt:

»Die orthodoxe (psychoanalytische) Theorie geht stets davon aus, daß Aggression sich aus der Auseinandersetzung mit dem Realitätsprinzip ergibt, während der Destruktionsbetrieb nach unserer Auffassung das Äußere in seinem Wesen erst erschafft.«

Unter dem Gesichtspunkt, daß für Piaget die Existenz eines Objekts an das Vorhandensein eines Assimilationsschemas gebunden ist, bedeutet der Zwang zur Akkommodation Zerstörung des Objekts, das erst neu gewonnen wird, wenn der Akkommodationsprozeß erfolgreich verläuft, das heißt zu einem neuen Assimilationsschema führt; dies wiederum hängt von einer »genügend guten« Umgebung ab (wie Winnicott es formuliert).

Es ist überraschend, wie die Winnicottschen Konzepte das Piagetsche kognitive Modell von der affektiven Seite her ergänzen. Piaget interessiert sich nicht für die Konsequenzen eines Mißlingens der Akkommodationsbemühungen des Kindes; er untersucht die Möglichkeiten des Gelingens und erwähnt auch die affektiven Reaktionen der Befriedigung und Freude des Kindes über dieses Gelingen nur beiläufig. Winnicott beschreibt nicht nur die Affekte als Reaktionen, die bei Gelingen und Mißlingen entstehen, sondern auch als die treibenden Kräfte, die Zirkularreaktionen überhaupt erst in Gang setzen.

Von der Position aus, für welche die Außenwelt eine Konstruktion ist, läßt sich die Geschichte des Vitalismusstreites als Geschichte einer Diskussion über die Frage beschreiben, ob Modelle, die wir uns für den Umgang mit einer unbelebten Außenwelt machen, auch für den Umgang mit Lebewesen ausreichen. Das erste Kapitel der Geschichte endet dann mit der Feststellung, daß wir für den Umgang mit Lebewesen andere Modelle benötigen.

Das grundsätzlich Neue an der Feststellung der Unentbehrlichkeit kybernetischer Modelle ist die Tatsache, daß mit ihnen Zeichenprozesse als unverzichtbare Erklärungsmodelle auftauchen. Wir haben ja schon beschrieben, daß der Regelkreis ein semiotisches Modell ist, in dem der

Sollwert die Funktion eines Interpretanten hat, der die Störgrößen (Abweichungen vom Sollwert) als Zeichen interpretiert. Das gilt, wie bereits erwähnt, auch für die Definition, die Mead und Morris (Posner 1981) für den Interpretanten gegeben haben. Danach lassen sich Abweichungen vom Sollwert als *Handlungsimpulse* des Systems auffassen, diese Handlungsimpulse durch Angleichung des Istwertes an den Sollwert zu beseitigen.

Analysiert man die Funktion des Regelkreismodells im einzelnen, so wird sein semiotischer Charakter noch deutlicher: Er beschreibt einen Zeichenprozeß, in dem eine Folge von Übersetzungen zu einer Gesamtleistung integriert werden; der Zeichenaustausch zwischen Fühler und Umgebung (der Regelstrecke), zwischen Fühler und Regler (dem Sollwert), zwischen Regler und Stellwerk, zwischen diesem und der Umgebung und schließlich wieder zwischen Umgebung und Fühler, stellt eine zu einem zyklischen Fluß geschlossene Übersetzungsreihe bzw. Semiose dar.

Auf diese Weise ist das Modell in der Lage, jene »für den außenstehenden Beobachter unsichtbare« Verwandlung der (objektiven) Umgebung in eine (subjektive) Umwelt zu simulieren. Wenn wir daher das Modell des Regelkreises verwenden, um die Interaktion eines Lebewesens mit seiner Umgebung zu interpretieren, so simulieren wir einen zyklischen Zeichenfluß, in dem verschiedene begrenzte Zeichenprozesse durch Übersetzungen zu einem Ganzen integriert sind.

Doch jetzt kommt der Einwand: In diesem Modell werden immer wieder mechanische Einwirkungen – durch mechanische Einrichtungen – in Zeichen und diese – durch ebenfalls mechanische Einrichtungen – wieder in mechanische Prozesse umgesetzt.

Damit stehen wir vor der Frage, ob sich das kybernetische Modell nicht doch auf ein Modell für unbelebte Vorgänge, das heißt auf ein mechanisches Modell, reduzieren läßt, bzw. ob sich Zeichenprozesse nicht doch durch mechanische Prozesse erkären lassen. Dem Konstrukteur eines Automaten stehen ja nur physikalische oder chemische Stoffe zur Verfügung, so daß deren mechanische Wechselwirkungen die Funktion des Automaten erklären. Wenn also Automaten nichts anderes sind als intelligent konstruierte Maschinen, wird damit der Rückgriff auf Zeichenprozesse als Erklärungsmodelle nicht überflüssig?

Wir erleben ja heute einen Siegeszug der Automaten, der sich nur mit dem ersten Siegeszug der Technik im 19. Jahrhundert vergleichen läßt. Von dort her erhält diese Vorstellung ständig neue Argumente. Ihre Konsequenz ist die Überzeugung, daß sich nicht nur einzelne Verhaltensweisen von Lebewesen durch Automaten simulieren lassen, sondern daß Lebewesen – einschließlich des Menschen – Automaten sind. Für diese These sind die Berichte über Automaten besonders überzeugend, die Denkprozesse simulieren, und die unter dem Titel der *künstlichen Intelligenz* allgemein bekannt geworden sind.

Damit scheint die Vision Lamettries vom *l'homme machine,* die er 1748 veröffentlicht hat, in der Gegenwart als *l'homme automate* in Erfüllung gegangen zu sein. In der Tat glauben ernsthafte Wissenschaftler, es werde ihnen in nicht zu ferner Zukunft gelingen, »Automaten zu konstruieren, die von künstlicher Intelligenz beseelt (...) Sprachen wie ein Kind lernen und ein Wissen von der Welt dadurch erlangen, daß sie die Welt durch ihre eigenen Sinnesorgane erfahren und schließlich zu Betrachtungen über den gesamten Bereich des menschlichen Denkens imstande sind« (Weizenbaum 1977). Für diese Wissenschaftler sind Lebewesen, einschließlich des Menschen, Maschinen, die mit Computern ausgerüstet sind, welche Einwirkungen von außen durch mechanische Einrichtungen zu Zeichen kodieren, beliebig weiter verarbeiten und dann wieder als mechanische Wirkungen an die Körpermaschinerie weitergeben.

Dreyfus (1985), selber ein Computerfachmann und langjähriger Mitarbeiter an den Projekten der künstlichen Intelligenz, schreibt dazu:

»Mitte der 50er Jahre wurden viele ehrgeizige Forschungsprogramme mit dem Ziel begonnen, die Lernfähigkeit von Computern schlagend unter Beweis zu stellen; sie sollten idiomatisch übersetzen, freie und natürliche Unterhaltungen mit Menschen führen, gesprochene Sprache erkennen und ausdrücken, Krankheiten diagnostizieren können. Bei allen diesen Fähigkeiten spielt das Erkennen und Erlernen komplexer Muster eine Rolle. Noch vor ein paar Jahren glaubten wir ernsthaft, daß man eines Tages den Computern die gesamte Aufgabe übertragen könnte, derartige Probleme zu lösen, wenn man nur den entscheidenden Schlüssel fand, sie dazu zu bringen. Leider habe ich das Gefühl, daß viele der erhofften Ziele Porzellaneiern gleichen, die niemals ausgebrütet werden, wie lange man sie auch auf den Ofen legt. Denn diese Ziele lassen sich nur verwirklichen, wenn das Mustererkennen allein durch die Maschine, ohne menschliche Mitwirkung erfolgt. Diese Aufgabe erfordert jedoch menschliche Qualitäten«.

Dreyfus faßt seine Erfahrungen folgendermaßen zusammen: »Nach den veröffentlichten Ergebnissen zu urteilen, hat ab 1962 ein allgemeines Schema allmählich Form angenommen, wenn es auch in einigen Fällen erst später erkannt wurde: früher, dramatischer Erfolg auf der Grundlage der mühelosen Bewältigung einfacher Aufgaben oder trivialer Errungenschaften bei komplexen Aufgaben; danach Verlangsamung des Fortschritts, Ernüchterung und – in einigen Fällen – Pessimismus. Wir sprechen hier nicht von den eifrigen oder skeptischen Außenseitern, die zu schnell zu viel erwarten. Die Fehlschläge werden ausschließlich an den Erwartungen derer gemessen, die in dem Bereich arbeiten.«

Er rechnet dann mit den unentwegten Optimisten, die immer weiter von Fortschritten sprechen und Fortschritt als »Verschiebung auf das endgültige Ziel hin« definieren:

»Nach dieser Definition hätte der erste Mensch, der auf einen Baum kletterte, für sich in Anspruch nehmen dürfen, spürbare Fortschritte auf dem Weg zum Mond gemacht zu haben.«

Dreyfus stellt fest, daß die Programme der kognitiven Simulation und künstlichen Intelligenz von der Annahme ausgehen,

»daß das gesamte relevante Wissen von der Welt, alles, was für ein intelligentes Verhalten wesentlich ist, prinzipiell als eine Menge kontextunabhängiger festgelegter Elemente analysierbar sein muß. Das ist die ontologische Annahme, daß alles Seiende aus einer Menge von Tatsachen bestehe, die allesamt logisch unabhängig voneinander sind.«

Es ist im Grunde die Annahme der Atomisten, die durch die Feststellung widerlegt ist, daß ein Ganzes mehr ist als die Summe der Teile, und daß wir kreisförmige Modelle benötigen, um lebende Systeme adäquat zu beschreiben.

So liefern auch unsere Kenntnisse über die Funktionen des menschlichen Gehirns keine Argumente für die Annahme, daß sich die Informationsverarbeitung auf der neurophysiologischen Ebene durch einen Digitalformalismus darstellen ließe.

»Die Auffassung, daß das Gehirn als universeller Mechanismus zur Verarbeitung von Symbolen wie ein Digitalcomputer funktioniert, ist eine empirische Hypothese, die ad acta gelegt werden muß.«

Was not tut, ist nach allem eine »Kritik der künstlichen Vernunft«!

Automaten können zwar wie Lebewesen und wie wir selbst Ziele verfolgen, sie sind ja teleologische Maschinen. Diese Ziele sind ihnen aber samt und sonders von Menschen eingegeben. Es gibt aber kein einziges Lebewesen, dem die Sollwerte von außen eingegeben sind. Wenn wir diesen Sachverhalt in den Worten Turings formulieren, so haben wir ein entscheidendes Verhalten von Lebewesen nicht genau genug beschrieben: Wir haben nicht berücksichtigt, daß sie allen Einwirkungen, die sie als Zeichenträger auswählen, die Qualität *Selbst* aufprägen.

Auch Automaten sind – wie wir festgestellt haben – in der Lage, eine »für den außenstehenden Beobachter unsichtbare« Aufbereitung der Umgebung vorzunehmen, wie sie für die subjektiven Umwelten von Lebewesen charakteristisch ist. Aber den »Umwelten von Automaten« fehlt jene geheimnisvolle Qualität des *Selbst.* Sie spiegeln stets nur die Umwelt ihres Konstrukteurs. Aus diesem Grund sind unsere kybernetischen Modelle auch genaugenommen nicht imstande, selbstbestimmtes, autonomes oder spontanes Verhalten zu simulieren. Was sie simulieren können – und das ist in der Tat nicht wenig – ist ein Verhalten »als ob« es selbstbestimmt sei, weil, und nur weil mit der Setzung des Sollwertes das Selbst des Konstrukteurs als Quasi-Selbst stellvertretend für das Selbst des simulierten Lebewesens einspringt. Ein anderes Selbst kann man nur dadurch simulieren, daß man sich mit dem eigenen Selbst – und sei es auch nur in der Form eines Sollwertes – in die Lage des anderen versetzt, daß man sich mit ihm identifiziert. Ohne diesen Akt der Identifikation würde es nie gelingen, selbstbestimmtes bzw. autonomes Verhalten – wie Antworten auf Einwirkungen, welche durch ein Selbst interpretiert sind, wahrzunehmen und zu beschreiben. Wenn wir daher die Forderung Turings nach einer vollständigen Beschreibung des beobachteten Verhaltens erfüllen wollen, müssen wir diesen Akt des Beobachters mitbeschreiben.[20]

[20] Winnicotts Ausführungen zu Identität und Identifizieren beschreiben diesen wichtigen Zusammenhang sehr subtil.

Das bedeutet aber, daß der Begriff des Subjektes als Instanz die äußeren Einwirkungen nach eigenen Kriterien – das heißt durch einen eigenen Interpretanten – in Informationen (Zeichen) umformen kann, durch die Konstruktion von Automaten nicht nur nicht überholt, sondern zu einem unentbehrlichen Element der Theorie geworden ist. Da schon jede Zelle ihren eigenen Sollwert besitzt, den der Beobachter nur mit Hilfe des Regelkreismodells aus dem Verhalten der Zelle erschließen kann, ist er darauf angewiesen, sein Subjekt-Sein – wenn auch in primitivster Form – stellvertretend in seine Beobachtung einzubringen.

Die Forderung J. v. Uexkülls, das Subjekt in die Biologie einzuführen, ist also berechtigt. Wir müssen wirklich, wie er es vorschlägt, schon von *Zell-Subjekten* sprechen und ihre spezifischen Selbst-Qualitäten – ihre *Ich-Töne,* wie er sich ausdrückt, in Erfahrung zu bringen suchen. Erst wenn wir diese Forderung erfüllen, wird es möglich, auch der Forderung V. v. Weizsäckers nachzukommen, den Menschen als Subjekt in die Medizin einzuführen.

Die Qualität *Selbst* begründet für jedes Lebewesen ein eigenes Zeichensystem, das sich mit zunehmender Organisationshöhe differenziert und spezialisiert. Sebeok (1976) weist darauf hin, daß auf einer bestimmten Organisationsstufe ein Immunsystem entsteht, dessen Aufgabe es ist, zwischen Selbst und Nichtselbst zu unterscheiden.[21] Mit der Ausbildung eines zentralisierten Nervensystems entstehen Schmerz-Zeichen, welche die gleiche Aufgabe, jetzt aber für einen Gesamtorganismus erfüllen. Beim Menschen tritt zu diesen Zeichensystemen schließlich noch das für ihn spezifische System der Angst-Zeichen hinzu, welches die Integrität sozialer Einheiten schützt.

---

[21] Sebeok (1979) zitiert in diesem Zusammenhang Good: »The immune reaction has two fundamental components: recognition and response, or how an antigen – defined as any object that provides an antibody response – is recognized and how a structure exactly complementary to it is synthesized (...). The qualifying property of an antigen is its foreigness – its property of being nonself (...). In brief, the immunological system functions as a prime defense against infection and thus is pivotal in the maintenance of body integrity by distinguishing between ›self‹ and ›nonself‹.«

Die Bedeutung dieser Zeichen für die bio-psycho-soziale Integrität des Individuums kann kaum überschätzt werden, zumal wir wissen, daß Krankheiten so verschiedener Art wie Autoimmunkrankheiten, Konversionssyndrome und Phobien auf Übersetzungsfehlern dieser Zeichensysteme beruhen können. Aber die semiotische Analyse dieser Zusammenhänge steht noch in den ersten Anfängen. Auch die Untersuchungen über das Körperschema, die hierher gehören, sind bisher Pionieruntersuchungen geblieben (Joraschky 1982).

Alle Versuche, Lebewesen zu verstehen, müssen Stückwerk bleiben, solange sie die Zeichenkategorie *Selbst/Nichtselbst* nicht in Rechnung stellen. Hier stehen wir vor so grundsätzlichen Fragen, wie dem Problem der Differenzierung eines ersten primitiven Zeichensystems für *Selbst* im Lauf der Phylogenese, und dem Problem der Ausbildung spezifischer *Ich-Töne* im Lauf der ontogenetischen Entwicklung vom befruchteten Ei zum fertigen Organismus durch die sich teilenden Zellen. Dazu gehört auch die Frage, wie Sinneszellen entstehen und wie sie das primäre Zeichen für Selbst in taktile, akustische oder optische Zeichen variieren.

Das Zeichensystem *Selbst* ist Ausdruck jener grundlegenden Qualität des Lebenden, die als *Erregbarkeit* bezeichnet worden ist (vgl. Kap. 1, S. 65) und die letztlich wieder dem entspricht, was wir als biologische Phantasie kennengelernt haben. Man könnte sagen, daß im Rahmen eines Zeichenprozesses die Sensibilität (die Fähigkeit zu Merken) der semantischen Dimension, und die Reaktivität (die Fähigkeit zu Wirken) der pragmatischen Dimension der biologischen Phantasie (als Erregbarkeit) bzw. des Zeichens *Selbst* entspricht. Wir fassen zusammen:

> Automaten simulieren Zeichenprozesse, sie bringen aber keine eigenen Zeichen hervor. Da alle Zeichen von Lebewesen erzeugt werden und, da sie letztlich Differenzierungen und Modifikationen eines primären Zeichensystems – dem ihres *Selbst* – sind, können Automaten keine Lebewesen und Lebewesen keine Automaten sein.

Das zweite Kapitel der Geschichte des Vitalismusstreites endet also mit der Einsicht, daß der Bau kybernetischer Maschinen keine Bestätigung der mechanistischen These bedeutet, sondern die Feststellung, daß wir zur Beschreibung von Lebenserscheinungen zeichentheoretische Modelle benötigen, da mechanische Modelle nicht genügen.

Die Ergebnisse lassen sich auf zwei Ebenen formulieren:

- Man stellt fest, daß Modelle erst dann ein Verhalten von Lebewesen simulieren und Vorhersagen ermöglichen, wenn sie die mit dem Verhalten ablaufenden Vorgänge der Selbststeuerung (z.B. Rückkoppelung) berücksichtigen. Ein Teil dessen, was die Vitalisten dem Eingreifen übernatürlicher psychischer Kräfte zugeschrieben haben, läßt sich seitdem mit kybernetischen Begriffen (z.B. mit *Sollwerten*) beschreiben, ohne in den früheren Widerspruch zwischen einer *res cogitans* und eine *res extensa* zu verfallen.
- Gibt man sich darüber hinaus Rechenschaft über die Rolle, welche die Beobachtung eines Verhaltens für die Konstruktion von Modellen (die dies Verhalten simulieren) spielt, so muß man den Sachverhalt auf einer komplexeren Ebene formulieren. Hier ergibt sich, daß Modelle niemals das Verhalten von Lebewesen allein, sondern stets die sensomotorischen Vorgänge der auf dieses Verhalten gerichteten Beobachtungen mitsimulieren. Was simuliert wird, ist daher die im Verlauf von Kreisprozessen sich abspielende Interaktion zwischen sensomotorischen Beobachtungsvorgängen auf der einen Seite und dem Verhalten des beobachteten Objekts auf der anderen. Die exakte Beschreibung der einzelnen Schritte dieser Interaktionen ist ebenso Voraussetzung für die Konzeption (und schließlich den Bau) von Modellen wie die Einsicht, daß Modelle nicht das Verhalten von Objekten, die unabhängig vom Subjekt existieren, sondern (was letztlich allein interessiert) die Abläufe der Interaktion zwischen dem Beobachter und dem Verhalten beobachteter Objekte simulieren und vorhersagen können.

Auf dieser Ebene läßt sich also der Sachverhalt auf die Formel bringen:

Modelle simulieren Interaktionsmuster in Kreisprozessen. Diese Interaktionsmuster lassen sich in semiotischen Begriffen als Zeichenbeziehung beschreiben.

3.4 Das Dualismus-Problem nach Ablehnung der Vitalismus-These

3.4.1 Die Entdeckung des Zeichenprozesses als Paradigma für die psycho-physischen Beziehungen

Stellen wir uns das Lebewesen, das wir beobachten, als ein Subjekt vor, das von seiner Umwelt (oder beim Menschen von seiner individuellen Wirklichkeit) wie von einer, für uns als außenstehende Beobachter, unsichtbaren Hülle umgeben ist, so läßt sich die Situation durch folgendes Bild beschreiben: Physikalische oder chemische Einwirkungen, die auf die unsichtbare Sphäre des beobachteten Subjekts treffen, verschwinden für den Beobachter. Dafür kommen gewissermaßen auf der anderen Seite der unsichtbaren Sphäre die Verhaltensweisen des betreffenden Subjekts wieder als für den Beobachter sichtbare Vorgänge zum Vorschein. Was sich innerhalb dieser Hülle abspielt (man hat dafür das Bild einer »black box« hinzugezogen), bleibt dem Beobachter verborgen. Er kann darüber nur Hypothesen aufstellen, die ihm den Zusammenhang zwischen dem *input* und dem *output* erklären. Der Beobachter befindet sich also dem beobachteten Lebewesen gegenüber in einer ähnlichen Situation, wie sie Einstein mit seinem Gleichnis der verschlossenen Uhr beschrieben hat.

In dieser Situation unterstellt der naive Beobachter dem beobachteten Subjekt anthropomorph, daß es Einwirkungen, die seine Sinnesorgane treffen, ähnlich wie er selbst als subjektive Phänomene, Gerüche, Töne, Tast- oder Schmerzempfindungen sowie damit verbundene oder davon beeinflußte Stimmungen, Gefühle oder Gedanken erleben kann. Er projiziert seine eigene subjektive Innenwelt in die für ihn unsichtbare Sphäre des beobachteten Subjekts. Dann unterstellt er weiter, daß diese subjektiven Phänomene als kausale Ursachen die Aktivität der Effektoren auslösen *(triggern).* Wenn der naive Beobachter neurophysiologisch gebildet ist, verlegt er alle diese Unterstellungen in das Gehirn des beobachteten Subjekts und setzt – ganz im Sinne der Identitätslehre – die unterstellten subjektiven Merkphänomene mit neurophysiologischen Vorgängen in rezeptorischen Zentren gleich, die dann in motorischen Zentren die Nervenaktionsströme auslösen, welche die Effektoren in Gang setzen und damit die Ursachen für das beobachtete Verhalten bilden sollen.

Widersteht man jedoch den Verlockungen der Identitätslehre und der Verführung, die eigenen subjektiven Erfahrungen unreflektiert in ein beobachtetes Lebewesen hineinzuprojizieren – wie es der naive Beobachter tut – und stellt statt dessen, wie wir es getan haben, nur die Hypothese auf, daß selbstregelnde Systeme Einwirkungen von außen in subjektive, auf ihr Selbst bezogene Phänomene übersetzen, deren Beschaffenheit genauer untersucht werden muß, so steht man jetzt – nur gewissermaßen von der anderen Seite kommend – wieder vor dem Dualismusproblem: Wie sollen Verhaltensweisen eines beobachteten Subjekts, die wir beobachten können, mit dessen subjektiven Merk-Phänomenen zusammenhängen, die wir nicht beobachten können? Für die Medizin zeigt sich damit das Problem der Existenz eines psychischen Bereiches als einer Sphäre, welche unserer direkten Beobachtung verschlossen ist und ihrer Interaktion mit dem Bereich direkt beobachtbarer Vorgänge.

Dieser *Wirkseiten-Aspekt des Psychischen,* wie wir ihn nennen können, war sogar für die vitalistische These wichtiger als der *Merkseiten-Aspekt.* Vorstellungen wie die, daß die Psyche auf den Körpervorgängen wie auf einem Klavier spielt, also direkt in das physische Geschehen eingreifen kann, waren von Anfang an der Kern aller vitalistischen Argumente – und sind es, wie wir gesehen haben, bis heute geblieben. Damit projizieren wir – wieder naiv und anthropomorph – unsere Erfahrung der Willkürbewegung in das beobachtete Subjekt. Wir meinen, weil wir aufgrund introspektiv wahrgenommener Gefühle, Gedanken und Entscheidungen unsere Gliedmaßen in Bewegung setzen können, sobald wir das wollen, müsse das bei den beobachteten Lebewesen ebenso sein.

Es spricht für die Suggestivkraft dieser Vorstellung, daß die Auseinandersetzung mit ihr – obgleich sie seit Beginn unseres Jahrhunderts in Vergessenheit geraten konnte – heute wieder so aktuell ist wie damals. Damals waren es die Tierpsychologen, welche die Existenz einer Tierseele durch die Behauptung beweisen wollten, man könne von den Verhaltensweisen der Tiere auf deren seelische Vorgänge, ihre Wünsche, Gefühle und Empfindungen zurückschließen, die sie als Ursachen der Verhaltensweisen unterstellten. Sie waren der Meinung, damit einen methodischen Zugang zu der Tierseele zur Verfügung zu haben.

Gegen diese Lehre hat damals J. v. Uexküll (1902) Stellung genommen und darauf hingewiesen, daß sie den Tieren mit der Vorstellung von Gefühlen, Wünschen oder Gedanken in naiver Weise anthropomorphe Erfahrungen unterstellten. Daher müsse man, um das Problem der Tierseele in kritischer Weise diskutieren zu können, zunächst die Position des menschlichen Beobachters klären. Statt dieser Forderung zu folgen, zog man es vor, das Problem für tabu zu erklären – mit dem Effekt, daß die Frage nach einer Tierseele unter seriösen Wissenschaftlern bis heute nicht mehr gestellt werden darf.

Es ist eine besondere Ironie, daß die aufblühende Humanpsychologie, die Argumente, die seinerzeit zu dem Verbot der Frage nach einer Tierseele geführt haben, nie wirklich zur Kenntnis genommen hat, obgleich sie für die Frage nach einer menschlichen Seele das gleiche Gewicht besitzen. Die Folge davon ist, daß der Streit zwischen den Verfechtern der *behaviouristischen* Argumente in der Verhaltensforschung und den Verfechtern der *subjektivistischen* Thesen der psychoanalytischen Psychologie nie ausgetragen worden ist. Für diese Auseinandersetzung ist aber die Frage entscheidend, ob man seelische Vorgänge – gleichgültig, ob man sie Tieren unterstellt oder bei Menschen durch Introspektion nachweisen kann – als kausale Ursachen für das Verhalten auffassen darf und als was man sie ansprechen soll, wenn sich herausstellt, daß eine solche Annahme nicht möglich ist.

3.4.2 Zwei Gedankenexperimente zu der Frage kausaler Zusammenhänge zwischen seelischen Vorgängen und Verhalten

Um zu einer Entscheidung in dieser Frage zu kommen, hat J. v. Uexküll seinerzeit zwei Gedankenexperimente entworfen. Sie sollten klären, ob man durch Rückschlüsse von Wirkungen auf deren Ursachen von einem beobachteten Verhalten zu den postulierten seelischen Ursachen dieses Verhaltens vordringen kann.

Das erste Experiment sah vor, Schritt für Schritt festzustellen, wohin der Rückschluß von einem Verhalten auf dessen Ursache und von dieser Ursache weiter auf deren Ursache und so fort, führt – und wohin er nicht führt. J. v. Uexküll beschreibt seine Überlegungen folgendermaßen:

»Wenn ein Tier eine Bewegung ausführt, so war sie hervorgerufen durch Muskelkontraktion. Die Muskelkontraktion war veranlaßt worden durch das Eintreffen einer elektrischen Schwankungswelle in den Nervenendigungen. Die Schwankungswelle war nicht im motorischen Nerven spontan entstanden, sondern war in ihm erzeugt worden durch ähnliche physikalische Bewegungsphänomene in bestimmten Zentren des Zentralnervensystems. Diese hatten aber ihrerseits mehr oder weniger direkt Bewegungsimpulse erhalten, die aus gewissen zentripetalen Nerven stammten. Die Schwankungswellen, die im zentripetalen Nerven abliefen, stammten aus dem Sinnesorgan des Nerven, nachdem dieses durch einen Bewegungsvorgang in der Außenwelt gereizt worden war.«

Nach diesem unbezweifelbaren Ergebnis wird die Schlußfolgerung gezogen:

»Wir haben immer weiter von der Wirkung auf die Ursache geschlossen und sind auf diesem Wege wieder aus dem Tier herausgekommen, ohne irgendwo auf ein psychisches Element zu stoßen« (J. v. Uexküll 1900, S. 498).

Dieses Resultat des Experimentes gibt auf die Frage nach der Berechtigung der vitalistischen These, daß tierisches Verhalten durch psychische Vorgänge verursacht wird, eine eindeutig negative Antwort: Es gibt keine psychischen Vorgänge als kausale Ursache des Verhaltens von Tieren. Für die Zeitgenossen J. v. Uexkülls bedeutete das Resultat dieses Gedankenexperiments eine Entlarvung unserer Vorstellungen (von der Existenz psychischer, das heißt nichtphysikalischer Vorgänge) als Trugbilder eines Wunschdenkens; diese Meinung wird von vielen Biologen noch heute geteilt.

Für J. v. Uexküll besagte das Ergebnis jedoch lediglich, daß die Regel des kausalen Schließens nach linearen mechanischen Modellen wie jede Methode Grenzen hat, die sich nicht mit Hilfe der gleichen Methode überwinden lassen; für ihn ließ das Resultat des Gedankenexperiments daher zwei Deutungen zu: Es konnte besagen, daß Tiere tatsächlich nur kausalmechanisch funktionieren, also wirklich nur komplizierte Maschinen sind. Es konnte aber auch bedeuten, daß die Methode des kausalen Schließens ungeeignet ist, um psychische Phänomene aufzudecken, die das beobachtete Verhalten und die verursachenden elektrophysiologischen Nervenvorgänge dirigieren.

Die Entscheidung, welche dieser beiden Möglichkeiten zutrifft, konnte nur der Selbstversuch bringen, denn der menschliche Beobachter kann ja introspektiv die Wünsche, Gefühle und Gedanken, die sein eigenes Verhalten dirigieren, gleichzeitig mit seinem Verhalten beobachten und beschreiben. Nur er selbst ist daher in der Lage zu untersuchen, ob die Methode von dem Verhalten auf dessen kausale Ursachen zu schließen, zu den introspektiv registrierten Wünschen, Gefühlen und Gedanken führt oder nicht.

Im positiven Fall, wenn die Methode im Selbstversuch zu psychischen Vorgängen führen würde, die beim Tier nicht zu finden waren, wäre das Experiment ein Beweis für die These, daß Tiere Maschinen sind. Im negativen Fall besagte das Resultat aber, daß die Methode des kausalen Schließens ungeeignet ist, um von einem physischen Vorgang zu psychischen Phänomenen zu führen. Das zweite Gedankenexperiment, das J. v. Uexküll dann beschreibt, ist in ähnlicher Form und mit dem gleichen Resultat verschiedentlich wiederholt worden. Man hat aber nicht die gleichen Schlüsse daraus gezogen. Das Experiment geht diesmal nicht von den effektorischen, sondern umgekehrt von den rezeptorischen Vorgängen aus:

»Setzen wir den Fall, ein jeder von uns habe die Möglichkeit, die molekularen Vorgänge in seinem Nervensystem mit Hilfe von Galvanometern etc. den eigenen Sinnen anschaulich vorzuführen. Dann würden wir sehen, daß genau wie beim Tier nach Reizung eines Sinnesorganes erst der zentripetale Nerv eine Schwankungswelle zum

Gehirn leitet. Diese Schwankungswelle ruft in verschiedenen Zentren molekulare Bewegungserscheinungen hervor und diese werden bestimmten zentrifugalen Nerven übertragen, worauf eine Muskelkontraktion erfolgt. Die Beobachtung unseres eigenen Nervensystems durch unsere Sinne führt also genau wie beim Tier nur eine Kette von Bewegungserscheinungen vor Augen« (J. v. Uexküll 1900, S. 499).

Das Ergebnis des Selbstversuches besagt also: die Feststellung, daß die Methode des kausalen Schließens beim Tier keine seelischen Phänomene aufzudecken vermag, ist kein Beweis, daß sie nicht existieren; auch bei dem menschlichen Beobachter, der seine eigenen seelischen Vorgänge während der Durchführung des Experimentes introspektiv beobachten kann, führt diese Methode nicht zu diesen Vorgängen; sie führt offensichtlich an den seelischen Vorgängen vorbei. Die Methode des kausalen Schließens vermag den »Abgrund« zwischen Ganglienzelle und seelischem Geschehen nicht zu überbrücken.

Damit ist nicht nur der Beweis erbracht, daß die Methode des kausalen Schließens Grenzen hat. Es wird auch die Begründung dieser Grenzen gegeben: Die Methode des kausalen Schließens führt lediglich von einem Bewegungsvorgang zu einem anderen. Sie ist daher auf die äußere Beobachtung durch die Sinne beschränkt, die allein Bewegungen im Raum registrieren können. Daneben gibt es aber auch eine innere Beobachtung unserer Gefühle, Gedanken, Wünsche und Empfindungen, die unräumlich sind.

»(...) weil die Ursache einer Bewegung immer nur eine andere Bewegung sein kann, ist es unmöglich, auf dem Wege der äußeren Beobachtung auf seelische Phänomene zu stoßen, die als Gegenstände der inneren Wahrnehmung unräumlich sind.«

Das Resümee lautet daher:

»Zwischen der Bewegung materieller Punkte im Raum und meiner Empfindung gibt es daher keinen (kausalen) Zusammenhang. Aber – und hier wird die entscheidende These formuliert – einen Zusammenhang zwischen psychischer Qualität und Bewegungsvorgängen in der Großhirnrinde gibt es dennoch, wenn auch keinen kausalen« (J. v. Uexküll 1900, S. 499).

Hinter dieser Formulierung steht wieder das alte Problem, mit dem Descartes gerungen hat, und das er mit der dualistischen Formel der *res cogitans* und der *res extensa* zu lösen versuchte. Das Neue an der Formulierung, die J. v. Uexküll diesem Problem gibt, ist die Verknüpfung zwischen Raum *(res extensa)* und Bewegung. Diese Verbindung ist für ihn (ebenso wie für Piaget) eine Zeichenverbindung, in der Sinneszeichen (Merkzeichen) mit motorischen Vorgängen (Wirkzeichen) verbunden werden und dann als sensomotorische Schemata auf räumliche Phänomene als die bezeichneten Objekte hinweisen. Es handelt sich bei dieser Zeichenbeziehung um die allgemeine biologische Beziehung zwischen sensomotorischer Organisation des Lebewesens und dem Medium für seine Motorik, die wir als kontrapunktische Beziehung zwischen Flosse und Wasser, Flügel und Luft, Fuß und Erdreich kennengelernt haben, und die sich beim Menschen als Beziehung zwischen Hand (als exemplarischem Bewegungsorgan) und physikalischen Vorgängen im Raum offenbart.

Mit der Aufdeckung dieses Zusammenhangs wird auch deutlich, wie das Descartessche Schema bereits in der Anordnung des Gedankenexperiments überwunden wird: In diesem Experiment wird die Beziehung zwischen einem räumlich materiellen und unräumlich spirituellen *Sein,* nämlich den molekularen Gehirnvorgängen mit den psychischen Qualitäten auf einer Metaebene der Zeichenbeziehungen untersucht. Auf dieser Ebene stellt sich heraus, daß das eine gar nicht die (materielle bzw. räumliche) Ursache des anderen sein kann, weil die psychischen Phänomene nicht mit motorischen Zeichen verknüpft werden und daher außerhalb des Bereichs der Bewegungsphänomene bleiben.

Diese Problematik hat einen interessanten historischen Hintergrund: Wilhelm Dilthey (1833–1911) entwickelte den Unterschied zwischen erklärenden und verstehenden Wissenschaften. Erklären sollte die Domäne der Naturwissenschaften, Verstehen dagegen der Bereich der Geisteswissenschaften sein. Diese Unterscheidung wurde von Windelband (1848–1936) *nomothetisch* (für die Naturwissenschaften) und *ideographisch* (für die Geisteswissenschaften) genannt. Sie hat bis in die Gegenwart Verwirrung gestiftet, indem sie immer wieder als Beweis für die Existenz eines Materie-Geist-Dualismus verstanden wird.

Demgegenüber hat bereits der Physiker Kirchhoff (1824–1887) betont, daß die Aufgabe der Mechanik darin besteht, »die in der Natur vor sich gehenden Bewegungen vollständig und auf einfachste Weise zu beschreiben (...)«, nicht jedoch deren Ursache, d.h. dahinter verborgene Kräfte zu enthüllen. Dieser Auffassung sind Hertz, Avenarius, Mach, Ostwald u.a. gefolgt (Trill 1972, S. 69). Danach ist das Kausalgesetz letztlich eine Regel zur Übersetzung von einem Bewegungsvorgang in einen anderen. Die Existenz von Bewegungsvorgängen ist aber wiederum an die Erfahrung unserer Willkürbewegungen geknüpft. Ein Lebewesen ohne die Fähigkeit rezeptorische Phänomene mit Willkürbewegung zu verknüpfen, könnte in seiner Umwelt Veränderungen, aber keine Bewegungen erfahren.

Das positivistische Mißverständnis, das für die Naturwissenschaften des 19. Jahrhunderts und nicht nur für diese, charakteristisch ist, läßt sich unter dem Gesichtspunkt der Diltheyschen Unterscheidung folgendermaßen interpretieren: Es besteht in dem Glauben, die Entwicklung der Wissenschaften müsse von dem Verstehen zu dem Erklären der Phänomene fortschreiten. In Wahrheit geht es aber um das Entgegengesetzte: Es handelt sich nicht darum, Verstehen zu erklären, sondern darum, Erklären zu verstehen. Anders formuliert bedeutet dies: Lineare Modelle für Erklären können als reduktionistische Ausschnitte aus den komplexeren zirkulären Modellen für Verstehen abgeleitet werden, aber nicht umgekehrt.

Die Frage nach dem Zusammenhang zwischen psychischen Qualitäten und Bewegungsvorgängen in der Großhirnrinde ist – wie wir sahen – heute so aktuell wir vor achtzig Jahren.

Ebenso aktuell ist auch die Antwort, die J. v. Uexküll damals auf diese Frage gegeben hat: Der Zusammenhang zwischen elektrophysiologischen oder biochemischen Vorgängen in der Großhirnrinde und unseren Empfindungen, oder kurz gesagt, zwischen Gehirn und Bewußtsein, ist der Zusammenhang einer Semiose, der Zusammenhang der Übersetzungen von einem Zeichensystem in ein anderes.

J. v. Uexküll griff mit dieser These eine Anregung auf, die Helmholtz gegeben hatte. Er schlug vor, man solle sich den Zusammenhang zwischen neurophysiologischen Vorgängen im Gehirn und psychischem Erleben wie den

Zusammenhang zwischen der Sprache und den von ihr bezeichneten Gegenständen vorstellen (Uexküll, J. v. 1928, S. 8/9).

Der damit angesprochene Zusammenhang ist die Verknüpfung eines Zeichens mit dem von ihm bezeichneten Gegenstand, oder, wie wir es zeichentheoretisch formuliert haben, die Verbindung eines Signifikanten mit seinem Signifikat. Wir haben betont, daß die Zeichenbeziehung nicht nur heterogene Phänomene miteinander verbinden kann, sondern daß diese Verbindung auch nichts mit kausalen Verknüpfungen zu tun hat, daß sie aber nicht weniger fest und effektiv ist.

Wir können uns dies Modell an dem Beispiel eines Telefongesprächs verdeutlichen. Betrachten wir diesen Vorgang unter dem Gesichtspunkt der beteiligten Zeichensysteme und dem dabei stattfindenden Informationsfluß (der Semiose), so stellen wir fest, daß immer wieder Übersetzungen von einem Zeichensystem in ein anderes stattfinden. Der Zeichenfluß überbrückt die Kluft zwischen so heterogenen Vorgängen wie elektromagnetischen Schwingungen in einem Draht und gehörten und gesprochenen Sätzen eines Dialogs.

Sehen wir uns die einzelnen Situationen näher an: Zunächst erzeugen elektromagnetische Schwingungen in einem Telefondraht auf mechanischem Wege (d. h. durch Wirkung von Bewegungsvorgängen auf andere Bewegungsvorgänge) Vibrationen der Membran eines Mikrophons; diese erzeugen wieder auf die gleiche Weise Luftschwingungen bzw. Schallwellen. Bis zu diesem Punkt spielt sich alles im Bereich physikalischer Bewegungsvorgänge ab oder eines Zeichensystems, dessen Kode (für uns) das Kausalgesetz ist. Kommen die Luftwellen jedoch mit dem Ohr eines Gesprächsteilnehmers in Berührung, so findet eine Übersetzung in ein völlig anderes Zeichensystem statt. Das Ohr übersetzt die physikalischen Phänomene in das Zeichensystem der Töne, deren Eigenschaften physikalischen Phänomenen völlig fremd sind. Dann werden die Töne von dem Hörer wieder in ein neues Zeichensystem übersetzt, dessen Qualitäten wiederum im Bereich bloßer akustischer Phänomene unbekannt sind: Sie werden in Worte und Sätze der Sprache übersetzt, in der das Gespräch geführt wird.

Zwischen den elektromagnetischen Schwingungen im Telefondraht, bzw. den durch sie verursachten Luftwellen des Mikrophons als erster Station, den Tönen als zweiter und schließlich den Worten und Sätzen als dritter Station bestehen feste, aber nicht kausale Beziehungen, nämlich die Beziehungen von Sinn und Bedeutung, die immer wieder einen Kode voraussetzen, der Zeichenträger auswählt und ihnen eine Bedeutung erteilt. Diesen komplizierten Fluß, der aufgrund von Übersetzungen durch verschiedene Zeichensysteme führt, bezeichnet man – wie gesagt – als Semiose.

Das Beispiel macht deutlich, daß es nicht genügt, Lebenserscheinungen nach den Regeln der Kausalität zu erforschen. Wir müssen auch die Sinn- und Bedeutungszusammenhänge entschlüsseln, welche die Beziehungen innerhalb und zwischen lebenden Systemen aufrechterhalten. Für das Problem der Beziehungen zwischen Gehirn und psychischen Vorgängen folgt aus dem Beispiel, daß wir sie nur mit Hilfe semiotischer Modelle verstehen können, in denen sich die Übergänge von einem Phänomenbereich in andere als Semiose abbilden lassen.

Mit Hilfe eines solchen Modells lassen sich elektromagnetische und biochemische Prozesse, welche die Hirnphysiologen registrieren können, als Zeichen deuten, die zwischen Nervenzellen und Arealen solcher Zellen ausgetauscht werden. Diese Zeichen gehören Zeichensystemen an, die spezifische Kodes besitzen, von denen einige schon entschlüsselt werden können.[22]

Ähnliche Kodes beherrschen die Zeichenprozesse, die zwischen bestimmten Hirnarealen und endokrinen Drüsen vermitteln. Die Zeichen, die unser Bewußtsein empfängt –

[22] Eccles (1982, S. 325) bringt u. a. als Beispiel für Kodierungen durch Nervenzellen die Stadien der Rekonstruktion des visuellen Bildes in den verschiedenen Relais-Stationen der Retina, der Sehbahn und der Sehrinde; dabei schildert er die Ergebnisse der Untersuchungen von Hubel und Wiesel, nach denen eine »Orientierungskarte«, die durch die Richtungsempfindlichkeit spezifischer Neuronen in der Sehrinde entsteht, die »Karte des Gesichtsfeldes« überlagert. Sie entspricht einem spezifischen Kode der Neuronen dieser Hirnareale, der den Kode der Retinazellen ergänzt.

sei es, daß wir sie als Töne, Farben oder Tasteindrücke, oder, daß wir sie als Gegenstände unserer Umgebung oder als Worte und Sätze eines Gesprächs wahrnehmen –, sind völlig anderer Art und werden von anderen Kodes beherrscht. Aber all diese so heterogenen Zeichensysteme können untereinander durch Übersetzungen verbunden werden, die festen Regeln folgen.

3.5 Menschliche und biologische Zeichensysteme

Das Beispiel des Telefongesprächs sollte den Vorgang Übersetzung als Basis für eine Verbindung zwischen verschiedenen Zeichensystemen auch über Zwischenstationen hinweg veranschaulichen. Um dieses Beispiel als Modell für biologische Vorgänge zu verwenden, müssen wir es vervollständigen. Wir müssen darstellen, wie der Zeichenstrom von den Gesprächsteilnehmern empfangen wird, und wie er dann in dem Körper eines jeden von ihnen analoge Stationen durchlaufen muß – wie sie in dem Telefonbeispiel geschildert wurden. Die Zeichenströme, die im Körper verbale, nervale, endokrine und muskuläre Organe und deren Zeichensysteme verbinden, werden aber – im Unterschied zu dem Telefonbeispiel – nicht mit Hilfe mechanischer Apparaturen, die Drähte und Mikrophone verwenden, sondern von lebenden Zellen und Zellverbänden empfangen und weitergeleitet. Zellen und Zellverbände sind in dieser Funktion Subjekte, die als Interpreten tätig werden müssen, wenn Zeichen empfangen und weitergeleitet werden sollen.

Wenn wir das Telefonbeispiel in dieser Weise modifizieren, bekommen wir ein Modell, in dem jede Grenze eines Zeichensystems eine Schranke bildet, die von einem Subjekt durch Übersetzung geöffnet werden muß, sonst aber geschlossen bleibt. Die Disposition der Subjekte unterscheidet dann, ob die Schranke geöffnet wird. Die Übersetzungs-Stationen haben damit Kontroll- oder Schutzfunktionen, können aber auch Störungen verursachen. So würde beispielsweise der Kode einer Geheimsprache einen Schutz vor dem Abgehörtwerden des Gesprächs durch Unbefugte bilden; sie könnten die Schranke zu dem Zeichensystem nicht öffnen. Wenn aber einer der Gesprächsteilnehmer den

Kode nicht richtig beherrscht, entstehen Störungen in dem Zeichenfluß.

Die *Disposition* der Zellsubjekte als Übersetzungsstationen zum Öffnen oder Schließen der Schranken hängt, wie wir sahen, vom Kode ab; er bestimmt, ob die Empfangs- und Sendeeinrichtungen eingeschaltet werden oder nicht. Die Kodes wechseln aber unter bestimmten Bedingungen, die teils mit jahreszeitlichen oder klimatischen Bedingungen, teils mit endogenen Rhythmen, teils mit bestimmten Umgebungssignalen, vor allem aber mit Änderungen im *milieu interieur* bzw. der Homöostase des lebenden Systems zu tun haben.

Um bei einem Kodewechsel die Rezeptoren und Effektoren eines komplexeren lebenden Systems mit den Kodes aller Zwischenstationen zu koordinieren, müssen im Gehirn spezielle Einrichtungen existieren. Diese Einrichtungen, über deren Lokalisation und Arbeitsweise wir noch sehr wenig wissen, müssen dafür sorgen, daß bedeutungsvolle Ereignisse in der Merkwelt eines Lebewesens mit den entsprechenden Verhaltensänderungen in dessen Wirkwelt beantwortet werden, und daß die erforderlichen Bereitstellungen innerhalb des Organismus koordiniert werden.

Weiner (1982) bringt eindrucksvolle Beispiele für solche Koordinationen verschiedener Übersetzungsstationen bei einem Kodewechsel:

In einer Situation, in welcher ein Mensch oder ein Tier unter einem so starken Durst und Salzhunger leiden, daß sie unter Mißachtung aller sonst bedeutsamen Umweltvorgänge nur noch nach Wasser und Salz zu suchen beginnen, ist das initiale Zeichen eine Verminderung des Blutvolumens im *milieu interieur* des Organismus. Die Kette der Übersetzungen zwischen diesem initialen Zeichen und dem spezifischen Verhalten der Suche nach potentiellen Bedeutungsträgern in der Umgebung sieht folgendermaßen aus: Blutvolumen, Elektrolytgleichgewicht und Blutdruck werden durch ein kompliziertes System von Hormonen gesteuert, zu dem – als ein Sektor – das Renin-Angiotensin-System gehört. Darin ist Angiotensin II ein Spaltprodukt, das durch die Einwirkung von Enzymen aus dem im Blut zirkulierenden Plasmaglobulin Angiotensinogen entsteht. Angiotensin II wird in drei Zeichensystemen, dem der Arteriolen, dem der Nebennierenrindenzellen und dem der Nervenendigungen in jeweils spezifische endosemiotische Zeichen und darüber hinaus im Großhirn in das psychische Zeichen »Durst« übersetzt. Dieses psychische Zeichen gibt die (semantische) Deutungsanweisung, die Umgebung als potentielle Wasser- und Salzquelle wahrzunehmen und die (pragmatische) Handlungsanweisung nach Wasser und Salz zu suchen und sich beides einzuverleiben. Auf diese Weise bildet Angiotensin II den potentiellen Zeichenträger oder Mediator einerseits für endosemiotische Zeichensysteme, die der Regulation des Blutvolumens im Organismus dienen, und ist andererseits ein potentieller Zeichenträger oder Mediator in einem Zeichensystem, das Gegenständen und Vorgängen der Umgebung jene Zeichenbedeutung verleiht, die man, wie *Alice im Wunderland,* »Trink-mich« und »Eß-mich« nennen könnte. Die Fähigkeit von Zellen, die ganz verschiedene Funktionen haben, und die an ganz verschiedenen Stellen des Organismus lokalisiert sind, Angiotensin nach aufeinander abgestimmten Kodes zu übersetzen, ist also bei Tieren und Menschen ein Schlüssel, um die Homöostase im Körper mit dem Verhalten zur Umgebung zu koordinieren.

In diesem Beispiel wird der Kodewechsel durch Homöostasestörungen im Inneren des Organismus herbeigeführt, die ein Überleben nur durch das Aufsuchen und die Einverleibung bestimmter Hilfsquellen der Umgebung möglich machen. In dem folgenden Beispiel wird der Kodewechsel durch einen endogenen Rhythmus und bestimmte Umgebungssignale ausgelöst: Wenn beides zusammentrifft, wird im Hypothalamus ein Stoff, der sogenannte luteinisierende Hormon-Releasing-Faktor (LHRH), freigesetzt. Er wird im Gehirn weiblicher Tiere in ein Zeichen übersetzt, das ein motorisches Programm für ein Verhalten auslöst, das zu einer typischen lordotischen Stellung als Zeichen sexueller Bereitschaft führt. Gleichzeitig wird LHRH im Hypophysenvorderlappen als Zeichen für die Produktion von Gonadotropin kodiert. Dieser Stoff wird wiederum von den Ovarien in ein Zeichen übersetzt, das mit der Sekretion von Sexualhormon beantwortet wird. LHRH hat demnach eine doppelte Funktion: Es wird im Gehirn in ein Zeichen für ein Verhalten übersetzt, das sexuelle Bereitschaft signalisiert und parallel dazu (nicht in Serie!) von der Hypophyse in ein Zeichen transponiert, das sie mit der Sekretion des passenden Hormons beantwortet. Schließlich steht die Sekretion von LHRH im Hypothalamus unter Kontrolle sensorischer Zeichen, die in bestimmten Großhirnarealen spezifische Ereignisse in der Umgebung nach dem Kode *Sexualität* verschlüsseln.

Ein drittes Beispiel ist besonders aufschlußreich, weil es wie eine biologische Version unseres Telefonbeispiels anmutet. Es zeigt, wie ein Zusammenspiel, in dem zwei

Lebewesen zu einem einzigen Interaktionssystem verschmelzen, durch genau programmierte und aufeinander abgestimmte Zeichenflüsse zustandekommt: In der Umwelt weiblicher Reptilien wird das werbende Sexualverhalten eines Männchens in Zeichen übersetzt, die von sensorischen Zentren im Großhirn mit der Sendung nervaler Zeichen beantwortet werden, welche die Hypophyse mit der Produktion von Gonadotropin beantwortet. Die nächste Übersetzungsstation sind wieder die Ovarien, die Gonadotropin in ein Zeichen für die Sekretion von Sexualhormonen übersetzen. Sexualhormon wird wiederum von bestimmten Zentren des Gehirns in ein Zeichen übersetzt, das ein motorisches Verhaltensprogramm sexueller Bereitschaft aktiviert.

Der Zeichenfluß, der von dem werbenden Männchen über die Umwelt des Weibchens und die verschiedenen Stationen in dessen Organismus zu einer bestimmten Verhaltensantwort führte, läuft dann wieder zum Männchen zurück. In dessen subjektiver Umwelt wird das Verhalten des Weibchens in ein Signal übersetzt, das jetzt über entsprechende Stationen im männlichen Organismus das Verhalten des Männchens steuert. Dieser zirkuläre Zeichenfluß scheint einem allgemeinen Muster sexueller Abstimmung zwischen Geschlechtspartnern höherer Wirbeltiere zu entsprechen.

Es liegt nahe, beim Menschen ein analoges Muster anzunehmen; danach würde in der männlichen Umwelt der Anblick eines weiblichen Körpers zu einem initialen Zeichen, das im männlichen Organismus eine ähnliche Sequenz von Übersetzungen auslösen kann. In der primitivsten Form wird das Muster dieser Semiose als *Peep-Show* kommerziell ausgenutzt. Die Übersetzungen dieses Musters in die differenzierten Zeichensysteme menschlicher Kulturen bilden aber unerschöpfliche Variationen in dem Zusammenleben der Menschen.

Die Kontrolle und Steuerung von Körpervorgängen durch Umwelt-Zeichen, sei es als Informationen über die Umgebung, sei es in der Kommunikation mit Lebewesen der gleichen oder einer anderen Art, ist im Tierreich weit verbreitet. Eindrucksvolle Beispiele finden sich bei den Insekten. Dort sind als Sexuallockstoffe Pheromone, die ein geschlechtsreifes Tier absondert, um den gewünschten Partner anzuziehen, weit verbreitet. Böttner (1980) bringt in ihrer Arbeit über Zeichensysteme der Tiere eindrucksvolle Beispiele. So sezernieren männliche Hummeln das Sekret, um Weibchen anzulocken, mittels der Mandibulardrüsen. Das Pheromon der Bienenkönigin zieht die Drohnen an; dabei wird der Gradient der steigenden Konzentration zum Wegweiser usw.

Darüber hinaus ist die Übersetzung der Zeichen in endosemiotische Abläufe im Körper der Tiere entscheidend für die Abstimmung von körperlicher Bereitstellung und Verhalten. So sorgt das Pheromon, das die Bienenkönigin ausscheidet, als Stimmungssignal dafür, daß die Rangordnung im Stock erhalten bleibt, indem der Duft die Sexualstimmung bei den untergeordneten Weibchen blockiert. Somatisch wird dadurch die Entwicklung reifer Geschlechtszellen unterdrückt, und die Verhaltensweisen zur Umgebung, den Stockgenossen und fremden Bienen nach den angeborenen Programmen für Arbeiterinnen, Wächter usw. geregelt. Bleibt der Duft der Königin aus, so werden die Stockgenossen schnell informiert. Die Arbeiterinnen ändern ihr Verhalten und bauen Zellen zur Aufzucht von Larven. Außerdem beginnen sie nach einiger Zeit, Eier zu legen. Das Pheromon der Königin hat also sowohl psychologische, wie physiologische und vor allem soziale Auswirkungen; es wird überdies nicht nur als Duftstoffe, sondern auch durch Beimengung zu der Nahrung verbreitet. Die Rolle der Sexualität bei der normalen körperlichen und seelischen Entwicklung des Menschen und dessen Gesundheit untersucht die Sexualmedizin. Sie weist darauf hin, daß bereits die Sprache die Bedeutung eines emotionalen Kontinuum zwischen den Menschen als Grundbedürfnis durch Worte wie »Nahe-sein«, »Berührt-sein«, »Sich-Einsfühlen«, »Verbunden sein« usw. zum Ausdruck bringt. Die Doppelbedeutung des in dieser Stimmung Sich-selbst und gleichzeitig im-anderen-Erfahren hat Goethe in dem Gedicht »Gingo Biloba« im Westöstlichen Divan eindrucksvoll dargestellt. Schließlich sei auch noch an den Mythos von der ursprünglichen Doppelnatur des Menschen erinnert, den Aristophanes in Platos Gastmahl erzählt.

An den Beispielen tierischen Sexualverhaltens wird auch der Unterschied zwischen Zeichenprozessen bei Tieren und Menschen deutlich: Wir werden in Kapitel 4 schildern, wie der Mensch während seiner psychischen Entwicklung im Unterschied – auch zu seinen ihm biologisch am nächsten stehenden Mitgeschöpfen – in Gestalt der Vorstellung einen Bereich spezifischer Zeichensysteme als eine »Innenwelt der Phantasie« aufbaut. In diesen Bereich werden Zeichenströme geleitet, die aus der Umgebung und aus dem Organismus kommen, um dort neu bewertet, gespeichert, umkodiert und neu verknüpft zu werden. Den Unterschied, der damit zu den Verhältnissen bei Tieren gegeben ist, werden wir dort darstellen.

Biologisch betrachtet bilden die Zeichensysteme der Vorstellung, an deren Gestalt die Sprache auf mannigfaltige Weise beteiligt ist, eine Barriere für einen Zeichenfluß, der, wie in dem Beispiel der sexuellen Interaktion, bei Tieren ungehemmt von deren subjektiven Umwelten durch ihre Organismen verläuft und beide Partner zu einer Einheit verschmelzen läßt. Diese Einheit erinnert wieder an die primäre soziale Einheit der Mutter-Kind-Dyade. Unter diesem Aspekt wird es verständlich, welche Bedeutung der Ausbildung einer psychischen Innenwelt als Barriere gegen solche Verschmelzungen zukommt. Erst durch sie sondert sich ein Subjekt von dem anderen als selbständiges Individuum mit eigenen Grenzen ab, die jetzt auch den Körper vor einem ungehemmten Durchflutet-werden von Zeichenströmen schützen, die in der Umwelt ihren Anfang nehmen. Wenn die subjektive Umwelt den ersten (für den außenstehenden Betrachter unsichtbaren) Schutzring um den Organismus legt, so bildet sich mit der Innenwelt der Vorstellung ein zweiter Schutzring; in ihm finden die Zeichenprozesse unseres bewußten und teilweise auch unseres unbewußten Lebens statt. Die ungezählten neuen Möglichkeiten, die in diesem Bereich der Umsetzung von Primärprozessen in Sekundärprozesse entstehen, bieten aber nicht nur Schutz, sie können auch zur Quelle neuer Gefahren werden, die durch Übersetzungsfehler entstehen, von denen später die Rede sein wird.

An dem Aufbau dieser Innenwelt der Phantasie sind nicht nur kognitive, sondern auch affektive Zeichensysteme beteiligt. Beide haben unter dem Gesichtspunkt der »Permeabilität« der Grenzen und ihrer Schutzfunktion für den Organismus sehr unterschiedliche Bedeutungen. Über ihr Zusammenwirken und ihre Konfliktmöglichkeiten wissen wir aber, wie wir erwähnt haben, noch relativ wenig. Wir wissen nur, daß affektive Zeichenprozesse bei Übersetzungen aus Zeichensystemen des Organismus in die Zeichensysteme unserer Vorstellung und umgekehrt eine besondere Rolle spielen.

Die Beispiele, die wir vorhin gebracht haben – unter ihnen vor allem das Beispiel der sexuellen Interaktion zwischen männlichen und weiblichen Wirbeltieren –, bestätigen die These Freuds, nach der ein *Chemismus* im Körper die Basis des Triebgeschehens bilden soll. Diese These, an der Freud sein ganzes Leben festgehalten hat, ist die Umschreibung eines semiotischen Problems. Es geht um Übersetzungen von einem Zeichensystem in ein anderes, von denen beide einem durchaus verschiedenartigen Kode gehorchen und die darüber hinaus auch verschiedenen Systemebenen angehören.

Allerdings enthält die These des Chemismus als Basis des Triebgeschehens nur die halbe Wahrheit; chemische Substanzen können nur Träger, Vehikel oder Mediatoren für eine Bedeutung werden, die ihnen ein Subjekt (als Interpret) aufprägen muß. Ohne rezeptorische und effektorische Einrichtungen von Zellen, Geweben, Organen und Organismen und ohne die Kodes, die ihre Sende- und Empfangsbereitschaft bestimmen und ohne das komplizierte Programm, welches das Zusammenspiel der diversen Übersetzungsstationen an den Grenzen der verschiedenartigen Zeichensysteme koordiniert, bliebe der ganze Chemismus biologisch unwirksam. Man kann all die verschiedenen chemischen Substanzen mit Klöppeln vergleichen, die ohne die Glocken, die ihr Anschlag zum Klingen bringen soll, stumm bleiben.

Der Vergleich lebender Systeme mit Glocken, deren Töne den spezifischen Reiz- und Reaktionsbereitschaften entsprechen, entwirft ein Bild von den eigentlichen Elementen für den Aufbau der komplexen Funktionen von Organen und Organsystemen. J. v. Uexküll hat, wie erwähnt, von *Zell-Subjekten* gesprochen, von denen jedes seinen spezifischen *Ich-Ton* besitzt. Er hat das Bild der Melodie herangezogen, um das Zustandekommen komplexer Funktionen nach Programmen anschaulich zu machen, die sich aus einzelnen Ich-Tönen zusammensetzen. So erzeugten die Zellen eines Organismus die koordinierten und zielgerichteten Funktionen des Gesamtsystems nach den Programmen spezifischer Melodien »wie die Zungen einer Spieluhr oder die Glocken eines Glockenspiels die Musikstücke« (J. v. Uexküll 1931, S. 209).

Die Hirnforschung hat uns gelehrt, daß alle Anstöße, die unsere Sinnesorgane empfangen, in Nervenimpulse, die *Ich-Töne* einzelner Zellen (der sogenannten Neuronen) transformiert werden, aus denen unser Nervensystem besteht, und von denen jede einzelne ihr eigenes biologisches Leben führt (Eccles 1982, S. 287).[23] Die Neuronen leiten ihre *Ich-Töne* (die sogenannten Nervenimpulse) den primären Projektionsfeldern der Hirnrinde zu, die aus vielen Millionen von Nervenzellen bestehen. Dort findet die Informationsverarbeitung auf mehreren Ebenen durch einen intensiven Austausch von Nervenimpulsen zwischen verschiedenen Hirnarealen als eine unvorstellbar kompli-

---

[23] Eccles zitiert den Neurophysiologen Mountcastle (1975), um diese Verhältnisse anschaulich zu machen:

»Jeder von uns glaubt von sich selbst, daß er direkt in der Welt, die ihn umgibt, lebt, ihre Gegenstände und Ereignisse genau fühlt und in einer realen und gegenwärtigen Zeit lebt. Ich behaupte, daß dies Illusionen der Wahrnehmung sind, denn jeder von uns begegnet der Welt mit einem Gehirn, das mit dem, was ›draußen‹ ist, über wenige Millionen gebrechliche sensible Nervenfasern verbunden ist.«

»Sensorische Reize, die uns erreichen, werden an peripheren Nervendigungen übertragen und neurale Repliken davon gehirnwärts abgesandt, zu dem großen grauen Mantel der Gehirnrinde. Wir benutzen sie, um dynamische und fortwährend auf den neuesten Stand gebrachte neurale Landkarten von der äußeren Welt und von unserer Position und Orientierung und von Ereignissen in ihr zu zeichnen. Auf der Ebene der Empfindung sind deine und meine Bilder im wesentlichen die gleichen und werden einander durch verbale Deskription oder übliche Reaktion leicht kenntlich gemacht. Darüber hinaus ist jedes Bild mit genetischer und aus Erfahrung gespeicherter Information verbunden, die jeden von uns einzigartig macht. Aus diesem komplexen Integral konstruiert jeder von uns auf einem höheren Niveau von Wahrnehmungserlebnis seine eigene sehr persönliche Sicht von innen heraus« (Eccles 1982).

zierte und kunstvolle Symphonie aus einzelnen Stimmen statt.

Die Hirnforschung lehrt aber auch, daß die farbige, tönende, duftende, räumlich und zeitlich geordnete Welt, in deren Mitte wir uns selbst erleben, nirgendwo im Gehirn zu finden ist; sie ist die Übersetzung der Symphonie der Nervenzellen in eine andere »Sprache«, die wieder ihren eigenen Kode und ihre individuelle Geschichte hat.

3.5.1 Annäherung an ein bio-psycho-soziales Modell

Die Beispiele für semiotische Zusammenhänge innerhalb des Organismus, zwischen dem Organismus und seiner Umgebung und zwischen verschiedenen Organismen haben uns unserem Ziel, ein bio-psycho-soziales Modell zu entwickeln, ein gutes Stück näher gebracht: Wir beginnen zu sehen, wie ein Modell aussehen muß, das in der Lage ist, das Ineinandergreifen sozialer, psychischer und physiologischer Vorgänge abzubilden. Die Beispiele der sexuellen Interaktion zwischen Reptilien und zwischen niederen Säugetieren zeigen uns, wie zwei Lebewesen zu Elementen eines sozialen Systems integriert werden. Damit beginnt sich ein Modell abzuzeichnen, für das sich bereits einige prinzipielle Feststellungen treffen lassen:

– In dem sozialen System *Sexualität,* in dem zwei Individuen zu einer Einheit verschmelzen, wiederholt sich unter entsprechend veränderten Bedingungen die Situation der primären sozialen Einheit zwischen der Mutter und dem Neugeborenen. In der primären sozialen Einheit ist die Mutter – wie die Tierversuche eindrucksvoll gezeigt haben – Stimulator für physiologische und biochemische Abläufe im Körper des Säuglings, und es besteht kein Zweifel, daß auch umgekehrt das Verhalten des Säuglings physiologische und biochemische Vorgänge im Körper der Mutter stimuliert (z.B. die Laktation und, mit ihr gekoppelt, die Periodenblutungen). In den Beispielen des Sexualverhaltens bei Reptilien und Säugetieren ist das Verhalten des einen Partners wieder Stimulator für physiologische und biochemische Abläufe im Körper des anderen und umgekehrt. Wir sehen wieder ein semiotisches Kreisgeschehen, in dem das Verhalten eines Partners in der Umwelt des anderen zu einem auslösenden Zeichen für eine Kette von Übersetzungen in dessen Körper wird und dort zu einem Verhalten führt, das dann in der Umwelt des anderen Partners den ergänzenden (kontrapunktischen) semiotischen Ablauf (durch dessen Körper zu dessen Verhalten) auslöst. In beiden Fällen sehen wir, wie ein sozio-psycho-biologisches Geschehen zwei Partner aneinanderkettet.

- In dem sozialen System, in dem zwei Partner als Elemente eines derartigen Suprasystems verbunden sind, entstehen Phänomene, die auf der Stufe der isolierten Lebewesen unbekannt sind. Diese Neuentstehung von Phänomenen, die aus den Eigenschaften der isolierten Elemente nicht abgeleitet oder vorhergesagt werden können, bezeichnen, wie schon erwähnt, Sperry (1966) als *Emergenz* und Lorenz (1973), als *Fulguration,* um das Blitzartige der Entstehung von etwas Neuem zu kennzeichnen. Piaget spricht in diesem Zusammenhang von *Epigenese.* Diese Zusammenhänge haben wir in Kapitel 2 ausführlich dargestellt. Sie helfen uns auch, ein Problem der Affekt-Genese besser zu verstehen. Sie bestätigen die These von Spitz (1946, 1967, 1972), nach der das Auftreten bestimmter Affekte als ein Zeichen dafür angesehen werden kann, daß die Entwicklung des Kindes eine komplexere Stufe der Organisation erreicht hat. Wie in unseren Beispielen sexuelle Affekte die Integration zweier Individuen in dem entsprechenden sozialen System anzeigen, so sind für Spitz die Affekte, die durch das Dreimonatslächeln und die Acht-Monats-Angst signalisiert werden, Zeichen dafür, daß vorher isolierte Bedürfnisstrukturen jetzt im Individuum integriert sind.
- Das Beispiel des Suprasystems sexueller Interaktion wirft auch ein interessantes Licht auf ein Problem der *Triebtheorie,* mit dem Freud immer wieder gerungen hat und das auch noch heute nicht ausdiskutiert ist. Es betrifft den Unterschied zwischen *Selbsterhaltungstrieben* und Libido, die Freud von den *Sexualtrieben* herleitet. Unsere Beispiele machen klar, daß diese Unterscheidung berechtigt ist, denn sie zeigen, daß der Sexualtrieb einer komplexeren Systemebene angehört als die Selbsterhaltungs-

triebe, ein Punkt, der bei unserer Darstellung der Entwicklungsbiologie im fünften Kapitel eine wichtige Rolle spielen wird.

Das berührt Probleme, die wir bereits im Zusammenhang mit den systemtheoretischen Konzepten erörtert haben.

– Ehe wir das Modell auf den Menschen übertragen können, müssen wir jedoch grundsätzliche Fragen klären: Auf der Stufe der animalischen Systeme, für die das Modell des Funktionskreises gilt, kann die Interaktion zwischen zwei Lebewesen durch die Verknüpfung von zwei Funktionskreisen dargestellt werden. In einem solchen Modell bildet immer das eine Lebewesen die Umwelt des anderen (Abb. 8).

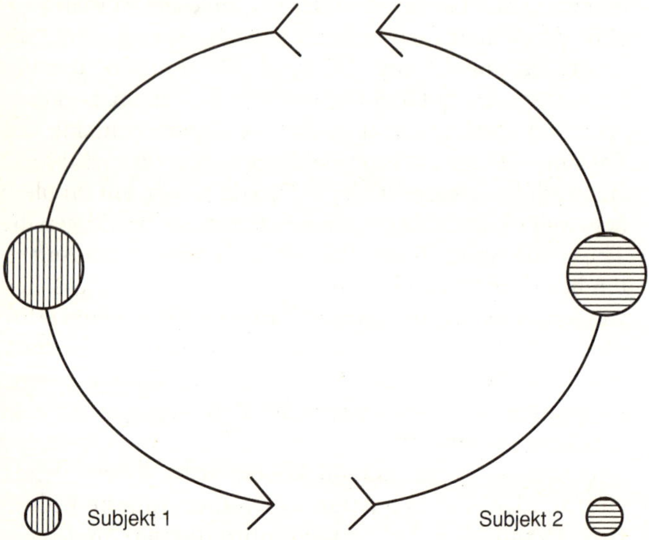

Abb. 8: Die Bildung eines sozialen Systems aus zwei ineinandergreifenden Funktionskreisen (wie im symbiotischen Funktionskreis).

Auf der Ebene menschlicher Interaktionen sind derart komplexe Strukturen zu einem Teil bereits in der Innenwelt der Phantasie repräsentiert; sie spielen dort bei sogenannten Probehandlungen eine wichtige Rolle.

Wir dürfen daher vorläufig nur in Anführungszeichen von einem »bio-psycho-sozialen« Modell sprechen. Anders formuliert: Bisher haben wir lediglich definiert, was unter dem Begriff *biologisch* verstanden werden muß, wenn wir Lebensvorgänge nicht – wie nach der heutigen Begriffsbestimmung üblich – auf Biochemie reduzieren wollen. Damit ist aber auch eine Revision der Begriffe *psychisch* und *sozial* unumgänglich geworden.

Ein solches Programm mag auf den ersten Blick unrealistisch und wirklichkeitsfremd erscheinen, haben wir doch eine Psychologie und eine Soziologie als etablierte Wissenschaften, die sich sicherlich die Definition ihrer Gegenstände nicht von einer – wie auch immer verstandenen – Medizin vorschreiben lassen werden. Genauso unrealistisch mag es erscheinen, der etablierten Wissenschaft »Biologie« vorschreiben zu wollen, wie sie ihren Gegenstand definieren soll.

Dieser Einwand ist berechtigt, er berücksichtigt aber nur die wissenschaftspolitische Seite des Problems. Die inhaltliche wissenschaftstheoretische Seite ist in unserem Zusammenhang wichtiger und auch interessanter. Hier zeigt sich, daß in den etablierten Wissenschaften – wenn auch in wechselndem Ausmaß – die Grundsatzdiskussionen über die Gegenstände ihrer Forschung in Gang gekommen sind. Diese Grundsatzdiskussionen betreffen auch die Frage nach den Beziehungen zwischen den verschiedenen Fächern, und hier ist die Medizin von der Sache her zur Stellungnahme verpflichtet.

3.6 Eine Definition für *Psyche* als Aufgabe einer Theorie der Medizin

Wir haben festgestellt, daß es für jedes Lebewesen ein spezifisches Zeichensystem gibt, das ihm erlaubt, »Selbst« von »Nichtselbst« zu unterscheiden, und daß sich dieses Zeichensystem bei allen höheren Lebewesen mit der Differenzierung ihrer Organismen verfeinert. Unter diesem Gesichtspunkt erscheint die Entwicklung der befruchteten Eizelle zum ausgewachsenen Individuum als ein einheitliches Geschehen, in dessen Rahmen auch das Entstehen einer psycho-physischen Dualität als ein Differenzierungsvorgang verstanden werden muß.

Aus dem Gesamtgeschehen dieser Entwicklung sind bisher nur begrenzte Ausschnitte erforscht worden, wobei sich die Forschungsarbeit auf verschiedene Disziplinen verteilt hat. Die Entwicklung bis zur Geburt wurde die Domäne der Embryologie, nach der Geburt ist sie zur Domäne der Entwicklungspsychologie geworden; dabei entdeckte man Ähnlichkeiten und Übereinstimmungen (Spitz 1972, Hofer 1981a, b), die nur überraschen, wenn man vergißt, daß das eine die Fortsetzung des anderen ist.

Trotzdem bleiben wesentliche Unterschiede bestehen, die sich vor allem darin zeigen, daß die Forschungsmethoden der Embryologie, die im wesentlichen für somatische Abläufe konzipiert sind, in der Entwicklungspsychologie durch Methoden ersetzt werden müssen, die sich für psychische Vorgänge eignen. Mit anderen Worten, die Aufgabenteilung ist auch ein Ausdruck der Tatsache, daß nach der Geburt etwas Neues entsteht, demgegenüber die somatische Weiterentwicklung des Organismus zwar wichtig bleibt, aber an Bedeutung immer mehr hinter die Entwicklung dieses Neuen zurücktritt. Was ist dies Neue? Wodurch unterscheidet es sich von dem vorangehenden Geschehen? Wir geben dem Neuen den Namen *Psyche* und dem Vorangehenden (das sich mit dem Heranwachsen des Organismus weiterentwickelt) den Namen *Soma.* Aber was bezeichnen diese Namen eigentlich? Mit dieser Frage greifen wir ein Problem auf, das von Anfang an hinter unseren Ausführungen gestanden hat, dessen Behandlung wir aber nicht länger hinausschieben können.

Wir werden in Kapitel 5 bei der Darstellung der psychischen Entwicklung des Menschen von einer primären sozialen Einheit ausgehen, deren Struktur sich (bei synchroner Betrachtung) als kontrapunktische Zuordnung zweier Elemente (Säugling und Mutter) und bei diachroner Betrachtung als eine Folge von Differenzierungsschritten darstellt. Wir setzen diese primäre soziale Einheit nicht voraus, sondern werden durch die Feststellung geleitet, daß es Phänomene gibt, die sich ohne Berücksichtigung ihrer kontrapunktischen Zuordnung zu anderen Phänomenen in einem übergreifenden System nur unvollständig beschreiben lassen und letztlich unverstanden bleiben. So haben wir festgestellt, daß die Organisationsformen höherer Tiere nur im Rahmen sozialer Systeme vollständig beschrieben und verstanden werden können; die Leistungen spezialisierter Rezeptoren, die ein zentralisiertes Nervensystem mit spezialisierten Effektoren verbindet, sind nicht nur auf Gegenleistungen entsprechender Vorgänge der Umgebung, sondern auch auf Artgenossen angewiesen, die über gleichartige Einrichtungen verfügen, um Vorgänge in gleichartiger Weise zu assimilieren. Anders ausgedrückt entsprechen die Organe, welche die subjektive Umwelt eines Tieres aufbauen, kontrapunktisch nicht nur den Objekten, mit denen das Tier in seiner Umwelt umgeht; eine subjektive Umwelt entspricht kontrapunktisch auch den Umwelten anderer Tiere der gleichen Art. Nur dadurch sind soziale Interaktionen wie Revierverteidigung, Sexualverhalten oder Aufzucht von Jungen möglich. Analoge Zusammenhänge zeigen sich bei den Verhaltensmustern von Säuglingen und Müttern (Lichtenberg 1983).

Daß die gleichen Zusammenhänge auch noch für den erwachsenen Menschen Gültigkeit haben, wurde zuerst von Balint (1965) betont. Als Konsequenz dieser Einsicht fordert er eine *Beziehungs-Psychologie* anstelle der traditionellen *Ein-Personen-Psychologie.* Dem entspricht das wachsende Interesse an Interaktionsvorgängen als Zugang zu den individuellen Problemen. Für Lorenzer (1977) sind »Figuren menschlicher Interaktion im Subjekt« Gegenstand der Psychoanalyse, und »Triebschicksale immer auch Schicksale der Objektbeziehungen« oder sie sind »die Resultate eines Lernprozesses, d.h. einer schrittweise erworbenen Einübung in ein gemeinsames Interaktionsspiel«. Sandler (1969) schreibt: »Der Wunsch enthält (...) Repräsentanzen von Selbst und Objekt in Interaktion miteinander« und betont, daß »die Objektbeziehungen eines Menschen als wesentliche Komponente die Rollenbeziehungen der Partner« enthalten.

Wenn wir das soziale System in dieser Weise als übergreifenden Rahmen definieren, in dem Organismen sich entwickeln und miteinander in Interaktion treten können, nimmt unser Konzept für ein bio-psycho-soziales Modell auch begrifflich konkretere Formen an. Wir müssen dann als nächste Schritte die Phänomene, welche physiologische Begriffe isolierend als *Körper* oder *Soma* und psychologische Begriffe isolierend als *Seele* oder *Psyche* beschreiben, unter dem Aspekt ihrer Zuordnung innerhalb eines gemeinsam übergreifenden Rahmens definieren. Die meisten psychosomatischen Konzepte begnügen sich mit einer Definition des seelischen Bereiches, ob sie von psychoanalytischen oder von lerntheoretischen Überlegungen ausgehen und übernehmen für den körperlichen Bereich die traditionellen Definitionen der Biochemie und Physiologie. Damit setzen sie, ohne sich der Konsequenzen bewußt zu sein, ein materielles und ein spirituelles Sein im Sinne des cartesischen Dualismus voraus und stehen dann vor der unlösbaren Aufgabe, zwei einander ausschließende Vorstellungen in Übereinstimmung zu bringen. Eine Theorie der Medizin muß im Gegensatz zu diesem Ansatz von der Einsicht ausgehen, daß eine Neudefinition für *Psyche* auch eine Neudefinition für *Körper* erzwingt und daß beide Neudefinitionen eine Definition des Sozialen als übergreifenden Bereich voraussetzen.

Unser bisheriges Vorgehen legt uns nahe, als nächsten Schritt den Versuch einer Definition des Terminus *Psyche* in Angriff zu nehmen und die Definition des Terminus *Körper* oder *Soma* auf später (vgl. Kap. 6) zu verschieben.

Wir können bei diesem Definitionsversuch von dem Hinweis ausgehen, daß Tiere und Menschen aufgrund ihrer körperlichen Ausstattung der gleichen Organisationsstufe des »Animalischen« zugeordnet werden müssen und daß Bateson (1978, 1982) uns darauf aufmerksam gemacht hat, daß dieser Terminus von dem lateinischen Wort *anima* für Seele herrührt.

Wenn wir diesen Hinweis nicht als bloße linguistische Kuriosität auf sich beruhen lassen wollen, müssen wir uns fragen, was denn dieses Seelische sein soll, auf das die Organisation der Körper bei Menschen und Tieren als ein beiden gemeinsames Prinzip hinweisen soll. Wir werden in Kapitel 5 Versuche an Affen, Ratten, Mäusen usw. referieren, die uns sehr unmittelbar und konkret – und völlig unvorbereitet – mit dieser Frage konfrontieren. Sie geben Aufschluß über Folgen früher Sozialisationsstörungen in der sozialen und somatischen Entwicklung; sie zeigen, daß das Verhalten zu den Artgenossen früh von den Müttern getrennter Tiere später schwer gestört ist und daß die biochemischen Vorgänge in den Körpern der kleinen Tiere pathologisch verändert sind. Aber was geschieht in dem psychischen Bereich dieser Tiere?

Diese Frage bringt uns in Verlegenheit, sie verlangt von uns eine Definition, was wir unter diesem Bereich verstehen. Aber erwarten wir Aufschluß über Vorgänge, die sich in den Seelen kleiner Ratten, Affen, Mäuse oder Hunde abspielen? Eine solche Erwartung erscheint auf den ersten Blick absurd. Aber ist sie es wirklich? In Wahrheit wird mit ihr nur ein Grundproblem der Entwicklungspsychologie deutlich; die Antwort auf die Frage, wie weit die Ergebnisse derartiger Tierversuche auf die seelische Entwicklung des Menschen übertragen werden dürfen, setzt eine Antwort auf die allgemeinere Frage voraus, was wir uns überhaupt unter einer »Seele« – sei es bei neugeborenen Tieren oder bei neugeborenen Menschen – vorstellen sollen. Die Annahme, wir könnten in Erfahrung bringen, was sich in der Seele eines Neugeborenen abspielt, ist genaugenommen kaum weniger abenteuerlich als die Vorstellung, wir könnten herausfinden, was in den Seelen kleiner Tiere vorgeht, die von ihren Müttern getrennt werden.

Diese Frage stellt uns, wie Fornari (1970) es formuliert, vor »ehrwürdige methodische und philosophische Probleme«. Er beschreibt, wie in der Entwicklungspsychologie zwei Forschungsansätze rivalisieren: Der eine will durch objektive Beobachtung von Kindern den Verlauf der normalen Entwicklung aufklären (Gsell, Bühler, Hetzer u. a.); der andere versucht aus psychoanalytischen Erfahrungen bei Erwachsenen und älteren Kindern gewissermaßen zurück zu extrapolieren und auf diese Weise zu rekonstruieren, was sich in dem seelischen Leben der frühen Kindheit abspielt.

Es wird festgestellt, daß der psychoanalytische Forschungsansatz mit dem Rückschluß auf immer frühere Entwicklungsphasen an eine Grenze stoßen muß, jenseits deren die Glaubwürdigkeit der These durch die Zunahme an Willkürlichkeit und den Mangel an Möglichkeiten empirischer Nachprüfung schwindet. Aus diesem Grund sei man dazu übergegangen, die psychoanalytische Methode der indirekten Beobachtung mit der Direktbeobachtung von

Kindern zu verbinden (Burlingham, A. Freud, Spitz, Kris, Hoffer, Mahler u. a.). Die objektive Beobachtung kindlichen Verhaltens und die subjektive Beobachtung der eigenen empathischen Resonanz auf die Vorgänge in der kindlichen Psyche sollen sich gegenseitig ergänzen und korrigieren.

Je weiter sich die Entwicklungspsychologie der Erforschung der frühen Stadien unserer Existenz zuwendet, um so deutlicher zeigt sich, daß es sich um die gleichen ehrwürdigen Probleme handelt, vor die sich schon die Tierpsychologie zu Anfang unseres Jahrhunderts gestellt sah.

3.6.1 Die Geschichte des Verbotes, nach der Tierseele zu fragen

Es ist daher aufschlußreich festzustellen, daß die Vorstellung, wir könnten erfahren, was in den Seelen unserer tierischen Mitgeschöpfe vorgeht, die uns heute so abenteuerlich anmutet, für die Menschen früherer Generationen gar nicht abenteuerlich war. Noch Goethe hielt eine Tierpsychologie für eine legitime und wichtige Aufgabe der Naturwissenschaft und hatte sogar Vorstellungen, wie diese Aufgabe organisiert werden müsse. Hedinger (1980) zitiert folgenden Ausspruch:

> »Bei der Psychologie des Menschen haben wir es immer nur mit einer und derselben Seele zu tun, bei der Tierpsychologie verlangen die Seelen der Vierfüßler, der Vögel, der Fische, der Insekten, bis zu den Infusorien herab, eine jede eine besondere Wissenschaft. Mit der herkömmlichen Bezeichnung Instinkt kommen wir nicht mehr aus.«

Warum kam die Vorstellung, diese Aufgabe sei ein legitimes Anliegen der Naturwissenschaften so in Verruf, daß heute ein Forscher, der nach der Tierseele fragen würde, seine Reputation als ernstzunehmender Wissenschaftler aufs Spiel setzt? Wir besitzen das Zeugnis eines Zeitgenossen, der schildert, wie zu Beginn unseres Jahrhunderts zwischen der Tierpsychologie und der damals neu entstehenden Physiologie eine Kontroverse über die Berechtigung dieser Frage entstand. J. v. Uexküll beschreibt (1902), wie sich diese Kontroverse an der Frage nach der Funktion des Gehirns entzündete.

Es ist in diesem Zusammenhang von Interesse, daß die Diskussion über das Leib-Seele-Problem, das zu Beginn unseres Jahrhunderts eine allgemeine Frage der Biologie war (Driesch), heute zunehmend zu einer Frage geworden ist, mit der sich nur noch Hirnphysiologen befassen (Eccles, Sperry). Die Zunahme unseres Wissens an Einzelfakten hat zwar nicht zu einer Lösung des Leib-Seele-Problems geführt, ja im Grunde nicht einmal neue Gesichtspunkte erbringen können, sie ermöglicht uns aber, das Problem schärfer zu formulieren, wie das beispielsweise die Diskussion zwischen Popper und Eccles (1982) zeigt.

J. v. Uexküll führt aus, daß bis zum Ende des vorigen Jahrhunderts niemand gezögert hätte, auf die Fragc nach der Funktion des Gehirns zu antworten, es sci der Sitz der Seele, der Empfindungen und des Gedächtnisses, mit einem Wort, aller psychischen Qualitäten. Inzwischen sei aber – so führt er weiter aus – die Physiologie entstanden, die – aus der experimentellen Schule hervorgegangen – nur das sinnlich Belegbare anerkennt. Aufgrund dieser Einstellung entwikkelte sie eine ganz andere Auffassung von der Funktion des Gehirns. Sie sah darin ein hochkompliziertes System,

»das, von mannigfaltigen Erregungswellen getroffen, schwer entwirrbare, aber durchaus greifbare Veränderungen erlitt, aufbewahrte, umsetzte und weiterleitete (...). Damit entschwanden vor der objektiven Forschung die Empfindungen, das Gedächtnis und die Gedanken der Tiere wie flatternde Nebelgestalten« (J. v. Uexküll 1902, S. 212).

Wir haben geschildert (vgl. Kap. 1.5), wie dieses Problem seinerzeit Pawlow beunruhigt hat, wie er sich nur dadurch von ihm befreien konnte, daß er in seinem Institut verbot, das Wort *Psyche* zu verwenden. Die aufblühende objektive Forschung befreite sich von dem Problem nach dem gleichen Rezept: Sie erklärte die Frage nach einer Tierseele als unwissenschaftlich. So ist es bis heute geblieben. Die Entwicklungspsychologie hat damit eine Hypothek übernommen, über deren Gewicht sie sich noch kaum Rechenschaft gegeben hat.

In dieser Kontroverse vertrat J. v. Uexküll einen auf den ersten Blick überraschenden Standpunkt. Er nahm sowohl gegen die Tierpsychologen als auch gegen die Physiologen Stellung und betonte, es sei nicht möglich, die Frage nach einer Tierseele zu diskutieren, ohne gleichzeitig die Frage nach dem Beobachter zu stellen. Man könne nicht so tun, als seien Psychologen und Physiologen imstande, Beobachtungen zu machen, die unabhängig von ihnen (als menschlichen Beobachtern) und ihren Fragestellungen gelten. Ignoriere man dieses Problem, so gerate man bereits bei der Frage nach der Funktion des Gehirns in ein auswegloses Dilemma:

»Gehirne (so schreibt er) stehen unserer Beobachtung in jeder nur denkbaren Form und Ausbildung zur Verfügung, von der Seele kennen wir immer nur unsere eigene. Daher sind wir gezwungen, immer wieder unsere Empfindungen, unsere Gefühle, unsere psychische Organisation in die (Gehirne der) Tiere hineinzutragen und entbehren jeder Kontrolle, ob wir dabei nicht den größten Unsinn behaupten (...) (Aber mit dem Verzicht auf die Frage nach einer Tierseele) sind wir zwischen Skylla und Charybdis geraten. Betrachten wir nur die Gehirnvorgänge, so geraten wir in Gefahr, wichtigen Zusammenhängen nicht gerecht zu werden, machen wir die Hypothese der Tierseele, so verlieren wir uns in reine Spekulationen« (Uexküll, J. v.: Tierwelt und Tierseele. Aus: Bausteine in einer Biologischen Weltanschauung. S. 77–100, München 1913. Abgedruckt in: Kompositionslehre, S. 255).

Der Ausweg aus diesem Dilemma – so lautet sein Resümee – besteht in dem Entschluß, die Beobachterabhängigkeit aller wissenschaftlichen Beobachtungen ernst zu nehmen. Diese Forderung fand bei seinen positivistisch eingestellten Zeitgenossen so wenig Gegenliebe, daß sie sich rasch auf das Votum einigten, die Kontroverse sei mit dem Verzicht auf die Frage nach einer Tierseele gegenstandslos geworden.

Seit der damaligen Diskussion hat sich – wie wir dargestellt haben – die erkenntnis- und wissenschaftstheoretische Situation in der Physik (Planck, Einstein, Heisenberg, Bohr) und in der Psychologie (Freud, Piaget) grundlegend gewandelt. In der Biologie und der Medizin herrschen jedoch die wissenschaftstheoretischen Vorstellungen des 19. Jahrhunderts in noch kaum veränderter Form. Diesen Disziplinen steht die Aufgabe noch bevor, die Konsequenzen aus der veränderten Situation zu ziehen. Wie sehen diese Konsequenzen aus?

3.6.2 Das Beobachterproblem als Schlüssel zur Frage nach dem Psychischen

Beginnen wir mit der Frage, was das Beobachterproblem mit dem Problem einer Tierseele oder der Seele eines Neugeborenen zu tun hat. Auf den ersten Blick scheint das sehr wenig oder gar nichts zu sein. Schauen wir aber genauer hin, so zeigt sich rasch, wie eng die beiden Probleme verknüpft sind, ja, daß das Beobachterproblem geradezu den Schlüssel zur Lösung der Frage enthält, was wir uns unter *Seele* vorstellen sollen.

Zunächst stellen wir fest, daß sich – wie wir schon betont haben – die Welt des Beobachters von den Welten unterscheidet, in denen die von ihm beobachteten Tiere oder Kinder leben. Der Tierbeobachter muß sich daher der Tatsache bewußt sein, daß seine Beobachtungen unentrinnbar den Stempel des Anthropomorphismus tragen, und der Beobachter von Kindern muß sich darüber im klaren sein, daß seine Beobachtungen ebenso unentrinnbar adultomorph sind. Das ist eine unbequeme Feststellung, man kann sie aber nicht ignorieren, ohne das Risiko schwerwiegender Fehlinterpretationen einzugehen.

Das Problem, das sich dem Beobachter damit stellt, wird nur unter genetischen Gesichtspunkten – wenigstens im Prinzip – lösbar. Für den Tierbeobachter hat diese Möglichkeit allerdings zunächst nur theoretisches Interesse. Er kann zwar aus der Sinnesorganisation und dem Verhalten der beobachteten Tiere auf Unterschiede zwischen menschlichen und tierischen Welten schließen. Aber über die Frage, wie eine humane Welt entwicklungsgeschichtlich aus tierischen Umwelten entstanden sein könnte, kann er nur spekulieren.

Im Gegensatz dazu ist die Beantwortung der Frage, wie die adultomorphe Welt des erwachsenen Beobachters aus kindlichen Welten entstanden ist, ein zentrales Problem der Entwicklungspsychologie, das, wie vor allem Piaget gezeigt hat, durchaus empirisch erforscht und beantwortet werden kann.

Diese Antworten bekräftigen nur noch einmal die uns inzwischen längst geläufige Tatsache, daß die »Welten« des

Tieres, des Kindes und des erwachsenen Beobachters Welten von Subjekten sind, die alle aus rezeptorischen und effektorischen (Merk- und Wirk-)Zeichen nach Programmen aufgebaut sind, die ererbt oder im Laufe des Lebens erworben wurden. Biologisch betrachtet sind diese Welten Frühwarnsysteme, in denen alles, was das betreffende Subjekt erfährt, unter dem Gesichtspunkt seiner Bedeutung für das Subjekt ausgewählt und interpretiert ist. Mit jeder dieser Welten ist ein zweites Kompartiment entstanden, das den Organismus des Subjekts wie eine schützende Hülle umgibt.

Wir haben immer wieder betont, daß der außenstehende Beobachter zu den Welten anderer Subjekte keinen direkten Zugang hat, und daß wir daher stets in Gefahr sind, unsere Welt anderen als die objektive, allen gemeinsame Welt zu unterstellen. Mit diesem naiven Glauben verbauen wir uns nicht nur den Zugang zu fremden Welten, sondern auch zur Möglichkeit einer sinnvollen Definition für *Psyche*.

Wenn wir diesen Fehler vermeiden, löst sich dieses Problem nämlich von selbst. Dann können wir unter *Psyche* gar nichts anderes verstehen als die Summe der Programme (der Kodes), über die ein Lebewesen verfügt, um seine (subjektive) Welt, die Welt seines Selbst oder seine Umwelt mit Hilfe seiner Sinnes- und Bewegungsorgane aufzubauen. Wir ordnen dann alle Lebewesen, die über solche Programme verfügen, einer animalischen Organisationsstufe zu, um sie von einer vegetativen Stufe zu unterscheiden, die keine Sinnes- und Bewegungsorgane kennt.

Wenn wir Psyche in dem vorgeschlagenen Sinn definieren, können wir die *menschliche Psyche* von einer allen *animalischen* Lebewesen zukommenden Psyche durch die Fähigkeit abgrenzen, eine Innenwelt der Phantasie aufzubauen, in der Auseinandersetzungen mit Objekten der Umwelt in der Vorstellung als Probehandlungen vorweggetestet werden.

Mit der naiven Gleichsetzung von Psyche und Innenwelt, wie sie erwachsenen Menschen durch Introspektion zugänglich sind, entstand ein fundamentales Mißverständnis: Man unterstellte in unreflektierter anthropomorpher und adultomorpher Weise allen Lebewesen eine Fähigkeit, die es nur beim Menschen, und auch bei diesem erst von einem relativ späten Entwicklungsstadium an, gibt (Piaget 1975, Mahler 1980) oder man sprach ihnen jede psychische Funktion ab.

Definieren wir Psyche jedoch allgemein in dem Sinn einer Summe von Programmen zum Aufbau einer subjektiven Welt, so können wir die Frage nach einer Tierseele sinnvoll formulieren; wir fragen dann nicht mehr, was sich in den *Seelen* der von ihren Müttern getrennten kleinen Mäuse, Ratten, Hunde oder Affen abspielt, sondern wir fragen, wie sich Programme für den Aufbau subjektiver Welten, die nur in der Interaktion mit den Müttern gelernt werden können, verändern und so zur Quelle für spätere Übersetzungsfehler werden. Ebenso fragen wir, wie sich die frühen affektiven und sensomotorischen Programme eines Säuglings in der Interaktion mit der Mutter entwickeln oder nicht entwickeln. Wir können dann verstehen, daß die subjektive Umwelt – wie immer sie auch aussehen wird – im Grunde die Mutter repräsentiert, die in der symbiotischen Phase ein Teil des Selbst war.

Voraussetzung für die Möglichkeit, derartige Fragen zu stellen, ist eine konsequente Berücksichtigung des Beobachterproblems; der Beobachter ist immer in die Ergebnisse seiner Beobachtungen hineingemischt oder – anders formuliert – Teil einer Handlung, die sich als Interaktion zwischen ihm und dem Gegenstand seiner Beobachtung abspielt. Ebensowenig wie man den Organismus von seiner Umgebung oder diese von dem Organismus trennen kann, ebensowenig läßt sich der Beobachter von den Resultaten seiner Beobachtung oder diese von dem Beobachter isolieren. Wir stoßen hier wieder auf jene komplementäre oder kontrapunktische Zuordnung, ohne deren Berücksichtigung die einzelnen Phänomene nur unvollständig beschrieben werden können und letztlich unverstanden bleiben.

Für das Problem einer Definition des Seelischen bedeutet das folgendes: Dem »naiven« Beobachter, der sich von den beobachteten Phänomenen isoliert, stellt sich seelisches Geschehen als vorgegebenes spirituelles »Sein« – als *res cogitans* dar. Er bleibt »in den Schlingen eines substantivistischen Vokabulars« (Piaget) gefangen und versucht, »das Seelische« als etwas zu erfassen, das unabhängig von ihm und seiner Beobachtung existiert. Damit hat er sich die Möglichkeit einer tragfähigen Definition und den Zugang zu dem in Frage stehenden Phänomen verbaut. Im Gegensatz dazu reflektiert der »kritische« Beobachter sein Verflochtensein in den Beobachtungsvorgang, in dem Subjekt und Objekt, Beobachter und Gegenstand seiner Beobachtung sich immer gegenseitig definieren.

Die Analyse dieser Gegenseitigkeit von Leistung (des Beobachtersubjekts) und Gegenleistung (des beobachteten Objekts) lehrt ihn bei dem Umgang mit seelischen Phänomenen, daß es grundsätzlich drei verschiedene Formen von Beobachtungshandlungen gibt, in denen die beiden Partner sich jeweils verschieden definieren:

– die Handlung der Eigen- oder Selbstbeobachtung
  In ihr trifft der Beobachter auf seelische Phänomene, welche ihm zwar direkt zugänglich sind, die aber eine Haltung der »Introspektion« voraussetzen. Eine Beobachtung von Phänomenen unserer Umgebung ist – wie wir bereits dargestellt haben – dadurch charakterisiert, daß der Beobachter seine Sinnesdaten an Daten seiner Motorik koppelt; daher sind Phänomene der Außenwelt immer Bewegungsphänomene oder auf sie zurückzuführen.
  Diese Auffassung deckt sich mit dem Konzept Piagets, daß die Phänomene der Außenwelt primär aufgrund sensomotorischer Zirkulärreaktionen konstruiert werden, in denen wir unsere Sinnesdaten an Daten unserer Motorik koppeln. Phänomene der Introspektion sind demgegenüber sensorische Daten (welcher Provenienz auch immer), die wir nicht an die eigene Motorik koppeln und die daher nicht in die sensomotorischen Zirkulärreaktionen eingehen. Während Phänomene der Außenwelt immer als »Gegenstände« (Gegenleistungen) unserer Motorik beobachtet werden, konzentriert sich die Beobachtung von Phänomenen der Innenwelt auf ein »Empfinden der eigenen Empfindungen« oder ein »Wahrneh-

men der eigenen Wahrnehmungen«. Es handelt sich um Phänomene einer *Meta-Sensorik*.
Diese Überlegung ist für das Problem der Entstehung von Bewußtsein von zentraler Bedeutung. Unter diesem Aspekt kann das Prinzip der *Reafferenz,* das v. Holst und Mittelstädt (1950) formuliert haben, als genetisches Prinzip der Entstehung von Bewußtsein betrachtet werden, da es sich um das Prinzip oder das Modell senso-sensorischer Kreisprozesse handelt.
Wir rechnen *metasensorische* Phänomene einer psychischen »Innenwelt« zu, wobei wir uns darüber im klaren sind, daß der Terminus *innen* eine semiotische Bedeutung hat (vgl. Kap. 5). Dieser psychischen Innenwelt entspricht eine »psychische Außenwelt«; sie stellt sich der Selbstbeobachtung als ein Bereich dar, in dem Sinnesdaten nach Programmen der Vorstellung zu einer Arena für motorische Aktionen zusammengebaut sind. Diese subjektive Außenweltarena unserer individuellen Wirklichkeit ist dann die konkrete Basis für die abstrakte Vorstellung einer objektiven Welt.

– Die Handlung einer Fremdbeobachtung
In ihr ist dem Beobachter der direkte Zugang zu der Welt des Beobachteten verwehrt, er ist daher gezwungen, diese Welt aufgrund von Indizien zu rekonstruieren. Die Methode dieser Rekonstruktion und der Identifizierung der relevanten Indizien ist von ausschlaggebender Bedeutung für die Beantwortung der Frage nach Fremdseelischem. Wenn wir es als Summe der Programme zum Aufbau einer subjektiven Welt definieren, muß sich die Antwort auf eine Analyse der rezeptorischen und effektorischen Leistungen (des Merkens und Wirkens nach J. v. Uexküll) des beobachteten Lebewesens nach dem Funktionskreismodell stützen.[24]

---

[24] J. v. Uexküll hat den Terminus *Tierseele* vermieden und statt dessen den Begriff der *subjektiven Umwelt* eingeführt. Diese Entscheidung ist auf dem Hintergrund seiner Auseinandersetzung mit den Tierpsychologen zu verstehen. Sie entsprang dem Wunsch, die anthropomorphe (und adultomorphe) Projektion einer menschlichen Seele zur Deutung des Verhaltens von Tieren zu ihrer Umgebung zu vermeiden.

– Eine Kombination aus Selbst- und Fremdbeobachtung Sie spielt für den Umgang mit unserer Umgebung eine entscheidende – im einzelnen aber nicht hinreichend untersuchte – Rolle. Offenbar handelt es sich darum, daß wir immer mehr oder weniger bewußt Fremdbeobachtung durch Selbstbeobachtung eines empathischen Mitschwingens – als Reaktion auf Stimmungssignale – begleiten. Dabei entsteht oder entsteht nicht jenes emotionale Kontinuum einer Stimmung, von dem wir in Kapitel 5 betonen werden, daß es für den Aufbau gemeinsamer Wirklichkeiten letztlich für Kommunikation von entscheidender Bedeutung ist.

Für die Methode einer Rekonstruktion der Umwelt eines beobachteten Subjekts, die immer mit einer Analyse der Beobachtungshandlung und der von ihr diktierten Haltung des Beobachters begleitet sein muß, ist seine Unterscheidung zwischen »Merk-Zeichen« und »Merk-Mal« aufschlußreich. Unter Merkzeichen werden die Sinnesempfindungen, die Reaktionen der Rezeptoren verstanden. Merkmale sind die von diesen bezeichneten Eigenschaften von Objekten oder Vorgängen in der Umwelt der betreffenden Lebewesen. Merkmale sind projizierte oder objektivierte Merkzeichen. J. v. Uexküll schreibt:

»Überall dort, wo uns die Qualitäten (die Eigenschaften, die Merkmale der Phänomene) bekannt sind, d.h. strenggenommen nur bei uns selbst, werden wir das Weltbild (des beobachteten Subjekts) mit seinen Eigenschaften auf den objektivierten Empfindungen (den Merkzeichen) des Subjekts aufbauen dürfen. Dann steht das Subjekt seiner Erscheinungswelt unmittelbar gegenüber. Wo uns der Einblick in die Qualitäten des Subjekts verwehrt ist, dürfen wir nicht von einer Erscheinungswelt, sondern nur von einer Umwelt reden, die aus unseren Qualitäten aufgebaut ist. Da uns auch die Kenntnis der fremden »Merkzeichen« (der fremden Empfindungen) verwehrt ist, sind wir darauf angewiesen, festzustellen, welche Eigenschaften unserer Erscheinungswelt in den Umwelten eines Tieres als »Merkmale« Geltung haben. Diese Merkmale (die für uns zu Merkzeichen werden müssen, damit wir überhaupt etwas von ihnen erfahren) werden wir wie unsere Qualitäten, soweit es angeht, behandeln und sie in die uns a priori gegebenen Formen (von Zeit und Raum) einreihen.

Eine Berechtigung zu diesem Vorgehen werden wir darin erblicken, daß der anatomische Bau der Sinnesorgane bei den Tieren diejenigen Merkmale als Einheiten zusammenfaßt, die auch unsere Aufmerksamkeit als einheitlichen Qualitätenkreis behandelt.

Trotzdem werden wir nie außer acht lassen, daß wir, solange wir Biologie betreiben, niemals den Posten als außenstehender Beobachter verlassen dürfen« (J. v. Uexküll 1928, 1973, S. 110).

Die Fähigkeit, Fremdbeobachtung durch empathische Selbstbeobachtung zu begleiten, ist auch die Basis für unsere Fähigkeit zwischen belebten und unbelebten Beobachtungsobjekten sowie zwischen einem kommunikativen und einem pragmatischen Realitätsprinzip zu unterscheiden.[25]

Die Analyse des Beobachtungsvorgangs als Handlungssystem, in dem Zeichen zwischen dem Beobachter und seinem Beobachtungsobjekt ausgetauscht werden, schafft also – so wollen wir abschließend feststellen – einen Ausweg aus jener Aporie, die J. v. Uexküll als Situation zwischen Skylla und Charybdis bezeichnet hat. Sie gibt uns die Möglichkeit, »die Hypothese der Tierseele (und mit ihr die Hypothese der Seele eines Neugeborenen) zu bilden, ohne uns in reine Spekulationen zu verirren. Wir können neurophysiologisch

---

[25] Zu Fremdbeobachtung: Fremdbeobachtung setzt die Feststellung voraus, daß ihr Gegenstand »fremd«, d.h. nicht zum Selbst des Beobachters gehörig ist. Diese Feststellung wirft bereits interessante und komplizierte Probleme auf und setzt die Erfahrung voraus, daß etwas, obgleich der eigenen Wahrnehmung angehörig, nicht nur von dieser erschaffen wurde. Zu dem grundsätzlichen Problem, wie wir überhaupt zu der Vorstellung einer Welt gelangen, die unabhängig von uns existiert, hat Winnicott eine interessante Theorie entwickelt. Danach ist die früheste rezeptorische Erfahrung des Säuglings das Ergänzt- (oder nicht Ergänzt-)werden des ergänzungsbedürftigen Selbst, durch die Eindrücke, welche die mütterliche Brust bei dem Vorgang des Saugens im Mund des Säuglings hervorruft. Bleibt diese Ergänzung aus, schwindet das Gefühl des Selbst und macht der rezeptorischen Erfahrung der drohenden Vernichtung Platz. Das wesentliche an diesem Konzept ist die These der Ergänzungsbedürftigkeit unserer rezeptorischen Erfahrung durch Empfindungen, die nicht durch die eigene Motorik herbeigeführt sind, und die dem Kind die erste Basis für unser Gefühl *zu sein* geben. »Sein« wird hier im Gegensatz zu der kartesischen These nicht von der Erfahrung des *cogito,* sondern von der Erfahrung des Gefühls, des *sentio,* abgeleitet, in dem man zugleich Selbst und das oder der andere ist.

Die Verwandtschaft dieser Theorie mit unserem Konzept der Stimmung als emotionales Kontinuum, das durch Stimmungssignale aufrechterhalten werden muß, ist offensichtlich. Insofern schwingt bei jeder Fremdbeobachtung Selbsterfahrung als unverzichtbarer Bestandteil mit. Von diesem Konzept aus verstehen wir besser, daß Selbstbeobachtung im Rahmen von Fremdbeobachtung im Prinzip Empathie, d.h. Miterleben des anderen ist, der unsere rezeptorische Erfahrung ergänzt (Winnicott 1973).

registrierten Gehirnvorgängen empirisch belegte Vorstellungen über psychische Abläufe (indirekt erschlossene Vorgänge fremder Umwelten und Berichte über durch Introspektion gewonnene Phänomene von Innenwelten) einander wie verschiedene »Sprachen« gegenüberstellen. Die psychischen Abläufe erscheinen dann als Übersetzung der Vorgänge im Gehirn und umgekehrt. Der Vergleich zwischen Übersetzung und Original erlaubt uns die Regeln zu erforschen, nach denen die Übersetzungsarbeit abläuft.

Auf diese Weise läßt sich das Leib-Seele- bzw. Gehirn-Bewußtsein-Problem neu formulieren.

3.7 Das Beobachterproblem und die Arzt-Patient-Beziehung

Wir wollen jetzt unseren Versuch einer Darstellung der wissenschaftstheoretischen Hintergründe vorläufig abschließen. Wir haben gesehen, daß eine semiotische Betrachtungsweise der Medizin heute andere und effektivere Modelle zur Verfügung stellen kann als die Modelle der griechischen und mittelalterlichen Medizinsemiotik. Diese Modelle betrafen vorzugsweise die semantische Dimension von Symptomen als Zeichen für den Verlauf der Lebensgeschichte eines Kranken. Sie fragten noch nicht nach der syntaktischen Beziehung zwischen Symptomen, und zwischen Symptomen und Diagnosen, wie sie z.B. aufgrund mathematisch definierbarer Wahrscheinlichkeiten erfaßt werden können. Sie stellten auch die pragmatische Dimension, die Symptome und Diagnosen als Handlungsanweisungen für Ärzte und Kranke besitzen, noch nicht konsequent in Rechnung.

Beides hat sich grundlegend geändert: Die Informationstheorie hat die syntaktische Dimension medizinischer Zeichen erschlossen, während die Maschinentheorie ihre pragmatische Dimension eroberte. Das Modell, das Krankheiten als Betriebsschäden und Symptome als Zeichen für den Ort des therapeutischen Eingriffs zur Behebung der Schäden deutet, ist in dieser Form zwar einseitig und unzureichend, es sieht den pragmatischen Aspekt von Symptomen nur in ihrem Appell-Charakter an den Arzt und bezieht seine

Überzeugungskraft und seine Effektivität nur aus den Erfolgen der Technik; aber es hat die pragmatische Bedeutung von Symptomen entdeckt. Der Nachteil seiner Einseitigkeit ist, daß man die semantische Dimension von Symptomen als Zeichen für die Lebensgeschichte eines Kranken aus dem Blick verlor.

Mit der Auffassung von Symptomen als Antworten lebender Systeme, die als Zellen, Organe, Organismen und soziale Gebilde in gegenseitigem Austausch von Zeichen stehen, wird die semantische Dimension von Symptomen neu entdeckt. Mit ihr zeigt sich auch, daß der Vorgang des Übersetzens von einem Zeichensystem in ein anderes, die Semiose, auf allen Stufen ein Grundphänomen des Lebens bildet. In dem Beobachterproblem wird der erkenntnistheoretische Hintergrund dieser Zusammenhänge deutlich. Es zeigt sich, daß jede Beobachtung eine Übersetzung ist, und daß der Beobachter sich ständig über die Regeln seiner Übersetzungsarbeit Rechenschaft geben muß, um von seiner Übersetzung auf ein Original schließen zu können.

Für die Medizin bekommt dieses Problem im Zusammenhang der Beziehung zwischen Arzt und Kranken eine besondere Dringlichkeit und Aktualität; Arzt und Kranker bilden komplementäre Glieder in einem gemeinsamen Interaktionssystem, in dem sie Zeichen empfangen und Zeichen senden, die bewußte und unbewußte Übersetzungen der Zeichen des anderen enthalten. Hier wird die Frage nach den Regeln, nach denen diese Übersetzungen vor sich gehen, von zentraler Wichtigkeit.

Der erste, der diese Zusammenhänge sah, war Sigmund Freud. Ihm fiel auf, daß Krankheitssymptome Zeichen sind, die andere Zeichen übersetzen, und daß Krankheitssymptome verschwinden, wenn es dem Arzt gelingt, Übersetzungsfehler aufzudecken und gemeinsam mit dem Patienten zu korrigieren. Die Übersetzungsarbeit von Zeichen, die der Patient aus seinem Körper und von seiner Umgebung empfängt, und die seine individuelle Wirklichkeit gestaltet, wird zum Modell für den Zusammenhang zwischen Symptom und Krankheit. Dieses Modell begnügt sich nicht mit der semantischen Deutung von Symptomen; jetzt haben die Deutungen gleichzeitig pragmatische Ziele und Konsequenzen: Daher fallen jetzt auch Diagnostik und Therapeutik zusammen.

In einem Brief an Fliess schreib Freud 1896:

»(...) daß unser psychischer Mechanismus durch Aufeinanderschichtung entstanden ist, indem von Zeit zu Zeit das vorhandene Material der Erinnerungsspuren eine Umordnung nach neuen Beziehungen, eine Umschrift erfährt. (...) Die Versagung der Übersetzung, das ist das, was klinisch Verdrängung heißt.«

In der Traumdeutung (1900) hat er die Methode ausgearbeitet, nach welcher der Arzt die Übersetzungsarbeit des psychischen Apparates (bei den Patienten und bei sich selbst) entschlüsseln kann: Er muß den Traumgedanken und den Trauminhalt als zwei verschiedene Sprachen auffassen.

»Der Trauminhalt erscheint uns wie eine Übersetzung der Traumgedanken in eine andere Ausdrucksweise, deren Zeichen und Führungsgesetze wir durch die Vergleichung von Original und Übersetzung kennenlernen sollen.«

Die Traumdeutung wurde die *via regia* zur Kenntnis des unbewußten Seelenlebens – und damit zum Paradigma für die Psychoanalyse; sie lernte, die Methode als »exemplarisches Beispiel« (Kuhn 1973) auf immer neue, bis zu diesem Zeitpunkt unlösbare Probleme anzuwenden.

Die semiotische Dimension der psychoanalytischen Methode ist von verschiedenen Autoren hervorgehoben worden (zuletzt Ciompi 1982, Simon 1985 u.a.). In unserem Zusammenhang ist aber die Feststellung wichtig, daß hier die Umrisse eines neuen Modells der gesamten Heilkunde sichtbar werden, in dem der Paradigmawechsel in der Medizin zum ersten Mal konkrete Gestalt angenommen hat. Wir haben darauf hingewiesen, daß das Modell, in dem Zeichen Übersetzungen anderer Zeichen sind, Freud auch in seinem Triebkonzept geleitet hat. Für ihn war der Trieb die Übersetzung eines somatischen Geschehens ins Psychische – also gewissermaßen das Musterbeispiel einer Semiose (vgl. S. 148f.). Im Triebkonzept geschieht daher der eigentliche

Brückenschlag zur somatischen Medizin, den man zu Unrecht in seinem Konzept der Konversion vermutet.

Inzwischen bekundet sich – wie wir schon betont haben – der Paradigmawechsel auch in anderen Bereichen der Medizin. Er zeigt sich – wenn auch zunächst noch in versteckter und vielfach abgewehrter Form – in dem zunehmenden Gebrauch semiotischer Begriffe in Biologie und Medizin. Hier hält man zwar noch weitgehend an der Meinung fest, daß Bezeichnungen wie *Rezeptoren, Mediatoren, Informationsfluß, Informationsverarbeitung, Kode* usw. nur Umschreibungen physikalisch-chemischer Zusammenhänge seien. Es ist aber unübersehbar, daß hinter dieser Terminologie ein neues Modell für den Organismus steht, in dem Zellen und Organe sich durch Zeichen »verständigen« und für das Krankheitssymptome Übersetzungsfehler sind.

Am deutlichsten zeigt sich die Wirkung des neuen Paradigmas in dem Einfluß, den die Lösung, die das Beobachterproblem in der psychoanalytischen Technik gefunden hat, auf die Entwicklung der Arzt-Patient-Verhältnisse zu nehmen beginnt. Die Einsicht in die komplementäre Verzahnung von Arzt und Patient in einem Interaktionssystem, dessen Übersetzungsregeln für den Zeichenaustausch in gemeinsamer Arbeit gefunden werden müssen, läßt sich auf theoretischem wie auf praktischem Gebiet beobachten. Auf theoretischem Gebiet sind die Analysen ärztlicher Gespräche bei klinischen Visiten (Köhle 1986 und Raspe 1982) ein Beispiel. Auf dem Gebiet praktischer Arbeit ist es das wachsende Interesse an der Teilnahme an Balint-Gruppen bei Ärzten und an Interview-Gruppen bei Studenten (Schüffel 1983).

Hier wird deutlich, daß es nicht nur um einen Wandel kognitiver Konzepte und rationaler Verfahren geht, sondern ebenso um einen Wandel der Einstellung des Arztes zum Kranken und zu sich selbst – als Beobachter. Als semantischer und technischer Experte kann der Arzt unbeteiligter Beobachter eines anonymen Krankheitsgeschehens bleiben. Als Partner in dem Zeichenaustausch eines Interaktionssystems muß er an dem gemeinsamen Geschehen teilnehmen. Er muß zum teilnehmenden Beobachter werden. Es genügt nicht mehr, entweder (als semantischer Experte) zu hören oder (als technischer Experte) zu handeln.

Er muß, um handeln zu können – wie V. v. Weizsäcker es formuliert hat –, sich von dem Gehörten bewegen lassen.

Hier geht es um »Zumutungen« an die Person des Arztes, die auch als zusätzliche Quelle die Widerstände gegen einen Paradigmawechsel in der Medizin speisen. Eine andere Quelle für diese Widerstände haben wir schon aufgezeigt: Die Einführung des Subjekts in die Medizin, die damit gefordert wird – und die V. v. Weizsäcker schon vor Jahrzehnten gefordert hat –, kann nicht gelingen, solange wir an dem Maschinenmodell für den Organismus festhalten. Man kann einer biochemischen Maschine keine Psyche einpflanzen und in einen Automaten kein Subjekt einschwärzen. Eine Definition für Psyche erzwingt eine neue Definition für den Körper und umgekehrt. Das wird das Thema des sechsten Kapitels sein.

Zum Abschluß dieses Kapitels soll die Bedeutung des Beobachterproblems für die Arzt-Patient-Beziehung an einer weiteren Krankengeschichte veranschaulicht werden.

3.8 Ein weiterer exemplarischer Krankheitsfall

Die Krankengeschichte

Der 46jährige Inhaber eines mittleren Betriebes – er hatte ihn vor nicht sehr langer Zeit von seinem Vater geerbt – litt seit vielen Jahren unter Kopfschmerzen. Da sie meist nur an Sonn- und Feiertagen auftraten, hatte ihnen der sehr disziplinierte Mann, der ganz in seiner Arbeit aufging, wenig Beachtung geschenkt und sie nur hie und da mit Tabletten bekämpft. Vor zwei Jahren waren die Kopfschmerzen stärker geworden und vor allem auch in der Woche aufgetreten. Das hatte ihn beunruhigt und veranlaßt, einen Arzt aufzusuchen, der eine Migräne konstatierte und entsprechende Medikamente verordnete. Da die Mittel wenig halfen, brach er die Behandlung ab und suchte einen anderen Arzt auf, der eine Okzipitalneuralgie diagnostizierte und andere Medikamente verschrieb. Da auch diese Medikamente wirkungslos blieben, ging er auf den Rat eines Bekannten zu einem Orthopäden, der aufgrund einer Röntgenuntersuchung einen Bandscheibenschaden der Halswirbelsäule feststellte und den Patienten mit Massage und Kurzwelle behandelte. Als auch das keine Erleichterung brachte, suchte er einen Hals-Nasen-Ohren-Arzt auf, der eine Verkrümmung der Nasenscheidewand fand und zu einer Operation riet. Die Operation wurde durchgeführt, aber die Kopfschmerzen blieben. Die nächste Station war ein Zahnarzt, der mehrere Granulome entdeckte und die befallenen Zähne extrahierte. Eine Besserung der

Kopfschmerzen trat danach nicht ein. Die nächste Station war ein Augenarzt, dort wurde ein fundus hypertonicus festgestellt und der Patient zur Abklärung und Behandlung eines erhöhten Blutdrucks an einen Internisten überwiesen. Die internistische Untersuchung bestätigte zwar die Hypertonie, konnte aber keine organische Ursache für den erhöhten Blutdruck aufdecken. Die Diagnose lautete: »essentielle Hypertonie« und »hypertoniebedingte Kopfschmerzen«. Es wurde eine Behandlung mit blutdrucksenkenden Mitteln eingeleitet, die schon nach einer Woche insofern Erfolg hatte, als der Blutdruck normale Werte erreichte; trotzdem bestanden die Kopfschmerzen unverändert weiter. Der Patient brach daraufhin auch die Behandlung bei dem Internisten ab und hörte auf, die blutdrucksenkenden Mittel einzunehmen. Ein halbes Jahr später wurde er mit einem leichten Schlaganfall in die Klinik eingewiesen.

Das Interview ergab Einzelheiten aus der Vorgeschichte des Patienten, die seine Kopfschmerzen – aber auch seine Hypertonie – in einem neuen Licht erscheinen ließen: Der Patient war der ältere von zwei Brüdern und hatte von klein auf unter dem sehr strengen und jähzornigen Vater gelitten. Dabei kränkte es ihn besonders, daß sein Bruder ständig vorgezogen wurde. Was dem Älteren verboten war, war dem kleinen Bruder erlaubt. Der Bruder war ein schlechter Schüler, aber der Vater sah ihm das nach. Die guten Schulleistungen des Älteren wurden von dem Vater nicht anerkannt. Im Gegenteil, wenn er einmal mit einer schlechten Note nach Hause kam, schalt ihn der Vater einen Faulpelz und Nichtsnutz.

Auf die Frage des Arztes, wie er diese Ungerechtigkeit empfunden habe, antwortete der Patient, er könne es dem Vater nicht nachtragen, im Gegenteil, er müsse ihm dankbar sein, denn seine Strenge habe ihm geholfen, die Schule und das Studium erfolgreich abzuschließen. Das sei auch beruflich für ihn sehr nützlich gewesen. Im Gegensatz zu ihm habe der jüngere Bruder in der Schule versagt und sich danach in verschiedenen Berufen ohne bleibenden Erfolg versucht.

Vor zwei Jahren war der Vater unerwartet an einer Hirnblutung gestorben, und der Patient hatte den väterlichen Betrieb übernehmen müssen. Er fühle sich – wie er sagte – dieser Aufgabe durchaus gewachsen. »Kopfschmerzen« bereiteten ihm nur die ständigen Auseinandersetzungen mit dem Bruder, dessen Geldforderungen den Betrieb in eine schwierige Lage gebracht hätten, was den Bruder jedoch nicht störe. Jetzt habe er sogar gedroht, einen Prozeß anzustrengen, um die Auszahlung seines Erbteils durchzusetzen. Das sei für ihn besonders bedrückend, weil er sich dem Vater gegenüber sowohl für den Betrieb als für den jüngeren Bruder verantwortlich fühle.

Mit der vorsichtigen Frage des Arztes, ob ihm vielleicht schon früher Auseinandersetzungen mit nahestehenden Menschen »Kopfschmerzen« bereitet hätten, konnte er zunächst nichts anfangen. Und der Arzt hütete sich, weiter in ihn zu dringen.

Suchen wir diese Zusammenhänge näher zu analysieren: Zunächst ist bekannt, daß essentielle Hypertoniker nicht häufiger – sondern eher seltener als Gesunde – über

Beschwerden – auch Kopfschmerzen – klagen, daß andererseits sowohl bei Hypertonikern als auch bei Patienten, die an Migräne leiden, häufig Konflikte zwischen Aggressionen gegen Autoritätspersonen (Vaterfiguren) und Abhängigkeitswünschen diesen Autoritätspersonen gegenüber gefunden werden und schließlich, daß ein Schlaganfall häufig in Situationen auftritt, in denen Personen mit einem so ausweglosen Problem konfrontiert sind, daß sie mit Hilflosigkeit reagieren (Adler 1971).

Der Patient hatte in den letzten zwei Jahren zwei Allgemeinpraktiker und vier Spezialärzte aufgesucht. Jeder von ihnen hatte eine andere Diagnose gestellt. Keine dieser Diagnosen war absolut falsch, jede stützte sich auf Befunde, die auf dem betreffenden Spezialgebiet festgestellt werden konnten. Aber diese Befunde waren für die Beschwerden des Patienten entweder unerheblich oder überhaupt nebensächlicher Natur. Wäre der Patient – wozu ihm ein Bekannter geraten hatte – noch zu einem Psychotherapeuten als fünften Spezialisten gegangen, so hätte dieser vermutlich die – zutreffende – Diagnose »Kopfschmerzen auf neurotischer Grundlage« gestellt, aber den erhöhten Blutdruck nicht diagnostiziert.

Der Arzt, der den Patienten in der Klinik behandelte, war in einer schwierigen Situation. Er wußte, daß es oft schwer ist, mit Hypertonikern ein tragfähiges therapeutisches Bündnis zustande zu bringen, daß sie dazu neigen, vor allem dann die Behandlung abzubrechen, wenn der Arzt sich ihnen gegenüber autoritär verhält. Er spürte bei dem Gespräch mit dem Patienten eine unterschwellige Feindseligkeit und kaum unterdrücktes Mißtrauen, das bei der letzten Frage des Arztes – mit der dieser ein kalkuliertes Risiko einging – in wachen Argwohn umschlug.

Was not tat, war eine Diagnose (ein Interpretationsmodell), die sowohl für den Patienten wie für den Arzt befriedigend war. Warum? Eine Diagnose ist neben – ja vielleicht sogar vor – allem anderen eine Verhaltensanweisung für den Arzt und für den Patienten. Sie legt Spielregeln für eine künftige Zusammenarbeit zwischen Partnern fest, auf die sich beide Teile einigen müssen. Die Diagnose durfte sich also nicht mit der Feststellung der relevanten Schäden und Funktionsabweichungen, die behandelt werden mußten, begnügen, sondern hatte die Persönlichkeit des Kranken, seine Einstellung zu seiner Umgebung – darunter auch zum Arzt – und die Einstellung des Arztes zum Patienten mit zu berücksichtigen.

Versuchen wir, die Krankengeschichte unter dem Aspekt der Handlungsanweisungen zu analysieren, so sehen wir folgendes: Es begann vor vielen Jahren damit, daß der Körper dem Patienten in bestimmten Situationen etwas mitteilte, was der Patient nicht – oder doch nur sehr unvollkommen – verstand. Gewöhnlich verstehen wir die Mitteilungen unseres Körpers sehr genau. Wir wissen, was es bedeutet, wenn unsere Hände uns die Empfindungen eines heißen, kalten oder spitzen Gegenstandes signalisieren und wie wir darauf antworten müssen. Wir wissen, wie wir unsere Lage zu verändern haben, wenn wir im Gehen, Stehen, Sitzen oder Liegen unangenehme Sensationen empfinden. Das Verhalten unseres Körpers zu sich selbst und der umgebenden Welt beruht auf einem unablässigen und wortlosen Informationsaustausch, der verstanden und richtig beantwortet wird. Soweit wir mit unserer Wahrnehmung in diesen Informationsaustausch eingeschaltet sind, entspricht er ungefähr dem, was der Terminus *Körperschema (body image)* bezeichnet. Darunter versteht man ein Organisationsprinzip, welches zuwege bringt, daß wir Teile unserer Umgebung und unseres Selbst mit unseren Sensationen, Gefühlen und Erlebnissen als eine Einheit erleben, in der wir uns orientieren, bewegen und in der wir handeln können. Die Strukturen dieser Einheit wechseln ständig. Sie befinden sich in einem dauernden Umbau. Unter diesem Gesichtspunkt ist es durchaus zutreffend, das Körperschema als einen permanenten Informationsaustausch aufzufassen beziehungsweise als Kode der Zeichen, in denen dieser Informationsaustausch geführt wird.

Bei unserem Patienten traten in diesem Informationsaustausch von Zeit zu Zeit Verständigungsschwierigkeiten in Form von Sensationen auf, die er weder deuten noch entsprechend beantworten konnte. Sie stellten ihn vor ungelöste Übersetzungsprobleme. Er nahm das zunächst hin, ohne sich sonderlich zu beunruhigen. Schließlich hatten zahlreiche Menschen ähnliche Beschwerden, sie gaben ihnen den Namen »Kopfschmerzen« und halfen sich mit irgendwelchen Medikamenten. Damit gelang auch unserem Patienten ein Arrangement, mit dem er viele Jahre zurechtkam.

Er hatte die wortlosen Mitteilungen des Körpers in eine Wortsprache übersetzt, in der sie – wie die meisten Sachverhalte, über die wir uns in der Umgangssprache verständigen – gedeutet und nach irgendwelchen Spielregeln, auf die man sich geeinigt hat, beantwortet werden konnten. Er hatte das Problem mit einer falschen Übersetzung zu lösen versucht.

Aber in letzter Zeit waren die Verständigungsschwierigkeiten häufiger und quälender geworden. Die üblichen Mittel halfen nicht mehr. Der Patient wurde zunehmend unruhiger und suchte sechs verschiedene Ärzte auf. Hinter seiner Unruhe steckte die Sorge, daß der Terminus *Kopfschmerzen* vielleicht doch keine ausreichende Übersetzung der geheimnisvollen Mitteilungen in dem wortlosen Dialog der Körpersprache sei.

Die Ärzte standen vor der Aufgabe, die rätselhaften Mitteilungen des Körpers von neuem – jetzt aber in eine Wortsprache zu übersetzen, mit deren Hilfe Arzt und Patient sich verständigen konnten. Dabei wurden die Kopfschmerzen zunächst zu einem »Symptom«, das heißt zu etwas, das in den Fachsprachen verschiedener Spezialisten verschiedene Bedeutungen haben kann. In diesen Fachsprachen wurde das Problem, das der Patient vortrug, jeweils anders – nämlich aufgrund der für das Fach spezifischen Diagnosen und deren (pragmatischen) Handlungsanweisungen – interpretiert. Etwas derartiges ist nicht nur für die Patienten verwirrend, sondern mitunter auch für Ärzte, denn die Fachsprachen lassen sich zwei verschiedenen Fachsprachensystemen – wenn wir sie einmal so nennen dürfen – zuordnen.

– Das eine Fachsprachensystem bedient sich der Begriffe und Termini der Anatomie und Physiologie. Innerhalb dieses Fachsprachensystems informieren rätselhafte Körpermitteilungen, über welche ein Patient berichtet, den Arzt über Vorgänge, die sich im Inneren des Körpers zwischen Organen, Geweben und Zellen abspielen. Der Arzt hat die Information des Patienten verstanden, wenn es ihm gelingt, im Zusammenspiel von einzelnen Körperfunktionen Störungen aufzudecken, welche die

Beschwerden erklären und deren Beseitigung die Beschwerden beheben.

– Das zweite Fachsprachensystem (das der Psychotherapeuten) ist dagegen völlig anderer Art: Es benutzt ein Bezugssystem von psychodynamischen Zusammenhängen in einem psychischen Apparat. Hier werden rätselhafte Körpermitteilungen, über welche ein Patient berichtet, als Informationen über Störungen im psychodynamischen Geschehen interpretiert, und der Arzt ist überzeugt, den Patienten verstanden zu haben, wenn er Konflikte innerhalb des seelischen Geschehens aufzudecken und aufzulösen imstande ist, von denen er weiß, daß sie über emotionale Spannungen zu körperlichen Beschwerden führen können.

In beiden Sprachsystemen wird das »Symptom« – das heißt die Mitteilung der wortlosen Körpersprache – jedoch nur unvollkommen enträtselt: In der Sprache der Anatomie und Physiologie ist nur von »pathophysiologischen Zusammenhängen«, aber nicht von »unangenehmen Gefühlen« oder »Schmerzen« die Rede. In der Sprache der Psychotherapeuten geht es um »psychodynamische Zusammenhänge«, aber ebenfalls nicht um das »Symptom«, das den Patienten zum Arzt geführt hat.

Die Schwierigkeiten, auf die wir gestoßen sind, hängen also mit der Sprache, das heißt mit Informationsproblemen zusammen. Im Dialog zwischen Arzt und Patient müssen sehr verschiedene Sprachen beziehungsweise Informationssysteme berücksichtigt werden, zwischen denen – wie wir gesehen haben – Übersetzungsschwierigkeiten auftreten können.

Die erste prinzipielle Übersetzungsschwierigkeit taucht bereits mit der Frage auf, wie wortlose Mitteilungen einer Körpersprache überhaupt in eine Wortsprache übersetzt werden können. In unserem Fall lautet die Frage, wieweit erlebte und gefühlte Sensationen, die das Körperschema verändern, durch das Wort »Kopfschmerzen« adäquat wiedergegeben sind. Diese Schwierigkeiten führten zu einer zunehmenden Beunruhigung des Patienten, der sein Problem dann verschiedenen Ärzten vortrug.

3.9 Kommunikationssysteme und das Problem der Übersetzung

Diese Krankengeschichte wirft unter anderem die Frage nach der Beziehung zwischen der Sprache und dem auf, was wir »Realität« nennen. Wir werden in Kapitel 5 noch ausführlich auf dieses Problem eingehen und wollen uns jetzt darauf beschränken, die Krankengeschichte unter dem Gesichtspunkt der Kommunikationssysteme zu betrachten. Wir lernen in ihr verschiedene Kommunikationssysteme kennen; jedes ist durch spezifische Zeichen charakterisiert. Allen ist die Aufgabe gestellt, Informationen (Nachrichten) zu übertragen und damit Beziehungen (Relationen) zwischen einzelnen Partnern herzustellen, die dadurch zu Teilen oder Elementen von Systemen (Ganzheiten) zusammengeschlossen werden. Systeme sind nach einer Kurzdefinition von Miller (1965) »eine Anzahl von Elementen, die in Interaktion stehen«. Nach ihm ist allgemeine Systemtheorie:

> »Eine Reihe aufeinander bezogener Definitionen, Annahmen und Behauptungen über die Wirklichkeit als integrierte Hierarchie, in der immer wieder Systeme als *Subsysteme* in *Suprasysteme* eintreten. Ohne systemtheoretische Überlegungen können wir daher weder kybernetische Maschinen bauen noch Organismen verstehen.«

Fassen wir den Menschen – und damit auch den geschilderten Patienten – als *System* auf, das aus einer Hierarchie von Subsystemen (Molekülen, Zellen, Organen und Organsystemen) besteht und in Suprasysteme (Familie, verschiedene gesellschaftliche Gruppen, Menschheit, Natur usw.) eingegliedert ist, dann sehen wir, daß in jedem dieser Sub- und Suprasysteme die Elemente durch spezifische Zeichen- bzw. Kommunikationssysteme verbunden sind.

Die Kommunikationssysteme, die innerhalb der Zellen, Organe und Organsysteme Geltung haben und diese funktionsfähig erhalten, werden von der Genetik, der Zytologie und der Physiologie erforscht. Ihre Zeichen, beziehungsweise Signale, die aus enzymatischen, hormonellen oder neurochemischen Transmittersubstanzen, neuroelektrischen Impulsen usw. bestehen, nehmen wir meist nicht wahr. Der Informationsaustausch, der dort stattfindet, verläuft außerhalb unseres subjektiven Erlebens und gehorcht vor allem dem genetischen Kode.

Darüber hinaus besteht, sowohl vom hormonellen System wie vom vegetativen – und vor allem auch vom animalischen Nervensystem getragen, ein ständiger Informationsaustausch zwischen den Organen und Körperteilen einerseits und dem »System Mensch« andererseits. Dieser Informationsaustausch wird als Körpergefühl (vom Wohlbefinden bis hin zum Schmerz), als Stimmung und als Erfahrung eines Körperschemas erlebt. Da dieser Dialog zwischen »uns« (oder wie immer man das subjektiv erlebte Persönlichkeitszentrum nennen mag) und unseren Organen und Körperteilen ständig in Gang ist, ändern sich auch Körpergefühl, Stimmung und Körperschema ständig.

Das Persönlichkeitszentrum, das meist als *Ich* bezeichnet wird, ist aber nicht nur mit dem Körper verbunden, sondern im Suprasystem »Mensch« – »Umwelt«, beziehungsweise »Mensch« – »individuelle Wirklichkeit« durch die Sinnes- und Bewegungsorgane auch mit der Umgebung. Dauernd nehmen wir in unserer Umgebung – und dazu gehören natürlich auch die anderen Menschen – Zeichen wahr, die wir deuten, gelegentlich auch mißdeuten. So können zum Beispiel das Erröten, das »freundliche« Lächeln, der »finstere« Blick und all die vielen gestischen und mimischen Äußerungen unserer Mitmenschen – ihr »unwillkürlicher« Ausdruck – verstanden oder mißverstanden werden.

Die bisher beschriebenen Kommunikationssysteme – zwischen Zellen und Organen – zwischen Körper und uns – und schließlich zwischen uns und der menschlichen Mitwelt (soweit sie sich auf den Ausdruck von Mimik und Gestik beschränken) sind nicht sprachlich, das heißt, sie benutzen nicht sprachliche Zeichensysteme. Da wir als erwachsene Menschen darüber hinaus im Besitz eines »spezifisch menschlichen« Kommunikationssystems, nämlich der Sprache sind, in der wir auch denken, sehen wir uns gezwungen, Informationen aus der nicht sprachlichen Kommunikation mit unserem Körper (aber auch mit unserer Umgebung und der menschlichen Mitwelt) in das Kommunikationssystem »Sprache« zu übersetzen.

Unter diesem Gesichtspunkt können wir auch das »Persönlichkeitszentrum«, das wir mit *Ich* zu bezeichnen pflegen, informationstheoretisch definieren: Es ist jene Instanz (sie läßt sich anatomisch wohl im Gehirn lokalisieren), in der Zeichen der verschiedenen nichtsprachlichen und sprachlichen Kommunikationssysteme zusammenlaufen und die dauernd die nichtsprachlichen und sprachlichen Zeichen in die »Eigensprache« des jeweiligen Menschen übersetzt; denn – daß wir nicht alle die gleiche Sprache sprechen – erfahren wir als Ärzte, wenn wir uns (oft vergebens) bemühen, unsere Patienten zu verstehen und uns ihnen verständlich zu machen. Dann wird uns klar, daß wir als Ärzte immer wieder die Aufgabe haben, eine Sprache zu finden in der wir uns mit unseren Patienten verständigen können.

Diese Sprache muß die gemeinsame Wirklichkeit begründen, in der Arzt und Patient miteinander umgehen können – das Interaktionssystem einer medizinischen Wirklichkeit. Wir sprechen von der Notwendigkeit, eine tragfähige Arzt-Patient-Beziehung aufzubauen, die vor allem für die Behandlung von chronischen Patienten einen dauerhaften und verläßlichen Rahmen geben muß. Wir machen uns aber nur selten die Problematik einer medizinischen Wirklichkeit klar, die für den Kranken und für den Arzt eine gemeinsame Wirklichkeit sein kann.

Kleinman (1980) hat darauf aufmerksam gemacht, daß es keine eindeutige und homogene medizinische Wirklichkeit gibt, sie besteht vielmehr aus verschiedenen Facetten, die einen sehr heterogenen Charakter haben. Er hat in transkulturellen Untersuchungen gezeigt, daß verschiedene Kulturen nicht nur verschiedene Medizinsysteme und dementsprechend verschiedene medizinische Wirklichkeiten haben, in denen Krankheiten verschieden behandelt und Kranksein verschieden erlebt wird; er hat darüber hinaus gezeigt, daß bereits die medizinischen Wirklichkeiten jeder dieser Kulturen in sich inhomogen sind, das heißt eine Sammlung heterogener Vorstellungen über Krankheit und Therapie enthalten.

Er hat ein Modell entwickelt, nach dem sich in jedem Gesundheitssystem (Health care system) drei Sektoren unterscheiden lassen, die in sich wiederum nicht homogen sind und die sich im konkreten Fall überschneiden und verschiedene Verbindungen eingehen: einen Sektor, den er Volksmedizin nennt, einen Sektor der professionellen Medizin und einen Sektor allgemeiner Glaubenssätze und Vorstellungen.

In jedem dieser Sektoren existieren verschiedene »Erklärungsmodelle« *(explanatory models)*, die Kranke und Ärzte in der konkreten Situation einsetzen. Arzt und Patient verhandelten dann im Rahmen ihrer Interaktionen über ihre gegenseitigen Erklärungsmodelle *(transactions)* mit der Möglichkeit verschiedener Kompromisse. Von ihnen hängt – wie Kleinman annimmt – Erfolg oder Mißerfolg ihrer weiteren Interaktion, Compliance, Patientenzufriedenheit, aber auch die weitere Patientenkarriere ab; er schlägt prospektive Untersuchungen vor, um diese These zu testen.

Kleinmans Darstellung zeigt uns, wie verschieden die individuellen Wirklichkeiten von Ärzten aufgrund ihrer beruflichen Ausbildung sein können und wie sie sich wiederum von den individuellen Wirklichkeiten ihrer Patienten unterscheiden. Die Frage, ob sich ein Vertrauensverhältnis bildet, hängt davon ab, ob eine gemeinsame Wirklichkeit zustande kommt oder nicht. Sein Konzept ist auch für die theoretische Frage von großem Interesse, was wir unter einer »sozialen Wirklichkeit« verstehen sollen, die an die Stelle der primären sozialen Einheit tritt, in der Mutter und Kind als frühestes soziales System verbunden waren; wie diese sozialen Wirklichkeiten zustandekommen, und in welchem Verhältnis sie zu den individuellen Wirklichkeiten der Beteiligten und diese zu ihr stehen. Wir werden in Kapitel 5 auf dieses Problem zurückkommen. In unserem jetzigen Zusammenhang sind die Kleinmanschen Untersuchungen ein weiteres Beispiel dafür, daß ein neues Paradigma in Biologie und Medizin unsere Vorstellungen über uns und unsere Wirklichkeit zu verändern beginnt.

In unserer Krankengeschichte stand der (psychosomatisch orientierte) Klinikarzt vor der Aufgabe, sich mit seinem Patienten auf gemeinsame Erklärungsmodelle zu einigen, die ein Fundament für eine gemeinsame medizinische Wirklichkeit bilden konnten. Beide mußten eine gemeinsame Sprache finden, in der sie sich über die Diagnose verständigen konnten. Dazu genügte die gemeinsame Muttersprache nicht. Auch die verschiedenen vorbehandelnden Ärzte sprachen die gleiche Muttersprache wie der Patient. Trotzdem konnten sie sich nicht mit ihm verständigen. Jeder sprach und dachte – als Spezialist – in einem anderen Bezugssystem beziehungsweise er benutzte einen anderen »Spezialkode«. Immerhin konnten sich die Spezialisten für Organkrankheiten untereinander relativ gut verständigen – benutzten sie doch alle das gemeinsame Bezugssystem der Anatomen- und Physiologensprache. Aber bereits ein Gespräch mit einem Psychotherapeuten, der ein anderes Bezugssystem – einen anderen Kode – benutzt, wäre auf eine schwer zu überwindende Sprachbarriere gestoßen.

»Sprachen sind Lebensformen«, hat Ludwig Wittgenstein gesagt und damit darauf hingewiesen, daß die »Grenze unserer Sprache auch die Grenze unserer Welt« bedeute. Hier werden wir unversehens auch auf dem Niveau des rationalen Denkens wieder mit dem Problem der Modelle konfrontiert: Wir können nur verstehen und verändern, was wir aufgrund verfügbarer Modelle deuten können: Modelle enthalten Programme mit Deutungs- und Handlungsanweisungen. Modelle können wir nur für Phänomene entwikkeln, die wir vorher beschrieben haben. Beschreiben aber können wir nur mit Worten, also in der Sprache, die wir beherrschen (Gipper 1971).

Damit wird einerseits die Frage, wieweit wir unsere eigene Sprache bereichern, das heißt aus anderen Kommunikationssystemen in das unsrige übersetzen können – andererseits aber auch die Frage, wieweit wir in außersprachlichen Kommunikationssystemen ebenfalls lernen können –, zu einem zentralen Problem. Unter dem Aspekt, daß der Lebensprozeß (nicht nur sprachlich) auch ein lebenslanger Lernprozeß ist, bedeutet Lernen Erwerb von neuen sensomotorischen Programmen bis hin zu abstrakten Wortmodellen, die uns in den Stand setzen, neue Problemsituationen zu meistern. Wie schwer aber eingeschliffene und »bewährte« Programme und Modelle aufgegeben und durch andere, bessere ersetzt werden, weiß nicht nur jeder Pädagoge und Psychotherapeut, sondern auch jeder Soziologe und jeder, der sich mit menschlichen Ideologien und der Vorurteilsproblematik beschäftigt hat.

Wenn wir Wittgensteins Aussage, daß die »Grenze unserer Sprache« auch die »Grenze unserer Welt« sei, nicht nur auf unsere Wortsprache begrenzen, sondern allgemeiner formulieren, dann besagt sie: Die Grenze seines Kommunikationssystems stellt auch die Grenze jedes Organismus dar. Damit sind wir wiederum beim Funktionskreismodell angelangt. Bei der Analyse der verschiedenen vorsprachlichen und sprachlichen Kommunikationssysteme wird uns klar, wie sehr der Mensch »Bürger vieler Welten«, das heißt, vieler Kommunikationssysteme ist, und daß die Integration und Koordination der verschiedenen Kommunikationssysteme zu seinen zentralen Aufgaben gehört. Unsere Krankengeschichte illustrierte, wie schwer diese Aufgabe mitunter zu lösen ist.

In einer Problemsituation, für deren Bewältigung weder erprobte Programme vorgefunden, noch aus eigener Kraft »erfunden« werden konnten, begann der Patient außersprachliche Körpersensationen wahrzunehmen, die er in seine Sprache als »Kopfschmerzen« übersetzte. Die verschiedenen Spezialisten übersetzten die vom Patienten geschilderten »Kopfschmerzen« in ihre Spezialsprachen und entnahmen ihren Modellen und Programm-Repertoirs ein jeweils für ihre Fachdisziplin spezifisches Interpretationsmodell (Diagnose). Das Resultat war nicht nur eine babylonische Sprachverwirrung, sondern auch für den Patienten verhängnisvoll, er wurde durch ärztliche Behandlungen nicht gesünder, sondern kränker.

Über das zentrale medizinische Problem der »Übersetzung« von einem Kommunikationssystem in andere haben wir bereits das Wesentliche ausgeführt. Hier sei abschließend nur noch auf medizinisch bedeutsame Konsequenzen der Grenzen für die verschiedenen Kommunikationssysteme eingegangen. Wir können etwas vergröbernd die Kommunikationssysteme drei Kategorien zuordnen:

- Systeme für außersprachliche Kommunikation, die wir nicht wahrnehmen (innerhalb von Zellen und Organen)
- Systeme für nichtsprachliche Kommunikation, die

wir »erfühlen« und »erspüren« (Körpergefühle und Körperschema, aber auch unwillkürliche Wahrnehmung der Mimik und Gestik unserer Mitmenschen), zu denen auch die wichtigen Stimmungssignale gehören

– Systeme der verschiedenen sprachlichen Kommunikation.

Die außersprachlichen und die sprachlichen Kommunikationssysteme sind informations- und zeichentheoretisch relativ leicht zu charakterisieren: Während in außersprachlichen Kommunikationssystemen zwischen Sender und Empfänger meist ein 1:1-Verhältnis herrscht, die semantische Vieldeutigkeit der Zeichen dann praktisch gleich Null ist (im genetischen Kode zum Beispiel gibt es keine Wahlmöglichkeiten; Störungen entstehen nur durch Mutation oder Übertragungsfehler), besteht in sprachlichen Kommunikationssystemen zwischen Sender und Empfänger der Nachricht prinzipiell ein Verhältnis von eins zu unendlich, das heißt, die semantische Vieldeutigkeit ist nahezu unbegrenzt.

Auch im Faktor »Zeit« unterscheiden sich beide Kommunikationssysteme entscheidend: In außersprachlichen Systemen gibt es nur die Gegenwart – jede Information wird sofort realisiert. Die sprachlichen Systeme kennen dagegen Vergangenheit, Gegenwart und Zukunft. Die Realisation von Informationen kann aufgeschoben, ja suspendiert werden. Zwischen der syntaktischen und pragmatischen Ebene gewinnt die semantische Ebene zunehmend eine Eigenbedeutung.

Schwerer sind die nichtsprachlichen Kommunikationssysteme zu charakterisieren, die von uns wahrgenommen werden. Sie stehen zwischen den beiden anderen. Sie sind nicht ganz so starr und eindeutig determiniert – auch nicht mehr ganz so auf die Gegenwart beschränkt, wie die außersprachlichen. In ihrer Festlegung auf Auslösemechanismen (zum Beispiel Nahrung oder Geschlechtspartner) und durch den triebhaften Drang nach rascher Befriedigung sind sie aber noch sehr den ersteren verwandt. Das Charakteristikum dieser Informationssysteme ist wohl in den Zwängen zu finden, die dort auf die Phantasie ausgeübt werden.

Ontogenetisch sind die außersprachlichen Kommunikationssysteme weitgehend der embryonalen und frühesten Phase der ersten Lebenswochen zuzuordnen. Sie dürften durch später hinzukommende Informationen nur noch schwer oder überhaupt nicht mehr modifizierbar sein, weil diese außerhalb »ihrer Welten« liegen. Die nichtsprachlichen Kommunikationssysteme, die ontogenetisch der symbiotischen Phase und dem symbiotischen Funktionskreis zuzuordnen sind, lassen sich wohl in Grenzen – in den Parametern dieses Funktionskreises –, das heißt im späteren Leben nur in der Regression zu dieser frühen Phase – modifizieren. Psychoanalytische Erfahrung spricht hier folgerichtig von präverbaler Kommunikation zwischen Analytiker und Analysand. Die am spätesten erworbenen sprachlichen Kommunikationssysteme lassen sich noch am leichtesten verändern, obwohl auch hier an »Vor-Urteilen« meist hartnäckig festgehalten wird.

Zur Frage der Übersetzung und Rückübersetzung von einem in das andere Kommunikationssystem wäre noch anzumerken, daß nach diesen Feststellungen ein qualitativer Unterschied besteht zwischen Übersetzungen von Sprache in Sprache auf der einen Seite und zwischen Übersetzungen von nichtsprachlichen Zeichen in Sprache und zurück (vgl. die Unterscheidung Jacobsons S. 148). Übersetzungen und Rückübersetzungen zwischen außersprachlichen Kommunikationssystemen scheinen uns nicht direkt, das heißt über das eigene Erleben zugänglich zu sein. Diese Systeme sind für uns schon ein Stück »Außenwelt« (zum Problem »außen« und »innen« vgl. Kap. 5).

3.10 Zusammenfassung

Das Kapitel versucht, einige Etappen des Paradigmawechsels von dem Modell der Maschine zu dem des lebenden Systems darzustellen. Dabei zeigt sich, daß hinter den Modellen, die wir zur Beschreibung der Phänomene verwenden, nicht nur die vordergründigen Zielsetzungen stehen, die Phänomene für unseren Gebrauch zu interpretieren. Hinter diesen Zielsetzungen wird eine Alternative sichtbar, die den Terminus *Gebrauch* verschieden interpretiert. Sie entspricht der zwischen einem Forscher, der den Phänomenen der Natur als unbeteiligter Beobachter gegenübertritt und einem Forscher, der sich und die von ihm beobachteten Phänomene als Glieder eines Interaktionszusammenhangs sieht.

Die erste Haltung ist Ausdruck der Überzeugung, man habe die Phänomene erst dann verstanden, wenn man die Regeln kennt, nach denen man sie zergliedern und wieder zusammensetzen kann. Ihr entspricht ein Anspruch, die Natur zu beherrschen und nach Gutdünken auszubeuten. Die zweite Haltung geht von der Einsicht aus, daß die Teilnehmer eines Interaktionszusammenhangs gegenseitig aufeinander angewiesen sind. Man kann die beiden Haltungen als *ökonomische* und *ökologische* Haltung bezeichnen.

Im Vitalismus-Streit ging es um eine Klärung dieser Positionen, die anfangs durch eine ungenügende Definition des Maschinen-Begriffs erschwert war. Mit der Möglichkeit, kybernetische Maschinen zu konstruieren, ist die Diskussion in eine neue Phase getreten. In ihr wird die Unentbehrlichkeit von Zeichenmodellen deutlich, mit denen sich nicht nur energetische, sondern auch Bedeutungszusammenhänge beschreiben lassen. Nun konzentriert sich das Problem in der Frage nach der Beziehung zwischen kausalen Ursache-Wirkungs-Zusammenhängen und semiotischen Verknüpfungen.

Mit der Einsicht in die grundsätzliche Bedeutung des Beobachterproblems und der Rolle des Subjekts als Interpret in Zeichenprozessen, der für seine Interpretationen Interpretanten benötigt, bieten sich Möglichkeiten für eine Lösung der Problematik an:

Kausalverknüpfungen lassen sich als Zeichenprozesse beschreiben, wenn wir das Bedürfnis des Beobachters, die Phänomene für den Gebrauch durch seine Willkürmotorik zu interpretieren, als Interpretanten einsetzen.
Die Fähigkeit, Phänomene aufgrund angeborener und erworbener Deutungs- und Handlungs-Programme

»in Erscheinung treten« zu lassen, und auf diese Weise eine subjektive Umwelt als feste, aber für den Außenstehenden unsichtbare Schale um den Organismus zu legen, läßt sich als Phantasie (und diese als psychische Aktivität) definieren.

Im Rahmen dieser Betrachtungsweise stellt sich das Konzept eines *psychischen Apparats,* das Freud entwickelt hat, als semiotisches Modell dar, das beschreibt, wie Übersetzungen aus einfacheren (somatischen) Zeichensystemen in komplexere Zeichensysteme unbewußter und schließlich bewußter psychischer Bereiche stattfinden.

4 Der Situationskreis

Inhaltsübersicht Seite

4.1 Erregbarkeit, Synthesis und Phantasie

4.1.1 Phantasie als synthetisches Vermögen

Als wir (vgl. Kap. 1) den Begriff des *Funktionskreises* als Modell, das die Fähigkeit animalischer Lebewesen beschreibt, eine subjektive Umwelt aufzubauen, eingeführt haben, haben wir von einer *biologischen Phantasie* gesprochen. Wir stehen jetzt vor einer Aufgabe, die auf den Begriff *Phantasie* zurückgreifen muß, um die Fähigkeit des Menschen, eine individuelle Wirklichkeit aufzubauen, beschreiben zu können. Es ist daher unerläßlich, diesen Begriff näher zu klären.

Der Begriff Phantasie ist durch viele Konnotationen belastet und wird in der Alltagssprache und der Psychologie mit verschiedenem Sinngehalt verwendet. Wir müssen daher definieren, was wir unter diesem Begriff verstehen. Wenn wir in Ableitung von dem griechischen Wort φαίνεσθαι (phainesthai) sagen, Phantasie sei die Fähigkeit eines Lebewesens in seiner Umwelt Objekte »erscheinen« zu lassen, die dessen Bedürfnisse widerspiegeln, so ist die Annahme eines »Erscheinens« von Objekten in einer fremden Umwelt eine unerlaubte Metapher, solange sie unkritisch nur von der eigenen Welterfahrung auf die anderer Lebewesen schließt.

Aristoteles ist nach unserer Kenntnis der erste, der den Terminus *phantasia* (φαντασία) als die Art und Weise definiert hat, in welcher für den Organismus »Welt« in Erscheinung tritt (Nussbaum 1978, S. 245). Phantasie hat also schon für Aristoteles eine biologische Funktion: Sie ermöglicht dem Tier, ein neutrales Objekt mit einer Bedeutung zu versehen, welche korrelativ seinem Bedürfnis entspricht. Man kann nach Aristoteles die Erscheinungen der Phantasie eines Tieres in einem gewissen Sinne dadurch erschließen, daß man dessen Perzeption in Korrelation zu seinem Verhalten setzt. Er führt als Beispiel den »niedrigen« Regenwurm an, dessen schlängelnde Bewegungen auf die Art und Weise hinweisen, wie der Wurm »Welt« perzipiert. Diese Annahme wird zu einer nachprüfbaren Hypothese, wenn wir sie als Rekonstruktion eines Zeichenprozesses verstehen und vom Verhalten (den Effektoren) eines Lebewesens auf dessen Perzeption (die Rezeptoren), vom Wirken auf das Merken, von der Reaktion auf den Reiz schließen (Th. v. Uexküll 1979). Das Beispiel der Zecke illustriert diese These (vgl. Kap. 1).

Wir definieren damit Phantasie als die Fähigkeit eines Lebewesens, Vorgänge seiner Umgebung als Zeichen zu deuten, die auf Objekte eines – seine Bedürfnisse befriedigenden – Verhaltens hinweisen. Da biologische Bedürfnisse zwanghaft nach Befriedigung drängen, ist das Band, das diese Zeichen zwischen den Lebewesen und den Objekten seiner Umwelt knüpfen, sehr fest.

Rückblickend stellen wir fest, daß es sich bei dieser biologischen Phantasie um jene Fähigkeit handelt, welche die romantische Naturphilosophie als *Erregbarkeit (incitabilitas)* bezeichnet hat. Damit sollte die Gabe beschrieben werden, aus »innerer Aktivität« und der Aktivität der Umgebung etwas in Erscheinung treten zu lassen, das weder einer Summe noch einer bloßen Interferenz dieser beiden Aktivitäten entspricht, sondern etwas Neues – aus den beiden Aktivitäten nicht Ableitbares – darstellt.

Unter diesem Aspekt rückt die »innere« oder »primäre« Aktivität lebender Systeme in das Zentrum des Interesses und stellt uns vor die Frage, ob uns Begriffe wie *Synthesis,* »Erscheinen-lassen« und *Phantasie* nicht in die Irre führen. Es könnte doch sein, daß sich die »innere Aktivität« lebender Systeme als ein mechanisches Geschehen deuten läßt.

4.1.2 Der genetische Kode und die innere Aktivität lebender Systeme

Für Jakob von Uexküll war die innere Aktivität oder die »primäre Aktivität« lebender Systeme (Bertalanffy 1968) Ausdruck einer kreativen Kraft des Protoplasmas, das man damals, vor der Zeit des Elektronenmikroskops und den raffinierten Möglichkeiten der Eiweißchemie, nur als »formlosen Wunderbrei« (1909) beschreiben konnte. Seitdem hat eine explosionsartige Vermehrung unseres Wissens über die hochdifferenzierte Struktur des Zellinneren stattgefunden. Man hat die Anatomie der mikroskopischen Organe, der Organellen und deren komplizierte Funktionen kennengelernt. Wir wissen zum Beispiel, daß die Ribosomen wie kleine Fabriken Eiweißmoleküle in Fließbandarbeit zusammenbauen, vor allem aber kennen wir die subtilen Vorgänge, mit denen die auf dem Chromosomenfaden aufgereihten Gene die Abläufe der biochemischen Prozesse steuern.

Wir haben uns an die große Überraschung der Genforschung, die zunächst wie ein Märchen anmutete, sehr rasch gewöhnt; wir wundern uns kaum noch, daß die Gene Nachrichten enthalten, die in einer Schrift niedergelegt sind, deren Alphabet aus vier – auf der Nukleinsäure (DNS) aufgereihten – Nukleotiden besteht. Heute können wir in jedem Lehrbuch des Biologieunterrichtes für Mittelschulen nachlesen, wie das staunenswerte Präzisionsuhrwerk der chemischen Abläufe in der Zelle funktioniert, die das Leben erhält und die Fortpflanzung sicherstellt.

Das Rätsel der inneren Aktivität lebender Systeme scheint gelöst, das Geheimnis der *Synthesis,* in der sich die innere Aktivität mit den Aktivitäten der Umgebung abstimmt, scheint gelüftet.

Niemand kann an der Tatsache zweifeln, daß wir mit diesen Einsichten eine subtile Kenntnis von »Mechanismen« erlangt haben, die Lebensvorgängen zugrunde liegen. Aber handelt es sich wirklich nur um Mechanismen?

Der Genetiker Jacob (1977) beschreibt das Problem genauer:

»Vor etwa zwanzig Jahren stellten die Genetiker zu ihrem Erstaunen fest, daß Erblichkeit einer geschriebenen Nachricht entspricht, die als Buchstaben ein chemisches Alphabet benutzt. Seit dieser Zeit werden aus den Sprachwissenschaften entlehnte Ausdrücke in der molekularen Genetik in weitem Ausmaß benutzt (...). Kürzlich haben andererseits Sprachwissenschaftler ihr Erstaunen über die Analogien zwischen zwei Systemen zum Ausdruck gebracht, die auf den ersten Blick außerordentlich verschiedener Natur zu sein scheinen. Wir können feststellen (sagte Jakobson), daß unter allen Informationen tragenden Systemen der genetische Kode und der verbale Kode die einzigen sind, die auf der Benutzung diskreter Bestandteile basieren, die für sich selbst keinerlei inhärente Bedeutung besitzen, aber dazu dienen, die kleinsten sinnvollen Einheiten zu schaffen, nämlich Einheiten, die ihre eigene inhärente Bedeutung in einem gegebenen Kode tragen (...).

Je tiefer die Analyse ging, um so mehr bestätigte sich diese Analogie. Innerhalb weniger Jahre wurde Vererbung gleichbedeutend mit Information, Nachrichten, Kode; denn von allen Bildern beschreibt das Bild einer chemischen Botschaft am besten, was wir über Vererbung wissen. Eine Botschaft, die nicht in komplexen chemischen Strukturen geschrieben ist, wie man lange Zeit geglaubt hatte, sondern in einer Kombination von genau vier Radikalen. Diese vier Einheiten werden auf dem gesamten Chromosomenfaden millionenfach wiederholt. Sie werden endlos verknüpft und umgestellt, genau wie die Buchstaben des (verbalen) Alphabetes in der ganzen Länge eines Textes. Genau wie ein Satz einen Bestandteil des Textes darstellt, so entspricht ein Gen einem Segment des Nukleinsäurefadens (...). Beide, sowohl der Satz wie das Gen beginnen und enden mit spezifischen Signalen oder Punkt-Marken (...).

Die Übersetzung oder Dekodierung einer Nukleinsäuresequenz in eine Proteinsequenz läßt sich mit der einer Nachricht, die im Morse-Alphabet kodiert ist, vergleichen. Diese »gibt nur einen Sinn«, wenn sie (in eine Wortsprache) z.B. ins Englische übersetzt wird. Dazu dient die Vermittlung eines Kode, der (im Falle des genetischen Kode) für die Äquivalenz zwischen den »Alphabeten« der Nukleinsäure und der Eiweißkörper sorgt.«

Jacob schildert die Diskussion zwischen ihm (dem Genetiker) und Jakobson (dem Sprachwissenschaftler) über die Frage, was der Isomorphismus des genetischen und des verbalen Kodes bedeutet, ob die Sprachwissenschaften lediglich ein Modell für die Genetik bereitstellen können, weil der Isomorphismus Ausdruck einer – durch ähnliche Bedürfnisse entstandenen – Konkordanz sei, oder, ob vielleicht die Struktur der menschlichen Sprache irgendwie auf die der Vererbung »aufmodelliert« sein könnte. Bei der Prüfung der Argumente für die eine oder andere These stellt Jacob fest, daß er sich als Biologe keinen Einfluß des sprachlichen Kodes auf den der Vererbung vorstellen kann und meint:

»Die bemerkenswerten strukturellen Analogien zwischen Vererbung und Sprache sind Ausdruck konvergierender Probleme, deren Lösung eng verwandte Funktionen erfordern. Die in beiden Fällen verwirklichten Lösungen sind ähnlich, weil sie die einfachsten und vielleicht, wenn auch aus verschiedenen Gründen, die einzig möglichen sind. Es leuchtet daher ein, daß ein Verständnis des einen Systems bei der Analyse des anderen hilfreich sein kann.«

Aber, stellt er dann fest, diese Hilfe sei bisher eine Einbahnstraße. Die Genetik habe bisher nichts zu den Fortschritten der Linguistik beigetragen; im Gegensatz dazu hätten die

Sprachwissenschaften der Genetik ein hervorragendes Modell zur Verfügung gestellt.

Auf unsere Frage, ob durch die Entschlüsselung des genetischen Kodes die Mechanismen aufgedeckt worden sind, die dem Lebensgeschehen zugrunde liegen, gibt diese Feststellung eine Antwort: Der genetische Kode zeigt uns, wie kleine Maschinen (Organellen) auf »Geheiß« von Nachrichten hin entstehen und arbeiten, d.h. wie Mechanismen aufgebaut und gesteuert werden. Er gibt uns aber keine Auskunft auf die Frage, wie die Sprache Buchstaben zu Worten und Worte zu Sätzen zusammenfügt. Um das Rätsel zu lösen, wie und warum der genetische Kode selbst seine vier chemischen Radikale millionenfach in immer anderen Kombinationen an den DNS-Faden heftet, müssen die Molekulargenetiker das Modell der Sprache zu Hilfe nehmen. Anders formuliert: Der auffällige Isomorphismus zwischen Vererbung und Sprache ist Ausdruck der einfachen Tatsache, daß es sich bei beiden nicht um Mechanismen, sondern um Zeichensysteme handelt. Wenn es auch wenig wahrscheinlich ist, daß die menschliche Sprache ihre Struktur der Vererbung aufmodelliert hat – der genetische Kode gilt für Tiere, Pflanzen und Bakterien genau wie für uns –, so ist es umgekehrt sehr wahrscheinlich, daß die Sprache die Zeichenstruktur des genetischen Kodes auf einer komplexeren Integrationsebene wiederholt.

Was wir aus der Diskussion lernen, ist die Einsicht, daß die Auffindung des genetischen Kodes keine Mechanismen aufgedeckt hat, die das Zustandekommen von Leben erklären, daß sie uns aber mit der Tatsache konfrontiert, daß Leben auf Zeichenprozessen beruht.

Ohne Kenntnis all dieser komplizierten Zusammenhänge hat J. v. Uexküll aufgrund seiner Beobachtungen an Amöben das Problem schon zu Beginn unseres Jahrhunderts sehr genau formuliert. Er schrieb (1909):

»Es handelt sich gar nicht um die Frage, wie (...) eine maschinelle Tätigkeit ohne Maschine möglich sei, denn die Leistungen der Amöben werden alle durch Organe ausgeführt. Es ist im Moment des maschinellen Handelns auch stets eine passende Maschine vorhanden, die sehr differenziert sein kann (...). Die Protoplasmaorgane der Rhizopoden bieten keine größeren Schwierigkeiten als die Organe der höheren Tiere. Ihr Funktionieren ist durchaus mechanisch begreiflich, nur ihr Entstehen bleibt ein ungelöstes Problem.«

Auf dieses ungelöste Problem gibt die Entdeckung des genetischen Kodes eine Antwort, die aber von einem Genetiker, für den Mechanismen die einzigen naturwissenschaftlich zulässigen Hypothesen sind, nur schwer akzeptiert werden kann. Jetzt sieht er sich mit der Tatsache konfrontiert, daß das Entstehen der mechanischen Ordnungen im Inneren lebender Systeme durch »Absichten« erklärt werden muß, welche die Natur in einer chemischen Zeichenschrift niederlegt.

Er könnte diese Deutung akzeptieren, wenn der Terminus *Absicht* durch die Termini *Programm* oder *Nachricht* ersetzt würde; denn die Entdeckung des genetischen Kodes hat ihn überzeugt, daß man der Natur die Fähigkeit unterstellen muß, *Programme* und *Nachrichten* hervorzubringen. Aber gibt es Programme oder Nachrichten ohne Absichten? Gibt es »absichtslose Programme« und »absichtslose Nachrichten«?

4.1.3 Phantasie und Kode

Stellt man die Frage in dieser Form, so zeigt sich, daß wir mit unserer Ablehnung, der Natur Absichten zu unterstellen, wieder Opfer eines unreflektierten Anthropomorphismus sind, der den Menschen außerhalb und über der Natur ansiedelt, weil er über ein Bewußtsein verfügt, das in der übrigen Natur nicht anzutreffen ist. Die historischen und psychologischen Wurzeln unserer Widerstände gegen eine Betrachtungsweise, welche die Organisation unserer Psyche ebenso natürlich entstehen läßt, wie die Organisation unseres Körpers, sind offensichtlich sehr groß. Wenn wir diese Widerstände aber erst einmal überwunden haben – ohne gleichzeitig das Opfer positivistischer Gläubigkeit zu werden –, erkennen wir mit Verwunderung, daß wir in der Natur auf Schritt und Tritt immer wieder unbewußten Programmen und Absichten begegnen.

Wir sehen, wie schon im menschlichen Bereich unbewußte Absichten zu Fehlhandlungen führen können, wie unser Verhalten unseren Mitmenschen ständig unbeabsichtigte Informationen über uns gibt, wie mit einem Wort *Absichten* als Ausdruck einer biologischen Phantasie auf verschiedenen Stufen des Bewußtseins und sogar ohne

Bewußtsein in das Geschehen eingreifen und miteinander in Konflikt geraten können. Wenn wir also analysieren wollen, was eigentlich bei den Vorgängen geschieht, die wir mit *Absichten* in Verbindung bringen, dürfen wir diesen Begriff nicht mit Bewußtsein identifizieren. Es zeigt sich dann, daß es um folgendes geht: Es geschieht etwas oder es wird etwas unterlassen, um etwas anderes zu ermöglichen oder herbeizuführen. Ein derartiges Geschehen beschreibt aber bereits das Modell des Regelkreises.

Wir sehen die Zusammenhänge richtiger, wenn wir uns klar machen, daß wir uns in unseren bewußten Absichten nur mit unbewußt wirksamen Absichten identifizieren, das heißt, daß die Macht, die Absichten auf unser Verhalten ausüben, nicht aus unserem Ich stammt, sondern von ihm nur geborgt ist.

All das, und was wir schon früher über den Zusammenhang zwischen Absicht und Bewußtsein gesagt haben (vgl. Kap. 1), zeigt, daß es Naturabsichten gibt, die in Nachrichten und Programmen den Ablauf der Ereignisse beeinflussen. Nur – Naturabsichten sind »selbst-süchtig«, wir dürfen sie nicht mit der naturreligiösen Vorstellung einer alle Zusammenhänge ordnenden »Absicht der Natur« verwechseln.

Wenn wir von *ordnenden Kräften* einer biologischen Phantasie sprechen, die als Naturabsichten in Zeichenprozessen und Programmen in Erscheinung treten, geraten wir leicht in den Verdacht, eine neovitalistische Lehre zu propagieren, nach der eine nichtphysikalische Kraft aus einem spirituellen Raum in das physikalische Kräftespiel der Materie eingreifen soll – davon ist keine Rede. Der Begriff einer *ordnenden Kraft* umschreibt nur das überall zu beobachtende Phänomen, daß sich alle (auch physikalische) Kräfte im Rahmen lebender Systeme gegenseitig Grenzen setzen, die nicht chaotisch verlaufen, sondern in geordnete Strukturen und Funktionen einmünden. Diesen Vorgang beschreiben Zeichenprozesse und vor allem der für sie zentrale Begriff des *Kode*.

Wir müssen uns daran erinnern, daß der Begriff *Kode* ursprünglich soviel wie »Vorschrift« oder »Gesetz« *(codex)* bezeichnet. Wir kennen den *Code civile* oder den *Code Napoléon*. Ein Gesetz regelt das Verhalten der Menschen zueinander und zu den Dingen, mit denen sie umgehen; es erreicht dieses Ergebnis durch seine Macht, die Zeichen zu definieren, nach denen sich Menschen als Mitglieder oder Bürger einer Gemeinschaft erkennen, und nach denen sie die Bedeutungen erfassen, welche die Dinge in dieser Gemeinschaft besitzen. Der Kode läßt Menschen und Dinge für uns als konkrete Phänomene in Erscheinung treten; im Kode manifestiert sich Phantasie als schöpferische Macht. Die scheinbar abstrakte Funktion des Kodierens von Zeichen hat noch eine andere, sehr konkrete, ja oft geradezu existentielle Seite: De-finieren heißt Grenzen *(fines)* ziehen; es gibt Grenzen, die man nicht ohne Gefahr für Freiheit und Leben überschreitet. Sie umgrenzen gemeinsame Wirklichkeiten, innerhalb derer man *insider* ist, wenn man die Handlungen anderer ebenso wie das eigene Verhalten nach gemeinsamen Bedeutungszuweisungen erleben und benennen kann. Wer den Kode nicht kennt, der in einer Wirklichkeit die Bedeutungszuweisungen festlegt, steht ihr als *outsider* beziehungslos und verwirrt gegenüber. *Insider* sind in der Gemeinschaft aufgehoben, *outsider* sind »unbehaust« und »vogelfrei«.

Die Sprachwissenschaften haben ihr Interesse mehr auf die definitorische Funktion des Kodes konzentriert. Sie verstehen darunter ein Prinzip, das die Auswahl und den Zusammenhang sprachlicher Zeichen festlegt; die existentielle Funktion dieses Ordnungsprinzips tritt demgegenüber in den Hintergrund. Sie wird aber schon in dem Augenblick unübersehbar, in dem wir uns für den Kode nichtsprachlicher Zeichen (z.B. von Gesten und Bewegungen) interessieren; sie wird unübersehbar, wenn wir bedenken, daß Zeichen nicht nur einen syntaktischen, sondern auch einen semantischen und pragmatischen Aspekt haben, daß sie nicht nur einer Syntax oder Grammatik, sondern auch Regeln für Bedeutungszuweisungen und für Aufforderungen zum Handeln gehorchen (vgl. Kap. 2).

Ein Kode ist also keine abstrakte philologische Konstruktion, er gleicht eher einer magischen Spinne, die aus tausend unsichtbaren Fäden ein Netz von Bedeutungen zwischen den entferntesten Dingen knüpft – ein Netz, in dessen Maschen sich alles verfängt, was in den Bann des Kodes gerät.

Die engen Beziehungen zwischen Codex, Kode und Wirklichkeit spielen in der Entwicklungspsychologie eine entscheidende Rolle. Die psychoanalytischen Begriffe *Oralität, Analität, Genitalität* usw. beschreiben Phasen, in denen Kinder mit dem Erlernen eines Kode Gesetze internalisieren, welche die Gesellschaft, in der sie aufwachsen, für die Befriedigung von Triebwünschen erlassen hat. Mit jedem dieser Kodes entsteht ein neues Stück gemeinsamer Wirklichkeit zwischen Kindern und Eltern. Diese Gemeinsamkeit besteht nicht darin, daß Kinder lernen, wie man eine objektiv gegebene Welt vorfindet, sondern wie man die gemeinsamen Kodierungsprozesse vollzieht, in deren Verlauf eine individuelle Wirklichkeit entstcht, die zu den Wirklichkeiten der anderen paßt (vgl. Kap. 5).

Ein Kode hat also die Macht, eine Wirklichkeit zu begründen, in der Dinge und Vorgänge »in-Erscheinung-treten«, die sich außerhalb dieser Wirklichkeit in Nichts oder in ein ungeordnetes Chaos auflösen. Wir haben diese Macht als *Phantasie* kennengelernt und betont, daß wir ihr bereits im Bereich der Biologie begegnen, in der sie »Umwelten« in Erscheinung treten läßt, in denen sich das Leben von Tieren abspielt. Die überraschende Entdeckung des genetischen Kode hat uns mit der Tatsache konfrontiert, daß eine biologische Phantasie bereits den Aufbau der einfachsten lebenden Systeme regelt.

4.2 Biologische und spielerische Phantasie

4.2.1 Zwang und Spiel

Das Funktionskreismodell gibt uns eine Antwort auf den von uns als ersten Problemkreis definierten Fragenkomplex. Mit seiner Hilfe können wir uns vorstellen, wie die Beziehungen zwischen Lebewesen und Umgebung beschaffen sind. Aber auch der zweite Problemkreis, der die Frage nach den Beziehungen zwischen Individuum und Umgebung auf der Ebene des Physischen, des Psychischen und des Sozialen wiederholt und uns nun vor das Problem stellt, wie Phänomene, die auf drei verschiedenen Ebenen beschrieben wurden, ineinandergreifen, läßt sich jetzt neu formulieren:

»Umgebung« – ob als natürliche oder kulturell veränderte Welt – liegt dem einzelnen zunächst immer nur als individuelles Problem vor, wobei die verschiedenen Anforderungen dieses Problems die Integrität des einzelnen (als Organismus, als Individuum oder als sozial-kulturelle Person) ständig von neuem in Frage stellen. »Umgebung« erscheint unter diesem Aspekt nicht als Sammlung neutraler Fakten, die man vorfindet, sondern als »Situation«, die »gelöst« werden muß und zwar dadurch, daß sie der einzelne in seine individuelle Wirklichkeit einbaut.

Nach dem Modell des Funktionskreises muß das Individuum die Informationen, die es durch seine Sinnesorgane (Merkorgane) empfängt, für seine Bedürfnisse so deuten (Bedeutungserteilung), daß sich daraus Verhaltensanweisungen für seine Wirkorgane (wozu beim Menschen auch die Sprachwerkzeuge gehören) ergeben; gleichzeitig erprobt es damit die Praktikabilität der Verhaltensanweisungen (Bedeutungsverwertung). Der Ablauf des Funktionskreises wird durch einen Vorrat von Programmen geregelt, welche dem Individuum zunächst als angeborene (genetische) Konstitution und erst danach als erworbene (in der individuellen Entwicklungsgeschichte erlernte) Disposition zur Verfügung stehen. Mit dem Aufbau der Umwelt würde das Individuum also die Beziehungen zwischen sich und seiner Umgebung (oder zwischen seinen Bedürfnissen und den Anforderungen der Umgebung) immer wieder zunächst nach angeborenen, artspezifischen Programmen herstellen. Wir verwenden hier den Terminus *Programm* im Sinne einer Regel für aufeinanderfolgende Schritte, welche Bedürfnisse eines Lebewesens immer wieder (im Sinne des Funktionskreises) durch Deutung und Verwertung von Umgebungsfaktoren befriedigen. Diese »Regeln« (Programme) können (wie bei Rechenautomaten) gespeichert und abgerufen werden.

Wenn wir das Modell nicht nur zur Lösung der Fragen des ersten Problemkreises, sondern auch des zweiten Problemkreises verwenden wollen, müssen wir es modifizieren.

Um das Zusammenwirken physiologischer, psychischer und sozialer Determinanten bei Gesundsein und Kranksein in einem Modell abzubilden, müssen wir davon ausgehen, daß der Mensch von seinen tierischen Mitgeschöpfen weniger durch seine genetisch festgelegten Programme, als vielmehr durch die Modifikation und Differenzierung dieser Programme im Verlauf seiner Ontogenese unterschieden ist. Die Ablösung der biologischen Phantasie von den vitalen Bedürfnissen gibt ihm die Möglichkeit, im Laufe seiner individuellen Entwicklung Programme für soziale Handlungen zu erlernen und seine biologischen Programme in diese einzuordnen. So müssen schon Säuglinge und Kleinkinder lernen, ihre biologischen Nahrungs- und Ausscheidungsbedürfnisse in soziale Anforderungen zu integrieren.

Dies wird in einzigartiger Weise durch die verlängerte Kindheit begünstigt, in der die vitalen Bedürfnisse des Individuums von der Gesellschaft – zunächst von den Eltern – befriedigt werden. Diese Befreiung von dem Zwang der Bedürfnisse erlaubt dem Kind zu spielen; im Spiel entwickelt sich die Phantasie, die jetzt Programme für den Umgang mit imaginären Situationen erfinden kann. Auch Tiere spielen in ihrer Jugendphase; bei ihnen hat das Spiel eine wichtige Aufgabe für den Erwerb der Programme, die im erwachsenen Leben das Verhalten des Individuums zu seiner Umgebung und zu anderen Lebewesen (vor allem der gleichen Art) gestalten.

Die entscheidende biologische, psychologische und soziale Bedeutung des Spielens liegt in einer Konstellation, in der gewisse Funktionen ihre ursprünglichen biologischen Ziele verlieren und damit zur Verwendung in anderen Zusammenhängen und für andere, zum Beispiel soziale Ziele, verfügbar geworden sind; sie können dann zu »Ritualen« werden (Huxley 1966). Spielen erweist sich damit als Ausdruck einer Phantasie, die Verhaltensprogramme auf einer höheren (sozialen) Integrationsebene neu zu kombinieren vermag. Man kann daher von *spielerischer Phantasie* sprechen, um den Unterschied von einer *biologischen Phantasie* zu unterstreichen.

Von Aristoteles über Epiktet bis zu Schelling und Schopenhauer ist man sich in der Philosophie über folgenden Punkt einig: Während Tiere durch *phantasia* ihre Eigenwelt erleben und ihr entsprechend handeln, kann nur der Mensch diese *phantasia* »verstehen«, das heißt, nur er kann, wie Schopenhauer sagt, »Vorstellungen von Vorstellungen haben«, das heißt, nur er kann Vorstellungen von seinen Phantasien entwickeln; im Unterschied dazu sind sich Tiere ihrer Phantasien nicht bewußt. Epiktet ist der Ansicht, daß »wenn sie (die anderen Lebewesen; τὰ αλλα σῶα (ta alla zoa) auch in höchstem Maße die Fähigkeit der *phantasia* haben, so besitzen sie doch kein Verständnis dieser *phantasia* (wörtlich: παρακολούθησις (parakoluthesis) kein begleitendes Wissen) (Epictetus, Arrians Discourses, II, VIII, 6–7).

Ein anderer wichtiger Gedankengang betrifft die Frage, wieweit die Fähigkeit des Menschen, sich seine Phantasien vorzustellen, dem Erwerb der Sprache zuzuschreiben ist. Für diese Annahme läßt sich die Tatsache ins Feld führen, daß die Sprache gewissermaßen selbst an ihrer Befreiung aus dem Verhaftetsein im biologischen Leben arbeitet. Burkert (1979) machte darauf aufmerksam, daß eine der sinnreichsten Formen menschlicher Phantasie der *Mythos*, als vielschichtiges sprachliches Produkt aufgefaßt werden kann, dessen älteste Schicht noch reelle, zum Teil paläolithische Handlungsprogramme (zum Beispiel Jagdszenen) enthalten, während die neueren Schichten imaginäre und spielerisch erweiterte (zum Teil phantastische Produkte) darstellen. So enthält beispielsweise die Zyklopengeschichte in der Odyssee noch das »Fossil« des im Feuer gehärteten hölzernen Speers (obwohl Odysseus schon ein Schwert besaß), was auf paläolithische Themen hindeutet – wie etwa die Erfindung der frühesten Waffen, der Gebrauch des Feuers oder die Überwindung der Natur durch Kultur. Burkert zeigt, daß die sprachliche Phantasie auf einer Ebene größerer Freiheit und Abstraktion das Ritualisierungsphänomen der biologischen Phantasie wiederholt, die primär bedürfnisorientierte Funktionen in kommunikative Funktionen verwandelt.

Es wäre also irreführend, den Unterschied zwischen Tier und Mensch mit dem Fehlen oder dem Vorhandensein des Spiels begründen zu wollen. Entscheidend für den Unterschied zwischen Mensch und Tier ist das Ausmaß, in welchem von diesem Prinzip Gebrauch gemacht wird, und die Zeitdauer, in der junge Menschen durch die Organisation der Gesellschaft von vielen Belastungen freigestellt sind, welche die Befriedigung biologischer Bedürfnisse für den einzelnen bedeuten. Diese Freistellung von den Zwängen des Lebens ist erforderlich, um die Fähigkeit auszubilden, Phantasie in Vorstellungen umzusetzen und eine Innenwelt aufzubauen, in der Phantasien tagtraumartig durchgespielt und Wirklichkeit vorstrukturiert werden kann.

4.2.2 Artgemäße Umwelt, individuelle Wirklichkeit – der Situationskreis

Beim Menschen überwiegen die erworbenen Programme – mit denen er die Tradition der Kultur einer Gesellschaft übernimmt, in die er hineingeboren wird und in der er aufwächst – gegenüber den angeborenen Programmen in einem, in der Natur sonst unbekanntem Ausmaß.

Damit entsteht für ihn die Gefahr einer Interferenz von Programmen, die nur durch das Erlernen übergreifender Programme zur Integration angeborener und erworbener Programme verschiedener Komplexität (verschiedener Integrationsebenen) vermieden werden kann. Das bedeutet für den Menschen eine Gefährdung seines Gesundseins (Streß auf der psychischen und sozialen Ebene), die in diesem Ausmaß im Tierreich unbekannt ist.

Die Frage, wie wir uns das Zusammenwirken physiologischer, psychischer und sozialer Determinanten vorstellen sollen, erscheint jetzt als Frage nach dem Zusammenwirken verschiedenartiger Programme (Auf das Problem, wie diese Programme entstehen, werden wir in Kapitel 5 zu sprechen kommen). Zunächst bedeutet diese Feststellung folgendes: Der Mensch lebt nicht mehr in einer artspezifischen Umwelt, sondern in einer individuellen Wirklichkeit, deren Aufbau auch durch die Geschichte der Programme, die aufs engste mit der Geschichte seiner Phantasieentwicklung in der Kindheit verknüpft ist, gefährdet sein kann. Die Loslösung der Phantasie (welche die Umgebung für unsere Bedürfnisse interpretiert) von unseren biologischen Trieben entspricht – psychoanalytisch ausgedrückt – dem Prozeß, in welchem Programme für Primärprozesse in Programme für Sekundärprozesse verwandelt werden. Dies gelingt unter Umständen nur partiell; damit tauchen Probleme auf, die mit der unterschiedlichen Dynamik von Programmen zusammenhängen.

Die hochkomplexen Anforderungen, die der Aufbau einer individuellen Wirklichkeit stellt, gehen also weit über die Aufgaben hinaus, die Tiere beim Aufbau ihrer Umwelten lösen müssen. Der Unterschied zwischen menschlicher Wirklichkeit und tierischer Umwelt liegt – wie bereits angedeutet – in dem Grad der Mehrdeutigkeit und des Offenseins für verschiedene Alternativen; er liegt damit letztlich in der Verwendung der spielerischen Phantasie als einer neuen Methode, um die Probleme des Lebens vorzukonstruieren. Sie gibt uns – wie wir noch ausführen werden – die Möglichkeit zum Aufbau einer »Innenwelt«, in der Probehandlungen durchgespielt werden können. Wir werden in Kapitel 7 in einem anderen Zusammenhang noch einmal auf die Bedeutung der spielerischen Phantasie auch als Gegengewicht zu einer Phantasie zurückkommen, die in der Routine sozialer Programme erstarrt ist. Hier kommt es darauf an, daß Umwelt im Spiel ihre Bedeutung ändert, indem die Situationen, aus denen sich die individuellen Wirklichkeiten von Menschen aufbauen, viele Möglichkeiten in sich vereinigen. So kann eine Einladung zum Abendessen biologische Umweltsituationen wie Nahrungsaufnahme, Rangordnungskämpfe, Kommunikationsbedürfnisse usw. vereinigen.

Der Unterschied zwischen Wirklichkeitsaufbau und Umweltaufbau (den der Funktionskreis beschreibt) läßt sich demnach folgendermaßen definieren: Der Mensch interpretiert »Umgebung« nicht als Umwelt, in der einer Bedeutungserteilung (zum Beispiel als Nahrung) zwangsläufig die Bedeutungsverwertung (das Ergreifen und Verzehren der Nahrung als Auslösung eines Verhaltens durch Schlüsselreize) folgt. Er interpretiert »Umgebung« zunächst als Problemsituation, in der Bedeutungserteilung noch nicht automatisch Bedeutungsverwertung durch Auslösung von Verhaltensweisen nach sich zieht. Eine Problemsituation läßt verschiedene Lösungen offen, die zunächst in der Phantasie (als Probehandlung) durchgespielt und abgewogen werden können. Dabei werden verschiedene Programme im Hinblick auf ihre Brauchbarkeit und ihre Integrationsmöglichkeit geprüft. Erst wenn die entsprechende Programmkonstellation gefunden ist, die eine Lösung der Problemsituation verspricht, kommt es zur Bedeutungsverwertung, das heißt zur Problemlösung durch aktives Handeln. Das pragmatische System, in dem »Wirklichkeit« geschaffen wird, durchläuft also einen Bereich der spielerischen Phantasie, die ihre Szenarien in der Vorstellung entwirft (in einem Innerpsychischen); was daraus resultiert, ist etwas, das der Terminus *Situation* am besten umschreibt, weil mit ihm sowohl der Charakter der Anforderung wie das Offene und Experimentelle, das jeder Situation anhaftet, anklingt. Freud (1940) hat diesen Entwicklungsschritt von einer Umwelt zu einer individuellen Wirklichkeit, die durch Probehandeln vorkonstruiert wird, folgendermaßen beschrieben:

»Das Ich schaltet zwischen Triebanspruch und Befriedigungshandlung die Denktätigkeit ein, die nach Orientierung in der Gegenwart und Verwertung früherer Erfahrungen durch Probehandlungen den Erfolg der beabsichtigten Unternehmungen zu erraten sucht. Das Ich trifft auf diese Weise die Entscheidung, ob der Versuch der Befriedigung ausgeführt oder verschoben werden soll, oder ob der Anspruch des Triebes nicht überhaupt als gefährlich unterdrückt werden muß (Realitätsprinzip).«

Versuchen wir, diese Modifikation in das Modell des Funktionskreises einzuzeichnen, so erhalten wir als neues Modell den *Situationskreis* (Abb. 9).

Im Situationskreis vollzieht sich der Aufbau von Wirklichkeit zunächst als hypothetisches Deuten von Daten, die zum Teil aus dem Körper, zum Teil aus der Umgebung stammen (Bedeutungsunterstellungen vor der endgültigen Bedeutungserteilung), und als ständiges Testen der Praktikabilität der zur Deutung eingesetzten Programme für die Problemlösung (zunächst in der Vorstellung als Phantasie eines »Probehandelns«). – Unter diesem Aspekt können wir wieder von einem pragmatischen System sprechen, das angeborenen und erworbenen Programmen (für Deutungs- und Verhaltensanweisungen) folgt, das sich aber im Unterschied zum Funktionskreis teilweise – und zwar als obligatorisches Zwischenstadium – in der Vorstellung als Phantasie vollzieht. Das Ineinandergreifen physischer, psychischer und sozialer Anforderungen, welche die Umgebung an das Individuum stellt, läßt sich mit dessen Antworten im Rahmen des Situationskreismodells als Aufbau von Problemsituationen und deren Lösung beschreiben. »Aufbau

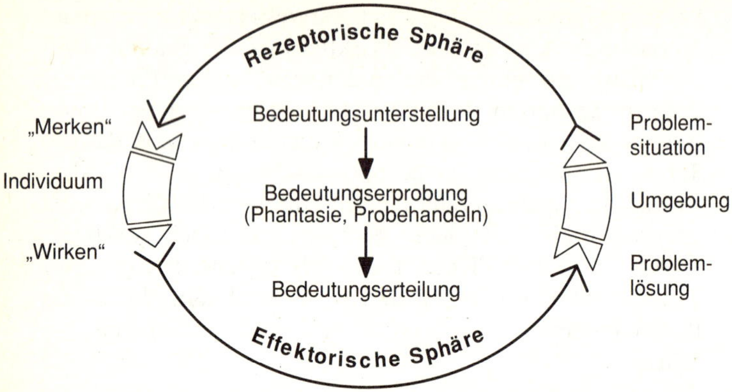

Abb. 9: Der *Situationskreis* unterscheidet sich von dem Funktionskreis durch Zwischenschaltung der spielerischen Phantasie, in der Programme für Bedeutungserteilung (»Merken«) und Bedeutungsverwertung (»Wirken«) zunächst in der Vorstellung durchgespielt und erprobt werden. Dadurch wird die Situation in der Phantasie experimentell (durch Probehandeln) vorkonstruiert; das heißt, Bedeutungserteilung erfolgt zunächst als (hypothetische) Bedeutungsunterstellung, deren Konsequenzen in der Phantasie (durch »Probehandeln«, d.h. Bedeutungserprobung) abgetastet werden.

der Situation« in der individuellen Wirklichkeit ist damit die entscheidende Vorstufe dessen, was man im angelsächsischen Raum als *Coping* bezeichnet hat. Wir werden am Schluß dieses Kapitels auf dieses Konzept zurückkommen.

4.3 Drei Kriterien für die Brauchbarkeit des neuen Modells

Wir wollen die folgenden Fragen als Kriterien heranziehen, um die Brauchbarkeit des neuen Modells auf die Probe zu stellen:

- Inwieweit eignet es sich als Ordnungsschema, in das sich bisherige Theorien und Modelle einordnen lassen?
- Hilft es dem Arzt, seine diagnostischen und therapeutischen Aufgaben besser zu lösen?

– Kann es die Phänomene, die das Streß-Konzept zu fassen sucht, ohne dessen Unklarheiten und Widersprüche beschreiben?

4.3.1 Das Situationskreismodell als Ordnungs-Schema

Im Laufe dieses Jahrhunderts sind eine Reihe von Theorien entwickelt worden, in denen auch die Vorgänge gedeutet werden, die wir als Aufbau (und Umbau) einer individuellen Wirklichkeit des Menschen beschrieben haben. Stehen die Vorstellungen der anderen Theorien zu unserem Modell in Widerspruch oder lassen sie sich ihm einfügen und gibt es möglicherweise sogar Ergänzungen zwischen unserem Modell und den anderen Vorstellungen?

Die Vorstellungen, die wir in diesem Zusammenhang im Auge haben, sind bestimmte Konzepte der Psychoanalyse, der Verhaltensforschung und Modelle der Psychosomatischen Medizin, die auf diesen Konzepten aufbauen:

4.3.1.1 Konzepte der Psychoanalyse

Für die Vorstellungen der Psychoanalyse ist es in diesem Zusammenhang bedeutsam, daß Freud immer den biologischen Charakter seiner Theorie eines psychischen Apparates betont hat. Es ist aber nicht einfach festzustellen, was er unter dem Terminus *biologisch* verstand. Wie die meisten Naturwissenschaftler seiner Zeit sah er in der Biologie eine Vorstufe der Physik. Auch die psychischen Vorgänge sollten sich nach seiner Überzeugung in Zukunft auf physikalische Prozesse reduzieren lassen. Am deutlichsten hat diese materialistische Überzeugung in der Theorie des Todestriebes (als Wiederholungszwang des ursprünglichen anorganischen Zustandes des Menschen) in dem Theoriengebäude der Psychoanalyse Gestalt gewonnen. Diese Theorie geht offensichtlich von einem anderen Verständnis der biologischen Wurzeln des psychischen Lebens aus, als wir es entwickelt haben.

Wir meinen, daß diese Unklarheit aufgelöst werden kann, wenn man den – Freud offenbar nicht mehr bewußten – Zusammenhang seiner Konzepte mit den frühen Vorstellungen von einer Biologie der romantischen Naturphilosophie herstellt. Von dort aus bekommen auch die Hinweise auf die Abhängigkeit der psychischen Vorgänge vom Körpergeschehen einen konkreten Inhalt.

Wie wir (in Kap. 2) dargestellt haben, hat Freud in dem frühen Entwurf einer Psychologie (1895) ein psychosomatisches Modell für das Triebgeschehen entworfen, in dem der Gedanke eines Regelkreises mit negativer Rückkopplung angedeutet auftaucht (Th. v. Uexküll 1984). An diesem Modell ist bedeutsam, daß es einen Bereich körperlicher Phänomene – es ist von »interzellulären Chemismen« die Rede – mit dem Bereich psychischer Phänomene verbindet, in dem später (1915a) von einem *Trieb-Drang,* einem *Trieb-Objekt* und einem *Trieb-Ziel* gesprochen wird.

Wir haben darauf hingewiesen (vgl. Kap. 3), daß zwischen diesem Modell und dem Modell des Funktionskreises weitgehende Übereinstimmung besteht: Für beide entscheidet ein biologischer Drang über Auswahl und Aufbau des »Objektes«, das für Freud das variabelste Element in dem Geschehen und für J. v. Uexküll jederzeit austauschbar ist. Für Freud ist das Trieb-Ziel die Interaktion mit dem Objekt, die zu einer Triebabfuhr durch das Abstellen der Trieb-Quelle führt. Für J. v. Uexküll löscht die Bedeutungsverwertung mit dem »Wirkmal«, das der Effektor dem Objekt beibringt, das »Merkmal« aus, das der Rezeptor mit der Bedeutungserteilung dem Objekt angeheftet hatte und bringt den Funktionskreis zur Ruhe.

Diese Übereinstimmungen zwischen zwei völlig unabhängig voneinander entstandenen Modellen weisen auf einen gemeinsamen Ursprung hin, der sich nicht nur für die Umweltlehre J. v. Uexkülls, sondern auch für die Triebtheorie Freuds sehr wahrscheinlich machen läßt, wenn man die Begriffe eines *Ich,* eines *Es* und eines *Über-Ich,* die Freud in seiner zweiten Theorie eines psychischen Apparates entwickelt hat, mit dem Konzept der *Synthesis* der romantischen Naturphilosophie in Beziehung bringt.

Der entscheidende Gedanke dieses Konzepts sieht in der Wahrnehmung einen Prozeß der Integration der inneren Aktivität des Lebewesens mit den äußeren Einflüssen der Umgebung. In der Umweltlehre ist diese Integration *(Synthesis)* eine Funktion des Rezeptors, der neutralen Umgebungsfaktoren die Bedeutung erteilt, welche die Umgebungsfaktoren für die innere Aktivität (die Bedürfnisse des Lebewesens) haben.

Dieser Gedanke einer aktiven Leistung der Wahrnehmung wird durch den weiteren Gedanken ergänzt, daß der Effektor mit dem Akt der Bedeutungsverwertung, nicht nur die Bedeutung löscht, die der Rezeptor den Umgebungsfaktoren aufgeprägt hat, sondern daß er mit diesem Akt auch die Brauchbarkeit der Bedeutungserteilung prüft, mit anderen Worten eine »Realitätsprüfung« vornimmt. Dieser Gedanke besagt, daß Wahrnehmung (der Rezeptor) nicht nur eine Synthesis zwischen inneren und äußeren Faktoren zur Aufgabe hat, sondern auch eine Prognose bezüglich der Brauchbarkeit dieser Synthesis stellt. So enthält zum Beispiel die Bedeutungserteilung »Nahrung« die Prognose, daß sich der darunter zusammengefaßte Ausschnitt von Umweltfaktoren, der als »Nahrungsobjekt« in Erscheinung tritt, essen (d.h. als Nahrung verwerten) läßt. Die Bedeutungsverwertung kann mißlingen. Dann war die Prognose falsch, und der Rezeptor muß seine Bedeutungserteilung revidieren. Bedeutungsverwertung ist daher immer zugleich Realitätsprüfung. Wir haben in diesem Zusammenhang von einem »pragmatischen Realitätskriterium« gesprochen. Aber – wir werden darauf zurückkommen – »Realität« ist damit auf eine besondere Weise definiert.

Wir wiederholen diese Zusammenhänge zwischen dem Konzept der *Synthesis* der romantischen Naturphilosophie und der These einer eigenständigen Biologie, wie sie in der Umweltlehre vertreten wird, so ausführlich, weil sich hier die vermutete Beziehung zu den Konzepten eines *Es*, eines *Ich* und eines *Über-Ich* zeigt. Die innere Aktivität eines Lebewesens (des »primär aktiven Systems« nach Bertalanffy 1968) findet in dem Konzept eines *Es* eine Entsprechung. Dem *Ich* kommt bei Freud eine »Vermittlerrolle« zwischen dem *Es* und der (äußeren) Realität zu (1923, 1926). Es wird als eine Instanz aufgefaßt, die in erster Linie mit der Wahrnehmung verknüpft ist, das heißt mit ihrer Hilfe die Synthesis zwischen inneren und äußeren Aktivitäten zustande bringt.

Sandler (1960), Joffe und Sandler (1967) formulieren den Gedanken einer Synthesis durch die Wahrnehmung, indem sie von einem »Akt sensorischer Integration« sprechen, der die inneren Aktivitäten des Organismus und die Aktivitäten der Umgebung zu einer gesehenen, gehörten und getasteten Umwelt von »Phänomenen« verknüpft bzw. zum »Erscheinen« bringt:

»Wir sprechen von einem gelungenen Akt sensorischer Integration, wenn die Erregung (d.h. Stimulation aus jeder Quelle, aus dem Es oder aus der Außenwelt) vom Ich elastisch und wirksam gehandhabt wird.«

Sie betonen aber auch eindrucksvoll die Funktion der Realitätsprüfung und deren Auswirkungen auf unsere Verfassung:

»Ich möchte darauf hinweisen, daß eine solche gelungene Integration nicht nur von Angstverminderung begleitet ist, sondern sich auch auf ein Hintergrundgefühl im Ich auswirkt, ein Gefühl, das man als Sicherheits- oder vielleicht als Gesichertheitsgefühl bezeichnen könnte. Ich möchte besonders den positiven Charakter dieses Gefühls hervorheben (das natürlich nicht bewußt sein muß). Dieses Gefühl steht zur Angst im gleichen Verhältnis wie der positive körperliche Zustand der Sättigung und des Behagens zur Triebspannung (...). Es bedeutet mehr als ein bloßes Fehlen von Angst und reflektiert, wie ich glaube, eine fundamentale Qualität der belebten Materie, durch die sie sich von der unbelebten unterscheidet (...).«

Hier wird der entscheidende Gedanke der romantischen Naturphilosophie, der in der Begründung einer Biologie als eigenständiger Wissenschaft seinen Ausdruck gefunden hat, klar formuliert.

Auch das Konzept eines *Über-Ich* läßt sich mit biologischen Quellen in einen Zusammenhang bringen, wenn man den Begriff »biologisch« in dem hier vertretenen Sinn versteht: Man muß sich daran erinnern, daß »Umgebung« für das kleine Kind die Mutter ist, und daß sein Überleben von einer »genügend guten Mutter«, und später von einer »genügend guten Umgebung« abhängt (Winnicott 1973).

Die enge Verbindung zwischen einer als »genügend gut« erlebten Umgebung, nicht nur mit einer gelungenen sensorischen Integration und einer Bewährung des pragmatischen Realitätskriteriums, sondern auch mit einem Gefühl der Übereinstimmung mit unseren wichtigsten Bezugspersonen, dürfte den Hintergrund für das Konzept eines *Über-Ich* bilden. Wir haben von einem »kommunikativen Realitätsprinzip« gesprochen und die Metapher eines »Echos« auf unsere Handlungen gebraucht, das wir ständig hören müssen, wenn wir nicht in Unruhe und Depression fallen sollen (Uexküll, v. Th. 1979).

Der Gedanke der romantischen Naturphilosophie, der die Beziehung zwischen Organismen und Umgebung als *Synthesis* auffaßt, die schon bei den einfachsten Lebewesen als *incitabilitas* – als integrierende Fähigkeit – der Rezeptoren nachweisbar ist, taucht also unverkennbar in den Konzepten der Psychoanalyse auf. Die Betonung des biologischen Charakters ihrer Konzepte zielt daher nicht nur auf die Abhängigkeit psychischer Vorgänge vom Körpergeschehen, sondern viel mehr noch auf den genetischen Zusammenhang, in dem die Synthesis, mit der Leben beginnt, auf allen Stufen als Grundmotiv crhalten bleibt, das in immer komplexeren Kompositionen wiederholt wird.

4.3.1.2 »Anpassung« und Konzepte Piagets

Joffe und Sandler (1967) bringen den Gedanken der integrativen Funktion der Wahrnehmung in einen Zusammenhang mit den Abwehrmechanismen des Ich und dem Problem der Anpassung. Wir haben darauf hingewiesen (vgl. Kap. 1.3.2), daß das Problem der Anpassung nicht nur im Zentrum des Streß-Konzepts steht, sondern auch mit den grundlegenden Phänomenen verknüpft ist, die wir mit den Begriffen *Konstitution* und *Disposition* zu fassen suchen. Wir müssen diese Ausführungen jetzt um einen wichtigen Punkt ergänzen, den wir bisher zurückgestellt hatten, und die Problematik besprechen, die der Begriff der *Anpassung* enthält. Joffe und Sandler schreiben:

»Es ist etwas unglücklich, daß im üblichen Sprachgebrauch der Begriff *Anpassung* nur im Sinne der Beziehung zur Realität verwendet wird (...).«

Aus ihren Ausführungen geht hervor, daß der »übliche Sprachgebrauch« vor allem deshalb »unglücklich« ist, weil er eine Definition für Realität unterstellt, die in der Geschichte der Philosophie zu unendlichen Mißverständnissen geführt hat. Nach dieser Definition bezeichnet »Realität« eine »objektive Außenwelt« oder Umgebung, die jedes Lebewesen vorfindet. *Anpassung* besagt dann, daß diese vorgefundene Realität den Maßstab liefert, der entscheidet, ob die Bemühungen eines Lebewesens »sich anzupassen« gelungen sind oder nicht.

Mit dieser Definition wird die Einsicht verraten, nicht entweder vom Organismus oder der Umgebung, sondern von den Beziehungen auszugehen, die beide verbinden. Die Quittung für diese Inkonsequenz erhält jeder, der versucht, seine Vorstellung von der Realität, die ja möglicherweise nicht korrekt ist, der Realität »anzupassen«; jetzt erfährt er, daß seine Bemühungen zum Scheitern verurteilt sind, weil er nur Vorstellungen über die Realität findet, aber nirgends eine Realität außerhalb jeder Vorstellung antreffen kann. Das gleiche Mißgeschick ereilt uns, wenn wir meinen, Wahrnehmung, die wir als Synthesis einer inneren und einer äußeren Aktivität definiert haben, müsse sich an die äußere Aktivität (als vorgefundene Realität) anpassen. Jetzt stellen wir fest, daß wir auch eine äußere Aktivität außerhalb der Wahrnehmung nicht antreffen. Wir sind von dem »üblichen Spachgebrauch« in die Aporie (= Ausweglosigkeit, Sackgasse) geführt worden, die Hegel mit seinem Hinweis auf die Unhaltbarkeit objektivistischer Voraussetzungen aufgezeigt hat (vgl. Kap. 1).

Wir dürfen uns also von dem üblichen Sprachgebrauch nicht verführen lassen, sondern müssen von dem Konzept der Einheit zwischen Organismus und Umgebung, wie sie in den verschiedenen Kreismodellen dargestellt ist, ausgehen. Die Einheit gibt den Rahmen, innerhalb dessen erst Beziehungen zwischen einem Organismus und einer Umgebung (oder zwischen einem Subjekt und einem Objekt) entstehen können, weil sich sowohl Organismus wie Umgebung als auch Subjekt und Objekt erst innerhalb dieses Rahmens als solche definieren lassen.

Dieses Konzept entspricht, wie wir bereits angedeutet haben, einem neuen Paradigma im Sinne Kuhns (1973), denn die kreisförmigen Modelle sind in der Lage Probleme zu lösen, die mit den bisherigen Modellen nicht gelöst werden konnten. Sie beschreiben als Grundphänomen des Lebens nicht *Anpassung* sondern *Einpassung,* das heißt, die Tatsache, daß Leben sich immer im Rahmen von Einheiten abspielt, in denen Organismus und Umgebung »kontrapunktisch« (J. v. Uexküll 1970) zueinander passen. Der

Begriff *Einpassung* schafft erst die Voraussetzung für eine Definition des Begriffs *Anpassung*.

Diesen Zusammenhang finden wir in Piagets Konzept der sensomotorischen Zirkulärreaktion und den Begriffen *Assimilation* und *Akkomodation* überzeugend dargestellt. Er entwickelt damit ein Modell, das beschreibt, wie Anpassungsleistungen zustande kommen, ohne daß eine »Realität« vorausgesetzt wird, an die Lebewesen sich anpassen.

Piaget (1936) geht von einer Kritik an dem klassischen Modell für den Reflexvorgang als lineare Reiz-Reaktions-Kette aus, und zeigt, daß diese Vorstellung die Tatsache ignoriert, daß es Reize als objektve (vom reagierenden Lebewesen unabhängige) Entitäten nicht gibt, weil jeder Reiz eine Reaktionsbereitschaft voraussetzt. Die Reaktionsbereitschaft wählt gewissermaßen ein – bis dahin neutrales – Phänomen der Umgebung aus und erteilt ihm die Bedeutung »Reiz«. Damit erhält das Phänomen eine Eigenschaft, die es vorher nicht besaß, und die es nach Ablauf des Reflexgeschehens mit dem Erlöschen der Reaktionsbereitschaft wieder verlieren kann, ohne daß sich an den physikalischen und chemischen Eigenschaften des reizgebenden Phänomens etwas geändert zu haben braucht (vgl. Kap. 1, S. 65 *incitabilitas, synthesis*).

Da andererseits der Reiz erforderlich ist, um die Reaktion zustande zu bringen, läßt sich der Vorgang nur als Kreisgeschehen, als sensomotorische Zirkulärreaktion, beschreiben. Dieser Begriff macht klar, daß es ohne Reaktionsbereitschaft keinen Reiz und ohne Reiz keine Reaktion geben kann. Daraus entwickelt Piaget eine klärende Definition für den Begriff des *Bedürfnisses* als Moment der »inneren Aktivität« lebender Systeme. Der Begriff *Reiz* steht für die »äußere Aktivität« der Umgebung: »Ohne Reiz bleibt das Geschehen eine unvollendete Ganzheit, die nach Vollendung trachtet«, etwas, das er als *Bedürfnis* bezeichnet.

Das Bedürfnis bildet daher zusammen mit Reiz und Reaktion die Einheit, in der Piaget ein »Grundphänomen des Lebens« sieht.

> »Bedürfnisse existieren nicht vorgängig oder außerhalb der Prozesse (...), die zu ihrer Befriedigung führen (...). Es besteht also ein Kreis ohne Anfang und Ende.«

Ebensowenig – können wir ergänzen – existieren Reize und

Reaktionen außerhalb der »Ganzheiten, die nach Vollendung trachten«. Die Begriffe beschreiben Eigenschaften (Bedeutungen), die Phänomene nur als Elemente einer Einheit, das heißt eines Systems erwerben.

Die Auswahl eines biologisch neutralen, physikalisch oder chemisch jedoch eindeutig definierbaren Phänomens als Bedeutungsträger und die Bedeutungserteilung im Sinne J. v. Uexkülls bezeichnet Piaget als *Assimilation;* das lebende System »verleibt« sich damit aufgrund seiner Reaktionsbereitschaft etwas ein, das bislang in keiner Beziehung zu ihm stand. Der Reflex, als sensomotorische Zirkulärreaktion, assimiliert sich eine bislang neutrale sensorische Empfindung als Reiz:

»Reflexbewegungen (...) enthalten Empfindungen, die an den Reflex selbst gekoppelt sind und nicht an das äußere Objekt (...). Aufgrund seiner Tendenz zur Wiederholung verleibt sich der Reflex jeden Gegenstand ein, der geeignet ist, ihm als Erregung zu dienen.«

Piagets Modell definiert also *Einpassung* als Assimilation. *Anpassung* wird mit dem Begriff *Akkommodation* beschrieben, der das ergänzende Gegenstück zu Assimilation bildet. Um diese Begriffe richtig zu verstehen, müssen wir den »unglücklichen, üblichen Sprachgebrauch« (Joffe und Sandler 1967) für den Begriff *Realität* revidieren, und uns klar machen, daß jede *Realität* objektiver Fakten Gegenstück einer entsprechenden Subjektivität ist, oder daß wir, wie J. v. Uexküll es formuliert hat, das ganze Universum durchsuchen können, ohne ein Objekt zu finden, das nicht zu einem Subjekt gehört.

Anstelle der simplen Vorstellung, Lebewesen würden sich an eine objektiv, für alle uniforme Realität anpassen, wird mit den Begriffen *Assimilation* und *Akkommodation* eine Realität eingeführt, die in einem Gleichgewicht zwischen Assimilation und Akkommodation besteht, oder die um dieses Gleichgewicht pendelt. Wenn es nämlich keine Realität jenseits oder außerhalb eines Wahrnehmens gibt, ist Realität immer mit »Wiedererkennen« verknüpft. Wiedererkennen entspricht dem Ablauf eines geläufigen Assimilations-Programmes (Piaget benutzt den Begriff *Schema*). Wenn der Ablauf dieses Programmes gestört ist, muß das Programm (das *Schema*) solange geändert werden, bis die

Assimilation wieder gelingt. Diese Veränderung eines Assimilationsschemas nennt Piaget *Akkommodation.* Mit ihr erfolgt *Anpassung;* damit wird die *Einpassung* im Assimilationsgeschehen wieder möglich. Dies bedeutet also eine *Anpassung,* nicht an eine imaginäre äußere Realität, sondern an eine gestörte *Einpassung.*

Für ein Wiedererkennen, das Realität begründet, ist es wichtig, daß der Assimilationsprozeß nicht völlig störungsfrei verläuft, so daß Assimilation und Akkommodation, wie wir sagten, gewissermaßen um ein Gleichgewicht pendeln:

»Wenn das Objekt neu ist und die Handlung hemmt, findet kein Wiedererkennen statt. Wenn das Objekt zu bekannt oder ständig präsent ist, läßt die Automatisierung, die der Gewohnheit eigen ist, keine Gelegenheit zu bewußtem Wiedererkennen aufkommen; wenn jedoch das Objekt der Aktivität des sensomotorischen Schemas hinreichend Widerstand leistet, um eine momentane Desadaption zu schaffen, bald darauf aber eine erfolgreiche Readaption zuläßt, dann wird die Assimilation von Wiedererkennen begleitet.«

Anpassung oder Adaption auf der einen Seite und Einpassung oder Adaptiertsein auf der anderen, sind die Erfahrungen, die uns erst die Möglichkeit geben, von innerer und äußerer Aktivität zu sprechen und die Vorstellung einer Realität zu entwickeln, die unabhängig von uns existiert, weil etwas, das wir nicht kennen und nicht beherrschen, unsere Assimilationsschemata zwingt, Akkommodations- bzw. Anpassungsanstrengungen zu unternehmen.

Wir können, so läßt sich das Resümee formulieren, Unbekanntes (eine Außenwelt) nur von Bekanntem her deuten (von Erfahrungen, die wir als Lebewesen machen), aber wir können diese Erfahrungen nicht von dem Unbekannten her erklären wollen.

Akkommodation definiert demnach Anpassung als Tendenz lebender Systeme ein Gleichgewicht zwischen einem »inneren Pol« subjektiver Bedürfnisse, welche durch Assimilation befriedigt werden, und einem »äußeren Pol« objektiver Störungen zu erhalten oder wiederherzustellen. Das hat Konsequenzen für die Begriffe und Modelle mit denen wir Lebenszusammenhänge auf jeder Stufe interpretieren. Dies gilt auch für die Begriffe der Psychoanalyse (Sandler 1975).

Für unsere Formulierung, daß sich die Programme des Lebens für den Aufbau und die Erhaltung von Umwelten und schließlich auch von individuellen Wirklichkeiten im Laufe einer Phylo- und Ontogenese entwickelt haben, würde die Piagetsche Terminologie sagen, daß die Assimilationsschemata der Lebewesen im Laufe einer Phylo- und Ontogenese durch Akkommodation entstanden sind, die für den Ausgleich der immer wieder veränderten Gleichgewichtszustände innerhalb der Grenzen der lebenden Systeme sorgte. Das heißt also, daß *Anpassung Einpassung* voraussetzt, sie aber modifiziert und weiterentwickelt – oder, daß Akkommodation immer Akkommodation bestehender Assimilationsschemata ist, daß sie aber immer wieder für Anpassung dieser Schemata oder Programme lebender Systeme sorgen mußte. Nur unter diesem Aspekt erscheint Anpassung als treibender Faktor der historischen Bewegung des Lebens.

Im Rahmen dieser Konzeption wird *Realität* als bewunderswertes Produkt der Anpassungsfähigkeit des Menschen verstanden, der im Laufe der Jahrtausende ein zusammenhängendes System von Vorstellungen entwickelt hat, in dem die Störungen seiner Assimilationsschemata oder Programme als Symbole für äußere Einwirkungen festgehalten und durch Regeln miteinander in Verbindung gebracht worden sind. So entstand die Vorstellung einer feindlichen oder freundlichen Außenwelt (die anfangs von dämonischen Mächten erfüllt war, die schließlich physikalischen Kräften weichen mußten), mit der man nach den Regeln von Ursache und Wirkung umzugehen lernte.

4.3.1.3 Andere Konzepte – Konditionierung und Coping

Die Beobachtungen Pawlows über die Fähigkeit von Organen auf sensorisch vermittelte Vorgänge der Umgebung reagieren zu lernen – er sprach von der Bildung *bedingter Reflexe* oder von *Konditionierung,* gewinnen im Rahmen des neuen Paradigmas besonderes Gewicht. Konditionierung entspricht der Bildung neuer Assimilationsschemata durch Akkommodation. Damit entsteht eine Erweiterung der Umwelt bzw. der individuellen Wirklichkeit.

Unsere bisherigen Überlegungen ergaben, daß die Modelle des Funktionskreises (J. v. Uexküll) und der sensomotorischen Zirkulärreaktion (Piaget) den Begriff der *Einheit* für die Biologie operationalisieren, indem sie die Beziehung zwischen Organismus und Umgebung als Beziehungen zwischen zwei Polen eines dynamischen Systems darstellen. Störungen dieser Beziehungen lassen sich als Problemsituationen beschreiben, die durch Modifikation der Programme überwunden werden müssen.

Diese Modelle beschreiben ein allgemeines Geschehen, das sich isomorph auf der biologischen, psychischen und sozialen Ebene wiederholt, wenn man die zugrundeliegende Strategie in den stufenentsprechenden Variationen ins Auge faßt. Das Modell beschreibt dann auf jeder Stufe »allgemeine Unzuträglichkeiten«, die der Terminus *Stressor* bezeichnen soll. Entweder sind dies Vorgänge der Umgebung, die das Gleichgewicht der Beziehungen zwischen den beiden Polen eines dynamischen Systems stören, oder Vorgänge innerhalb des Organismus, die das gleiche Resultat haben. In beiden Fällen werden dadurch Aktionen von seiten des Systems in Gang gesetzt, die darauf abzielen, neue Programme zu entwickeln, die in der Lage sind, das Gleichgewicht wiederherzustellen. Dabei ist jedoch anzumerken, daß ein wiederhergestelltes Gleichgewicht nicht mit dem früheren identisch ist, da Systeme sich mit jedem Schritt irreversibel verändern (Prigogine 1981).

Mit diesem Modell stimmt ein Konzept weitgehend überein, das im angelsächsischen Bereich unter dem, der Alltagssprache entlehnten, Begriff *Coping* entwickelt worden ist. Coping bedeutet soviel wie das Bewältigen einer Aufgabe oder das Fertigwerden mit Schwierigkeiten. In diesem Konzept wird der Einfluß des neuen Paradigmas sehr viel deutlicher sichtbar, als in dem Streßkonzept, das die Beziehungen zwischen Organismus und Umgebung noch mit linearen Ursache-Wirkungsbegriffen zu beschreiben sucht, und nicht von den Beziehungen in einem dynamischen System ausgeht, das sich gegen Widerstände selbst erhält.

Ciompi (1982) macht auf die engen Beziehungen aufmerksam, die das Konzept des Coping sowohl mit der psychoanalytischen Ichpsychologie wie mit dem Piagetschen Konzept des Gleichgewichts zwischen Assimilation und Akkommodation hat. Er schreibt:

»Ziel und Zweck dieses *psychischen Apparates* (Freud), unter dessen Herrschaft u.a. die Motorik, die Sprache, das Gedächtnis, die Wahrnehmung etc. stehen, ist die Erhaltung eines zum Leben genügenden Gleichgewichts – einer Homöostase würden wir heute sagen – zwischen einer Vielfalt von Kräften und Reizen, denen das Individuum fortwährend ausgesetzt ist. Von da stammt auch der Begriff der *Abwehrmechanismen*, der heute in nur unwesentlicher Abwandlung in Form der sogenannten *Coping-Mechanismen* in der modernen Krisentheorie, in der ganzen *life-event-Forschung* (...) und in der Lehre von der Über-, Unter- bzw. optimalen Stimulation im Verhältnis zu einer gegebenen »Kanalkapazität« wiederum eine höchst bedeutsame Rolle spielt.«

Damit gewinnt das Coping-Konzept, das in erster Linie für psychologische Zusammenhänge entwickelt wurde, wie Heim (1979b) betont, den Charakter eines umfassenden Krankheitsmodells. Das wird eindrucksvoll durch eine Zusammenstellung von Definitionen dargestellt, die verschiedene Autoren für Coping gegeben haben:

- Coping als Versuch, »jede neue Situation zu meistern, sei sie bedrohlich, frustrierend herausfordernd oder erfreulich« (Murphy 1962),
- als »Strategie der Anpassung« (White 1976),
- als »Anstrengung zur Problemlösung, welche ein Individuum dann unternimmt, wenn die Anforderungen von großer Bedeutung für sein Wohnbefinden sind (wie in einer Situation mit beträchtlicher Gefahr oder mit Aussicht auf besonderen Erfolg), sofern diese Anforderungen seine adaptiven Möglichkeiten herausfordern« (Lazarus 1960),
- als »die Fähigkeit oder Geschicklichkeit mit den sozialen und umweltbedingten Anforderungen fertig zu werden« (Mechanic 1974).

Heim untersucht in einer kritischen Literaturübersicht die Beziehungen zu den Abwehrmechanismen und zu Streß, und betont die Bedeutung des Konzepts für das Studium der Krisensituation und deren Bewältigung. Er kommt zu folgender Darstellung:

»Mutatis mutandis kann jede (körperliche oder seelische) Krankheit als Lebenskrise aufgefaßt werden, die es zu überwinden oder doch durch Anpassung zu integrieren gilt. Dieser Vorgang wird durch verschiedene

Faktoren vorbestimmt, um dann in geregelten Schritten zu verlaufen. Die somatische Krankheit (...) ist ihrerseits durch die Persönlichkeit und die Entwicklung des Krankheitsträgers, aber auch durch das *setting*, die sozialen und umweltbezogenen Umstände mitbestimmt. Diese Gesamtsituation wird vom Krankheitsträger einer kognitiven (und, wie später betont wird, auch einer emotionalen) Bewertung unterzogen, das heißt, die Bedeutung der Krankheit wird eingeschätzt und die sich daraus ergebenden Aufgaben der Anpassung definiert. Entsprechend kommen die Coping-Vorgänge zum Zug, deren Erfolg oder Mißlingen das Ergebnis der Krise bestimmen.«

Wie in unserem Modell des Situationskreises wird hier beschrieben, daß die Situation einer kognitiven und emotionalen Bewertung unterzogen wird, daß mit anderen Worten in der Phantasie eine Bedeutungserteilung erfolgt, die dann das (aktive oder passive) Verhalten bestimmt. Coping entspricht also dem Versuch der Problemlösung, die in der Terminologie Piagets als Assimilation durch Akkommodation beschrieben werden kann. Auch gegen die von der Akkommodation geforderten Änderungen des Subjekts können Abwehrvorgänge einsetzen, die darauf abzielen, die bisherige Struktur zu bewahren.

Abschließend ist zu betonen, daß Coping in dieser umfassenden Konzeption als Modell des Situationskreises nicht nur ein allgemeines Krankheitsmodell, sondern ebenso ein allgemeines Gesundheitsmodell entwickelt. Damit werden nicht nur Aufgaben für die künftige Forschung sichtbar, sondern ebenso die Aufgabe, die Lösungen, welche die Medizin in der Vergangenheit gefunden hat, unter dem Aspekt des neuen Paradigmas neu zu interpretieren.

4.3.1.4 Modelle der psychosomatischen Medizin

Wir können heute drei Generationen psychosomatischer Modelle unterscheiden. Wir gehen davon aus, daß die Modelle der dritten Generation dem neuen Paradigma entsprechen.

Die Modelle der ersten Generation leiten sich von dem Konzept der Konversion ab. Sie entstanden unter dem Eindruck, den Freuds Konzept (eines psychischen Apparates als »spiritualistisches« Gegenmodell) zu den Modellen der mechanistischen Medizin auf die Ärzte machte, die anfingen, ihre Patienten psychoanalytisch zu behandeln. Sie hofften, die somatische Medizin durch die Psychoanalyse ersetzen zu können.

Hinter dem Konzept der Konversion, mit dem Freud (1894) beschreibt, wie unerträgliche seelische Konflikte ins Körperliche »konvertiert« werden, steht ein ökonomischer Gedanke: Eine bestimmte Quantität seelischer (libidinöser) Energie soll in somatische Innervation umgewandelt werden. Darüber hinaus spielt aber auch die Vorstellung eines symbolischen Geschehens eine Rolle: Die Konversionssymptomatik soll auf verschlüsselte Weise die verdrängten (konflikthaften) Triebwünsche symbolisieren.

Ein unkritischer Verfechter dieses Modells war Groddeck (1866–1934), für den auch die Symptome körperlicher Krankheiten (z.B. das Uteruskarzinom) verdrängte Triebwünsche symbolisierten. Seit Alexander (1951) die Unhaltbarkeit solcher Verallgemeinerungen mit dem Hinweis kritisierte, daß die kleinen Gefäße der Niere (z.B. bei einer Glomerulonephritis) keine Symbole ausdrücken können, beschränkt man das Konversionsmodell auf die »Ausdruckskrankheiten« (Th. v. Uexküll 1962), das heißt hysterische Lähmungen, Schmerzsyndrome, Sensibilitätsstörungen ohne organische Ursachen, in denen das Erleben des Körpers, die »Körperrepräsentanz«, aber nicht der Körper selbst das primäre Störungsfeld ist. Konversionssyndrome haben einen Ausdruckscharakter, sie stellen einen verschlüsselten (symbolischen) Appell an die Mitwelt dar. Sie können von vegetativen Symptomen begleitet sein, wie sie sich auch in Hypnose erzeugen lassen. Solche Symptome sind Reaktionen des Organismus auf die (z.B. in der Hypnose) verändert erlebte Umwelt bzw. individuelle Wirklichkeit zu der das Körpererleben untrennbar dazugehört.

Während das Konversionsmodell erkenntnistheoretisch einem spiritualistischen Monismus zugerechnet werden muß, sind die Modelle der zweiten Generation dualistisch. Sie setzen ein seelisches und ein körperliches Sein im Sinne der *res cogitans* und der *res extensa* von Descartes voraus, und versuchen die »geheimnisvolle Kluft zwischen Seele und Körper« zu überbrücken (Deutsch 1959).

Die meisten dieser Modelle sind parallelistisch und interpretieren seelisches und körperliches Geschehen als

»Gleichzeitigkeitskorrelationen« (Mitscherlich 1967b); man begnügt sich mit dem statistischen Nachweis, daß psychische und somatische Symptome überwahrscheinlich oft zusammen auftreten. Man betont zwar, daß statistische Befunde »noch« nichts über Ursache-Wirkungs-Zusammenhänge aussagen, unterstellt aber, daß es nur eine Frage der Zeit sei, bis man diese Zusammenhänge aufklären könne. Modelle dieser Art sind das Konzept des spezifischen Persönlichkeitsprofils von Dunbar (1947) und des spezifischen Konflikts von Alexander (1951, 1968).

Drei Modelle gehen einen Schritt weiter; sie unterstellen, daß Seelisches eine Schutzfunktion für den Körper haben soll:

- Das Modell der *De-* und *Resomatisation* von Schur (1955, 1973) geht von der Vorstellung aus, daß das Neugeborene eine psychophysische Einheit darstellt, die wegen des noch unentwickelten Zustandes der Psyche allen Einwirkungen der Umgebung schutzlos ausgesetzt ist und nur mit körperlichen Reaktionen antworten kann. Mit der psychischen Entwicklung kommt es nach diesem Konzept zu einer Entlastung des Körpers, einer »Desomatisation«. In neurotischen Krisen kann es zu einer Regression auf frühe Entwicklungsphasen kommen, in denen der Körper wieder so verletzlich ist, wie in dem undifferenzierten Zustand nach der Geburt. Diesen Vorgang bezeichnet Schur als *Resomatisation*.
- Das Modell der *zweiphasigen Verdrängung* von Mitscherlich (1966/67) modifiziert das Schursche Modell, indem es annimmt, daß verdrängte Triebwünsche in kritischen Situationen zunächst nur zu einer neurotischen, aber nicht zu einer körperlichen Erkrankung führen. Dafür sei eine nochmalige Verdrängung ins Körperliche erforderlich. Danach stellt die Neurose eine zwar notwendige, aber allein noch nicht ausreichende, Bedingung für körperliche Erkrankungen dar.
- Das Modell der *Alexithymie* (Sifneos 1975, Nemiah 1970) oder des *penseé opératoire* (Fain 1966, Marty 1958) nimmt an, daß bei bestimmten körperlichen Krankheiten (wie z.B. dem Asthma bronchiale oder der Colitis ulcerosa) wichtige seelische Funktionen, vor allem des

Gefühlslebens, unentwickelt geblieben sind. Die Patienten sollen daher unfähig sein, Gefühle zu entwickeln oder zu erleben (zu »lesen«). Dadurch sei der Körper vulnerabler als bei Gesunden.

Alle drei Modelle unterstellen eine seelische Schutzfunktion für den Körper, unterlassen es aber zu erklären, worin dieser Schutz bestehen soll. Sie unterlassen es auch, die Begriffe *Körper* und *Seele* zu definieren, sondern gehen von der Gegebenheit eines psycho-physischen Dualismus aus. Eine entscheidende Schwäche der drei Modelle ist ferner die Tatsache, daß es nicht gelingt, die von ihnen beschriebenen Vorgänge empirisch nachzuweisen. Das gilt für die von dem Schurschen Modell behauptete Regression auf frühkindliche Reaktionsweisen des Körpers bei organischen Erkrankungen, ebenso wie für die von dem Mitscherlichschen Modell angenommene neurotische Vorphase körperlicher Krankheiten als deren Vorbedingung. Gegen das Modell der Alexithymie sprechen neben zahlreichen theoretischen Einwänden die vielen Ausnahmen, zu denen das Asthma Marcel Prousts als besonders eindrucksvolles Gegenbeispiel gehört.

Zu den Modellen einer dritten Generation zählen wir Konzepte, die bisher in der psychosomatischen Medizin relativ wenig beachtet wurden. Man warf ihnen vor, sie würden den psychoanalytischen Befunden und Vorstellungen über seelische Störungen bei Patienten mit körperlichen Krankheiten zu wenig Beachtung schenken. Im Rahmen des Situationskreismodells lassen sich jedoch die vermißten Verbindungen herstellen. Zu dieser Gruppe gehört in erster Linie das Cannonsche Konzept der Notfallsfunktionen *(emergency states)*, aus dem die Modelle der unter Umständen schädlichen Schutzmechanismen *(protective-reaction-pattern)* von Wolff (1950) und der Kampf/Flucht *(fight/flight-)*Reaktion (Schunk 1954, Ganong 1971, Folkow 1986, Henry 1977) entwickelt worden sind. Sie beschreiben ergotrope (Hess 1954) Auseinandersetzungen zwischen dem Organismus und seiner Umgebung.

Zu einer dritten Generation muß man auch ein Modell für Rückzugsreaktionen in Zuständen von Hilflosigkeit und Hoffnungslosigkeit zählen (Schmale 1958, Engel 1968), das auch unter psychoanalytischem Aspekt Beachtung gefunden hat, und dem im Zusammenhang mit der Streß-Problematik besonderes Gewicht zukommt – wir werden darauf zurückkommen. Eine psychophysiologische Ergänzung zu diesem Modell liefert eine Untersuchung über Rückzugsreaktionen und das Phänomen der »Verstimmung« im Rahmen der Nausea. Dabei fand sich, daß schon unterschwellige Gefühle von Ekel mit einer Distanzierung von Affekten, einer Einschränkung der Erlebnisfähigkeit für die Umgebung und einer Abnahme der Magenaktivität, sowie einer Senkung des Blutdrucks und der Herzfrequenz einhergehen (Th. v. Uexküll 1952). Dieses Modell beschreibt eine histiotrope Reaktion im Sinne von Hess.

Die hier als dritte Generation aufgezählten Modelle lassen sich in den Rahmen einfügen, den das Situationskreismodell entwirft. Sie sind nicht dualistisch, sondern pluralistisch. Sie können physische, psychische und soziale Faktoren als pathologische Umgebungskonstellationen beschreiben und helfen, Krankheit als bio-psycho-soziales Geschehen zu analysieren.

4.3.2 Der Situationskreis als diagnostisches und therapeutisches Modell

Wenn der Patient das Sprechzimmer des Arztes betritt, dann vermittelt er ihm eine Fülle von Informationen verbaler und nicht-verbaler Art (bewußt angebotene und unbewußt ausgedrückte). Nicht nur was er sagt, sondern ebenso wie er es sagt, ist bedeutsam; nicht minder wichtig ist all das, was er verschweigt, wovon er nicht spricht. Besonders bedeutsam ist alles, was er unwillkürlich ausdrückt, welchen Eindruck er macht, ob er niedergeschlagen, ängstlich, anklammernd, verführend oder abwehrend ist und was er aus der Zweierbeziehung Arzt-Patient »macht«, kurzum welche »szenische Information« er vermittelt. Der Arzt läßt alle diese Informationen, die über sehr verschiedene Kanäle laufen und von verschiedenen Persönlichkeits- und Organismusbereichen des Patienten ausgehen, auf sich wirken – Freud (1912) sprach von »gleichschwebender Aufmerksamkeit« – und reagiert zunächst ebenfalls ganz unwillkürlich mit einer bestimmten »affektiven Resonanz«. Er erlebt Sympathie, Interesse, Hilfsbereitschaft, vielleicht aber auch Antipathie, Ärger und Hilflosigkeit – um nur einige seiner gefühlsmäßigen Reaktionen zu erwähnen. Er wird dann versuchen, diese auf den verschiedensten Kanälen ankommenden und wiederum sehr unterschiedliche Persönlichkeitsbereiche des Arztes treffenden Informationen zu vervollständigen und zu deuten. Er wird erste diagnostische Hypothesen bilden, die ihrerseits durch weitere Informationen erweitert, verändert, bestätigt oder verworfen werden müssen. Der Patient empfängt die über verschiedene verbale und nichtverbale Kanäle vom Arzt zu ihm kommenden Informationen und reagiert darauf entweder mit Vertrauen oder mit Mißtrauen und Angst. Er wird sich dementsprechend verhalten und weitere Informationen geben oder aber zurückhalten. So bildet sich jener spezifische Kommunikationsprozeß zwischen Arzt und Patient, den wir den diagnostisch-therapeutischen Zirkel nennen möchten, weil die diagnostischen und die therapeutischen Bemühungen des Arztes von Anfang an fast unlösbar ineinander verklammert sind. Mit Recht haben deshalb erfahrene Ärzte immer wieder darauf hingewiesen, daß die Behandlung des Patienten bereits mit dem ersten begrüßenden Händedruck beginnt und der diagnostische Prozeß nie ganz abgeschlossen ist, solange Arzt und Patient miteinander umgehen. Schließlich darf man nicht vergessen, daß jede Reaktion des Patienten auf die therapeutischen Interventionen des Arztes diesem weitere Einblicke in die psychophysische Pathodynamik des Patienten vermittelt, also die diagnostische Einsicht erweitern wird, wie auch umgekehrt jeder diagnostische Eingriff positive oder negative therapeutische Folgen hat.

In der Vorstellungswelt der objektivistisch-naturwissenschaftlichen Medizin wird dies nur allzuleicht übersehen, was natürlich schwerwiegende Konsequenzen hat. Die Forderung der rein naturwissenschaftlichen Medizin, am Objekt Patient müsse erst der »Krankheitsprozeß« diagnostiziert werden, ehe er erfolgreich behandelt werden kann, ist nur für jenen Bereich des Menschen sinnvoll durchzuführen, der sich tatsächlich weitgehend objektivieren läßt; so kann ein Karzinom erst operativ entfernt werden, nachdem es genau diagnostiziert wurde. Sobald es aber nicht mehr vollständig operativ entfernt werden kann und allmählich weiterwächst, wird der diagnostische Prozeß bis zum Lebensende des Patienten nicht mehr zur Ruhe kommen dürfen, denn den Arzt wird nicht nur die Frage beschäftigen: Welche Organe sind bereits und wie stark von krebsigen Ansiedlungen (Metastasen) befallen? Vor allem Fragen wie diese sind wichtig: Wie widerstandsfähig ist der Patient noch, welche therapeutischen Eingriffe kann er ungefährdet ertragen? Wie kann sein Leben, seine Leistungsfähigkeit verlängert und sein Leiden vermindert werden? Was bedeutet dieses Leiden für ihn, wie kann er es sinnvoll verarbeiten?

All das aber sind diagnostische Fragen, die uns Handlungsanweisungen geben sollen. Bricht man den diagnostischen Prozeß jedoch mit der Feststellung »inoperables Karzinom« ab, dann bricht man im Grunde auch den therapeutischen Prozeß ab und überläßt den Patienten sich selber, dem Schicksal und irgendwelchen mehr oder weniger mitfühlenden Pflegepersonen. Dieses Zerbrechen des diagnostisch-therapeutischen Zirkels kann man in manchen Kliniken und auch in manchen fachärztlichen Praxen sehr gut beobachten:

Der Patient interessiert im Grunde nur, solange er ein »diagnostisch interessanter Fall« ist. Ist die vermeintliche »Diagnose« gefunden oder wurde gar »nichts« entdeckt, dann erlischt das Interesse, und der Patient wird sich selbst – bestenfalls einer eingefahrenen Routine überlassen. Diese kann manchmal, besonders bei vorwiegend organischen Leiden, natürlich auch sehr zweckmäßig sein, mündet aber oft genug in den Leerlauf bzw. in eine Chronifizierung des Leidens. Im allgemeinen beginnen die großen Probleme erst jetzt, denn meistens hat ja der Patient den Arzt aufgesucht, um Hilfe – nicht aber um lediglich eine »Diagnose« zu bekommen!

Der spezifische Interaktionsprozeß zwischen Arzt und Patient, den wir den diagnostisch-therapeutischen Zirkel genannt haben, ist der Angelpunkt und die Drehscheibe jeder Medizin, nicht nur der psychosomatischen. Durch die psychosomatische Medizin ist er allerdings in den Mittelpunkt der Betrachtung gerückt und dadurch der wissenschaftlichen Reflexion zugänglich gemacht worden. Dadurch werden aber auch die Zerrbilder dieses Interaktionsprozesses und deren Folgen deutlicher sichtbar.

Kehren wir zu unserem ersten Fallbeispiel, der Patientin mit den nächtlichen Angstanfällen zurück (vgl. Kap. 1). Ein ausschließlich an den somatischen Befunden interessierter Arzt würde seine diagnostischen Bemühungen abbrechen, sobald er die Adipositas, die relative Herzinsuffizienz, die Hypertonie und die leichte Hyperlipidämie diagnostiziert und darüber hinaus festgestellt hätte, daß sich zur Zeit ein akut bedrohliches Organgeschehen ausschließen läßt.

Umgekehrt würde ein »Psychologe« feststellen, daß es sich hier um eine Patientin handelt, die stets abgelehnt wurde und immer noch abgelehnt wird und die im Augenblick der drohenden Trennung von ihrem Sohn, an dem sie sehr hängt, mit konversionsneurotischer Angstsymptomatik reagiert.

Beide, der »Organiker« wie auch der »Psychologe« hätten zweifellos »richtig« diagnostiziert. Allerdings hätten beide nur jeweils einen Aspekt der Patientin erfaßt, denn der andere ist in ihrem Bezugssystem (in ihrer Modellvorstellung) nicht existent. Das hat aber schwerwiegende Konsequenzen.

Im günstigsten Falle merken sowohl der »Organiker« als auch der »Psychologe«, daß hier noch etwas mit im Spiele ist, das sie jeweils mit ihren diagnostischen und therapeutischen Modellvorstellungen nicht erfassen können. Sie würden dann den anderen Spezialisten konsiliarisch hinzuziehen. Die diagnostischen und die therapeutischen Maßnahmen, vor allem aber die Verantwortung gegenüber dem Patienten müßte geteilt werden. Die Gefahr, daß aus einem Miteinander (zum Schaden des Patienten) ein Gegeneinander wird, ist jedenfalls – wie die ärztliche Alltagserfahrung lehrt – dabei außerordentlich groß.

Im ungünstigsten Falle – und diese Situation dürfte heutzutage immer noch die häufigere sein – folgt der Spezialist der Suggestionskraft seiner Modellvorstellung, derzufolge nicht existent ist, was sie nicht beschreiben kann. Er nimmt also einen wesentlichen Teil des Krankheitsgeschehens gar nicht wahr und behandelt daher zwar »richtig« aber trotzdem am Patienten vorbei.

Im Gegensatz dazu ermöglicht es das Situationskreiskonzept zumindest prinzipiell die Gesamtsituation des Patienten, das heißt, die organische, die psychische und die soziale Dimension seines Krankseins zu erfassen. Da der Arzt kein Universalspezialist sein und deshalb auch nicht alle diagnostischen und therapeutischen Maßnahmen selbst durchführen kann, muß er natürlich ebenfalls verschiedene Spezialisten zur Lösung diagnostischer und therapeutischer Teilaufgaben heranziehen. Es ist aber ein fundamentaler Unterschied, ob ein sich für den ganzen Patienten verantwortlich fühlender Arzt Teilaufgaben an einen Spezialisten delegiert oder aber von vornherein den Patienten künstlich in einen »Körper« und eine »Seele« zerreißt und den Körper dem »Organiker« und die Seele dem »Psychologen« oder »Psychotherapeuten« überantwortet.

In unseren bisherigen Ausführungen haben wir deutlich zu machen versucht, daß wir niemals mit Objekten unmittelbar interagieren, sondern nur mit den »Bildern«, die wir uns von ihnen machen.

Die Interaktion – genauer gesagt sowohl das Erkennen als auch das Handeln – findet durch eine ständige Interpretation von Zeichen statt, die auf eine bestimmte Modellvorstellung bezogen wird. Oder anders ausgedrückt: Jede Handlung, natürlich auch die »Behandlung« des Arztes, läuft über die Stationen *Problemsituation, Bedeutungserteilung* und *Bedeutungsverwertung* ab. Man muß sich dabei stets vor Augen halten, daß die Bedeutungserteilung vom jeweiligen theoretischen Bezugssystem (Modell) abhängig ist und keineswegs – wie es die heutige Medizin meist lehrt – feststehende Fakten konstatiert.

Führt die Bedeutungsverwertung nicht zur vollständigen Befriedigung der Bedürfnisse, also zu einer »Sättigung«, dann entsteht durch die Bedeutungsverwertung eine neue Problemsituation, die wiederum durch Bedeutungserteilung zu einer neuen Bedeutungsverwertung führt usw.

Im Falle unserer adipösen Patientin sieht das dann in schematischer Verkürzung etwa folgendermaßen aus:

- Problemsituation I: Patientin erwacht nachts mit Angstzuständen und Atemnot.
- Bedeutungserteilung I: Sie meint eventuell, sie habe einen schweren Traum gehabt.

- Bedeutungsverwertung I: Sie beschließt zunächst sich nicht aufzuregen und weiterzuschlafen.
- Problemsituation II: Sie kann jedoch nicht wieder einschlafen und die Angst und die Atemnot nehmen zu.
- Bedeutungserteilung II: Sie kommt zu der Annahme, »ich bin ernstlich krank und muß vielleicht sterben«.
- Bedeutungsverwertung II: Diese Interpretation führt zu dem Entschluß, einen Arzt aufzusuchen und dessen Hilfe in Anspruch zu nehmen.

Beim Arzt laufen nun die Interaktionsprozesse, das heißt, die Erkenntnis- und Handlungsprozesse, ebenfalls über die Stufen Problemsituation, Bedeutungserteilung und Bedeutungsverwertung ab.

Das sieht, wiederum stark schematisch verkürzt, etwa so aus:

Durch die Schilderung der Patientin (Problemsituation I) gewinnt der Arzt den Eindruck (Bedeutungserteilung I), daß der nächtliche Angst- und Atemnotanfall durch den bevorstehenden Auszug des Sohnes ausgelöst wurde. Ob es sich dabei mehr um ein organisches oder aber um ein psychisches Geschehen handelt, muß zunächst offen bleiben. Diese Frage wird auch nicht im Sinne eines Entweder-Oder sondern eher im Sinne eines Sowohl-als-Auch gestellt. Um jedoch das Gewicht der einen oder der anderen Möglichkeit festzustellen und um ein eventuell bedrohliches Kreislaufgeschehen nicht zu übersehen, nimmt der Arzt zunächst (Bedeutungsverwertung I) eine gründliche körperliche Untersuchung vor. Diese ergibt die Problemsituation II. Die Befunderhebung (Adipositas, latente Herzinsuffizienz, Hypertonie und Hyperlipidämie) führt dann zu der Bedeutungserteilung II. Sie lautet etwa: keine akute Lebensbedrohung, wohl aber eine chronische Gefährdung und mündet in zwei verschiedene Handlungsketten (Bedeutungsverwertung IIa und IIb).

Ein Teil der Bedeutungsverwertung II führt zur Problemsituation IIIa, nämlich die Patientin sollte vor allem an Gewicht abnehmen, damit das Mißverhältnis zwischen Herzkraft und Körpermaß und die Hypertonie beseitigt wird. Es ergibt sich die Frage: Wie ist dieses Ziel wohl erreichbar? Die andere Handlungskette führt zur Problemsituation IIIb, die die Frage nach der psychischen und psychosozialen Dimension des Krankheitsgeschehens aufwirft.

An dieser Stelle wollen wir die schematisierte Darstellung des spiralförmigen Fortschreitens des diagnostisch-therapeutischen Zirkels über die Stationen Problemsituation – Bedeutungserteilung – Bedeutungsverwertung abbrechen.

Wir wollten vor allem zeigen, daß sich das Situationskreiskonzept sehr gut als theoretischer Rahmen für die ärztliche Alltagsarbeit eignet, daß es ohne größere Schwierigkeiten anwendbar ist, und daß es gegenüber dem bisher üblichen Vorgehen den großen Vorteil besitzt, nicht nur die komplexen Beziehungen der organischen, der psychischen und der sozialen Dimension des Krankseins als Ganzes zu erfassen – also Psyche und Soma nicht zu trennen – sondern auch ermöglicht, Subjektivität von Arzt und Patient, ihre Persönlichkeit und individuelle Wirklichkeit stets miteinzubeziehen.

Auch die besondere diagnostische und therapeutische Maßnahmen, die eventuell von verschiedenen Spezialisten durchgeführt werden müssen, bleiben stets auf den ganzen Menschen bezogen und geraten so nicht in Gefahr, in reduktionistische Sackgassen zu führen. Des weiteren bewahrt dieses Modell den Arzt und damit auch den Patienten vor der Scheinsicherheit angeblich »richtiger« Diagnosen. Beiden wird klar, daß Diagnosen Interpretationsmodelle und Handlungsanweisungen sind: nicht mehr, aber auch nicht weniger!

4.3.2.1 Eine weitere Krankengeschichte

Das Sprechzimmer betritt ein 31jähriger, mittelgroßer, schlanker und korrekt gekleideter Mann, mit der Bitte um Behandlung seines Bronchialasthmas. Er leide schon seit seinem vierten Lebensjahr an Asthmaanfällen. Nach dem Tode seiner Mutter – er sei damals zehn Jahre alt gewesen – wurde er bis zur nochmaligen Heirat seines Vaters von verschiedenen Verwandten aufgezogen. Den Vater habe er anfangs sehr bewundert, konnte aber von ihm nur durch überdurchschnittliche Leistungen Anerkennung bekommen. Später – etwa von der Pubertät an – wurde sein Verhältnis zu ihm sehr gespannt, weil der Vater dauernd Frauengeschichten gehabt und später auch seine Stiefmutter, an der der Patient sehr gehangen habe, verlassen hat. Heute unterhalte er zu ihm überhaupt keine Beziehung mehr. In der Zeit nach dem Tode seiner Mutter, bis hin zu seiner Studentenzeit, habe er an sehr schweren Asthmaanfällen gelitten. In der Schule habe er versagt und mußte das Gymnasium verlassen. Es gelang ihm aber dann, auf dem zweiten Bildungsweg, das Abitur nachzuholen, zu studieren und das Studium sehr erfolgreich abzuschließen. Um die Zeit des Abiturs habe er häufig Magenbeschwerden gehabt, und bei einer Röntgenuntersuchung sei auch ein Zwölffingerdarmgeschwür festgestellt worden. Während seines Studiums habe er sich unter seinen Studienkollegen sehr wohl gefühlt, keine Magenbeschwerden mehr gehabt, aber wieder schwerste Asthmaanfälle bekommen. Dies habe sich erst gebessert, nachdem er etwa ein Jahr lang in psychotherapeutischer Behandlung gewesen sei. Damals habe er auch seine Frau kennengelernt und bald geheiratet. Jetzt sei er in führender Position in der Industrie tätig. Bei beruflichem Streß bekomme er immer Magenschmerzen. Die Versicherung der Ärzte, daß seine Magenschmerzen nur nervös seien, glaube er zwar, doch würden sie ihn kaum beruhigen. Unangenehmer sei ein gewisses Leere- und Angstgefühl, das ihn immer am Wochenende befalle. Besonders unangenehm aber seien die Asthmaanfälle, die er jetzt regelmäßig während seines Urlaubs, aber nie während der Arbeitszeit bekomme. Seine ursprünglich glückliche Ehe habe darunter gelitten, da seine Frau ihm unterstelle, er bekomme seine Asthmaanfälle nur, um im Urlaub seinen Willen durchzusetzen.

Auf die Frage des Arztes, ob er nicht noch etwas von seiner Mutter berichten könne, antwortet er, er habe an sie so gut wie keine Erinnerung mehr, bekommt aber dabei Tränen in die Augen. Kurze Zeit später erwähnt er, daß auch seine ehemalige Psychotherapeutin bereits verstorben sei. Dann berichtet er, daß er sich an Menschen überhaupt kaum erinnern könne. Alle seine früheren Erinnerungen beziehen sich ausschließlich auf Räume und Gegenstände. Zu seiner Ehefrau habe er ein eigenartig zwiespältiges Verhältnis. Während er sie einerseits dringend brauche und sehr auf ihre Anerkennung und Zuneigung angewiesen sei, weiche er doch zunächst einmal reflektorisch einen Schritt zurück, wenn sie spontan auf ihn zukomme.

Wir können nicht auf alle Einzelheiten dieser Fallgeschichte eingehen, sondern müssen uns auf einige besonders wichtige Aspekte beschränken: Bereits seit seinem vierten Lebensjahr leidet der Patient an Asthmaanfällen, die jedoch in verschiedenen Lebensabschnitten und in verschiedenen Situationen in recht unterschiedlicher Stärke auftreten. In den letzten Jahren treten sie zum Beispiel nur noch im Urlaub, dann aber geradezu ehestörend, auf. Umgekehrt tritt sein Magenleiden nur, wie er sich ausdrückt, in beruflichen »Streß-Situationen« auf. Seine »Wochenend-Depressionen« können wir schließlich als weiteres Krankheitsgeschehen herauslösen. Wir sehen also, daß dieser Patient in verschiedenen Lebens- und Umweltsituationen an jeweils verschiedenen Krankheiten leidet.

»Warum gerade hier – warum gerade jetzt?« – lautet eine grundlegende Fragestellung Viktor von Weizsäckers. Offenbar treffen hier eine angeborene Konstitution und eine erworbene Disposition auf eine bestimmte Lebens- und Umweltsituation, und das Resultat ist dann das, was wir eine »Krankheit« nennen. Wären Konstitution und Disposition unseres Patienten von anderer Art, er würde in diesen Lebenssituationen kaum erkranken – jedenfalls nicht in der gleichen Weise. Sind doch viele ähnliche Umweltsituationen für andere Menschen nicht oder in ganz anderer Weise pathogen.

Die Begriffe *Konstitution, Disposition* und *Umweltsituation* haben wir bereits definiert (vgl. Kap. 1). Der Begriff der *Konstitution,* der unser phylogenetisches Erbe – also unser genetisches Potential, gleichsam unsere ererbten Programme – beinhaltet, ist dabei noch der am wenigsten problematische.

Schwerer läßt sich *Disposition* definieren; sie umfaßt nicht nur die im Laufe des Lebens unter verschiedenen physikalisch-chemischen oder biologischen (zum Beispiel infektiösen) Noxen erworbenen individuellen Änderungen der ererbten Programme, sondern ebenso die im Laufe der individuellen Entwicklung erworbenen »Objektbeziehungen«. Damit sind die mitmenschlichen Beziehungen und das sie begleitende subjektive Erleben gemeint. Unser Patient konnte sich zum Beispiel bewußt nicht mehr an seine Mutter erinnern, war aber gefühlsmäßig bei ihrer Erwähnung so betroffen und aufgewühlt, daß er Tränen in die Augen bekam. Während des Studiums verlor er sein Asthma weitgehend im therapeutischen Umgang mit einer Psychotherapeutin. Jetzt bekommt er die Asthmaanfälle wieder, wenn er mit seiner Frau in den Urlaub fährt. Der Zusammenhang zwischen Krankheitsverhalten und bestimmten mitmenschlichen Beziehungen erscheint naheliegend. Er ist auch aus vielen psychoanalytischen Behandlungen erwiesen, die gerade die psychische Disposition der Patienten, nämlich ihre pathologischen Objektbeziehungen, zu ändern suchen. Auch die Begriffe *Umwelt* und *Situation* stellen uns vor eine Reihe von Problemen, die wir mit unseren bisher in der Medizin üblichen Interpretationsmodellen nicht lösen können.

Es zeigt sich wieder, daß wir die Erkrankungen unseres Patienten nicht ausreichend verstehen, solange wir die Reaktion seines Organismus von seiner Umwelt seinen Objektbeziehungen und der Situation, in der er sich jeweils befindet, trennen. Die rein physiologisch-objektive Beobachtung des Verhaltens muß offenbar durch das subjektive Erleben des Patienten und seine sozialen Beziehungen ergänzt werden, um das Krankheitsgeschehen voll zu erfassen und um wirksam helfen zu können. Im Gegensatz zu den bisher in der Medizin üblichen Interpretationsmodellen, die entweder nur die Körpervorgänge im Sinne einer komplizierten Maschine oder andererseits seelische Vorgänge nach den Modellen eines »seelischen Apparates« im Sinne von Freud oder aber als Konditionierungsprozesse im Sinne der Lerntheorie beschreiben konnten, erfaßt das Situationskreismodell die *Beziehungen* zwischen dem Patient und seiner Umwelt und ermöglicht so eine »ganzheitliche« Beschreibung des Krankheitsgeschehens.

4.3.3 Der Situationskreis und das Streß-Konzept

Als drittes Kriterium für die Brauchbarkeit des Situationskreis-Modells wollen wir untersuchen, ob es die Phänomene, welche das Streß-Konzept zu fassen sucht, ohne dessen Unklarheiten und Widersprüche beschreiben kann. Dabei geht es um die Frage, wie die Gesundheits- und Krankheitstheorie aussieht, die sich von dem Situationskreis-Modell ableitet.

Wir hatten geschildert (vgl. Kap. 1), daß Selye sich ursprünglich in Vorlesungen über Infektionskrankheiten für die unspezifischen Krankheitszeichen zu interessieren begann, aus denen er später seine Lehre vom unspezifischen Streß entwickelt hat. In diesem Zusammenhang wird der Begriff *spezifisch* als Eigenschaft von Zeichen definiert, die nur bei einer, aber nicht bei anderen Infektionskrankheiten auftreten, während der Begriff *unspezifisch* für Zeichen reserviert ist, die sich bei allen oder doch bei verschiedenen Infektionskrankheiten finden. Das Begriffspaar spezifisch/unspezifisch ist hier in dem Kontext der Infektionskrankheiten definiert.

Wenn es sich jedoch darum handelt, Infektionskrankheiten von nicht infektiösen Erkrankungen zu unterscheiden, wird das Begriffspaar in einem anderen Kontext definiert. Jetzt sind die (eben noch unspezifischen) Zeichen, die bei allen oder vielen Infektionskrankheiten auftreten, spezifisch für diese, während unspezifisch jetzt soviel wie »nicht infektiös« bedeutet. Die Begriffe spezifisch/unspezifisch sind also relativ. Sie verlangen die Angabe des Kontextes, in dem sie verwendet werden. Der aber kann nur dem Dialog entnommen werden, der sich zwischen dem Organismus und seiner Umgebung auf der Stufe physischer, psychischer und sozialer Phänomene abspielt.

Zu keinem brauchbaren Modell führt die Vorstellung, man könne Organismus und Umgebung als zwei unabhängige Entitäten auffassen, die nach Art mechanischer Gebilde aufeinander einwirken, wobei dann zu starke Einwirkungen die Widerstandskraft des betroffenen Gebildes übersteigen und zu dessen Schädigung führen können.

Auch die Annahme, daß eine Summierung von Einwirkungen geringerer Stärke über Ermüdungserscheinungen des »Materials« schließlich zu den gleichen Schäden führen könnten, hilft nicht weiter. Von derartigen Vorstellungen lebt auch der Begriff *Belastung,* der in der Medizin eine große Rolle spielt und wie viele andere Begriffe ohne kritische Prüfung aus der Technik übernommen ist (Pflanz u. v. Uexküll 1952).

Hinkle (1973) kommt in einer kritischen Analyse der Rolle, welche das Streß-Konzept in den biologischen und sozialen Wissenschaften gespielt hat, zu einem ähnlichen Urteil:

»Eine praktische Schwierigkeit für die Anwendung des Streß-Konzeptes auf soziale und biologische Systeme war seine offensichtliche Analogie zu der Verwendung, die das Konzept in der Physik und den Ingenieurwissenschaften findet. Das hat zu vielen erfolglosen Versuchen geführt, Streß zu quantifizieren und zu messen. Manche dieser Versuche gingen von der unkritischen Vorstellung aus, es bestünde eine lineare Beziehung zwischen den Ereignissen außerhalb des Organismus und den Ereignissen innerhalb des Organismus (...). Die Unfähigkeit aller Autoren, den Zustand Streß in einer Weise zu definieren, die quantifiziert werden kann, hat auch die Versuche Streß innerhalb lebender Systeme zu messen, entmutigt. Trotzdem reißen die Bemühungen nicht ab, den Grad von Streßhaftigkeit für Ereignisse oder Situationen in der sozialen Umgebung zu quantifizieren.«

Man hat Selye ferner vorgeworfen, sein Streß-Konzept würde zu einseitig die Effekte der ACTH (adrenocorticotropes Hormon) bzw. der Hypophysen-Nebennieren-Aktivität herausstellen. Dieser Vorwurf ist richtig, aber er trifft nicht den Kern des Problems. Auch Cannon hat für die Deutung seiner *emergency states* zu einseitig die Wirkung des Adrenalin herangezogen. Aber er hat ein Konzept entwickelt, das neu und in sich geschlossen ist. Es beschreibt einen Dialog zwischen dem Organismus und seiner Umgebung, in dem Ereignisse der Umgebung eine Bedeutung für den Organismus erlangen, dessen Verfassung die Grundlage für die Bedeutungserteilung ist. Hier versagt das Streß-Konzept. Sein Verdienst beschränkt sich auf den Hinweis, daß physikalische und chemische Faktoren für den Organismus Bedeutungen haben, die aus den physikalisch-chemischen Eigenschaften nicht vorhergesagt werden können. Selye hat aber nicht die Konsequenz gezogen, daß die Begriffe *spezifisch/unspezifisch* in dem Bedeutungszusammenhang eines »Dialogs« zwischen Organismus und Umgebung definiert werden müssen.

Das *Situationskreismodell* beschreibt die Beziehungen zwischen Organismus und Umgebung als »Dialog«, in welchem die Beziehungen geschaffen werden, in denen im Laufe der Phylogenese Konstitution und im Laufe der Ontogenese Dispositionen entstanden sind und die täglich und stündlich gegen die verschiedensten Widerstände, die als *Streß* gemeistert und erduldet werden müssen, neu aufgebaut werden.

Im Rahmen eines solchen »Dialogs«, als einem allgemeinen Schema, können je nach der Art der Organismen und der Natur ihrer Umgebung sehr verschiedenartige »spezifische« Beziehungen entstehen. Sie lassen sich jedoch alle als Variationen jenes »allgemeinen dialogischen Lebensgeschehens« verstehen, wie es der Funktionskreis für Tiere und der Situationskreis für Menschen beschreiben.

Damit erhalten wir Modelle, mit deren Hilfe wir uns vorstellen können, wie dies dialogische Lebensgeschehen als *allgemeines Gesundsein* den Hintergrund und das Gegenstück zu jenem *allgemeinen Kranksein* bildet, dem das Streß-Konzept nachspürt.

Ebenso wie »Umwelt« und »Wirklichkeit« nicht vorgefunden sondern erzeugt werden müssen, so verhält es sich mit der Gesundheit. Von ihr sagt Viktor von Weizsäcker (1955):

»Die Gesundheit eines Menschen ist eben nicht ein Kapital, das man aufzehren kann, sondern sie ist überhaupt nur dort vorhanden, wo sie in jedem Augenblick erzeugt wird. Wird sie nicht erzeugt, dann ist der Mensch bereits krank.«

Erzeugen von Wirklichkeit und Erzeugen von Gesundheit gehen Hand in Hand; Gesundsein vollzieht sich als ständiger Auf- und Umbau der konkreten Beziehungen zwischen Lebewesen und Umgebung, welche die Befriedigung der vitalen Bedürfnisse ermöglichen. Daher stellt die Summe der geglückten Beziehungen zwischen einem Lebewesen und seiner Umgebung (das heißt der Beziehungen, die Bedürfnisbefriedigung und »Selbstverwirklichung« ermöglichen) eine befriedigende individuelle Wirklichkeit für den Menschen dar. Auf den kürzesten Nenner gebracht ist also *allgemeines Gesundsein* das Meistern des Auf- und Umbaus der individuellen Wirklichkeit – *allgemeines Kranksein* gestörte Wirklichkeitsbildung.

In dieses Konzept läßt sich auch zwanglos die »klassische« zell- und organbezogene Krankheitstheorie einbeziehen. Wenn es – aus welchen Gründen immer – zu einer pathologischen Zellmutation kommt und eine Körperzelle zu einer Krebszelle wird, dann ist der Träger dieser Zelle noch nicht »krank«, denn die Störung im Subsystem Zelle kann durch Abwehrvorgänge der Suprasysteme »Zellverbände, »Organe« und »Organismus« – etwa durch Immunvorgänge, T-Lymphozyten und andere Prozesse, die wir erst allmählich zu durchschauen beginnen – eliminiert werden. Erst wenn die Abwehrvorgänge der übergeordneten Systeme – durch Übersetzungsfehler bzw. fehlende Programme im außersprachlichen Zeichensystem (vgl. Kap. 3, S. 246) – versagen, nimmt der Mensch Beschwerden und Leistungseinschränkungen wahr. Seine individuelle Wirklichkeit hat sich verändert, er ist jetzt »krank«.

Für den ständigen Auf- und Umbau unserer Wirklichkeit sind die Programme, die wir entweder mit auf die Welt gebracht oder im Laufe unseres Lebens erworben haben, entscheidend. Sie enthalten die Kodes, nach denen wir die

Stimuli, die wir aus unserem Körper und aus der Umgebung empfangen, deuten, und die dafür sorgen, daß unser Dialog mit der Umgebung nicht abreißt.

Wenn eines dieser Programme Stimuli falsch deutet (z.B. durch Prognosen, die nicht eintreffen), ersetzen wir das irreführende Programm durch ein besseres. Das hat noch nichts mit Streß und Adaption zu tun, sondern gehört zur permanenten Routine, die uns befähigt, auf der physischen, psychischen und sozialen Ebene adäquat zu reagieren. Piaget betont, daß ein gewisser Spielraum für die Variation der verfügbaren Programme sogar eine lebenswichtige Funktion hat, indem er »Wiedererkennen« ermöglicht (vgl. Kap. 4.3.1.3.). Das kann erklären, warum ein völlig unproblematisches Dasein – vor allem für Jugendliche – unerträglich sein kann. Der Spielraum, den unsere (»spielerische«) Phantasie benötigt, würde dem Ausmaß an *Streß* entsprechen, den wir für unsere Gesundheit brauchen, und den Selye von krankmachendem Streß unterscheidet, den er *strain* genannt hat.

Das Bild ändert sich aber, wenn kein besseres Programm zur Verfügung steht und wenn es auch nicht gelingt, ein neues Programm zu entwickeln, wenn mit anderen Worten die Grenze der Fähigkeit für Problemlösungen erreicht ist. Dann bleibt die Problemsituation bestehen – es herrscht ein Zustand der »Maladaption«. Jetzt werden die Stimuli zu »Stressoren«, die unlösbare Situation zur »Alarmsituation« und die Reaktion des Betroffenen zur »Alarmreaktion«, die, wenn nicht doch noch rechtzeitig eine Lösung des Problems gelingt, mit *allgemeinem Kranksein* einhergeht. Dieses allgemeine Kranksein entspricht dem, was Balint (1957) als Stadium des *unorganisierten Krankseins* bezeichnet.

Unter diesem Gesichtspunkt kann jede Änderung der Umgebung oder der eigenen Verfassung, die eine Entwicklung neuer Programme erfordert, eine Gefährdung des Gesundseins bedeuten. Die Versuche, Listen derartiger Ereignisse zusammenzustellen, die mit psychosozialen Veränderungen *(psychosocial transition)* oder »Lebensereignissen« *(life-events;* Holmes u. Rahe 1967, Rahe u. Rahe 1968, Rahe 1972) einhergehen, die bei den meisten Menschen Umstellungen und Adaptionsleistungen erfordern, haben der Streßforschung neuen Auftrieb gegeben.

In unserem Fallbeispiel stellten wir aufgrund des Situationskreis-Modells die Hypothese auf, daß die Programme, die dem Patienten zur Verfügung standen, keine angemessene Antwort auf die Stimuli der Situation »hohe Leistungsanforderung«, »Urlaub mit der Ehefrau« und »Entspannung am Wochenende« ermöglichten. Deshalb entstanden Streß-Situationen. In diesen Situationen erkrankte unser Patient jedoch an ganz verschiedenen »spezifischen Krankheiten«: an Ulcus duodeni, Asthma bronchiale und depressiver Verstimmung, die jeweils verschiedene ätiologische und pathogenetische Probleme aufwerfen.

Diese Krankheitsbilder sollen gleichzeitig Varianten eines *allgemeinen Krankseins* als Ausdruck eines gestörten Dialogs mit der relevanten Umgebung sein. Hinter allen noch so differenzierten und spezifischen Krankheiten sollen wir immer wieder die gleiche – gewissermaßen isomorphe – Konstellation finden, daß der Dialog mit der Umgebung abreißt, weil keine passenden Programme zur Lösung der Problemsituation zur Verfügung stehen bzw. die Zeichen nicht entziffert werden können und »die Synthesis zwischen Organismus und Umgebung« nicht zustande kommt. Diese unspezifische Situation würde etwa dem entsprechen, was Schmale (1958) und Engel und Schmale (1972) mit den Termini *Hilflosigkeit* und *Hoffnungslosigkeit* beschrieben haben, Situationen, in denen nach unserer Terminologie das pragmatische oder das kommunikative Realitätsprinzip oder beide versagen (vgl. Kap. 5).

Aber selbst wenn wir in all den verschiedenen spezifischen Krankheiten diesen allgemeinen Hintergrund finden sollten, wofür – wie wir sehen werden – vieles spricht, bleibt die Klärung des Zusammenhangs zwischen dem allgemeinen Hintergrund und den spezifischen Krankheiten (die im Vordergrund ablaufen) eine dringliche Aufgabe.

Sie stellt uns zunächst vor das Problem, daß die von Weiner (1985d, 1986) angeführten Argumente gegen das Selyesche Streß-Konzept aufwerfen. Er weist darauf hin, daß Organismen, nicht wie Selye annahm, auf jede Störung uniform, sondern auf verschiedene Störungen different, also spezifisch, reagieren. Er meint daher, man müsse die These eines unspezifischen pathogenen Zustandes, eines *allge-*

meinen Krankseins als Disposition für spezifische Krankheiten zurückweisen.

Gegen diese Konsequenz spricht zunächst ein theoretisches Argument: alle Begriffe nehmen Abstraktionen vor, indem sie verschiedene Dinge zusammenfassen. Meyer (1984) hat auf die Probleme aufmerksam gemacht, die damit für die Klassifikation von Krankheitseinheiten gegeben sind. Er weist auf das allgemeine Problem der »Taxonomie« hin, das jeder Wissenschaft gestellt ist, und das beispielsweise Linné in der Botanik mit der Definition von Kriterien für Arten und Gattungen von Pflanzen lösen mußte.

Linné stützte sich dabei auf gemeinsame Merkmale vieler Pflanzenarten, vergleichbar den »allgemeinen Symptomen« für die »Gattung« Infektionskrankheiten, die dem Medizinstudenten Selye aufgefallen waren.

Solche »gemeinsame Merkmale«, die eine taxonomische Abgrenzung aller Krankheitszustände von Gesundheit erlauben, und die nicht nur das bekanntermaßen nicht ganz verläßliche »Krankheitsgefühl« als subjektives Kriterium heranziehen, wären für die Medizin von unschätzbarem Wert. Sie würden helfen, bisher ungelöste Probleme einer wirksamen Prophylaxe und Früherkennung zu lösen. Aus diesem Grunde sind die Beobachtungen wichtig, nach denen es, trotz aller Einwände gegen ein unspezifisches *allgemeines Kranksein* als Disposition für verschiedene spezifische Krankheiten, Zustandsbilder gibt, die diese Kriterien erfüllen.

Außer dem »Merkmal«, das Engel und Schmale (1972) als Hilflosigkeit und Hoffnungslosigkeit beschrieben haben, gibt es eine kaum noch überschaubare Zahl von Beobachtungen über Merkmale von Situationen, die mit einer Disposition zu den verschiedenartigsten spezifischen Krankheiten einhergehen (Weiner 1982a). So wird realer oder befürchteter Objektverlust als ein Faktor beschrieben, der zum Ausbruch von Krebs (Bahnson 1969, Kissen 1967, Le Shan 1966), Tuberkulose (Day 1951), juvenilem Diabetes (Stein und Charles 1971) und Herzleiden (Perlman et al. 1971) beitragen soll.

Wir haben schon auf die Untersuchungen hingewiesen, die durch quantitative Gewichtung gravierender Lebensereignisse die Adaptationsleistung zu messen versuchen, die

Individuen aufbringen müssen, um sich veränderten Umgebungsbedingungen anzupassen. Holmes und Rahe (1967) haben in retrospektiven und prospektiven Untersuchungen den Zusammenhang zwischen solchen Situationen und dem Ausbruch der verschiedensten Krankheiten wahrscheinlich gemacht.

Neben diesen Untersuchungen mit globalen Meßinstrumenten haben Untersuchungen über den Einfluß einzelner schwerwiegender Lebensereignisse wie der Tod des Partners, Katastrophen, Verlust des Arbeitsplatzes usw. bestätigende Hinweise auf einen Zusammenhang zwischen derartigen Situationen und Krankheit erbracht. So fanden zum Beispiel Kasl und Cobb (1970) und Kasl, Gore und Cobb (1975) bei Personen, die ihren Arbeitsplatz verloren hatten, einen erhöhten Blutdruck, der sich normalisierte, wenn wieder Arbeit gefunden wurde. Bereits die Aussicht auf Arbeitslosigkeit führte zu einer Erhöhung der Harnsäure im Blut, die um so ausgesprochener war, je mehr die Sorge vor dem Verlust den Betroffenen belastete. Blieb der Arbeitsplatz gesichert oder konnte neue Arbeit gefunden werden, normalisierte sich der Harnsäurespiegel wieder. Saxena (1980) berichtet über eine Zunahme der Hyperlipidämie Typ II nach Fredrickson, einen Abfall der Lipoproteine von hoher Dichte und Verhaltensänderungen, vor allem vermehrten Zigaretten- und Alkoholkonsum – also eine Zunahme der Risikofaktoren für Arteriosklerose – bei Arbeitslosigkeit.

Aus diesen und zahlreichen anderen Untersuchungen geht eindeutig hervor,

- daß Vorgänge in der Umgebung, wie soziale Belastungen, Umstellungen oder Verluste, zwar nicht unabhängig von der Persönlichkeit, der sie zustoßen, gewichtet werden können.
- daß sie aber, sofern sie mit einer Zunahme der Morbidität verbunden sind, unspezifisch, das heißt als disponierend für von Fall zu Fall ganz verschiedene, fast möchte man sagen, beliebige Krankheiten gewertet werden müssen.

Persönlichkeitsfaktoren, die dazu beitragen, daß eine Situation zu Krankheit disponiert, sind der Ernst, mit der der Betroffene eine Situation einschätzt, seine Hilfsmittel und seine Bereitschaft und Fähigkeit den Herausforderungen der

Situation zu begegnen (Frankenhäuser 1979). Merkmale einer belastenden Situation sind deren Neuartigkeit, Zweideutigkeit und herausfordernder Charakter, sowie die Erwartungen, die der einzelne mit ihr verbindet, alles in allem also Merkmale, die man als charakteristisch für Schwierigkeit oder Unmöglichkeit bezeichnen kann, das mit der Situation gestellte Problem zu lösen.

Es handelt sich also um Merkmale, die man als Gefährdung des Dialogs mit der Umgebung oder als Unmöglichkeit bezeichnen kann, den Dialog fortzusetzen, in dem unsere individuelle Wirklichkeit entsteht und die unerläßliche Kontinuität findet. Man könnte von einer Situation sprechen, in welcher der einzelne keine »genügend gute Umgebung« findet, die nach Winnicott (1973) Voraussetzung für den »intermediären Raum« ist, in dem ein Dialog zustande kommen kann.

Die Frage, wie man eine solche Erfahrung, für die der Terminus *streßvoll* verwendet wird, auf eine wissenschaftlich sinnvolle Weise definieren kann, beantwortet Siegrist (1980) mit dem Hinweis auf ein »fundamentales Belohnungssystem« *(reward system)*, in Form von Belohnung für Tüchtigkeit, Erfolg und Kontinuität des sozialen Status, körperlicher Integrität usw., dessen »äußere oder innere Standards« in Frage gestellt werden. Er spricht von *aktivem Distress*, wenn die Bemühungen des Individuums, die in der Situation gestellten Probleme zu lösen *(coping)*, keinen Erfolg haben.

Alle Versuche, die Merkmale solcher, zu Krankheit disponierender Situationen zu ermitteln, laufen darauf hinaus, den quantitativen und normativen Charakter, das heißt jenes Prinzip zu definieren, das den Umgebungsfaktoren die Bedeutung erteilt, die sie für das Individuum haben, und das darüber entscheidet, ob die lebensnotwendige Synthese zwischen Organismus und Umgebung zustande kommt. Dies Prinzip, das Siegrist (1980) mit den Begriffen eines *äußeren und inneren Standards* umschreibt, entspricht letzten Endes einem »Sollwert«; diesen Sollwert glauben wir für die individuelle Wirklichkeit in den beiden Prinzipien einer pragmatischen und kommunikativen Realität gefunden zu haben (vgl. Kap. 7).

Für eine umfassende Krankheitstheorie ist aber der Dialog zwischen dem Individuum und seiner Umgebung nur ein Aspekt. Die Dialoge, die innerhalb des Organismus (zwischen Organen, Geweben und Zellen) stattfinden, und die gemeinsame Innenwelt eines *milieu interne* zustande bringen und erhalten, müssen auch beschrieben werden. Und – last not least – müssen die verschiedenen Dialoge mit den von ihnen begründeten »Innenwelten« und »Umwelten« mit der individuellen Wirklichkeit – und diese wieder mit der sozialen Wirklichkeit, in welcher das Individuum lebt, in Beziehung und Übereinstimmung gebracht werden.

Ein Ordnungsschema, das dem Arzt die Orientierung ermöglicht, das nicht nur die Unterschiede zwischen den verschiedenen Integrationsebenen deutlich macht, sondern auch das Problem der Beziehungen zwischen ihnen zu formulieren hilft, findet sich in dem Modell des hierarchischen Systems. Wir haben es im Zusammenhang mit der Systemtheorie und ihrer Bedeutung für die Medizin (vgl. Kap. 2) besprochen. Hier wollen wir ein Konzept referieren, das diese Zusammenhänge illustriert. Das Konzept ist in einem Vorschlag angedeutet, den Weiner (1982a) für eine Forschungsstrategie macht, die von dem Vorhandensein von Subgruppen bei verschiedenen Krankheiten und der Vorstellung ausgeht, daß diese Subgruppen durch *Marker* identifiziert werden können.

4.4 Der Begriff des Markers

Die Faktoren, die bei einer multifaktoriellen Konstellation für den Erwerb von Krankheiten von Bedeutung sind, gehören einem sozialen, einem psychischen und einem physiologischen Bereich an. Die Grenzen, welche diese Bereiche voneinander trennen, lassen sich nicht mit Vorstellungen überwinden, die nur in einem Bereich sinnvoll sind, aber nicht in den anderen. Die der Technik entlehnte Vorstellung eines »verbindenden Mechanismus« ist (in Grenzen) im physiologischen Bereich sinnvoll. Im psychologischen Bereich können wir von Mechanismen nur noch in Form von Metaphern sprechen. Was wir unter Mechanismen im sozialen Bereich verstehen sollen, bleibt ganz unklar.

Man kann einwenden, daß der Begriff *Mechanismus* in der Biologie und der Medizin längst nicht mehr in dem

Sinne des reduktionistischen Paradigmas als monokausales, monofaktorielles, eindimensionales Geschehen aufgefaßt wird, in dem Ätiologie durch einen rigiden Alles-oder-Nichts-Determinismus auf einzelne Phänomene reduziert ist. Diese Vorstellungen eines monokausalen Determinismus ist längst durch Vorstellungen eins multifaktoriellen probalistischen Determinismus ersetzt.

Das stimmt bis zu einem gewissen Grade. Tatsächlich werden in wechselndem Ausmaß und in wechselnder Konsequenz systemische Modelle mit multifaktoriellen Ansätzen verwendet. Das ist vor allem dort der Fall, wo kybernetische Modelle eingesetzt werden.

Auf der anderen Seite werden aber auch diese Modelle häufig mehr oder weniger ausgesprochen als Beschreibungen von Kausalketten verstanden, die nur in größeren oder kleineren »Schleifen« oder »Netzen« miteinander interferieren. Das Ideal der wissenschaftlichen Forschung bleibt die Identifikation derartiger kausaler Elemente. Man versucht auf diese Weise die komplexen Modelle auf das alte Schema der Stimulus-Response-Ursache-Wirkungs-Zusammenhänge als das eigentlich strukturierende Prinzip zurückzuführen, und die Beziehungen zwischen Organismus und Umgebung im Sinne der klassischen Vorstellungen Pawlows und Skinners als Ergebnis von Konditionierungsvorgängen aufzufassen. Dabei macht man sich nicht klar, daß Konditionierungsvorgänge – wie wir in Kapitel 2

Man übersieht, daß die Kategorie der Bedeutung grundsätzlich nicht mit Kausalvorstellungen erfaßt werden kann, sondern nur zeichentheoretisch zu beschreiben ist. Daher besteht der Unterschied zwischen dem alten Mechanismus-Paradigma und dem neuen Paradigma darin, daß Beziehungen zwischen Organismen und Umgebung und zwischen Organismen und Organismen nicht mehr als Kausal- sondern als Zeichenprozesse gesehen werden. Ein Zeichenprozeß ist immer eine Verbindung zwischen einem Subjekt und einem Objekt und nicht zwischen einer Ursache und einer Wirkung.

ausgeführt haben – andere als kausal-mechanische Erklärungsmodelle erfordern.

Das gilt bereits für die Beschreibung der Beziehungen zwischen einzelnen Zellen und ihrer Umgebung.

Die zahlreichen Untersuchungsergebnisse, von denen wir einige zitiert haben, besagen zunächst nur, daß soziale Faktoren, die mit einer Häufung von Krankheit korrelieren, mit anderen sozialen Faktoren verknüpft sind, mit denen sie gemeinsam eine komplexe soziale Situation bilden. Die untersuchten Faktoren »markieren« mit anderen Worten eine komplexe soziale Konstellation, die mit einer Krankheitshäufung in Zusammenhang steht. Das gleiche gilt für die psychologischen und dic physiologischen Faktoren. Auch sie markieren jeweils komplexe psychologische bzw. physiologische Konstellationen. Sie sagen aber nichts darüber aus, wie soziale Konstellationen mit psychologischen und diese mit physiologischen verknüpft sind. Sie sagen lediglich, daß es auf jeder dieser drei Phänomen-Ebenen *Marker* für Konstellationen gibt, die mit der Entstehung von Krankheiten in einem Zusammenhang stehen. Es ist daher sinnvoll von *Markern* für soziale, für psychologische und für physiologische Konstellationen zu sprechen, und zunächst die Frage offen zu lassen, ob und wie diese verschiedenen Konstellationen sich gegenseitig bedingen. Physiologische Marker sind zum Beispiel ein erhöhter Pepsinogenspiegel, erhöhte Harnsäurewerte und erhöhte Rheumafaktoren; psychische Marker sind beispielsweise eine starke Aggressionshemmung oder das Typ-A-Verhalten nach Fridman und Rosenman (1960); soziale Marker sind beispielsweise der Verlust einer wichtigen Beziehungsperson.

Das Problem, das es dann zu lösen gilt, ist viel allgemeinerer Natur. Es läßt sich als die Frage formulieren, welche der so markierten Konstellationen mit welchen Konstellationen der anderen Ebene vereinbar bzw. kompatibel sind, ohne daß Krankheiten entstehen.

Eine Zusammenstellung der verschiedenen unvereinbaren Konstellationen ergibt dann eine Liste untragbarer oder pathologischer Kombinationen, die bei bestimmten Individuen zu bestimmten Krankheiten führen können. Eine derartige Liste von Unvereinbarkeiten oder Inkompatibilitäten zwischen Konstellationen der sozialen, der psychologischen und der physiologischen Ebene (bzw. der *Marker*), welche die betreffenden Konstellationen bezeichnen, ist bereits im Entstehen.

Weiner (1982) geht davon aus, daß es in jeder Population Gruppen von Personen gibt, die für bestimmte Krankheiten disponiert sind, aber nicht erkranken. Bei einigen bedingt eine Erhöhung der Isoenzyme Pepsinogen I eine Disposition für ein Ulcus duodeni; bei anderen bedeutet das Vorhandensein von IGE-Antikörpern die Disposition für ein allergisches Asthma bronchiale; bei wieder anderen schafft die Fähigkeit Anti-Kolon-Antikörper zu bilden, eine Disposition für Colitis ulcerosa. Bei einer weiteren Gruppe ist die Fähigkeit zur Bildung von Autoimmun-Antikörpern gegen den TSH-Rezeptor ein Risiko für eine Erkrankung der Schilddrüse, und bei einer noch anderen Gruppe markieren Rheumafaktoren eine Disposition zu rheumatoider Arthritis.

Alle diese Marker für physiologische Konstellationen findet man bei Gesunden und bei Personen, die an bestimmten Subformen der entsprechenden Krankheiten leiden. Das eröffnet die Möglichkeit, homogene Gruppen von Personen zusammenzustellen, die für die betreffenden Subformen einer Krankheit disponiert sind. Man kann nun die psychologischen Charakteristika dieser Personen untersuchen. Wenn man dann zu den Markern für physiologische Konstellationen auch Marker für psychologische Konstellationen gefunden hat, kann untersucht werden, wie die sozialen Konstellationen aussehen, in denen die betreffenden Personen erkranken. Auf diese Weise entstehen Listen von unvereinbaren bzw. inkompatiblen Kombinationen der auf den verschiedenen Ebenen vorherrschenden Konstellationen.

Der Begriff des *Markers* erlaubt also, das allgemeine Konzept eines unspezifischen Zustandes, der mit der Neigung krank zu werden einhergeht, genauer zu definieren, ohne die Vorstellung eines verbindenden Mechanismus zu bemühen. Wir kommen dann zu dem Schluß, daß der disponierende Faktor weder in einer physiologischen, noch in einer psychischen, noch in einer sozialen Konstellation allein gesucht werden darf, sondern in einer Kombination der drei Ebenen. Danach würde es zum Ausbruch einer

Krankheit kommen, wenn eine bestimmte physiologische Konstellation mit einer bestimmten psychischen Empfindlichkeit und einer sozialen Situation zusammentreffen, welche die betreffende Person vor Probleme stellt, zu deren Lösung ihr (aufgrund der Unvereinbarkeit der Konstellationen auf den verschiedenen Ebenen) die Programme fehlen.

Man kann sich hier eine Ergänzungsreihe in dem Sinne vorstellen, daß bei starker physiologischer Prädisposition relativ geringe psychische Belastungen zur Krankheit führen und umgekehrt.

Im Unterschied zu dem Kontext kausaler Ursache-Wirkungs-Beziehungen, in dem Selye scinen unspezifischen Zustand definiert, entspricht der unspezifische Zustand einer ungelösten Problemsituation einer Verfassung, in der eine soziale, eine psychische und eine physiologische Konstellation nicht vereinbar sind. Diese Unvereinbarkeit oder Inkompatibilität der verschiedenen Ebenen kann bei verschiedenen Individuen ganz verschiedene Gründe haben. Sie kann die Disposition zu jeweils verschiedenen Krankheiten bedeuten. Das Unspezifische (bzw. das in allen Fällen Gleichartige) ist in dem Kontext, in dem wir diesen Begriff definieren, lediglich die Unvereinbarkeit, der auf den verschiedenen Ebenen herrschenden Konstellationen. Die Krankheitsgeschichten in diesem Kapitel sind eindrucksvolle Beispiele für diese Zusammenhänge.

Das eröffnet, wie Weiner (1982a) meint, eine neue Forschungsära. Während man in der psychosomatischen Forschung bisher psychologische Marker (zum Beispiel spezifische Konflikte) gekannt hat, würden wir jetzt physiologische Marker kennen, mit deren Hilfe sich Personen identifizieren lassen, die mit dem Risiko für die Subform einer bestimmten Krankheit behaftet sind. Die Möglichkeit, auf diese Weise homogene Gruppen zusammenzustellen, ihre psychischen Verletzlichkeiten zu untersuchen und die Ereignisse zu analysieren, die dem Ausbruch einer Krankheit vorausgehen (oder damit zusammenfallen), würde uns erlauben (und hat uns bereits erlaubt), manche Kontroversen der Vergangenheit zu lösen.

Mit dem Begriff des *physiologischen Markers* bekommt die Annahme eines »organischen Entgegenkommens«, von der Freud sprach, oder der »Organminderwertigkeit« Adlers einen konkreten Inhalt.

Sobald man in Begriffen der Systemtheorie denkt, bekommt das Konzept der Integration eine zentrale Bedeutung; unter einem systemtheoretischen Aspekt lassen sich Unvereinbarkeiten oder Inkompatibilitäten der verschiedenen phänomenalen Ebenen als Integrationsdefekte deuten: Programme für physiologische Abläufe sind unzureichend in Programme für psychische Auseinandersetzungen mit der Umgebung integriert und diese sind wieder mangelhaft in soziale Programme eingefügt. Spitz (1972) hat ganz ähnliche Vorstellungen entwickelt.

Er übernahm aus den damaligen Vorstellungen der Embryologie den Gedanken einer Stufenreihe der Organisation. Er schreibt (1972):

»In der Embryologie werden die Unterschiede zwischen den Stufen der Organisation von manchen als *Übergang von Quantität in Qualität* angesehen.«

Er zitiert dann Waddington (1940), der diesen Vorgang folgendermaßen beschrieben hat:

»Wenn Elemente eines bestimmten Komplexitätsgrades zu einer Einheit organisiert werden, die einer höheren Stufe der Organisation angehört, müssen wir annehmen, daß die Kohärenz der höheren Stufe von den Eigenschaften abhängt, die die einzelnen Elemente zwar schon besaßen, die sich aber nicht zeigen konnten, bevor die Elemente bestimmte Beziehungen zueinander eingegangen waren (...); das heißt, eine neue Stufe der Organisation läßt sich nicht durch die Eigenschaften erklären, nach denen sich ihre elementaren Einheiten als isolierte verhalten, sondern kann erst erklärt werden, wenn wir zu diesen bestimmten, andere Eigenschaften hinzufügen, welche die Einheiten erst entfalten, wenn sie in Beziehung zueinander getreten sind.«

Aufgrund dieses Modells entwickelt Spitz eine Vorstellung von Integration:

»Eine Vielzahl einzelner Komponenten, von denen einige zur Reifung, andere zur Entwicklung (das heißt zur spezifisch psychischen Entwicklung) gehören, sind integriert worden und werden von nun an mehr oder weniger als eine Einheit tätig. Es scheint, daß eine neue, eine höhere Stufe der Organisation erreicht worden ist (...). Was die Natur dieser höheren Stufe der Organisation angeht, schlage ich vor, sie als eine Organisation der bis dahin ungerichteten, unorganisierten, abfuhrsuchenden Triebe in einem strukturierten *Kräftefeld* zu beschreiben. (In einer Anmerkung macht Spitz deutlich, daß er mit diesem *Kräftefeld* etwas meint, das wir heute als ein System bezeichnen würden.) Diese Organisation vollzieht sich als ein Ergebnis der Bildung der psychischen und somatischen Struktur. Auf der somatischen Seite sind die Rezeptoren und Nervenendorgane so weit gereift, daß ihre koordinierte Funktion auf gerichtete Triebenergien angewiesen ist.«

Inkompatibilität der physiologischen, psychischen und sozialen Ebene können auf diese Weise als Folgen oder Ausdruck von Integrationsdefekten aufgefaßt werden. Das betroffene Subjekt erlebt den Zustand gelungener Integration als »Stimmung«, den Zustand mißlungener Integration als »Verstimmung«. Hier sei aber bereits darauf hingewiesen, daß die Konstellationen auf den verschiedenen Ebenen keinen statischen Strukturen entsprechen, sondern sich im Zusammenhang mit den äußeren und inneren Zuständen ständig ändern. Stimmung und Verstimmung werden daher situationsabhängig sein.

Ciompi (1982) bringt die Fähigkeit zu gelungenen Integrationen mit einem Zustand in Verbindung, den die Psychoanalyse als *Ich-Stärke* oder Erikson (1957) als *Urvertrauen* bezeichnet. Für ihn ist die »unbehagliche Spannung, Unsicherheit, Unruhe, kurz Disharmonie« ein Ausdruck von Verstimmung, die, wenn sie zur Dauerhaltung wird, ein fundamental wichtiges pathogenes Prinzip darstellt.

Hofer (1981) beschreibt Integration als den Aufbau einer Hierarchie, in der bestimmte Elemente in einem organisierten System andere kontrollieren und bestimmte Ziele zu gegebenen Zeiten das Übergewicht über andere erhalten. Er geht davon aus, daß es auf der einfachsten Ebene primitive Verhaltenselemente gibt, von denen die einfachsten sensorischen und motorischen Zellfunktionen (d.h. Funktionen von Nerven und Muskelzellen) entsprechen. Die erste Ebene der Integration sieht er in den einfachen Reflexen und einfachen stabilen Aktionsmustern *(fixed-action-patterns)*. Sie lassen sich beim Embryo und beim Neugeborenen sehr viel besser beobachten als beim Erwachsenen, weil sie dann als Elemente in immer komplexere Verhaltenssysteme (auf entsprechend komplexeren Integrationsebenen) integriert sind. Dabei bedient sich Integration vor allem des einfachen Kunstgriffs, einzelne Verhaltenselemente nacheinander zu blockieren und zu aktivieren. Daraus können dann komplizierte Programme entstehen.

Das Modell, das dieser Beschreibung zugrunde liegt, haben wir bereits in Kapitel 2 dargestellt. Hier genügt es, darauf hinzuweisen, daß hierarchische Integration eine spezifische Funktion des Nervensystems ist. Erhalten wir auf diese Weise eine Antwort auf die Fragen, warum bei gleicher oder ähnlicher Disposition einige Menschen erkranken und andere nicht? Warum bekommen sie diese und keine andere Krankheit? Warum erkranken sie gerade jetzt? Wenn wir auch viele Zusammenhänge besser verstehen, so fehlen für Antworten darauf doch noch viele Kenntnisse, vor allem aber auch über die zeitlichen Variablen, wie die Chrono-Biologie sie untersucht.

Es ist zum Beispiel schon lange bekannt, daß es im Leben eines jeden Menschen vulnerable Phasen gibt, und daß jedes Lebensalter andere Krankheitstendenzen und -resistenzen aufweist. Zu den *vulnerablen Phasen* sagt Loch (1981):

»Es ist eine uralte allgemeine Erfahrung, daß jedes Lebensalter in körperlicher und seelischer Hinsicht eine je spezifische Pathologie und Normalität besitzt. Man weiß auch, daß die besonderen Konflikte und Herausforderungen, die die Lebensalter mit sich bringen, sowohl somatische wie psychisch-soziale und geistige Aufgaben umfassen und daß deren Meisterung gelingen oder mißlingen kann. Voltaire brachte das alles auf die bekannte, bündige Formel: ›Qui n'a pas l'esprit de son âge, de son âge a tout le malheur‹ (wer nicht den Geist seines Alters hat, hat seines Alters ganzes Ungemach).«

Schädigende Einwirkungen, die zu einem Zeitpunkt relativ mühelos überwunden werden, können in einem anderen deletäre Folgen haben. Tierversuche zeigen zum Beispiel, daß Mäuse 400 Stunden nach ihrer Geburt die Infektion mit einer Dosis von Pneumokokken überleben, an der sie 1000 Stunden nach der Geburt sterben. Junge Ratten zeigen zu verschiedenen Zeiten eindrucksvolle Unterschiede ihrer Tendenz bei Immobilisation Magengeschwüre zu entwikkeln. Die Mutter ist nur bis zu einem bestimmten Alter der Jungen unentbehrlicher Regulator ihres Verhaltens, ihrer Physiologie und der biochemischen Umsetzungen in dem reifenden Gehirn (Weiner 1982).

Neben diesem, das ganze Leben überspannenden zeitlichen Muster für eine wechselnde Verwundbarkeit bei bestimmten Belastungen spielen kürzere biologische Rhythmen eine zusätzliche Rolle. Die Anfälligkeit gegen schädigende Einflüsse ändert sich schon im Laufe des 24-Stunden- oder Zirkadianrhythmus, das heißt, es gibt Stunden wechselnder Resistenz (Weiner). Sie äußern sich zum Beispiel in einer Häufung von Asthmaanfällen, Herzinfarkten, Blutdruckkrisen usw. zu bestimmten Tages- oder Nachtstunden. Auch die Gefahren einer Desynchronisation der verschiedenen zyklisch arbeitenden Systeme des Organismus bei Nachtarbeit oder bei Flugreisen sind hier zu nennen.

Es gibt also auch historische Dimensionen oder Zeitgestalten der Lebensvorgänge, die in den frühen Entwicklungsstadien besonders ausgeprägt sind.

4.5 Das Modell des Situationskreises anstelle des Mechanismusmodells

Wir haben zwei Feststellungen hervorgehoben:

- Die Tatsache, daß uns eine multifaktorielle Betrachtungsweise mit Phänomenen konfrontiert, die – weil sie verschiedenen phänomenalen Ebenen angehören – nicht auf den Nenner kausaler Ursache-Wirkungs-Zusammenhänge gebracht werden können.
- Die Erfahrung, daß für die psychischen und somatischen Reaktionen eines Menschen auf Vorgänge seiner Umgebung die subjektive (vor allem emotionale) Bedeutung dieser Vorgänge und nicht ihre objektiven (von neutralen Beobachtern ermittelten) Eigenschaften entscheidend sind.

Lassen sich diese beiden Feststellungen mit Hilfe des Situationskreismodells besser interpretieren als mit der Vorstellung von verbindenden Mechanismen? Betrachten wir zunächst die erste Feststellung. Im Situationskreis werden die verschiedenen Ebenen des Sozialen, des Psychischen und des Somatischen als Stufen einer Hierarchie von Systemen gedeutet, in denen die Vorgänge nach Programmen ablaufen, die jeweils für die Systeme der betreffenden Stufe spezifisch sind. Wir haben von Dialogen gesprochen. Die Beziehungen zwischen den verschiedenen Ebenen der Hierarchie lassen sich nur mit Modellen beschreiben, welche die Integration einfacherer Programme in komplexere schildern, aber nicht als Mechanismen, die Ursache-Wirkungs-Zusammenhänge unterstellen. Wir haben in Kapitel 2 die systemtheoretischen Konzepte dargestellt. Das Situationskreismodell beschreibt den Aufbau der individuellen Wirklichkeit als Integrationsleistung, welche die Informationen, die aus dem Körper und aus der Umgebung stammen, integrativ unter dem Aspekt ihrer Bedeutung für die Bedürfnisse lebender Systeme und deren Verhaltensmöglichkeiten zusammenfaßt. Träger dieser Integrationsleistung ist an erster Stelle das Nervensystem.

Die zweite Feststellung konfrontiert uns mit der Aufgabe, die subjektive (vor allem die emotionale) Bedeutung zu ermitteln, die Vorgänge der Umgebung für die Betroffenen haben. Wir sagten, dafür sei es notwendig, die individuellen Wirklichkeiten bzw. die Situationen zu rekonstruieren, in denen die einzelnen ihre Umgebung erleben. Das Situationskreismodell beschreibt, wie Vorgänge der Umgebung durch eine Bedeutungserteilung (die das Subjekt vornimmt) in eine Situation transponiert werden, welche das Subjekt vor ein Problem stellt, das durch dessen Verhalten gelöst werden muß. Der Bedeutungserteilung muß eine Bedeutungsverwertung (durch das Verhalten des Subjekts) entsprechen.

Die Problemsituation der individuellen Wirklichkeit hat also (für das Individuum) einen Wahrnehmungs- bzw. Erlebnis-(Merk-) und einen Verhaltens-(Wirk-)Aspekt. Beide sind eng miteinander verbunden; der Wahrnehmungs- oder Erlebnisaspekt ist schon mit Bereitstellungskomponenten (endokriner, zirkulatorischer, nervaler Art u.ä.) für ein bestimmtes Verhalten verknüpft. Im Verlauf des Probehandelns der Phantasie werden Bedeutungsunterstellungen (von denen wir nicht wissen, ob und wie weit sie bereits mit somatischer Bereitstellung einhergehen) durchgespielt, ehe es zu einer Bedeutungserteilung mit der Freisetzung des Verhaltens kommt, das die Problemsituation lösen soll. So gehen zum Beispiel in die Erlebnisqualitäten einer Situation, der die Bedeutung »Gefahr« erteilt wird, und die bei dem Betroffenen im Rahmen einer Bereitstellung zu Kampf oder Flucht eine Blutdruckerhöhung auslöst, die Möglichkeiten mit ein, das Problem durch Flucht oder durch Angriff zu lösen – oder ihm hilflos ausgeliefert zu sein.

Im Falle eines Konfliktes zwischen verschiedenen Lösungsmöglichkeiten (d.h. bei einander widersprechenden Verhaltensstrategien) kann es zu einer Blockierung auf der Stufe der Bereitstellungen oder zu einem mehr oder weniger gelungenen Kompromiß zwischen verschiedenen Verhaltensmöglichkeiten kommen. Beides kann pathologische Konsequenzen haben. Nehmen wir hinzu, daß auf jeder Integrationsstufe die Zahl der verfügbaren Programme beschränkt ist; auf der somatischen ist sie vielleicht durch Störungen in einem Funktionssystem beschränkt, wie sie von einem physiologischen Marker angezeigt werden und auf der psychischen durch einen Konflikt, dem ein psychologischer Marker entspricht. Es ergibt sich so, daß Unvereinbarkeiten bzw. Inkompatibilitäten der auf den verschiedenen Ebenen herrschenden Konstellationen die Integration eines für die Problemlösung erforderlichen Verhaltens verhindern können.

Wir haben dann zwei verschiedene Arten von Störungen zu unterscheiden:

- Der Situationskreis wird bereits auf der Stufe der Bereitstellungen blockiert; das heißt in der Terminologie des Funktionskreises: Das Merkmal wird nicht durch das Wirkmal gelöscht. In der Terminologie des Regelkreises heißt es: Der Ist-Wert kann nicht an den Soll-Wert angeglichen werden. Daraus können sich die verschiedenartigsten Konsequenzen ergeben.
- Es kommt zu einem Verhaltenskompromiß, der nun seinerseits pathologische Konsequenzen haben kann, die sich von denen einer Bereitstellungs-Blockierung unterscheiden.

Ein Beispiel soll das illustrieren: Katz (1982) beschreibt eine Untersuchung, welche bei Gicht-Patienten den Zusammenhang zwischen (psychischer) Erlebnisbereitschaft, (sozialer) Situationen und Krankheitsausbruch oder Rezidiv (somatischem Geschehen) klären sollte. Dabei stellte sich heraus, daß zwischen dem Ehrgeiz und der Leistungsorientierung, welche die Erlebnisbereitschaft der untersuchten Gicht-Patienten prägte, der belastenden sozialen Situation und dem Ausbruch oder Rezidiv der Krankheit keine Korrelationen bestanden, daß die Patienten aber in belastenden Situationen ihre Diätvorschriften nicht mehr befolgten. Sie tranken mehr Alkohol als erlaubt war und nahmen ihre

Medikamente nicht mehr regelmäßig ein, was dann den Ausbruch oder ein Rezidiv der Gicht zur Folge hatte.

Die Gicht-Patienten konnten ihre Problemsituation mit einem Verhalten lösen, das ihren Ehrgeiz und ihre Leistungsorientierung befriedigte. Es kam nicht zu einer Blokkierung von Bereitstellungen. Sie konnten das aber nur durch einen Verhaltens-Kompromiß, der nun seinerseits pathologische Konsequenzen hatte.

Wir dürfen also nicht einfach unterstellen, daß bei bestehender somatischer Disposition (dessen Marker in diesem Fall ein erhöhter Harnsäurespiegel wäre) eine Krankheit entsteht, wenn eine bestimmte Erlebnisbereitschaft (deren Marker in diesem Fall Ehrgeiz und Leistungsorientierung bilden) und eine belastende Umgebungskonstellation zusammentreffen. Wir müssen auch die Möglichkeit von Verhaltenskompromissen bzw. Verhaltensdeformierungen und deren pathologische Folgen in Rechnung stellen. Und wir müssen schließlich mit Kombinationen von Bereitstellungs- und Verhaltensstörungen rechnen, die von Bereitstellungskrankheiten bis zu Konversionssyndromen (Ausdruckskrankheiten) reichen können (Th. v. Uexküll 1963).

Psychische Empfindlichkeiten, die über die Erlebnisbereitschaft eines Menschen Auskunft geben, informieren uns nur über eine Hälfte seiner individuellen Wirklichkeit. Sie sagen uns etwas über seine »Merkwelt« (J. v. Uexküll). Erst wenn wir auch das Verhalten berücksichtigen, mit dem der Betroffene auf seine Merkwelt reagiert (d.h., wenn wir auch seine »Wirkwelt« in Rechnung stellen), können wir das Ganze, seine Umwelt bzw. seine individuelle Wirklichkeit rekonstruieren.

Die subjektive Bedeutung, die ein Lebewesen seiner Umgebung erteilt, spiegelt – wie wir sagten – seine jeweiligen Bedürfnisse *und* seine Verhaltensmöglichkeit. Anders ausgedrückt: Der Wahrnehmungs- oder Erlebnis-Aspekt kann durch den Verhaltensaspekt modifiziert werden. J. v. Uexküll hat den Zusammenhang zwischen Merkseite und Wirkseite im Funktionskreis auf die kurze Formel gebracht: »Das Wirkmal löscht das Merkmal aus.« Dieser Satz läßt sich ergänzen, indem man hinzufügt: in dem Merkmal ist das Wirkmal schon als Versprechen oder Vorerwartung enthalten. Aber wie das Verhalten dann dieses Versprechen einlöst oder nicht einlöst, und welche Konsequenzen sich daraus ergeben, darüber kann unter Umständen erst die Verhaltensanalyse Aufschluß geben.

Im Falle der Gicht-Patienten hatte die belastende Situation nicht nur die Bedeutung einer Herausforderung für deren Ehrgeiz und Leistungsstreben – diese Bedeutung hatte keinen nachweisbaren Einfluß auf den Krankheitsausbruch oder den Rückfall –, die Situation hatte auch die Bedeutung einer oralen Frustration, die zu dem undisziplinierten Verhalten führte. Dieser Bedeutungsaspekt wurde erst durch Verhaltensbeobachtungen sichtbar, und hatte – aufgrund der Verhaltenskonsequenzen – eine klare Korrelation zu dem Ausbruch oder den Rezidiven der Krankheit.

Sowohl Störungen im Rahmen von Bereitstellungen wie im Rahmen von Verhaltensweisen beschreiben Möglichkeiten für das Entstehen spezifischer Krankheiten als Ergebnis eines unspezifischen Krankseins, wenn wir dieses unspezifische Kranksein als eine Inkompatibilität zwischen somatischen, psychischen und sozialen Programmen auffassen. Wir stehen dann vor der Frage, wie solche Inkompatibilitäten entstehen oder – noch allgemeiner – wie sie bei normaler Entwicklung verhindert werden. Wir haben bereits angedeutet, daß uns diese Frage mit dem Problem der Integration konfrontiert. Die Frage, wie im Verlauf der frühen Entwicklung Programme für physiologische Funktionen in Programme für die Auseinandersetzung mit der Umgebung integriert oder nicht integriert werden, rückt damit in das Zentrum empirischer und theoretischer Forschung. Damit stehen wir auch vor der Aufgabe, die Definition für *Seele* (vgl. Kap. 3) durch eine Definition für den Begriff *Körper* zu ergänzen. Das wird Thema des Kapitels 6 sein.

4.6 Zusammenfassung

Psychosomatische Medizin hat die Aufgabe, das Zusammenwirken somatischer, psychischer und sozialer Faktoren in Gesundheit und Krankheit zu erforschen, um die Rolle dieser Faktoren in Diagnostik und Therapie berücksichtigen zu können. Dazu bedarf sie einer allgemeinen Theorie der Heilkunde, auf deren Grundlage Konzepte und Modelle entwickelt werden können, die uns erlauben, das Ineinandergreifen der heterogenen Faktoren zu verstehen. Dieses Buch versucht, eine solche allgemeine Theorie und mit ihr auch einen Rahmen zu entwickeln, in den sich die vorhandenen psychosomatischen Konzepte und Modelle einordnen lassen.

In Kapitel 1 wurde aufgrund der Analyse einer exemplarischen Krankengeschichte und des Streßkonzeptes die Frage nach den Beziehungen zwischen Individuum und Umgebung als fundamentales Problem in der Heilkunde herausgestellt. Es wurde die Auffassung entwickelt, daß diese Beziehungen Programme für den Umgang zwischen Lebewesen und Umgebung widerspiegeln, die im Laufe der Phylogenese entstanden sind, und daß jede Art diese Programme als Konstitution vererbt; daß darüber hinaus jedes Lebewesen im Laufe seines Lebens (seiner Ontogenese) Programme für seine individuellen Umgangsformen und mit ihnen eine spezifische Disposition erwirbt. Diese Programme sollten die Aufgabe haben, die *Einpassung* des Lebewesens in seine Umgebung (Einpassung bedeutet *Assimilation* der Umgebung und deren Möglichkeiten für eine Bedürfnisbefriedigung) sicherzustellen. Der Terminus *Anpassung* (Adaptation) sollte demgegenüber das Herstellen neuer Beziehungen zwischen Lebewesen und Umgebung bezeichnen und eine Leistung erfordern, die als *Streß* bezeichnet wird (sie sollte Piagets Begriff der *Akkommodation* entsprechen).

Der Aufbau von Beziehungen zwischen Lebewesen und Umgebung ließ sich mit Hilfe eines Modells darstellen, das von der romantischen Philosophie erstmals als *Synthesis* von Umgebungs- und Eigenfaktoren lebender Gebilde entworfen wurde. Es wurde dann ausgeführt, daß Jakob von Uexküll Anfang dieses Jahrhunderts ein Modell für diese Synthesis entwickelt und als *Funktionskreis* bezeichnet hat. In diesem Modell wird das sensomotorische Verhalten von Lebewesen zu ihrer Umgebung als *Merken* und *Wirken* definiert. Das Modell enthält das Prinzip des Regelkreises, dessen Fühler die Umgebung für die Bedürfnisse des Lebewesens (den Sollwert) interpretieren. Damit findet eine »Bedeutungserteilung« statt und es entsteht ein »Merk-Sektor«, der dem Lebewesen seine Umgebung als Problem darstellt, das im »Wirk-Sektor« durch »Bedeutungsverwertung« gelöst werden muß. Beide Sektoren zusammen bauen die subjektive »Umwelt« auf, welche das Lebewesen als feste, aber für den außenstehenden Beobachter unsichtbare Schale umhüllt.

Der Aufbau der Umwelten, in denen neutrale Umgebung in »Erscheinungen« umgewandelt wird, in denen die Lebewesen die Bedeutung der neutralen Umgebung für ihre jeweiligen vitalen Bedürfnisse in den Qualitäten ihrer Sinnesorgane wahrnehmen, wurde als »Erscheinenlassen« (phainesthai) bzw. als Tätigkeit einer (biologischen) Phantasie aufgefaßt, die noch unlösbar an die biologischen Triebbedürfnisse gekettet ist. Die biologische Phantasie sollte die Funktionskreise nach angeborenen Programmen steuern.

Dieses Modell wurde im vorliegenden Kapitel für die Interpretation der Beziehungen zwischen menschlichen Individuen und ihrer Umgebung zum *Situationskreis* erweitert. Er unterscheidet sich von dem Funktionskreis durch Zwischenschaltung einer spielerischen Phantasie, die nicht mehr so eng an die Triebbedürfnisse gebunden ist. Sie kann, in gewissem Umfang, »spielerisch« Programme entwerfen und abrufen sowie deren Deutungs- und Verhaltensanweisungen in Probehandlungen testen, ehe sie der Umgebung die endgültige Bedeutung erteilt, die das entsprechende Verhalten freigibt.

Das Modell des Situationskreises beschreibt die Umwandlung neutraler Umgebung in eine »individuelle Wirklichkeit«, die sich von der »artspezifischen Umwelt« der Tiere vor allem durch ihre Mehrdeutigkeit unterscheidet. Auch die individuelle Wirklichkeit läßt sich als feste, für den außenstehenden Beobachter unsichtbare Schale auffassen, die jeden Menschen umhüllt und für diesen die gleichen vitalen Funktionen erfüllt, wie die Umwelt-Schale für das Tier (Orientierung, Ernährung, Schutz vor Feinden, Kontakt mit Objekten usw.). Damit wird eine Vorstellung entwickelt, nach der unser Körper jenseits seiner Haut von einer zweiten – durch unsere Sinnes- und Bewegungsorgane von Situation zu Situation neu aufgebauten – Hülle umgeben ist, die wir als unsere konkrete, sinnlich wahrgenommene Wirklichkeit erleben. Auch eine Verletzung dieser

Hülle führt zu heftigen Reaktionen von seiten des Verletzten – den Streßreaktionen mit ihren ergotropen oder histiotropen Antwortmustern.

Aufgrund dieser Vorstellung läßt sich psychosomatische Medizin als eine Form der Heilkunde beschreiben, die den Patienten in der Hülle seiner individuellen Wirklichkeit mit ihren Kontakten zur Umgebung und den dort vorgefundenen Mitmenschen zu sehen versucht. Die traditionelle somatische Medizin läßt sich im Unterschied dazu als eine Betrachtungsweise definieren, die den Menschen als einen nur von seiner Haut begrenzten Organismus versteht.

Das Modell des Situationskreises, der von angeborenen und erworbenen Programmen gesteuert wird, gibt nicht nur eine Antwort auf die Frage, wie wir uns Beziehungen zwischen Individuum und Umgebung vorstellen können. Es eröffnet auch die Möglichkeit, eine zweite, für die psychosomatische Medizin grundlegende Frage neu zu formulieren: Das Ineinandergreifen somatischer, psychischer und sozialer Faktoren läßt sich als Problem der Integration von Programmen unterschiedlicher Komplexität für die Herstellung von Beziehungen zwischen Individuum und Umgebung auffassen. Damit wird das Problem zu einem Spezialfall des allgemeinen Problems der Beziehungen zwischen Individuum und Umgebung.

Mit diesem Modell soll in der Medizin einem Paradigmawechsel entsprochen werden, der die linearen Ursache-Wirkungs- bzw. Reiz-Reaktions-Modelle durch zyklische Modelle ablöst.

5 Die historische Dimension des Modells – dynamische und entwicklungspsychologische Aspekte

Inhaltsübersicht Seite

5.1 *Die unbewußten Anteile der Situation – die Entwicklung der historischen Dimension*

Wir wollen jetzt das Modell, das wir im vorhergehenden Kapitel entworfen haben, noch einmal an den konkreten Problemen erproben, welche die Krankengeschichte des Patienten aufwirft, die wir in Kapitel 4 (4.3.2.1) beschrieben haben. Der Patient litt an drei verschiedenen Krankheiten, die sich im Verlauf seines Lebens ablösten. Das Entstehen und Wiederauftreten dieser Krankheiten schien mit bestimmten Situationen seines Lebens zusammenzuhängen.

Nach dem Modell des Situationskreises soll eine unlösbare Problem-Situation den Hintergrund für jenes »allgemeine Kranksein« bilden, wie es das Konzept *Streß* zu beschreiben suchte. Die Situationen, in denen sich die drei verschiedenen Krankheitsbilder einstellten, gaben unserem Patienten jedoch – jedenfalls auf der bewußten Ebene – keine unlösbaren Probleme auf. Das Asthma stellte sich ein, wenn er mit der Ehefrau im Urlaub war, ohne daß unlösbare Eheprobleme vorzuliegen schienen. Die Magenbeschwerden traten zwar im Zusammenhang mit Problemen beruflicher Art auf, aber der Patient hatte diese Probleme immer lösen können. Die depressiven Verstimmungen schließlich kamen am Wochenende – in einer Situation also, in der man gewöhnlich von Problemen entlastet ist.

Auf den ersten Blick finden wir also nichts, was die Hypothese stützen würde, die das Modell des Situationskreises aufstellt. Schauen wir uns das Modell jedoch genauer an, so besagt es, daß die Lösungen, die für Probleme gefunden und erprobt werden, Programmen zur Auseinandersetzung mit der Umgebung entsprechen, die in der Vergangenheit erlernt worden sind. Situationen haben also eine Geschichte beziehungsweise eine Tiefendimension, in der die Vergangenheit des Menschen, der die Situation erlebt, wieder lebendig wird. Wir müssen daher bei jeder Situation auch nach ihrer Geschichte fragen.

Das Asthma bronchiale hatte sich bei dem Patienten schon in der Kindheit entwickelt. Damals hatte er die Mutter verloren und danach einen Ersatz in der Stiefmutter gefunden. Wir können vermuten, daß die Schwierigkeiten zwischen der Stiefmutter und dem Vater – die später zur Abkehr des Patienten vom Vater führten – das Verhältnis des Knaben zur Stiefmutter belastet haben. Später verlor der Patient sein Asthma in der Behandlung durch eine mütterliche Psychotherapeutin, die inzwischen auch gestorben ist. Schließlich stellt sich das Asthma im Verlauf seiner Ehe wieder ein, und zwar immer dann, wenn er mit der Ehefrau im Urlaub ist. – Auch ohne nähere Einzelheiten zu kennen, können wir vermuten, daß die Situation, in der das Asthma auftritt, mit Problemen der Nähe und Ferne einer mütterlichen Bezugsperson zu tun hat. Diese Vermutung bekommt eine Stütze durch die Bemerkung des Patienten, daß er unwillkürlich jedes Mal einen Schritt zurückweichen müsse, wenn seine Frau auf ihn zukommt. Dies hatte der Patient bisher allerdings kaum bemerkt. Er konnte – übrigens im Gegensatz zu seiner Ehefrau – keine Beziehungen zwischen der Urlaubssituation und seinem Asthma sehen.

Anders war es mit den Situationen, in denen sich einmal ein Ulcus duodeni entwickelt hatte, und in denen später die gleichen Beschwerden wieder auftraten. Diese Situationen hatten mit Leistungsdruck zu tun. Der Patient war zwar in seinem Beruf erfolgreich und der Erfolg bedeutete ihm offensichtlich viel. Er war ehrgeizig, aber der Erfolg flog ihm nicht zu. Er mußte immer wieder darum kämpfen. Er sprach von »Streß« und sah hier einen Zusammenhang zu seinen Magenbeschwerden. Er berichtete noch, wie sich seine Ulkusbeschwerden verloren hatten, als er während des Studiums in einer Gruppe Gleichaltriger und Gleichgesinnter akzeptiert und anerkannt war.

Die depressive Verstimmung schließlich trat erst im späteren Leben auf. Auch sie hatte einen deutlichen Zusammenhang mit bestimmten Situationen. Dabei handelte es sich aber – wir deuteten es schon an – paradoxerweise um Situationen der Entlastung, um Zeiten, in denen man sich von dem Berufsstreß des Alltags erholt und entspannt. Aber die Bezeichnungen »Belastung« und »Entlastung« sind ohne genauere Definition ebenso problematisch wie der

Streßbegriff, solange er keinen eindeutigen theoretischen Rahmen hat. Was nach allgemeinem Konsensus »Entlastung«, »Entspannung« und »Erholung« bringen soll – und vielleicht für viele Menschen auch bringt – ist keineswegs für alle eine Entlastung. Manche Menschen können mit freier Zeit nichts anfangen. Sie fühlen sich dann nutzlos und beunruhigt. Das trifft besonders für Menschen zu, die – wie unser Patient – sich und anderen ihren Wert immer von neuem durch Leistungen beweisen müssen. Damit taucht die Frage auf, wann der Patient in seinem Leben mit Situationen konfrontiert war, in denen sein Wert immer wieder in Frage gestellt wurde und in denen er schließlich lernte, daß man sich nur durch besondere Leistungen die Achtung und Zuneigung anderer Menschen erwerben kann? Hier wurde offenbar die frühe Beziehung zum Vater zur schicksalhaften Programmierung. Nur durch äußerste Anstrengung und besondere Leistungen hatte er vorübergehend die Anerkennung und Zuneigung seines Vaters erringen können.

Situationen haben also eine historische Dimension. Ihre aktuelle Bedeutung wird nur verständlich, wenn wir diese Dimension in Rechnung stellen und uns bemühen, sie, soweit als möglich, zu erschließen. Das zu erkennen, war die große Entdeckung Freuds.

Die Frage nach dem Zusammenhang zwischen Krankheit und Situation ist also dadurch kompliziert, daß Menschen in verschiedenen Zeiten ihres Lebens zur Lösung ihrer Probleme verschiedene – ja, einander widersprechende – Programme gelernt haben können. In unserem Beispiel hatte der Patient früh gelernt, daß man Situationen, in denen man nichts leisten kann, vermeiden muß, da man dann die Achtung seiner Mitmenschen – und damit die Achtung vor sich selbst – verliert. Dagegen hatte er später gelernt, daß man am Wochenende, an dem sich »alle« entspannen und erholen, auch Entspannung und Erholung suchen muß. Menschen, denen die Anerkennung durch die

Gesellschaft so viel bedeutet, vermeiden alles, was sie von den übrigen unterscheiden könnte. So kommt es, daß man die Menschen nicht einfach in zwei Gruppen teilen kann, von denen die eine das Wochenende als »Entlastung« erlebt, während die andere sich dadurch »belastet« fühlt – sondern, daß es viele Menschen gibt, die gleichzeitig »Entlastung« und »Belastung« empfinden. Sie reagieren ambivalent – das heißt im bewußten Erleben meinen sie – wie alle – das Wochenende für Entspannung und Erholung nötig zu haben; gleichzeitig empfinden sie sich aber auf der unbewußten Ebene als nutzlos. Daher verstehen sie nicht, warum sie statt zu entspannen, gereizt sind und statt fröhlich zu sein, depressiv reagieren.

Wenn wir die Situationen eines Patienten und seine aus ihnen aufgebaute individuelle Wirklichkeit verstehen wollen, müssen wir daher auch nach ihren unbewußten und vorbewußten Anteilen fragen. Sie entsprechen Programmen, die in der früheren Lebensgeschichte erlernt wurden und die – in pathologischen Fällen – nicht in die später erlernten Programme integriert werden können. In diesen pathologischen Fällen sind die Patienten gezwungen, Situationen aufzubauen, die nicht nur »mehrdeutig« sind, sondern die gewissermaßen einen »doppelten Boden« haben: Zwischen den bewußten und unbewußten Motivationen entstehen Differenzen und Widersprüche. Solche in sich widerspruchsvollen Situationen spielen für die Medizin eine wichtige Rolle. Das wird aufgrund des Situationskreismodells verständlich.

Programme enthalten Rezepte, die uns vorschreiben, welche Bedeutung wir Informationen aus der Umgebung erteilen müssen. Mit den Deutungen sind zugleich Handlungsanweisungen gegeben. Mehrdeutigkeiten von gegensätzlichem Charakter geben uns daher gegensätzliche Deutungen und gegensätzliche Anweisungen zum Handeln. Es entsteht eine Situation, die als *pragmatische Paradoxie* definiert werden kann (Watzlawik, Beavin, Jackson 1971).

Wir haben in Kapitel 4 Streß oder unspezifisches Kranksein als ein Nicht-Zusammenstimmen beziehungsweise Inkompatibilität der auf der somatischen, psychischen und sozialen Ebene vorherrschenden Konstellationen definiert, oder kurz als ein Versagen der zum Handeln erforderlichen

Integration. Jede dieser Konstellationen ist mit spezifischen Deutungs- und Verhaltensanweisungen für den Umgang mit der Umgebung verknüpft, die sich in einem derartigen Fall widersprechen und gegenseitig blockieren können. Auf diese Weise entstehen pragmatische Paradoxien (Watzlawik et al. 1971).

Ein besonders einprägsames Beispiel für eine pragmatische Paradoxie ist der von Freud beschriebene *neurotische Konflikt,* der darauf beruht, daß die (unbewußten) Triebkräfte und die bewußten Ich-(und Über-Ich)Anteile der Persönlichkeit einander widersprechende Handlungsanweisungen geben. Hier sei auch darauf hingewiesen, daß sich der Freudsche Triebbegriff weitgehend mit dem deckt, was wir *angeborene Programme* genannt haben. *Programme* definieren wir als Regeln für »Techniken« in der Auseinandersetzung mit der Umgebung zur Befriedigung von Triebansprüchen.

Situationen, die pragmatische Paradoxien enthalten, stellen Probleme, für deren Lösung keine Programme gefunden werden – und die daher die Grundlage für Streß beziehungsweise allgemeines Kranksein bilden können.

Der Schlüssel, der uns den Zugang zu unbewußten und vorbewußten Programmen verschafft, findet sich in Widersprüchen oder Gegensätzen zwischen der Art und Weise, wie ein Patient seine Situation bewußt erlebt und wie er mit seinem Verhalten beziehungsweise mit seinen Gefühlen und körperlichen Reaktionen darauf antwortet. So müssen wir auch bei unserem Patienten fragen, warum der – scheinbar – glücklich verheiratete, beruflich erfolgreiche und finanziell gesicherte Mann im Urlaub und am Wochenende nicht entspannen und sein Leben genießen kann – oder, warum er berufliche Belastungen, die ihm doch immer wieder seine Tüchtigkeit bestätigen, als Streß empfindet. Wenn wir ihm diese Fragen vorlegen würden, hätte er wahrscheinlich eine Reihe einleuchtender Argumente als Antwort parat: Er würde allgemein von dem Konkurrenzdruck sprechen oder spezieller von ehrgeizigen Kollegen, die ihn verdrängen wollen oder von der Gefahr, in der heutigen Leistungsgesellschaft zum »alten Eisen« geworfen zu werden und anderes mehr. Solche Argumente können bis zu einem gewissen Punkt durchaus stichhaltig sein. Bei genauerem Hinsehen zeigen sich aber häufig Lücken und Risse in der Beweisführung: Zum Beispiel,

- daß Ereignisse, die objektiv gesehen, völlig harmlos sind, Beunruhigung hervorrufen,
- daß ein unbedeutender Zwischenfall als Niederlage erlebt wird, oder
- daß die Beruhigung und Befriedigung, die ein beruflicher Erfolg bringt, immer nur kurze Zeit anhalten.

Solche Ungereimtheiten lassen den Verdacht entstehen, daß die rationalen Motive (Programme), die auf der bewußten Ebene erlebt werden, unbewußt ganz andere Ziele verfolgen. – Die psychosomatische Medizin interessiert sich daher für die individuellen Wirklichkeiten ihrer Patienten und die Situationen, aus denen sie aufgebaut sind in erster Linie unter dem Aspekt ihrer Mehrdeutigkeit. Sie geht von der – durch viele Beobachtungen gestützten – Annahme aus, daß die unbewußten Anteile einer Situation auf die gefühlsmäßigen und körperlichen Reaktionen eines Menschen einen größeren und nachhaltigeren Einfluß haben als die bewußten Anteile.

5.1.1 Die »Ulcus-duodeni-Situation« und das *somato-psychische psychosomatische Modell*

Um diese Zusammenhänge deutlich zu machen, wollen wir die »Ulcus-duodeni-Situation« so beschreiben, daß ihre tiefenpsychologische Dimension – das heißt die dynamischen Beziehungen zwischen unbewußtem und bewußtem Erleben – sichtbar werden. Wir wollen die Probleme des Zusammenhangs zwischen Situation und Asthma bronchiale oder depressiver Verstimmung ausklammern und nur der Frage nachgehen, wie die psychosomatische Medizin die Beziehungen zwischen Berufsstreß (den der Patient bewußt erlebt und den er für seine Magenbeschwerden verantwortlich macht) – und Ulcus duodeni interpretiert.

Es seit betont, daß wir das Ulcus duodeni nicht deswegen als Beispiel wählen, weil es im Unterschied zu anderen Erkrankungen eine *psychosomatische Krankheit* wäre, sondern aus zwei Gründen,

- weil der Patient, dessen Krankheitsgeschichte wir als Beispiel geschildert haben, an einem Ulcus duodeni

erkrankt war, dessen Beschwerden in bestimmten Situationen seines Lebens wiederkehrten, und
- weil wir bei einer Reihe von Patienten, die an einem Ulcus duodeni erkranken (keineswegs bei allen!), mehr über psychosomatische Zusammenhänge wissen, als bei anderen Krankheiten.

Das psychosomatische Modell zur Interpretation der Vorgänge, die zu einem Zwölffingerdarmgeschwür führen, geht ursprünglich auf psychoanalytische Beobachtungen zurück, die Alexander an seinen Ulkuspatienten in Chikago machte. Diese Patienten waren durchweg ehrgeizige und beruflich erfolgreiche Männer, bei denen auf der bewußten Ebene das Streben nach Unabhängigkeit einen hervorstechenden Charakterzug bildete. Auf der unbewußten Ebene fand sich aber ein besonders intensives Verlangen nach Abhängigkeit, Behütet- und Verwöhntwerden. Dieses Verlangen hatte ähnliche Züge wie das Verlangen kleiner Kinder nach Umhegt-, Gewärmt- und Gefüttertwerden durch die Mutter. Es hatte – in psychoanalytischer Terminologie – ausgesprochen *orale Züge*.

Aufgrund dieser Beobachtungen entwarf Alexander ein Konzept, nach dem die – auf den ersten Blick – einander widersprechenden Beobachtungen auf der bewußten und unbewußten Ebene in einen Zusammenhang gebracht werden können. Geht man davon aus, daß jedes Kind nach Unabhängigkeit strebt und darin von einer Gesellschaft unterstützt wird, die Unabhängigkeit belohnt, Abhängigkeit aber schon von einem relativ frühen Alter an ablehnt und damit faktisch bestraft, so leuchtet ein, daß in einer solchen Gesellschaft Verwöhntwerden nur durch Unabhängigkeit und beruflichen Erfolg erreicht werden kann. Erfolg im Beruf ist daher die Voraussetzung für die eigentlich erstrebte Verwöhnung. Bleibt die Verwöhnung trotz guter Leistungen aus, muß man sich durch noch größere Leistungen hervortun. Es wiederholt sich dann eine Situation, in der man als Kind Anerkennung und Liebe durch Leistungen verdienen mußte, die den Eltern imponierten.

Psychodynamisch ist nach dem Konzept Alexanders das Verhalten und Erleben auf der rationalen Ebene also durch gegenteilige Bedürfnisse auf der unbewußten Ebene motiviert. Die Programme, nach denen die Patienten ihre Situation auf der unbewußten und bewußten Ebene aufbauen, widersprechen sich aber nicht unbedingt: Solange der Erfolg ausreicht, um Anerkennung, Zuneigung und Verwöhntwerden durch die relevante Gruppe zu sichern, geht alles gut. Die unbewußten und bewußten Bedürfnisse kommen beide zu ihrem Recht. Es entsteht keine pragmatische Paradoxie.

Die Situation wird aber pathogen, wenn der Kompromiß zwischen dem unbewußten Verlangen nach Abhängigkeit und Verwöhntwerden und dem bewußten Streben nach Unabhängigkeit nicht mehr gelingt. Das kann »innere Gründe« haben, wenn das Bedürfnis nach Zuwendung und Verwöhntwerden so stark wird, daß es auf die bisherige Weise nicht mehr zu befriedigen ist; es kann aber auch »äußere Gründe« haben, wenn die Umgebung sich ändert. Eine solche Änderung der Umgebung tritt zum Beispiel ein, wenn junge Menschen beim Übergang in das Berufsleben das Elternhaus verlassen, oder wenn die Gruppe, auf deren Anerkennung man angewiesen war, sich auflöst. Unser Patient hatte sein Ulcus duodeni bekommen, als er sich auf das Abitur vorbereitete, nachdem er das Elternhaus verlassen sollte. Er verlor seine Beschwerden in der Studienzeit, als er eine Gruppe Gleichgesinnter fand, in der er sich akzeptiert und aufgehoben fühlte. Die Beschwerden kamen wieder, als die Gruppe sich auflöste. Mirsky (1957, 1958) und Weiner et al. (1957) konnten in prospektiven Untersuchungen die Entstehung oder das Rezidiv eines Ulcus duodeni bei derartigen Veränderungen der Umgebung mit großer Zuverlässigkeit vorhersagen.

Diese Konstellation, die Alexander bei seinen Patienten aus einer wohlhabenden sozialen Schicht beschrieben hat, bezeichnet man als *Pseudo-Unabhängigkeit.* Es gibt aber auch Patienten mit Ulcus duodeni, die ihre Abhängigkeitswünsche offen zeigen. Diese Patienten sind im Gegensatz zu den anderen beruflich meist nicht sehr erfolgreich. Sie fanden sich nicht in der Klientel Alexanders. Für diese Patienten wird die Situation, in der ihre offen gezeigten Abhängigkeitswünsche enttäuscht werden, pathogen. In beiden Fällen aber – sowohl für die pseudo-unabhängigen wie für die offen abhängigen Ulkuspatienten ist die pathogene Situation dadurch charakterisiert, daß die Wirklichkeit als »hart«, »ungerecht« und »abweisend« erlebt wird, und daß keine Programme zur Verfügung stehen, um sie zu erweichen und für sich zu gewinnen.

Die Frage, *warum* Patienten, die an einem Ulcus duodeni erkranken, so große orale Bedürfnisse haben und warum es ihnen in der Kindheit nicht gelingt, flexiblere Programme zur Erfüllung ihrer Bedürfnisse zu entwickeln, bekam eine neue Wendung, als man feststellte, daß eine ererbte Konstitution für den Erwerb eines Ulcus duodeni von Bedeutung ist. Man fand nicht nur eine Häufung von Ulcus-duodeni-Patienten in bestimmten Familien, sondern auch Hinweise, daß die Neigung zu erhöhter Magensäureproduktion – einer der Faktoren, die zum Erwerb eines Ulkus disponieren – bereits angeboren ist. Mirsky und Weiner haben die gesteigerten oralen Bedürfnisse mit der erhöhten Magensäuresekretion in Zusammenhang gebracht, indem sie ein hypothetisches Modell aufstellten, nach dem Kinder mit konstitutionell gesteigerter Magensaftsekretion ihre Mütter durch übergroße orale Ansprüche überfordern und daher schon früh immer wieder enttäuscht werden. Diese Enttäuschungen sollen dann die Entwicklung flexiblerer Programme verhindern.

Damit entstand ein *somato-psychisch-psycho-somatisches Modell,* nach dem primär somatische (konstitutionelle) Faktoren die psychologische Entwicklung (die Differenzierung der Programme) von Kindern so beeinflussen, daß eine Disposition für Erkrankungen in bestimmten Situationen resultiert.

Die Frage, *wie* bei Menschen mit erhöhter Magensekretion und übersteigerten Ansprüchen an orale Verwöhnung ein Ulkus entsteht, wenn diese Ansprüche enttäuscht werden – das heißt die Frage nach dem psycho-physiologischen Zusammenhang –, beantwortet das Modell weniger präzise. Es verweist lediglich auf die allgemeine Beobachtung, daß unbewußte Wünsche einen nachhaltigeren Einfluß auf körperliche Reaktionen haben, als bewußte Zielsetzungen. Durch die unerfüllten, unbewußten Wünsche nach oraler Verwöhnung würde die Magensäureproduktion dauernd stimuliert und so schließlich die Schleimhaut peptisch geschädigt werden. Wir haben in Kapitel 2 ein Modell entwickelt, das beschreibt, wie Verbindungen zwischen verschiedenen Integrationsebenen (in unserem Fall zwischen einer psychischen und einer somatischen) in bestimmten Lebenssituationen entstehen; das heißt, es kann nur biographisch verstanden werden, warum es bei bestimmten Menschen zu »Abwärtseffekten« kommt, wie sie hier vorliegen.

5.1.2 Die »frühe psycho-physiologische Einheit« – Primärprozeß und Funktionskreis

Die Tatsache, daß konstitutionelle (genetische) Faktoren bei vielen Erkrankungen eine Rolle spielen, macht einen wichtigen Aspekt der historischen Dimension sichtbar, den wir auch bei der Analyse der Situationen unserer Patienten berücksichtigen müssen. Damit stellt sich nämlich nicht nur die generelle Frage, inwieweit die Entwicklung von Programmen für den Aufbau neuer Lebenssituationen durch genetisch festgelegte Grundformen auch pathologisch beeinflußt werden kann und ob (und inwieweit) sich solche Zusammenhänge im Rahmen des Situationskreismodells berücksichtigen lassen. Die Frage nach dem Zusammenhang zwischen ererbten und erworbenen Programmen spielt auch für die Untergruppen von Krankheiten eine Rolle (vgl. Kap. 4). Sie hat für die Medizin noch aus einem anderen Grund eine zentrale Bedeutung: Mit ihr wird das Problem sichtbar, wie wir die Tatsache interpretieren sollen, daß *Geschichte* für Programme keine »Einbahnstraße« von der Vergangenheit in die Zukunft bedeutet sondern auch die Möglichkeit einer Entwicklung »gegen den Zeitstrom« – also von der Gegenwart in die Vergangenheit – enthält.

Der Terminus *historische Dimension* bezeichnet mit anderen Worten nicht nur ein »Werden«, sondern auch die Möglichkeit einer »Reversibilität des Gewordenen« – das heißt die Rückkehr auf frühere Entwicklungsstufen. Jeder Arzt kennt den Abbau differenzierter und komplexer Leistungen bei alten Menschen aufgrund arteriosklerotisch bedingter Schäden der Hirnstrukturen. Es gibt aber auch eine Rückentwicklung zu früheren Verhaltensformen auf rein funktioneller Basis. Seit man auf dieses Phänomen aufmerksam geworden ist, findet man nicht selten, daß differenzierte, spät erlernte Leistungen in belastenden

Situationen nicht mehr zustande kommen, primitivere Leistungen an ihre Stelle treten.

Die Psychoanalyse hat für die beiden Möglichkeiten einer Weiterentwicklung und einer Rückentwicklung die Begriffe *Progression* und *Regression* geprägt und gezeigt, daß regressives Verhalten nicht nur bei Kranken beobachtet werden kann, sondern auch für die Entstehung von Krankheiten eine Rolle spielt.

1915 schrieb Freud in dem Aufsatz »Zeitgemäßes über Krieg und Tod«:

»Wenn ein Dorf zur Stadt, ein Kind zum Manne heranwächst, so gehen dabei Dorf und Kind in Stadt und Mann unter. Nur die Erinnerung kann die alten Züge in das neue Bild einzeichnen, in Wirklichkeit sind die alten Materialien oder Formen beseitigt und durch neue ersetzt worden. Anders geht es bei einer seelischen Entwicklung zu. Man kann den nicht zu vergleichenden Sachverhalt nicht anders beschreiben als durch die Behauptung, daß jede frühere Entwicklungsstufe neben der späteren, die aus ihr geworden ist, erhalten bleibt; die Sukzession bedingt eine Koexistenz mit, obwohl es doch dieselben Materialien sind, an denen die ganze Reihenfolge von Veränderungen abgelaufen ist. Der frühere seelische Zustand mag sich jahrelang nicht geäußert haben, er bleibt doch soweit bestehen, daß er eines Tages wiederum die Äußerungsform der seelischen Kräfte werden kann, und zwar die einzige, als ob alle späteren Entwicklungen annulliert, rückgängig gemacht worden wären. Diese außerordentliche Plastizität der seelischen Entwicklungen ist in ihrer Richtung nicht unbeschränkt; man kann sie als eine besondere Fähigkeit zur Rückbildung – Regression – bezeichnen, denn es kommt wohl vor, daß eine spätere und höhere Entwicklungsstufe, die verlassen wurde, nicht wieder erreicht werden kann. Aber die primitiven Zustände können immer wiederhergestellt werden; das primitive Seelische ist im vollsten Sinne unvergänglich.«

Bei regressivem Verhalten werden die Anteile der Situation wichtig, die ihre Bedeutung angeborenen oder früh erlernten – jedenfalls primitiven – Programmen verdanken. Primitive Programme aber, vor allem solche, die schon genetisch (als Konstitution) mitgebracht werden, enthalten beim Menschen noch kaum Handlungsanweisungen, die sich auf eine Umwelt beziehen. Beim Säugling mobilisieren die frühesten Programme neben unkoordinierten, sensomotorischen Funktionen, im Körper ablaufende physiologische Prozesse. Nach dem psychoanalytischen Konzept von Schur sollen psychische Konflikte dann zu körperlichen Krankheiten führen, wenn sie mit einer Regression auf sehr frühe Stadien der Kindheitsentwicklung einhergehen. Dieses Konzept nimmt an, daß auf einer sehr frühen Stufe noch keine Differenzierung in Körperliches und Seelisches stattgefunden habe, es würde noch eine »psycho-physiologische Einheit« bestehen.

Gegen dieses Konzept sind praktische und theoretische Einwände erhoben worden. Vor allem wird ihm mit Recht vorgeworfen, daß die behaupteten regressiven Veränderungen im Bereich des Körpergeschehens nie nachgewiesen worden sind. Mitscherlich (1976b) hat betont, daß regressives Verhalten bei einem erwachsenen Menschen nicht mehr auf die flexiblen Reaktionsmuster der Säuglingszeit trifft und Weiner (1982) stellt fest, daß es bisher keine Beobachtungen einer Rückkehr physiologischer Abläufe auf frühere, unreifere Muster gibt. Als einzige Ausnahme kann bisher die Rückkehr der 24-Stunden-Periodik in der Sekretion der weiblichen Sexualhormone auf das Muster vor der Menarche bei anorektischen Patientinnen diskutiert werden.

Von einem theoretischen Standpunkt ist einzuwenden, daß in dem Begriff der *psycho-physiologischen Einheit* die ganzen wissenschaftstheoretischen Probleme, die uns in den vorangehenden Kapiteln beschäftigt haben, unbeantwortet, wie in einer Nußschale, enthalten sind. Solange man aber für diese Probleme keine Antworten gefunden hat, bleibt der Begriff unklar und läßt sich kaum operationalisieren. Diese Nachteile sind im Rahmen der Psychoanalyse, die mit seelischen Störungen zu tun hat, nicht entscheidend. Für sie gehört die Annahme einer psycho-physiologischen Einheit ebenso wie die Annahme eines *Es* und von *Primärprozessen* in den Bereich von Grenzbegriffen, die als Ausgangsbasis für Vorstellungen über die allein interessierende psychische Entwicklung nützlich, ja, unentbehrlich sind. Die psychosomatische Medizin, die den Zusammenhang zwischen physischen und psychischen Vorgängen erforschen muß, ist aber gezwungen, nach konkreteren Modellen zu suchen.

Betrachten wir das Problem unter dem Aspekt der Überlegungen, die wir in Kapitel 4 durchgeführt haben, so läßt es sich als Frage nach dem Zusammenhang zwischen Funktionskreis und (angeborener, artspezifischer) Umwelt auf der einen Seite und Situationskreis und (erworbener, kulturspezifischer) Wirklichkeit auf der anderen Seite formulieren. Wir haben ausgeführt, daß die Entwicklung der Phantasie dem Menschen die Möglichkeit gibt, die Zwänge der nach angeborenen Programmen ablaufenden Funktionskreise zu durchbrechen oder wenigstens zu lockern, und zwischen das zwangsläufige Ineinandergreifen von Bedeutungserteilung (Merken bzw. Erfahren) und Bedeutungsverwertung (Wirken bzw. Verhalten) eine Phase einzuschalten, in der eine (vorläufige) »Bedeutungsunterstellung« und »Bedeutungserprobung« in der Phantasie stattfinden kann.

Wenn wir uns diese Zusammenhänge noch einmal vergegenwärtigen, sehen wir, daß das, was J. v. Uexküll bei den Tieren als *Funktionskreis* beschrieben hat, weitgehend dem entspricht, was Freud vorschwebte, als er annahm, daß sich in der Frühphase menschlicher Entwicklung *orales, anales* und *genitales* Triebgeschehen in Primärprozessen realisiert.[26] Dabei sehen wir zunächst von dem gewichtigen

[26] Unter Trieb versteht die Psychoanalyse »einen dynamischen, in einem Drang bestehenden Prozeß, der den Organismus auf ein Ziel hinstreben läßt. Nach Freud ist die Quelle eines Triebes ein körperlicher Reiz (Spannungszustand); sein Ziel ist die Aufhebung des an der Triebquelle herrschenden Spannungszustandes; am Objekt oder dank diesem kann der Trieb sein Ziel erreichen« (J. Laplanche und J.B. Pontalis: Das Vokabular der Psychoanalyse).

Neben dieser sehr spezifischen Definition wird der Begriff in verschiedenen Bereichen der Psychologie mit mehr oder weniger großen Abweichungen verwendet. Er läßt sich unter einer biologischen Perspektive als ein System für Verhaltensprogramme definieren, die im Gehirn höherer Tiere ihre materielle Grundlage haben. Sie stellen die Fähigkeit zur Selbstverteidigung, zur Abgrenzung eines Territoriums, zum Wettbewerb um Sexualpartner und Ressourcen, sowie zur Fortpflanzung sicher.

Diese Systeme werden zum einen Teil durch die Wahrnehmung eines Verhaltens anderer Tiere aktiviert, das eine spezifische Bedeutung für das wahrnehmende Subjekt besitzt. Das kann die Bedeutung als Nahrung, als Sexualpartner, oder als Konkurrent sein. Zum anderen Teil werden diese Systeme durch Schwankungen der hormonellen Titer im Gewebe aktiviert, die wiederum durch den Erfolg oder Mißerfolg vorangegangener Verhaltensabläufe (wie Kampf oder sexuelle Werbung) beeinflußt werden.

Hofer (1981) spricht von *states*, Zuständen des Organismus, welche die Art des Verhaltens bestimmen, zu dem der Organismus tendiert (»regulating the type of behaviour likely to occur«).

Unterschied ab, daß Freud mit diesen Begriffen auch zeitlich aufeinanderfolgende Entwicklungsphasen bezeichnet hat. Wir gehen – vorläufig – nur davon aus, daß beim menschlichen Säugling – wie beim Tier – vom ersten Tag des Lebens an orale Funktionskreise der Nahrungsaufnahme und anale Funktionskreise der Ausscheidung nach angeborenen Programmen ablaufen, daß der genitale Funktionskreis des Sexualverhaltens auch beim Tier erst später hinzutritt.

Auf diese Weise wird die Übereinstimmung des in Funktionskreisen ablaufenden tierischen Verhaltens mit dem primär prozeßhaften Verhalten beim Säugling bezüglich Zwanghaftigkeit, Unbelehrbarkeit und Unaufschiebbarkeit deutlich. Es wird aber auch deutlich, wie in den Funktionskreisen der Nahrungsaufnahme und der Ausscheidung physiologische Prozesse im Körper noch unmittelbar mit dem – beim Säugling noch undifferenzierten, sensomotorischen Verhalten zur Umgebung zusammengehören. Wenn irgendwo – dann müßte hier die psycho-physiologische Einheit deutlich werden, in der (psychische) Bedeutungserteilung für Umgebungsfaktoren und Bedeutungsverwertung dieser Faktoren – als Nahrung oder Ausscheidungsprodukte – noch mit physiologischen Prozessen der Sekretion, Peristaltik und Verdauung im Magen-Darm-Trakt integriert sind. Physiologisches und Psychisches sind in Funktionskreisen noch unmittelbar aneinander »gekoppelt«.

Entwicklungspsychologisch gesehen, entspricht das Verhalten des Säuglings während der ersten Lebensmonate dem Schema des Funktionskreises, eines Funktionskreises aber, der mit dem Funktionskreis der Mutter eine Einheit bildet. In dieser Einheit bildet jeder der beiden Partner für den anderen dessen »Umwelt«. So sind der Säugling und dessen Bedürfnisse Teil der mütterlichen Umwelt und die Problemsituation, die z.B. durch das Nahrungsbedürfnis des Säuglings entsteht, muß von der Mutter (durch Stillen) gelöst werden. Umgekehrt bildet die Mutter mit ihren Bedürfnissen (z.B. dem Drang zum Stillen) die »Umwelt« des Säuglings, dessen Problemsituation durch das Verhalten des Säuglings gelöst werden muß (Abb. 10).

Unter dem Aspekt der psychischen Entwicklung des Säuglings wird dieses Stadium von Psychoanalytikern als

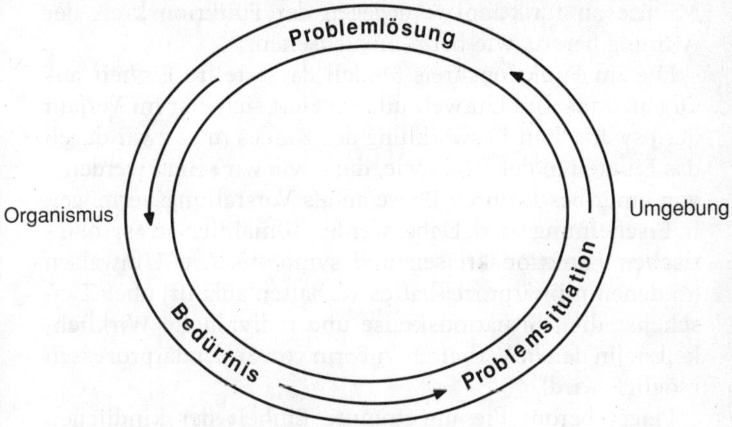

Abb. 10: Symbiotischer Funktionskreis. Die symbiotische Umwelt des Säuglings als Funktionskreis der Nahrungsaufnahme. Der abgebildete Kreisprozeß kommt einerseits durch einen endogenen Rhythmus (Hunger und Sattsein), andererseits durch Umweltreize (z.B. Angebot von Nahrung) in Gang. Hierbei bildet die Mutter für den Säugling, dieser für die Mutter, die »Umgebung«, die jeweils in eine »Umwelt« verwandelt werden muß. Die im Schema dargestellten Verhältnisse gelten für den Säugling. Sie werden am Funktionskreis der Nahrungsaufnahme erläutert, weil sich an ihm die Verhältnisse besonders gut darstellen lassen. Das Schema gilt aber auch für andere Funktionen.

undifferenzierte Phase (A. Freud, Hartmann, Kris und Loewenstein) als Phase des *Autismus* (Mahler) beziehungsweise als *objektlose Phase* (Spitz) bezeichnet. Freud sprach von *primärem Narzißmus,* in dem die Triebkräfte der Libido noch ausschließlich auf den eigenen Körper konzentriert sind und noch keine Objekte kennen. In dieser objektlos-autistischen Phase reagiert das Neugeborene auf Außenreize noch größtenteils unkoordiniert oder noch ausschließlich nach dem Funktionskreisschema, also primär prozeßhaft. Eine Differenzierung in innere und äußere oder gar in seelische und körperliche Reize ist ihm nicht möglich. Sogar das in Kapitel 1 (vgl. Abb. 1) dargestellte Funktionskreisschema muß – obwohl an sich angeboren – in den ersten Lebenstagen und -wochen für den Bereich der Nahrungsaufnahme erst eingeübt werden. Von der ersten

Minute an funktioniert dagegen der Funktionskreis der Atmung bereits wie beim Erwachsenen.

Die im Funktionskreis-Modell dargestellte Einheit aus Organismus und Umwelt differenziert sich erst im Verlauf der psychischen Entwicklung des Kindes (und zwar durch das Eingreifen der Phantasie, die – wie wir sehen werden – von einer bestimmten Phase an als Vorstellungsvermögen in Erscheinung tritt). Dabei werden allmählich aus symbiotischen Funktionskreisen und symbiotischen Umwelten (in denen primärprozeßhaftes Verhalten abläuft) über Zwischenstadien Situationskreise und individuelle Wirklichkeiten (in denen Verhalten in Form von Sekundärprozessen möglich wird).

Piaget betont die ungetrennte Einheit der kindlichen Welt in den ersten Stadien der Entwicklung. Von dem Neugeborenen sagt er:

»(...) nichts in den Bewußtseinszuständen des Neugeborenen erlaubt ihm die äußere Welt von einer inneren zu unterscheiden.«

5.1.3 Die Konfrontation der biologischen Funktionskreise mit den Forderungen der Gesellschaft – das Problem der Sozialisation von Triebverhalten

Wir haben im vorigen Kapitel den Unterschied ausgeklammert, der zwischen der Annahme biologischer Funktionskreise für Nahrungsaufnahme und Ausscheidung einerseits und dem Konzept des oralen und analen Triebverhaltens auf der anderen Seite besteht. Wir sagten, Freud habe damit die Vorstellung von aufeinanderfolgenden Entwicklungsphasen verbunden. Nahrungsaufnahme und Ausscheidung als biologische Funktionskreise würden aber keine Entwicklungsphase kennen, sondern von Anfang an wie die Atmung nach angeborenen Programmen ablaufen.

Der Unterschied zwischen der Vorstellung von Nahrungsaufnahme und Ausscheidung als Funktionskreis oder als orales und anales Triebgeschehen bringt (wiederum) eine spezifisch menschliche Eigentümlichkeit in den Blick. Zwar verlaufen auch beim Menschen Nahrungsaufnahme und Ausscheidung von Geburt an nach angeborenen Programmen. Zwar gibt es auch beim Menschen – wie wir noch ausführen werden – eine Frühphase, in der wie bei höheren Tieren eine erste Sozialisation biologischer Funktionskreise erfolgt. Diese biologischen Funktionskreise werden aber dann mit Anforderungen der Gesellschaft konfrontiert, die das menschliche Individuum – im Unterschied zu den Tieren – zu einer immer weitergehenden Veränderung und Differenzierung der frühen Verhaltensformen – zu einer immer weitergehenden Sozialisation biologischer Funktionskreise – zwingen.

Diese Konfrontation erfolgt – je nach der Gesellschaft, in der Kinder aufwachsen – zu verschiedenen Zeiten. Während die Konfrontation des oralen Triebverhaltens – des Funktionskreises der Nahrungsaufnahme – (durch das Angewiesensein des Säuglings auf eine nährende, schützende und wärmespendende mütterliche Person) mit Forderungen der Gesellschaft in allen Kulturen schon vom ersten Lebenstag an erfolgt, erfolgt die Konfrontation des analen Triebverhaltens – des Funktionskreises der Ausscheidung – mit diesen Forderungen erst sehr viel später. In unserer Kultur erlaubt man dem Kleinkind allerdings häufig auch nur während des ersten Lebensjahres, seine Ausscheidungsbedürfnisse noch in Funktionskreisen primärprozeßhaft zu befriedigen – meist beginnt zwischen dem ersten und zweiten Lebensjahr bereits die Konfrontation mit der Forderung nach Reinlichkeitsgewöhnung.

Die primäre Sozialisation des Kleinkindes, die für die Nahrungsaufnahme im ersten Lebensjahr – dem sogenannten *extrauterinen Frühjahr* (Portmann) – stattfindet, spielt sich in einer engen Wechselbeziehung zwischen Mutter bzw. entsprechender Ersatzperson und Kind ab. Erst im Verlauf dieser Wechselbeziehung wird die Mutter für das Kind allmählich aus einem anonymen bedürfnisbefriedigenden »Etwas« eine geliebte Person. Biologische Reifungsprozesse im Bereich der Sensomotorik und psychische Entwicklungsprozesse, wie zum Beispiel die Unterscheidung zwischen »innen« und »außen« – »selbst« und »Objekt« und später auch das Erlernen der Sprache, sind eng an die Aktivitäten der Mutter oder einer sie vertretenden Pflegeperson gebunden. Durch die Mutter erfolgt die erste Modifikation und Sozialisation angeborenen, triebhaften – zunächst *oralen* und später *analen* Verhaltens. Diesen Entwicklungsprozeß, der vom Funktionskreis schließlich zum Situationskreis des reifen Menschen führt, müssen wir uns in den nächsten Abschnitten genauer ansehen.

Dabei wollen wir folgenden Gesichtspunkt im Auge behalten: Das Beispiel der Sozialisation der Nahrungsaufnahme und der Ausscheidungsfunktion hilft uns besser verstehen, warum Freud dem Sexualtrieb – der Libido – eine so große Wichtigkeit beigemessen hat. Es handelt sich nicht darum, daß das Liebesstreben sich zunächst in der Mundpartie, dann im After und schließlich in den Genitalorganen lokalisieren würde, sondern darum, daß die liebevolle Bindung an andere Menschen der mächtigste Stimulus für unsere Phantasie ist, biologische Programme in sozial erlernte Programme umzuformen; im Wechselspiel mit diesem Anderen werden zunächst orale, dann anale und schließlich genitale Verhaltensweisen und Gefühle eingesetzt.

Die Sozialisation von Trieberhalten wird (soweit es sich nicht um Dressurakte handelt) nur durch dieses Bindungsstreben möglich. Unter diesem Gesichtspunkt läßt sich *Libido* als »sozialer Trieb« auffassen und die zentrale Bedeutung des Zusammenspiels von Phantasie und libidinösen Wünschen für die menschliche Entwicklung besser verstehen. Mahler (1980, S. 148) spricht von dem »katalysierenden Einfluß des Liebesobjektes«.

Die Konzeption von *Libido* als sozialem Trieb geht von der Tatsache aus, daß Sexualität der einzige Trieb ist, der nicht der Erhaltung des Individuums, sondern der Erhaltung der Art gilt. Es handelt sich also um einen biologischen Trieb, der individuelle Ziele und individuelles Verhalten sozialen Zielen und sozialem Verhalten (zum Beispiel zum anderen Geschlecht, zum Nachwuchs usw.) unterordnet.

5.2 *Die erste Stufe der Sozialisation – der symbiotische Funktionskreis und die primäre Dimension des Sozialen*

Wir sagten, die Gegenüberstellung des Konzepts der angeborenen Funktionskreise und artspezifischen Umwelten, das J. v. Uexküll (1920) für die Tiere entwickelt hat, zu den

Vorstellungen Freuds von einer oralen, analen und genitalen Phase der Triebentwicklung unter dem Einfluß der Gesellschaft, würde spezifisch menschliche Eigentümlichkeiten deutlich machen. Diese Aussage müssen wir jetzt relativieren. Das Stichwort »katalysierender Einfluß des Liebesobjektes« betont die Rolle der Mutter in dieser (für die ganze spätere Entwicklung entscheidenden) Phase, und damit einen Aspekt der Zusammenhänge, auf den unter anderem Lorenzer (1977) und Zepf (1981) nachdrücklich hingewiesen haben.

Die Mutter spielt als Vermittlerin sozialer Einflüsse auf die frühe Entwicklung nicht nur beim Menschen, sondern bereits bei Tieren eine Rolle. Mit Sichcrheit ist das bei Säugetieren und bei Vögeln der Fall. Auf die Tatsache, daß es Sozialisation (d.h. Anpassung biologischer Funktionskreise junger Lebewesen an bestimmte gesellschaftliche Strukturen) auch bei Tieren gibt, ist man zuerst bei Primaten aufmerksam geworden. Von Frisch stieß bei einem Besuch in Japan in einer Bibliothek auf eine bisher kaum beachtete Arbeit, in der verschiedene Kulturen einer an der Küste lebenden Affenart beschrieben wurden. In welchem Ausmaß manche Primaten auf soziales Lernen angewiesen sind, um in der Wildnis zu überleben, zeigen Versuche, in der Gefangenschaft geborene oder als Jungtiere gefangene Schimpansen wieder an ein Leben in freier Wildbahn zu gewöhnen. Carter (Zeit-Magazin 6, 1982) beschreibt die lange Kindheit und die intensiven Mutter-Kind-Beziehungen bei Schimpansen als Voraussetzung für ein Leben im Urwald. Als »Adoptivmutter« mußte sie den in einem Zoo geborenen jungen Schimpansen beibringen, im Urwald eßbare Nahrung in Form von Pflanzen und Insekten zu erkennen, Schlafnester zu bauen und Raubtiere, wie Leoparden, aber auch Krokodile und Schlangen zu meiden. Dazu mußte sie unter anderem ihren Zöglingen vormachen, eßbare Pflanzen zu suchen, deren Blätter abzureißen und gierig, unter zufriedenem Freßgrunzen, zu verzehren; erst dann begannen die mißtrauischen jungen Affen es ihr nachzumachen. Diese Tatsache der Sozialisation biologischer Funktionskreise muß daher der Ausgangspunkt für unseren Versuch sein, ein Modell zu entwerfen, das beschreibt, wie biologische, psychische und soziale Vorgänge sich gegenseitig beeinflussen und als interdependente Funktionen in einem übergeordneten System zusammenwirken.

5.2.1 Terminologische Vorbemerkung

Wir müssen uns schon zu Beginn von den Fallstricken Rechenschaft geben, die den Versuch, ein solches Modell zu entwickeln, gefährden. Bereits die Tatsache, daß wir von biologischen, psychologischen und sozialen Vorgängen sprechen, bedeutet, daß wir eine Einteilung übernehmen, die nur auf den ersten Blick problemlos erscheint. Bei genauerem Hinsehen zeigt sich, daß sie von ungeprüften Voraussetzungen ausgeht und eine Fülle unbeantworteter Fragen enthält.

Wir glauben zu wissen, was wir mit den Termini *biologisch, psychisch* und *sozial* bezeichnen. Sobald wir aber genauer hinsehen, verschwimmen die Konturen. Sollen wir unter biologischen Phänomenen nur physikalische und biochemische Abläufe verstehen? Wenn wir uns diese Definition vieler moderner Biologen zu eigen machen, geraten wir in Verlegenheit, wo wir die Verhaltensweisen einordnen sollen, welche die Ethologie beschreibt oder was wir mit den Umwelten der Tiere anfangen sollen, die von deren Funktionskreisen aufgebaut werden. Noch problematischer wird die Situation, wenn wir die Phänomene bestimmen sollen, welche der Terminus *psychisch* bezeichnen soll. Wenn wir versuchen, psychische Vorgänge als introspektive Erfahrungen zu definieren, so sind wir in die Fallgrube eines Anthropomorphismus geraten, der überdies als »Adultomorphismus« Phänomene ungeprüft verallgemeinert, die es nur bei erwachsenen Menschen gibt (vgl. Kap. 3). Aus dieser Fallgrube beginnt sich die Entwicklungspsychologie mühsam zu befreien. Wieder andere Probleme tauchen auf, wenn wir die Phänomene bestimmen wollen, die der Terminus *sozial* bezeichnet.

Die Situation wird noch verworrener, wenn wir die verschiedenen Termini aufeinander beziehen und in einen gemeinsamen Zusammenhang bringen wollen. Wir haben schon in Kapitel 1 auf die Schwierigkeiten hingewiesen, die dadurch entstanden sind, daß Biologie, Psychologie und

Soziologie ihre eigenen Terminologien entwickelt haben, und daß es nicht möglich ist, die Begriffe einer Disziplin in den Bereich einer anderen zu übertragen, ohne daß sie ihre Bedeutung ändern. Wir kamen zu dem Schluß, daß uns bei unserem Unternehmen weder ein Fächerpurismus noch ein Fächerpluralismus weiterhilft.

In dieser Situation bietet sich als Lösung der Rückgriff auf eine Einteilung an, die von klaren, eindeutig beschreibbaren Unterschieden der beobachteten Phänomene ausgeht. Eine solche Einteilung gliedert das Universum des Lebendigen in ein Pflanzen- und ein Tierreich und versucht von dort aus spezifisch menschliche Eigenschaften abzugrenzen. Eine Definition der Termini *biogogisch, psychologisch und sozial* muß versuchen, von dieser Einteilung auszugehen.

Pflanzen haben im Unterschied zu Tieren keine spezialisierten Sinnesorgane (Rezeptoren), kein Nervensystem für die Verarbeitung und Weiterleitung der von Sinnesorganen empfangenen Reize und keine Gliedmaßen (Effektoren), um auf Objekte einzuwirken, die von Sinnesorganen signalisiert werden. Tiere, die sowohl über Sinnesorgane (spezialisierte Rezeptoren) wie über ein Nervensystem und Gliedmaßen (spezialisierte Effektoren) verfügen, bauen spezifische subjektive Umwelten auf, indem sie nach dem Modell des Funktionskreises aus der neutralen Umgebung das herausschneiden, was für sie eine Bedeutung hat. In diesen Umwelten gibt es Objekte, deren subjektive »Merkmale« und »Wirkmale« die biologische Bedeutung bezeichnen, die ein Objekt (z. B. als Nahrungs-, Beute- oder Sexualobjekt) für das betreffende Tier hat.

Um den enormen Sprung von der Pflanze zum Tier richtig zu verstehen, muß man sich klar machen, was es von der Pflanze her gesehen bedeutet, daß sie

- keine muskulären Einrichtungen,
- nur einzelne, nicht nerval miteinander verbundene Rezeptoren in den Zellmembranen der Oberfläche und
- kein Nervensystem besitzt.

Das Lebewesen »Pflanze« ist also folgendermaßen gekennzeichnet:

- Ein lebendes System ohne muskuläre Einrichtungen ist zu keiner aktiven Ortsveränderung imstande.

- Es verfügt ohne verbindende nervöse Einrichtungen der verschiedenen Rezeptoren über keine spezifischen Rezeptororgane. Pflanzen sind für chemische oder physikalische Einwirkungen auf die Zellmembranen ihrer Oberfläche empfindlich, die ihrerseits den Vorgang – die »Sensation« – an das *milieu interieur* weitergeben. Man kann daher von der Pflanze aus gesehen von Berührungssensationen sprechen, welche Änderungen ihrer »Haut« anzeigen, aber darüber hinaus kein *milieu exterieur* begründen. J. v. Uexküll formulierte diesen Sachverhalt, indem er sagt, daß Pflanzen nur eine »Wohnhülle« aber keine »Umwelt« besitzen.
- Ohne die koordinierende Funktion eines Nervensystems sind die einzelnen Zellen und Organe der Pflanzen auf Signal- oder Zeichenübertragung durch Nachbarschaftsbeziehungen oder durch Säfteströme angewiesen.

Welche Bedeutung das *Nervensystem als Integrationsorgan* hat, läßt sich verstehen, wenn man die schrittweise Integration von zunächst isolierten Funktionseinheiten in der Tierreihe betrachtet. Dort finden wir als die unterste Integrationsstufe den Reflex und gewisse einfache stabile Aktionsmuster (Hofer 1981). Bei diesen besteht die Integration aus der nervalen Verbindung zwischen einer rezeptorischen Zelle (meist einer Nervenzelle) und einer Muskelzelle. Auf einer höheren Stufe sind mehrere derartige Funktionseinheiten zu komplexeren Funktionseinheiten verbunden, die aber untereinander noch keine nervösen Verbindungen besitzen. Ein Beispiel ist der Seeigel, dessen einzelne Stacheln mit ihren Rezeptoren (und den mit ihnen verbundenen Muskelzellen) selbständige Einheiten bilden. Um diese Organisationsform von der eines Tieres mit einem Zentralnervensystem zu unterscheiden, spricht J. v. Uexküll (1936) von einer *Reflexrepublik* und sagt: »Wenn der Seeigel läuft, bewegen die Beine den Seeigel, wenn der Hund läuft, bewegt der Hund seine Beine.« Entsprechend könnte man sagen, daß der Seeigel zwar bereits eine primitive Umwelt und nicht nur eine Wohnhülle besitzt, daß seine primitive Umwelt aber fraktioniert ist bzw. sich aus einzelnen untereinander kaum verbundenen Facetten zusammensetzt.

Gliedern wir lebende Systeme nach diesen Kriterien in vegetative (pflanzliche) und animalische (tierische) Systeme, so sehen wir, daß diese Einteilung nicht nur Zoologie und Botanik, sondern auch die Medizin betrifft, denn innerhalb des Körpers haben wir es mit vegetativen Gebilden zu tun. Die Vorgänge, die sich in den Zellen, zwischen Zellen und in und zwischen Organen abspielen, und die vom vegetativen Nervensystem gemeinsam mit dem endokrinen und dem Immunsystem gesteuert werden, unterscheiden sich eindeutig von den Vorgängen der Sensomotorik des Gesamtorganismus, die dem animalischen Nervensystem unterstehen. Die letzteren bauen für den Gesamtorganismus dessen Umwelt, in der er jenseits seiner Körperoberfläche mit der Umgebung in Kontakt tritt und aus ihr die (seinen spezifischen Bedürfnissen entsprechenden) Faktoren auswählt und aufzubereiten beginnt. Zellen und Organe haben keine Umwelten.

5.2.2 Sozialisation als Anfang der Geschichte des animalischen Lebens

Unter diesen allgemeinbiologischen Gesichtspunkten läßt sich Sozialisation von Triebverhalten als ein Versuch der Natur darstellen, komplexere Formen lebender Systeme zu schaffen, als sie im Bereich des pflanzlichen bzw. vegetativen Lebens verwirklicht sind. Das wird deutlich, wenn wir uns vergegenwärtigen, was der Akt der Geburt auf diesem allgemeinbiologischen Hintergrund bedeutet.

Bis zu dem Zeitpunkt der Geburt ist das Kind als Fötus, wie ein Organ, ein vegetatives Subsystem in dem übergeordneten Gesamtsystem »mütterlicher Organismus«. Im Fötus sorgen physiologische Regelmechanismen für die Erhaltung der Homöostase im Körper, in dem das dynamische Gleichgewicht zwischen Angebot und Verbrauch von Substanzen durch den intensiven Stoffwechsel und das rasche Wachstum ständig gefährdet ist. Mit der Geburt kommt es zu einer radikalen Umstrukturierung. An die Stelle eines Austausches von Zeichen zwischen dem *milieu interieur* im kindlichen Körper und dem mütterlichen Organismus (durch humorale Medien im Nabelschnurblut), der die benötigten Substanzen direkt abruft, tritt ein Zeichenaustausch des *milieu interieur* mit zentralnervösen Instanzen des Kindes. Dort werden Homöostasestörungen als Bedürfnisse registriert und in ein Gefühl des Unbehagens übersetzt.

Die Beseitigung des Unbehagens gelingt dem Kind autonom nur bei der Atmung. Alle anderen Störungen können nur durch die Mutter behoben werden, mit der jetzt ein völlig neues Kommunikationssystem über extrakorporale Medien aufgebaut werden muß. Für diese Aufgabe haben Mutter und Kind spezifische Sender- und Empfängereinrichtungen, die jedoch beim Neugeborenen noch nicht voll entwickelt sind. Seine Sinnesorgane (seine Empfänger- oder Rezeptoreinrichtungen) sind noch nicht ausgereift und seine Bewegungsorgane (seine Sender- oder Effektoreinrichtungen) können die Muskelbewegungen noch nicht koordinieren. Nur die Muskeln des Kehlkopfes und der Atmung bilden eine Ausnahme. Im Unterschied dazu sind die Sender- und Empfängereinrichtungen der Mutter voll funktionstüchtig. Sie sind auf Kommunikationssysteme festgelegt, die zum größten Teil von der sozialen Umgebung übernommen werden.

Unter allgemeinbiologischen Gesichtspunkten handelt es sich bei dieser Umstrukturierung des Beziehungsgefüges zwischen Kind und Mutter, bei dem Kind um den plötzlichen Übergang von einem vegetativen Subsystem in ein animalisches System, das jedoch für diese animalische Existenz noch ungenügend ausgerüstet ist. Das Kind muß seine Kommunikationseinrichtungen und Kommunikationssysteme erst aufbauen; das kann es nur, indem es im Umgang mit der Mutter von dieser »lernt«, das heißt auch – wie wir sehen werden –, daß der Aufbau der zentralnervösen Instanzen des Säuglings zum Teil von dem Verhalten der Mutter gesteuert wird. Dabei muß das Kind Einrichtungen schaffen und Funktionen einüben, die im pflanzlichen (vegetativen) Bereich nicht existieren, die aber auf der Stufe des animalischen Lebens Voraussetzung für eine selbständige Existenz sind.

Das bedeutet – und darauf kommt es an –, daß unter systemtheoretischem Aspekt an die Stelle eines Systems, in dem der Fötus wie ein vegetatives Subsystem ein Organ im mütterlichen Organismus (d.h. in einem »animalischen System«) bildet, zwei animalische Systeme als Subsysteme eines neuen, wenn auch noch rudimentären, sozialen Systems entstehen. Trotz des enormen Entwicklungsunterschiedes bilden das Neugeborene und die Mutter zwei Subsysteme in einem gemeinsamen, übergeordneten sozialen Gesamtsystem.

In diesem sehr ungleichen (asymmetrischen) System ist die Mutter die lebensnotwendige Ergänzung des Neugeborenen und umgekehrt, das Neugeborene die (allerdings biologisch nicht lebensentscheidende) Ergänzung der Mutter. Anders ausgedrückt sind beide ohne den anderen »Teil« des neuen Systems nicht »ganz«. Es fehlt ihnen etwas, dessen Verlust beide wie den Verlust eines Bestandteils des eigenen Selbst erfahren.

Diesen Sachverhalt muß man sich vor Augen halten, um zu verstehen, daß ein soziales System mehr ist als eine Summe von Einzelindividuen, und daß die Dyade oder die symbiotische Einheit zwischen Kind und Mutter, mit der die extrauterine Existenz beginnt, den Prototyp oder die Urform sozialer Systeme darstellt. Nur wenn wir uns diesen Sachverhalt klar gemacht haben, können wir auch verstehen, daß der Begriff *Individualität* in diesem Zusammenhang kein primäres sondern ein sekundäres Phänomen bezeichnet; unsere Individualität beginnt erst in einer späteren Phase der Entwicklung als Resultat einer Internalisierung der frühen sozialen Einheit zwischen uns und unseren frühen Bezugspersonen (Piaget 1936, Mahler 1972). Unter diesem Gesichtspunkt ist es berechtigt zu sagen, das Soziale sei älter als das Individuum oder wie Buber (1958) sagt: »Das Du ist älter als das Ich.«

Diese Feststellung gilt nun mit gewissen, allerdings wichtigen Einschränkungen (auf die wir später zu sprechen kommen werden) schon für die höheren Tiere und unter ihnen vor allem für die Säugetiere. Auch Tiere, die nicht dauernd in soziale Gemeinschaften eingefügt sind, leben zur Zeit der Paarung und der Aufzucht der Jungen sozial. Darüber hinaus wissen wir, daß viele Säugetiere in sozialen Gruppen leben, deren Spielregeln keineswegs in allen Fällen angeboren sind. Viele werden erst in den sozialen Gruppen erlernt, in denen die Tiere aufwachsen.

Höhere Säugetiere, vor allem solche, die als »Nesthokker«, das heißt noch unfertig und auf die Fürsorge der Eltern (vor allem der Mutter) angewiesen sind, geboren werden, treten zunächst, genau wie das menschliche Neugeborene in eine symbiotische Entwicklungsphase ein; hier fungieren (in kybernetischer Terminologie) die Mutter als Stellglied und der Säugling als Fühler in einem gemeinsamen Regelkreis. Es gibt auch für Tiere eine Phase der Entwicklung, für die der bestimmende Einfluß eines erwachsenen Exemplars der Gattung unerläßlich ist. Beobachtungen über diese Interaktion in der Frühentwicklung von Säugetieren und ihren Einfluß auf das körperliche Geschehen sowie auf das spätere körperliche, psychische und soziale Verhalten, können daher auch Licht auf die Frühentwicklung menschlicher Neugeborener werfen.

Wir stoßen hier auf eine Form der Sozialisation, die wir im Unterschied zu den späteren, als »zweite Geburt« (Mahler 1972) bezeichneten Vorgängen einer Enkulturation, als primäre oder sogar als biologische Sozialisation bezeichnen können.

5.2.3 Tierversuche zu den Folgen früher Trennung von der Mutter

Experimente über die Folgen der Trennung neugeborener Säugetiere von ihren Müttern haben drei Gruppen von Resultaten erbracht, die alle drei die Bedeutung der symbiotischen Phase auch für die menschliche Entwicklung unterstreichen:

- Sie haben Spätfolgen aufgedeckt, die sich als Störungen des Verhaltens der inzwischen herangewachsenen Tiere in einer sozialen Umgebung äußern.
- Sie haben gezeigt, daß ein gestörtes Verhalten mit somatischen Störungen einhergehen kann, die zu Krankheiten führen, wie wir sie auch bei Menschen kennen.
- Sie haben direkte Einflüsse des mütterlichen Verhaltens auf physiologische Vorgänge nachgewiesen, die im Verlauf der Reifung von Geweben und Organen, sowie bei der Differenzierung und Integration von Funktionen zu kom-

plexeren Mustern eine Rolle spielen.[27] Die Mutter ist »Stimulator« physiologischer Vorgänge, die zur rechten Zeit in Gang gesetzt werden müssen, wenn das komplexe Geschehen der Entwicklung der Jungen nicht gestört werden soll. Das alles geschieht zu einem so frühen Zeitpunkt, daß bei den analogen Vorgängen des menschlichen Neugeborenen Nachahmung, Identifikation und der Aufbau eines Bildes von der Mutter in der Vorstellung noch keine Rolle spielen.

Die Auswirkung dieser Umgebungseinflüsse hängt anfangs von dem stimulierenden und abschirmenden Verhalten der Mutter – später von dem Bild ab, das sich das Kind in seiner Vorstellung von der Mutter aufbaut und von allen jenen Vorgängen, die als Nachahmung, Identifikation und Lernen die Umwelt (und die daraus entstehende individuelle Wirklichkeit) des Kindes gestalten. Hier stoßen wir auf jene

---

[27] Weiner (1981b) schlägt für die Begriffe *Differenzierung, Integration, Reifung* und *Entwicklung* folgende Definitionen vor:

- Der Begriff *Differenzierung* soll die Verfeinerung und Spezialisierung bezeichnen, die physiologische Funktionen und Verhaltensweisen im Verlauf der Ontogenese erfahren (z.B. die Zunahme der Genauigkeit der Wahrnehmung und der motorischen Geschicklichkeit).
- Der Begriff *Integration* bezeichnet das Auftreten neuer, übergeordneter Funktionen auf der Basis einer Gruppe (oder mehrerer Gruppen) vorher nicht koordinierter Reaktionen oder Funktionen.
- *Reifung* reserviert man dagegen für ein vorwiegend physiologisch definiertes Geschehen, das sowohl Differenzierungs- wie Integrationsvorgänge reguliert. Ein besonders eindrucksvolles Beispiel ist das Gehirnwachstum als Voraussetzung für das Auftreten bestimmter physiologischer Funktionen. Mit Reifung bezeichnet man ganz allgemein Wachstumsprozesse, die (relativ) unabhängig von Umgebungseinflüssen ablaufen. So hängt zum Beispiel die Zunahme der motorischen Kontrolle und die Möglichkeit zu antizipatorischen Aktionen beim kleinen Kind teilweise von der Markscheidenbildung (Myelinisation) der rasch leitenden Nervenfasern ab. Auch die Fähigkeit zu Vorerwartung und die Steigerung der Wahrnehmungsfähigkeit für die Umgebung beruhen zum Teil auf Reifung.
- Unter *Entwicklung* versteht man schließlich alle jene Wachstumsvorgänge, die vorwiegend oder besonders eng durch die Umgebung beeinflußt sind, die dann ihrerseits wiederum das reifende Gehirn, sowie die sich rasch entfaltenden psychischen Prozesse beeinflussen.

»katalytische Funktion des Liebesobjektes«, von der Mahler spricht.

Ganz allgemein gilt: Was gelernt wird, ist eine Errungenschaft der Entwicklung; die Fähigkeit zu lernen ist dagegen ein Resultat der Reifung.

Wir beginnen die frühe Stufe einer Zeitgestalt zu sehen, in der immer wieder frühere Phasen die Voraussetzung für das Gelingen der späteren bilden und Störungen in den späteren ihre Wurzeln in einem Versagen früherer Etappen haben können.

In den Tierversuchen wurde die Funktion der Mutter meist durch technisch gesteuerte und überwachte Vorgänge ersetzt, die Ernährung, Erwärmung und andere für das Überleben der Jungen unabdingbare Prozesse sicherstellen und variieren konnten. Beobachtet wurden die Folgen, die als Ausdruck eines Genügens oder eines Ungenügens dieser Ersatzfunktionen auf der sozialen, der psychologischen und der physiologischen Ebene auftraten.

Versuche von Harlow (1961) an Affen und von Henry (1977) an Mäusen haben ergeben, daß früh von den Müttern getrennt aufgezogene Tiere nicht in der Lage waren, eine Umwelt aufzubauen, in der sie sich sozial orientieren konnten. Die Versuche von Henry zeigen in eindrucksvoller Weise, daß bei männlichen Tieren der Funktionskreis des aggressiven Verhaltens nicht sozialisiert wird. Männliche Mäuse lernen keine Rangordnung und keine Reviergrenzen zu respektieren; sie sind unstet und ständig in Rivalitätskämpfe verwickelt. Bei weiblichen Tieren bleibt der Funktionskreis der Reproduktion fragmentarisch mit der Konsequenz, daß nach der Geburt der Jungen die Umstellung des Funktionskreises auf das Aufzuchtverhalten ausbleibt. Den Neugeborenen wird nicht die Bedeutung eines Objektes der mütterlichen Fürsorge aufgeprägt. Die Mütter kümmern sich nicht um ihre Jungen, oder sie erteilen ihnen, bei Einschaltung des Funktionskreises der Nahrung, eine Nahrungsbedeutung und fressen sie auf.

Die Henryschen Versuche sagen auch etwas über die Folgen pathologischen und sozialen Verhaltens auf der physiologischen Ebene. Die männlichen Tiere entwickelten einen Hochdruck, der mit den gleichen endokrinen, vaskulären und zerebralen Komplikationen einherging wie die essentielle Hypertonie beim Menschen. Der Hochdruck trat nur dann auf, wenn die, von der Mutter getrennt aufgezogenen, männlichen Tiere in eine Umgebung gebracht wurden, in der andere (normal aufgewachsene) Tiere lebten und ein festes soziales System aufgebaut hatten. Ließ man die isoliert aufgezogenen Tiere weiterhin isoliert, blieb ihr Blutdruck normal. Pathogen war also die Unfähigkeit, die soziale Bedeutung der Situationen, in denen die Begegnungen stattfinden, adäquat wahrzunehmen und adäquat zu beantworten. Bezeichnet man diese Unfähigkeit als psychische Störung, so ist die Hypertonieentstehung bei diesen Tieren ein Modell für eine *psychosomatische Krankheit* – sofern man darunter ein multifaktorielles Geschehen versteht, in dem psychische und soziale Faktoren eine entscheidende Rolle spielen.

Über die Frage, wie junge Tiere bei und unmittelbar nach der Trennung reagieren, und welche Spätfolgen entstehen, informieren uns zahlreiche Untersuchungen. Junge Ratten (Hofer 1971, 1973, Hofer und Weiner 1971 a u. b), Hunde (Melzack 1969) und Affen (Harlow 1959, 1961, Kaufman und Rosenblum 1969, Reiter et al. 1974) entwickeln analoge Zustände, wie Spitz (1945a, b) und Bowlby (1963) sie als Depression und *distress* bei Kindern beschrieben haben, die von ihren Müttern getrennt wurden. Der akute Zustand dieser Verfassung äußert sich bei Tieren in gesteigerter Lautäußerung (Hofer und Shair 1978), motorischer Unruhe (Hofer 1975, Hofer und Weiner 1971a), stereotypen Schaukelbewegungen *(rocking)* (Mason und Berkson 1974), Gewichtsverlust (Hofer u. Shair 1978), Rückgang der Herz- und Atemfrequenz (Hofer 1971, 1973, Hofer und Weiner 1972, 1975), der Körpertemperatur (Stone et al. 1976) und im Zusammenhang damit in Anfälligkeit für die Entwicklung von Magengeschwüren (Ackerman et al. 1978, Ackerman 1981), Veränderungen des Schlaf-Wach-Rhythmus (Hofer 1976), sowie einschneidenden Änderungen des Gehaltes und der Aktivität von Enzymen und Hormonen der

Gehirnsubstanz und des Herzmuskels (Butler et al. 1978, Kuhn et al. 1979, Kuhn und Shanberg 1979, Evoniuk et al. 1979).

Die akuten Veränderungen, die bei früher Deprivation auftreten, bereiten den Weg für die späteren Stadien, die mit Apathie und sozialem Rückzug einhergehen, wie sie Bowlby (1973) bei Kindern und Kaufman und Stynes (1978) bei kleinen Affen beschrieben haben. Bei früh von den Müttern getrennten Ratten hat man eine erhebliche Steigerung der Neigung zur Entwicklung von Magengeschwüren bei experimentell erzwungener Bewegungseinschränkung *(restraint)* beobachtet (Ackerman 1981, Hofer und Weiner 1978).

In der Vergangenheit wurden die Folgen früher Trennung als Ausdruck des Zerreißens eines mysteriösen Bandes zwischen dem Kind und der Mutter erklärt (Bowlby 1963). Die Ergebnisse der neueren Untersuchungen legen nahe, daß definierbare Anteile der Interaktion zwischen den Müttern und den Neugeborenen das Verhalten und die Körperfunktionen des Neugeborenen steuern. Der Nahrungsstoff und die diversen Stimuli, mit denen die Mutter auf die verschiedenen Inputkanäle der Jungen einwirkt, kontrollieren das Verhalten der Jungen und ermöglichen oder regulieren die Reifung körperlicher Funktionen. Mit einem Wort: Die Mutter steuert das Verhalten des Neugeborenen, seinen physiologischen Zustand und die chemische Zusammensetzung seines reifenden Gehirns (Hofer 1981). Die Trennung von der Mutter unterbricht diese regulierenden und kontrollierenden Stimuli mit verschiedenen Folgen für das Verhalten der Jungen, ihre physiologischen Funktionen und ihre Entwicklung.

Diese Feststellungen stützen sich im einzelnen auf folgende Beobachtungen:

- Vestibuläre Stimulation durch die Mutter (durch Tragen der Kleinen oder durch Spielen mit ihnen) unterdrückt die stereotypen Schaukelbewegungen junger Affen (Mason und Berkson, 1974). Getrennt von den Müttern aufgezogene Junge zeigen ein ausgesprochenes Schaukelverhalten *(rocking)* (vermutlich zur Stimulation des eigenen Vestibulärapparates). Sie fahren trotz dieses Schaukelns fort, Saugbewegungen auszuführen und sich selbst zu schlagen (Verhaltensweisen, die durch den Entzug anderer, noch nicht identifizierter mütterlicher Einflüsse ausgelöst sind).

- Durch die Zufuhr von *Milch* kontrolliert die Mutter:
  - den *Schlaf* der Jungen. Die Schlafperioden getrennt aufgezogener junger Ratten sind gestört (Hofer 1976). Kontinuierliche Infusion von Milch kann den gestörten Rhythmus nicht normalisieren, während eine intermittierende Verabreichung von Milch dazu in der Lage ist (Hofer und Shair 1983).
  - Die Frequenz der *Herzaktion* und der *Atmung* sind bei den von der Mutter getrennten kleinen Ratten (trotz deutlicher Zeichen für Unbehagen und motorischer Unruhe) um 30% erniedrigt (Hofer und Weiner 1971, 1975). Die Herabsetzung der Frequenz ist die Folge einer Verminderung des beta-adrenergen Sympathikotonus. Die Gabe von Milch oder eines ihrer Bestandteile normalisiert die Herzfrequenz. Dieser Effekt der Milch wird reflektorisch durch zum Herzen führende beta-adrenerge Fasern des Sympathikus übertragen (Hofer und Weiner 1972).
- *Taktile Stimulation* durch die Mutter (aber weder Milchzufuhr, noch Körpertemperatur oder bloße physische Anwesenheit) beeinflußten:
  - Den *Gehalt des Gehirns an dem Enzym Ornithin-Decarboxylase* (ODC), das für die Reifung des Gehirns eine essentielle Bedeutung hat. Der Gehalt dieses Enzyms wird durch das Wachstumshormon reguliert (Butler, Suskind und Shanberg 1978, Kuhn, Butler und Shanberg 1978). Der kritische Reiz für die Aufrechterhaltung eines normalen Gehalts an Ornithin Decarboxylase scheint die taktile Stimulation der Kleinen durch die Mutter zu sein; zwei Stunden nach einem Sistieren der Stimulation reagieren die Enzymwerte der jungen Ratten nicht mehr auf die Injektion von Wachstumshormon (Kuhn und Shanberg 1979).
  - Das *vokale Verhalten* junger Ratten wird nach der Trennung von der Mutter (besonders in einer ungewohnten Umgebung) deutlich gesteigert (Hofer und Shair 1978, 1983). Die physische Gegenwart der Mutter, ja schon die Gegenwart von Pelz oder von Geschwisterratten (selbst in anästhetisiertem Zustand) vermindert diese Lautäußerungen (Hofer und Shair 1978).
  - Taktile Stimulation durch die Rattenmutter verhindert die *motorischen Reaktionen* auf die Trennung (d. h. die motorische Hyperaktivität) und das zwanghafte Selbstreinigen und das Sich-Aufbäumen der verlassenen Jungen. Die Rückkehr des Muttertieres selbst mit abgebundenen Brustwarzen unterdrückt diese Reaktionen ebenso wie milde elektrische Stimulation (Hofer 1975, 1981 b).
- Die *Temperatur* der Umgebung und des Nestes beeinflußt die Körpertemperatur der Jungen. Umgekehrt wird die Temperatur des Nestes durch die Temperatur der Mutter und ihrer Jungen reguliert.

Die Körpertemperatur bestimmt die Höhe des Gehaltes an Katecholaminen im Gehirn der jungen Ratten (Stone, Bonnet und Hofer 1976) und ihre Reaktionen auf die Trennung. Eine Senkung um 3°C führt zu einer sehr viel geringeren motorischen Unruhe, zu geringerer Selbstreinigung und seltenerem Aufbäumen (Hofer 1973). Die Nesttemperatur bestimmt auch die Länge der Zeit, welche die Mutter mit den Jungen zusammen ist; steigt sie, so entfernt sich die Mutter vom Nest.

Die Befunde dieser Tierversuche zeigen, daß der symbiotische Funktionskreis ein hochkomplexes System von Rückkoppelungen darstellt, in dem verschiedene Anteile unterschiedliche Elemente des Verhaltens und der physiologischen Funktionen sowohl bei dem Muttertier wie bei den Jungen regulieren. Die Annahme, daß sich analoge Vorgänge zwischen der Mutter und dem Säugling abspielen, ist kaum von der Hand zu weisen.

5.2.4 Die Einheit des dyadischen Systems und das kommunikative Realitätsprinzip

Wir können in dem frühen sozialen System aus Mutter und Kind zwei verschiedene Arten von Kommunikationssystemen unterscheiden, die bei dem Kind erst im Verlauf seiner Entwicklung koordiniert werden:

- Sowohl die Mutter wie der Säugling werden durch vegetative Kommunikationssysteme (zwischen den Vorgängen im Körper und entsprechenden Gehirnregionen) über Störungen der Homöostase in ihrem **eigenen Organismus** informiert.
- Soziale Kommunikationssysteme verbinden, wie die Tierversuche zeigen, Mutter und Säugling über verschiedene Kanäle miteinander und informieren beide über Störungen in den Funktionen **des gemeinsamen Systems,** der Dyade. Man wußte schon immer, daß solche Störungen unabhängig von der individuellen Homöostase registriert werden, daß Säuglinge, die weder Durst noch Hunger oder sonstige körperliche Bedürfnisse haben, sehr empfindlich auf Störungen ihrer Beziehung zur Mutter, und daß Mütter ebenfalls unabhängig von ihrer körperlichen Verfassung auf Störungen in der Beziehung zum Kind reagieren. Die Tierversuche zeigen, wie subtil die

materiellen Grundlagen solcher Informationen über den Zustand des gemeinsamen Systems aufeinander abgestimmt sind.

Ein eindrucksvolles Beispiel für ein derartiges soziales Kommunikationssystem gibt es auch bei Vögeln. Hier werden die Jungen von der Mutter durch spezifische Zeichen über ihre Anwesenheit informiert, Zeichen, die von den Jungen regelmäßig beantwortet werden. Die Jungen werden unruhig und steigern ihre Lautäußerungen, wenn die mütterlichen Anwesenheitsmeldungen ausbleiben. Konrad Lorenz hat das anschaulich bei seinen Versuchen mit jungen Graugänsen beschrieben. Nachts störte ihn die wachsende Unruhe der kleinen Gänse, die er in der Nähe seines Bettes untergebracht hatte, immer wieder beim Einschlafen. Es blieb ihm schließlich nichts anderes übrig, als den beruhigenden Ton, mit dem die alte Graugans den Jungen ihre Gegenwart meldet, in regelmäßigen Abständen zu imitieren.

Häufig kombinieren sich die beiden Arten von Kommunikationssystemen. Wenn die Mutter die Homöostasestörung des Säuglings durch Stillen oder Wärmen beseitigt, so gibt sie damit gleichzeitig Zeichen ihrer Anwesenheit und Verfügbarkeit im dyadischen System. Der Säugling ist zunächst außerstande, Homöostasestörungen in seinem Körper und Abwesenheit der Mutter zu unterscheiden. Körperlich bedingte Unlustgefühle und Störungen im dyadischen System fließen für ihn zunächst unauflösbar ineinander. Aber schließlich wird die Diskrepanz zwischen beiden Ereignisgruppen zum Motor für ihre Differenzierung und für die Erforschung ihrer gegenseitigen Abhängigkeit.

Es scheint sich aber ein Rest der frühen sozialen Resonanz bei den individuellen Gefühlen gestörter und wiederhergestellter Homöostase zu erhalten; dies teilt sich auch den Mitteln mit, mit denen das Kind lernt, sich selbst zu helfen. Diese frühe soziale Resonanz ist insofern unpersönlich als die Mutter für den Säugling noch keine von ihm getrennte Persönlichkeit darstellt. Es handelt sich um eine schwer definierbare, allgemeine Stimmung, die sich höchstens an bestimmten Gegenständen niederschlagen kann, wie es Winnicott (1973) für die Übergangsobjekte beschrieben hat.

So hat zum Beispiel der Daumen, den der Säugling in den Mund steckt, nachdem er sich sattgetrunken hat, verschiedene Bedeutungen. Er dient als Substitut für die Mutterbrust oder die Flasche (insofern er ein Saugen um des bloßen Saugens willen ermöglicht). Dabei imitiert der Daumen die Gegenleistung der Brust oder der Flasche, welche notwendig ist, um die eigene Leistung der Lippen und des Mundes zur Handlung des Saugens zu ergänzen.

Leistung und Gegenleistung, sowie Rolle und Gegenrolle sind in jedem Handlungssystem komplementär. Die eine kann nicht ohne die andere verwirklicht werden; Leistungen und Rollen brauchen Gegenleistungen und Gegenrollen, um Leistung oder Rolle zu sein und umgekehrt (Th. v. Uexküll 1980).

Das Einüben von Rollen und Gegenrollen, wie es in der Sozialisation erfolgt, zeigt in exemplarischer Weise den »Mechanismus«, welcher der psychischen Entwicklung zugrunde liegt. Mead (1934) hat diesen »Mechanismus« als *Rollentausch* beschrieben, bei dem das Kind in seiner Phantasie abwechselnd die Rolle eines Gegenüber (der Mutter, des Lehrers usw.) und dann wieder die eigene Rolle mit allen gefühlsmäßigen Reaktionen auf die damit jeweils gegebenen Anforderungen durchspielt. Auf diese Weise erlebt es den inneren Zusammenhang zwischen Rolle und Gegenrolle und lernt die Spielregeln begrenzter sozialer Handlungssysteme.

Das ist zwar für die symbiotische Phase noch Zukunftsmusik, aber der Anfang, der hier mit dem Erlernen von Leistungs-Gegenleistungssytemen gemacht wird, zeigt, wie sich auf einer komplexeren Stufe das gleiche Wechselspiel von Akkommodation und Assimilation wiederholen wird (Mead 1934).

Die Daumen-Mund-Wechselberührung ist ein erster Akt der Entdeckung des Körpers und von Autonomie (Hoffer 1966/67). Darüber hinaus ist der Daumen im Mund aber auch ein Zeichen für die intakte Dyade bzw. für die Stimmung, die sie gewährt. Der Daumen ist jedoch kein Symbol der Mutter, da der Säugling, wie Piaget betont, noch nicht über eine Vorstellung verfügt, die Bilder von Gegenständen und Personen aufbewahren und reaktivieren kann (vgl. auch Lichtenberg 1983).

Die Annahme, daß der Daumen, den der Säugling in den Mund steckt, ein Symbol der Mutter (oder deren Brust) sei, geht von der Wirklichkeit des Beobachters aus, für den Säugling und Mutter als zwei Objekte existieren. In der sich bildenden Umwelt des Säuglings existieren weder die Mutter noch er selbst als getrennte oder trennbare Phänomene. Etwas derartiges gibt es erst, wenn das Kind eine Vorstellung entwickelt, in der Bilder von Personen und Gegenständen gebildet und in deren Abwesenheit festgehalten werden können. Diese Fähigkeit wird, wie Piaget überzeugend nachweist, nicht vor dem zweiten Lebensjahr erreicht.

Diese Zusammenhänge spielen im späteren Leben, z.B. bei Rauchern, aber auch bei manchen Formen von Fettsucht eine wichtige Rolle. Sie erklären die großen Widerstände, die manchmal den Erfolg aller Versuche einer Entwöhnung oder einer Gewichtsabnahme vereiteln.

Freud hat die biologisch bedingten Gefühle unter den Begriff des Lustprinzips und die Gefühle der Verfügbarkeit der Mutter, oder – wie wir jetzt sagen würden – der Intaktheit des dyadischen Systems, unter den Begriff des Realitätsprinzips subsumiert (Simon 1982).[28] Es handelt sich dabei um ein kommunikatives Realitätsprinzip, denn es hat die Beziehungsstruktur des sozialen Systems zum Gegenstand, in dem der einzelne lebt und in dem er auf die Unterstützung oder den Konsens der anderen bei der Durchführung seiner Pläne angewiesen ist. Von diesem kommunikativen Realitätsprinzip müssen wir ein pragmatisches Realitätsprinzip unterscheiden. Es hat die Konstellation

[28] »Wenn Freud seiner Systematik unter anderem den Begriff des *Triebes* zugrundelegt, so liegt das an seiner Aufteilung des Subjektes in Körper und Seele. Ausgehend von der »Informationseingabe« in die Psyche konstruiert er die Beziehung zwischen Seele und Körper (...) Wenn wir das Lustprinzip als individuelles Regelsystem charakterisiert haben, so stellt sich die Frage nach der Beziehung des Subsystems zum übergeordneten Interaktionssystem. In der Dichotomie von Lustprinzip und Realitätsprinzip stellt Freud dar, daß auch die äußere Realität Anpassungsforderungen an das Subjekt stellt, so daß der Versuch der Befriedigung nicht mehr auf kürzestem Weg Erfolg zeitigt und Umwege eingeschlagen werden müssen. Insofern sind Lustprinzip und Realitätsprinzip zwei Regelstrukturen, die über den Zustand des Individuums miteinander vermascht sind.«

unbelebter Objekte zum Gegenstand, die unsere Aktivitäten ermöglichen, fördern, stören oder verhindern. Von beiden und ihrer Bedeutung für Gesundheit und Krankheit wird später noch ausführlich die Rede sein. Hier müssen wir nur festhalten, daß die Wurzel für beide (bzw. für unser Gespür für sie) in dem dyadischen System zu suchen ist, in dem beide Prinzipien häufig miteinander interferieren.

5.2.5 Stimmung als affektives Kontinuum

Wir haben von einem sozialen Kommunikationssystem zwischen Mutter und Kind gesprochen, das auf einem Austausch averbaler Zeichen beruht. Seine Aufgabe ist es, eine Stimmung herbeizuführen und aufrechtzuerhalten, in der Mutter und Kind auf einen gemeinsamen Gefühlston gestimmt sind, in dem sie sich gegenseitig bestätigen und ergänzen. Da wir es mit einem Zustand zu tun haben, der vor aller begrifflichen Gliederung und sogar vor einer Teilung in Subjekt und Objekt liegt, ist er mit Worten nur sehr schwer und nur in Analogien zu beschreiben.[29] Spitz (1967)

---

[29] Der Ausdruck *affektives Kontinuum* darf nicht im Sinne einer mystischen Verbindung mißverstanden werden. Es handelt sich bei der averbalen Kommunikation zwischen Säugling und Mutter (ebenso wie bei empathischen Wahrnehmungen affektiver Vorgänge, die sich in der Innenwelt eines anderen abspielen) um einen Austausch von Zeichen. Die Aufgabe, die averbalen Zeichen einer solchen Kommunikation und die Kanäle, auf denen sie gesendet und empfangen werden, zu erforschen, ist allerdings nur in den ersten Anfängen gelöst. Die Tierversuche, über die wir berichtet haben, zeigen aber, wie zahlreich und wie präzise bei Tieren die Zeichenprozesse sind, die von Anfang an zwischen der Mutter und ihren Neugeborenen ablaufen.

Loch (1981) berichtet über Ergebnisse von Tonbandanalysen bei menschlichen Säuglingen, die fünf verschiedene Arten von Babyschreien differenziert haben (einen Hunger-, einen Ärger-, einen Schmerz-, einen Frustrationsschrei und ein »Pseudogeschrei« bei Abwesenheit der Mutter). Er betont, daß diese verschiedenen Schreiformen, zum Teil wenigstens verschiedene endosemiotische Zeichenprozesse, die sich im Körper des Säuglings abspielen, in akustische Phänomene übersetzen, die als averbale Zeichen in der Kommunikation mit der Mutter verwendet werden.

Bei einer Analyse der Anteile des Säuglings und der Anteile der Mutter an dem Kommunikationsvorgang zeigt sich, daß der Säugling spricht von einem coenästhetischen Erleben und betont dessen Beziehung zu Musik, Lyrik und Malerei im Gegensatz zu dem diakritischen, rationalen Erfassen der Einzelheiten.

Es handelt sich um eine Konstellation, in der es, wie Piaget (1936) betont, noch keine festen Objekte und keine Ich-Instanz gibt. Balint (1965), der sich der Schwierigkeiten einer Beschreibung dieser Zustände deutlich bewußt ist, spricht von einer »harmonischen Verschränkung«, in der Mutter und Kind leben, und betont, daß in der symbiotischen Phase die Mutter für den Säugling »einfach da sein muß« (wie die Luft zum Atmen, deren Verfügbarkeit als selbstverständlich vorausgesetzt wird). Die Mutter wird »benutzt«, ohne ihr Beachtung zu schenken. Aber in dem Augenblick, in dem sie nicht verfügbar ist, schlägt die Stimmung um, das affektive Kontinuum trägt nicht mehr und die Mutter gewinnt für den Säugling (wie die Luft für den Erstickenden) eine ungeheure Bedeutung.

Der Begriff »Stimmung« hat im ärztlichen Sprachgebrauch eine bestimmte Bedeutung. Er bezeichnet einen »protrahierten Gefühlszustand im Zusammenhang mit der somatischen und psychischen Gesamtverfassung, der allen übrigen Erlebnisinhalten eine besondere Färbung verleiht« (Thiele 1980). Damit kommt ein gemeinsames Kennzeichen jener Zustände zum Ausdruck, die wir als »Bereitstellung« *(emergency state,* Cannon 1953), *Streß* (Selye 1946, Wolf 1950) aber auch als »Rückzug« bzw. »Hilflosigkeit und Hoffnungslosigkeit« (Engel und Schmale 1972) oder kurz als »Stimmung« (Th. von Uexküll 1952) bezeichnen.

Der Begriff Stimmung ist weder somatologisch noch psychologisch festgelegt, er ist psycho-physisch »neutral« und bringt den Gleichklang zwischen Erleben und körperlicher Verfassung zum Ausdruck, der in allen Intensitätsgraden bestehen bleibt. Offenbar handelt es sich um Ordnungszustände des vegetativen Bereiches, die nur in begrenzter

---

mit seinem Schreien zunächst »eine mehr unbestimmte Stimmung ›Unbehagen‹ signalisiert, die bis zu einem bestimmten Grad mehrdeutig ist«; die Antwort der Mutter interpretiert daher die Zeichen des Säuglings für diesen immer schon in einer bestimmten Weise.

Zahl existieren und die als Grundtönung auch in den komplexeren und differenzierteren Zuständen des animalischen und sozialen Bereiches durchgehalten werden.[30]

Im Rahmen einer Analyse der Nausea (Th. v. Uexküll 1952) wird das Phänomen der »Schwelle« als Beispiel gebracht, um darzustellen, wie auf der einfachsten Ebene lebende Systeme und deren Umgebung aufeinander »abgestimmt« werden: Durch Senkung oder Erhöhung der Erregbarkeit kommt es zu einer, dem jeweiligen Zustand des lebenden Systems entsprechenden Zuordnung der Umgebung als potentielles Reiz-Reservoir. Reizgebende Umgebung und reizbeantwortendes System treten im Rahmen einer gemeinsamen Stimmung zu einer (zeitlich begrenzten) Einheit zusammen.

Dies Phänomen, dem der Begriff der *Appetenz* der Verhaltensforschung entspricht, wiederholt sich auf den komplexeren Organisationsebenen durch Abstimmung verschiedener (Sub-) Systeme auf ein gemeinsames Erregbarkeitsniveau. Auf diese Weise entstehen Bereitschaften von Geweben und Organen und schließlich des Organismus zu komplexen Reaktionsmustern. Jetzt kommt es zu einem gegenseitigen Aufeinander-Abgestimmtsein von lebenden Systemen und ihrer Umgebung im Rahmen gemeinsamer Stimmungen.

Wie wir bereits dargestellt haben, lassen sich lebende Systeme, die über keine zentralnervösen Steuerungseinrichtungen verfügen, nach dem Vorschlag J. v. Uexkülls als *Abstimmungsrepubliken* auffassen, um das Abstimmen der Partialsysteme auf einen gemeinsamen Nenner verständlich zu machen. Ein Beispiel von Lorenz (1927) für die Abstimmung in einem Schwarm lebender Tiere kann diesen Vorgang verdeutlichen:

---

[30] Wir haben schon darauf hingewiesen, daß Stimmung und Integration zusammengehören. Die Tierversuche, in denen komplizierte »Dialoge« zwischen dem Jungen und dem Muttertier Voraussetzung für die normale Entwicklung des dyadischen Systems sind, zeigen, wie Partialstimmungen einzelner Organe und Organsysteme zu Gesamtstimmungen integriert werden. Integrationsstörungen behindern die Bildung komplexer Systeme und Stimmungen, die dann in Verstimmungen umschlagen können (vgl. Kap. 1).

»Der Dohlenschwarm, der am Tag aufs Feld zur Futtersuche und am Abend in den Wald zum Schlafen fliegt, stimmt sich durch die Rufe der einzelnen Vögel immer wieder als Ganzes auf eine einheitliche Tendenz ab. Wenn in den Morgen- oder Abendstunden die Tendenzen der einzelnen Vögel divergieren, kann man beobachten, daß der Schwarm eine zeitlang hin und her fliegt. Überwiegen die Rufe »Djak« über die Rufe »Djok«, so fliegt der Schwarm in Richtung Wald oder umgekehrt in Richtung Feld. Das geht so lange hin und her, bis plötzlich alle Vögel nur noch den gleichen Ruf ausstoßen und der Schwarm dann als Ganzes entweder in den Wald oder aufs Feld fliegt. Dann ist der Schwarm durch Abstimmung für eine bestimmte Handlung, die Futtersuche oder das Aufsuchen der Schlafplätze bereitgestellt. Es herrscht dann eine gemeinsame Stimmung oder so etwas, wie eine gemeinsame Emotionalität« (Th. v. Uexküll 1963).

Für animalische Systeme ist die Abstimmung mit der Umgebung unter dem Aspekt biologischer Bedürfnisse wie Fortbewegung, Schutz, Nahrung usw. die Basis für den Aufbau der subjektiven Umwelten. Nur aufgrund dieser Abstimmung kommt es zu jener lebensnotwendigen Entsprechung zwischen Lebewesen und Umwelt, wie sie J. v. Uexküll (1940) als *kontrapunktische Zuordnung von Leistung und Gegenleistung* (z.B. von Flosse und Wasser, Flügel und Luft, Waffen und Feind usw.) oder *von Rolle und Gegenrolle* (z.B. der Geschlechtspartner) beschrieben hat.

Es wird (in der erwähnten Analyse der Nausea) die Meinung vertreten, daß Stimmungen *fundamentale Ordnungsprinzipien* des Lebens darstellen.

»Das Phänomen, daß Lebenserscheinungen sich durch Senken oder Erhöhen der Reizschwelle mit Faktoren ihrer Umgebung abstimmen oder nicht abstimmen, bedeutet (...) nichts anderes, als daß die Lebenserscheinungen sich auf diese Weise ihre Ursachen selbst zuordnen« (Th. v. Uexküll 1952).

Eine Erforschung der Stimmungen muß daher die analytische Betrachtung durch den Nachweis der entsprechenden synthetischen Prinzipien ergänzen. Methodisch wird das Kriterium der Richtigkeit für die Hypothese einer Stimmung in der Beantwortung der Frage gesehen, ob und wieweit sich die Partialfunktionen unter dem Gesichtspunkt der mit der Stimmung unterstellten Bereitstellung für eine gemeinsame Leistung ordnen lassen.

Ein Beispiel für eine derartig analytisch und synthetisch vorgehende Stimmungsforschung sind die Arbeiten von Cannon (1953) und sein Konzept des *emergency state,* der

Bereitstellung zur Abwehr von Gefahren durch Kampf oder Flucht *(fight/flight-reaction)*. Die Analyse der Nausea deckt eine entgegengesetzte Stimmung auf. Sie entspricht dem, was Schmale und Engel als einen Zustand des *giving-up* bezeichnet haben.

Schließlich wird in der erwähnten Arbeit noch ein Unterschied zwischen *Stimmung* und *Motiv* gemacht, der theoretisch wichtig ist. Unter Motiven werden Programme bzw. Schemata für spezifische Verhaltensantworten verstanden, die aber nur auf dem Boden der entsprechenden Stimmung entstehen können. Mit dem Auftauchen von Motiven findet bereits eine (wenigstens vorläufige) Differenzierung des affektiven Kontinuums einer Stimmung in Subjekt und Objekt statt, die im Rahmen der Stimmungen nur vorbereitet ist. Motive sind Voraussetzungen für Handlungen. Stimmungen sind Voraussetzung für Motive, wobei Voraussetzung zugleich genetisch ein früheres Stadium der Entwicklung meint.

Hofer (1981) macht auf die enge Beziehung zwischen *Stimmung* und *Trieb (state and drive)* aufmerksam. Er betont ferner, daß Stimmungen ein wichtiges Prinzip in der frühen Entwicklung des Embryo darstellen, das für die Integration und die Differenzierung komplexer Verhaltensweisen verantwortlich ist. Sie äußern sich zunächst darin, daß bestimmte Antworten in aktiven Perioden leicht, aber in Perioden der Ruhe nur schwer auszulösen sind. Hofer schreibt:

»Diese neue Entwicklung beginnt zwischen der 24. und 27. Woche der 40wöchigen Schwangerschaft und markiert den frühesten Vorläufer dessen, was wir später als *Trieb (drive), Motivation* und *emotionale Stimmungen (emotional states)* bezeichnen.«

Das Kriterium der Stimmung wird in der Wahrscheinlichkeit gesehen, daß bestimmte Antworten erfolgen und andere nicht. Die Dauer dieser Zustände, die Minuten, Stunden und sogar Tage betragen kann, wird mit langanhaltenden Membranveränderungen in Nervenzellen in Verbindung gebracht.

Wir müssen in dem affektiven Kontinuum, der Stimmung des dyadischen Systems offenbar die Wurzel für das spätere »Urvertrauen« (Erikson 1957) sehen, das man auch als basalen Selbstwert bezeichnen kann. Es scheint der bleibende Wiederschein einer Konstellation zu sein, in der die Mutter ihrem Kind »zeigt«, wieviel es ihr »wert« ist. Da die Mutter in dieser Phase für das Kind alles bedeutet, ist der Wert, den das Kind für sie hat, für das Kind ein absoluter Maßstab.

Die Rückführung des Selbstwertgefühls auf ein frühes soziales Erleben läßt uns verstehen, wie, wann und warum es zu der Entwicklung eines »falschen Selbst« kommen kann, das ständig auf Zuspruch und Anerkennung irgendeiner sozialen Gruppe angewiesen ist. Gleichzeitig macht die Feststellung, daß es sich bei diesem Gefühl um eine Stimmung handelt, verständlich, warum mit unserem Selbstwert der Wert unserer gesamten individuellen Wirklichkeit gekoppelt ist. Wenn der Pegel dieses affektiven Kontinuums sinkt, entstehen mit den Zweifeln an dem eigenen Wert zugleich Zweifel an dem Wert der Dinge und Vorgänge, die uns umgeben. Diese Zweifel sind weder intellektuell begründbar, noch durch rationale Bemühungen zu entkräften. Sie sind Ausdruck eines unmittelbaren Erlebens, in dem die Farben verblassen, Stimmen uns nicht mehr erreichen und in dem sich allenthalben Kälte ausbreitet. Es ist eine Erfahrung, wie sie uns von Depressiven geschildert wird, und wie wir sie selbst in Phasen depressiver Verstimmung machen. Balint (1967) nennt dieses süchtige Bedürfnis geliebt und geschätzt zu werden *primäre Liebe* und spricht von einer *Grundstörung (basic fault),* die bei einer frühen Versagung der mütterlichen Zuwendung entsteht.

Diese frühe Bindung an einen geliebten Menschen ist, wie wir sagten, auf der einen Seite der mächtigste Stimulus für die kindliche Phantasie, biologische oder früh erlernte Programme in neue soziale Programme umzuformen und in dem wechselvollen Spiel mit dem geliebten Menschen nacheinander orale, anale und schließlich genitale Verhaltensweisen und Gefühle einzusetzen, nachdem vorher eine Integration der verschiedenen Organ-Programme im Austausch mit den mütterlichen Zeichen erfolgt ist. Auf der anderen Seite ist die frühe liebevolle Bindung an den anderen die Wurzel für bleibende Grundeinstellungen zu uns selbst und zu unserer Umgebung. Die christliche Forderung: »Liebe Deinen Nächsten wie Dich selbst«, bringt diese Korrespondenz zwischen Selbstwert und Objektwert zum Ausdruck. Sie spricht aus, daß man gelernt haben muß, sich selbst zu lieben, um seine Mitmenschen lieben zu können.

5.2.6 Innen und außen

Die Qualität dieser Stimmung oder dieses affektiven Kontinuums ist so schwer in Worte zu fassen, weil wir sie überall in den Dingen und zwischen den Dingen fühlen und schmecken. Es geht uns damit ähnlich wie mit der Qualität »Selbst«, die uns in jedem Augenblick unseres Lebens nicht nur von allem, dem wir begegnen, unterscheidet, sondern uns auch über Änderungen unseres eigenen Zustandes, gewissermaßen Abweichungen von unserem »Sollwert«, informiert. Die Schwierigkeit, diese Zustände begrifflich zu fassen, hängt außer mit ihrer vorsprachlichen Genese mit ihrem »esoterischen Charakter« zusammen. Sie entziehen sich dem außenstehenden Beobachter. Sie haben nur ein Innen und kein Außen. Was ist damit gemeint? Wir greifen damit die Diskussion wieder auf, die wir in Kapitel 2 über diese Begriffe geführt haben und setzen sie unter einem neuen Gesichtspunkt fort.

Auch die Konzepte *subjektive Umwelt* und *individuelle Wirklichkeit* konfrontieren uns mit der Frage, was wir uns unter den Begriffen *innen* und *außen* vorstellen sollen. Beide Konzepte bezeichnen strikt private Bereiche. J. v. Uexküll (1936) hat Umwelt mit einer »festen, aber für den außenstehenden Beobachter unsichtbaren Schale« verglichen, die das Subjekt umgibt, und in der alle Dinge und Vorgänge eingeschlossen sind, mit denen das Subjekt in Beziehung treten kann.

Die Begriffe innen und außen wecken immer wieder räumliche Assoziationen. Man stellt sich vor, daß die für den »außen«-stehenden Beobachter unsichtbaren Dinge und Vorgänge der Umwelt oder der individuellen Wirklichkeit das Gegenüber »innen« in dessen Kopf vorhanden sein müßten. Damit hat man aber den Standpunkt eines Anatomen oder Neurochirurgen bezogen; diese betrachten Köpfe als räumliche Gebilde, die man öffnen muß, um feststellen zu können, was sich in ihnen befindet. Diese Methode ist nicht geeignet, um Zugang zu der Umwelt eines Tieres oder zu der individuellen Wirklichkeit eines anderen Menschen zu finden.

Die Zusammenhänge werden durchsichtiger, sobald man sich klar macht, daß Innen und Außen zeichentheoretisch definiert sind. Sie bezeichnen einen Sachverhalt, den die englischen Begriffe *insider* und *outsider* wiedergeben. Insider sind alle, welche die in einer gesellschaftlichen Gruppe geläufigen Zeichen verstehen und den Spielregeln der Gruppe entsprechend beantworten. Outsider verstehen die Zeichen der Gruppe nicht und beantworten sie entweder überhaupt nicht oder falsch. Die Grenze, die Insider und Outsider trennt, ist eine semantische Grenze. Dementsprechend sind »esoterische« oder »private« Zustände von den Zuständen außenstehender Beobachter nicht durch räumliche sondern durch semantische Grenzen getrennt.

Wir haben von einem sozialen Kommunikationssystem gesprochen, das aus averbalen Stimmungszeichen besteht, die von der Mutter und dem Säugling verstanden werden, nur sind sie Insider dieses Systems, das von Stimmungszeichen geschaffen und aufrecht erhalten wird. Alle anderen sind Outsider. Sie verstehen die zwischen der Mutter und dem Säugling ausgetauschten Zeichen nicht; sie sind aus ihrer Gemeinschaft ausgeschlossen. Für den Säugling ist es lebensentscheidend Insider zu sein und zu bleiben. Jede Andeutung eines Outsider-Daseins signalisiert tödliche Gefahr. Eine ähnliche Erfahrung müssen die sozialen Gemeinschaften den Menschen früherer Zeiten vermittelt haben, welche die Verbannung mehr fürchteten als die Todesstrafe.

Wir sagten, die Dyade der symbiotischen Beziehungen zwischen Neugeborenem und Mutter sei das ursprüngliche soziale System, das von der Natur ersonnen wurde, um den Bereich der vegetativen Systeme zu überwinden. Später, in der Phase seiner Individuation oder »der psychischen Geburt des Menschen« (wie Mahler 1980 sie nennt) soll das Kind dieses ursprüngliche soziale System »internalisieren«. Der »esoterische« Charakter der Umwelten und individuellen Wirklichkeiten wäre demnach auch Ausdruck dafür, daß sich die Subjekte ihre frühe soziale Welt und deren Stimmung »einverleibt« hätten.

Wir werden später prüfen müssen, worum es sich bei diesem »Einverleiben« handelt; wir stoßen hier auf eine Grenze, welche die humane Entwicklung von der animalischen trennt, und welche die menschlichen Wirklichkeiten von den Umwelten scheidet, die der Mensch in den früheren Stadien seines Lebens mit den Tieren gemeinsam hatte.

5.3 *Die frühe Entwicklung als bio-psycho-soziales Problem*

5.3.1 Die ersten Umrisse eines Modells

Wenn wir die in den letzten Abschnitten dargestellten Vorgänge im Zusammenhang sehen, erkennen wir in dem dyadischen System die ersten Umrisse eines Modells, in dem biologische, psychische und soziale Vorgänge ineinandergreifen. Die bis zum Zeitpunkt der Geburt vegetativ gesteuerten Abläufe im Organismus, die frühe Entwicklung eines Zeichensystems in der Kommunikation mit der Mutter und derem von ihrer Gesellschaft geprägten Verhalten sind zu einem komplexen Geschehen verwoben. Die einzelnen Anteile dieses Systems können in ihren Wechselwirkungen und Wechselbeziehungen beobachtet und analysiert werden.

Nach diesem Modell wird animalisches Leben (jedenfalls bei Säugetieren) nur als eine Zwischenstufe zwischen Vegetativem und Sozialem möglich; die Ansprüche dieser beiden Nachbarbereiche werden hier koordiniert. Die subjektive Umwelt, die Tiere mit Hilfe ihrer Sinnes- und Bewegungsorgane (Merk- und Wirkorgane) aufbauen, ist ein charakteristisches Phänomen und ein Neuerwerb der animalischen Systemebene. In der subjektiven Umwelt des einzelnen Tieres sind die vegetativen Bedürfnisse der Homöostase seines Organismus und die Anforderungen des sozialen Systems, in dem das Tier als Mitglied einer Herde, einer Gruppe mit fester Rangordnung, in der Bindung an Sexualpartner und Junge usw. lebt, gleichermaßen berücksichtigt. Die Objekte und die Vorgänge, mit denen sich das Tier in seiner Umwelt auseinandersetzt und die sein Verhalten und Reagieren steuern, enthalten beides: sie haben biologische und soziale Valenzen.

Diese Polarität der subjektiv wahrgenommenen Umweltereignisse als biologisch und sozial geprägt, wird sich beim Menschen wiederholen, wenn er später aus seiner symbiotischen Umwelt eine individuelle Wirklichkeit aufbaut. Entscheidend ist also die Einsicht, daß sowohl der Aufbau subjektiver Umwelten von Tieren, wie auch die Konstruktion individueller Wirklichkeiten von Menschen Aufgaben lösen müssen, welche der Natur mit dem Versuch gestellt sind, die Ebene vegetativer Systeme zu übersteigen und auf einer komplexeren Ebene Systeme zu entwickeln, die sich als selbständige Einzelwesen in Systeme der sozialen Ebene einfügen. Bei den Insekten scheint die Natur einen anderen Weg gegangen zu sein. Bei ihnen sind die einzelnen Individuen und deren Umwelten ohne selbständige Möglichkeiten fest in die Organisation des sozialen Systems, des Ameisen-, Bienen- oder Termitenstaates eingefügt.

Die Anforderungen der vegetativen Systemebene sind auf der animalischen und sozialen nicht überwunden und abgelegt, sondern in allen Formen des Fühlens, Denkens und gemeinsamen Handelns – die wir auf den komplexeren Ebenen antreffen – als Grundstimmungen gegenwärtig. Sie sind im Hegelschen Sinn darin aufgehoben.

Für die psychosomatische Medizin ist die Frage, wie sich Ereignisse der sozialen Umgebung während des Lebens auf Vorgänge innerhalb des Organismus auswirken, ein zentrales Problem. Tierversuche haben – wie wir sahen – eindrucksvolle Beweise für die Annahme erbringen können, daß Einflüsse, welche die Mutter während der symbiotischen Phase auf den Säugling ausübt, in seinem späteren Leben die Störbarkeit vegetativer Körpervorgänge durch psychosoziale Ereignisse vorherbestimmen. Wir müssen daher bei unseren Patienten die Geschichte der Situation, in der sie erkranken, das heißt die Frage, warum gerade jetzt, die V. v. Weizsäcker formulierte, auch dann zurückverfolgen, wenn sie, wie in unserem letzten Fallbeispiel, an der Oberfläche keine unlösbaren Probleme aufweist. Das wird sich zwar in der Praxis kaum mit historischer Exaktheit verwirklichen lassen, es gibt aber genügend Hinweise, die dem Kenner der Zusammenhänge erlauben, sich ein hinreichend zutreffendes Bild der frühen Beziehungen des Patienten zu seiner Mutter oder deren Ersatzperson zu machen.

Das Modell zur Rekonstruktion der Zusammenhänge zwischen der frühen Entwicklung eines Menschen und späteren Krankheitsanfälligkeiten in bestimmten Situationen, das wir im folgenden genauer entwickeln wollen, kann daher an der merkwürdigen Zwischenstellung anknüpfen, welches das symbiotische System der Dyade zwischen zwei verschiedenen Systemebenen einnimmt. Für die Mutter und noch mehr für den außenstehenden Beobachter handelt es sich zweifelsfrei um ein soziales System aus zwei Subjekten (dem Säugling und der Mutter). Für den Säugling, für den eine Unterscheidung zwischen ihm und der Mutter noch nicht existiert, handelt es sich dagegen nur um ein Selbst, das den mütterlichen Anteil des Systems in einem Zustand der Verschmelzung enthält. Für ihn ist die Dyade noch kein soziales System.

Diese Unterscheidung ist keine Spitzfindigkeit; die mütterlichen Anteile, die anfangs mit dem Selbst des Kindes verschmolzen sind, werden später nach der physischen und psychischen Trennung von der Mutter weiterhin Anteile des kindlichen Selbst und der sich daraus entwickelnden Ich-Instanzen bleiben. Ähnlich wie auf der Ebene der Zellen die Mutterzelle nach der Teilung in Form der genetischen Informationen in den Tochterzellen weiterlebt, so lebt die Mutter in Gestalt der im frühen Säuglingsalter übernommenen psychosozialen Informationen in dem Kind weiter.

Wir können uns ein Bild davon machen, wie sich der mütterliche Einfluß als »Grundstimmung« auswirkt, wenn wir uns vorzustellen versuchen, wie die symbiotische Umwelt des Säuglings »aussieht« (d.h. wenn wir versuchen, uns in seine Lage zu versetzen). Wir können dann sagen, daß seine Umwelt aus Merkmalen taktiler, olfaktorischer und akustischer Art besteht, daß Geschmacks- und Temperaturempfindungen, sowie lokomotorische Sensationen eine wichtige Rolle spielen, während optische Merkmale anfangs noch kaum existieren. Die »Mutter-Umwelt« ist weich, warm, riecht gut, tönt beruhigend, schmeckt und schaukelt auf eine angenehme Weise. Aber sie kann sich auch wie eine Wetterlage in eine harte, kalte, stumme, geruch- und geschmacklose, unbewegliche Atmosphäre verwandeln. Das geschieht, wenn die Mutter nicht auf die Bedürfnisse des Säuglings eingeht und seine Zeichen nicht beantwortet, vor allem in Phasen physischer oder psychischer Trennung. Spitz hat dies an Kindern eindrucksvoll dargestellt, und die Tierversuche lassen deutlich erkennen, welche Folgen es hat, wenn diese Phasen zu lange dauern.

Anwesenheit und Abwesenheit der Mutter gibt es nur für den Beobachter. Für den Säugling gibt es nur Veränderungen seiner symbiotischen Umwelt, von der er selbst noch ein Teil ist. Wenn diese Umwelt später zu einer individuellen Wirklichkeit geworden sein wird, bewahrt deren Atmosphäre noch den Stimmungsgehalt der frühen warmen, weichen und beruhigend tönenden oder der kalten, harten und stummen symbiotischen Umwelt.

Die Mutter ist also zunächst Bestandteil eines Daseins, das nur die Alternative zwischen Selbst (gleich Ruhe, Behagen und Zufriedenheit) oder Nichtselbst (gleich Unruhe, Unbehagen und Unzufriedenheit) kennt. Es kennt auch die Übergänge von Selbst zu Nichtselbst, als Unlust und umgekehrt von Nichtselbst in Selbst als Lust. Diese einfache Struktur bleibt das Grundmuster jeder Situation während unseres ganzen Lebens und der Kern eines jeden Problems, vor das uns eine Situation stellt.

Geht man von diesem Gesichtspunkt aus, so kann man nicht von einer »Internalisierung« der Mutter oder der sie ersetzenden Bezugspersonen im Laufe der kindlichen Entwicklung sprechen. Die Mutter ist in der symbiotischen Phase für den Säugling noch keine »Person« oder etwas, das von dem übrigen Selbst abgegrenzt werden kann. Sie war schon immer ein Bestandteil des Selbst, das dann im Verlauf der späteren, vor allem der motorischen Entwicklung nur Bereiche von sich abtrennen wird, die nicht, wie die Gliedmaßen des Körpers, auf unmittelbare und im Grunde magische Weise den eigenen Willensimpulsen gehorchen. Aus diesen abgetrennten Bereichen entsteht dann eine Umwelt mit Objekten, die unter dem Gesichtspunkt, daß sie den Willensimpulsen des Selbst nicht gehorchen, zu einem abgetrennten Nichtselbst-Bereich werden.

In Wahrheit handelt es sich also nicht um eine »Internalisierung« der Mutter oder der sie ersetzenden Bezugsperson, sondern um eine »Externalisierung« von motorisch unbotmäßigen Anteilen der früheren Einheit. So wird die frühe Beziehung zur Mutter auch später noch Bestandteil einer Objektwelt bleiben und dort – als Ausdruck eines pragmatischen Realitätsprinzips – das Kind bei seinen »Leistungen« mit den »Gegenleistungen« der Objekte, oder als Ausdruck eines kommunikativen Realitätsprinzips bei seinen »Rollen« mit den »Gegenrollen« von Personen unterstützen oder ihm diese Unterstützung verweigern; sie wird auch ein Bestandteil des Ich bleiben, das sein Selbstgefühl von ihrem Urteil bezieht.

5.3.2 Die Kommunikation zwischen Kind und Mutter als Anfang der Entwicklung einer Psyche

Der symbiotische Funktionskreis führt von dem physiologischen Geschehen, welches im Körper des Neugeborenen die Homöostase aufrecht erhält, über dessen Reaktionen auf Störungen der Homöostase zu dem Verhalten, mit dem die Mutter diese Reaktionen beantwortet und von dort wieder zu dem physiologischen Geschehen im Körper des Neugeborenen zurück. Das bedeutet zweierlei: Einmal, daß die Kommunikation mit der Mutter noch nicht ausgebildete psychische Funktionen des Säuglings ersetzt und zweitens, daß Kinder und kleine Säugetiere in dieser Phase ihrer Entwicklung von der Mutter nicht nur in einem kaum vorstellbaren Ausmaß abhängig, sondern auch durch das Verhalten der Mutter hochgradig vulnerabel sind. Da die Mutter-Kind-Dyade ein asymmetrisches System ist, in welchem die Mutter für den Säugling die gesamte Umwelt darstellt, während das Kind für die Mutter nur einen – zwar sehr wichtigen – Ausschnitt aus ihrer Welt darstellt, ergeben sich viele Möglichkeiten für Störungen der Kommunikation.

Auf der anderen Seite ist die Asymmetrie des Systems aber auch ein unerläßlicher Ansporn für die Entwicklung des Kindes; denn damit kommt ein Prozeß in Gang, bei dem zwei, einander entweder ergänzende und stimulierende oder hemmende und retardierende Vorgänge ins Spiel kommen: die im Zuge der biologischen Reifung des Kindes entstehenden Lernbereitschaften und das Angebot an Lern-

und Erfahrungsstoff von seiten der Umgebung (d.h. zunächst der Mutter) (Hassenstein 1977).

Diese Wechselwirkung zwischen Reifungs- und Lernprozessen, die sich gegenseitig stimulieren oder hemmen, ist für jede Phase der Entwicklung lebender Systeme entscheidend (Werner Loch 1981). Wir stoßen hier wieder auf jenes Wechselspiel, dem wir schon bei Reaktionsbereitschaft und Reiz begegnet sind, für das, wie in Kapitel 4 dargestellt, Piaget die Formel *Assimilation – Akkommodation* aufgestellt hat.

Dieses Wechselspiel hat in der symbiotischen Phase eine besondere Bedeutung. An die Stelle von Reiz und Reaktion auf der Stufe des Vegetativen treten jetzt die für die Stufe des Animalischen charakteristischen Wechselbeziehungen. Sie lassen sich als »Leistung« des Lebewesens und »Gegenleistung« der Objekte (J. v. Uexküll 1940) beschreiben, und in dem besonderen Fall des Umgangs mit lebenden Objekten als einander ergänzende Wechselbeziehungen von »Rolle« und »Gegenrolle« darstellen. Im symbiotischen Funktionskreis vertritt die Rolle der Mutter die Gesellschaft; der von ihr angebotene Lern- und Erfahrungsstoff, aber auch das, was sie dem Kind vorenthält, ist in weitem Umfang von der Gesellschaft geprägt, in der die Mutter aufgewachsen ist. Assimilation und Akkommodation beschreiben bereits auf dieser Stufe einen Prozeß der Sozialisation.

Schon das frühe Kommunikationssystem zwischen dem Säugling und der Mutter entwickelt sich also nach dieser Formel. Der Säugling reagiert auf Homöostasestörungen in seinem Körper (bzw. auf die dabei entstehenden noch unspezifischen Triebspannungen) mit Bewegungen und Lautäußerungen. Die Mutter versteht diese Reaktionen im Rahmen des ihr verfügbaren Zeichensystems als Gesten und antwortet mit dem ihr adäquat erscheinenden Verhalten. Damit »übersetzt« sie die Reaktionen des Säuglings in ihre »Sprache« und interpretiert gleichzeitig dem Kind, was seine noch kaum definierten Triebspannungen bedeuten. Sie prägt damit dessen frühesten Körpererfahrungen den (zutreffenden oder nicht zutreffenden) Stempel ihrer sozialen Gruppe als »Hunger«, »Durst«, »Müdigkeit« oder »Schmerzen« auf. Die Prägung der Körperwahrnehmungen und der biologischen Bedürfnisse in der frühen Entwicklungsphase durch die Mutter oder ihre Stellvertreter spielt bei Krankheiten, die auf einer Störung des Eßverhaltens beruhen, eine wichtige Rolle. Manche Fettsüchtige können Unbehagen nicht von Hunger unterscheiden. Wie die Mutter, die dem Säugling, sobald er, aus welchem Grund auch immer, unruhig wurde, die Flasche oder etwas zum Lutschen in den Mund steckte, so suchen sich diese Fettsüchtigen bei jedem Kummer durch Essen zu trösten. Auch bei Patienten, die an Anorexie erkranken, spielen frühe Fehlprägungen ihres Nahrungstriebes eine Rolle. Schließlich scheint sogar die Schmerzwahrnehmung durch soziale Prägung beeinflußt zu sein.

Melzack (1969) fand, daß Hunde, die in Isolation aufgezogen wurden, als ausgewachsene Tiere die Schnauze in eine Flamme stecken, statt sie »reflektorisch« zurückzuziehen.

Wir haben die averbalen Zeichen, die zwischen Säugling und Mutter auf olfaktorischen, taktilen, akustischen und später auch optischen Kanälen ausgetauscht werden *Stimmungssignale* genannt. Sie begründen und erhalten das affektive Kontinuum zwischen Kind und Mutter. Stimmungen sind – das wird hier besonders deutlich – soziale Phänomene. Sie behalten diesen sozialen Charakter auch in unserem späteren Leben, wenn wir sie als individuelle Gefühle erleben. Das zeigt sich vor allem darin, daß Stimmungen »ansteckend« sind. Sie begründen gemeinsame Wirklichkeiten, die nicht, oder jedenfalls nicht in erster Linie, auf verbaler Kommunikation beruhen.

Das hilft uns zu begreifen, was sich zwischen zwei Menschen abspielt, die sich – wie wir es nennen – *empathisch* verstehen. Sie erleben die Gemeinsamkeit einer Stimmung, in der jeder spürt, wie der andere gestimmt ist.[31]

[31] W. Loch (1981) veranschaulicht die empathische Einfühlung in der Kommunikation zwischen der Mutter und dem Säugling etwa wie folgt: Wenn die Mutter ihr Baby »versteht«, entsteht in ihr eine gefühlsmäßige Erinnerung an den Zustand, den das Schreien des Säuglings »bezeichnet«, und das heißt: es kommt zu einem Wiedererleben der eigenen emotionalen Verfassung in einer anlogen frühkindlichen Situation. Dieses Wiedererleben der ehemaligen emotionalen Verfassung mag noch so wenig bewußt, noch so blaß und schattenhaft bleiben, es bildet die Voraussetzung für ein Wiedererkennen, d.h. (in

Das Kontinuum, in dem Affekte kommuniziert werden, ist keine »mystische Partizipation«, sondern das Resultat des Austausches averbaler Zeichen. Wir wissen zwar über die averbalen Stimmungszeichen bei Menschen noch relativ wenig. Sie lassen sich aber, wie wir schon betont haben, prinzipiell in ähnlicher Weise analysieren, wie die Zeichen, die bei Tieren zwischen Müttern und ihren Jungen ausgetauscht werden.

Ein Beispiel für ein spezifisches Stimmungssignal des Menschen ist das Lächeln. Die physiologischen Auswirkungen der Stimmung, die durch Lächeln ausgelöst wird, sind noch nicht untersucht. Dafür sind wir über das erste Auftreten des Lächelns und seine Entwicklung durch die Arbeiten von Spitz recht gut informiert. Wir wissen, daß es sich um ein angeborenes Verhalten handelt, das schon bei dem Embryo im Uterus beobachtet wird. Gleich nach der Geburt kommt es ebenfalls zu spontanem Lächeln. Dann verschwindet dieses mimische Verhalten, vermutlich weil die auslösenden nervalen Gebiete unter die Kontrolle übergeordneter Strukturen geraten, die sich inzwischen in dem reifenden Gehirn entwickelt haben. Es tritt dann als *soziales Lächeln* von neuem, jetzt als Reaktion auf die Gegenwart eines Menschen auf (Hofer 1981).

Über auslösende Stimmungssignale des sozialen Lächelns sind wir durch die Arbeiten von Spitz (Spitz u. Wolf 1946, Spitz 1965) informiert. Das erste soziale Lächeln, das sogenannte Dreimonatslächeln, kann zwischen dem zweiten und vierten Lebensmonat beobachtet werden. Es zeigt sich, wenn der Säugling ein menschliches Gesicht *en face* anschaut. Es genügt sogar, eine Attrappe anzubieten, die nur aus einer Stirnpartie, zwei Augen und Nase besteht. Dagegen verschwindet das Lächeln sofort, wenn das Gesicht so gewendet wird, daß der Säugling nur das Profil sehen kann.

Piagets Terminologie) für eine Assimilation der Gesten des Säuglings an ein affektives Schema, ohne das die Geste unverstanden bleiben würde. Mit anderen Worten heißt das: die Mutter muß wieder in die Stimmung eintauchen, in der sie mit ihrer eigenen Mutter in einem affektiven Kontinuum verbunden war, um in dieser Stimmung das Gestimmtsein des Säuglings zu erfassen.

Spitz hat eine einleuchtende Theorie entwickelt, welche die Bedeutung dieses Phänomens für die seelische Entwicklung des Säuglings und als Zeichen für einen Wandel in dessen *symbiotischer Umwelt* interpretiert. Seine Theorie bildet einen wichtigen Baustein der psychoanalytischen Entwicklungstheorie. Um sie in den größeren Zusammenhang einzuordnen, müssen wir aber zunächst eine andere Frage diskutieren: Wir haben Gemeinsamkeiten zwischen der frühen Entwicklung des Menschen und höherer Säugetiere mit der These betont, daß die Mutter nach der Geburt dem Neugeborenen psychische Funktionen ersetzen würde. Beim Säugling entwickeln sich die Funktionen, die wir als *psychisch* bezeichnen, zunächst als Kommunikationssystem des Neugeborenen mit der Mutter. Das ist eine Feststellung, die für unsere Begriffsbestimmungen wichtig ist. Aber wie verläuft diese Entwicklung, wann endet sie, und wann trennen sich die Wege des Menschen von denen seiner tierischen Mitgeschöpfe?

5.3.3 Wann ist der Beginn einer spezifisch menschlichen Entwicklung anzusetzen?

Wir sagten, Sozialisation sei kein Kriterium, das den Menschen von höheren Tieren unterscheidet. Gibt es andere Kriterien, die uns darüber aufklären, wann sich die menschliche Frühentwicklung von der höherer Tiere trennt?

Das Lächeln bezeichnet zweifelsfrei ein spezifisch menschliches Verhalten. Aber es handelt sich um ein charakteristisches Stimmungssignal. Als solches ist es für die Frage nach der Entwicklung affektiver Schemata als Basis für den Aufbau gemeinsamer menschlicher Wirklichkeiten von großem Interesse. Es unterscheidet sich aber nicht prinzipiell von Stimmungssignalen sozial lebender höherer Tiere.

Es ist auch sicher richtig, daß das Lächeln, wie Spitz betont, den Beginn einer Phase anzeigt, in der in der Umwelt des Säuglings aus diffusen Stimmungen erste Umrisse von Objekten »auskristallisieren«. Aber diese Objekte unterscheiden sich auch noch nicht prinzipiell von Objekten tierischer Umwelten. Sie lösen sich (genau wie diese) in

Nichts auf, sobald sie aus dem Gesichtskreis der Wahrnehmung verschwinden.

Die Schwierigkeit, Kriterien für den Zeitpunkt des Beginns einer spezifisch menschlichen Entwicklung zu bestimmen, hat einen besonderen Grund: Wir wissen nicht, ob wir Ereignisse der affektiven oder einer kognitiven Entwicklung als Maßstab wählen sollen. Zwar hängen beide Entwicklungen ohne Zweifel eng zusammen. Wir wissen aber noch sehr wenig darüber, wie sie zusammenhängen. Ciompi (1982) betont, daß die Teilbereiche des Affektiven und des Kognitiven immer mehr zu Gegenständen verschiedener, unter sich aber wenig verbundener Disziplinen geworden sind.

Dies gilt besonders für die beiden Forschungsrichtungen, die sich am fundiertesten mit diesen Gegenständen befaßt haben: die Freudsche Psychoanalyse des Affektlebens und die Piagetsche genetische Epistemologie der kognitiven Funktionen. Es verwundert daher nicht, daß zwischen beiden Forschungsrichtungen gewisse Differenzen bestehen, wenn wir nach Kriterien für den Beginn einer spezifisch menschlichen Entwicklung fragen.

Am klarsten wird die Frage von Piaget beantwortet. Nach ihm ist der Beginn des Vorstellungsvermögens der entscheidende Wendepunkt; erst von diesem Zeitpunkt an entwikkeln sich ein Ich-Bewußtsein und der Aufbau einer Welt mit konstanten Objekten, die sich nicht mehr in Nichts auflösen, wenn sie aus dem Gesichtskreis des Kindes verschwinden. Mit dem Beginn der Objektkonstanz setzt – wie wir noch darstellen werden – eine Entwicklungsperiode ein, in der das Kind allmählich lernt, Funktionskreise in Situationskreise umzuwandeln und aus einer symbiotischen Umwelt eine individuelle Wirklichkeit aufzubauen.

Auch für die Psychoanalyse ist der Zeitpunkt, in dem das Kind konstante Objekte zu bilden vermag, ein entscheidender Markstein seiner Entwicklung. Darin stimmen beide Forschungsrichtungen überein, wenn auch bezüglich der Zeit, in der die Objektkonstanz angesetzt wird, Differenzen bestehen.

Piaget kommt zu dem Schluß, daß beim Kind zwischen dem 18. und 20. Monat *Objektpermanenz* erreicht und befestigt sei. Psychoanalytische Forscher nehmen einen späteren Zeitpunkt an, wobei es allerdings, je nach der Fragestellung, Variationen gibt (Fraiberg 1968). Nach Mahler (1980) dauert es mindestens drei Jahre bis das Kind Objektkonstanz erreicht. Sie deutet die Diskrepanz zu der Piagetschen Auffassung mit dem Unterschied der Fragestellung. Piagets Untersuchungen galten nicht lebenden Personen, sondern unbelebten Gegenständen, für die das Kind nur vorübergehend Interesse aufbringt.

Es besteht jedoch Übereinstimmung, daß die Fähigkeit konstante Objekte zu bilden, einen Wendepunkt in der menschlichen Frühentwicklung bedeutet, und daß wir damit vor einem grundlegenden anthropologischen Faktum stehen: Unter kognitivem Aspekt handelt es sich um die Fähigkeit, nach sozial vermittelten und sozial kontrollierten Programmen eine stabile Außenwelt aufzubauen. Unter affektiven Gesichtspunkten spricht Mahler von der *psychischen Geburt des Menschen.* Nimmt man beide Gesichtspunkte zusammen, so könnte man sagen, daß es sich um die Geburt einer menschlichen Psyche handelt.

Wir werden auf diesen Punkt später (vgl. S. 397) zurückkommen. Zunächst müssen wir uns noch weiter mit Ereignissen der symbiotischen Phase befassen, die gewissermaßen vor dem Zeitpunkt der Geburt einer spezifisch menschlichen Seele liegt.

5.3.4 Freude und Angst

Zwei für die menschliche Entwicklung entscheidende Fähigkeiten zeigen sich schon lange vor dem Zeitpunkt der Objektkonstanz, mit dem für den Säugling die symbiotische Phase ein Ende finden wird: Die Fähigkeit, sich zu freuen, die das Dreimonatslächeln signalisiert, und die Fähigkeit, sich zu ängstigen, die das »Fremdeln« oder die »Achtmonatsangst« anzeigt.

Im Rahmen der Entwicklungsgeschichte der kognitiven Funktionen läßt sich das Lächeln des Kindes als Zeichen der

»Funktionslust« (Bühler 1965) deuten, die Kinder beim Üben von sensomotorischen Schematen oder Programmen empfinden, die sie bereits beherrschen. Das Dreimonatslächeln wäre dann ein Zeichen für die Freude am Funktionieren eines bekannten sensomotorischen Schemas zum Aufbau der ersten Umrisse eines Objekts, das für die Bedürfnisbefriedigung des Säuglings eine hervorragende Rolle spielt. Aber dieses Objekt löst sich sofort wieder in Nichts auf, wenn das bekannte Schema nicht mehr funktioniert. Wie erwähnt, genügt jede Wendung des Kopfes, die das Gesicht des Gegenübers im Profil zeigt, um das Lächeln zu beenden.

Nach psychoanalytischer Auffassung markiert das Dreimonatslächeln den Übergang von einer ersten »objektlos-autistischen« in eine symbiotische Entwicklungsphase. Es ist jedoch sicher konsequenter, die sich mit dem Lächeln abzeichnende Differenzierung der Umwelt des Kindes, wie Mahler (1980) es tut, »innerhalb des Umkreises der allmächtigen symbiotischen Zweieinheit« zu sehen (d.h. die symbiotische Phase mit der Geburt beginnen zu lassen). Mit drei Monaten erkennt der Säugling die Mutter nicht als Person, signalisiert mit seinem Lächeln aber, daß er jetzt ganz allgemein ein bedürfnisbefriedigendes Objekt mit Hilfe von Stirn-Augen-Nase-Erinnerungsspuren wahrnimmt. Nach Spitz (1945a) wird damit der Beginn einer Entwicklungsphase angezeigt, in der undifferenzierte »coenästhetische« Wahrnehmungen durch »diakritische« Unterscheidungen ersetzt werden. In unserer Terminologie könnte man sagen, daß in dem affektiven Kontinuum erste Umrisse zusammenfließen, mit denen sich Stimmungssignale zu Eigenschaften von Objekten verdichten.

Zwischen dem 6. und 10. Lebensmonat setzt eine andere Entwicklung ein. Ihr Indikator ist nach Spitz (1967) die sogenannte »Acht-Monats-Angst« oder das »Fremdeln« des Kindes bei der Begegnung mit unbekannten Personen. Hassenstein (1973) schildert dieses Ereignis folgendermaßen:

»Eines Tages ist es soweit: Obwohl die bekannten Partner (von dem Säugling) weiter freundlich behandelt werden, wird zum ersten Mal ein anderer Mensch abgelehnt, nur weil er dem Kind fremd ist. Nun ist es unübersehbar: Der Säugling nimmt nicht nur Menschen überhaupt wahr, sondern er kann verschiedene Personen unterscheiden. Das ›Fremdeln‹ ist aber nicht nur ein äußeres Zeichen für die inzwischen errungene Unterscheidungsfähigkeit. Es beweist auch: das Kind hat sich inzwischen an seine Beziehungsperson oder -personen individuell ›gebunden‹: Fremde Leute flößen ihm Angst ein, zu den bekannten strebt es hin; es findet dort Zuflucht, und in ihrem Schutz wird die Angst geringer oder schwindet ganz. (...) Spätestens seit René Spitz (1945) ist bekannt, was vor sich gehen kann, wenn der Säugling sich im ersten Lebensjahr an überhaupt keinen Partner individuell binden kann.«

Nach Aufzählung der wichtigsten Kennzeichen für Kinder, deren Angstpegel chronisch erhöht ist, und deren Bindungsfähigkeit zunehmend verschüttet wird, fährt er fort:

»Versuchen wir den beschriebenen Vorgang des Sich-Bindens eines Säuglings an einen oder mehrere Partner (Eltern oder Geschwister) in das psychologische oder verhaltensbiologische Begriffsschema einzufügen, so haben wir ihn als Lernprozeß zu verstehen, aber als Lernprozeß mit ungewöhnlichen Konsequenzen: Im Verlauf des Lernprozesses bekommt das *Nicht*-Gelernte (also die unbekannte, fremde Person) für das Kleinkind eine ihm zuvor nicht eigene *negative Valenz,* für die im äußeren Geschehen kein Grund vorliegt; die negative Valenz ist somit kein Ergebnis des Lernens, sondern entsteht durch einen Prozeß der biologisch bedingten Reifung.«

Mit diesem Reifungsschritt tritt das »Neue«, das bis zu diesem Zeitpunkt dem lebenden System nur im biologischen Bereich als »Unordnung« begegnet war (Shands 1977), in die sich bildende Umwelt des Kindes ein – und zwar als Angst. Es ist die Angst vor dem Unbekannten (später dem »Namenlosen« – wir sprechen von namenloser Angst), das gefährlich bleibt, bis wir gelernt haben, es in unsere Welt einzuordnen. Das Lernen der Erkennungszeichen im vorsprachlichen Bereich und später der ersten Namen im sprachlichen, gelingt aber nur unter dem Schutz einer Bezugsperson, an die das Kind emotional gebunden ist. Das ist ein eindrucksvolles Beispiel dafür, wie »Wachstums- und Lernprozesse sich gegenseitig stimulieren und hemmen können« (Werner Loch 1981).

Aber was ist in der Welt des Kindes geschehen? Das Kind hat noch nicht gelernt, in seiner Vorstellung ein »geistiges Bild des abwesenden Objektes« (Piaget) für die Mutter und die bekannten Personen aufzubauen und festzuhalten. Es hilft sich mit Erinnerungsmarken, die ihm bei Abwesenheit der Mutter die Haltbarkeit des dyadischen Systems bekräftigen, dem Stuhl, auf dem die Mutter gesessen hat, der Tasche, die sie zurückließ, oder der Tür, durch die sie verschwunden ist. Diese Erinnerungsmarken können für das Kind wichtiger sein als bekannte Personen, die es von seinem Kummer abzulenken versuchen (Mahler 1980).

Diese Erinnerungsmarken sind für das Kind Stimmungssignale, welche das affektive Kontinuum zwischen ihm und der Mutter »aufladen«. Sie sind auch die Vorbedingungen dafür, daß sich die Angst des Kindes soweit vermindert, daß es sich Erkennungszeichen für neue Personen aneignen kann.

Wir können das Ereignis auch folgendermaßen beschreiben: das Fehlen oder Ausbleiben bekannter Zeichen (an einer Stelle, an der sie erwartet werden, nämlich im sensomotorischen Schema eines bekannten Gesichtes), wird zu einem Signal, das die Stimmung umschlagen läßt. Das ist etwas Neues. Neu ist auch die Stimmung, die sich daraufhin einstellt. Vielleicht ist es nicht richtig, sie schon als »Angst« zu bezeichnen und damit ein spezifisch menschliches Phänomen zu unterstellen. Ähnliche Reaktionen finden sich nämlich auch bei Tieren bei einem Ausbleiben erwarteter, bekannter Zeichen. Wir erinnern uns an die jungen Gänse, die Konrad Lorenz »trösten« mußte. Sicher aber handelt es sich um eine Vorstufe jener spezifisch menschlichen Fähigkeit, sich zu ängstigen, die uns später wie unser Schatten begleitet, wenn sich einmal das Ausbleiben des Erwarteten zu einem Erleben des Nichts verdichtet haben wird.

Kierkegaard (1960) hat auf die enge Beziehung zwischen Angst und Nichts hingewiesen, und beides mit der Entwicklung aus einem Zustand kindlicher Unschuld und Unwissenheit in einen Zustand, der »geistig« bestimmt ist, in Verbindung gebracht. Er schreibt:

»Die Unschuld ist Unwissenheit. In der Unschuld ist der Mensch nicht als Geist bestimmt, sondern seelisch in unmittelbarer Einheit mit seiner Natürlichkeit bestimmt. Der Geist ist im Menschen träumend (...). In diesem Zustand ist Frieden und Ruhe; aber es ist da zu gleicher Zeit etwas anderes, was nicht Unfriede und Streit ist; denn es gibt ja nichts, womit man streiten könnte. Was ist es also? Nichts. Aber welche Wirkung hat das Nichts? Es gebiert die Angst.«

Über die psychosomatische Dimension von Angst gibt es eine große Anzahl von Publikationen. Man hat die Auswirkungen angst- und furcht-erregender Situationen auf den

Kreislauf, die Leitfähigkeit der Haut, die Atmung, die endokrinen und immunologischen Reaktionen und auf Stoffwechselvorgänge beim Menschen und im Tierversuch beobachtet (Weiner 1983a). Seltsamer- oder charakteristischerweise gibt es keine Untersuchungen über die psychosomatischen Auswirkungen der Freude.

5.3.5 Subjekt-Objekt-Einheit und Objektbildung

Verweilen wir noch einen Augenblick bei dem, wie wir es nannten, »Auskristallisieren« erster Objekte aus einem affektiven Kontinuum. Wir stellen uns gewöhnlich vor, Kinder würden lernen, die Bilder von den Gegenständen und Personen, die sie in ihrer Umgebung vorfinden, im Gedächtnis festzuhalten und auf diese Weise die Fähigkeit erwerben, sie wiederzuerkennen. Diese Vorstellung ist in zwei entscheidenden Punkten falsch:

- Wir setzen damit voraus, daß unsere Wahrnehmung Objekte der Außenwelt »abbildet« und daß die so gewonnenen Abbildungen, ähnlich wie Photographien in einem Archiv, in unserem Gedächtnis gespeichert würden. Wahrnehmung ist aber kein passiver, sondern ein aktiver, schöpferischer Prozeß, der Objekte aufgrund gespeicherter Programme (Piaget sagt: »Schemata«) in unserer subjektiven Umwelt aufbaut. Was im Gedächtnis gespeichert wird, sind nicht Bilder, sondern Programme (bzw. Schemata) zum Erzeugen von Bildern und Handlungen.

Zu der Abbildungstheorie sagt Piaget (1981):

> »Tatsächlich aber stehen alle Entwicklungsstufen, vor allem die sensomotorischen und vorsprachlichen Stufen, im Widerspruch zu diesem passiven Verständnis des Erkenntnisaktes. Um nämlich Objekte zu erkennen, muß das Subjekt auf sie einwirken und infolgedessen transformieren: Es muß sie von der Stelle bewegen, verbinden, in Beziehung zueinander setzen, auseinandernehmen und wieder zusammensetzen.
>
> Von den elementarsten sensomotorischen Handlungen (wie Stoßen und Ziehen) bis hin zu den kompliziertesten intellektuellen Operationen, welche verinnerlichte, gedanklich ausgeführte Handlungen sind (z.B. Vereinigen, Reihenbilden, Zuordnen), ist Erkenntnis ständig verknüpft mit Handlungen oder Operationen, d.h. mit Transformieren.

Folglich ist die Grenze zwischen Subjekt und Objekt keinesfalls von vorneherein festgelegt, und ebensowenig unveränderlich – was noch wichtiger ist. Tatsächlich verschmelzen Subjekt und Objekt in jeder Handlung.«

J. v. Uexküll (1928) sagt zu diesem Problem:

»Daß es nicht fertige Erinnerungsbilder sind, die wir benutzen, sondern der Prozeß der Bilderzeugung selbst, wird besonders deutlich, wenn wir unsere Phantasie spielen lassen, um z.B. in den Blüten der Stiefmütterchen bizarre Menschenbilder zu sehen, für die wir gar kein Vorbild besitzen. Der Mann im Mond ist ein weiteres Beispiel dafür.«

Er führt dann aus, daß man das »Schema« (das das Wiedererkennen ermöglicht) »eine bestimmte Art der Linienführung nennen kann«. Wir würden sagen, ein Programm, welches die Reproduktion, d.h. den »Prozeß der Bilderzeugung« mit gewissen Variationsmöglichkeiten festlegt. Es heißt dann:

»Unser ganzes Gedächtnis ist wie der Schnürboden eines Theaters, mit Kulissen, mit Schemata angefüllt, die gelegentlich auf der Bühne des Bewußtseins erscheinen (...).«

– Die Vorstellung geht davon aus, daß die Umgebung, die der erwachsene Beobachter um das Kind ausgebreitet sieht, auch die Umgebung des Kindes sei, und daß es dort die gleichen Objekte vorfinden müsse, wie dieser. Aber weder diese Umgebung noch deren Objekte existieren für das Kind. Ihre Entstehung ist das Problem, das wir uns immer wieder durch unsere naiv realistischen Vorstellungen verbauen.

Wenn dem aber so ist, und wenn – wie wir gesehen haben – ein Ich-Bewußtsein und die Vorstellung einer Außenwelt mit festen Objekten aus der primären Einheit der Dyade »auskristallisieren«, dann liegt es nahe, den gleichen Prozeß, nur im kleinen, bei jeder Objektbildung anzunehmen. Dann wären Einheiten, in denen Subjekt und Objekt in einem affektiven Kontinuum, einer Stimmung, verschmolzen sind, das Primäre und die Programme, aufgrund deren unsere Wahrnehmung Objekte aufbaut, wären zugleich Programme der Trennung zwischen subjektiven und objektiven Anteilen dieser Einheiten. Das Problem ist dann nicht so sehr, daß Objekte sich in Nichts auflösen, wenn sie aus dem Gesichtskreis des Kindes verschwinden, sondern, daß sie mit dem Subjekt verschmelzen, sobald sie auftauchen, und nun jedes Mal neu in Subjekt und Objekt getrennt werden müssen.

Diese Vorstellung würde uns verständlich machen, warum die Nachahmung in der kindlichen Entwicklung eine so große Rolle spielt, und zwar nicht nur als Nachahmung von Personen, sondern auch von unbelebten Objekten. Piaget (1945) bringt faszinierende Beispiele, in denen seine Kinder eine schwingende Lampe, einen Kasten, der sich öffnen und schließen läßt, aber auch einen Glockenturm, oder sogar eine tote gerupfte Ente nachahmen:

»Mit 1, 2 z.B. sieht sie (seine Tochter J.) eine aufgehängte Lampe, die an der Decke hin und her schwingt: Sie bewegt sich sogleich ebenfalls hin und her und sagt dazu ›bim-bam‹. J. versucht zweifellos auf diese Art die Sache auszudrücken und sie mit einem Wort und gleichzeitig mit einem motorischen Schema zu klassifizieren.«

An einer anderen Stelle berichtet Piaget von dem Versuch seiner Tochter L., mit dem Mund das Öffnen und Schließen einer Streichholzschachtel zu imitieren.

Aus einem späteren Entwicklungsstadium stammt folgendes Beispiel:

»Mit 4,3 steht L. unbeweglich neben mir und imitiert eine Art Glockenton. Ich bitte sie damit aufzuhören, aber sie tut es weiter. Ich lege ihr dann meine Hand auf den Mund. Sie stößt sie ungehalten weg und hält sich dabei aber immer noch starr aufrecht und sagt zu mir: ›Mach das nicht. Ich bin die Kirche‹ (der Kirchturm)!.«

Offenbar braucht das Kind die Nachahmung, um zu erkennen, wie sich in einem primären Kontinuum Leistung und Gegenleistung bzw. Rolle und Gegenrolle voneinander absondern lassen.

Was Mahler (1980) als Trennungs- und Wiederannäherungsspiele im Umgang mit der Mutter beschreibt, würde sich dann im kleinen bei allen Objekten wiederholen. Die Erfahrungen, die das Kind bei diesen ständigen Trennungs- und Wiederannäherungsspielen sammelt, würden dann in die Programme der »komplizierten intellektuellen Erarbeitungsprozesse« (Piaget) eingehen, mit denen das Kind später die Gegenstände seiner individuellen Wirklichkeit aufbauen wird.

5.3.6 Die Funktion der Mutter in der Dyade als Modell bio-psycho-sozialer Verbindungen

Versuchen wir jetzt rückschauend die verschiedenen Einzelteile, die wir über die erste Phase der menschlichen Entwicklung zusammengetragen haben, zu einem Ganzen zusammenzufügen, so kommen wir zu folgender Vorstellung: Die Mutter hat in der ersten Phase der kindlichen Entwicklung eine ungewöhnliche Funktion: Sie muß dem Säugling, der zur Zeit der Geburt noch weitgehend nur als körperlicher Organismus existiert, die noch nicht oder nur als Anlage vorhandenen psychischen Funktionen ersetzen. Wir verstehen dann unter *Psyche* oder *psychischem Apparat* (wie wir es in Kapitel 4 beschrieben haben) die Summe der Programme, welche die subjektive Umwelt des heranwachsenden Lebewesens aufbauen. Diese Programme verknüpfen Zeichen oder Signale, die aus dem Körper stammen und unter Umständen auch Homöostasestörungen anzeigen, und Zeichen oder Signale, welche die Sinnesorgane melden, mit bestimmten motorischen Aktionen, wie es die Modelle des Funktionskreises und der sensomotorischen Zirkulärreaktion darstellen.

In der Phase, in der sich die ersten derartigen Programme bilden und kombinieren, finden die wichtigsten Koppelungen zwischen Vorgängen im vegetativen Bereich des Körperinneren und dem allmählich sich bildenden sensomotorischen Bereich der Umwelt statt.[32] Die Mutter hat daher für

[32] Den Vorgang, den wir als *Koppelung* vegetativer Vorgänge im Körperinneren an sensomotorischen Ereignissen in der subjektiven Umwelt bezeichnen und dessen theoretische Bedeutung wir in Kapitel 4 besprochen haben, hat Pawlow als Bildung bedingter Reflexe oder als Konditionierung beschrieben. Er hat damit ein fundamentales Gesetz für die Bildung animalischer Systeme erkannt. Viele der Koppelungen, die sich in der symbiotischen Phase bilden, sind – im Unterschied zu den von Pawlow beschriebenen Konditionierungen – später nicht mehr reversibel. Sie gehen in die Strukturen des sich bildenden Systems ein, sei es, daß sie Reifungsprozesse (z.B. im Gehirn) angestoßen haben, sei es, daß sie zu Basisstrukturen des psychischen Apparats geworden sind. So hilfreich das Konzept der *Desomatisierung* (Schur 1955, 1973) für die Kennzeichnung der Schutzfunktion der sich bildenden Umwelt-Schale bzw. der individuellen Wirklichkeit ist, so wenig fundiert ist

den Säugling eine bio-psycho-soziale Funktion. Sie besteht darin, diese Koppelungen zu garantieren und zu steuern. Wie die Tierversuche zeigen, werden Vorgänge der Temperaturregulation, der Herztätigkeit, der Atemfrequenz, der Sekretion von Hormonen, die den Stoffwechsel und sogar das Gehirnwachstum steuern, an Vorgänge gekoppelt, welche die Sinnesorgane von der mütterlichen Umgebung vermitteln. Die Aufgabe der mütterlichen Umgebung ist es, zur rechten Zeit mit den richtigen Stimuli auf die richtigen Sinneskanäle des Neugeborenen einzuwirken. Diese für eine normale Entwicklung des Säuglings unabdingbaren Funktionen einer Mutter entsprechen dem, was Winnicott (1973) als »genügend gute Mutter« bezeichnet.

Wenn wir bedenken, daß die Mutter diese Funktion nicht nur nach angeborenen Schemata, sondern auch nach Regeln ausübt, die sie in der Gesellschaft erlernt hat, in der sie aufgewachsen ist, sehen wir, daß die Schemata oder Programme, die sich mit diesen Koppelungen bilden, bio-psycho-soziale Schemata, oder Programme sind. Wenn die Mutter später ihre Funktion als für die Bedürfnisse ihres Kindes vorprogrammierte Umgebung aufgegeben hat, werden die Kleinen direkt mit der nicht für sie vorprogrammierten Umgebung in Kontakt kommen. Aber dann sind die Jungen bereits imstande, die Einwirkungen der Umgebung nach den inzwischen erworbenen Programmen auszuwählen und ihren Bedürfnissen entsprechend zu assimilieren. Sie können eine unangepaßte Umgebung in eine den subjektiven Bedürfnissen angepaßte Umwelt transformieren. Für die höheren Tiere bedeutet das, daß sich dann ihre subjektive Umwelt als »feste – aber für den außenstehenden Beobachter unsichtbare Schale« (J. v. Uexküll) um den Organismus legt und eine Vorauswahl der Einflüsse trifft, die aus der Umgebung kommen. Auf diese Weise bildet die Umwelt einen lebensnotwendigen Schutzschild, welcher die große Vulnerabilität der Neugeborenen auf ein erträgli-

---

bisher die Vorstellung einer *Resomatisierung* als psycho-physiologischer Regression. Der Organismus des Erwachsenen ist nicht mehr der Organismus des Säuglings, in dem noch viele Reifungs- und Differenzierungsvorgänge offen sind.

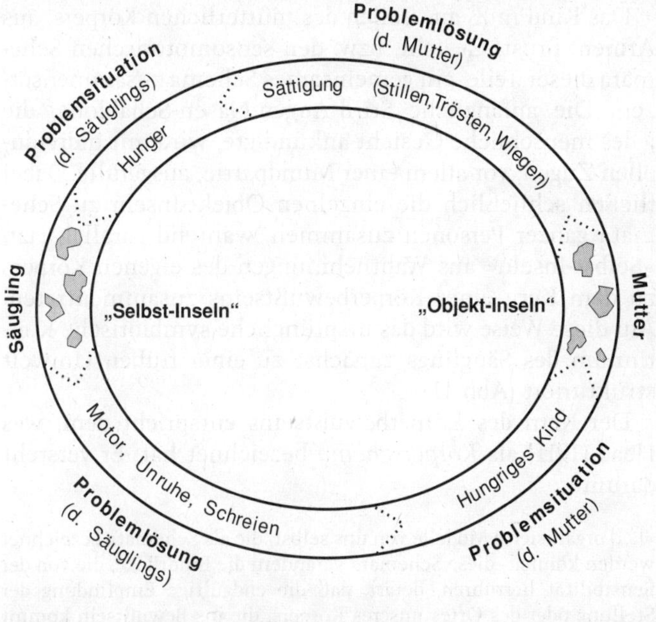

Abb. 11: Im Laufe der Entwicklung bilden sich in der symbiotischen *Zwei-Einheit* (Abb. 10) inselhafte Bereiche, in denen *Ich-Kerne* und *Kerne von Objekten* erlebt werden.

ches Maß herabmindert. Beim Menschen setzt hier – wie wir gleich sehen werden – eine spezifisch andere Entwicklung ein, mit der Umwelt in eine individuelle Wirklichkeit überführt wird. Mit ihr entsteht eine »Schale«, die biologisch gesehen einen noch weit wirksameren Schutz bietet.

Symbiotische Koppelungsprozesse können, wie das Lächeln gezeigt hat, bereits artspezifisch menschliche Züge tragen. Im übrigen scheinen sie aber bis zum Beginn des zweiten Lebensjahres noch ähnlich zu verlaufen, wie bei anderen höheren Säugetieren. Für sie und für das Kleinkind ist es charakteristisch, daß die Objekte noch keine Konstanz haben und daß sie als Subjekte noch keine Distanz zu ihnen gewinnen können. Subjekte und Objekte sind noch weitgehend in affektive Kontinua verschmolzen. Es gibt sie daher als selbständige Entitäten nur in ersten Ansätzen.

Das Kind muß aus Teilen des mütterlichen Körpers, aus Armen, Brust, Gesicht, bzw. den sensomotorischen Schemata dieser Teile, ein gemeinsames Schema zusammensetzen. Die anfängliche Stirn-Augen-Nasen-Schablone, die jedes menschliche Gesicht ankündigte, wird mit individuellen Zügen, vor allem einer Mundpartie, ausgefüllt. Dabei fließen schließlich die einzelnen Objekt-Inseln zu Schemata ganzer Personen zusammen, während parallel dazu »Selbst-Inseln« aus Wahrnehmungen des eigenen Körpers zu dem Kern eines Körperbewußtseins zusammentreten. Auf diese Weise wird das ursprüngliche symbiotische Kontinuum des Säuglings zunächst zu einer frühen Umwelt strukturiert (Abb. 11).

Der Kern des Körperbewußtseins entspricht dem, was Head (1911) als *Körperschema* bezeichnet hat. Er versteht darunter:

»(...) organisierte Modelle von uns selbst, die als Schemata bezeichnet werden können; diese Schemata verändern die Eindrücke, die von der Sensibilität herrühren, derart, daß die endgültige Empfindung der Stellung oder des Ortes unseres Körpers, die ins Bewußtsein kommt (...) bereits zu früheren Eindrücken in Beziehung steht«.

Das Körperschema, das Head in die Hirnrinde lokalisierte (ein Punkt, der nicht gut belegt ist), integriert die Tiefen- und Oberflächensensibilität auch zeitlich in oder zu der Einheit unseres subjektiven Körpererlebens. Zu diesem gehört interessanterweise der unseren Körper umgebende Raum, soweit er mit unserem Körper in Beziehung tritt:

»Wir verdanken es der Existenz dieses Schemas, daß wir die Fähigkeit haben, unsere Kenntnis der Haltung, Bewegung und Lokalisation über die Grenzen unseres Körpers bis zum Ende irgendeines Gegenstandes in unserer Hand zu projizieren. Ohne sie könnten wir weder einen Stock, noch einen Löffel benutzen, ohne die Gegenstände mit unseren Augen zu kontrollieren. Alles, was an den bewußten Bewegungen unseres Körpers teilnimmt, wird zu dem Modell von uns selbst hinzugefügt und wird damit Teil der Schemata. Die Fähigkeit einer Frau, zu lokalisieren, kann sich bis zum Ende der Feder auf ihrem Hut ausdehnen.«

In diesem Zusammenhang ist es wichtig, sich klar zu machen, daß auch unsere Fähigkeit, Gegenstände im Sehraum zu lokalisieren, auf den Willkürbewegungen unserer Augenmuskeln beruht. Der Raum, der in das Körperschema eingefügt wird, endet also nicht mit der Feder auf dem Hut der Frau oder dem Ende des Stocks in unserer Hand, sondern mit dem Horizont, den wir überall mit hinnehmen, wohin wir uns auch begeben.

Das Körperschema ist also engstens mit der Fähigkeit verbunden, einen Raum zu konstruieren, in dem »ich bin« und in dem »ich mich bewege«. Dieser Raum ändert sich ständig, je nach unseren emotionalen und intentionalen Tendenzen.

Die Untersuchungen von Schilder (1923) unterstreichen die Bedeutung dieser Tendenzen für die Struktur des von uns erlebten Raumes.

Mit der Übersetzung des ursprünglich von Head geprägten Begriffs *Schema* in den Terminus *Image* wurde aus dem Körperschema *body image.* Damit ging die dynamische Bedeutung als Konstruktionsprinzip für das sich ständig verändernde Körper- und Raumerleben verloren. Das Konzept rückte in die Nähe der naiven Abbildungstheorie, die Wahrnehmung als eine quasi photographische Abbildung einer vorgegebenen Realität auffaßt.

Das Konzept des Körperschemas postuliert eine zentrale Instanz, die Bewegungsmuster und die dazugehörigen Raumvorstellungen in Form von Konstruktionsprogrammen speichert, die den Schemata für sensomotorische Zirkulärreaktionen Piagets entsprechen. Diese Programme projizieren bestimmte Erwartungen vor allem in die quergestreifte Muskulatur und dic Sinnesorgane. Sie entsprechen dem, was V. v. Weizsäcker (1950) als Theorie der Einheit von Wahrnehmen und Bewegen formuliert hat.

Fisher und Cleveland (1968) haben versucht, Unterschiede des Körperschemas bei verschiedenen Krankheitsgruppen zu ermitteln, wobei die Grenze, in der man den eigenen Körper erlebt, im Mittelpunkt steht. Sie schreiben:

»By screening himself with a boundary which consists of expectancies (...) the individual is able to create a world for himself in which it is safe to operate (...).«

Th. v. Uexküll (1970) hat versucht, das Konzept des Körperschemas in eine psychosomatische Theorie einzubauen. Eine Übersicht über die vorliegenden Arbeiten gibt Joraschky, P. (1982).

Nach unserer heutigen Vorstellung hat die Disposition zu vielen Erkrankungen in der symbiotischen Phase ihre Wurzeln. Die Konzepte der »pensée opératoire« und der »Alexithymie« betonen diese Bedeutung und versuchen, die in diesem Zeitraum entstandenen Dispositionen für spätere Erkrankungen von den neurotischen Fehlentwicklungen, die später beginnen, abzugrenzen. Die in unserem letzten Fallbeispiel geschilderte eigenartige Beziehungslosigkeit zu seinen Mitmenschen – der Patient konnte sich nur an Sachen und Räume, aber kaum an Personen erinnern – illustriert das Phänomen, das als »pensée opératoire« bzw. »Alexithymie« beschrieben wird.

Die Entstehung von Ich-Defekten läßt sich im Modell des symbiotischen Funktionskreises verdeutlichen: Der »Andere« wird kein selbständiges »Objekt«, sondern bleibt ein Teil des Selbst. Frustrationen durch ein Versagen des anderen werden dann auf der einen Seite als Minderwertigkeit des eigenen Selbst erlebt; auf der anderen Seite muß der andere die Probleme für den Patienten lösen, wie es die Mutter für das kleine Kind tat. Daher richtet sich der Protest unreflektiert (und unreflektierbar) auch gegen den anderen, der für den Patienten da sein muß, »wie die Luft zum Atmen«. Jede Gefahr einer Trennung führt zu Angst und Panik.

5.4 *Die zweite Stufe des Sozialisationsprozesses oder der Beginn einer spezifisch menschlichen Entwicklung*

5.4.1 Die Umwandlung von Funktionskreisen in Situationskreise und die Entstehung einer Innen- und einer Außenwelt

Das Ende der symbiotischen Phase fällt, wie wir schon angedeutet haben, mit dem Zeitpunkt zusammen, in dem das Kind die Fähigkeit zur Bildung konstanter Objekte erwirbt. Für den »mehr oder weniger normalen Erwachsenen« (Mahler 1980) ist der Erwerb dieser Fähigkeit nicht eines der spektakulärsten Ereignisse in der Geschichte lebender Systeme, sondern eine Selbstverständlichkeit, über die es nicht nachzudenken lohnt. Die Außenwelt, die ihn umgibt und die Gegenstände, die er darin vorfindet, scheinen ihm unbezweifelbare Realitäten, die jeder Erfahrung vorausgehen und von denen jede Erfahrung ausgehen muß. Wer sich aber ernsthaft mit der Entwicklung des menschlichen Seelen- und Geisteslebens befassen will, der muß hier über seinen Schatten springen. Zur Begründung dieser Forderung wollen wir mit zwei Zitaten beginnen: Mahler (1980) schreibt:

»Für den mehr oder weniger normalen Erwachsenen stellt die Erfahrung seiner Selbst als vollkommen in der Außenwelt befindlich und vollkommen von der Außenwelt getrennt eine selbstverständliche Gegebenheit des Lebens dar. (...) Aber (...) das ist das Ergebnis eines sich langsam entfaltenden Prozesses.«

Das andere Zitat stammt von Piaget (1975b):

»Die erste Frage, die man sich stellen muß, um zu verstehen, wie die entstehende Intelligenz die äußere Welt konstruiert, geht dahin, ob das Kind während seiner ersten Lebensmonate die Dinge in Form substantieller, permanenter und in ihren Dimensionen konstanter Objekte auffaßt und wahrnimmt, wie wir es tun. Wenn man annimmt, daß dies keineswegs so ist, wird man erklären müssen, wie sich der Objektbegriff konstituiert.«

Aufgrund ihrer Erfahrungen mit Kindern und der sich entwickelnden Auffassung von sich selbst und ihrer Umgebung gehen beide Autoren von der Voraussetzung aus, daß uns (als Erwachsenen) Realität nicht als ontologisches Sein materieller oder spiritueller Natur gegeben ist, sondern, daß wir diese Realitäten mit Hilfe unserer Vorstellung konstruieren. Jeder Mensch erwirbt im Verlauf seiner individuellen Lebensgeschichte die affektiven und kognitiven Schemata bzw. Programme zur Konstruktion dessen, was er als Wirklichkeit erlebt. Er erwirbt sie zwar nach sozial vorgegebenen Mustern, aber er interpretiert diese Muster auf seine individuelle Weise. Darum sind die Wirklichkeiten verschiedener Menschen nicht nur in verschiedenen Kulturen, sondern sogar innerhalb der gleichen Familien verschieden.

Wir haben angedeutet, daß diese Entwicklung damit beginnt, daß das Kind anfängt in seiner Vorstellung Bilder von Ereignissen zu entwerfen, die es in seiner Auseinandersetzung mit der Umgebung erlebt hat. Dabei wird es von einer immer wiederkehrenden Erfahrung geleitet: Die Objekte, mit denen es eben noch affektiv verbunden war, entschwinden aus seinem Gesichtskreis und lösen sich damit für das Kind in Nichts auf. Piaget hat in subtilen Beobachtungen gezeigt, wie das Kind, etwa von dem 10.–12. Lebensmonat an, beginnt, nach den verschwundenen Objekten zu suchen, zunächst diese Suche aber nach einigen vergeblichen Anläufen wieder aufgibt. Schließlich entwikkelt es jedoch eine neue Methode. An Stelle des triebhaften Verlangens, den abgerissenen Kontakt mit dem Objekt wiederherzustellen, beginnt es, seine Vorstellung einzuschalten und mit ihrer Hilfe seine Suche zu organisieren.

Es konstruiert in seiner Vorstellung eine Außenwelt als »Abstellraum« für abwesende Objekte und organisiert diesen Abstellraum zu einer Bühne, auf der es in seiner Phantasie alle Objekte auftreten lassen kann, für die seine Vorstellung über die erforderlichen Konstruktionsprogramme verfügt.

Diese Fähigkeit ist nicht schlagartig da. Sie entwickelt sich langsam, aber sie führt dazu, daß das Kind zunehmend seine Vorstellungen zwischen die sensorischen Eindrücke und durch sie ausgelöste motorische Aktivitäten einschaltet. Auf diese Weise lernt es – wie wir in Kapitel 4 dargestellt haben – in seiner Phantasie hypothetisch unterstellte Programme für Bedeutungserteilung (Merken) und Bedeutungsverwertung (Wirken) durchzuspielen und zu erproben, ehe es sie durch motorische Aktivität realisiert.

Wenn wir bedenken, daß das Kind bis zu diesem Zeitpunkt in einer Umwelt lebte, in der es mit Objekten seiner Umgebung verschmolzen war, verstehen wir, daß diese neue Entwicklung eine Revolution bedeutet. Mit ihr, sagt Piaget (1975b, S. 89),

> »kehrt das Kind seine anfängliche Welt ganz um, deren bewegte Bilder auf eine ihrer selbst unbewußte Aktivität zentriert waren, und formt sie zu einer festen Welt von koordinierten Objekten um, die den eigenen Körper als Element mit einschließt«.

Jetzt hören die Sinneseindrücke auf, Reize zu sein, die mehr oder weniger automatisch die Reaktionen des Kindes auslösen. Damit verliert sich die Zwangsläufigkeit des Verhaltens, die von der Psychoanalyse als *Primärprozeßhaftigkeit* bezeichnet wird, in dem Maße, in dem die sinnlichen Eindrücke zu bloßen Indizien werden, welche auf eine

Realität hinweisen, die in der Vorstellung konstruiert wird (Piaget 1945).

Mit der Vorstellung wird aber nicht nur eine Entscheidungsinstanz zwischen Wahrnehmen und Verhalten eingeschaltet, mit ihr entsteht auch etwas, das es bisher nie gegeben hat: Eine Innenwelt der Phantasie, in der nach und nach all das möglich wird, was Freud als Probehandeln bezeichnet hat, um die pragmatische Funktion unseres Denkens zu betonen. Im Rahmen der Vorstellung werden die Schemata (bzw. Programme) reproduziert, die das Kind zunächst als Wiederholung der erlernten sensomotorischen Schemata aus reiner »Funktionslust« (Bühler), später im Rahmen der Symbolspiele (Piaget 1975c) eingeübt hat. Dabei sind drei Aspekte wichtig:

– Spiele schaffen einen angstfreien Raum. In ihm kann das Kind Probehandlungen durchführen und Strategien zur Lösung von Konflikten entwickeln, Gefahren und Erwartungen ausloten und so das Ungewisse (das Angst verursacht) zurückdrängen. In der Welt seiner Vorstellung kann es »spielend« jenen konfliktfreien Raum schaffen, der für seine Ich-Entwicklung bedeutsam ist (Hartmann 1939).
– Mead (1968) hat, wie schon erwähnt, auf die soziale Dimension des Ich hingewiesen. Nach ihm weiß das Kind zunächst nicht, »wer« es ist, sondern erfährt es durch die anderen Personen seiner sozialen Gruppe, die ihm zeigen, »wer« es in ihren Augen ist. Bei diesem komplizierten Lernprozeß ist das Spiel von entscheidender Wichtigkeit; das Kind spielt, wie Mead ausführt, die Rolle der Mutter (des Lehrers, des Polizisten usw.), indem es in seiner Vorstellung deren Rollen übernimmt und sich so imaginäre Mitspieler schafft. Es benützt dann seine Reaktionen auf diese, um seine Identität zu entwickeln. Das heißt letzten Endes, daß es seine Identität im Spiel mit sich selbst entwickelt. In Kapitel 7 werden wir auf dieses Problem und auf die ganz ähnlichen Konzepte von Winnicott zurückkommen.
– In diesem Spiel mit den selbst geschaffenen Partnern entwickelt das Kind ein Kommunikationssystem, dessen Zeichen nur von ihm selbst gesendet, empfangen, kodiert und dekodiert werden können. Auf diese Weise bildet

sich das »Innen« einer »intra-psychischen« Wirklichkeit, dessen einziger Insider das Kind selbst ist. Gleichzeitig damit differenziert sich eine »Außen«-Welt, deren Zeichen einem fremden Kode gehorchen, den das Kind lernen muß zu entschlüsseln.

Mit der Innenwelt entsteht zugleich eine Außenwelt, in der die Motorik des Kindes auf »Gegenkräfte« trifft, die es in seine sensomotorischen Programme einbeziehen muß.

Die Bedeutung der Motorik für den Aufbau einer Außenwelt wird auch von Freud betont. Freud schreibt (1915a):

»Stellen wir uns auf den Standpunkt eines fast völlig hilflosen, in der Welt noch unorientierten Lebewesens, welches Reize in seiner Nervensubstanz auffängt. Dieses Wesen wird sehr bald in die Lage kommen, eine erste Unterscheidung zu machen, um eine Orientierung zu gewinnen. Es wird einerseits Reize verspüren, denen es sich durch Muskelaktion (Flucht) entziehen kann, diese Reize rechnet es zu einer Außenwelt; andererseits aber auch noch Reize, gegen welche eine solche Aktion nutzlos bleibt, die trotzdem ihren konstant drängenden Charakter behalten; diese Reize sind das Kennzeichen einer Innenwelt, der Beweis für Triebbedürfnisse. Die wahrnehmende Substanz des Lebewesens wird so an der Wirksamkeit ihrer Muskeltätigkeit einen Anhalt gewonnen haben, um ein ›Außen‹ von einem ›Innen‹ zu unterscheiden.«

Allerdings dauert es nach Piagets Untersuchungen sehr viel länger als Freud annahm, bis das Kind lernt, ein »Außen« von einem »Innen« zu unterscheiden.

In dem Maße, in dem die triebhaften Bedürfnisse aufhören, kurzgeschlossene Klammern zwischen Sensorik und Motorik zu sein, kann sekundärprozeßhaftes Handeln das primärprozeßhafte Reagieren ersetzen. Das *Es* tritt von seiner Macht an die neue Entscheidungsinstanz eines *Ich* ab, in der Bedürfnisse als Triebe erfahren werden, mit denen es sich auseinandersetzen muß. Jetzt sind Realitätsprinzipien notwendig geworden, denn jetzt gibt es einen Gegensatz zwischen »bloßen« Vorstellungen und so etwas wie »Realität«.

Mit der Fähigkeit, in der Vorstellung eine eigene Welt zu konstruieren, in der Eindrücke gewichtet und Handlungen geübt werden können, beginnt sich die symbiotische Umwelt des Kindes in eine individuelle Wirklichkeit zu verwandeln. Mit ihr entsteht allmählich jener Schutzschild gegen Einwirkungen der Umgebung, der, wie wir angedeutet haben, wirkungsvoller ist, als der Schutzschild der biologischen Umwelten, über den Tiere verfügen.

Mit dieser Wendung scheinen Kinder die Grenze überschritten zu haben, welche die menschliche Entwicklung von der unserer tierischen Mitgeschöpfe trennt. Piaget betont, daß bei Tieren das Vorstellungsvermögen noch keine Rolle spielt und daß nur bei Schimpansen erste Anfänge einer Symbolbildung gefunden worden seien.

Psychoanalytische Untersuchungen betonen, wie bereits erwähnt, ebenfalls die Bedeutung der Objektkonstanz als Zeitpunkt der *psychischen Geburt des Menschen* (Mahler 1980). Aus dieser Übereinstimmung der Beobachtungen über die affektive und die kognitive Entwicklung des Menschen folgt als bedeutsame Konsequenz, daß wir zwischen zwei Arten von Sozialisation unterscheiden müssen:

- Einer frühen Sozialisation, vor allem, physiologischer Funktionen und
- einer späteren Sozialisation der psychischen Entwicklung.

Im Verlauf der ersten Sozialisation werden durch den sozialisierenden Einfluß der Mutter oder ihrer Ersatzpersonen Vorgänge des vegetativen Bereiches im Organismus an Ereignisse der sich bildenden sensomotorischen (animalischen) Umwelt gekoppelt. Dabei entstehen komplexe Bereitstellungsmuster (Stimmungen, bzw. Appetenzen). Man kann daher von einer »biologischen« oder »somatischen Sozialisation« sprechen und sie einer »psychischen Sozialisation« gegenüberstellen, in der es sich um eine Sozialisation der Vorstellungsinhalte (bzw. der Schemata oder Programme) handelt, nach denen wir die Inhalte unserer Vorstellungen aufbauen. Zu den Erzeugnissen unserer Vorstellung gehört auch die Vorstellung einer gemeinsamen Außenwelt als Rahmen der verschiedenen Inhalte, der – wie wir in Kapitel 7 noch genauer ausführen werden – eine gesellschaftliche Konstruktion darstellt (Berger und Luckmann 1969).

5.4.2 Die individuelle Wirklichkeit und die Sprache

Die Ablösung der symbiotischen Umwelt durch eine allmählich sich bildende individuelle Wirklichkeit macht ein neues Kommunikationsmittel für die Verständigung mit der Umwelt erforderlich: die Sprache. Sie ist einerseits Voraussetzung für die Entstehung einer Welt mit festen, (auch durch Namengebung) stabilisierten Objekten und gleichzeitig ein Motor, der die Entwicklung in diese Richtung treibt. Mit ihrem Erwerb treten die Stimmungssignale, die ein affektives Kontinuum mit der Mutter unterhalten hatten, mehr und mehr in den Hintergrund bzw. sie gehen als Intonationsstil und andere Formen, welche die gesprochenen Worte modifizieren, in die Sprache mit ein. Sie genügen nicht mehr, um andere über all das zu unterrichten, was sich in der neu entstehenden Innenwelt des Kindes ereignet.

Es wird noch einige Zeit dauern, ehe das Kind erfährt, daß die Gegenstände und Personen, mit denen es in seiner Phantasie einen immer intensiveren Umgang pflegt, nur ihm gehören, daß kein Außenstehender sie beobachten und stören kann. Aber weil das Kind der einzige »Insider« seiner Vorstellungswelt ist, und weil es die Gegenstände und Personen seiner äußeren Wirklichkeit denen der inneren nachbildet, wird die Grenze seiner Innenwelt auch zur Grenze seiner individuellen Wirklichkeit.

Jetzt entstehen Gefühle, in denen die frühen Erfahrungen seiner Stimmungen neue Gestalt gewinnen. Es müssen neue Verfahren erlernt werden, um mit ihnen umgehen zu können. Dazu gehört nicht nur die Sprache, um der Mutter und den anderen zu schildern, was in der eigenen Innenwelt vor sich geht; das Kind muß auch lernen, daß andere in Wirklichkeiten leben, in denen sie sich nicht ausschließlich mit ihm beschäftigen, daß »Eroberungsarbeit« (Balint 1957) erforderlich ist, um sie für sich zu interessieren.

Der Aufbau *gemeinsamer Wirklichkeiten,* die für die Kommunikation mit anderen Menschen erforderlich werden, verlangt neue Strategien, die erst im Laufe der Zeit erlernt werden. Zu ihnen gehört in erster Linie die Sprache. Church (1966) hat das eindrucksvoll beschrieben:

»Wir brauchen die Sprache, damit einer den anderen verstehen kann, und einen anderen verstehen, meint nicht weniger, als die Welt zu rekonstruieren, in der er lebt. Nur dann können wir sie mit der unseren in Beziehung setzen. Wenn wir diese fundamentale Tatsache akzeptiert haben, werden wir gewahr, daß die gemeinsame Welt, in der wir alle leben, und in der wir miteinander kommunizieren können – die Welt, die wir kritiklos für den Normalzustand der Dinge halten – daß diese Welt das künstliche Resultat eines komplizierten Erarbeitungsprozesses ist, und daß alle Kommunikationsmittel, über die eine Kultur verfügt, der Aufgabe dienen, diese Welt zu bauen.«

Die Tatsache, daß jeder von uns in einer nur ihm selbst gehörenden Wirklichkeit lebt, in der es nichts gibt, was nicht aus seinen subjektiven und das heißt privaten Bestandteilen aufgebaut ist, diese Tatsache unserer Subjektivität gehört zu den am besten verleugneten, und zwar kollektiv verleugneten Erfahrungen.

Wir wissen genau, daß jeder Schmerz, den wir empfinden, jeder Ton, den wir hören und jede Farbe, die wir sehen, ebenso wie jeder Gedanke und jedes Gefühl, strikt private Angelegenheiten sind, weil keiner den Schmerz oder das Gefühl eines anderen fühlen, dessen Töne hören, dessen Farben sehen oder dessen Gedanken denken kann. Aber wir nehmen diese Tatsache nicht zur Kenntnis.

Für Ärzte ist es von entscheidender Wichtigkeit, diese Verleugnung zu durchschauen und sich Rechenschaft über die Subjektivität der eigenen Wirklichkeit und der Wirklichkeit der Kranken zu geben. Nur dann beginnen sie zu verstehen, was mit einer »patientenzentrierten Medizin« gemeint ist, und daß die Sprache zur Rekonstruktion der individuellen Wirklichkeit eines anderen Menschen ein zwar unerläßliches Instrument ist, daß sie dafür aber, wie unsere Fallbeispiele zeigten, keineswegs ausreicht.

Ein Patient kann seine Situation mit seinen Worten beschreiben, soweit er sie bewußt erlebt. Aber die Programme, mit denen er die Situation aus den Zeichen konstruiert, die aus seinem Körper und aus seiner Umgebung stammen, bewahren die Geschichte ihrer Entstehung im Verlauf der Biographie des Patienten. Sie bewahren in ihrem Kern auch die Programme früh erlebter Stimmungen seiner symbiotischen Umwelt, die dann Schicht um Schicht in die immer komplexer werdenden Programme späterer Entwicklungsstadien integriert (oder nicht integriert) wurden.

Es ist wichtig, daß der Arzt lernt, den Patienten von sich und seiner Wirklichkeit sprechen zu lassen und ihm zuzuhören. Aber ohne Kenntnis der historischen Dimension jeder Wirklichkeit und ohne Schulung der empathischen Fähigkeiten, deren Stimmungen zu erfassen, wird ihm die Rekonstruktion der individuellen Wirklichkeit des Kranken und ihrer Bedeutung für die Entstehung und Verarbeitung seiner Krankheit nicht gelingen. Er wird den tieferen Sinn der Worte nicht erfassen, weil dieser dem Patienten selbst verborgen ist, und weil Arzt und Patient gemeinsam den Kode finden müssen, um sie zu entschlüsseln.

Als der Patient, über den wir in Kapitel 4 berichtet haben, auf die Frage des Arztes erwiderte, er könne sich an seine früh verstorbene Mutter nicht erinnern, bekam er feuchte Augen. Das war ein Stimmungssignal, von dem der Arzt sich »anstecken« ließ, und nun etwas von der verzweifelten, hoffnungslosen Stimmung des kleinen, alleingelassenen Kindes spürte, die der Patient verdrängt hatte, um weiterleben zu können.

5.4.3. Die »Drei-« und »Mehrpersonenbeziehungen« – der Situationskreis

Mit dem Eintritt des anderen als konstantes Objekt in den Situationskreis, ist auch der Grundstein zur Konfliktpsychologie gelegt. Liebe und Haß, Konkurrenz und Eifersucht beginnen ihre Rollen zu spielen. Aber im Gegensatz zu den mütterlichen Einflüssen, denen das Kind im symbiotischen Funktionskreis wehrlos ausgeliefert war, vermag es jetzt erstmals Abwehr- und Verteidigungsstrategien zu entwikkeln.

Für das Verständnis des dynamischen Zusammenhangs zwischen der primären, noch undifferenzierten Umwelt des Säuglings, in der die Homöostaseschwankungen in dem vegetativen System seines Körpers als diffuses Auf und Ab von Lust- und Unlust-Erfahrungen erlebt werden, und der sich nun entfaltenden individuellen Wirklichkeit des Kleinkindes ist es wichtig, das Zwischenstadium der primären Sozialisation in der symbiotischen Umwelt mitzubetrachten; damit wird zweierlei deutlich:

- Die Tatsache, daß die grundlegenden psycho-somatischen Koppelungen, die in der symbiotischen Phase erfolgen, in weitem Ausmaß festlegen, welche Auswirkungen von nun an psychosoziale Einflüsse auf Körpervorgänge eines Menschen haben können.
- Die Feststellung, daß alle späteren Entwicklungen zu einer individuellen Wirklichkeit letztlich Umwandlungen des mütterlichen Anteils in dem symbiotischen Funktionskreis darstellen. Was wir als »Wirklichkeit« erleben und uns vorstellen, ist unter diesem Aspekt aus dem »Material« der gewährenden oder versagenden Mutter aufgebaut. So gesehen, ist auch der Begriff *Materie* für etwas, das »Eroberungsarbeit« fordert, zu Unrecht auf die physische Welt beschränkt worden.

Diese Überlegungen sind hilfreich, um besser zu verstehen, warum die Mutterbeziehung in den psychosomatischen Konzepten eine so überragende Rolle spielt. Bei den Konzepten für die Pathogenese des Asthma, der Colitis ulcerosa, des Morbus Crohn, des Ulcus duodeni – überall spielen Probleme einer gestörten Mutterbeziehung eine zentrale Rolle. Dieser auf den ersten Blick enttäuschend monotone Aspekt hängt damit zusammen, daß wir über die außerordentlich verschiedenartigen Möglichkeiten und Differenzierungen, welche die Mutterbeziehung im Verlauf der kindlichen Entwicklung erfährt, noch zu wenige Einzelheiten wissen.

Wir haben bisher die frühe Entwicklung vorwiegend unter kognitiven Gesichtspunkten referiert. Wir wollen als notwendige Ergänzung die psychoanalytische Auffassung über die affektive Entwicklung nachtragen. Solange wir über die genauen Zusammenhänge zwischen diesen beiden Seiten unserer Entwicklung noch zu wenig wissen (Ciompi 1982), ist es unumgänglich, in dieser Weise, d.h. gewissermaßen zweigleisig vorzugehen.

Die symbiotische Entwicklungsphase des Säuglings, dessen Interaktionsverhalten wir mit verschiedenen Funktionskreismodellen beschreiben können – entspricht der Entwicklungsphase, die Freud die *orale* nannte. In ihr wird der Funktionskreis der Nahrungsaufnahme sozialisiert. Abraham (1969) nennt sie später die »vor-ambivalente, frühere orale Saug-Stufe«, um sie von einer späteren »oralsadistischen« beziehungsweise »kannibalischen« Stufe zu unterscheiden, auf der das Kleinkind nun aktiv sich alles einzuverleiben sucht und erste aggressive Tendenzen zeigt. Dieser Umschlag von der passiven »vor-ambivalenten« zur aktiven »oral-sadistischen« Phase, der sich natürlich nicht plötzlich, sondern – wie alle Entwicklungsphasen – allmählich und mit gelegentlichen Rückschritten vollzieht, entspricht dem Schritt von der Symbiose zur Individuation, von der Zweier- zur Dreier- und Mehrpersonenbeziehung. Mahler hat diesen Zeitpunkt – wie gesagt – den der *psychischen Geburt* genannt, der nach der symbiotischen Brutphase (die mit Portmanns »extrauterinem Frühjahr« identisch ist) zur Trennung von der Mutter und damit zu eigenen Individualität des Kindes führt.

Trieb- beziehungsweise libidotheoretisch wird die bisherige Entwicklung folgendermaßen beschrieben: In einer ersten »autistischen« Phase, die einem geschlossenen monadischen System ähnelt, sollen die Triebenergien des vorwiegend schlafenden Säuglings ausschließlich nach »innen« gerichtet sein (»primärer Narzißmus« Freuds). In der darauffolgenden symbiotischen Phase soll dann eine allmähliche Verschiebung der Triebenergien von den »proprio-enterozeptiven« auf die »sensorisch-perzeptiven« Bereiche der Körperperipherie stattfinden. Freud nannte dies eine »Verschiebung der Libido zur Rinde des Körper-Ichs« und die gesamte Entwicklungsphase die »orale«, weil die Triebenergien (»Libido«) des Kindes vorwiegend auf den Mundbereich konzentriert sind. In der nun folgenden Individuationsphase, in der die Mutter als vom eigenen Selbst getrenntes Individuum und Liebesobjekt erkannt wird, verwandelt sich die narzißtische Libido in Objekt-Libido. Der große Entdeckungsprozeß der Umweltobjekte wird in Gang gesetzt und geht mit einer zunehmenden Ich-Differenzierung einher. Mahler nannte diesen Teil des Individuationsprozesses die »Übungs- und Suchphase« des Kindes. Jetzt gewinnt die Außenwelt an Objekt-Konstanz.

Um die Mitte des zweiten Lebensjahres ist der Individuationsprozeß des Kindes dann soweit fortgeschritten, daß es sich nicht nur frei im Raum bewegen kann und die Körpermotorik beherrscht, sondern nun auch dezidiert »nein« sagen kann. Mit dem Beginn des Spracherwerbs und der sich nun entfaltenden intellektuellen Entwicklung wird die Kommunikation, die bisher körperlich-präverbal war, zunehmend durch sprachliche Ausdrücke geleistet – ein wichtiger Fortschritt in Richtung des von Schur beschriebenen »De-Somatisierungsprozesses«.

Gleichzeitig setzt um diese Zeit – also etwa vom 18. Lebensmonat an – eine Wende in der Entwicklung ein, die bisher von der Mutter fortführte. Mahler (1975) bezeichnet diese Phase als *Wiederannäherungskrise.* Nun treten Trennungsängste und eine merkwürdige »Ambi-Tendenz« und »Ambi-Valenz« in bezug auf die Mutter auf. Es scheint so, daß sich in dieser Entwicklungsphase endgültig das Selbstgefühl des Kindes und die Objektkonstanz festigen; das Kind baut sich also eine eigene Wirklichkeit auf, in der es die Mutter und die anderen Beziehungspersonen auch als getrennte menschliche Individuen mit eigenen Interessen (um deren Gunst geworben werden muß) wahrzunehmen lernt.

In dieser Phase werden das Kind und seine angeborenen Funktionskreise der Nahrungsaufnahme und der Ausscheidung besonders stark mit den Forderungen der Sozietät konfrontiert. Neben dem Funktionskreis der Nahrungsaufnahme, der vom Lebensanfang an im Vordergrund stand, rücken nun die Ausscheidungsprozesse und die Ausscheidungsprodukte ins Zentrum des kindlichen Interesses. Freud nannte diese Phase daher die *anale* beziehungsweise »anal-sadistische« der Libidoentwicklung. Der Terminus *anal-sadistisch* deutet darauf hin, daß das Triebgeschehen jetzt nicht nur an Aktivität, sondern vor allem auch an Aggressivität und Destruktivität gewonnen hat. Dementsprechend wiederum unterscheidet Abraham eine frühe *anal-sadistische* Phase mit der Tendenz zum Zerstören des Objektes von einer späteren *(reiferen)* Phase, die auf die Beherrschung des Objektes zielt. Nach Abraham ist mit dem Erreichen der zweiten Phase der entscheidende Fortschritt zur Objektliebe getan. Demnach liegt nach Abraham auch die Spaltungslinie zwischen psychotischen und neurotischen Entwicklungen zwischen diesen beiden Phasen.

Das Kind erlernt durch das Regulieren des Defäkationsprozesses aber nicht nur einen höheren Grad der Körperbeherrschung, sondern gewinnt damit auch erheblich an Autonomie. Es kann seine Fäzes zurückhalten oder zur Unzeit absetzen und erkennt, daß es darin von der Mutter und den Pflegepersonen unabhängig ist. Die Fäzes bekommen für das Kind eine besondere Bedeutung als »Etwas«, zum Beispiel als Geschenk, als Besitz, aber auch als aggressives Instrument und der Defäkationsakt wird zur Produktion, zur Leistung, die das Kind für die geliebte Mutter vollbringt oder der gehaßten verweigert. Was zunächst automatisch als rhythmischer Wechsel zwischen triebhaftem Drang und Entspannung ablief, wird jetzt mit seinen Gefühlsanteilen zum plastischen Material der Phantasie. Für die Phantasie sind aber die libidinösen Bindungen an die Beziehungspersonen – vor allem die Mutter – Triebfeder, um angeborene Programme in neue und differenzierte Programme umzuformen.

Das Kind ist nun zum handelnden Wesen geworden, das eine Instanz entwickelt hat, mit deren Hilfe es zwischen den bedürfnisbefriedigenden angeborenen und zum Teil inzwischen erworbenen Programmen und den Forderungen der Gesellschaft, die allmählich als zweite Instanz internalisiert werden, zu vermitteln vermag. Die erste Instanz nennt die Psychoanalyse *Ich,* die zweite *Über-Ich.* Von dieser Entwicklungsstufe an, kann gesundes und krankes Menschenleben auch nach dem Modell der »Handlung« beschrieben werden. Das Handlungsmodell läßt sich – wie wir es im ersten Kapitel beschrieben haben – als Situationskreismodell abbilden.

Der Entwicklungs- und Sozialisationsprozeß des Kindes ist natürlich mit dem Erreichen dieser Stufe noch nicht abgeschlossen. Da die weiteren Entwicklungsstufen (zum Beispiel die ödipale Phase – die Phasen der Latenz – der Adoleszenz usw.) aber vor allem unter neurosenpsychologischen Gesichtspunkten interessant sind (und sich mühelos nach dem Situationskreismodell beschreiben lassen), brauchen wir hier nicht näher auf sie einzugehen.

Das Modell des Situationskreises (vgl. Kapitel 4, Abb. 9), dessen Voraussetzungen wir aus dem Modell des symbiotischen Funktionskreises entwickelt haben, wollen wir im folgenden nach den inzwischen besprochenen Gesichtspunkten genauer analysieren.

Die Situation besteht gewissermaßen aus drei Schichten:

- Einer rezeptorischen Schicht (Merken), in der Information aus dem eigenen Körper und aus der Umgebung unter dem Aspekt der herrschenden Bedürfnisse (z.B. Hunger, Durst usw. – dem »Sollwert«) als Problemsituation interpretiert werden. Das erfolgt in Form einer zunächst hypothetischen Bedeutungsunterstellung (z.B. werden Farben und Formen als »etwas« interpretiert, das möglicherweise »Nahrung«, »Freund«, »Feind« usw. bedeutet). Jede Bedeutungsunterstellung entspricht einer bestimmten Anforderung an effektorische Möglichkeiten der »Bedeutungsverwertung« (J. v. Uexküll 1940).
- Einer Schicht der Phantasie oder des Probehandelns. In ihr werden die unter dem Bedürfnisaspekt interpretierten Informationen zusätzlich unter dem Aspekt der pragmatischen Möglichkeiten und der sich daraus ergebenden Prognosen gedeutet (z.B. wird ein furchterregendes Signal unter dem Aspekt möglicher motorischer Aktionen räumlich – z.B. »von rechts« oder »von links« – eingeordnet. Es wird dann in der Phantasie geprüft, ob neue, die ursprüngliche Information ergänzende Informationen zu erwarten sind, wenn ich von rechts nach links schaue, gehe, greife usw.). Das heißt, es findet eine »Bedeutungserprobung« statt. Das gleiche gilt für den Aspekt der kommunikativen Möglichkeiten und der sozialen Folgen, die sich aus möglichen Handlungen ergeben. Hier laufen imaginäre Situationskreise ab, die der Auswahl des passenden Programms aus dem Gedächtnisspeicher dienen. Damit geht die Identifikation (das Erkennen beziehungsweise Wiedererkennen) des Signals als Objekt der Außenwelt einher.
- Einer effektorischen Schicht (Wirken). Sie bildet sich erst im Schlußakt nach Auswahl des passenden Programms – und zwar einmal als Probe auf die hypothetische Erwartung (Realitätsprüfung) – und dann als Erreichen des (von dem Bedürfnis gesetzten) Zieles – als »Bedeutungsverwertung« oder »Problemlösung«.

5.5 *Das Problem einer Sozialisation nicht sozialisierbarer Funktionskreise*

Wir wollen diesen entwicklungspsychologischen Exkurs nicht abschließen, ohne auf eine Tatsache hinzuweisen, welche die Bedeutung der Sozialisation biologischer Funktionskreise für die psychische Entwicklung des Menschen – aber auch für ihre Pathologie – anschaulicher macht. Wir können (und müssen) nämlich die Frage stellen, warum nur die Funktionskreise der Nahrungsaufnahme, der Ausscheidung und der Sexualität jene Entwicklungen durchmachen, die nach Freud paradigmatisch für die psychische Entwicklung des Menschen überhaupt sind.

Andere Funktionskreise – obgleich für das Überleben des Individuums (und damit auch der Art) nicht weniger wichtig – werden von dieser Entwicklung nicht berührt. Das gilt vor allem für den Funktionskreis der Atmung.

Piaget leitet die psychische Entwicklung von den angeborenen Reflexen ab, wobei er (wie in Kapitel 4 dargestellt) unter Reflex bereits eine sensomotorische Zirkulärreaktion versteht. Unter dem Aspekt ihrer Rolle bei der psychischen Entwicklung ist es notwendig, zwischen plastischen und starren Reflexen zu unterscheiden. Plastische Reflexe (z.B. der Saugreflex) können »lernen«, das heißt sich durch »Akkommodation« und »Assimilation« differenzieren. Starre Reflexe (z.B. der Husten- oder der Niesreflex) bleiben während des ganzen Lebens unverändert. Sie laufen beim Säugling und dem Erwachsenen nach den gleichen Schemata bzw. Programmen ab.

Betrachtet man Reflexe unter dem Aspekt von Funktionskreisen, so wird der Beitrag interessant, den sie für die Gestaltung der Umwelt leisten. Hier haben dann plastische Reflexe wie der Saug-, aber auch der Anal- und Urethralreflex eine bedeutende, im Verlauf der Entwicklung sich ständig erweiternde Aufgabe, während die starren Reflexe unergiebig bleiben.

Schließlich kann man die Reflexe auch unter dem Gesichtspunkt betrachten, ob und wieweit sie Rollen-Gegenrollen-Programme zum Inhalt haben. Dabei zeigt sich dann, daß die plastischen Reflexe Rollen vorschreiben, die zu ihrer Verwirklichung auf entsprechende Gegenrollen angewiesen sind, die andere Personen als Gegenspieler erfordern. Starre Reflexe, wie die der Atmung, aber auch Stell- und Haltungsreflexe, oder der Greifreflex haben unbelebte Objekte oder Substanzen zu »Gegenspielern«. Hier genügt es, daß das Objekt oder die Substanz die erforderliche Gegenleistung erbringt, welche die Leistung zu ihrer Verwirklichung benötigt. Dieser Gesichtspunkt erklärt, warum Sozialisation bei starren Reflexen keine oder nur eine sekundäre Rolle spielt.

Daran ändert auch die Feststellung nichts, daß, wie die Tierversuche (vgl. S. 352ff.) zeigen, die Atemfrequenz der Jungen durch Trennung vom Muttertier beeinflußt wird, denn die Mutter übernimmt in dem Funktionskreis der Atmung keine Teilfunktion.

Der Funktionskreis der Atmung läuft – jedenfalls beim Gesunden – zeitlebens als biologischer Funktionskreis ab und zeigt keine Tendenz, sich zu einem symbiotischen Funktionskreis oder gar zu einem Situationskreis weiter zu entwickeln. Der Grund dafür ist wohl einmal die Tatsache, daß hier Bedürfnisbefriedigung keinen Aufschub duldet, zum anderen, daß die Entwicklung ohne Zwischenschaltung eines anderen abläuft, der sonst in bestimmten Phasen der Entwicklung die Problemsituation für den Bedürftigen lösen muß. Die Mutter wird also unter physiologischen Bedingungen nicht in den biologischen Funktionskreis der Atmung eingebaut (unter pathologischen Bedingungen kann das jedoch geschehen). Ebenso wichtig ist wohl, daß wir mit unserer Atmung (normalerweise) von gesellschaftlichen Forderungen ungeschoren bleiben. Den ersten Gesichtspunkt hat Engel (1969) betont: Die Bedeutung des Sauerstoffs für die Homöostase im Inneren des Körpers läßt einen Aufschub der Bedürfnisbefriedigung im Funktionskreis nicht zu.

Es gibt also Funktionskreise, die nicht sozialisiert werden. Das hat für die Bildung unseres Ich und der Objekte unserer Wirklichkeit entsprechende Konsequenzen. So wird »Luft« zum Beispiel nie zu einem Gegenstand – wie zum Beispiel das Wasser. Als symbolbeladene Substanz (als Urelement) enthält sie nicht die Reminiszenz an eine symbiotische Daseinsform wie das Wasser, das als Muttersymbol oder alles nährendes Element den symbiotischen Funktionskreis repräsentiert. Es gibt auch (normalerweise) kein »Atem-Ich« (das einem oralen, analen oder genitalen Ich-Anteil entsprechen würde).

Solche Entwicklungen können jedoch unter pathologischen Bedingungen eintreten. Sie sind dann aber nicht als pathologische Regression (als Zurückfallen in einer normalen Entwicklungsreihe auf frühe Stadien), sondern als »pathologische Progression« (als unnatürliche Weiterentwicklung von einem biologischen Funktionskreis – durch Einbau eines anderen – zu einem symbiotischen Funktionskreis) ja, unter Umständen zu einem Situationskreis zu verstehen.

Bei den Reaktionen mancher Patienten auf die Substitution vitaler Funktionen durch technische Verfahren – wie sie in der modernen Medizin entwickelt worden sind – muß man an derartige Möglichkeiten denken. Dies soll ein Beispiel zeigen:

Herr S., 52 Jahre alt, litt an einer Ateminsuffizienz, die aufgrund einer ätiologisch unklaren Lungenfibrose relativ rasch aufgetreten war. Ein seit Jahren bestehendes Koronarleiden war wohl (über eine verschlechterte O_2-Versorgung des Herzens) die Ursache für Arrhythmien, die zu Anfällen von Kammerflimmern führten. Auf der Intensivstation mußte der Patient mehrfach (10mal!) reanimiert werden. Dabei wurden eine Tracheotomie und künstliche Beatmung erforderlich. Nach Überwindung der akutesten Gefahr wurde der Patient mit Tracheostoma und assistierter Beatmung durch einen Birdschen Apparat auf eine Allgemeinstation verlegt.

Die Lungenfunktionsprüfung berechtigte zu der Hoffnung, daß es bald gelingen würde, den Patienten von dem Apparat zu entwöhnen und das Tracheostoma zu schließen. Diese Hoffnung erfüllte sich jedoch nicht. Nachdem der Patient anfänglich ein bis zwei Stunden ohne den Apparat und sogar zeitweise auf dem Flur der Station verbringen konnte, verschlechterte sich der Zustand wieder. Die Zeiten, die er ohne den Apparat auskommen konnte, wurden immer kürzer und schließlich war er nicht mehr dazu zu bewegen, das Bett zu verlassen. Er konnte sich von dem Apparat nicht mehr trennen, mit dem er – zum Nachteil für die Funktion des Apparates – ständig manuell beschäftigt war.

Für diesen Rückschlag gab es keine objektiven Gründe. Der Patient war von der Intensivstation als fröhlicher, kommunikationsfreudiger Mensch angekündigt worden, der mit dem Birdschen Apparat gut zurechtkäme. Bei der Stationsbesprechung wurde deutlich, wie sehr der Patient die ihn behandelnden Schwestern besonders beim Absaugen des Trachealkatheters – aber auch die Ärzte – unsicher machte. Die

Schwestern beklagten sich, der Patient würde sich demonstrativ den Tubus aus dem Tracheostoma ziehen, vor allem dann, wenn die Schwestern, die ihn versorgten, neu seien. Er würde großen Wert darauf legen, daß Fachleute ihn absaugen. Eine Schwester meinte, der Patient käme hier – im Gegensatz zur Intensivstation – zu kurz. Dort wirkte er so optimistisch, weil er nie allein war. Hier würde er die ganze Zeit am »Bird« hängen, er fühle sich schlecht behandelt, beklage sich, daß die Sonde nicht passe und die Schwestern nicht zu ihm kommen würden. Es wurde deutlich, daß der Patient die Schwestern in solche einteilte, denen er Vertrauen entgegenbrachte, und solche, zu denen er kein Vertrauen hatte. Er würde aber zu allen Schwestern Körperkontakt suchen. Auf der Intensivstation wurde er »Schätzle« genannt und wie ein kleines Kind behandelt. Er sei enttäuscht, daß der Kontakt zu dieser Station abgerissen sei. Danach wurde noch eine Fülle von anderen Beobachtungen berichtet: Zum Beispiel, der Patient könne manchmal kaum sprechen, weil es ihn so anstrenge, und dann wieder ginge das Sprechen sehr gut. – Er würde depressiv wirken und sei ärgerlich, wenn er im Wagen geschoben würde. Andererseits würde er versuchen, meist munter und lustig zu wirken, wobei die Anwesenden das als unecht und gespielt empfänden. Die Ehefrau würde mitspielen. Zeitweise sei der Patient jedoch auch ungeduldig und unbeherrscht, versuche dies aber zu unterdrücken. Mitunter würde er plötzlich eine Schwester in den Arm nehmen.

Danach wurde die Vermutung geäußert, der Patient könne seine Symptomatik benutzen, um Zuwendung und Hilfe zu bekommen, aber auch, um seine Umgebung zu manipulieren. Zum Beispiel machte er einen Arzt hilflos, als er sagte, er bekäme keine Luft, nachdem die Schülerin, die ihn dann weiter betreuen sollte, gerade in das Absaugen der Trachea eingeweiht wurde. Auch der männliche Krankengymnast der Intensivstation hätte ihn zum »Schnaufen« gebracht.

Es blieb unklar, was die mehrfache Reanimation für ihn bedeutete und wie er sie erlebt hatte. Offensichtlich hatte sie eine sehr große Angst und Unsicherheit zurückgelassen. Eine vitale Funktion, die bisher automatisch und ohne die Notwendigkeit bewußter Beteiligung abgelaufen war – die Atmung –, war plötzlich von der Hilfe eines fremden Apparates und von Menschen, die diesen Apparat bedienen konnten, abhängig geworden. Es lag nicht mehr in seiner Macht, seinen Lufthunger zu befriedigen, der Apparat und die »mächtigen anderen« mußten ihm seine Bedürfnisse erfüllen. In dieser Situation verhielt er sich ähnlich wie ein Säugling, dessen lebensnotwendige Bedürfnisse nur befriedigt werden können, wenn es ihm gelingt, die Mutter durch ein entsprechendes Verhalten zu manipulieren. Der Funktionskreis der Atmung, der in gesunden Zeiten ohne Zwischenschaltung eines »signifikanten anderen« abläuft, war plötzlich zu einem symbiotischen Funktionskreis geworden.

Diese Interpretation kann einen Teil der Symptomatik erklären, die bei diesem Patienten in ausgeprägter Weise zu beobachten war. Da sich mit der Entwicklung der modernen Medizin Fälle häufen, in denen eine insuffiziente Atmungsfunktion apparativ substituiert wird, ist es nötig, häufiger an derartige Konstellationen zu denken. Es ist aber auch möglich, daß sich von hier aus Hypothesen entwickeln lassen, die uns das Verhalten mancher Asthmakranker verständlicher machen.

5.6 Geschichte als dynamische Struktur – eine vorläufige Zusammenfassung

Wir wollen jetzt die bisherigen Überlegungen zusammenfassen, indem wir versuchen, daraus ein Modell für die psychosomatische Betrachtung gesunder und kranker Menschen zu entwerfen. Dieses Modell wird zwar noch skizzenhaft und unvollständig bleiben, und im folgenden genauer ausgeführt werden müssen. – Es kann uns aber helfen, den schwierigen Zusammenhang anschaulicher zu machen, in dem das zeitliche Nacheinander, der im Verlauf der seelischen Entwicklung entstehenden Programme zur Triebbefriedigung als Nebeneinander – jetzt ineinandergreifender Triebkomponenten erscheint. Freud hat für diesen Zusammenhang des Ineinanderwirkens verschiedener Entwicklungsepochen der Vergangenheit im »Jetzt« den Terminus *dynamisch* geprägt, an dem man meist nur den energetischen Gedanken hervorhebt. Laplanche und Pontalis (1972) definieren ihn als Betrachtungsweise, die »psychische Phänomene als Resultat des Konfliktes und der Kräfteverbindungen (...) (auffaßt), die ein bestimmtes Drängen ausüben und letztlich vom Trieb abstammen«.

An dieser Betrachtung psychischer Phänomene als »Resultat des Konfliktes oder der Verbindung von Kräften« interessiert uns hier vor allem der zeitliche – das heißt der genetische – Aspekt, die »Abstammung« der einzelnen Komponenten, deren Auswirkung wir in der Gegenwart als gleichzeitig erleben.

Um im Anschaulichen zu bleiben, wollen wir wieder von dem Bild ausgehen, mit dem J. v. Uexküll die Umwelt, die jedes Lebewesen umgibt, als »feste, aber für den außenstehenden Beobachter unsichtbare Schale« beschreibt. Nach unserer Darstellung verwandelt sie sich im Laufe der seelischen Entwicklung in eine, für jeden Menschen verschiedene, individuelle Wirklichkeit. Den dynamischen Charakter dieser »Wirklichkeitsschale« erleben wir zunächst in ihrem permanenten Umbau. Ständig werden neue Faktoren der (neutralen) Umgebung von unseren Sinnesorganen ausgewählt und unter dem Aspekt unserer Bedürfnisse getrennt, verbunden und zu tastbaren, hörbaren usw. Vorgängen oder Gegenständen unserer Wirklichkeit mit einer mehr oder weniger bestimmten Bedeutung komponiert. Da die vorher neutralen Faktoren der Umgebung auf diese Weise (und nur auf diese Weise) in unserer Wirklichkeit (als sichtbare, tastbare, hör-, schmeck- und riechbare Phänomene) auftauchen, läßt sich der permanente Auf- und Umbau, der für den Außenstehenden unsichtbaren Schale (wie schon angedeutet), als das Werk einer Instanz beschreiben, welche die Fähigkeit besitzt, etwas erscheinen zu lassen (φαινεσθαι) und die wir daher als *Phantasie* bezeichnen. Auf die enge Beziehung zwischen Trieb und Phantasie werden wir später noch ausführlich eingehen. Wir haben aber bereits angedeutet, daß sich unter diesem Gesichtspunkt der Aufbau von Umwelten als Tätigkeit einer »biologischen Phantasie« auffassen läßt, die Triebbedürfnisse in sichtbare, hörbare, tastbare usw. Szenarien mit Feinden, Nahrung, Beute usw. übersetzt. Das Schicksal, das die Triebe (als Programme für Bedürfnisbefriedigung) im Laufe der Entwicklungsgeschichte jedes einzelnen erfahren, prägt daher auch dessen Phantasie, so daß man sagen kann: Triebschicksale sind auch Phantasieschicksale. Umgekehrt sind natürlich auch Phantasieschicksale Triebschicksale. Das läßt sich besonders eindrucksvoll am »Aggressionstrieb« und an den »Perversionen« beobachten, wo frühzeitige traumatische Erlebnisse (Phantasien) einen prägenden und bestimmenden Einfluß auf das Triebschicksal haben. Trieb und Phantasie sind zwei Seiten des gleichen Lebensprozesses.

Der einzelne erlebt in dem ständigen Wechsel, der sich –

in der für den Außenstehenden unsichtbaren Schale seiner individuellen Wirklichkeit – vollzieht, die oft dramatische Spannung des In- und Gegeneinander verschiedener biographischer Phasen seines Lebens, in denen die Programme zur Befriedigung von Triebbedürfnissen ihre Gestalt gefunden haben. Diese Dramatik läßt sich besser verstehen, wenn wir uns vorstellen, daß wir es nicht mit dem Ineinandergreifen von statischen, nur verschieden differenzierten Produkten unserer seelischen Entwicklung zu tun haben, sondern immer von neuem mit Wiederholungen der Entwicklungsprozesse. Mit dem Erwachen von Triebbedürfnissen entstehen immer wieder Situationen, die undifferenziert, wie in der biologischen Umwelt, nach sofortigen Lösungen drängen. Über Erinnerungsspuren symbiotischer Umwelten werden diese Situationen dann jeweils neu bis zu dem Stadium differenziert, das die Phantasieentwicklung jeweils erreicht hat. Wie in dem Strahl eines Springbrunnens die ständige Bewegung des Wassers Gestalt gewinnt, so würden auf diese Weise in jedem Phänomen der individuellen Wirklichkeit eines Menschen die Etappen seiner Vergangenheit als Zeitstrom eine Gestalt annehmen, in der wir unsere Vergangenheit als drängende Gegenwart erleben.[33]

---

[33] Piaget hat den gleichen Gedanken mit einem anderen Bild ausgedrückt: Er spricht von *Verschachtelungen.* In einer Interpretation der Freudschen Traumdeutung und dessen Theorie des manifesten Trauminhalts als symbolische »Transposition« eines latenten Wunsches schreibt er:

»Der Traum ist also im ganzen die symbolische Verwirklichung eines verdrängten Wunsches. Hinzu kommt, daß jede vom Subjekt erlebte Situation sich mit früheren Situationen verschachtelt hat, derart, daß ein kürzlich erst verdrängter Wunsch sich notwendigerweise auf alle früher verdrängten Tendenzen aufpfropft. So werden wir durch unsere ganze Vergangenheit determiniert und insbesondere durch die Hierarchie der kindlichen Tendenzen, die nach den Stadien der »sexuellen« Entwicklung aufeinanderfolgen: orales Stadium, dann anales, dann Narzißmus, dann Wahl des Liebesobjektes (...) und Ödipustendenzen und schließlich Übertragung affektiver Reaktionen auf eine immer größer werdende Anzahl von Personen. Ein Symbol ist also niemals einfach, wir haben immer »Poly-Symbolismus« durch die multiplen Bedeutungen, die aus dieser Verschachtelung der Tendenzen und Konflikte resultieren.« (1975c, S. 235).

Einige Seiten weiter erklärt Piaget diese Verschachtelungen durch das Funktionieren der Schemata:

Wir haben zu Beginn dieses Kapitels von Geschichte als »Verbindungsstraße« zwischen Gegenwart und Vergangenheit gesprochen, die in beide Richtungen führt. Der Terminus *dynamisch* beschreibt diese Zweigleisigkeit als »Progression«, in der wir ständig unser Werden wiederholen (und unter Umständen ein Stück weiter ausbauen) oder als »Regression«, in der unser Gewordensein wieder auf frühere Entwicklungsstadien zurückfällt. Damit wird nicht nur ein pathologischer Zustand, sondern ein Fundamentalprozeß unseres Lebens und Erlebens beschrieben. Diese Vorstellung einer zeitlichen Abfolge, in der sich biologische Funktionskreise über symbiotische Funktionskreise in Situationskreise (und damit primäre Umwelt über symbolische Umwelt in individuelle Wirklichkeit) verwandeln, konstruiert den historischen Ablauf unseres Werdens als idealtypisches Modell, indem das Nacheinander unserer Entwicklungsphasen die dynamische Struktur einer Zeitgestalt bildet, die sich (wie die Kerzenflamme oder ein Fluß) als »Fließgleichgewicht« (Bertalanffy 1968) erhält. Das Modell dieser Zeitgestalt gibt uns die Möglichkeit, nicht nur – allgemein – Krankheit als Abweichung (von diesem idealtypischen Modell) zu definieren – sondern auch konkrete Krankheitserscheinungen zeitlich als sich ständig reproduzierende Störungen psychischer Entwicklung (zum Beispiel der oralen, der analen, der genitalen usw. Phase) zu interpretieren. Damit lassen sich Krankheitserscheinungen in der Entwicklungsgeschichte eines Patienten gewissermaßen »lokalisieren« und auf diese Weise typisieren und ordnen.[34] Das Ergebnis ist dann eine Diagnose, aus der sich Strategien für eine Therapie ableiten lassen; Therapie ist letztlich immer der Versuch, eine idealtypische Gestalt

»Die Schemata tendieren dazu, sich ganz oder teilweise aneinander zu assimilieren, wodurch der völlige oder teilweise Transfer zu erklären ist (...)« (Piaget 1945).

[34] W. Loch (1979) zeigt, wie durch das Konzept der »psychisch-mentalen Ontogenese« mit drei Entwicklungsstufen, »denen jeweils krisenhafter Charakter zukommt«, mit möglichen Defiziten des »richtigen« Lebens differenzierte Modelle geschaffen werden, »mit denen sich bestimmte klinische Krankheitsbilder verknüpfen lassen«.

wiederherzustellen oder ihr (dort wo sie aufgrund von Störungen ihrer Entwicklung nicht zustande kam) zur Verwirklichung zu verhelfen.

Unter diesem Aspekt können wir das Konzept (einer Zeitgestalt) der psychosomatischen Medizin zu dem Konzept der somatischen Medizin in Parallele setzen. Dort dient der anatomische Körper mit seinen biochemischen Betriebsabläufen als idealtypisches Modell. Es hat räumliche Strukturen, die dem Arzt eine Lokalisation von Symptomen erlauben. So kann er zum Beispiel sagen: Bei diesem Patienten spielt sich das Krankheitsgeschehen im Herzen oder in der Leber ab, ja, er kann den Krankheitsprozeß sogar noch sehr viel genauer lokalisieren, zum Beispiel an den Herzklappen oder im Herzmuskel, oder an den Gallengängen, oder im Leberparenchym. Diese Lokalisation im räumlichen Modell gibt ihm die Diagnose, aus der sich therapeutische Strategien (zur Wiederherstellung des idealtypischen Modells) ableiten lassen.

Das idealtypische Modell einer Zeitgestalt ermöglicht demgegenüber die Lokalisation von Krankheitsvorgängen in entwicklungspsychologische Phasen, die sich in einem dynamischen Wiederholungsprozeß ständig reproduzieren.

Das Schema des Situationskreises als Zeitstruktur einer gegenwärtigen Handlung gewinnt die Tiefendimension einer historischen Zeitgestalt (und damit den dynamischen und genetischen Aspekt), wenn wir die Entstehungsgeschichte des Situationskreises aus biologischen Funktionskreisen mit in das Modell hineinnehmen. Wir verfolgen dann, wie Motive, die uns zum Handeln veranlassen, d.h. die Programme, in denen Triebbedürfnisse ein »bestimmtes Drängen auf uns ausüben«, jeweils ihren historischen Entwicklungsprozeß (ihr Triebschicksal) reproduzieren. Damit wird auch die Beziehung unserer Ich-Instanz zu Motiven (Programmen zur Triebbefriedigung) durchsichtiger. Unser Ich hat nur die Alternative, sich mit Motiven zu identifizieren oder sie abzulehnen. Wenn wir von Willenshandlungen sprechen, meinen wir, daß sich das Ich eines Menschen mit dem Motiv identifiziert hat, das seinen Handlungen zugrunde liegt.

Aber wenn die Motive für Handlungen (ebenso wie die Handlungen selbst) nur Endphasen eines Reproduktionsprozesses ihrer Geschichte sind, erhebt sich die Frage, in welchem Stadium dieses Prozesses unser Ich in der Lage ist, abzulehnen oder zuzustimmen, »nein« oder »ja« zu sagen? Der Begriff *dynamisch* wird erst dann hinreichend verstanden, wenn wir uns klar machen, daß Motive aus Stimmungen entstehen (dabei halten wir fest, daß sowohl Motive wie Stimmungen psychosomatische Zusammenhänge beschreiben, indem sie Körper und Umgebung als Einheit interpretieren). Eine Analyse der Stimmungen ergibt folgendes: Während sich unser Ich entscheiden kann, ob es ein Motiv (Programm) adoptieren will oder nicht, ist ihm eine solche Entscheidung bei den Stimmungen noch nicht möglich. Denn in den Stimmungen ist unser Ich noch nicht strukturiert. Es zerfließt gewissermaßen in ihnen. Bedürfnisse unseres Körpers und unstrukturierte Tendenzen unseres Ich sind gewissermaßen noch »gleichberechtigte Glieder einer Abstimmungsrepublik«, die sich gemeinsam, zum Beispiel auf eine Auseinandersetzung mit künftigen Ereignissen, abstimmen.

Die Welt, die wir in Rahmen von *Stimmungen* erleben, unterscheidet sich grundlegend von der Wirklichkeit, die wir im Bann von Motiven erfahren. Motive gestalten unsere Handlungen und in ihnen unsere individuelle Wirklichkeit. Sie interpretieren unsere Umgebung als Bühne, auf der wir auftreten, um die Forderungen unserer Bedürfnisse zu erfüllen. Auch die Stimmungen enthalten Deutungen für unsere Umgebung, aber sie deuten die Umgebung noch unstrukturiert und diffus, gewissermaßen als eine Bühne im Nebel, auf der alles »gefährlich«, »feindlich«, »gleichgültig«, »unheimlich«, »heiter« oder »gemütlich« ist. Was sie entwerfen, ist eine »Welt ohne Gegenstände«.

»Stimmungen geben uns keine Handlungsanweisungen. Sie geben uns nur Anweisungen für Bereitstellungen. Was draußen entsteht, ist nur Bühne, auf der sich Handlungen abspielen können, ja, auf der alles zur Handlung drängt, aber die Handlung ist nur vorbereitet. Das Stichwort, das sie in Gang setzt, und das nur vom Motiv kommen kann, steht noch aus. Es ist noch »alles« – gefährlich – verheißend – feindlich – gleichgültig – oder ekelhaft. Aber das konzentriert sich noch nicht auf diesen oder jenen Gegenstand. Es gibt nur den gemeinsamen Ton, auf den unser Körper, unser Ich und unsere Welt abgestimmt sind« (Th. v. Uexküll 1963).

Die Analyse der Stimmungen zeigt uns ein Zustandsbild, das dem entspricht, was Balint als *symbiotische Objektbeziehung* oder als *primäre Liebe* beschrieben hat – also jenes Stadium, in dem es noch keine Ich-Instanz und keine festen Objekte gibt, das wir oben als symbiotischen Funktionskreis oder Zweierbeziehung beschrieben haben. In diesem Stadium werden Informationen noch nicht verbal ausgetauscht. Balint sagt dazu:

»Eine Beziehung zwischen zwei Menschen (...) wird nicht selten auf nicht verbalem Weg erzeugt und aufrecht erhalten. Es läßt sich auch schwer in Worten beschreiben, was da eigentlich geschaffen wird. Wir sprechen von »Verhalten«, »Klima«, »Atmosphäre« usw., aber das sind alles unklare, nebelhafte Begriffe, die etwas nur unscharf Begrenztes andeuten und daher an die Worte erinnern, mit denen man die Urelemente beschreibt. Aber wenn auch die verschiedenen Formen der Objektbeziehung nicht in genauen, eindeutigen Worten beschrieben werden können, wenn auch die Wahl der beschreibenden Worte immer subjektiv, willkürlich, unexakt bleiben muß, (so) fühlen wir doch, daß die Atmosphäre, das Klima, die Stimmung wirklich vorhanden sind. Oft besteht gar kein Bedürfnis, das in Worten auszudrücken – obwohl Worte natürlich ein wichtiger zusätzlicher Faktor für die Schaffung und Aufrechterhaltung der Objektbeziehung sind« (Balint 1973, S. 195).

Wir wollen damit folgendes sagen:

Die individuelle Wirklichkeit, in der wir als Erwachsene leben und handeln, entspringt in jedem Augenblick aus Stimmungen, das heißt aus einer Re-Aktivierung von Zuständen, die unsere Phantasie in der Phase des symbiotischen Funktionskreises erlernt hat.

Erst aus den Stimmungen können sich Motive herausdifferenzieren, und auch nur solche, mit deren Hilfe wir später erlernt haben, symbiotische Funktionskreise in Situationskreise zu verwandeln, in denen dann Programme in der Phantasie erprobt und das heißt verworfen oder angenommen werden können. Fehlt ein Motiv (Programm), um die Stimmung zu strukturieren, so kann sie in »Verstimmung« umschlagen. Unser Modell der Zeitgestalt, nach dem in jedem Erlebnis eines Gegenstandes oder eines Vorganges unsere ganze Vergangenheit lebendig wird, gewinnt durch die Synthese von Stimmung und Motiv (Programm) an Anschaulichkeit und Präzision. Wir können jetzt besser verstehen, daß die Entwicklung der Zeitgestalt in bestimmten Bereichen des körperlichen und seelischen Lebens nicht über die symbiotische Phase der Stimmungen hinausgekommen ist oder wieder auf sie zurückfällt und auf diese Weise Krankheitserscheinungen (als Symptome) in der dynamischen Struktur der Zeitgestalt einer sich ständig reproduzierenden Geschichte »lokalisiert« werden können. Unser Modell der Zeitgestalt läßt uns aber auch die Vorgänge der (Psycho-)Therapie in einem neuen Licht erscheinen und damit besser verständlich werden. Wenn der Patient im Laufe einer Behandlung seine Gefühle und Konflikte auf den Therapeuten »überträgt« und somit eine »Übertragungsneurose« entwickelt, dann bildet er einerseits aus seinen zunächst ungerichteten und amorphen Stimmungen neue Motive, andererseits schmilzt er in der Regression seine pathologisch fixierten Motivationen wieder in Stimmungen ein, um sie nun mit Hilfe des Therapeuten in neue Motivationen umzustrukturieren.

Unter diesem Gesichtspunkt gewinnen die Termini *Übertragung* und *Übertragungsneurose* einen konkreteren Inhalt. Sie bezeichnen den ständig zwischen Menschen ablaufenden »Versuch«, eine gemeinsame Wirklichkeit zu finden, in der sie auch als »Gleichgestimmte« auf einer archaischen Stufe, das heißt im Bereich der affektiven Kontinua von Stimmungen kommunizieren. Der Therapeut hat die Aufgabe – und die Chance – den Kode zu entziffern, nach dem der Kranke die Zeichen, die er von seinen Mitmenschen empfängt, als Stimmungssignale deutet. Wenn das gelingt, kann es zu einem empathischen Verstehen kommen, und damit zu einem Zustand, in dem beide versuchen können, den Kode in Abstimmung aufeinander weiter zu entwickeln.

So gesehen ist jede tiefergehende Psychotherapie eine durch partielle Regression auf den symbiotischen Funktionskreis erfolgende Umstrukturierung und Neustrukturierung der Motive. Auch der Unterschied einer Übertragung auf der dyadischen (symbiotischen) und der Dreipersonen-(ödipalen)Ebene läßt sich verdeutlichen. Auf der noch unstrukturierten (diffusen) symbiotischen Ebene beherrschen die Stimmungen die Szene. Verbale Deutungen stoßen hier ins Leere oder werden als Stimmungssignale mißverstanden. Erst auf der Dreipersonenebene ödipal strukturierter Motivationen können Konflikte erlebt und durch verbale Deutungen bearbeitet werden.

Betrachten wir jetzt das Modell als theoretischen Bezugsrahmen für die verschiedenen psychosomatischen Konzepte, so gibt es uns die Möglichkeit, verschiedene Konzepte in einen Zusammenhang zu bringen:

- *Modelle der Verhaltenstherapie* (Verhaltensmodifikation). Sie gehen davon aus, daß Symptome als ein Fehlverhalten interpretiert werden können, das der Patient irgendwann im Verlauf seiner Lebensgeschichte »erlernt« hat. Unter »Erlernen« wird ein Vorgang verstanden, den wir als »Bedeutungskoppelung« zwischen Funktionen verschiedener Systemebenen bezeichnet haben. Im Rahmen der Modelle der Verhaltensmodifikation spielt die Verhaltensanalyse eine zentrale Rolle. Dabei wird nicht nur das Fehlverhalten genau beschrieben, sondern es werden auch die »Bedingungen« ermittelt, welche das Fehlverhalten »kontrollieren«. Damit wird der Tatsache Rechnung getragen, daß ein Verhalten nur die »Wirkseite« eines Gesamtgeschehens beschreibt, zu dem die »Merkseite« als ergänzender Aspekt dazugehört. Tatsächlich ist eine Verhaltensanalyse auf diese Weise eine subtile Rekonstruktion der individuellen Wirklichkeit eines Patienten, die versucht, speziell deren pathogene Situationen darzustellen. Die Verhaltenstherapie interessiert sich weniger für die historische Dimension dieser Situationen. Sie wird vorausgesetzt, aber nicht speziell analysiert.
- Das *Modell der Re-Somatisation von Schur.* Er versucht, die Entstehung somatischer Krankheiten als Folge eines Rückfalls (Regression) aus einer differenzierten psychischen Entwicklung in eine undifferenzierte Verfassung zu erklären, in der psychische und somatische Vorgänge noch, wie beim Säugling eine »psychophysiologische Einheit« bilden. Nach unserer Terminologie beschreibt das Modell einen Rückfall aus einem Stadium differen-

zierter Motivationen (Programme) in eine Phase noch undifferenzierter Stimmungen. Unser Modell einer Zeitgestalt, in der die individuelle Wirklichkeit eines Menschen immer wieder aus Motiven entsteht, die sich aus Stimmungen differenzieren, erlaubt uns das Schursche Konzept der Re-Somatisierung besser zu verstehen und gleichzeitig kritisch zu würdigen. Für die Kritik sind die Erfahrungen ausschlaggebend, die uns dazu geführt haben, zwei verschiedene Formen der Sozialisation zu unterscheiden. Danach werden in der ersten Sozialisationsphase vornehmlich somatische Vorgänge sozialisiert, während es sich in der späteren Sozialisationsphase in der Hauptsache um eine Sozialisation psychischer Prozesse handelt. Damit wird eine Grenze sichtbar, die eine Regression der psychischen Entwicklung nicht ohne weiteres überwinden kann: Die Grenze jenseits deren somatische Strukturen nicht reversibel sind.

Nach dem Zeitgestalt-Modell würde es sich bei der »Re-Somatisierung« um eine Blockierung der ständigen Produktion von individueller Wirklichkeit in der Anfangsphase symbiotischer Stimmungen handeln. In dieser Phase hat in der Biographie jedes Menschen die frühe Koppelung vegetativer Körpervorgänge an bestimmte sensomotorische Stimmungssignale stattgefunden. Damit sind bei frühen Störungen Dispositionen für spätere Erkrankungen entstanden, die dann bei einem Wegfall der (in später entstandenen Programmen erreichten) Kompensationen zur Krankheit führen können.

– Auch das *Konzept der zweiphasigen Verdrängung* Mitscherlichs gewinnt im Rahmen unseres Zeitgestalt-Modells an Anschaulichkeit. Anstelle der recht allgemeinen Annahme einer, in der ersten Phase, im Psychischen bleibenden Verdrängung, die dann in einer zweiten Phase in das Somatische übergreift, würden nach unserem Modell Entwicklung und Regression sich immer in zwei Phasen abspielen. In einer ersten Phase werden physiologische Vorgänge im Körper im Rahmen eines symbiotischen Geschehens sozialisiert (oder nicht sozialisiert). In einer zweiten Phase schließt sich die Sozialisation psychischer Vorgänge im Rahmen der familiären und gesellschaftlichen Beziehungen an die erste Phase an. Die somatische Erkrankung nach einer Regression auf frühes symbiotisches Erleben wäre dann die Körper-Reaktion auf den Wegfall der schützenden Wirklichkeitshülle.

- Das *Konzept der Konversion* erscheint als Vorstellung eines Konfliktes auf der Ebene von Motiven und Handlungen, auf der zum Beispiel ein sexuelles Motiv von einem sozialen Motiv blockiert wird. Als Lösung dieses Konfliktes entsteht ein Kompromiß, das heißt ein drittes Motiv, dessen Handlungskonzept sozial akzeptabel ist. Die Wirklichkeit, die ein Patient mit einem Konversionssyndrom erlebt, ist – als Kompromiß zwischen zwei einander ausschließenden Motiven – zwar verschlüsselt (und entsprechend sind es auch die Verhaltensweisen des Patienten), das heißt sie drücken das nicht zugelassene Motiv symbolisch aus – aber das Geschehen bleibt auf einer Ebene schon weitgehend differenzierter Triebstrukturen (die sich zum Beispiel in der ödipalen Phase lokalisieren lassen).
- Schließlich läßt sich mit Hilfe des *Zeitgestaltmodells* noch eine *weitere Möglichkeit* anschaulich machen: Freud hat in seinem Konzept der Angstneurose die Vorstellung entwickelt, daß die Entfaltung der Phantasie auf einer sehr frühen Stufe gestört sein kann und daß nun aufgrund eines Ausbleibens der Phantasieentwicklung Vorgänge aus der Umgebung direkt (also gewissermaßen ohne durch die schützende Hülle einer individuellen Wirklichkeit abgehalten zu sein) körperliche Vorgänge beeinflussen. Dieses Konzept ist neuerdings wieder aufgegriffen und als *pensée opératoire* oder als *Alexithymie* weiter entwickelt und differenziert worden. Es interpretiert das Entstehen körperlicher Krankheiten nicht durch Regression auf eine undifferenzierte Frühphase, sondern durch Ausbleiben der Phantasieentwicklung in einem frühen Entwicklungsstadium. Dieses Ausbleiben der Phantasieentwicklung wird als eine bestimmte Art und Weise des Erlebens von Wirklichkeit beschrieben, die dürftiger und direkter sein soll als die einer normal entwickelten Phantasie und die manchmal geradezu technisch verfährt *(pensée opératoire)*. Wir haben schon erwähnt, daß die Angabe unseres Patienten, es sei ihm

unmöglich, sich an Personen zu erinnern, während er sich Räume und Gegenstände seiner Vergangenheit sehr wohl vorstellen konnte, in diesem Zusammenhang als ein Defekt der Phantasieentwicklung interpretiert werden kann. Alexithymiker würden nach unserem Modell fast nur über *Sachmotive,* aber kaum oder nicht über *Beziehungsmotive* verfügen. »Sachmotive« sind Programme für unbelebte Objekte einer pragmatischen Realität. »Beziehungsmotive« sind demgegenüber Programme für Subjekte einer kommunikativen Realität. Die referierte Differenz zwischen den Untersuchungen Piagets und Mahlers über den Zeitpunkt, zu dem Objektkonstanz erreicht wird, ist in diesem Zusammenhang von besonderem Interesse (vgl. Kap. 5.3.3). Man muß annehmen, daß sie beim Übergang vom symbiotischen Funktionskreis zum Situationskreis so geschädigt wurden, daß sie aus ihren Stimmungen heraus nur Sachmotivationen, aber keine oder nur sehr dürftige Beziehungsmotivationen zu anderen Menschen entwickelt haben und weiter entwickeln.

Zusammenfassend können wir sagen, daß mit der Ableitung des Situationskreises aus biologischen Funktionskreisen die historische Dimension – die Zeitgestalt – des Situationskreismodells als dynamischer Reproduktionsprozeß deutlich wird, in dem Stimmungen zu Motiven (Programmen zu Bedürfnisbefriedigung) differenziert werden. Dabei wiederholt sich die Geschichte der Sozialisation unserer Triebbedürfnisse immer von neuem.

Wir können jetzt die eingangs gestellte Frage beantworten, ob das Situationskreis-Modell geeignet ist, Zusammenhänge zwischen allgemeinen Kranksein (Streß) und spezifischen Krankheiten zu interpretieren. Wir haben diese Frage an dem Beispiel des Patienten entwickelt, der in bestimmten Lebenssituationen an einem Ulcus duodeni oder Ulcus duodeni-Beschwerden erkrankte. Die Betrachtung dieser Situationen unter biographischen Gesichtspunkten ließ ihre historische Dimension und Mehrdeutigkeit sichtbar werden, die (bei frühen Störungen) Folge von Defekten der Zeitgestalt sein kann, welche (durch Störungen der Integration früh erworbener Programme in später erworbene) zu Konflikten und pragmatischen Paradoxien geführt haben.

Der Zusammenhang zwischen Situation und allgemeinem Kranksein läßt sich in diesem Fall etwa folgendermaßen beschreiben: Eine Umgebung, welche die benötigte Verwöhnung trotz Leistungen und Anstrengungen (das heißt relativ spät erworbenen Programmen) versagt, wird (stimmungsmäßig, das heißt vor der Differenzierung in bestimmte Programme) als Verstimmung, als kalte, ungerechte und verletzende Situation erlebt. Sie stellt den Patienten vor Probleme, für deren Lösung keine Programme gefunden werden. Dies soll nach unserer Definition zu Streß und allgemeinem Kranksein führen. Dabei laufen im Organismus die Vorgänge ab, die als »Alarmreaktion« beschrieben werden.

Dieses allgemeine Streßverhalten (»Alarmreaktion«), das in unserem Modell der Zeitgestalt (als Verstimmung) auf der Ebene von Stimmungen zu lokalisieren wäre, bekommt je nach der Zugehörigkeit des Problems zu dem einen oder anderen Funktionskreis (Triebbedürfnis) seine spezifische Note. Im Falle unseres Patienten handelt es sich um orale Probleme. Das Situationskreismodell interpretiert den Zusammenhang zwischen Streß und Geschwürsentstehung (den der Patient als Erklärung brachte) als ein Unvermögen, Programme zur Lösung einer Situation zu finden, in der die Befriedigung oraler Bedürfnisse, die nicht mehr durch berufliche Anerkennung gesichert ist, immer drängender und unaufschiebbarer wird. Unter diesem Druck kommt es zu einem Zusammenbruch der von den bisherigen Programmen gestalteten individuellen Wirklichkeit und zu einem Rückfall auf die Stufe des symbiotischen Funktionskreises, auf dem die hochgradige Vulnerabilität körperlicher Abläufe für Versagungen und Kränkungen von seiten des versorgenden Mediums wieder aufbricht. Die schützende Hülle, der durch die Phantasie gebildeten individuellen Wirklichkeit »schmilzt« entweder partiell ein oder war aufgrund früher Phantasiedefekte teilweise überhaupt nicht aufgebaut worden, so daß jetzt die orale Verwöhnung gewährende oder versagende Mutter – die symbolisch in den verwöhnenden oder versagenden Instanzen der Wirklichkeit erlebt wird, wieder spezifisch auf die physiologischen Abläufe im Magen-Darm-Trakt (vor allem die Magensekretion) einwirken kann. Die »psycho-physiologische Einheit«, die im Verlauf einer Regression (Re-Somatisierung im Sinne von Schur) wieder hergestellt wird oder der »psychosomatische Kern« bei fehlender Phantasieentwicklung (im Sinne des *pensée opératoire* oder der Alexithymie) würden beide einer Reaktivierung des symbiotischen Funktionskreises zwischen hungrigem Säugling und stillender oder das Stillen versagender Mutter entsprechen.

Eine weitere Möglichkeit zu differenzierter Anwendung unserer Modelle ist noch zu erwähnen. Obwohl gesundes und krankes Lebensgeschehen jeweils nach dem ganzen Situationskreisschema abläuft und alle Stadien desselben in ihm identifiziert werden können, sind im Bereich der Pathologie doch einzelne Funktionskreisabschnitte vermehrt gestört und erregen dann unser besonderes Interesse. So finden wir zum Beispiel bei den Psychosen die Störung vor allem in der rezeptorischen Schicht, bei den Neurosen in der Schicht des Probehandelns und bei den psychosomatischen Erkrankungen in der effektorischen Schicht.

5.7 Zusammenfassung

In diesem Kapitel wird das Modell für eine psychosomatische Betrachtungsweise dadurch weiterentwickelt, daß Funktionskreis und Situationskreis entwicklungsgeschichtlich zu einer dynamischen Einheit – einer Zeitgestalt – verbunden werden.

Diese Zeitgestalt der Entwicklung des Menschen wird auf dem Hintergrund einer lebenden Natur gesehen, die sich in ein Pflanzenreich und ein Tierreich gliedert. »Pflanze« und »Tier« bezeichnen für diese Betrachtungsweise zwei verschiedene »Modelle« für die Beziehungen zwischen einem Organismus und seiner Umgebung. Als Hintergrund für die Zeitgestalt der Entwicklung des menschlichen Individuums bezeichnen das pflanzenhafte und das tierhafte Beziehungsmuster Entwicklungsphasen, die jedes menschliche Individuum durchläuft. Die pflanzenhafte (vegetative) Phase beschreibt die Entwicklung des menschlichen Fötus von der Befruchtung der Eizelle bis zur Geburt. Die tierhafte (animalische) Phase reicht von der Geburt bis zu dem Beginn einer spezifischen humanen Entwicklung, die zwischen dem 15. und 20. Lebensmonat anzusetzen ist.

Mit dieser Phasenentwicklung schlagen wir eine Neuinterpretation des Freudschen Konzepts eines »primären Narzißmus« vor, welche die Kritik berücksichtigt, die unter anderem von Balint und Winnicott an diesem Begriff geübt wurde.

– Die erste Phase können wir eine vegetative, monadische (oder vororale) Phase nennen. Sie umfaßt die Entwicklung des Körpers von der Nidation des befruchteten Eies im Uterus bis zur Geburt. Sie ist dadurch gekennzeichnet, daß alle Bedürfnisse in dem rasch wachsenden und sich rasch differenzierenden System durch die unerschöpflichen Reserven befriedigt werden, welche die Mutter dem Embryo auf dem Weg über Plazenta und Nabelschnur zur Verfügung stellt. Diese Beziehung zur Umgebung läßt sich dadurch beschreiben, daß man sagt, die Umgebung betrifft den Embryo ebensowenig wie eine Pflanze, die ihre Nahrung aus dem Boden bezieht. Wenn wir diese Phase als primären Narzißmus bezeichnen, können wir Freuds These verstehen, daß in dieser Zeit alle Libido noch auf den Körper gerichtet ist. In dieser Entwicklungsphase entspricht die menschliche Existenz einem *bloßen Körper-Sein.*

  Das beschreibt ein Konzept, das einerseits die Vorstellung eines vegetativen (pflanzlichen) Reaktionskreises enthält, der nur eine »Wohnhülle«, aber noch keine »Umwelt« aufbaut, andererseits die Annahme einer bereits irgendwie einheitlich registrierten Verfassung als Basis für eine spätere psychische Entwicklung. Diese einheitliche Verfassung nennen wir *Stimmung,* in der es weder innen noch außen, noch Subjekt oder Objekt gibt.
– Ergänzt und weitergeführt wird das Konzept durch die Vorstellung eines »Aufbrechens« des Reaktionskreises nach der Geburt und der vollständigen Hilflosigkeit und ständigen Vernichtungsdrohung die dadurch für das lebende System entsteht. Nur durch das Einfügen der Mutter in die Lücke kann der Lebenskreis des Säuglings geschlossen werden. Jetzt entsteht der symbiotische Funktionskreis.

In dieser Phase wird eine Beziehung zur Umgebung aufgebaut, eine Funktion, die wir als *Psyche* bezeichnen. Da die Umgebung anfangs mit der Mutter identisch ist, hat sie eine entscheidende Aufgabe in der frühesten Entwicklung einer menschlichen Psyche und ihrer Verknüpfung mit dem Körper.
- Mit der Trennung des Kleinkindes von der Mutter entsteht eine Beziehung zur Umgebung, die das Modell des *Funktionskreises* beschreibt. Das Verhältnis des Kleinkindes zu seiner Umgebung entspricht noch weitgehend den Verhältnissen, die höhere Säugetiere zu ihrer Umgebung haben.
- Erst mit dem Entstehen einer Vorstellung und einer inneren Welt der *Phantasie* beginnt etwa zwischen dem 16. und 20. Lebensmonat eine spezifisch menschliche Entwicklung. Jetzt ist die Beschreibung der Beziehung zwischen dem Kind und seiner Umgebung nur mit Hilfe des *Situationskreismodells* in adäquater Form möglich.

Mit ihm ist ein Modell entstanden, nach dem auch jede Situation, die wir als Erwachsene erleben, eine historische Tiefendimension besitzt, das heißt, sie entspringt immer wieder aus aufgebrochenen Reaktionskreisen mit primärprozeßhaftem Drängen, die sich über die Stufe symbiotischer Funktionskreise mit einer symbiotischen Umwelt und Funktionskreisen mit einer animalischen Umwelt in Situationskreise mit einer individuellen Wirklichkeit verwandeln. Erst in dieser können sich bewußte Handlungen – nach in der Phantasie vorgetesteten Programmen – zwischen einem Ich und Objekten abspielen. Dieses Modell einer dynamischen Zeitgestalt, in der wir ständig den Prozeß der Sozialisation biologischer Funktionskreise wiederholen, entspricht weitgehend den Vorstellungen der Psychoanalyse von der Entwicklungsgeschichte des Individuums als »zeitliche Anatomie« eines psychischen Apparates. Das Modell des »psychischen Apparates« mit einer »zeitlichen Anatomie« läßt sich als Gegenstück zu dem Modell des »körperlichen Apparates« mit einer räumlichen Anatomie der somatischen Medizin auffassen. Beide Modelle eröffnen die Möglichkeit, Konsequenzen für Diagnostik und Therapie abzuleiten, indem sie eine »Lokalisation« von

Störungen erlauben. Diese Lokalisation erfolgt im psychischen Apparat in einer (entwicklungsgeschichtlich gewordenen) zeitlichen Struktur – im somatischen Apparat in einer räumlichen Struktur.

Diese Analogie zwischen einem psychologischen und einem physiologischen Modell macht den dualistischen Ansatz deutlich, dem die moderne Medizin verhaftet bleibt. Unser Konzept der dynamischen Zeitgestalt muß diese dualistische Vorstellungsweise überwinden, wenn es als psychosomatisches Modell brauchbar sein soll. Dazu ist jedoch eine Präzisierung und Erweiterung erforderlich (sie wird in Kapitel 6 im einzelnen dargestellt werden).

Auf der jetzigen Stufe unserer Überlegungen deutet sich die psychosomatische Dimension unseres Modells aber bereits in der Überlegung an, daß biologische Funktionskreise mit ihren Umwelten noch in unmittelbarer Verbindung mit den körperlichen Bedürfnissen stehen. Diese Funktionskreise müssen Störungen der somatischen Homöostase, die im Organismus selbst nicht ausgeglichen werden können, in ein »psychisches Drängen« verwandeln können, das die dynamische Einheit der Zeitgestalt in Bewegung bringt und dafür sorgt, daß aus Stimmungen und unstrukturierten Umwelten schließlich Gefühle, Motive (Programme) und Handlungen entstehen, die auf der inneren Bühne der Phantasie erprobt und auf der äußeren Bühne der Situation ausgetragen werden können.

Es beginnt sich auch bereits die bio-psycho-soziale Struktur unseres Modells abzuzeichnen. Die Entwicklung der Zeitgestalt vollzieht sich unter dem prägenden Einfluß der Gesellschaft, deren frühester »Agent« die Mutter oder deren Ersatzperson ist. Schließlich haben wir auch eine erste Definition für jene Phänomene gewonnen, die wir mit dem Begriff des *Psychischen* umschreiben:

> Es sind die affektiven und kognitiven Programme (bzw. Schemata), nach denen der einzelne seine Umwelt und später seine individuelle Wirklichkeit aufbaut.

Wir halten also fest, daß mit dem Konzept der dynamischen Einheit einer sich immer von neuem reproduzierenden Zeitgestalt das gesuchte allgemeine psychosomatische Modell in seinen ersten Umrissen entworfen ist. Es muß jedoch noch näher ausgeführt werden, welche Rolle der Körper in Funktions- und Situationskreisen spielt und auf welche Weise er sich in die dynamische Einheit der Zeitgestalt einfügt.

6 Das Leib-Seele-Problem in psychosomatischer Sicht

Inhaltsübersicht Seite

6.1 Terminologische Vorbemerkungen

Wir haben uns bemüht, die Tragweite des Situationskreis-Modells bei der Analyse von Krankheitsfällen, bei der Betrachtung der menschlichen Entwicklungsgeschichte, aber auch in der Konfrontation mit kybernetischen Modellen und informationstheoretischen Fragen darzustellen. Dabei waren wir unter den verschiedensten Aspekten und Fragestellungen immer wieder auf das Leib-Seele-Problem gestoßen, dessen zusammenhängende Erörterung nun nicht länger hinausgeschoben werden kann. Ehe wir jedoch in die Diskussion eintreten, muß vorausgeschickt werden, daß im Leib-Seele-Problem zwei ganz verschiedene Fragestellungen stecken, die meist nicht streng auseinandergehalten werden, deren Vermischung aber Verwirrung stiftet.

Die erste Frage betrifft das Verhältnis von Materie und Seele beziehungsweise Leben. Ihr liegt die uns alle zutiefst erschreckende Erfahrung zugrunde, daß Menschen sterben können, daß mit dem Tod der Körper in »unbelebte« oder »unbeseelte« Materie übergeht und den Gesetzen dieser Materie entsprechend zerfällt. An diese Erfahrung knüpfen sich Fragen, welche eine Existenz nach dem Tode oder die Entstehung des Lebens betreffen. Es sind Fragen, auf die jede Kultur mit ihrer Religion eine andere Antwort gegeben hat – Fragen, deren Lösung aber nicht in den Aufgabenbereich der Medizin fällt.

Trotzdem darf der Arzt ihnen im Umgang mit Schwerkranken und Sterbenden nicht ausweichen, weil hinter ihnen die Sinnfrage steht, die allen Menschen – auch dem Arzt – gestellt ist. In dieser Situation sollte er zwei Dinge sehen:

- Die Medizin gibt zwar keine Antwort auf die Frage nach dem Sinn des Lebens, aber sie kann helfen, die Sinnfrage sinnvoll zu stellen.
- Dazu gehört vor allem die Einsicht, daß der Terminus *Sinnfrage* die Gefahr birgt, das eigentliche Problem zu verdecken, weil es keinen abstrakten, für alle Menschen verbindlichen, sondern nur den Sinn gibt, den das Leben

eines jeden Menschen in seiner individuellen Wirklichkeit für ihn und in den Wirklichkeiten seiner Mitmenschen hat – oder nicht hat.

Mit der Sinnfrage ist daher kein Experte aufgerufen, der im Besitz allgemeinverbindlicher medizinischer oder philosophischer Wahrheiten ist, sondern ein Mitmensch, der zuhören und sich in die Wirklichkeit eines Menschen versetzen kann, der vor seinem Ende um Antworten ringt, die nur er selber finden kann, der dafür aber die verständnisvolle Gegenwart eines anderen braucht. In dieser Situation ist nicht ein Wissen entscheidend, das der andere dem Kranken voraushat, sondern die Fähigkeit und Bereitschaft den Abgrund seines Nicht-Wissens und seiner Ohnmacht vor den Problemen, die den Kranken quälen, zu sehen und sich und dem Kranken einzugestehen. Sporken (1978) spricht von einer »Verbundenheit in der gleichen Ohnmacht« als Voraussetzung dafür, einem anderen helfen zu können *seine* Lösungen auf *seine* Lebens- und Sterbens-Probleme zu finden.

Die zweite – für den Arzt medizinisch relevante – Frage ist jene nach den Beziehungen zwischen dem belebten Körper, dem Organismus und Gedanken, Gefühlen, Willensregungen usw. – Phänomenen, die wir mit dem Terminus *Seele* bezeichnen.

Dieser Hinweis macht klar, daß eine Beschäftigung mit dem Leib-Seele-Problem definitorische Aufgaben stellt: Wir müssen definieren, was wir unter »Körper« und was wir unter »Seele« verstehen. Definitionen, die in der Medizin sinnvoll sein sollen, müssen aber Interpretationen der definierten Phänomene geben, die nicht nur Deutungs- sondern auch Handlungsanweisungen enthalten. Wir stehen damit vor der Aufgabe, Interpretationsmodelle für körperliche und seelische Phänomene zu suchen, die uns bei unseren konkreten ärztlichen Aufgaben weiterhelfen. Im Situationskreismodell glauben wir, ein solches Interpretationsmodell gefunden zu haben und stellten es unter dem Gesichtspunkt seiner praktischen Brauchbarkeit zur Diskussion.

Die andere Seite des Problems ist jedoch die, daß sich aus solchen medizinisch pragmatischen Fragestellungen auch Konsequenzen für eine allgemeine Wissenschaftstheorie und für die Philosophie ergeben. Dabei wird man auch die

Frage im Auge behalten müssen, wieweit wir in philosophischen Bemühungen und Definitionen unter Umständen auf Abwehrmechanismen stoßen, die uns – wie neurotische Abwehrmechanismen – eine Auseinandersetzung mit der Realität nicht erleichtern sondern erschweren – ja unter Umständen unmöglich machen. Bei der Suche nach ärztlich relevanten Interpretationsmodellen drängt sich nämlich zwangsläufig folgender Gedanke auf: Waren die Fragen nach dem »Wesen« von Leib und Seele, die sich durch die Jahrhunderte ziehen, nicht falsch gestellt? Konnten sie in dieser Form gar nicht beantwortet werden, weil wir ja offenbar grundsätzlich nur Beziehungen (= Relationen) und keine Wesenheiten (= Entia) erkennen können? Hat nicht vielleicht erst der menschliche Geist, das heißt die menschliche Sprache die beiden »Substanzen« oder »Wesenheiten« *Materie* und *Geist* geschaffen und so getrennt, daß wir sie nun nicht mehr zusammenbringen können? Es spricht vieles für diese These, die auch von Ludwig Wittgenstein (und der von ihm ausgehenden Wissenschaftstheorie) und von der Linguistik gestützt wird (Wittgenstein 1967).[35] Wir werden noch sehen, daß der menschliche Geist ein vitales Interesse an einer solchen *Reïfikation* der Phänomene besitzt, wie man die Tendenz zur Verdinglichung genannt hat.

Wir wollen daher von dieser Trennung – so selbstverständlich sie uns durch die Tradition und Gewohnheit auch geworden sein mag – zu den Phänomenen – den lebenden Menschen, wie wir ihnen in uneren Patienten begegnen – zurückgehen und feststellen, daß wir an ihnen niemals getrennt Leib und Seele – was immer man auch darunter verstehen mag – wahrgenommen haben. Nur an der Leiche können wir »isolierte Materie« sehen, am Lebenden nie. Isolierter Geist – isolierte Seele konnte noch niemand beobachten, wie Rudolf Virchow mit seinem bekannten Ausspruch feststellte: Er habe schon viele Leichen seziert, dabei aber noch niemals eine Seele angetroffen.

---

[35] »Wo unsere Sprache uns einen Körper vermuten läßt und kein Körper ist, möchten wir sagen, sei ein Geist« (S. 32), und »Ein Bild hielt uns gefangen, und heraus konnten wir nicht, denn es lag in unserer Sprache. Und sie schien es uns nur unerbittlich zu wiederholen« (S. 67).

Wir haben schon darauf hingewiesen, daß die Schwierigkeiten, welche die Medizin mit dem Leib-Seele-Problem hat, mit der Tatsache zusammenhängen, daß ihr Körperbegriff weitgehend von den Erfahrungen geprägt ist, die Ärzte an Leichen gemacht haben. Wenn dem so ist – und unsere Ausbildungsprogramme für Ärzte sprechen für die Richtigkeit dieser Annahme –, dann stehen wir vor der Aufgabe den Begriff *Körper* neu zu definieren.

Wir haben ferner darauf hingewiesen, daß es sich bei dem Leib-Seele-Problem auch um ein dialektisches Problem handelt, weil jede Definition für *Körper* implizit eine Definition für *Seele* voraussetzt und umgekehrt. Da wir bereits in Kapitel 3 eine Definition für *Seele* gegeben haben, die im vorhergehenden Kapitel 5 genauer ausgeführt wurde, stehen wir jetzt vor der Aufgabe einen Begriff für *Körper* zu entwikkeln, der diesem dialektischen Verhältnis gerecht wird.

6.2 Systemtheoretische Gesichtspunkte

Wir sind von dem Modell des Funktionskreises ausgegangen, weil es die Beziehungen zwischen Organismus und Umgebung beschreibt, ohne sich in die Widersprüche zu verwickeln, in die jede Betrachtungsweise gerät, die entweder vom Organismus oder der Umgebung ausgeht. Der Funktionskreis beschreibt ein, von biologischen Bedürfnissen des Organismus ausgehendes Geschehen, das nach Einbeziehung relevanter Ausschnitte aus der Umgebung wieder zum Ausgangspunkt zurückkehrt. Definitionen für »Seelisches« und »Körperliches«, die im Rahmen dieses Konzepts eine dynamische Einheit bleiben wollen, müssen daher einander ergänzende Teilvorgänge in diesem Kreisgeschehen beschreiben. Dabei stoßen wir jedoch auf folgende Schwierigkeit:

Das Funktionskreismodell beschreibt eine Interpretation von Umgebungsfaktoren unter dem Gesichtspunkt ihrer Relevanz für vitale Bedürfnisse (Hunger, Durst, Sexualität usw.). Diese Interpretationstätigkeit, die wir *Bedeutungserteilung* genannt haben, wurde von uns als »seelische Funktion« definiert. Sie setzt jedoch Vorgänge innerhalb des Organismus voraus, die zu dem Entstehen vitaler Bedürfnisse führen. Diese im Organismus ablaufenden Vorgänge – wir bezeichnen sie gewöhnlich als »körperlich« – werden in dem Modell des Funktionskreises nicht beschrieben, sie werden vorausgesetzt. Vitale Bedürfnisse entstehen im Organismus, der zur Aufrechterhaltung seines Lebens auf Nahrung, Flüssigkeit, Luftsauerstoff – und unter dem Aspekt der Arterhaltung auf Sexualpartner angewiesen ist, die er alle nur in seiner Umgebung finden kann.

Die gleiche Schwierigkeit begegnet uns in dem Triebkonzept der Psychoanalyse. Freud hat bekanntlich betont, daß die Triebquelle im Körper liegt. In seinen frühen Schriften (1895) spricht er von interzellulären Vorgängen. Sein Modell des psychischen Apparats setzt also ebenfalls den Körper als etwas voraus, das Bedürfnisse (als Triebquellen) entwickelt, was in dem Modell jedoch nicht enthalten ist.

Vitale Bedürfnisse entstehen in dem Augenblick – und dies ist eine Feststellung von zentraler Wichtigkeit – in dem im Körper die Reserven verbraucht sind, die ihm die Möglichkeit geben, längere oder kürzere Zeit ohne Nachschub aus der Umgebung zu existieren beziehungsweise wenn eigenaktive Triebspannungen, wie zum Beispiel der Sexualtrieb, ein gewisses Niveau erreicht haben. Erst in diesem Augenblick entstehen biologische Bedürfnisse, welche Funktionskreise in Gang setzen; erst dann wird »Umwelt« aufgebaut, in der Umgebungsfaktoren durch Bedeutungserteilung ausgewählt und durch Bedeutungsverwertung assimiliert werden.

Aufgrund dieser Feststellung müssen wir für den Körper zwei verschiedene Zustände unterscheiden, die einen fundamentalen Unterschied der Organisation erzwingen: Im ersten Fall (solange genügend Reserven vorhanden sind beziehungsweise die Homöostase nicht gestört ist) ist der Körper autark. Er braucht seine Umgebung nicht. Sie hat für ihn keine Bedeutung, das heißt sie existiert für ihn gar nicht. Er ist daher von den Problemen der Anpassung an seine Umgebung suspendiert. Für Teilbereiche ist dieser Zustand in Phasen der Sättigung und des Schlafes realisiert. – Sind die Reserven jedoch verbraucht oder ist die Homöostase aus einem anderen Grund (zum Beispiel durch Sekretion von Sexualhormonen) gestört, wird die Umgebung von vitaler Wichtigkeit – der Körper ist jetzt mit dem Problem der

Anpassung und all ihren Konsequenzen konfrontiert. Jetzt muß er in der Lage sein, die benötigten Stoffe oder Partner aus der Umgebung auszuwählen und aufzusuchen; mit anderen Worten: Umgebung durch Bedeutungserteilung und Bedeutungsverwertung durch seelische Funktionen zu assimilieren – wenn das Leben weitergehen soll.

Die Organisationsform, in welcher der Körper autark ist, entgeht jedoch den Erklärungsmöglichkeiten des Funktionskreismodells, in dem ja Umgebung in Umwelt transponiert wird. Diese Organisationsform ist aber für eine Definition des Begriffs *Körper* ebenso wichtig wie die zweite Organisationsform, in der Bedürfnisse des Körpers im Rahmen von Funktionskreisen befriedigt werden.

Auch unsere zeichen- beziehungsweise informationstheoretischen Überlegungen haben uns gezeigt, daß wir zwischen Informationssystemen unterscheiden müssen, die innerhalb des Organismus gelten – und Informationssystemen, die zwischen dem Organismus und der Umgebung Gültigkeit besitzen. Wir sahen, daß hier »Grenzen« existieren, an denen Übersetzungsprobleme auftreten können.

Diese Schwierigkeiten zwingen uns, für die Definition des Terminus *Körper* nach einem Modell Ausschau zu halten, das in der Lage ist, beide Organisationszustände zu beschreiben. Ein solches Modell finden wir in der Systemtheorie, die mit den Begriffen *geschlossenes System* und *offenes System* zwei verschiedene Organisationsformen beschreibt.

Offene Systeme tauschen Bestandteile mit der Umgebung aus ohne dadurch ihre Gestalt oder Struktur zu verändern. Sie verhalten sich in dieser Hinsicht wie eine Kerzenflamme, ein Wasserstrahl oder ein Fluß. Bertalanffy (1968) hat für diese Zustände den Begriff des *Fließgleichgewichts* geprägt. Im Unterschied dazu tauschen geschlossene Systeme keine Bestandteile mit der Umgebung aus. Ein Kristall ist ein Beispiel für ein geschlossenes System. Er nimmt keine Teile aus der Umgebung auf und gibt keine Teile an sie ab. Soweit auch in geschlossenen Systemen – dem Kristall oder einem Atom – Umsetzungen stattfinden, herrscht dort ebenfalls ein Gleichgewichtszustand. Er unterscheidet sich aber von dem Gleichgewichtszustand eines Fließgleichgewichts. Die englische Sprache besitzt für die beiden Gleichgewichtszustände (in offenen und geschlossenen Systemen) zwei verschiedene Ausdrücke. Sie spricht von *steady state* und *stationary state.*

Der zweite Hauptsatz der Thermodynamik gilt nur für geschlossene Systeme. Die Aufrechterhaltung des Gleichgewichtszustandes *(stationary state)* geht bei ihnen mit »Entropie-Produktion« einher. Im Unterschied dazu nehmen offene Systeme aus ihrer Umgebung Energie auf. Sie können daher innerhalb ihrer Grenzen Entropie vermindern und spontan in einen Zustand höherer Komplexität übergehen. Diese Fähigkeit ist eine Voraussetzung für alles Lebensgeschehen (Schrödinger 1944).

Lebende Systeme sind offene Systeme. Sie können aber für eine begrenzte Zeit ganz oder wenigstens teilweise als geschlossene Systeme existieren. In diesem Zustand wird aber Entropie-Produktion für sie früher oder später gleichbedeutend mit Sterben. Der Umschlag von der geschlossenen in die offene Organisationsform erfolgt bei lebenden Systemen also unter akuter Todesdrohung.

Diese Überlegungen zeigen, daß eine adäquate Definition für *Körper* nicht nur beide Organisationsformen sondern auch den Vorgang des Umschlags bzw. des Übergangs von der einen in die andere berücksichtigen muß.

Wir haben bei der Darstellung der Systemtheorie (vgl. Kap. 2) in den Integrationsebenen einer vegetativen, einer animalischen und einer humanen Stufe verschiedene Organisationsformen lebender Systeme kennengelernt. Es handelt sich jedoch in allen diesen Fällen um Organisationsformen für offene Systeme.

Der Begriff *offenes System* kann jedoch mißverstanden werden. Er bezeichnet keinen Zustand, in dem lebende Systeme für ihre Umgebung ohne Grenzen offen sind, also Zustände, in denen sich die Umgebung mit dem Inhalt lebender Systeme wie zwei Lösungen in einer gemeinsamen Flüssigkeit vermischen können. Lebende Systeme sind auf jeder Integrationsebene von einer »Grenzschicht« umschlossen, die eine Selektion unter den Umgebungsfaktoren zustande bringt, welche benötigte Faktoren einläßt, nicht benötigte oder schädliche Faktoren jedoch ausschließt. Lebende Systeme interpretieren ihre Umgebung unter dem Gesichtspunkt ihrer Bedürfnisse.

Damit ist gesagt, daß die Offenheit lebender Systeme in Abhängigkeit von der Art und dem Ausmaß ihrer Bedürfnisse wechselt. Lebende Systeme können mehr oder weniger offen sein. Sie haben die Fähigkeit ihre »Grenzschichten«, die sie gegen ihre Umgebung abschließen, zu verändern. Sie können gewissermaßen zwischen der Organisationsform eines maximal offenen Systems und der eines geschlossenen Systems oszillieren.

Wir wollen diesen Gesichtspunkt auf dem Hintergrund unserer Ausführungen über die verschiedenen Integrationsebenen lebender Systeme genauer betrachten.

6.3 *Die umweltlose Embryonalphase als Körper-Modell*

6.3.1 Die beiden Organisationsformen

Schwankungen zwischen den Organisationsformen des offenen und des geschlossenen Systems sind bei allen lebenden Systemen zu finden, ob es sich um pflanzliche, tierische oder menschliche Organismen handelt. Dabei wird deutlich, daß die Organisationsform als offenes System bei Pflanzen, Tieren und Menschen große Unterschiede aufweist. Ihre Beziehungen zur Umgebung sind auf außerordentlich verschiedene Weise geregelt.

Auf der Stufe des pflanzlichen bzw. des vegetativen Lebens treten, wie wir bereits dargestellt haben, die Rezeptoren, die an verschiedenen Stellen der Oberfläche des Organismus, bei Zellen an verschiedenen Stellen der Zellmembran, angeordnet sind, nur mit der unmittelbar benachbarten Umgebung in Kontakt. Pflanzen verfügen über keine Fernsinne. Sie besitzen auch keine Effektoren, die sie zu lokomotorischen Bewegungen, das heißt zu einem Ortswechsel befähigen würden. Schließlich gibt es bei ihnen auch kein Nervensystem, das Rezeptoren und Effektoren verbinden und zu gemeinsamen Funktionen zu »Verhaltensweisen« im Sinne der Ethologie koordinieren könnte. Pflanzen haben daher, wie J. v. Uexküll (1940) betonte, auch noch keine Umwelten. Sie bilden als Grenzschicht zu ihrer Umgebung, wie er sich ausdrückt, nur »Wohnhüllen« aus, die aus den Rezeptoren ihrer Körperoberflächen bestehen.

Das Modell um den Aufbau dieser Wohnhüllen zu rekonstruieren, ist der Regelkreis. Er übersetzt Umgebung in eine Regelstrecke, deren Istwert der Wohnhülle der Pflanze entspricht.

Auf der Stufe des tierischen bzw. animalischen Lebens finden wir Rezeptoren, die zu Fernsinnen ausgebildet sind, Effektoren, die das Lebewesen zu gezielten Eigenbewegungen und Ortsveränderungen befähigen und ein Nervensystem, das die rezeptorischen und effektorischen Funktionen zu sensomotorischen Zirkulärreaktionen (Piaget) verbindet. Tiere sind aufgrund dieser Voraussetzungen in der Lage als Grenzschicht zu ihrer Umgebung eine subjektive Umwelt aufzubauen, jene »feste, aber für den außenstehenden Beobachter unsichtbare Schale«. Mit ihr öffnet sich das lebende System auf andere Weise als die Pflanze zur Umgebung. Es kann die für den Energie- und Baustoffwechsel bedeutsamen Faktoren schon außerhalb der Körperoberfläche auswählen und aufbereiten, Gefahren aus dem Wege gehen und Feinde schon ehe sie es berühren, abwehren. Als Modell für den Aufbau der animalischen Umwelten haben wir den Funktionskreis kennengelernt. Menschen haben schließlich die Fähigkeit, eine Grenzschicht zu bilden, noch weiter differenziert. Sie sind in der Lage, individuelle Wirklichkeiten aufzubauen, die sich in eine Außenwelt und eine Innenwelt gliedern. Die Außenwelt dient der Interaktion mit Gegenständen, Lebewesen und anderen Menschen. In der Innenwelt können solche Interaktionen geplant und vor ihrer Durchführung probeweise in der Phantasie durchgespielt werden. Als Modell für die Rekonstruktion der individuellen Wirklichkeit eines Menschen haben wir den Situationskreis beschrieben.

Die Organisationsform des offenen Systems erreicht also, trotz der großen Unterschiede in allen verschiedenen Lebensbereichen im Prinzip immer das gleiche: Es sorgt dafür, daß die zur Erhaltung des Fließgleichgewichts erforderlichen Stoffe und Energieträger aus der Umgebung ausgewählt und assimiliert bzw. nach ihrem Gebrauch wieder an die Umgebung abgegeben werden können.

Demgegenüber ist die Organisationsform des geschlossenen Systems bei Pflanzen, Tieren und Menschen viel einförmiger. Hier geht es ja nicht darum, Beziehungen zur Umgebung aufzunehmen, sondern im Gegenteil, die Beziehungen sollen eingeschränkt oder sogar für begrenzte Zeit aufgehoben werden. Wenn wir in diesen Fällen von geschlossenen oder teilweise geschlossenen Systemen sprechen, so müssen wir uns allerdings darüber im klaren sein, daß die Beispiele des Kristalls, des Atoms oder eines chemischen Gleichgewichtszustandes nur mit Einschränkungen als Vorbilder für Modelle lebender Systeme herangezogen werden können. Kristalle haben in ihrem Inneren keinen Stoffwechsel. Lebende Systeme müssen in ihrem Inneren aber einen mehr oder weniger intensiven, mitunter sogar außerordentlich intensiven Stoffwechsel aufrechterhalten, wenn sie am Leben bleiben wollen. Deshalb können sie eine vollständige Unterbrechung des Stoffaustauschs mit der Umgebung nur begrenzte Zeit aufrechterhalten. Sie können ihn aber für eine längere Zeit auf ein Minimum reduzieren. Deshalb wollen wir nur von einer Organisationsform des weitgehend oder relativ geschlossenen Systems sprechen.

Mit dieser wichtigen Einschränkung läßt sich aber eine Anzahl von Lebensformen aufzählen, die teilweise oder für kürzere oder längere Zeiträume gänzlich von ihrer Umgebung unabhängig sind. Pflanzen existieren als Samen, Insekten im Larven- oder im Verpuppungsstadium und Säugetiere im Winterschlaf mehr oder weniger unabhängig von ihrer Umgebung.

In allen diesen Fällen ist der Zustand der Unabhängigkeit, in dem die Umgebung für das Lebewesen nicht existiert, durch Reserven erreicht, die im Körper gespeichert sind. Auf sie können die körpereigenen Stoffwechselvorgänge zurückgreifen. In allen diesen Fällen haben wir einen Zustand vor uns, in dem das Lebewesen gewissermaßen »nur Körper« ist.

Damit hätten wir eine erste Definition für den Begriff *Körper,* die den eingangs formulierten Kriterien genügt: Er beschreibt einen Zustand, der einem Teilgeschehen innerhalb des Kreisvorgangs entspricht, den das Modell des Funktionskreises beschreibt, und er steht in einem dialektischen Verhältnis zu dem Begriff *Seele,* die wir als Aufbau einer subjektiven Umwelt definiert haben.

Wir müssen die Definition aber ergänzen, indem wir einen weiteren Gesichtspunkt berücksichtigen. Bisher haben wir den Begriff des geschlossenen oder relativ geschlossenen Systems nur unter quantitativen Gesichtspunkten betrachtet. Die quantitative Einschränkung oder Unterbrechung des Stoff- und Energie-Austauschs mit der Umgebung ist aber nur ein Aspekt, den wir bei den Beziehungen zwischen Organismus und Umgebung beachten müssen. Der andere Aspekt betrifft die Möglichkeit bestimmte Bereiche der Umgebung, die für das lebende System aus inneren oder äußeren Gründen schädlich oder gefährlich sind, von dem Austausch oder überhaupt von der Aufnahme einer Beziehung, auszuschließen.

Dieser qualitative Gesichtspunkt spielt, wie wir schon angedeutet haben, auch für die Organisationsform des offenen Systems eine wichtige Rolle. Lebende Systeme beschränken ihre Beziehungen zur Umgebung durch den Aufbau ihrer Grenzschicht (sei es als Wohnhülle, Umwelt oder individuelle Wirklichkeit) unter qualitativen Gesichtspunkten, die durch ihre Bedürfnisse gegeben sind. Bei lebenden Systemen der animalischen Stufe, das heißt vor allem bei Vögeln und Säugetieren, wird dieses Problem während der Phase der Keimentwicklung, in der jede direkte Berührung mit der Umgebung für den Keim schädlich oder gefährlich ist, jedoch auf andere Weise gelöst. In dieser Phase werden die für die Keimentwicklung nötigen Stoff- und Energie-Reserven dem Keim zugeführt, ohne daß er mit seiner Umgebung in direkte Beziehung tritt. Vögel beziehen in diesem Stadium die Reserven für die Entwicklung des heranwachsenden Keims aus dem Eidotter. Säugetiere werden von dem Organismus der Mutter über Plazenta und Nabelschnur versorgt.

Damit hat die Natur auf ein Organisationsprinzip zurückgegriffen, das bei den Pflanzen verwirklicht ist. Die Pflanzen, die mangels spezialisierter Sinnes- und Bewegungsorgane keine subjektiven Umwelten aufbauen können, müssen ihre Wohnhülle an der Oberfläche der Wurzeln und der Blätter für den erforderlichen Austausch an Stoffen und für die Gewinnung von Energie einsetzen.

Auch Pflanzen wären nach unserer Definition für *Seele* als Organ für den Aufbau einer subjektiven Umwelt »reine Körper«; Vögel, Säugetiere und Menschen wären im Stadium der Keimentwicklung zwar keine geschlossenen

Systeme, aber ebenfalls in einem Zustand, der dem eines »bloßen Körper-seins« entspricht.

6.3.2 Die Erweiterung unseres Zeitgestalt-Modells

Mit dieser Definition stehen wir vor der Aufgabe, unser dynamisches Modell einer Zeitgestalt zu erweitern; es beschreibt, wie sich Funktionskreise, die primäre, noch Ich- und Objektlose, nur durch Stimmungen gelenkte Umwelten aufbauen, über verschiedene Zwischenstufen in Situationskreise für den Aufbau individueller Wirklichkeiten differenzieren. Wir dürfen unser Zeitgestalt-Modell nicht erst mit der Geburt beginnen lassen, sondern müssen die Phase der Keim- und Embryonalentwicklung vor der Geburt mithinzunehmen, in welcher der Organismus im Sinne unserer Definition noch »bloßer Körper« ist. Nur dann wird unser Modell in der Lage sein, Körperliches und Seelisches als Elemente eines umfassenden Systems zu definieren und ihre wechselseitigen Systemfunktionen sichtbar zu machen. Nur mit dieser Erweiterung kann es dem Anspruch genügen, als psycho-somatisches Modell zu gelten.

Nach dieser Erweiterung kann es uns auch die Frage beantworten, was wir unter einer »psychophysiologischen Einheit« vor der Differenzierung in einen somatischen und einen psychischen Anteil verstehen sollen, von der im psychosomatischen Schrifttum die Rede ist (Schur 1973).

Wenn irgendwann, dann ist diese Organisationsform in einer Phase verwirklicht, in welcher der Keim noch in wichtigen Bezügen die Organisationsform von Pflanzen aufweist. Er löst seine nutritiven Probleme durch Nabelschnur und Plazenta, die in ihrer Funktion den Wurzeln einer Pflanze entsprechen. Die Rezeptoren seiner Körperoberfläche bilden, wie bei der Pflanze, noch keine Umwelt, sondern nur eine »Wohnhülle«. Insofern sind Säugetierkeim und Pflanze psychophysiologische Einheiten, deren psychischer Anteil noch ein relativ undifferenziertes Kontaktorgan mit der Umgebung bleibt. Diese frühe Einheit entspricht in vieler Hinsicht dem, was die Termini *Leib* oder *beseelter Leib* ausdrücken, die in der Geschichte der Medizin eine wichtige Rolle spielen (Schipperges 1982).

Wir haben in Kapitel 5 dargestellt, daß der Übergang von der vegetativen Stufe zur animalischen über ein – gewissermaßen vorweggenommenes – soziales System, die Dyade aus Säugling und Mutter, verläuft. In diesem System lernt der Säugling Umweltbildung in der Interaktion mit der Mutter, die als seine früheste Umwelt zum Prototyp für seine späteren Umweltbildungen wird. Erst jetzt entsteht ein sich zunehmend differenzierendes seelisches Organ, das eine breite Schutz- und Aktions-Sphäre um den Körper herumlegt und ihm auf diese Weise die hochkomplexe Organisationsform eines offenen Systems der animalischen Integrationsebene ermöglicht.

Wenn wir diesen Zustand unter Systemgesichtspunkten zu beschreiben versuchen, so ist zunächst die Tatsache hervorzuheben, daß für die heranwachsende Frucht das Problem der Beschaffung und Einverleibung von Nahrung noch nicht existiert. Das bedeutet auf der einen Seite eine weitgehende Unabhängigkeit für den Aufbau des Körpers von den wechselnden Bedingungen der Umgebung; auf der anderen Seite gewinnt die Haut als Grenze des Systems Embryo eine besondere Bedeutung. Beobachtungen über die Reaktionen des heranwachsenden Embryos innerhalb des Uterus sprechen dafür, daß seine Haut eine besondere Sensibilität für nichtnutritive Umgebungseinflüsse, wie Änderungen des Drucks, der Temperatur oder der Zusammensetzung des Fruchtwassers, entwickelt.

Da der Embryo aber auch auf innere Reize als Ganzes zu antworten beginnt, und damit bereits die nur pflanzliche Lebensform überschreitet, müssen wir annehmen, daß er zu irgendeinem Zeitpunkt die Fähigkeit erlangt, sensible Eindrücke der Haut aus anderen rezeptorischen Organen und aus dem Körperinneren zu einer Art Selbsterleben zu integrieren. Neuere Untersuchungen sprechen dafür, daß außer der Haut auch das Ohr schon in der Embryonalzeit Signale empfangen und als Muster speichern kann, die wiedererkannt werden. Neugeborene sollen zum Beispiel die Herzfrequenz der Mutter von der Herzfrequenz anderer Personen unterscheiden können.

Andere Beobachtungen beweisen, daß auch Programme für reflexartige Reaktionen auf Umgebungsreize schon pränatal entstehen und als angeborene Verhaltensbereitschaften mit auf die Welt gebracht werden. Ihnen ist es zu verdanken, daß Neugeborene die Fähigkeit mitbringen, das Rollenverhalten der Mutter durch die erforderlichen Gegenrollen zu ergänzen und so einen entscheidenden Teil in dem symbiotischen Verhaltensgefüge der frühen Dyade liefern. Ein besonders eindrucksvolles Beispiel ist die Fähigkeit Neugeborener das Minenspiel eines Gegenüber (z. B. das Herausstrecken der Zunge) zu imitieren (Eibl–Eibesfeld 1984). Ein neugeborenes Baby kann bei entsprechender Unterstützung auch schon laufen. Diese und andere angeborene oder pränatal erworbenen Verhaltensbereitschaften verschwinden nach der Geburt, wenn sie im Zuge der Gehirnreifung unter die Kontrolle übergeordneter Zentren gestellt werden. Sie tauchen dann später als Verhaltenssequenzen wieder auf, die in komplexere Verhaltensweisen (z. B. im Rahmen sozialer Interaktionen) integriert sind (Hofer 1981 a).

Diese Beobachtungen sprechen dafür, daß Programme, die später für den Aufbau einer subjektiven Umwelt eine Rolle spielen – die also nach unserer Definition einem Organ »Seele« zugeordnet werden müssen –, schon in der pränatalen Phase entstehen, dort aber noch latent bleiben. Die umweltlose Phase vor der Geburt, in der die vitalen Bedürfnisse des Embryos noch von dem mütterlichen Organismus über Plazenta und Nabelschnur befriedigt werden, entspricht unter diesem Gesichtspunkt noch immer der eines vegetativen, pflanzlichen Systems, das heißt dem was wir als *Körper* definieren. Dieser Zustand entspricht auf der anderen Seite dem, was die Psychoanalyse unter *primärem Narzißmus* versteht.

6.3.3 Die Geburt als Katastrophe des Systems Embryo–Körper

Der Begriff eines *bloßen Körpers* für die Organisationsform der Pflanze darf nicht mißverstanden werden. Er spricht der Pflanze keineswegs die Eigenschaften ab, die sie als lebendes System von unbelebten Gebilden unterscheiden. Er betont lediglich den Unterschied zu lebenden Systemen der animalischen Integrationsebene. Der Ausdruck *Pflanzenseele,* der vor allem in der Literatur der Romantik vorkommt, birgt die Gefahr der Verwechslung der beiden Probleme, die wir zu Anfang dieses Kapitels besprochen haben.

Unsere Definition für *Körper* als pflanzliche Organisationsform soll deutlich machen, daß die Geburt für den Embryo eine echte Katastrophe im Sinn der Systemtheorie ist, daß es sich um eine völlige Umstrukturierung der Funktionszusammenhänge handelt, die das System vor der Geburt charakterisiert hatten.

Nach der Geburt wird das Kind zum ersten Mal mit dem Problem des Nachschubs für die Reserven konfrontiert, die seinen Stoff- und Energiewechsel in Gang halten. Jetzt müssen Funktionskreise – und mit ihnen seelische Aktivitäten eingreifen, wenn die Katastrophe überwunden werden soll.

Von jetzt ab – das muß besonders betont werden – ist die pflanzliche Organisationsform gleichbedeutend mit der eines geschlossenen Systems. Der Rückzug auf den pränatalen Zustand, in dem eine Umgebung mit all ihren Anpassungsproblemen noch nicht existierte, ist nach der Geburt nur noch für kurze Zeitspannen möglich; die Nachschubwege für die Stoff- und Energiereserven des Organismus sind jetzt für immer verschlossen.

Diese Verhältnisse lassen sich an dem Funktionskreis der Atmung demonstrieren:

Die Atmung ist der früheste Funktionskreis. Er läuft bereits unmittelbar nach der Geburt nach einem angeborenen Programm ab und »erschafft« in der Phase der Einatmung die früheste und primitivste Umwelt – die erste »Welt« überhaupt. In ihr wird der Sauerstoff der Umgebung durch eine Bedeutungserteilung in eine Luft-Umwelt verwandelt, die noch auf intime Weise mit dem Organismus zu einer Einheit verbunden ist. Balint (1973) beschreibt, wie die Luft-Umwelt bis in die Nase, die Trachea, die Bronchien, ja bis in die Alveolen der Lunge reicht, und wie es unmöglich ist, eine Grenze zu ziehen, an welcher der Körper aufhört und die Luft-Umwelt anfängt. Er beschreibt, wie Luft ein Prototyp für ein »Objekt« der »primären Liebe« ist, das benutzt wird, ohne von ihm Kenntnis zu nehmen. Ein solches »Objekt« (besser Präobjekt) muß einfach da sein, »wie die Luft zum Atmen«. Erst wenn die Luft ausbleibt, wird die vitale Bedeutung des Objekts plötzlich erlebt – jetzt aber als Todesdrohung.

Der Funktionskreis der Atmung ist aber nicht nur für Umweltbildung paradigmatisch, das heißt für den Übergang von der Organisationsform des relativ geschlossenen pflanzlichen Systems in den des offenen animalischen, und damit für den »Sprung« von einer einfacheren Integrationsstufe auf eine komplexere. Er ist ebenso paradigmatisch für den umgekehrten Vorgang des Rückzugs aus dem Zustand des offenen animalischen Systems in den des relativ geschlossenen pflanzlichen: Bei der Ausatmung wird Luft, die jetzt keine Bedeutung mehr hat, ausgeatmet. Damit verschwindet die Luft-Umwelt für das Subjekt, für das die Umgebung, die keine Bedeutung mehr hat, aufhört zu existieren. Erst wenn die O_2-Reserven im Körper verbraucht sind und die nun eintretende Homöostase-Störung das System zwingt in den offenen Organisationszustand überzugehen, entsteht mit der erneuten Einatmung die Luft-Umwelt von neuem.

So findet während der Atmung ein rhythmisches Oszillieren zwischen dem umweltlosen Zustand eines bloßen Körpers und dem offenen Zustand eines Körpers mit einer Umwelt statt. Dieser Punkt könnte von Bedeutung sein, wenn das Sich-Loslassen, das Aufgeben von Umwelt und damit die Beziehung zum Körper-sein aufgrund einer Bedeutungskoppelung mit bedrohlichen Erwartungen gestört ist. Möglicherweise spielt bei der Exspirationshemmung von Asthmatikern etwas derartiges mit.

Analoges ereignet sich für den Funktionskreis der Nahrungs- und Flüssigkeitsaufnahme. Die Beziehung zwischen dem Mund des Säuglings und der Brust der Mutter muß jetzt den Nachschub für den wachsenden und energieverbrauchenden Organismus sicherstellen, der bisher automatisch durch die Nabelschnur erfolgte. Aktives Saugen und Schlucken, das im Uterus gewissermaßen spielerisch eingeübt worden war, gewinnen jetzt eine zentrale Bedeutung. Der Mund wird zum Zentrum einer Welt, aber – und das ist entscheidend – mit ihr und der Welt der Atmung entsteht zum ersten Mal überhaupt so etwas wie »Welt« – wenn auch nur als Anfänge der symbiotischen Umwelt eines Säuglings. Damit beginnt – um das noch einmal zu betonen

– der Übergang von der pflanzlichen Organisationsform in die des offenen animalischen Systems und die Differenzierung in einen körperlichen und einen seelischen Anteil.

Während sich die Atmungs-Umwelt unter normalen Bedingungen kaum weiter differenziert – wir haben davon gesprochen, daß es unter pathologischen Bedingungen Ausnahmen gibt – können jetzt in der oralen Entwicklungsphase die ersten Grundlagen für das Umweltkompartiment gelegt werden, aus dem dann in einem jahrelangen Prozeß Schritt für Schritt eine individuelle Wirklichkeit entstehen wird.

Engel, Reichsman und Segal (1956), die ein Kind mit Magenfistel beobachten konnten, kommen zu dem Schluß, daß die Entstehung früher Objektbeziehungen einen weitgehend oral organisierten Assimilationsprozeß zum Inhalt hat. Sie schreiben:

»Die Prozesse, welche die Ausbildung psychischer Objektrepräsentanzen und ihrer libidinösen und/oder aggressiven Besetzung betreffen, enthalten ein essentiell orales, einverleibendes Modell.«

Mit anderen Worten: Die erste Umwelt, die entsteht, verwandelt Umgebung in ein Nachschub-Reservoir zur Einverleibung von Reserven, die dem Organismus vor der Geburt unbegrenzt zur Verfügung standen.

Ebenso wichtig ist die Tatsache, daß die pränatale Organisationsform, jetzt aber als weitgehend geschlossenes System, während des ganzen Lebens als Alternative erhalten bleibt. Sie bildet gewissermaßen die letzte Bastion, in die wir uns zurückziehen, wenn wir, im Kampf um die Einverleibung der Umgebung in unsere individuelle Wirklichkeit, zu unterliegen drohen. In der oben zitierten Arbeit von Engel und Mitarbeitern wird beschrieben, wie sich der Säugling in Situationen der Überforderung in eine objektlose Existenzform zurückzieht, in der auch die Magenaktivität auf ein Minimum reduziert ist, während in der Existenzform, in der frühe Objekte oder Vorläufer solcher Objekte der eigenen Umwelt einverleibt werden, die Aktivität nach außen gerichtet und auch die Magensekretion gesteigert ist. Die Autoren schreiben:

»Hier konnte man zwischen Versuchen der Spannungsreduktion unterscheiden, die sich auf externe Objekte und ihre psychischen Repräsentanzen (Zufriedenheit, Freude, Verwirrung, Wut) beziehen, die von zielgerichteter motorischer Aktivität und gesteigerter Magensekretion begleitet sind; und anderen Versuchen der Spannungsreduktion von einem narzißtischen Typ (Depression – Rückzugsreaktion und Schlaf), bei welchem muskuläre Hypotonie, Inaktivität und Reduktion der Magensekretion vorherrschen.« Sie schreiben dann weiter: »Ein solcher Zustand bestand natürlich während des fötalen Lebens, als die Ernährung passiv durch die Nabelschnur erlangt wurde und er findet sich vielleicht wieder in den wechselnden Graden des biologischen Rückzugs oder des Schlafes, sogar beim Erwachsenen.«

Der ergotrope Zustand, in dem die Aktivitäten nach außen gerichtet sind, um die Umgebung der individuellen Wirklichkeit einzuverleiben, entspricht der Organisationsform des offenen Systems. Der histiotrope Zustand, wie wir ihn zum Beispiel im Schlaf, in der Nausea oder im Koma beobachten können, in der alle Libido von den Objekten abgezogen wird, so daß die individuelle Wirklichkeit verschwindet und man nur noch »Körper ist«, aber keinen »Körper hat«, entspricht der Organisationsform des weitgehend geschlossenen Systems.

6.3.4 Alarm- und Rückzugsreaktion als Ausdruck des Übergangs von einem relativ geschlossenen in ein offenes System und umgekehrt

Der Umschlag von dem Zustand eines pflanzlichen, das heißt nach der Geburt eines relativ geschlossenen in ein animalisches, offenes System, bedeutet für den Körper: Beziehungen zu seiner Umgebung aufnehmen und Vorgänge der Umgebung unter dem Aspekt ihrer Bedeutung für vitale Bedürfnisse interpretieren. Das kann unter den Zeichen einer Alarmreaktion geschehen. Betrachten wir diese Reaktion unter dem Gesichtspunkt des Übergangs aus einem relativ geschlossenen in ein offenes System, das »Umgebung« in »Umwelt« bzw. in »Situation« transponieren muß, so leuchtet ein, daß dem Aufbau von Funktions- bzw. Situationskreisen (mit Bedeutungserteilung und Bedeutungsverwertung) ein auf die Umgebung gerichteter Zustand, das heißt Wachheit und Aktivität entsprechen, und daß dieser Zustand, je nach der geforderten Anpassungsleistung, geringer oder stärker ausgeprägt sein wird. Dem entspricht im Körper ein Reaktionsmuster, das Cannon (1975) als *emergency state* oder *Bereitstellungsphase* beschrieben hat und das später unter dem Namen *fight-flight-reaction* genauer untersucht worden ist. Dieser Zustand geht mit erhöhter sympathischer Aktivität, mit gesteigertem Blutdruck, gesteigerter Herzfrequenz und gesteigertem Stoffwechsel einher. Hess (1954) hat ihn als *ergotrope Phase* bezeichnet. Dieses körperliche Reaktionsmuster ist die Basis für alle Programme, in denen sich Lebewesen aktiv mit ihrer Umgebung auseinandersetzen.

Mißlingen diese Auseinandersetzungen oder lassen sich adäquate Programme zur Interpretation und Bewältigung der Umgebung nicht finden – schlägt die ergotrope Bereitstellung in ein gegenteiliges Reaktionsmuster um: Das Lebewesen zieht sich von der Umgebung zurück, der Organismus versucht sich wieder in ein weitgehend geschlossenes System zurückzuverwandeln. Es bildet sich eine – wie Hess sie genannt hat – *histiotrope Situation* aus, in der alle Funktionen des Organismus auf Schonung der Gewebe und Einsparung von Energie geschaltet sind. – Die Stimmung der Wachheit und des Aufgeschlossenseins für die Umgebung schlägt in eine Stimmung der Gleichgültigkeit um, die schließlich in Apathie, Resignation, ja Bewußtlosigkeit übergehen kann. In dieser Stimmung treten ganz andere Symptome auf als in der ergotropen Situation des Wachseins. Das Reaktionsmuster des Rückzugs findet sich zum Beispiel in der Nausea, in der es zu einem Blutdruckabfall, zu Bradykardie und schließlich zu Übelkeit und Erbrechen kommen kann (Th. v. Uexküll 1952). Das gleiche Reaktionsmuster findet sich auch in der Stimmung, die Engel und Schmale (1972) als *Hilflosigkeit* und *Hoffnungslosigkeit* beschrieben haben. Die beiden Grundformen, als relativ geschlossenes oder als offenes System zu existieren, sind offensichtlich bereits angeboren.

Papousek (1975) stellt fest:

»Die Grundformen der Regulation von Zuwendung und Abwendung sind bei Säuglingen vom Anfang des postnatalen Lebens an aufspürbar.« Dort heißt es: »Situationen, die dem Kind Probleme stellen, für deren Lösung es über keine Programme verfügt, werden schon im frühesten Kindesalter mit einer Alarmreaktion beantwortet (...). Wenn der Säugling die richtige Lösung in einer Problemsituation nicht findet, steigert er zunächst sein Bemühen, aber seine Reaktionen verlieren bald an Koordination. In Mimik und Vokalisation des Säuglings erscheinen verdrießliche Äußerungen, wobei auch im vegetativen

Bereich die intensivierte Atmung, die erhöhte Pulsfrequenz, die verstärkte Hautdurchblutung oder Schweißsekretion eine gesteigerte Aktivierung anzeigen. Dies kann leicht soweit gehen, daß eine Überlastung des Organismus droht. Hier können wir bei Säuglingen eine plötzliche Verhaltensänderung beobachten, die an die Pawlowsche Schutzhemmung oder den biologischen Totstellreflex erinnert. Der Säugling bleibt bewegungslos liegen mit konvergenzlos starrenden Augen und geht zu einer Schlafatmung über. Diesen passiven, fast areaktiven Verhaltenszustand, eine gewisse »totale innere Trennung von der Umwelt« sehen wir häufiger in den ersten zwei Lebensmonaten, während Säuglinge jenseits des dritten Monats in ähnlichen Situationen eher mit einer aktiven Abwendung von allem was mit dem unlösbaren Problem zusammenhängt, reagieren. Sowohl die aktive Abwendung, als auch die passive Areaktivität können als abgestuftes Negativ oder als ein Gegenpol der Zuwendung und der Orientierungsreaktion angesehen werden«.

Diese beiden Reaktionsmuster entsprechen also zwei fundamentalen Möglichkeiten des Organismus, kritische Situationen dadurch zu meistern, daß er seine Organisationsform von der eines relativ geschlossenen Systems in die eines offenen Systems umstellt und umgekehrt.

6.4 *Der funktionelle Aspekt*

6.4.1 Der Begriff der Funktion

Da die Systemtheorie lebende Körper als »primär aktive Systeme« betrachtet, richtet sich ihr Interesse nicht auf die statische Anordnung der Elemente eines organischen Gebildes im Raum (die Morphologie), sondern auf die dynamischen Beziehungen zwischen den Elementen, die sich gegenseitig als relativ geschlossenes oder als offenes System in einem »Fließgleichgewicht« erhalten. Das bedeutet, daß sich das Interesse auf die »Funktionsbeziehungen« konzentriert oder daß das Primat der räumlichen Struktur durch das Primat der Funktion, das heißt einer Ordnung der dynamischen Beziehungen zwischen den einzelnen Elementen, abgelöst wird. Räumliche Strukturen können jetzt als langsame, Funktionen als rasche Prozeßwellen beschrieben werden.

Eine Betrachtung, welche die Organismen nicht mehr primär als räumliche Strukturen, sondern als Leistungsgefüge auffaßt, ist in der Medizin seit L. v. Krehl (1932) und G. v. Bergmann (1932) geläufig. Vorher wurden Störungen der Gesundheit als Folgen von Schäden in der anatomischen Struktur interpretiert. So glaubte zum Beispiel der Neurologe Oppenheimer noch, die Kriegszitterer des Ersten Weltkrieges seien aufgrund einer mechanischen Erschütterung der molekularen Strukturen des Zentralnervensystems erkrankt. Erst der Hamburger Neurologe Nonne erkannte, daß es sich um eine hysterische Reaktion (also um eine Funktionsstörung ohne anatomisches Substrat) handelte (Th. v. Uexküll 1962).

Die Überlegenheit der funktionellen Betrachtungsweise über eine räumlich orientierte zeigt sich schon darin, daß es nur mit ihrer Hilfe möglich ist, Organe zu definieren, die – wie zum Beispiel das hämatologische, das endokrine oder das immunologische System – keine morphologischen Einheiten bilden.

Wie zahlreiche Begriffe in der Medizin, so ist auch der Begriff *Funktion* trotz dieser zentralen Bedeutung unzureichend definiert: Wenn wir von »funktioneller Betrachtungsweise« von »funktionellen Beschwerden« oder von »funktionellen Syndromen« sprechen, verbinden wir mit dem Begriff *Funktion* zunächst nur eine negative Feststellung, nämlich die, daß Vorgänge nicht auf morphologische Strukturen zurückzuführen sind. Das ist theoretisch wie praktisch unbefriedigend. Theoretisch bleibt der Zusammenhang zwischen Struktur und Funktion unklar und praktisch ist es zum Beispiel kaum möglich, die Diagnose »funktionelles Syndrom« nur durch den Ausschluß struktureller Veränderungen zu beweisen.

Im Rahmen unserer theoretischen Ausführungen sind wir dem Begriff *Funktion* bereits in dem Modell des »Funktionskreises« begegnet und haben festgestellt, daß damit die dynamischen Beziehungen zwischen den an einem Geschehensablauf beteiligten Phänomenen – nicht aber die isolierten Phänomene selbst beschrieben werden. *Funktion* wird hier also genau im Sinne der Systemtheorie als Vorgang in primär aktiven Einheiten definiert. Primär aktive Einheiten sind damit eigentlich »Handlungen« (in denen Interaktionen zwischen verschiedenen Akteuren stattfinden), die – wie die Handlungen in Dramen – nach Programmen ablaufen, welche die Rollen und das Zusammenspiel der Rollen für die einzelnen Akteure festlegen und in Auftritte, Szenen usw. ordnen. Der Begriff *Funktion* bezeichnet diesen Handlungsaspekt beziehungsweise die Handlung, in der ein System entsteht und sich (im Handlungsfluß) erhält. Wir müssen daher *Funktion* in diesem Sinne als *Handlung* – und *System* als *pragmatisches System* definieren.[36] *Pragmatische Systeme* entwickeln sich (wie der Ablauf einer Handlung) nach Programmen, deren Störungen (wie wir gesehen haben) zu »pragmatischen Paradoxien«, das heißt zu Blokkierungen oder Entstellungen des Systemgeschehens führen können (vgl. Kap. 2).

Von dieser Definition her werden die Begriffe *funktionelle Beschwerden* oder *funktionelle Syndrome* verständlicher. Sie bezeichnen »Betriebsstörungen« (Bergmann), das heißt Störungen, die auf mangelhafter Integration der Programme beruhen, welche das Zusammenspiel der Teile regeln, nicht aber auf Störungen oder Zerstörungen von Teilen.

Bezogen auf das Situationskreismodell werden die funktionellen Beschwerden und Syndrome, die sich bisher einer theoretischen Einordnung sowohl in das System der Organmedizin als auch in das der psychologischen Medizin weitgehend entzogen haben, durchsichtiger: Sie stellen ein Paradigma für jenes *allgemeine Kranksein* dar, das wir in Kapitel 1 anläßlich der Erörterung des Streßproblems beschrieben haben. Der Organismus reagiert auf Situationen, für deren Bewältigung ihm keine Programme zur Verfügung stehen, mit Alarmreaktionen. Die Perpetuierung der Alarmreaktion beziehungsweise das Zwischenstadium (das natürlich unterschiedlich lange dauern kann) zwischen dieser und der folgenden Phase der Adaptation oder der Erschöpfung (organische Erkrankung oder Tod) mit den verschiedenen Möglichkeiten des Umschlags in die Stimmung des Rückzugs und der Nausea – wäre demnach der Bereich, den wir phänomenologisch als *funktionelle Stö-*

---

[36] In Kapitel 1 haben wir diesen Aspekt des Handlungsbegriffs bereits dargelegt und auch den Zusammenhang zwischen Motiv (Programm) und Handlung an dem Beispiel des Apfelpflückens illustriert.

rung bzw. *funktionelles Syndrom* bezeichnen. So betrachtet, ist es auch nicht verwunderlich, daß die ärztliche Erfahrung die funktionellen Syndrome stets als eine Art Zwischenstufe zwischen Gesundheit und Krankheit angesehen hat, daß wir bei den funktionellen Syndromen bevorzugt entweder die Symptome »Angst« – verbunden mit einer ergotropen beziehungsweise sympathikotonen – oder aber Niedergeschlagenheit und depressive Verstimmung – verbunden mit einer histiotropen bzw. parasympathikotonen Gesamtreaktion des Organismus – als Ausdruck der beiden »Grundstimmungen« sehen, das heißt entweder eine Bereitstellung zu Kampf bzw. Flucht oder zu Rückzug bzw. Aufgabe.

6.4.2 Die Asymmetrie des Systems *Körper–Seele* – Mechanismus und Plastizität

Ein weiterer wichtiger Beitrag den die Systemtheorie für die psychosomatische Konzeptbildung leisten kann, ist ihr Hinweis, daß »Einheit« nicht etwa Strukturlosigkeit bzw. »Einerleiheit« bedeutet, sondern *System* – und daß Systeme dynamische Strukturen aufweisen. Unter diesen Strukturaspekten haben wir bisher folgende Gesichtspunkte besprochen.

- Den Gedanken, daß sich offene und relativ geschlossene Systeme durch bestehende bzw. fehlende Beziehungen zur Umgebung unterscheiden.
- Struktur als hierarchische Gliederung.
- Das Konzept der Zeitgestalt.
- Die Vorstellung der »primär aktiven Einheit« bzw. des Handlungscharakters von Systemen und ihre Konsequenz für die Beziehung zu Umgebungsfaktoren sowie für den Begriff *Funktion.*

Für eine Definition des Begriffs *Körper* im Rahmen psychosomatischer Modelle ist ein weiterer Gesichtspunkt wichtig: Körperliche Vorgänge unterscheiden sich – vor allen theoretischen Interpretationen – phänomenologisch von seelischen. Am Körper können wir (z.B. bei aller Dynamik und Austauschbarkeit seiner Bestandteile als Fließgleichgewicht) feste morphologische (anatomische) Strukturen unterscheiden, für die wir bei seelischen Prozessen kein

Äquivalent finden. Er ähnelt darin einer Maschine, die ja auch als Modell in der Physiologie sehr fruchtbar ist. Bei seelischen Vorgängen helfen uns mechanische Vergleiche nicht viel weiter. Diesem Unterschied muß ein psychosomatisches Modell Rechnung tragen und darf ihn nicht aufgrund des »Dualismus-Traumas« zugunsten irgendwelcher relativ vager Einheitsvorstellungen verdrängen.

Die Systemtheorie erlaubt uns den Begriff *Mechanismus* biologisch zu definieren – und ihn damit von dem traditionellen, der Technik entlehnten, Maschinen-Modell zu lösen. Auf diese Weise wird es möglich, das Körpermodell eines relativ geschlossenen Systems zu entwickeln, in dem feste anatomische Strukturen das Zusammenspiel lebender Zellen sichtbar machen, die als Subjekte ihre spezifischen Funktionen (»Ich-Töne«) in das Zusammenspiel einbringen.

Dafür ist ein Gesichtspunkt entscheidend, den Bertalanffy (1968) hervorgehoben hat: Er geht von der Tatsache aus, daß lebende Systeme nicht durch »Apposition« von Teilen (wie technische Systeme), sondern durch einen Vorgang entstehen, den er als *Ausgliederung* bezeichnet (eine Unterscheidung, die wir bereits bei Aristoteles finden und die bei Thomas von Aquin und Kant wieder aufgenommen wird (vgl. Kap. 3). Er betont, daß diese Ausgliederung neuer Teile im Verlauf der Keimentwicklung mit einer zunehmenden Spezialisierung und Arbeitsteilung einhergeht, da die fortschreitende Differenzierung der befruchteten Eizelle in Organe eine Aufteilung von Lebensleistungen darstellt, die ursprünglich in einer einzigen Zelle vereinigt waren. Er weist darauf hin, daß der Differenzierungsprozeß einer Arbeitsteilung entspricht, die sich auch auf psychischem und sozialem Gebiet nachweisen läßt. Die Aufspaltung einer – ursprünglich – einheitlichen Leistung in eine Vielzahl getrennter Einzelleistungen hat neben dem Vorteil der Spezialisation den Nachteil eines Verlustes an Flexibilität und Reparationsfähigkeit – mit einem Wort: an »Plastizität«. Der Ausfall einer Teilleistung kann jetzt nicht mehr einfach von der Gesamtleistung des Systems kompensiert werden – jetzt muß der defekte Teil, der die Partialleistung ausführte, durch ein neues Teil ersetzt werden. Die Tatsache, daß mit zunehmender Arbeitsteilung die Abhängigkeit eines Systems von seinen Teilen (und damit von seiner morphologischen Struktur) wächst, kann durch die Formel ausgedrückt werden: Systeme entwickeln sich im Verlauf fortschreitender Differenzierung einerseits zu immer komplexeren Informationssystemen, andererseits aber auch immer mehr zu Mechanismen. J. v. Uexküll hat diesen Zusammenhang sehr anschaulich ausgedrückt, indem er sagte: »Ein Pferd ist viel mehr Maschine als eine Amöbe.«

Dieser Gedanke ist für die Definition des Körperanteils in einem psychosomatischen Modell bedeutsam, weil er uns erlaubt, den Vorgang einer Mechanisierung des wachsenden Organismus durch Arbeitsteilung während der Embryogenese und danach in Rechnung zu stellen. Wenn wir die Entstehung eines Lebewesens von der Befruchtung der Eizelle bis zur Geburt unter diesem Aspekt betrachten, zeigt sich, daß sich in dieser frühesten Entwicklungsperiode von dem Gesamtsystem »Körper-Seele« fast ausschließlich der Körperanteil differenziert. Die ursprünglich einheitliche Lebensleistung der Eizelle differenziert sich in Partialleistungen, die von Subsystemen, wie Geweben, Organen und Organsystemen übernommen werden. Da der mütterliche Organismus eine unerschöpfliche Reserve für Energie und Baustoffe bereithält, kann die Differenzierung wie in einem fast geschlossenen System vor sich gehen. Organe, die später die Beziehung zur Umgebung aufnehmen, werden zwar angelegt – bleiben aber noch unfertig. Von den Informationssystemen sind nur die außersprachlichen in Funktion, welche die Zusammenarbeit in Zellen, Organen und Organsystemen sowie zwischen ihnen regeln. Sebeok (1979) spricht von endosemiotischen Zeichensystemen im Unterschied zu exosemiotischen, die der Kommunikation zwischen Organismus und Umwelt dienen. Zur Zeit der Geburt ist daher der Körperanteil trotz seiner Unreife und Offenheit für weitere Entwicklungsschritte schon ein weitgehend mechanisiertes Gebilde.

Im Gegensatz dazu hat die Herstellung von Beziehungen zu einer Umgebung durch Sinnes- und Bewegungsorgane beziehungsweise der Aufbau eines Umweltanteils, in dem Selektion und Angleichung von Außenfaktoren geleistet werden kann, noch nicht oder kaum stattgefunden. Das System »Neugeborener« besteht daher anfangs aus einem bereits relativ mechanisierten physischen Körperanteil – aber einem noch völlig undifferenzierten Umweltanteil, aus dem sich dann ein psychischer Apparat (d.h. ein vorsprachliches und sprachliches Informationssystem) im Verlauf der Auseinandersetzung mit der sozialen Umgebung während des »postembryonalen Frühjahrs« (Portmann 1969) entwickeln kann.

Das Modell der »frühen psychophysiologischen Einheit«, in der Psychisches und Physisches noch nicht unterschieden werden können, muß also durch den Gedanken einer Asymmetrie zwischen Körper- und Seelenanteil differenziert werden. Eine solche Modifikation des Modells macht es möglich, die Beziehungen zwischen physischem Organismus und psychischem Apparat als Zusammenhang zwischen einem relativ starren (mechanisierten) und einem sehr flexiblen (informationsverarbeitenden) Systemanteil aufzufassen, die sich beide aus der befruchteten Eizelle entwickeln. Man kann dann verstehen, daß bestimmte pathologische Prozesse – wie sie sich bei Organkrankheiten abspielen – mehr den relativ starren Systemanteil (den physischen Körper) betreffen, während Psychoneurosen vorwiegend auf Störungen in dem noch flexibleren Systemanteil beschränkt bleiben. Ein Konzept dieser Art wurde ursprünglich von Ferenczi (1970) entwickelt und dann von verschiedenen anderen Autoren, vor allem aber von Alexander (1951), weiter ausgebaut.

Dieses asymmetrische Modell einer Körper-Seele-Einheit erlaubt es überdies uns vorzustellen, wie sich ein psychischer Apparat aus dem noch undifferenzierten Anteil einer »Wohnhülle« des noch pflanzenartigen Embryo über eine frühe soziale Einheit, in welcher die Mutter die erste Umwelt bildet, schließlich zu einer individuellen Wirklichkeit entfalten kann.

6.5 Phantasie als psychische Aktivität

6.5.1 Vorbemerkung

Wir haben jetzt den körperlichen Anteil unseres Situationskreismodells genauer definiert und müssen nun zeigen, wie sich der in Kapitel 3 skizzierte und in Kapitel 5 genauer dargestellte seelische Anteil damit in Verbindung bringen läßt. Wir haben dort Psyche als eine Instanz definiert, welche auf der Stufe des Animalischen die Fähigkeit besitzt, eine Umwelt aufzubauen. Wir haben auch dargestellt, wie diese Fähigkeit im Laufe der menschlichen Entwicklung, vor allem durch das Hinzutreten der Vorstellungsfunktion differenziert wird, und daß Psyche jetzt zu einer Instanz wird, die statt einer bloßen Umwelt eine Außenwelt und eine Innenwelt aufbaut; wir haben dargestellt, wie Funktionskreise in Situationskreise umgebaut werden.

Diese Entwicklung der menschlichen Psyche umfaßt eine Differenzierung kognitiver und affektiver Fähigkeiten. Die Entwicklung kognitiver Potenzen wurde von Piaget als Entwicklung der menschlichen Intelligenz beschrieben. Die Entwicklung affektiver Fähigkeiten war Gegenstand der psychoanalytischen Forschung und läßt sich mit dem Terminus Freuds als Differenzierung eines psychischen Apparates umschreiben. Ciompi (1982) hat auf die noch ungelöste Aufgabe hingewiesen, diese beiden – durch verschiedene Forschungsrichtungen und Forschungsmethoden erreichten – Ergebnisse zu verknüpfen.

6.5.2 Phantasie und Realität

Alle diese Untersuchungen und die in ihrem Rahmen entwickelten Vorstellungen haben mit einem ungelösten Problem zu kämpfen, das auch im Verlauf unserer Überlegungen immer wieder aufgetaucht ist. Es betrifft die Frage nach der Beziehung zwischen Phantasie und Realität. Wir müssen diese Frage diskutieren, wenn wir den Zusammenhang zwischen dem körperlichen und dem seelischen Anteil darstellen wollen, wie er sich jetzt für unsere Modelle abzeichnet.

Solange man in den Naturwissenschaften und in der Psychologie an den positivistischen Voraussetzungen festhält, daß Realität eine vorgegebene Welt materieller Gegenstände und Vorgänge ist, ist dies Problem leicht zu lösen. Dann sind alle Vorstellungen und Bilder, die wir uns von Vorgängen der Außenwelt machen, die mit der vorgegebenen Realität nicht übereinstimmen, Phantasie. Der Begriff bekommt damit lediglich eine negative Bedeutung und rückt in die Nähe von Wahnproduktion und Halluzinationen.

Seit dem Zeitpunkt jedoch, in dem die Erkenntnistheorie die Unhaltbarkeit der positivistischen Maxime aufdeckte (d.h. seit Kant und später Hegel), läßt sich das Problem der Beziehungen zwischen Phantasie und Realität weder in der Theorie noch in der Praxis auf diese Weise lösen. Wir haben darauf hingewiesen (vgl. Kap. 4), wie es im 20. Jahrhundert in der Physik zu einer wissenschaftlichen Revolution geführt hat, und wie es im Rahmen der Psychologie durch Piagets genetische Erkenntnistheorie neu formuliert worden ist. Piagets Feststellung, daß die Welt der Erwachsenen und das, was man dort unter »Realität« versteht, das Ergebnis einer Entwicklung kognitiver Funktionen, das heißt einer speziellen Form psychischer Aktivität ist, besagt in unserem Zusammenhang zweierlei:

- Die kognitiven Funktionen, die im Verlauf unserer Entwicklung zunächst kindliche Welten und schließlich eine Erwachsenen-Welt entwerfen, sind kreative Funktionen. Das heißt aber, sie decken sich mit dem, was wir unter Phantasie verstehen, sobald wir diesen Terminus seinem Wortsinne nach, als Fähigkeit definieren, etwas »erscheinen« zu lassen.
- Eine Realität, die Ergebnis einer Entwicklung der kognitiven Funktionen unserer Phantasie ist, kann nicht als etwas vorausgesetzt werden, das schon vor dieser Entwicklung existiert und diese Entwicklung steuert. Das steuernde Prinzip oder die steuernden Prinzipien können daher nicht außerhalb der Phantasie angesiedelt werden: Es gibt keinen Gegensatz zwischen Phantasie und Realität. Realität ist lediglich das Ergebnis einer nach besonderen Kriterien arbeitenden Form unserer Phantasietätigkeit.

Wie sehen diese Kriterien aus? Gibt es Kriterien für die kognitiven Funktionen der Phantasie und solche für die affektiven Funktionen? Lassen sich diese Kriterien definieren und voneinander unterscheiden? Gibt es für beide Funktionen nur ein einziges Realitätsprinzip?

Die Psychoanalyse hat die zentrale Wichtigkeit der Frage nach den Kriterien, die unsere Phantasieentwicklung steuern, schon früh erkannt. Sie gibt aber keine eindeutige Antwort bezüglich der Herkunft dieser Kriterien.

Für Freud war der Realitätsbegriff an den Vater gebunden, der von dem Kind als feindliche Figur erlebt wird, die man bekämpfen oder der man sich unterordnen muß (Loewald 1986). Auch dieses Konzept läßt die Frage offen, ob wir für die kognitiven und die affektiven Funktionen unserer Seelentätigkeit das gleiche oder verschiedene Realitätskriterien annehmen sollen.

Wir wollen die Frage daher von der Problemstellung der Psychoanalyse her aufrollen.

Laplanche und Pontalis (1972) betonen, daß eine Interpretation der ersten Phantasien als Produktionen bloßer (Phantasie-)Objekte zu eng sei. Was produziert wird, seien vielmehr Szenarien, in denen nicht lediglich ein »vom Subjekt erlebtes Objekt« vorgestellt wird, sondern eine »Szene, zu der das Subjekt selbst gehört und in der Vertauschungen der Rollen, der Funktionen möglich sind«. Phantasie wird also durch drei Feststellungen definiert:

- Sie ist ein Produkt von Wünschen (denen ursprünglich eine Übersetzung von körperlichen Bedürfnissen zugrunde liegt) und
- sie projiziert Wünsche (Bedürfnisse) als Szenen, in denen die Befriedigung dieser Wünsche vorweggenommen wird.
- Diese »Vorwegnahme« soll die Reproduktion von Erinnerungen an frühere Erfahrungen sein.

Die Szenarien, in denen sich das phantasierende Subjekt mit den Wünschen identifiziert und in denen es seine Umgebung unter dem Aspekt der Wünsche deutet, entsprechen also Bühnen und Szenen von Handlungen, in denen Akteure auftreten. Einer dieser Akteure ist das phantasierende Subjekt selbst. Die Handlungen laufen nach bestimmten Programmen ab, die teilweise angeboren sind und/oder in der Vergangenheit erlernt wurden. Projiziert werden also »Programme für Handlungen«.

Was die Psychoanalyse damit beschreibt, entspricht sehr genau dem, was wir auf der Ebene des Biologischen mit Hilfe des Funktionskreises beschrieben haben: Bedürfnisse des Körperinneren setzen einen Prozeß der Bedeutungserteilung und Bedeutungsverwertung in Gang, der die innerkörperlichen Bedürfnisse in »Umwelt-Szenarien« übersetzt und mit ihnen die Bühne aufbaut, auf der die Dramen der Bedürfniserfüllung gespielt werden.

Auf der Stufe des Biologischen, auf der psychische Tätigkeit bzw. Phantasie noch unlösbar mit den vitalen Bedürfnissen verbunden ist, kann sich das Problem – Phantasie oder Realität – noch gar nicht stellen. Hier ist »Realität« noch identisch mit den halluzinatorischen Bildern der Triebbedürfnisse, wie wir sie – auch als Erwachsene noch in Extremsituationen (z.B. als Hunger- oder Durstphantasien) – erleben können. Auf der Stufe, auf der sich Leben primärprozeßhaft in Funktionskreisen abspielt, wird die Phantasie der Triebe oder der Leidenschaften noch unmittelbar als Realität erlebt.

Die Entstehung einer spezifisch menschlichen Phantasie – mit der menschliches Leben beginnt, mit der auch die Frage nach einer Realität, die sich von Phantasie unterscheidet, erst auftreten kann – ist daher keine Schöpfung aus dem Nichts, sondern das – allerdings ungeheuer folgenreiche – Ergebnis der Machtübernahme der Vorstellung, mit der eine Innenwelt entsteht, die sich von der Bühne einer Außenwelt für sensomotorische Aktivitäten abhebt. Damit wird die Lösung der Verbindung zwischen Phantasie und Triebgeschehen, die durch die Fähigkeit zu spielen schon vorbereitet war, weiter gefördert.

Seitdem sind wir (d.h. unser Ich) mit dem Problem (Phantasie und Realität) konfrontiert. Vorher löste gewissermaßen die Natur (das Es) das Problem für ihre Geschöpfe. Unter dem Aspekt einer durchgehenden Entwicklungslinie von biologischer Phantasie (in der wir Umwelt unter dem halluzinatorischen Zwang unserer Triebwünsche erleben und entsprechend zwanghaft reagieren) zu »neutralisierter« Phantasie, die Gedanken, Sprache und schließlich Wissenschaft hervorbringt, läßt sich das Problem der Beziehung zwischen Phantasie und Realität als eine Variante des Problems der Beziehungen zwischen Lebewesen und ihrer Umgebung formulieren – wie wir im Zusammenhang mit dem Konzept des Funktionskreises dargestellt haben: Im Rahmen des Funktionskreis-Modells lassen sich Phantasie und Realität noch als Teilaspekte eines Gesamtgeschehens deuten. In diesem Gesamtgeschehen erzeugt Phantasie durch Bedeutungserteilung eine Merkwelt, deren Realität dann mit dem Versuch der Bedeutungsverwertung getestet wird. Der Erfolg oder Mißerfolg dieses Versuches definiert die Tätigkeit der Phantasie (d.h. die Produktion einer Merkwelt) als begründet oder illusorisch.

Mit dem Entstehen einer Vorstellungs-Fähigkeit kann »die Merkwelt gemerkt« werden; jetzt können die Produkte der Phantasie festgehalten und kritisch geprüft werden, ehe sie den Versuch der Bedeutungsverwertung durch aktives Handeln auslösen. Jetzt kann auch die Erfahrung eines Scheiterns der Bedeutungsverwertung zu einem Kriterium für die Realität der Phantasietätigkeit werden, die mit ihrer Bedeutungserteilung Umgebung in eine Merkwelt transponiert.

6.5.3 Das pragmatische Realitätsprinzip

Die Definition der Phantasie als »Agent von Wünschen und Trieben« bzw. »Bedürfnissen« führt zu folgender Vorstellung: Das Schema, nach dem die ersten Phantasien Szenarien produzieren, in denen sich das Subjekt in die Handlung der Wunscherfüllung verstrickt erlebt, läßt sich auch auf der Stufe der wissenschaftlichen Hypothesenbildung wiederfinden. Den phantastischen Szenen, die unsere Wünsche in die Umgebung projizieren – Szenen, in denen die Erfüllung von Wünschen vorweggenommen wird –, entsprechen auf der wissenschaftlichen Ebene Hypothesen, welche die Phänomene der Beobachtung interpretieren und ebenfalls Prognosen für die Zukunft stellen. Beide (die phantastischen Szenen und die wissenschaftlichen Hypothesen) müssen sich bewähren, das heißt sowohl in der Phantasie vorweggenommene Wunscherfüllungen – wie die wissenschaftlichen Prognosen – müssen eintreffen. Wenn die erwartete Wunscherfüllung oder das von der wissenschaftlichen Prognose Vorhergesagte ausbleibt, muß die Phantasie ihre Produktion – sei es als phantastische Szene oder als wissenschaftliche Hypothese – verändern. Ihre Produktionen müssen sich den Forderungen der Bedeutungsverwertung, der Realität anpassen. Wir finden hier ein Realitätsprinzip, das wir unter dem Gesichtspunkt seiner Bedeutung für den Erfolg unseres praktischen Handelns »pragmatisches Realitätsprinzip« genannt haben.

Unter diesem Aspekt kann man sagen, daß die phantastischen Szenen auf der Stufe des Biologischen und die Hypothesen auf der Stufe des wissenschaftlichen Denkens Modellen und Programmen entsprechen, die geschaffen werden, um Umgebung für bestimmte Zwecke (Wünsche oder wissenschaftliche Fragestellungen) zu interpretieren und zu verändern. Auch das, was die Psychoanalyse als *Realitätsprinzip* bezeichnet, entspricht dem – auf allen Stufen wiederkehrenden – Zwang, Modelle und Programme für Handlungsabläufe zu entwickeln, deren Vorhersagen eintreffen. Dieser Zwang ist aber in erster Linie Motor der kognitiven Entwicklung. Piaget spricht von einem immer wieder herzustellenden Gleichgewicht zwischen Assimilation und Akkommodation.

Das »pragmatische Realitätsprinzip« ist, wie erwähnt, wahrscheinlich ein bereits angeborenes Entscheidungskriterium. Jedenfalls läßt es sich, wie Papousek beschreibt, bereits im Säuglingsalter nachweisen:

»Die Bestätigung der Vorhersage in einer Problemsituation wirkt als Belohnung im Sinne einer operanten Konditionierung. Dieser Mechanismus ist besonders im Säuglingsalter effektiv« (Papousek 1975).

6.5.4 Das kommunikative Realitätsprinzip

Die These, daß das pragmatische Realitätskriterium in erster Linie für die kognitive Entwicklung wichtig ist, kann sich auf die Erfahrung stützen, daß die emotionalen Reaktionen, die bei einem Mißerfolg unserer Handlungsentwürfe eintreten, unsere kognitiven Fähigkeiten eher hemmen oder sogar blockieren. Die Unfähigkeit, eine Problemsituation zu lösen, kann zu Panik und schließlich zu einem Zustand der Hilflosigkeit und Hoffnungslosigkeit führen, der mit einem Rückzug auf die Organisationsstufe eines relativ geschlossenen Systems beantwortet wird. Damit wird weder die kognitive noch die emotionale Entwicklung gefördert. Auf der anderen Seite stimulieren emotionale Reaktionen auf Erfolgserlebnisse die kognitive Entwicklung. Zu einer Entwicklung der affektiven Funktionen tragen sie höchstens indirekt bei. Wir haben im Zusammenhang mit der affektiven Funktion von einem »kommunikativen Realitätskriterium« gesprochen; wir wollen jetzt genauer darstellen, was wir darunter verstehen.

Der Kinderpsychoanalytiker Winnicott (1973) hat sich eingehend mit den frühen Phasen der psychischen Entwicklung bei Kleinkindern beschäftigt und den Begriff der *Kreativität* für die Fähigkeit geprägt, Umgebung in eine subjektiv erlebte Umwelt zu verwandeln. Er hat auf die Bedeutung der Mutter für die Entwicklung der kindlichen Kreativität aufmerksam gemacht. Er spricht von einer »genügend guten Mutter«, wenn sie dem Kind die erforderliche Unterstützung geben kann. Diese Unterstützung besteht in der allerfrühesten Phase darin, daß sie warten kann, bis ihr Kind nach seiner Geburt in der Lage ist, »die mütterliche Brust für sich zu erschaffen«. Dieser Augenblick ist für Winnicott entscheidend, da, wie er sagt, der Säugling mit der mütterlichen Brust gleichzeitig sein eigenes Selbst erschafft. Die früheste Selbsterfahrung, in der das Kind zugleich die mütterliche Brust »ist«, bildet die Basis für das Gefühl zu »sein«, das für die gesamte spätere Entwicklung eines Menschen entscheidend ist. Winnicott unterstreicht diesen Gedanken, indem er überlegt, wie ein Schauspieler, der die Rolle des Hamlet darstellt, die berühmte Frage »Sein oder Nichtsein« aussprechen würde, wenn er sich in diesem Augenblick über den Ursprung seiner Seinserfahrung klar würde.

Für Winnicott ist die frühe Subjekt-Objekt-Identität die Matrix, die vor jeder Entstehung eines Subjekts und eines Objekts den Erlebnishintergrund bildet, auf dem später Kommunikation entstehen kann, welche die frühere Einheit wieder herzustellen vermag.

Für die Ablösung des Kindes aus der primären Identität mit der Mutter spielen für Winnicott »Übergangsphänomene« eine wichtige Rolle. Sie haben die Aufgabe von der »genügend guten Mutter« in eine »genügend gute Umgebung« überzuleiten. Sie sollen

»dem einzelnen in den allerfrühesten Entwicklungsphasen ermöglichen mit der gewaltigen Erschütterung fertig zu werden, seine Omnipotenz zu verlieren (von deren Selbstverständlichkeit das Kind zunächst überzeugt ist). Das »subjektive Objekt« (Die Mutter, mit der das Kind sich identisch erlebt) wird mehr und mehr mit objektiv wahrgenommenen Objekten in Beziehung gebracht« 1973, S. 84).

»Das Übergangsobjekt vertritt die Fähigkeit der Mutter, die Welt so darzustellen, daß das Kind anfangs nicht erkennen muß, daß das Objekt nicht von ihm selbst geschaffen ist« (1973, S. 95).

Übergangsobjekte wie der Daumen oder die Faust, die in den Mund geschoben werden, ein Lappen oder ein Teddybär haben die Funktion, das Kind vor den Gefahren des Getrennt-Seins von der Mutter zu schützen, das als ein Verlassen- und Verloren-Sein erlebt wird. Sie sind Substitute für die physisch oder psychisch abwesende Mutter. Das entscheidende an ihnen ist, wie Winnicott sagt, ihr »illusionärer Charakter«. Darunter versteht er eine Welt, die dem Kind und der Mutter gehört, in der Subjekt und Objekt noch nicht getrennt sind, und in der die Frage Phantasie oder Realität sinnlos ist, weil in dieser Welt noch alles zusammengehört.

Die Desillusionierung, mit der die Trennung und Ablösung aus der ursprünglichen Einheit einsetzt, kann (wie Winnicott betont) nur dann ohne Schaden geleistet werden, wenn das Kind zuvor ausreichend Gelegenheit hatte, die Illusion zu erleben.

Wir bringen dieses Konzept so ausführlich, weil es deutlich macht, daß die Beziehungen zwischen Phantasie und Realität nicht nur unter dem Aspekt des pragmatischen Realitätsprinzips gesehen werden dürfen. Die Illusion der Einheit und Identität von Subjekt und Objekt als Fundament und Hintergrund für jede Kommunikation, welche in den späteren Zeiten der Desillusionierung für Augenblicke die Trennung überwindet, begleitet uns als »kommunikatives Realitätsprinzip« während unseres ganzen Lebens.

Das pragmatische Realitätsprinzip gestaltet unsere Weltschöpfungen nach dem praktischen Erfolg oder Mißerfolg unserer Deutungen für die Resultate unseres Handelns. Es orientiert sich an dem Eintreffen oder Nichteintreffen der Prognosen, die unser Verhalten steuern. Das kommunikative Realitätsprinzip wartet nicht auf solche Ergebnisse. Es entscheidet nicht post hoc, sondern jetzt aufgrund des Gefühls, in seinen Intentionen bestätigt oder nicht bestätigt zu sein. Dafür ist der Blick, das Wort oder die Berührung eines anderen oder die Erinnerung an dieses Wort, diesen Blick oder diese Berührung entscheidend; sie können über Sein oder Nichtsein entscheiden.

Von dem Konzept Winnicotts aus gesehen erscheint die erste Schöpfungsphase unserer Wirklichkeit wie eine Geburt aus dem Urmeer des Gefühls homogener Einheit mit der Mutter. Aus einer zunächst totalen Fusion von Fühlen und Gefühlt-Werden tauchen anfangs flüchtige Gebilde auf, die sich nur dann verfestigen und differenzieren, wenn sie zu Symbolen für das Zusammensein mit der Mutter (oder deren Ersatz) auch bei deren Abwesenheit erlebt werden können.

Auf diese Weise können – wenn die Entwicklung günstig verläuft – die Objekte, welche die Welt des Kindes zu erfüllen beginnen – zu ihnen gehört auch der eigene Körper –, zu Garanten für die Gegenwart der Mutter werden. Ihr »Echo« begleitet gewissermaßen alle vertrauten Geräusche, und ihre Gegenwart ist in die Konturen der gesehenen und getasteten Dinge gemischt, die der Welt des Kindes die Atmosphäre eines »Zuhause« verleihen. Ohne diese Essenz verlieren die Welt, die Dinge und das Selbst des Kindes rasch ihre Realität. Die Welt wird fremd, die Dinge werden unzuverlässig und gefährlich; das Selbst wird sich selbst verhaßt. In diesem Kontext gestaltet das kommunikative Realitätsprinzip – allerdings meist tief verborgen und unbewußt – auch noch den Hintergrund der Wirklichkeiten, in denen wir als Erwachsene leben.

6.5.5 Phantasie-Entwicklung und Sublimierung

Phantasietätigkeit läßt sich also als Seelentätigkeit definieren – und umgekehrt. Entwicklungsgeschichtlich ist Phantasie zunächst mit Trieb (im allgemeinen Sinne von Bedürfnis) fest verbunden, ja geradezu dessen Aktivität, um sich dann mehr und mehr von den Triebbedürfnissen und deren Handlungszwängen zu lösen. Schließlich erscheint sie als Fähigkeit zu einer fast freien, spielerischen Produktion von Bildern und Szenen, in denen Wünsche und deren Erfüllung eine Bühne gestalten, die wir distanziert – wie von dem Zuschauerraum eines Theaters aus – betrachten können.

Auf allen diesen verschiedenen Stufen wird das Problem der Beziehungen zu Realität immer wieder nach den gleichen Prinzipien gelöst.

Der so folgenreiche Vorgang, den wir als eine Lösung der Phantasie von biologischen Zwängen bezeichnet haben, darf nicht als Entwurzelung mißverstanden werden. Es handelt sich statt dessen um die Erfahrung, daß die soziale Ebene neue Möglichkeiten – auch zur Befriedigung biologischer Bedürfnisse – bietet; Möglichkeiten, welche der Organismus auf der Ebene des Biologischen nicht findet. Freud hat für die Vermischung und »Verdünnung« der biologischen Antriebe, die sich im Verlauf ihrer Kombination mit sozialen Zielsetzungen ergibt, der Terminus *Sublimierung* geprägt.

Interpretieren wir diesen Vorgang im Rahmen der Systemtheorie, so läßt er sich folgendermaßen beschreiben: Mit jeder neuen Integrationsebene tritt ein neuer Kode auf, der die Kommunikation zwischen den Elementen (den Subsystemen) sicherstellt. Wir haben dargestellt, daß der Übergang von einer Integrationsebene in die nächst komplexere einen »Sprung« erfordert, der verschiedene Bedeutungen durch »Bedeutungskoppelung« miteinander verknüpft. So haben wir geschildert, wie Bedürfnisse, die innerhalb des Körpers (z.B. nach Verbrauch der Reserven) nicht befriedigt werden können, in Bedürfnisse nach Umgebungsfaktoren übersetzt werden. Bei diesem Vorgang werden zwei Bedeutungen aus verschiedenen Zeichensystemen miteinander verkoppelt.

Diese Vorgänge, die auch für die Bildung von sozialen Systemen von grundlegender Bedeutung sind, wurden in den letzten Jahren genauer beobachtet und analysiert. Bateson spricht von einem *Deutero-Lernen*, das zu einem Verstehen des Kontextes von Kontexten führt und hat den Begriff des *double bind* für Störungen der Bedeutungskoppelung eingeführt (1972, 1978). Mills (1978) hat selbstrückbezügliche Schleifen beschrieben, die dadurch zustande kommen, daß die Mitglieder einer Gruppe das »doppelte Dekodieren« erlernen. Er versteht darunter die Fähigkeit, gleichzeitig zu dekodieren, was ein Verhalten der Gruppe »antut« und was es über die Gruppe »aussagt« (Dell und Goolishian 1981).

Jedes individuelle Verhalten kann unter drei Aspekten betrachtet werden:

- als Versuch eines Individuums, seine Wünsche zu verwirklichen
- als Veränderung in dem Gleichgewicht des sozialen Systems, in dem das Verhalten stattfindet – was das Individuum damit dem »System antut«
- als Aussage über die Rollen-Beziehungen, die das Gleichgewicht des Systems begründen

Diese drei Aspekte lassen sich an einem Beispiel aus einer Therapiegruppensitzung verdeutlichen:

Ein Gruppenmitglied, das hochgradig gehemmt ist und – obwohl bereits über 25 Jahre alt – immer noch im Haushalt der Mutter und Großmutter lebt und von beiden Frauen in penetranter Weise »bemuttert« und in Abhängigkeit gehalten wird (aus der es sich bisher nicht befreien konnte), fehlt bei einer Gruppensitzung, in der Sanktionen gegen fehlende Gruppenmitglieder beschlossen wurden.

Bei der nächsten Gruppensitzung wird dies dem Gruppenmitglied mitgeteilt. Der junge Mann, der bisher stets geschwiegen hatte, lehnte sich wortreich und aggressiv gegen den Beschluß der Gruppe auf und berichtet, daß es ihm eben wichtiger gewesen sei, an diesem Abend ein Fußballspiel anzusehen, als sich dem Zwang zu unterwerfen, wöchentlich zur bestimmten Zeit zur Gruppensitzung zu kommen. Dies wiederum erregte die anderen Gruppenmitglieder, die sich durch dieses Verhalten brüskiert, übergangen und gekränkt fühlten.

Im weiteren Verlauf dieser recht dramatisch verlaufenden Gruppensitzung konnten dann die drei Aspekte des Verhaltens recht gut herausgearbeitet werden:

- Für das fehlende Gruppenmitglied war das Wegbleiben ein Stückchen Wunscherfüllung und Triebbefriedigung, sich endlich einmal von ihn einengenden Geboten und Verboten befreit zu haben.
- Für die Gruppe bedeutete dieses Verhalten einerseits eine Kränkung und Brüskierung, andererseits wurde deutlich, daß das fehlende Gruppenmitglied sehr vermißt wurde, also der Gruppe durchaus nicht gleichgültig war, sondern als integrierender Teil der Gruppe angesehen wurde.
- Auf der dritten Ebene sagte dieses Verhalten auch etwas über die Gruppe als Ganzes, über den Gruppenprozeß aus. Es wurde deutlich, daß die Gruppe zur Zeit mit der Bearbeitung der Thematik Abhängigkeit/Unabhängigkeit beschäftigt ist und sich auf dem Wege befindet, neue Relationen zwischen Zwängen und Autonomie zu suchen.

Im Grunde sind es nicht nur doppelte sondern mehrfache Kodierungen, die bei der Verbindung mehrerer Integrationsebenen beherrscht werden müssen. Stellt man den Integrationsgesichtspunkt in den Mittelpunkt, so kann man sagen, die Bedeutungen der einfacheren Integrationsebenen würden in die Bedeutungen der komplexeren Integrationsebenen »eingewickelt«. So werden die Bedeutungen der Zeichen von Vorgängen aus dem Körperinneren, die einem endosemiotischen Informationssystem angehören, in die Bedeutungen von Zeichen »eingewickelt«, welche die exosemiotische Kommunikation mit der Umwelt sicherstellen. Diese werden schließlich wieder im Rahmen sozialer Interaktionen in die Bedeutungen einer noch komplexeren Integrationsebene »eingewickelt«. Handlungstheoretisch gesehen werden einfache Handlungen von komplexeren »in Dienst genommen«. Ein Beispiel für dieses »In-Dienstnehmen« einfacherer Handlungen durch komplexere ist auch der Vorgang der »Ritualisierung« (Huxley 1966).

Wir bekommen auf diese Weise eine Reihe, die sich den Ebenen einer System-Hierarchie entsprechend als eine *Reihe oder Stufen von Verwicklungen* darstellt. Dieses Gleichnis läßt erkennen, daß in jeder komplexeren Information (jedem komplexen Zeichen) die Informationen (die Zeichen) der weniger komplexen oder Subsystem-Ebenen enthalten sind, ähnlich wie eine russische Puppe immer wieder kleinere Puppen einschließt.

Die komplexeren Zeichensysteme besitzen Kodes, welche die Kodes der einfacheren Zeichensysteme koordinieren. Sie entsprechen unter diesem Gesichtspunkt »Meta-Kodes« für »Meta-Zeichen«. Mit ihrer Hilfe können Probleme, die sich auf den einfacheren Stufen nicht lösen lassen, umformuliert und dann auf unvorhergesehene Weise gelöst werden.

Dieses Bild macht verständlich, daß man *Sublimation* systemtheoretisch als eine Integration auffassen kann, bei der durch ein »Einwickeln« psychologischer Zeichen für individuelle Triebbedürfnisse in die Zeichen menschlicher Kulturen – vor allem der Sprache – eine Lockerung der biologischen Phantasie von den Zwängen der somatischen Bedürfnisse erreicht wird. Immer wieder ist die Bedeutung der einfacheren Stufen in der Bedeutung der nächsthöheren Stufe im Hegelschen Sinne »aufgehoben«.

6.6 *Die systemtheoretische Lösung des Leib-Seele-Problems*

6.6.1 Vorbemerkung

In der psychosomatischen Literatur wird das Problem der leib-seelischen Beziehungen vor allem im Zusammenhang mit dem Konversionskonzept diskutiert. Die Schwierigkeiten, mit denen diese Diskussion zu kämpfen hat, hängen nicht zuletzt damit zusammen, daß die Termini *Leib* bzw. *Körper* und *Seele* nicht in einem Begriffssystem definiert sind, in dem sie sich miteinander in Beziehung setzen lassen.

Aufgrund dieser Unklarheiten in der Konzeptbildung befindet sich die psychosomatische Medizin – streng genommen – noch in dem vorwissenschaftlichen Stadium grober Empirie; letztlich ist die Annahme, daß seelische Vorgänge bewußter oder unbewußter Art somatische Vorgänge im Körper »nach sich ziehen« oder von ihnen »begleitet« werden, nicht wissenschaftlicher als die Annahme des Naturmenschen, daß auf den Tag die Nacht, und umgekehrt, auf die Nacht der Tag folgt (oder daß die Bäume mit den Bewegungen ihrer Zweige den Wind erzeugen). Sie unterstellt »Gleichzeitigkeitskorrelate« (Mitscherlich), aber nicht mehr – es sei denn, man billigt dem psychophysischen Parallelismus die Fähigkeit eines Welterklärungsprinzips im Sinne eines theologischen Dogmas zu – wie das z.B. Leibniz mit dem Gleichnis der zwei genau gleich gehenden Uhren und seiner Lehre von der »prästabilisierten Harmonie« getan hat. Den Boden der empirischen Wissenschaft betreten wir erst, wenn es uns gelingt, ein Modell – und sei es auch noch so grob und vorläufig – zu konstruieren, das uns erlaubt, Hypothesen über ein wechselseitiges Einwirken seelischer Vorgänge auf körperliche und umgekehrt, aufzustellen und zu erproben.

6.6.2 Der geheimnisvolle Sprung von der Seele zum Körper

Das Modell, das wir entwickelt haben – und das im folgenden noch einmal zusammenfassend dargestellt werden soll –, geht von biologischen Bedürfnissen der Lebewesen aus, die entweder (in relativ geschlossenen Systemen) aus Reserven innerhalb des Organismus gedeckt werden können oder (in offenen Systemen) aus der Umgebung befriedigt werden müssen. Dabei dienen dem Organismus die Bedürfnisse als Bezugssysteme für die Interpretation von Umgebungsfaktoren (Bedeutungserteilung) und für den Umgang mit ihnen (Bedeutungsverwertung). Der Übergang vom relativ geschlossenen in das offene System entspricht einem »Sprung« von einer einfacheren auf eine komplexere Integrationsebene. Bei diesem Sprung werden die Bedürfnisse der tieferen Integrationsstufe in Bedeutungen der höheren Integrationsstufe »übersetzt«.

In unserem Modell wird also der »geheimnisvolle Sprung« (Deutsch 1959) von dem körperlichen in den seelischen Bereich (und umgekehrt), der die Konzeptbildung in der psychosomatischen Medizin als ungelöstes Problem belastet, als »Sprung« von einer Integrationsebene auf eine andere – und damit als »Bedeutungssprung« – definiert. Unter »Bedeutungssprung« wird eine Übersetzung von Vorgängen einer Integrationsebene und der dort geltenden Zeichen in die einer anderen und die auf dieser Ebene geltenden Zeichensysteme verstanden. Wenn wir dieses Modell zugrunde legen, sind wir gezwungen, körperliche und quasiseelische Phänomene bereits auf der Stufe des vegetativen (pflanzlichen) Lebens zu unterscheiden – können aber dort auch den von unserem Modell unterstellten Zusammenhang besonders anschaulich darstellen. So würde eine Zelle (z. B. eine Amöbe), die, durch Chemotaxis von Partikeln ihrer Umgebung angelockt, diese Partikel aufsucht, ergreift und phagozytiert, einen Bedeutungssprung oder eine Übersetzung demonstrieren. Der Zellkörper, der als geschlossenes System von seinen Reserven lebt und auf Partikel der Umgebung nicht reagiert, ist in ein offenes System übergegangen, das quasiseelische Funktionen zeigt: Die Zelle (Amöbe) erteilt den vorher neutralen Partikeln ihrer Umgebung die Bedeutung »Nahrung«. Damit übersetzt sie das Bedürfnis des Systems »Zellkörper« nach Kohlenhydraten, Eiweiß, Mineralstoffen usw., die zur Aufrechterhaltung der Homöostase benötigt werden, in eine Bedeutung der (vorher neutralen) Umgebung. Die Zelle hat jetzt, nach der Terminologie J. v. Uexkülls eine »Wohnhülle« aufgebaut. Sie besteht aus den gereizten Rezeptoren ihrer Zelloberfläche. Damit ist die Zelle von einer Integrationsebene (die nur Stoffwechselvorgänge im Körperinneren umfaßt) in eine komplexere Integrationsebene »gesprungen«, die auch Teile der Umgebung einbezieht. Es hat (auf der Stufe des pflanzlichen Lebens) eine »Übersetzung« von einer Bedeutungsebene in eine andere – ein »Bedeutungssprung« – stattgefunden. Unter dem Gesichtspunkt, daß die alte Bedeutung nicht zugunsten der neuen aufgegeben wird, sondern in ihr gewissermaßen »aufgehoben« (Hegel) weiter besteht, ist ein solcher »Bedeutungssprung« zugleich eine »Bedeutungskoppelung«; jetzt entsteht »Mehrdeutigkeit« und damit die Möglichkeit für Komplikationen aufgrund mißglückter Integration verschiedener Bedeutungen, wovon bereits in Kapitel 3 die Rede war.

Übertragen wir diese Überlegungen auf die Stufe des animalischen Lebens, auf der Sinnes- und Bewegungsorgane ausgebildet werden und auf der Funktionskreise Umgebung assimilieren, so kommt zu der Übersetzung »körperlicher Bedürfnisse« (z.B. für Kohlenhydrate, Eiweißstoffe, Mineralien, usw.) in Bedeutungen für Umgebungsfaktoren (z.B. Nahrung, Beute, usw.) noch die Erteilung der sinnlichen und motorischen Bedeutungen hinzu. Damit nehmen Umgebungsfaktoren für unsere Sinnenorgane raum-zeitliche Qualitäten an. Da hier der Unterschied zwischen den verschiedenen Integrationsebenen (der im Körper sich abspielenden Prozesse und der Umgebung einschließenden Vorgänge) noch weit größer ist als auf der vegetativen Stufe, wird der Bedeutungssprung noch deutlicher. Er verbindet jetzt innerkörperliche Bedürfnisse (die sich in biochemischen und physiologischen Begriffen beschreiben lassen) mit sichtbaren, faßbaren und im Raum (z.B. einem Bäckerladen) lokalisierbaren Gegenständen. Wir verstehen jetzt besser, daß ein Gegenstand alle seine optischen, taktilen und raum-zeitlichen Qualitäten (z.B. als Brot von 500 g) behalten und doch – wenn die innerkörperlichen Bedürfnisse befriedigt sind – seine Nahrungsbedeutung verlieren kann. Die Bedeutungskoppelung (von innerkörperlichen Bedürfnissen an »Nahrung« in der Umgebung und dieser an optische, taktile und raum-zeitliche Bedeutungen) ist jetzt aufgehoben. Es hat eine »Bedeutungskoppelung« stattgefunden. Schließlich findet mit der Übersetzung in die Sprache wieder ein neuer Bedeutungssprung statt. Man wird wieder an das Telefon-Beispiel (vgl. Kap. 3) erinnert.

Das Phänomen der Bedeutungskoppelung als Herstellung einer Verbindung zwischen Vorgängen, die auf verschiedenen Komplexitätsebenen stattfinden und verschiedenen Zeichensystemen gehorchen, läßt sich unter dem Aspekt der »Funktion« anschaulich machen. Wenn wir uns daran erinnern, daß wir »Funktion« als pragmatisches System bzw. als in sich geschlossene Handlung definiert haben, so besteht die Funktion des Stoffwechsels auf der Integrationsebene des Körpers als »relativ geschlossenem System« in einer Handlung, in der Kohlenhydrate, Fett- und Protein-Moleküle in Zellen eingeschleust und dort zur Erhaltung der Homöostase verwertet werden (usw.). Die Funktion der Nahrungsbeschaffung auf der Integrationsstufe Körper und Umwelt (bzw. individuelle Wirklichkeit) besteht in einer Handlung, in der Gegenstände der Umgebung aufgesucht, ergriffen und verzehrt werden. Beide Handlungen sind so verschieden wie Tag und Nacht. Sie verbinden sich aber durch Bedeutungskoppelung zu einer gemeinsamen Handlung, in der eine für die andere tätig sein kann.

Bedeutungskoppelungen können also Verbindungen zwischen innerkörperlichen Vorgängen und dem seelischen Bereich, in dem wir unsere Umgebung als individuelle Wirklichkeit erleben, herstellen. Damit hat das, was sich in der individuellen Wirklichkeit eines Menschen abspielt, Konsequenzen im innerkörperlichen Geschehen gewonnen und umgekehrt. Auch die Lösung einer solchen Verbindung (die Bedeutungsentkoppelung) hat Konsequenzen in beiden Systemanteilen.

Diese Zusammenhänge hat, wie wir dargestellt haben, als erster Pawlow gesehen und die Gesetzmäßigkeiten untersucht, durch die Bedeutungskoppelungen zwischen einer somatischen und einer psychischen Integrationsebene zustande kommen. Inzwischen hat die Lerntheorie das Pawlowsche Konzept durch das Konzept des »Lernens am Erfolg« (*operant* oder *instrumental conditioning*) ergänzt. Hier ist der für unser Problem wichtige Gedanke berücksichtigt, daß mit der Befriedigung von Bedürfnissen (Belohnungen oder Bestrafungen) das pragmatische Realitätsprinzip für das Zustandekommen von Bedeutungskoppelungen von entscheidender Wichtigkeit ist.

Zusammenfassend läßt sich also sagen, daß der »Sprung von der Seele zum Körper« (und umgekehrt) solange geheimnisvoll und das »Leib-Seele-Problem« solange unlösbar bleiben, solange die Begriffe *Körper* und *Seele* nicht neu definiert sind.

6.7 Die Konsequenzen für das Konzept des Programms

6.7.1 Die Fruchtbarkeit des Programm-Konzepts

In dem von uns entwickelten Modell muß der Bedeutungssprung zwischen einem Körper auf der Integrationsebene eines relativ geschlossenen Systems und einer Psyche als Systemanteil (der Umgebung auf einer komplexeren Integrationsebene integriert) durch Bedeutungskoppelungen überwunden werden. Bei solchen Bedeutungskoppelungen werden Programme für innerkörperliche Prozesse in Programme eingeschlossen, welche Umgebung in individuelle Wirklichkeit transponieren. Wir haben Beispiele gebracht, die diese Übersetzungen oder Transponierungen illustrieren.

Programme, die verschiedene Integrationsebenen verbinden, müssen unter historischem Aspekt gesehen werden. Das besagt, daß Psychophysiologie nur in einem relativ begrenzten Rahmen interindividuell gültige Programme voraussetzen kann. Sie wird in einem viel größeren Ausmaß als die Physiologie mit Programmen rechnen müssen, welche die individuelle Lebensgeschichte des betreffenden Individuums widerspiegeln. Hier öffnet sich daher ein weites Feld für psychophysiologische Untersuchungen.

Die klinische Bedeutung einer Erforschung der Programme, die wir im Laufe unserer biographischen Geschichte erwerben und weiterentwickeln, die unser Leben auf der physiologischen und psychologischen Stufe beherrschen, ist offensichtlich.

Es ist daher unerläßlich, den Begriff des *Programms* genauer zu definieren und auch die Beziehungen zwischen Programm und materiellem Substrat, in dem Programme gespeichert werden (z.B. der Desoxyribonukleinsäure [DNS] in Zellkernen oder Neuronenstrukturen im ZNS) unter wissenschaftstheoretischen Gesichtspunkten genauer darzustellen.

6.7.2 Antrieb oder Programm

Der Begriff des *Programms* steht heute im Zentrum einer Auseinandersetzung der Verhaltenswissenschaften (Ethologie) mit dem Instinkt-Begriff, die auch Konsequenzen für den Triebbegriff der Psychoanalyse hat; sowohl der Instinkt- wie der Triebbegriff gehen von einer Vorstellung innerer Antriebskräfte aus, für die noch das Energiemodell der Physik Pate stand, das Fromm (1974) als »mechanistisch-hydraulisches Modell« bezeichnet. Die wachsende Kenntnis der Bedeutung vererbter und erworbener Verhaltensmuster zwingt jedoch zu der Vorstellung, daß es sich bei den inneren Antriebskräften nicht um ungerichtete Energie, sondern um Programme handelt, die in Körperstrukturen gespeichert sind.

»Die Begriffe *Antrieb* und *Energie* haben durch ihre Assoziation mit mechanischen »Prozessen jene Vorstellungen von der (...) linear-kausalen Verwurzelung instinktiver Verhaltensabläufe möglich gemacht, die heute der Ethologie von ihren Kritikern besonders angekreidet werden (...). Eine Alternative zu diesem Paradigma müßte ein Modell bieten, das die Komplexität der Wechselwirkungen zwischen Elementen des Organismus sowie zwischen diesen und der Umwelt adäquat abbildet (...). Der wichtigste Bestandteil einer derartigen Theorie wäre die Voraussetzung, daß Verhalten nicht durch Kräfte oder Triebe, sondern durch Programme gesteuert wird, und daß sich die Beziehungen zwischen Umwelt und Organismus einerseits, zwischen Programmen und Verhalten andererseits, nicht linear-kausal als Ursache-Wirkungs-Ketten beschreiben lassen. Die Idee eines Programms, das mehr oder minder ›offen‹ ist, das heißt mehr oder weniger zusätzliche Informationen von außen benötigt, um realisiert zu werden, sollte jedem modern denkenden Biologen vertraut sein« (Wieser 1976).

Um die Frage entscheiden zu können, ob und wieweit eine

echte Alternative zwischen dem Triebmodell und dem Programmodell besteht, müssen wir davon ausgehen, daß die wissenschaftstheoretische Reichweite des Programmmodells mit dem Gedanken der Integration und der Integrations-Stufen bzw. -Ebenen zusammenhängt: »Integration« bedeutet ja – wie oben dargelegt – das Zusammenfassen verschiedener Einzelerscheinungen zu einheitlichen (neuen) Phänomenen. Diese Zusammenfassung folgt (bei allen nicht als bloße Konglomerate beschreibbaren Gebilden) nach bestimmten Programmen. Wenn die Gestalttheorie diesen Vorgang mit der Formel beschreibt, das Ganze sei mehr als die Summe seiner Teile, so ist dieses »Mehr« eben das Programm, das die Teile zusammenschließt.

Vorstellungen dieser Art haben in der Neurophysiologie mit dem aus der Technik übernommenen Modell des Schaltnetzes große Bedeutung gewonnen. Mit seiner Hilfe ist es gelungen, neurophysiologische Äquivalente für Programme zu finden, die Teilvorgänge zu Einheiten (Gestalten) verschmelzen. Um dem Mißverständnis vorzubeugen, Gestalten nur als subjektive Phänomene der Wahrnehmung aufzufassen (wie es durch die Entwicklung der Gestaltpsychologie nahegelegt wird), wollen wir den Vorgang, um den es sich handelt, am Beispiel der Sinnesempfindungen veranschaulichen: Es ist angeborenen und erlernten Programmen des Sehens oder des Hörens zu verdanken, daß eine gesehene Farbe oder ein gehörter Ton dem sehenden oder hörenden Subjekt Informationen über seinen Zustand sowie über den Zustand des Systems Auge oder Ohr in der Auseinandersetzung mit einer bestimmten Umgebung vermitteln. Mit anderen Worten heißt dies, daß *in jeder Sinnesempfindung Nachrichten sowohl über die Wechselbeziehung zwischen Elementen des Organismus als auch zwischen diesen und der Umgebung zu einem einheitlichen Phänomen verschmolzen* sind. In der Farbempfindung sind der Zustand der Retina, des N. opticus, bestimmter neuraler Prozesse in der Sehrinde in ihren Wechselwirkungen zum Gesamtorganismus und zu bestimmten physikalischen Erscheinungen, die als Lichtwellen die Retina treffen, zu Bestandteilen eines einheitlichen Phänomens verschmolzen. Die Programme, denen wir diese Zusammenfassung verdanken, sind bis zu einem gewissen Grade flexibel. Sie erlauben, daß einzelne Bestandteile fehlen oder verändert werden, ohne daß die Gesamtempfindung sich verändert. Andere Bestandteile dürfen jedoch weder fehlen noch verändert werden, wenn die Farbempfindung nicht verändert oder vernichtet werden soll.

Dieser Gedanke war längst vor dem Auftauchen der Gestalttheorie der eigentliche Inhalt des Begriffs *spezifische Sinnesenergie* von Johannes Müller (1835). Müller wollte damit die Potenz eines lebenden Systems bezeichnen, Elemente der Umgebung und des Organismus zu Phänomenen einer höheren Integrationsebene zu vereinigen. Bei Müller hatte daher der Terminus *Energie* nicht die Bedeutung einer blinden Triebkraft, sondern bereits die eines dynamischen Programms (vgl. Kap. 1).

Da der Begriff des Programms, die Annahme eines materiellen Substrats nahelegt, in dem Programme (auch solche, die unser Erleben und Verhalten steuern) gespeichert werden, ist der integrative Aspekt des Modells von größter Bedeutung. Das physikalische Antriebsmodell, das die Vorstellungen der Biologie und der Medizin seit über hundert Jahren sehr einseitig beherrscht, verführt uns nämlich immer wieder zu der objektivistischen Vorstellung, daß Prozesse im Gehirn das »eigentliche« Phänomen und das Psychische nur ein »Epiphänomen« darstellen würden. Das Modell des Programms gibt uns demgegenüber die Möglichkeit uns das speichernde Substrat der physischen Ebene als ein zwar außerordentlich wichtiges Element – aber eben doch nur als ein Element der neuen Ganzheit auf der komplexeren Integrationsebene vorzustellen.

Ein sowohl theoretisch wie praktisch fruchtbares Modell für die Zuordnung physischer und psychischer Elemente läßt sich auf dem Boden der *Zeichentheorie* (Semiotik) entwickeln (vgl. Kap. 3). Es geht davon aus, daß Zeichen »duale Einheiten« sind (Shands 1977), die aus einem (physischen) Zeichenträger und einer (physikalisch nicht beschreibbaren) Bedeutung bestehen.[37] Unser Konzept die

[37] Die Verwendung des Zeichenbegriffs zur Beschreibung biologischer Zusammenhänge geht auf Helmholtz zurück. J. v. Uexküll (1928) hat sie zu einem System ausgebaut. Sebeok (1976b) und Shands (1978) haben die Beziehungen zu anderen, vor allem linguistischen Zeichensystemen herausgearbeitet.

Bedeutungskoppelung zwischen zwei Integrationsebenen beschreibt im Prinzip den gleichen Sachverhalt.

Trotz dieser Vorteile kann das Modell des Programms das Triebmodell nicht ersetzen, sondern lediglich differenzieren. Das Triebmodell ist in der Lage, Unterschiede der Intensität von Empfindungen durch Begriffe wie *Stauung, Spannung* oder *Drang* anschaulich zu machen und damit dem quantitativen Gesichtspunkt Rechnung zu tragen. Ohne diesen Gesichtspunkt könnten wir uns kaum vorstellen, daß Programme je nach ihrer Bedeutung für die Befriedigung vitaler Bedürfnisse ganz verschiedene Dringlichkeit haben.

Mit der Frage nach der Dringlichkeit kommt unweigerlich ein quantitativer Aspekt in den Blick.

Dieser Aspekt spielt in der psychophysiologischen Forschung eine wichtige Rolle. Dort fragt man nach dem »Wert« eines Bedürfnisses. Das psychophysiologische Konzept der Aktivierung versucht dem quantitativen Aspekt der Intensitätsunterschiede, die das klassische Antriebsmodell mechanistisch deutet, durch die Annahme verschiedener Grade eines Aktiviertseins gerecht zu werden.

Ein besonders wichtiger Gesichtspunkt für die Notwendigkeit einer Differenzierung des Triebmodells durch den Begriff des Programms ist die Unmöglichkeit, die Vorstellung hydraulischer Kräfte mit dem Gedanken einer Entwicklung in Verbindung zu bringen. Das große Erfahrungsmaterial, das die psychoanalytische Forschung über Differenzierung, Sublimierung und Reifung menschlicher Erlebnis- und Verhaltensweisen beigebracht hat und das sie in einer psychoanalytischen Entwicklungstheorie zu ordnen sucht, läßt sich mit Hilfe des hydraulischen Antriebsmodells nicht sinnvoll interpretieren. Es verhindert eher eine Klärung dieser Phänomene, als daß sie es sie fördern würde.

Der Entwicklungsgedanke läßt sich jedoch sehr gut mit dem Programm-Modell verbinden, wenn man, wie Wieser (1976) es tut, zwischen »geschlossenen« und »offenen« Programmen unterscheidet. Diese Begriffe dürfen nicht mit den Begriffen eines geschlossenen oder offenen Systems verwechselt werden. Unter geschlossenen Programmen versteht man Steuerungseinrichtungen für Verhaltensweisen, die (einmal in Gang gesetzt) eingleisig und unbeeinflußt durch äußere Faktoren ablaufen, wie wir das z. B. beim Niesen, Husten, Gähnen, aber auch beim Orgasmus beobachten können. Da hier Signale aus der Umgebung lediglich die Rolle von Schlüsselreizen spielen, können geschlossene Programme nicht »lernen«; lernbar ist höchstens ihr Einbau in komplexere Programme. Im Unterschied dazu besitzen offene Programme Variationsmöglichkeiten, die es ihnen erlauben, sich einer wechselnden Umgebung anzupassen. Sie können »lernen«, das heißt ihre Antwortmöglichkeiten modifizieren und erweitern. Der Ausgangspunkt Piagets war der Unterschied zwischen Reflexen mit geschlossenen und offenen Programmen. Nur die letzteren können ihre sensomotorischen Schemata (Programme) erweitern und »lernen« (vgl. Kap. 1). Das hier angesprochene Problem taucht in der psychophysiologischen Forschung mit der Frage nach den Freiheitsgraden angeborener und erworbener Coping-Strategien auf.

Die ältere Verhaltensforschung glaubte unter dem Einfluß des traditionellen Instinktbegriffes, daß geschlossene Programme angeboren, offene erworben seien und überschätzte die Rolle angeborener (geschlossener) Programme für das Verhalten von Tieren. Neuere Untersuchungen haben gezeigt, daß es diesen prinzipiellen Unterschied nicht gibt und daß offene Programme eine weit größere Rolle spielen als man ursprünglich glaubte. Heute nimmt man an, daß alle Programme einen angeborenen, das heißt genetisch vererbten Fundus haben, der als »Anlage« dem Spielraum ihrer Modifizierbarkeit lediglich engere oder weitere Grenzen steckt. Offene und geschlossene Programme würden danach nur Extrem-Varianten auf einer gleitenden Skala darstellen, auf deren einen Seite genetisch stark determinierte Strukturen stehen, die ein Minimum an Außeninformationen benötigen, um funktionsfähig zu werden.

»Auf der anderen Seite die unendlich vielfältigen Muster (...), die zwar ebenso in einem vererbbaren Substrat wurzeln, aber Außeninformationen in unvorhersehbarer Mannigfaltigkeit zu verarbeiten imstande sind« (Wieser 1976).

Die meisten Programme können also offenbar im Laufe der Entwicklung eines Lebewesens unter dem Einfluß der Umgebung in größerem oder geringerem Umfang »lernen«, das bedeutet sich differenzieren und mit anderen Programmen verbinden.

Für die Medizin ist diese Entwicklung des Instinktbegriffs in der Verhaltensforschung von großem Interesse. Hier entspricht die Vorstellung eines prinzipiellen Unterschiedes zwischen endogenen und exogenen Erkrankungen, wie sie in der Psychiatrie ursprünglich mit den Psychosen verknüpft wurde, der Annahme der Verhaltensforschung von einem prinzipiellen Unterschied zwischen angeborenen und erworbenen Programmen. Mit der Anerkennung der Tatsache, daß jedem Verhalten angeborene und erworbene Programmelemente nur in wechselndem Ausmaß zugrundeliegen, wird auch dem Streit über eine endogene oder exogene Genese neurotischen oder psychotischen Verhaltens der Boden entzogen. Dagegen wird damit der zentrale Gedanke der psychoanalytischen Entwicklungstheorie gestützt, daß angeborene »Primärprozesse« im Laufe einer Sozialisation des Menschen in »Sekundärprozesse« umgewandelt werden können.

6.7.3 Programm und Struktur

Die Plastizität, die Programme unter dem Einfluß der Umgebung an den Tag legen, zwingt zu der Annahme, daß auch die strukturellen biochemischen und elektrophysiologischen Substrate im Gehirn, die für die Speicherung von Programmen verantwortlich sind, durch Umgebungseinflüsse verändert werden können. Neurophysiologische und neuroanatomische Untersuchungen der letzten Jahrzehnte haben dafür konkrete Beweise erbringen können.

Solche Zusammenhänge lassen sich mit Hilfe des Modells des Funktions- bzw. Situationskreises veranschaulichen, wenn wir uns vorstellen, daß der Ablauf von Funktions- bzw. Situationskreisen von Programmen gesteuert wird, die in Strukturen des Gehirns gespeichert sind, der Ablauf aber wieder auf den Speicher zurückwirken und dort eine veränderte Struktur hinterlassen kann. Diese Vorstellung ist für die Psychophysiologie (z. B. auch im Zusammenhang mit den Phänomenen der Situationsstereotypie und ihrer Modifizierbarkeit) von Interesse. Für die psychosomatische Medizin hat sie eine prinzipielle Bedeutung: Sie besagt, daß Erlebnisse, das heißt Vorgänge auf der psychologischen Integrationsebene nicht nur von Programmen gesteuert werden, die auf der physischen Ebene in einem Substrat gespeichert sind, sondern daß Vorgänge auf der psychologischen Integrationsebene das materielle Substrat der Programmspeicher verändern können. Eine derartige gegenseitige Abhängigkeit der beiden Integrationsebenen läßt uns besser verstehen, daß unerwartete oder neue Situationen, die auf der physiologischen Ebene von Alarmreaktionen begleitet sind, im Laufe einer psychologischen Gewöhnung – ja schon durch eine Vorwegnahme in der Phantasie – über eine Veränderung der Programmstrukturen im ZNS auch eine Gewöhnung auf der physiologischen Ebene und damit eine Adaptation herbeiführen können. Dem neuen (oder variierten früheren) Programm gelingt dann die Integration, die vorher nicht zustande gekommen war. Wir hätten damit ein Modell, mit dem sich verstehen läßt, daß frühere Erfahrungen über Veränderungen der im ZNS gespeicherten Programme zu einer veränderten Interpretation späterer Begegnungen mit der Umgebung führen. Weiner (1977) meint, daß sich die Besonderheit und Individualität menschlichen Verhaltens – und das gilt natürlich bereits für die Tiere – nur auf diese Weise interpretieren läßt.

Auf der anderen Seite läßt sich mit diesem Modell die Hypothese verknüpfen, daß der Organismus, der bei einem Fehlen passender Programme zur Lösung psychosozialer Probleme zunächst auf die archaischen Programme der Alarm- oder Rückzugsreaktion zurückgreift, damit auch eine Basis für neue Programmentwicklungen gewinnen kann. Dauer und Intensität der Alarm- oder Rückzugsreaktion würden dann davon abhängen, ob und wieweit es gelingt aus den archaischen Anlagen neue Programme aufzubauen, mit deren Hilfe das Problem schließlich doch noch gelöst werden kann. Die im Zusammenhang mit der Alarm- bzw. Rückzugsreaktion in Gang gesetzten Vorgänge im Körperinneren sind erst in allgemeinen Umrissen klar. Immerhin wissen wir bereits, daß die dabei ablaufenden neuroendokrinen Vorgänge über eine erhöhte Produktion von Hormonen auf die Zellmembran und auf diesem Weg auch auf den Zellstoffwechsel, auf Immunprozesse, ja wahrscheinlich sogar auf die DNS der Zellkerne einwirken können (Amkraut und Solomon 1975).

6.8 Zusammenfassung

In diesem Kapitel wird das in den Kapiteln 3, 4 und 5 entworfene bio-psycho-soziale Modell dadurch vervollständigt, daß der Begriff *Körper* definiert und mit dem Begriff *Psyche* in Beziehung gesetzt wird. In Kapitel 1 waren Organismus und Umgebung als Momente eines Handlungssystems (des Funktionskreises), Psychisches als *Merken* und Merken als Phantasie definiert worden, welche Umgebung für die Bedürfnisse des Organismus deutet und damit in eine subjektive Umwelt verwandelt.

Diese gewissermaßen statische Darstellung des Individuum in seiner Situation hatte in Kapitel 4 und 5 durch die Ableitung des Situationskreises aus dem Funktionskreis eine historische Tiefendimension erhalten. Dort war das Konzept einer Zeitgestalt entwickelt worden, dessen prinzipielle Bedeutung schon im Rahmen der in Kapitel 2 dargestellten Systemtheorie sichtbar geworden war. In Kapitel 3 wurde eine Definition für den Begriff *Seele* entworfen, die den entwicklungsgeschichtlichen Erfahrungen Rechnung trägt und einen Vorschlag für eine Unterscheidung zwischen einer animalischen und humanen Psyche macht.

Das Konzept, wie es sich danach darstellte, war unter zwei Gesichtspunkten ergänzungsbedürftig:

- Es gibt keine klare Vorstellung, was in seinem Rahmen unter *Körper* verstanden werden soll. Das Funktionskreis-Modell setzt zwar einen Körper (mit vitalen Bedürfnissen, Rezeptoren und Effektoren) voraus, stellt ihn selbst jedoch nicht im einzelnen dar.
- Das Konzept einer Zeitgestalt, welche die Entwicklung der Beziehungen zwischen Individuum und Umgebung von Beginn an einfangen und fruchtbar machen will, ist in seiner Initialphase nicht klar abgegrenzt. Es läßt offen, wann der »Beginn« anzusetzen ist: mit der Säuglingszeit und der Annahme bereits voll ausgebildeter biologischer Funktionskreise, z.B. für Ernährung und Ausscheidung oder zu einem früheren Zeitpunkt?

Diese beiden Gesichtspunkte legten nahe, das Konzept der

Zeitgestalt durch Einbeziehung der Embryonalzeit zu ergänzen. In dieser Zeit spielen sich Entwicklungen ab, die für das Verständnis der späteren Phasen eine so entscheidende Bedeutung haben, daß sie in einem psychosomatischen Rahmenkonzept nicht fehlen dürfen. Vor allem zeigt sich, daß es erst von hier aus möglich wird, Definitionen für den Begriff Körper zu entwickeln, der mit einer Psyche in Beziehung gesetzt werden kann, die als Produkt einer Phantasieentwicklung definiert wurde.

In der Embryonalphase läßt sich der Mensch als ein noch umweltloses Wesen, das heißt als ein System beschreiben, das sich selbst genug von seinen im Überfluß vorhandenen Reserven zehrt. Ein solches umweltloses, sich selbst aus vorhandenen Reserven ergänzendes System bietet sich als Definition für den Begriff *Körper* oder *Organismus* an. Diese Definition muß durch die Feststellung ergänzt werden, daß die Differenzierung des noch umweltlosen Körpers während der Embryonalzeit in ein hierarchisch gegliedertes, arbeitsteiliges System so rasch fortschreitet, daß der Körper des Neugeborenen ein bereits weitgehend »mechanisiertes« Gebilde darstellt. Zu diesem Zeitpunkt sind die psychischen Fähigkeiten, eine Umwelt aufzubauen, noch nicht ausgebildet.

Als noch umweltloses Wesen, das als reiner Körper noch keine Beziehungen zur Umgebung aufnimmt, läßt sich der Embryo ungeachtet seines intensiven Bau- und Energiestoffwechsels als ein weitgehend geschlossenes System beschreiben. Dieses System gehört einer einfacheren Integrationsstufe an, als später das offene System, in dem heranwachsende Kinder und Erwachsene mit ihrer Umwelt bzw. individuellen Wirklichkeit einen zweiten Systemanteil – jene feste, aber für den außenstehenden Beobachter unsichtbare Schale – um den Körper legen. Da auf verschiedenen Integrationsebenen verschiedenartige Bedeutungszuweisungen gelten, lassen sich die Beziehungen zwischen den beiden Systemanteilen (dem körperlichen und dem psychischen) nur als Koppelungen verschiedener Bedeutungen verstehen. Solche Bedeutungskoppelungen, mit denen erworbene Programme entstehen, hat als erster Pawlow beschrieben. Die geheimnisvolle Grenze zwischen Körperlichem und Psychischem läßt sich so als Ergebnis einer – in der individuellen Entwicklungsgeschichte entstandenen – unübersehbar großen Anzahl von Bedeutungskoppelungen zwischen einem körperlichen und einem psychischen Systemanteil auffassen.

Die Systemtheorie liefert eine Reihe von Gesichtspunkten, mit deren Hilfe das Konzept einer Zeitgestalt, in der zwei verschiedene Integrationsebenen durch Bedeutungskoppelung verknüpft sind, genauer strukturiert werden kann. Der Umschlag der psychosomatischen Zeitgestalt von der Organisationsform des relativ geschlossenen Systems auf einfacherer Integrationsstufe (als »bloßer Körper«) in die Organisationsform des offenen Systems auf der höheren Ebene (als Körper in seiner individuellen Wirklichkeit und umgekehrt) beschreibt dann den Umschlag von einem histiotropen Zustand des Rückzugs, wie er im Schlaf oder der Bewußtlosigkeit herrscht, in einen ergotropen Zustand der Wachheit und Aktivierung. Damit lassen sich zwei fundamentale psychosomatische Reaktionsmuster als Bewegungen innerhalb des Modells der dynamischen Zeitgestalt beschreiben.

Das Modell des Situationskreises beginnt jetzt als dynamische Entwicklung mit einer umweltlosen Frühphase als »reiner Körper«, dessen Bedürfnisse nur nach »innen« gerichtet sind. Die Entwicklung schreitet dann über Etappen fort, in denen Bedürfnisse durch Funktionskreise nach außen kanalisiert und Umwelten aufgebaut werden. Sie mündet schließlich in die Phase der erwachsenen Individuen, die in Situationskreisen mit ihrer als individuelle Wirklichkeiten interpretierten Umgebung verbunden sind. In diesem Modell ist Psychisches als Phantasie, die Umgebung in Umwelt bzw. in individuelle Wirklichkeit transponiert, mit umweltlosem Körperlichem durch Bedeutungskoppelungen verbunden, die immer wieder vollzogen werden müssen; sie können aber auch rückgängig gemacht werden.

Im einzelnen haben wir für die Definition der Begriffe *Körper* und *Psyche* folgende Thesen aufgestellt:

- Die befruchtete Eizelle ist ein System, das sich zunächst nach angeborenen Programmen und ohne die Aufnahme von Beziehungen zur Umgebung zu dem System *Körper* entwickelt. Dieses System kann daher als relativ geschlossenes System beschrieben werden.

- Während der intrauterinen Entwicklung kommt es durch fortschreitende Arbeitsteilung zu einer Differenzierung, die eine immer stärkere »Mechanisierung« des Systems *Körper* bedeutet. Demgegenüber ist der psychische Apparat bei der Geburt noch weitgehend undifferenziert und offen.
- Der Umschlag von der relativ geschlossenen zur offenen Systemform wird durch Bedürfnisse (Triebe) erzwungen, die nicht mehr innerhalb des Systems *Körper* befriedigt werden können. Dieser Umschlag bedingt Anpassungsprobleme.
- Als offenes System bildet der Körper mit Teilen seiner Umgebung (als Umwelt bzw. individuelle Wirklichkeit) ein Suprasystem.
- Dieses Suprasystem besteht aus zwei verschiedenartigen »Subsystemen« bzw. »Kompartimenten«: Einem weitgehend mechanisierten, relativ starren – dem *Körper* – und einem weitgehend variablen, flexiblen – der *Psyche.*
- Beide gehören Systemstufen bzw. Integrationsebenen verschiedener Komplexität an. Die Beziehungen zwischen diesen beiden Ebenen stellen sich als *Bedeutungskoppelungen* dar.
- Die Entwicklung des Subsystems *Körper* erfolgt bei den höheren Säugetieren nur zum Teil intrauterin – beim Menschen sogar zu einem großen Teil extrauterin im sogenannten »sozialen Uterus«. Dadurch gewinnen bereits im Subsystem *Körper* neben den angeborenen auch erlernte Programme enorme Bedeutung.
- Angeborene und erworbene Programme befähigen lebende Systeme, die Informationen, auf die sie angewiesen sind, adäquat aufzunehmen, zu verarbeiten und zu beantworten.
- Organismen sind »primär aktive Einheiten«, die zeitweise als relativ geschlossene, meist aber als offene Systeme funktionieren.
- Unser Vorschlag zur »Lösung« des für medizinische Modelle relevanten Aspekts des Leib-Seele-Problems ist das Konzept der *Bedeutungskoppelung,* die den Umschlag von der relativ geschlossenen in die offene Systemform ermöglicht und zwei verschiedene Integrationsebenen verbindet.

7 Realität – soziale Wirklichkeit – und der diagnostisch-therapeutische Zirkel

Inhaltsübersicht Seite

7.1 Psychosomatische Leiden als Erkrankungen der individuellen Wirklichkeit

7.1.1 Individuelle Wirklichkeit als Organ

Wir haben in den vorhergehenden Kapiteln dargestellt, daß unser Körper von unserer individuellen Wirklichkeit wie von einer festen, aber für den außenstehenden Beobachter unsichtbaren Hülle umgeben ist. Körper und individuelle Wirklichkeit bilden gemeinsam zwei Kompartimente, oder, wie wir auch sagen können, zwei Organe eines größeren Organismus, in dem sie spezifische Funktionen füreinander und für das Gesamtsystem erfüllen. Der ständige Auf- und Abbau des »Organs« individuelle Wirklichkeit läßt sich mit dem Stoffwechsel des Organs Haut vergleichen, dessen Zellen ja ebenfalls einer dauernden Erneuerung unterliegen. Haut und individuelle Wirklichkeit haben die Funktion von Grenzmembranen mit Selektions- und Kommunikationsaufgaben im Zusammenspiel mit der Umgebung. Der Sprache ist diese Ähnlichkeit geläufig. Wir sagen: »Er steckt in einer unglücklichen Haut« oder »In seiner Haut möchte ich nicht stecken«, wenn wir meinen, daß jemand im Rahmen seiner Wirklichkeit alles unglücklich interpretiert. Erkrankungen des Organs Haut, bei denen die Selektions- und Kommunikationsaufgaben im Zusammenspiel mit der Umgebung beeinträchtigt sind, und ihre Wechselwirkungen mit dem übrigen Organismus beschreibt die Dermatologie. Sie kann die Veränderungen des Organs Haut direkt beobachten.

Erkrankungen des »Organs« individuelle Wirklichkeit und ihre Wechselwirkungen zum Körper sind Gegenstand der psychosomatischen Medizin. Da die Veränderungen dieses Organs nicht direkt beobachten werden können, hat sie viel größere Schwierigkeiten, die Vorgänge zu erfassen, und zu beschreiben, was sich bei Erkrankungen des Organs individuelle Wirklichkeit abspielt. Auf der anderen Seite werden diese Vorgänge aber von den Betroffenen viel intensiver miterlebt als Vorgänge im Hautorgan. Es ist daher trotz aller Schwierigkeiten verwunderlich, wie wenig anschauliche Beschreibungen von Erkrankungen unserer individuellen Wirklichkeit existieren. Es würde für die Diagnostik, aber auch für unsere Vorstellungen von der Pathogenese, und für die Möglichkeiten der Therapie psychosomatischer Erkrankungen von unschätzbarem Vorteil sein, wenn wir von den individuellen Wirklichkeiten der verschiedenen Patientengruppen ähnlich genaue Beschreibungen besitzen würden, wie sie die Dermatologie von den Veränderungen der Haut ihrer Patienten besitzt.

Die Tatsache, daß eine derartige Bestandsaufnahme bisher nicht versucht wurde, liegt nicht nur an der Einseitigkeit der Theorienbildung in der Medizin, sondern auch an der kaum ausrottbaren Überzeugung der meisten Menschen, daß die Wirklichkeit, die sie erleben, für alle Menschen die gleiche sei. Denn der Glaube, daß wir alle in ein und derselben Wirklichkeit leben würden, läßt die Vorstellung nicht aufkommen, es könne in der Wirklichkeit unserer Nebenmenschen ganz anders aussehen als in der unseren; ja, diese Vorstellung ist uns so fremd, daß wir zur Hilfskonstruktion einer seelischen Wirklichkeit jenseits der Wirklichkeit greifen, um zu erklären, warum andere auf eine Umgebung, die sie mit uns teilen, anders reagieren, als wir es erwarten. Wir kommen nicht auf den Gedanken, daß sie aus den gleichen neutralen »Fakten« eine andere Wirklichkeit mit anderen Bedeutungen aufbauen, als wir es tun. So kommt es, daß den meisten Menschen die Welten ihrer Mitmenschen unbekannter sind als die Sonnensysteme am Ende der Milchstraße, und daß wir auch in der psychosomatischen Medizin gezwungen sind, mit abstrakten Modellen psychodynamischer oder lerntheoretischer Art zu arbeiten, deren Umsetzung in anschauliche Vorstellungen von der Wirklichkeit, in der ein Patient lebt, recht schwierig ist. Wir helfen uns daher mit der Wiedergabe von Krankengeschichten als Darstellungen, wie Patienten ihre Wirklichkeit erleben. Ein Meister solcher Darstellungen war Freud. Seine Krankengeschichten bilden eine unerschöpfliche Quelle für Auskünfte über Vorgänge, die sich in den Wirklichkeiten von Neurotikern abspielen.

In Wahrheit ist jedoch die Wirklichkeitshülle eines Menschen für den anderen nicht immer unzugänglich: In Augenblicken, in denen wir aus Außenstehenden zu teilnehmenden Beobachtern werden, beginnen wir, die zuvor unseren Sinnesorganen und Gefühlen verschlossene Welt des anderen gemeinsam mit ihm wahrzunehmen, das heißt mitzusehen, mitzuempfinden und mitzufühlen, was er sieht, empfindet und fühlt. Diese Wahrnehmungsfähigkeit unserer Phantasie wird als Empathie bezeichnet. Sie ist nicht nur für das Zusammenleben, sondern auch für die Gesundheit der Menschen von größter Wichtigkeit.

Im folgenden wollen wir einige Beispiele bringen, die zeigen, daß die Forderung nach einer Phänomenologie der individuellen Wirklichkeiten kranker (und gesunder) Menschen keine Utopie, sondern eine echte Aufgabe für die Zukunft ist. Wir werden sehen, wie sich bereits bei den ersten Versuchen, diese Aufgabe zu lösen, abstrakte Modelle mit Leben zu erfüllen beginnen.[38]

7.1.2 Die Kanonade von Valmy oder die individuelle Wirklichkeit des essentiellen Hypertonikers

In den Lehrbüchern für psychosomatische Medizin werden psychodynamische Modelle dargestellt, die uns helfen können, den Aufbau der individuellen Wirklichkeit von essentiellen Hypertonikern nachzuvollziehen. Dabei haben aggressive Impulse und deren Blockierung durch ein Ideal größter Selbstbeherrschung eine besondere Bedeutung (Boss 1949). Über die Frage, wie die individuelle Wirklichkeit eines Menschen beschaffen ist, der von Wut und Haß und gleichzeitig von abgrundtiefer Angst erfüllt ist (diese Impulse könnten ihn überschwemmen), gibt es bisher noch keine systematischen Untersuchungen.

Es gibt jedoch die Beschreibung eines Selbstversuches, die uns bei dieser Aufgabe weiterhelfen kann. Goethe schildert die Veränderung seiner individuellen Wirklichkeit und sei-

[38] Das gleiche Problem stellt sich, vielleicht sogar noch dringender, in der Psychiatrie: Bilz hat es seinem Buch »Die psychotische Umwelt« in Angriff genommen (Bilz 1962).

nes Körpererlebens in einer Situation, der er sich anläßlich der Kanonade von Valmy am 19. September 1792 freiwillig aussetzte:[39]

»Ich hatte so viel vom Kanonenfieber gehört und wünschte zu wissen, wie es eigentlich damit beschaffen sei. Langeweile und ein Geist, den jede Gefahr zur Kühnheit, ja zur Verwegenheit aufruft, verleitete mich, ganz gelassen nach dem Vorwerk La Lune hinaufzureiten (...). Ich war nun vollkommen in die Region gelangt, wo die Kugeln herüberspielten (...). Unter diesen Umständen konnte ich jedoch bald merken, daß etwas Ungewöhnliches in mir vorgehe; ich achtete genau darauf, und doch würde sich die Empfindung nur vergleichsweise mitteilen lassen. Es schien, als wäre man an einem sehr heißen Orte und zugleich von derselben Hitze völlig durchdrungen, so daß man sich mit demselben Element, in welchem man sich befindet, vollkommen gleich fühlt. Die Augen verlieren nichts an ihrer Stärke noch Deutlichkeit; aber es ist doch, als wenn die Welt einen gewissen braun-rötlichen Ton hätte, der den Zustand sowie die Gegenstände noch apprehensiver macht. Von Bewegungen des Blutes habe ich nichts bemerken können, sondern mir schien vielmehr alles in jener Glut verschlungen zu sein. Hieraus erhellet nun, in welchem Sinne man diesen Zustand ›Fieber‹ nennen könne. Bemerkenswert bleibt es indessen, daß jenes gräßlich Bängliche nur durch die Ohren zu uns gebracht wird; denn der Kanonendonner, das Heulen, Pfeifen, Schmettern der Kugeln durch die Luft ist doch eigentlich Ursache an diesen Empfindungen.« Einige Zeilen weiter heißt es: »Es gehört übrigens dieser Zustand unter die am wenigsten wünschenswerten« (Goethe 1792).

An dieser Schilderung sind folgende Punkte für uns bemerkenswert:

- Die Mischung aus Aggressivität und kühler Berechnung. Die Aggressivität war durch die Gefahr geweckt worden (»ein Geist, den jede Gefahr zu Kühnheit, ja zur Verwegenheit aufruft«). Gleichzeitig war aggressives Verhalten durch ein Ideal äußerster Selbstbeherrschung blockiert, dessen Verwirklichung Goethe durch den Status des Nichtkombattanten möglich gemacht wurde. Er konnte

[39] In der Medizin ist es ungebräuchlich, literarische Zeugnisse als Material heranzuziehen. Wenn wir jedoch die individuelle Wirklichkeit eines Menschen als Organ auffassen, das für seine Gesundheit und Krankheit von Wichtigkeit ist, dann sind alle verläßlichen Zeugnisse über Funktion, Wirkungsweise und Pathologie dieses Organs von außerordentlichem Interesse für die Medizin.

[40] Zu dieser Auffassung paßt die wiederholt beschriebene Beobachtung, daß essentielle Hypertoniker in ihrer Kindheit zu Wutanfällen neigten.

sich »ganz gelassen« in die Region begeben, »wo die Kugeln herüberspielten«.

– Von ganz besonderem Interesse ist die Schilderung der Veränderung seiner individuellen Wirklichkeit durch die Aufhebung der Grenzen zwischen Außenwelt und Körper: Goethe fühlt sich wie »an einem sehr heißen Orte und zugleich von derselben Hitze völlig durchdrungen, so daß man sich mit demselben Element, in welchem man sich befindet, vollkommen gleich fühlt« oder ihm »schien alles in jener Glut verschlungen zu sein«. Dieser Zustand kann als Regression auf die Stufe der Stimmungen bezeichnet werden, auf welcher Körper und Umgebung noch ohne feste Grenzen ineinanderfließen und in denen Motive (Programme) fehlen, die Stimmung zu einer individuellen Wirklichkeit zu strukturieren, in der Gegenstände und Vorgänge dem aggressiven Drang konkrete Ziele bieten.

Hätte Goethe in der von ihm geschilderten Situation seinen Puls und seinen Blutdruck messen können, so hätte er zweifellos stark erhöhte Werte festgestellt. Wir haben bei essentiellen Hypertonikern beschrieben, daß sich ihre aggressive Stimmung nicht zu einer strukturierten Wirklichkeit differenzieren kann, weil die Handlungsmotive, die dafür erforderlich wären, so angstbesetzt sind, daß sie verdrängt bleiben (Th. v. Uexküll 1963).[40] Der Unterschied zwischen der individuellen Wirklichkeit dieser Patienten und der, die Goethe erlebt, scheint lediglich der zu sein, daß Goethe als »Nichtkombattant« die Situation jederzeit beenden konnte, diese Möglichkeit den Hypertoniekranken jedoch verschlossen ist.

Diese in einer diffusen Stimmung aufgelöste Welt ohne feste Konturen und ohne Grenzen zwischen einem Ich und äußeren Gegenständen entspricht einer präverbalen Phase unserer Entwicklung. Sie ist daher mit den Begriffen unserer Wortsprache nur gleichnisweise zu beschreiben: »Das Ungewöhnliche«, das mit ihm vorgeht, wird von Goethe als *Empfindung* bezeichnet, die sich nur »gleichnisweise mitteilen läßt«.

– Bemerkenswert ist ferner die Tatsache, daß die raumzeitliche Struktur der umgebenden Welt nicht in Mitleidenschaft gezogen ist. Goethe konnte sich trotz der Veränderung seiner Wirklichkeit weiter orientieren und blieb weiterhin Herr seiner Handlungen und Entschlüsse. Sein Ich war gewissermaßen gespalten: Ein Teil verschmolz mit der Stimmung des höllischen Feuers mit seiner Umgebung zu einem undifferenzierten Kontinuum; der ander Teil blieb zu kühler Beobachtung und Selbstbeherrschung befähigt: »Die Augen verlieren nichts von ihrer Stärke und Deutlichkeit.« Entsprechend war auch die erlebte Wirklichkeit gespalten: Wie in einem brennenden Haus war der eine Teil in Feuer und Hitze aufgelöst, während der andere Teil, wie aus dem Feuer herausragende Mauern und Balken, seine feste Struktur behielt.

- Unsere Behauptung daß die Wirklichkeit, die wir erleben, von der Phantasie aus Deutungen aufgebaut wird, welche an sich neutrale Sinneszeichen interpretieren, wird durch die Feststellung Goethes illustriert, es bleibe bemerkenswert, »daß jenes gräßlich Bängliche nur durch die Ohren zu uns gebracht wird«. So sehr Goethes Deutungen auch der Realität seiner Umgebung entsprachen, so war es letztlich doch seine Phantasie, welche die akustischen Wahrnehmungen als »Heulen, Pfeifen und Schmettern der Kugeln durch die Luft« interpretierte, ehe sie zur »eigentlichen Ursache an diesen Empfindungen« werden konnten.
- Schließlich ist noch die Feststellung bemerkenswert, daß »dieser Zustand unter die am wenigsten wünschenswerten« gehört. Das macht es verständlich, daß Hypertoniker dazu neigen, Beobachtungen zu verleugnen, deren Inhalte aggressiver Art sind und die ihre prekäre Stimmung intensivieren würden. Da sie genug mit dem Feuer in sich selbst zu tun haben, vermeiden sie jeden Anlaß, der das Feuer noch schüren könnte.

Diese Vorsicht und die Tatsache, daß die raum-zeitliche Struktur der individuellen Wirklichkeit erhalten bleibt, erlaubt es den Hypertonikern, unauffällig für die Umgebung ihre Ziele zu verfolgen. Das bestärkt sie in dem allgemeinen Glauben, ihre Wirklichkeit würde sich in nichts von der ihrer Mitmenschen unterscheiden. So bemerken auch ihre Mitmenschen den Unterschied nicht, der zwischen ihren individuellen Wirklichkeiten und der Wirklichkeit der Hypertoniker besteht.

7.1.3 Wutanfall, Panik und Rückzug

Wenn die Intensität der Stimmung jedoch ein erträgliches Maß übersteigt, können auch Selbstbeherrschung und kühle Überlegung keinen Ausweg mehr finden. In diesem Moment kann auch die raum-zeitliche Struktur der individuellen Wirklichkeit zusammenbrechen. Dann ist der Moment gekommen, in dem die individuelle Wirklichkeit sich in das Chaos des Wutanfalles oder der Panik auflöst und in dem die zurückgestauten aggressiven Triebimpulse, freigesetzt, sich primär-prozeßhaft und rücksichtslos entladen. Biologisch ist diese Regression auf einen undifferenzierten Zustand sinnvoll; denn es ist immer wieder beschrieben worden, daß Menschen in solchen Situationen ungeahnte physische Kräfte entfalten können, die unter Umständen sogar in einer scheinbar ausweglosen Lage noch Rettung bringen.

Aber wenn auch das nicht gelingt, kann die Stimmung von aggressiver Zuwendung plötzlich in Apathie und Rückzug umschlagen. Damit verliert die individuelle Wirklichkeit nicht nur jede Struktur; sie löst sich in »nichts« auf. Ihre eben noch so unaufschiebbare Bedrohlichkeit weicht einer um sich greifenden Apathie und Gleichgültigkeit, in der die Umgebung uns nichts mehr angeht. Der Umschlag aus dem offenen in das relativ geschlossene System eines umweltlosen Körpers kann klinisch bis zu dem Zustand des Schocks gehen.

Marshall hat während des Zweiten Weltkrieges Soldaten in Gefahrensituationen beobachtet. Er schildert ihre körperlich-seelische Verfassung in Momenten, in denen sie von dem Gefühl der ausweglosen Gefahr überwältigt wurden:

> »Panik bis zur Erschöpfung lähmt Körper und Geist vollständig. Während der Amphibienoperationen habe ich solche Panik auf Soldatengesichtern gesehen. Vorn stand der Feind, hinten lag die See; es gab keine Möglichkeit zum Davonlaufen, selbst wenn der einzelne noch zu einer Bewegung fähig gewesen wäre. So saßen die Leute stumm und völlig geistesabwesend im feindlichen Feuer, ihre Finger waren zu schwach, um auch nur eine Waffe zu halten« (Marshall 1951).

Die Schilderung Goethes beschreibt eine Alarmsituation, die zwischen ergotropem und histiotropem Zustand die Mitte hält; die Situation der Panik entspricht einem extremen ergotropen Zustand; Marshall schließlich schildert eine Situation, in der die Alarmsituation in das histiotrope Muster des Rückzugs umgeschlagen ist und in der eine überwältigende Apathie nach Art des Totstellreflexes alle Strukturen der individuellen Wirklichkeit aufgelöst hat.

Eine solche Situation kann für kurze Zeit biologisch sinnvoll sein. Auf die Dauer ist sie mit dem Leben nicht vereinbar. Wir wissen, daß der vorher erhöhte Blutdruck jetzt auf kritische Werte absinken kann, daß die erhöhte Herzfrequenz in eine Bradykardie umschlagen und sich ein Zustand einstellen kann, in dem der Patient nur noch durch das Eingreifen des Arztes zu retten ist (Th. v. Uexküll 1952). Die Beobachtungen über plötzliche Todesfälle in psychisch belastenden Situationen lassen sich durch diese Zusammenhänge erklären.

Ein Bericht über einen psychogenen Tod findet sich in Madame de Lafayettes berühmtem Roman »Die Prinzessin von Cleve«. Der Vater Dianas von Poitiers war in eine Verschwörung verwickelt und wurde zur Enthauptung verurteilt. Seiner Tochter gelang es, eine Begnadigung zu erwirken. Man brachte ihm seine Begnadigung als er – bereits aufs Schafott geführt – nur noch den Todesstreich erwartete: »Aber die Furcht hatte ihn derart gepackt, daß er ohne Besinnung war und einige Tage später starb«. (Mit dem Problem des psychogenen Todes befassen sich: Greene et al. 1972, Kächele 1970, Engel 1969).

Eine weit weniger bedrohliche Form einer Auflösung der individuellen Wirklichkeit im Sinne eines Totstellreflexes ist die psychogene Synkope. Hier läuft das Programm des Umschlags von dem offenen System in ein weitgehend geschlossenes als »bloßer Körper« rascher ab und ist fast immer spontan reversibel.

7.1.4 Psychosomatisch und/oder somatopsychisch

Diese Veränderungen der individuellen Wirklichkeit führen psychosomatisch zu Reaktionen des Körpers, die den ganzheitlichen Aspekt bzw. die untrennbare Zusammengehörigkeit von Wirklichkeitshülle und Körper unterstreichen. Dieser Aspekt wird auch in den umgekehrten Situationen deutlich, wenn sich die individuelle Wirklichkeit eines Menschen aufgrund körperlicher Vorgänge – also somatopsychisch – verändert. Eine anschauliche Schilderung dieses Vorganges findet sich in den bekannten Versen Wilhelm Buschs über das Zahnweh.

»Das Zahnweh, subjektiv genommen, ist ohne Zweifel unwillkommen. Doch hat's die gute Eigenschaft, daß sich dabei die Lebenskraft, die man nach außen oft verschwendet, auf einen Punkt nach innen wendet. Kaum wird der erste Stich verspürt (...) und aus ist's mit der Weltgeschichte, vergessen sind die Kursberichte – die Steuern und das Einmaleins; kurz jede Form gewohnten Seins (...). Denn einzig in der engen Höhle des Backenzahns weilt die Seele (...)«.

In den bisher erwähnten Beispielen sieht es so aus, als ob entweder die seelische oder die körperliche Seite »angefangen« hätte. Veränderungen unserer individuellen Wirklichkeit, die sich relativ eindeutig als psychosomatisch oder somatopsychisch bedingt definieren lassen, bilden aber nur die beiden Extremvarianten einer breiten Skala, auf der die Zustände überwiegen, bei denen beide Teile »anfangen«, und bei denen es sich häufig nicht mit Sicherheit entscheiden läßt, welche Seite früher oder stärker beteiligt ist. Auch der Mechanismus, der im Schmerz somatopsychisch die individuelle Wirklichkeit zu einem Körperteil (z.B. einem Backenzahn) zusammenschrumpfen läßt, kann in pathologischen Fällen psychosomatisch ablaufen. Dann wird der Situationskreis gewissermaßen kurzgeschlossen und an Stelle einer bedrohlichen Welt füllt ein Körperteil mit seinen Beschwerden die individuelle Wirklichkeit des Patienten aus. Dieser Mechanismus spielt bei Kranken mit funktionellen Syndromen und bei Hypochondrien eine wichtige Rolle. Häufig wird dann, unbewußt, im Magen-, Herz- oder Kopfschmerz die Szene reproduziert, in der der betroffene Körperteil Gegenstand der Fürsorge einer behütenden mütterlichen Person war. Der Patient zieht sich damit partiell auf eine Insel der mehr oder weniger als glückselig – jedenfalls als weniger beunruhigend als die Gegenwart – erlebten Vergangenheit zurück.

7.1.5 Kälte, Verlassenheit und Schuld oder die individuelle Wirklichkeit des karzinomgefährdeten Menschen

Die bisherigen Beispiele für Veränderungen unserer individuellen Wirklichkeit lassen sich nach dem Schema: Aktivation bzw. Ergotropie, oder Umschlag in Rückzug bzw. Histiotropie bis zum Schock ordnen. Dieses Schema entspricht dem pragmatischen Realitätsprinzip: Die äußere Realität unserer Wirklichkeit löst sich auf, wenn das Prinzip versagt. Die individuellen Wirklichkeiten von Patienten mit funktionellen Syndromen und Hypochondrien sind häufig durch einen partiellen Rückzug charakterisiert, durch den ein Körperteil zum Zentrum der Aufmerksamkeit wird. Bei ihnen oszilliert die Verfassung häufig zwischen ergotroper und histiotroper Situation.

Es gibt aber Situationen, die sich nicht in dieses Schema einfügen lassen. Es handelt sich um Zustände des Rückzuges und der Hoffnungslosigkeit, die weit weniger dramatisch sind, die nicht mit erlebter Angst oder deren somatischen Äquivalenten einhergehen und doch für den Körper des Betreffenden eine schwerwiegende Bedrohung darzustellen scheinen.

In der Vorgeschichte von Krebskranken haben Bahnson (1969), LeShan (1966) und andere Autoren diese Verfassung beobachtet. Nach ihrer Beschreibung zeichnet sie sich ähnlich wie das »Kanonenfieber« durch eine merkwürdige Spaltung aus: Auf der Routineebene des Alltags ist alles normal und gut angepaßt. Die individuelle Wirklichkeit »funktioniert«. Aber sie ist im Gegenteil zu dem Feuer, das die Stimmung bei Goethe beherrschte, ohne Farben, ohne Wärme, kurz ohne libidinöse Inhalte und damit ohne Sinn. Sie besteht gewissermaßen nur noch aus einem raumzeitlichen Gerüst, in dem die Patienten sich orientieren und handeln. Der Zustand hat daher auch keine Ähnlichkeit mit dem des Schocks, den Marshall bei den Soldaten beschreibt, oder mit anderen Zuständen des Rückzuges, etwa dem der Ohnmacht oder des Komas, in dem die individuelle Wirklichkeit ausgelöscht ist. Die Wirklichkeit, in der diese Patienten leben, ist unter dem Aspekt ihrer raum-zeitlichen

Struktur ebenso deutlich gegliedert wie die Wirklichkeit, die Goethe beschreibt. Sie ist auch ebenso gespalten: Denn auch ihre Stimmung paßt mit dieser gut erhaltenen raumzeitlichen Struktur zusammen. Nur hat sich die Stimmung jetzt in die entgegengesetzte Richtung verändert: Sie droht nicht vor Aggressivität zu bersten, im Gegenteil, sie ist mühsam und beschwerlich. Sie trägt nicht mehr. Der Patient muß alles selbst leisten, obgleich alles seine Kräfte übersteigt. Diese Wirklichkeiten kontrastieren auch zu denen von Patienten mit funktionellen Syndromen: Das Hin und Her zwischen ergotroper und histiotroper Verfassung, wie wir es bei diesen Patienten sehen, hat aufgehört; Angst ist in Resignation, Verzweiflung in stille Hoffnungslosigkeit umgeschlagen. Der Kampf ist zu Ende – und verloren und damit sind die Quellen spontaner Aktivität versiegt.

Veränderungen der individuellen Wirklichkeit dieser Art sind für die psychosomatische Medizin von besonderem Interesse. Denn es scheint, daß sie damit eine wichtige Schutzfunktion für den Körper verliert. Man hat immer wieder beobachtet, daß Menschen im Verlauf eines von Enttäuschungen und unersetzbaren Verlusten geprägten, aber geduldig und still ertragenen Lebens schließlich von einer schweren organischen Krankheit befallen werden. Die einzige Änderung, die den Außenstehenden auffällt, ist eine allmähliche oder rasch sich ausbreitende Resignation, das Gefühl des nicht mehr Durchhaltenkönnens, des Aufgebenmüssens. Schmale (1958), Engel (1968) und Engel und Schmale (1972) haben diesen Zustand als Hilflosigkeit und Hoffnungslosigkeit beschrieben und nachgewiesen, daß er häufig dem Ausbruch einer schweren organischen Krankheit vorausgeht.

Zahlreiche Untersuchungen haben nachgewiesen, daß die Sterblichkeitsrate älterer Menschen nach dem Tod des Ehepartners weit höher liegt, als die gleichaltriger Personen der Durchschnittsbevölkerung (Schmale 1962, Lynch 1977).

LeShan (1966) bringt einige Beispiele aus der Vorgeschichte von Karzinompatienten. Ein Patient sagt:

»Es ist, als hätte ich mein ganzes Leben einen sehr steilen Berg hinaufsteigen müssen. Es war immer schwer und mühsam, nur hier und da sind kleine Felsvorsprünge, auf denen ich mich ein wenig ausruhen, vielleicht sogar ein wenig freuen kann. Aber es ist mein Schicksal, immer steigen zu müssen – und der Berg hat keinen Gipfel.« Ein anderer Patient sagt: »Ich gehe immer weiter und ich bin sehr erfolgreich und ich funktioniere durchaus adäquat. Aber das hat alles mit meinem wirklichen Leben nichts zu tun. Da drinnen hat alles keine Bedeutung. Was ich mir immer gewünscht habe, ist nichts anderes, als in Ruhe gelassen zu werden, und da man das niemals wirklich haben kann, habe ich mir im Grunde immer gewünscht, tot zu sein.« Oder ein dritter: »Sie wissen, wie es mit einem Haus ist, das keine Isolierung hat, sondern nur Risse in den Wänden? Je mehr man drinnen heizt, um so mehr Wärme fließt heraus. Sie können es nie warm bekommen. Ich habe immer gewußt, daß es so mit meinem Leben ist, ich mußte immer nur geben und geben, aber es gab niemals eine Rückstrahlung. Wenn ich innerlich warm werden wollte, mußte ich das ganz allein tun. Es ist gleichgültig, was ein anderer tut, er kann mir keine Wärme geben« (LeShan 1966).

Die Hoffnungslosigkeit dieser Winterlandschaft ohne Wärme und Zuspruch ist aber nur die eine Seite der bei Krebskranken beschriebenen Veränderungen ihrer individuellen Wirklichkeit. Die andere Seite wird sichtbar, wenn man auf die Schuldgefühle achtet, unter denen die Patienten leiden. Dieser Aspekt ist offenbar psychosomatisch besonders bedeutsam. Er kann als ein Zustand interpretiert werden, in dem die von der Umgebung abgeschnittenen Aggressionen sich gegen den eigenen Körper richten. Die Patienten spüren, daß sie aus irgendeinem dunklen, aber unbezweifelbaren Grund verdammt sind; daß sie alles selbst verschuldet haben und sich deswegen hassen müssen, gleichgültig, wie gut und hilfsbereit sie sind. Die Außenstehenden erleben solche Patienten als gütige, bescheidene und liebenswürdige Menschen ohne Aggressionen. Sie ahnen nicht, wie es in der individuellen Wirklichkeit ihrer stillen und freundlichen Nachbarn aussieht. Diese Beobachtungen dürfen allerdings noch nicht mit Beweisen für eine psychische Genese von Krebserkrankungen verwechselt werden. Sie sind Hinweise, die noch durch weitere – vor allem prospektive – Untersuchungen gestützt werden müssen. Helmkamp und Paul (1984) kommen nach einer kritischen Übersicht über die vorliegende Literatur zu dieser Frage zu folgendem Schluß: »Der gegenwärtige Wissensstand erlaubt nur die spekulative Gegenfrage, warum nicht auch die Genese von Tumorerkrankungen psychische Anteile aufweisen sollte.« Sie betonen, daß für eine positive

– oder negative – Antwort auf diese Frage noch weitere Forschungen unerläßlich sind.

7.1.6 Die »irreale« Wirklichkeit

Der Arzt erlebt Patienten, deren individuelle Wirklichkeit ähnliche Züge aufweist, relativ häufig. Allerdings unterscheiden sie sich meistens in diesem letzten, möglicherweise wesentlichen Punkt von den Wirklichkeiten, die bei Karzinompatienten beschrieben worden sind. Die Patienten haben nicht das Gefühl, selbst an ihrem Unglück schuld zu sein. Sie geben die Schuld der bösen und lieblosen Umgebung, die sie zurückstößt und allein läßt. Ihre aggressiven Gefühle sind, wenn auch oft unterdrückt, doch noch sehr deutlich spürbar. Sie äußern sich auch hin und wieder in Angstzuständen mit somatischen Äquivalenten.

Aber die Spaltung in eine raum-zeitlich gut erhaltene Struktur auf der einen Seite und ein diffuses Verschwimmen in einer Stimmung der Verlassenheit und Isolation auf der anderen ist auch für diese Wirklichkeiten charakteristisch. Damit wird ein für die »Physiologie« des Organs individuelle Wirklichkeit wichtiger Punkt deutlich: Ihr wechselnder Gehalt an »Realität«. Eine Krankengeschichte soll das erläutern:

Bei Frau M. stellten sich im Laufe einer langwierigen psychotherapeutischen Behandlung fast unerträgliche Angstzustände und äußerst heftige Magenbeschwerden ein. Beides begann in dem Augenblick, als – durch äußere Gründe erzwungen – das Ende der Therapie sichtbar wurde. Die Patientin berichtete jetzt, daß ihr die Stadt, in welcher der Arzt wohnte und die sie regelmäßig besuchte, eine »vertraute Wirklichkeit« geworden war. Das galt jedoch nur für die Zeit, in welcher sich der Arzt ebenfalls in dieser Stadt aufhielt. Würde er die Stadt z.B. während seines Urlaubs verlassen, könne sie den Aufenthalt dort keinen Tag, ja keine Stunde länger ertragen. Die vorher vertrauten Straßen, Plätze, Gebäude und Menschen würden sich dann auf eine merkwürdige, ja unheimliche Weise verändern: Während es sie bisher beruhigt habe, sich unter die Menschen zu mischen und mit ihnen die Stadt zu teilen, sei sie dann völlig isoliert; die Menschen, Straßen und Häuser seien fremd und unwirklich geworden wie eine Geisterstadt. An den Konturen der Häuser und ihrer Anordnung habe sich nichts geändert. Aber jede Verbindung zwischen ihr und den Dingen der äußeren Welt sei wie abgeschnitten.

Im Anschluß an diesen Bericht konnte sie feststellen, daß sie die gleiche Erfahrung in ihrem Leben schon mehrfach gemacht hatte:

Einmal während ihrer Kindheit, als die Eltern bei einer längeren Abwesenheit »um die Tochter nicht zu beunruhigen« das Haus heimlich verlassen und der Obhut einer entfernten, fast fremden Verwandten übergeben hatten. Dann, als sie als junges Mädchen zur Berufsausbildung das Elternhaus verließ und in eine benachbarte Stadt zog. Schließlich, als ihr Mann sich von ihr trennte und sie mit den beiden Kindern in der kleinen Stadt, in der sie die Ehejahre verbracht hatte, allein zurückblieb.

In diesen Zeiten des Isoliertseins konnte sie sich zwar nach wie vor in ihrer Umgebung orientieren, aber die Orientierung war jetzt, wie sie sagte, »ganz äußerlich«, gewissermaßen »nur noch technisch«; denn Häuser, Straßen und Plätze waren, wie die Patientin es ausdrückte, trotzdem sich an ihrer Anordnung in Raum und Zeit nichts geändert hatte, »irreal« geworden.

Was wollte die Patientin mit diesem Begriff sagen? Was erlebte sie als »Realität«, die ihrer Wirklichkeit immer wieder entzogen wurde, ohne daß sie etwas dagegen tun konnte?

7.2 Realität als psychobiologisches Problem

Die gleiche Frage stellt sich bei den Patienten, von denen LeShan berichtet. Auch sie erleben ihre individuelle Wirklichkeit als »irreal«. Diese Kennzeichnung einer Veränderung der individuellen Wirklichkeit hören wir in verschiedenen Variationen bei vielen Patienten. Sie führen dann z. B. Klage darüber, daß sie »außerhalb des wirklichen Lebens« stünden, oder daß sie von den anderen und deren »realem Dasein« wie durch eine Glaswand getrennt seien und ähnliches mehr.

Alle diese Redewendungen beschreiben ein Defizit, nämlich das Fehlen einer Qualität, die für die Patienten irgendwie das Leben selbst bedeutet. Sie meinen mit »Realität« offenbar etwas anderes, als Naturwissenschaftler, Philosophen oder Linguisten unter Realität verstehen. Was sie mit diesem Terminus ausdrücken wollen, entspricht am ehesten einem Zusammenhang, den die Psychoanalyse als *Realitätsprinzip* beschreibt, das eine Art Schutz- und Kontrollfunktion gegen pathologische Entwicklungen unserer Phantasietätigkeit ausüben soll. Aber auch hier ist es letzten Endes nicht klar, wie *Realität* definiert werden soll.

Die Schilderung der verschiedenen individuellen Wirklichkeiten, in denen kranke Menschen leben müssen, hat uns unerwartet mit einem sehr komplizierten philosophischen Problem konfrontiert: Wir stehen wieder vor der Frage, wie die Begriffe *Phantasie* und *Realität* zu definieren sind und wie wir uns das Verhältnis zwischen beiden vorstellen sollen? Spätestens hier wird klar, daß die Frage im Grunde schon von Anfang an hinter unserer These verborgen war, daß die individuelle Wirklichkeit, in der wir unsere Umgebung erleben, von unserer Phantasie als schützende, ja das Leben ermöglichende Hülle um unseren Körper gesponnen wird. Trotzdem könnten wir diese Frage den Philosophen überlassen, wenn die klinische Erfahrung nicht zeigen würde, daß unsere individuelle Wirklichkeit mit dem Verlust jener Qualität, den unsere Patienten als »Realität« bezeichnen, auch wesentliche Funktionen für unseren Körper einbüßen kann. Wir haben uns daher auch schon in den vorangehenden Kapiteln (vgl. Kap. 2 und 3) mit diesem Problem befaßt. Jetzt sind wir damit wieder – diesmal aber unter einem neuen Aspekt – konfrontiert.

Die merkwürdige Spaltung der individuellen Wirklichkeit in eine diffuse Grundstimmung, die mit den scharfen raum-zeitlichen Strukturen der Gegenstände und Vorgänge kontrastiert, erinnert zunächst an das Konzept Schurs (1955), nach dem Regression auf eine sehr frühe, noch nicht in Somatisches und Psychisches differenzierte Phase zu einer »Resomatisierung« führen soll. Darunter wird eine Verfassung verstanden, in welcher der Körper durch den Verlust der Möglichkeit einer psychischen Verarbeitung von Spannungen (einer Neutralisierung von Triebenergien) äußeren und inneren Gefahren ungeschützt ausgesetzt sein soll. Wir haben auf die Schwierigkeit hingewiesen, die der Begriff einer noch nicht in Psychisches und Somatisches differenzierten Einheit mit sich bringt. Auch die Vorstellung, daß eine Regression auf früheste Entwicklungsphasen mit einem – jedenfalls für die Außenstehenden – normalen Funktionieren im täglichen Leben vereinbar sein soll, läßt sich ohne die Annahme einer Spaltung in Stimmung und gegenständliche Welt nicht verstehen. Auf eine dritte Schwierigkeit hat, wie gesagt, Mitscherlich (1967b) aufmerksam gemacht. Er hat darauf hingewiesen, daß eine Regression im späteren Leben nicht mehr den noch plastischen Organismus des Embryo oder Säuglings vorfindet.

Diese Überlegung drückt mit anderen Worten den Gedanken der Systemtheorie aus, daß eine zunehmende Differenzierung des Körpers zugleich eine »Mechanisierung« bedeutet, die seiner Plastizität, aber auch einer Rückkehr zu undifferenzierten Zuständen immer engere Grenzen zieht.

Ein Teil dieser Schwierigkeiten läßt sich überwinden, wenn wir annehmen, daß unsere Phantasie die individuelle Wirklichkeit als Organ eines Gesamtsystems (mit bestimmten Funktionen für dieses System) aufbaut und daß sie dabei von Prinzipien geleitet wird, welche für die Funktionsfähigkeit ihres Produkts »Wirklichkeit« sorgen. Unter diesem Gesichtspunkt ließen sich zwei Prinzipien unterscheiden, die wir

– das pragmatische Realitätskriterium und
– das kommunikative Realitätskriterium genannt haben.

7.2.1 Das pragmatische Realitätskriterium

Sprechen wir zunächst von dem ersten Kriterium. In Kapitel 6 wurde der Gedanke entwickelt, das pragmatische Realitätskriterium sei im Verlauf der psychischen Entwicklung aus der Alarmreaktion hervorgegangen.

Diese Überlegung stützt sich auf Beobachtungen, nach denen bereits das Verhalten des Säuglings von einem Prinzip gesteuert wird, das man als Reaktion auf das Eintreffen oder Ausbleiben von Vorerwartungen interpretieren muß. Dieses Prinzip entscheidet, ob der Säugling mit koordinierter Zuwendung reagiert, ob er mit Panik antwortet (die ebenfalls noch als Appell an die Umgebung und damit als äußerste Form der Zuwendung aufgefaßt werden kann), oder ob auf der Höhe der Aktivierung die ergotrope Verfassung in ein histiotropes Muster der Abwendung im Sinne eines Totstellreflexes umschlägt.

In einer individuellen Wirklichkeit, die dem pragmatischen Realitätskriterium entspricht, treffen unsere Vorerwartungen deshalb ein, weil die Programme, mit denen wir unsere Umgebung interpretieren, bereits in der Phantasie nach dem Kriterium der Wahrscheinlichkeit des Eintreffens ihrer Prognosen vorgetestet sind. Wenn Prognosen dann trotzdem einmal nicht eintreffen, sind wir noch nicht von Panik bedroht, da wir im Laufe unserer individuellen Entwicklung durch den Aufbau eines Vorrats von alternativen Programmen gelernt haben, Programme, die den Anforderungen der Situation nicht gerecht werden, routinemäßig abzuwandeln oder durch bessere zu ersetzen. Dieser Vorrat an Programmen und die Fähigkeit, sie bei Bedarf in der Phantasie durch Probehandlungen vorzutesten, erlaubt den Aufbau einer flexiblen Wirklichkeit, in der Ereignisse, welche früher unsere Integrität und unser Überleben bedrohten, gewissermaßen schon vor den Toren des Körpers abgefangen werden. Entweder können Gefahren, die am Horizont unserer Wirklichkeit auftauchen, überhaupt vermieden, oder der Körper darauf vorbereitet werden, so daß er in dem entsprechenden Augenblick den Kampf aufnehmen kann. Damit wird die Rolle deutlich, die das pragmatische Realitätsprinzip für die Schutzfunktion spielt, die unsere individuelle Wirklichkeit für den Körper ausübt. Erst wenn bedrohliche Ereignisse nicht mehr durch verfügbare Programme schon vorwegnehmend in unserer individuellen Wirklichkeit bewältigt werden, kann es zum Zusammenbruch, zum Rückzug kommen, der den Körper dann ungeschützt den eigenen Spannungen oder den Ereignissen der Umgebung preisgibt.

Realitätsverlust bedeutet in einem solchen Fall Auflösung der individuellen Wirklichkeit im Chaos oder Umschlag der Organisationsform des offenen Systems in ein relativ geschlossenes System als »bloßer Körper«. »Realität« wird in diesem Zusammenhang als Verläßlichkeit der Ordnung unserer individuellen Wirklichkeit erlebt.

7.2.2 Das kommunikative Realitätskriterium

Die Annahme, daß neben dem pragmatischen noch ein weiteres Realitätskriterium den Aufbau unserer individuellen Wirklichkeit leitet, wird zunächst durch die Beobachtung von Formen des Rückzugs nahegelegt, die als Realitätsverlust erlebt werden, ohne daß es zu dramatischen Katastrophen kommt, die mit bewußt erlebter Angst oder Panik mit spektakulären Körperreaktionen vegetativer Art und schließlich mit einer Auflösung unserer Wirklichkeitshülle einhergehen. Die Beispiele, die wir gebracht haben, machten deutlich, daß die Bezeichnung »Realität« jetzt nicht die Verläßlichkeit unserer Vorerwartungen, sondern eine Art Kommunikation mit den Mitmenschen bezeichnen soll, und daß eine Störung oder Aufhebung dieser Kommunikation als »Realitätsverlust« erlebt wird. Letzten Endes erleben wir in den Gegenständen und Vorgängen unserer individuellen Wirklichkeit nicht nur die Vorerwartungen, welche den Deutungen unserer Programme entstammen, sondern auch eine Art Echo, mit dem uns unsere Mitmenschen die intersubjektive Gültigkeit unserer individuellen Erlebnisse bestätigen. Die Patienten, die über ein Ausgeschlossensein aus dem lebendigen Geschehen um sie her klagen, oder die sich wie durch eine undurchdringliche Glaswand von den Wirklichkeiten der andern abgeschieden fühlen, erleben das Ausbleiben dieses Echos als etwas außerordentlich Beunruhigendes und gebrauchen das Wort *Realitätsverlust,* um diese Erfahrung zu bezeichnen.

Für diesen »Echo-Effekt«, wie wir ihn nennen können, scheinen Personen, zu denen enge, gefühlsmäßige Bindungen bestehen (Objekte im psychoanalytischen Sprachgebrauch), eine Art Vermittlerfunktion zu besitzen. Wenn die Verbindung zu ihnen verlorengeht, kann das Echo, das die gefühlsmäßige Verbindung mit den andern Menschen aufrechterhält, verstummen.

7.2.3 Die beiden Aspekte von Realität

Die beiden Realitätsprinzipien sind für unsere psychologische Entwicklung von größter Wichtigkeit. Mit ihrer Hilfe lernt das Kind die Aufgaben meistern, die vorher die Natur als biologische Phantasie für ihre Geschöpfe gelöst hatte: Die Vermittlung zwischen den aus dem Körper entspringenden Trieben (dem ES) und den Widerständen und Möglichkeiten, welche die Umgebung für die Sensomotorik bietet. Mit der von der Sensomotorik abgelösten Phantasie kann das Kind schließlich in einer »Innenwelt« Wege, Umwege und Kombinationen erfinden, welche der biologischen Natur verschlossen sind. Ich-Bildung und die Fähigkeit zum Aufbau einer individuellen Wirklichkeit gehen also Hand in Hand.

Bei dieser Umwandlung von Funktions- in Situationskreise oder von Umwelt in individuelle Wirklichkeit hat das pragmatische Realitätsprinzip die Aufgabe, die Zuverlässigkeit der Programme aufgrund des Eintreffens oder Ausbleibens ihrer Prognosen im Verlauf der sensomotorischen Kreisvorgänge zu testen. Das Eintreffen oder Ausbleiben der in den Programmen vorhergesagten Ereignisse entscheidet dann über ihren pragmatischen Realitätsgehalt. Das pragmatische Realitätskriterium gilt also in erster Linie für die Programme der sensomotorischen Zirkel (der Gestaltkreise von Wahrnehmung und Bewegung im Sinne v. Weizsäckers), aus denen unsere Phantasie jenes Netz raum-zeitlicher Beziehungen entwirft, in dem wir die Phänomene einfangen und lokalisieren, wie die Spinne ihre Beute in den Maschen ihres Netzes.

Das kommunikative Realitätsprinzip hat eine andere Aufgabe. Für die psychosomatische Medizin ist es deshalb von so großer Wichtigkeit, weil es dem einzelnen die Gewißheit einer emotionalen Kommunikation mit seinen Mitmenschen gibt – oder vorgaukelt. Als »Realität« sind Phänomene nicht nur Garanten einer neutralen gemeinsamen Wirklichkeit, in der wir uns mit anderen räumlich und zeitlich (pragmatisch) orientieren können, sie sind darüber hinaus Garanten gemeinsamer emotionaler Erfahrung. Sie sind, wie Berger und Luckmann (1969) es formulieren, »Indikatoren subjektiver Empfindungen« bzw. »Objektivationen menschlicher Subjektivität«.[41] In der Wahrnehmung von realen Phänomenen habe ich auch an den Empfindungen der anderen teil. Wir sind in ihren emotionalen Bedeutungen miteinander verbunden.

Die beiden Realitätsprinzipien weisen auf verschiedene »Verfahren« hin, deren sich die Phantasie bei dem Aufbau unserer Wirklichkeit bedient und die in verschiedenen Lebensabschnitten, wenn auch in engem Zusammenhang und in enger Wechselwirkung erlernt wurden. Während die kommunikative Komponente von Wirklichkeit die Entwicklungsreihe von Empathie bis zur rationalen Verständigung umfaßt, hat die pragmatische Komponente die Ent-

[41] Berger und Luckmann schreiben: »Die Wirklichkeit unserer Alltagswelt ist nicht nur Folge von solchen Objektivationen, sie ist vielmehr auch wegen dieser Objektivationen wirklich.«

wicklungsreihe sensomotorischer Interaktionen zum Inhalt, die mit dem Explorationsverhalten des Säuglings und Kleinkindes beginnt und schließlich in die Beherrschung der Umgebung durch die Technik einmündet. Nur wenn wir als Erwachsene diese beiden Verfahren beherrschen, sind wir in der Lage, eine individuelle Wirklichkeit aufzubauen, die gleichzeitig Teil gemeinsamer Wirklichkeiten werden kann.

Das Explorationsverhalten des Säuglings, der ein räumliches Schema für den eigenen Körper und seine nächste Umgebung aufbaut, erkundet dabei auch die Bedeutungsunterschiede in dem kommunikativen Kontinuum seiner symbiotischen Umwelt. Wenn das Kleinkind später in den sogenannten Trennungsspielen (dem Verlassen und Wiederaufsuchen der Mutter) als Erweiterung des Körperschemas das Schema für einen Raum aufbaut, in dem man Objekte verlassen und wiederfinden – aber auch von Objekten verlassen werden kann, ohne sie endgültig zu verlieren – wird für die Kommunikation mit der Mutter die Sprache zunehmend wichtig, in der die gemeinsame Bedeutung von »Sachen« für Mutter und Kind jetzt mit den Namen festgehalten wird, die beide den Sachen geben.

Simons (1975) beobachtete die frühkindliche Entwicklung der beiden Zwillinge Werner und Erwin, die während der ersten Monate ihres Lebens wegen einer Immuninsuffizienz in einem Plastikzelt aufwachsen mußten. Während Werner eine relativ normale Entwicklung erlebte, war Erwin durch interkurrente Erkrankungen, aber auch durch das Verhalten des Pflegeteams, in seiner Entwicklung behindert. »Als schließlich Werner während der Trennungsphase zunehmend autonome Verhaltensweisen entwickelte, kam Erwins Verhalten dem Wunsch der Schwestern, ein kleines Kind zu versorgen, auch weiterhin entgegen: er wurde für regressive Verhaltensweisen eher belohnt und dadurch weiter an diese Rolle fixiert. – Diese Entwicklungsprozesse behinderten zusammen mit den räumlichen Verhältnissen die Lösung Erwins aus einer symbiotischen Bindung bzw. dieser Bindungsform analogen Beziehung zu den Bezugspersonen. – Der unterschiedliche Entwicklungsstand der Kinder fand seinen Ausdruck in der unterschiedlichen Art und Weise, in der die beiden Kinder den für sie relevanten Umweltausschnitt bestimmten: Während Werner sich kommunikativ an der Übereinstimmung der Benennung von Gegenständen mit den Bezugspersonen orientierte, verfuhr Erwin pragmatisch, das heißt er blieb an der Vorhersagbarkeit von Ereignissen und der »experimentierenden« Manipulation von Gegenständen orientiert. Während Werner beide Realitätsprinzipien ungestört entwickeln und anwenden konnte, gelang dies Erwin nur beim pragmatischen Realitätsprinzip. Das kommunikative versagte bei ihm. Unwillkürlich wird man dabei an jene Patienten mit eingeschränkter Phantasietätigkeit erinnert, die in der Literatur als »Alexithymie« bzw. *Pensée opératoire* beschrieben werden.

7.3 Die Genese des »Ich« und der »Sachen«

Die Annahme eines kommunikativen Realitätsprinzips konfrontiert uns mit einer Reihe von Problemen, vor allem mit der Frage, was wir unter »Rückmeldung«, »Echo« und »Kommunikation«, aber auch was wir unter den »Sachen«, über die kommuniziert wird, zu verstehen haben. Sicher ist nur, daß es sich nicht nur um eine verbale Kommunikation handeln kann; die verbale Kommunikation kann erhalten oder unterbrochen sein, ohne daß sich an dem spezifischen Realitätserlebnis der Patienten etwas zu ändern braucht. Wir stehen also vor drei Fragen:

- Wie ist überhaupt zwischen Menschen, die in ihren individuellen Wirklichkeiten eingeschlossen sind, Kommunikation möglich?
- Wenn ein kommunikatives Realitätskriterium nicht – oder wenigstens nicht ausschließlich – an sprachlicher Kommunikation orientiert ist, an welcher Art von Kommunikation orientiert es sich dann?
- Warum bezeichnen die Patienten die Eigenschaft ihrer Wirklichkeit, die sie als Kommunikation unklarer Art erleben, als »Realität«?

Diese Fragen lassen sich nicht mit dem Hinweis auf das pragmatische Realitätskriterium beantworten; denn das Eintreffen oder Ausbleiben von subjektiven Vorerwartungen kann von sich aus keine Verbindung zwischen verschiedenen individuellen Wirklichkeiten im Sinne einer Interindividualität oder Gemeinsamkeit begründen.

In dieser Situation ist es zweckmäßig, sich noch einmal die Entwicklung des Neugeborenen und des Kleinkindes unter dem Aspekt der Entwicklung einer Ich-Instanz vor Augen zu führen.

7.3.1 Psychoanalytische Theorien zur Entstehung des Ich und der Objekte

7.3.1.1 Eine terminologische Klärung

Wir haben in Kapitel 5 versucht, die psychische Entwicklung des Neugeborenen und Kleinkindes unter dem Gesichtspunkt des Übergangs vom Funktionskreis zum Situationskreis darzustellen. Damit hatten wir eine Definition für den Begriff *Seele* oder *Psyche* gewonnen. In Kapitel 6 haben wir dann aus Beobachtungen über den Zustand des Kindes während des fötalen Lebens den ergänzenden Begriff für *Körper* oder *Soma* abgeleitet. Daraus ergab sich unser Modell für den Körper als relativ geschlossenes, das heißt umweltloses System, das dann nach der Geburt in einer symbiotischen Phase auf eine komplexere Systemebene springt, um dort in das offene System eines von einer seelischen (»animalischen«) Umwelthülle umschlossenen Körpers überzugehen.

In der Darstellung der sich damit abzeichnenden Entwicklungsreihe blieb eine gewisse terminologische Unsicherheit und Widersprüchlichkeit. Wir haben in Kapitel 5 von *autistischen* oder *archaischen* Funktionskreisen und von einer *primären* oder *monadischen* Umwelt gesprochen. Wir haben dann ausgeführt, daß man auf einer vegetativen oder pflanzlichen Organisationsstufe, wie sie der Fötus während der Embryonalzeit verkörpert, noch nicht von Funktionskreisen und Umwelt, sondern nur von »Reaktionskreisen« und »Wohnhülle« sprechen kann. Da wir nun das Problem der sozialen Wirklichkeit und ihrer Entstehung behandeln, das eng mit dem Problem der Entstehung von Individualität zusammenhängt, müssen wir diese terminologischen Widersprüche aufklären und unser Konzept auf einen einheitlichen Nenner bringen.

Dazu bietet sich an, von dem psychoanalytischen Begriff des *primären Narzißmus* auszugehen, den Freud 1914 eingeführt und später (1921) genauer definiert hat. Danach bezeichnet der Begriff einen frühen Zustand, der noch durch ein Fehlen jeder Beziehung zu einer Umgebung charakterisiert ist und in dem es noch keine Unterscheidung zwischen einem Es und einem Ich gibt. Für diese Vorstellung war der intrauterine Zustand das Vorbild, der bis zu einem gewissen Grade im Schlaf wiederhergestellt wird. Diese Vorstellung deckt sich also mit unserem Konzept für den Körper als weitgehend geschlossenes System.

Unser Körperkonzept enthält ebenso wie das eines primären Narzißmus einerseits die Vorstellung einer noch vegetativ-pflanzlichen Stufe, auf der es noch keine Funktionskreise, sondern nur Reaktionskreise und noch keine Umwelten gibt; andererseits überschreitet es die Grenze des rein Pflanzlichen, denn es enthält bereits die Vorstellung eines durch ein Zentralnervensystem ermöglichten mehr oder weniger einheitlichen Erlebens als noch undifferenzierte Basis für alle späteren psychischen Entwicklungen. Dieses noch undifferenzierte Erleben, in dem es weder ein Ich noch Objekte, weder ein Innen noch ein Außen gibt, entspricht dem, was wir als Stimmungen (Th. v. Uexküll 1963) bezeichnet haben.

Da im fötalen Organismus die Homöostase noch durch die Mutter über das Nabelschnurblut aufrechterhalten wird, können für gewöhnlich noch keine Bedürfnisse auftreten. Es gibt mit anderen Worten noch keine Triebquellen.

Wenn wir den Zustand des relativ geschlossenen Systems oder primären Narzißmus durch ein graphisches Schema darstellen wollen, entspricht er – wie schon (vgl. Kap. 5) dargestellt – einem Kreis, in dem Merken und Wirken noch unmittelbar ineinandergreifen, und in dem Wirken jede, auch sekretorische, Reaktion und noch nicht lediglich Muskelaktion bedeutet (Abb. 12).

Den Übergang von diesem fötalen Zustand in den Zustand nach der Geburt wollen wir durch die in der Abbildung 13 dargestellte Figur anschaulich machen. In ihr greifen Merken und Wirken nicht mehr ineinander. Der Kreis ist aufgebrochen. Er entspricht jetzt dem Zustand des Säuglings und versinnbildlicht seine Hilflosigkeit und vitale Gefährdung, wenn es nicht gelingt, den Kreis wieder zu schließen.

Erst das Einfügen der Mutter und ihrer Fürsorge für den Säugling schließt den aufgebrochenen Reaktionskreis. Damit entsteht jetzt ein symbiotischer Funktionskreis, aus dem sich dann, wie wir dargestellt haben, die verschiedenen

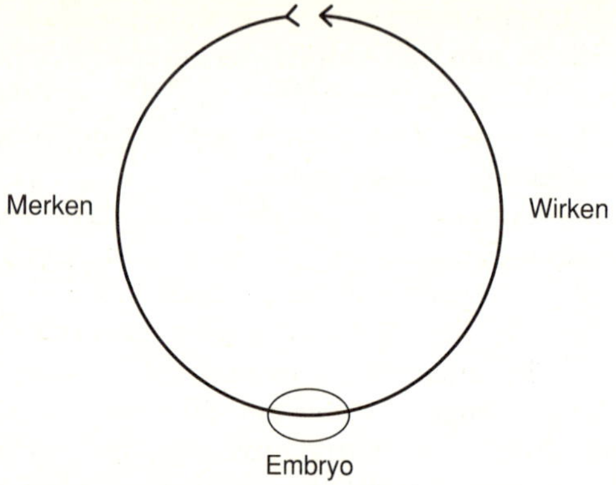

Abb. 12: Reaktionskreis des Körpers als weitgehend geschlossenes, primär »sich selbst stimulierendes System« (Th. v. Uexküll 1978).

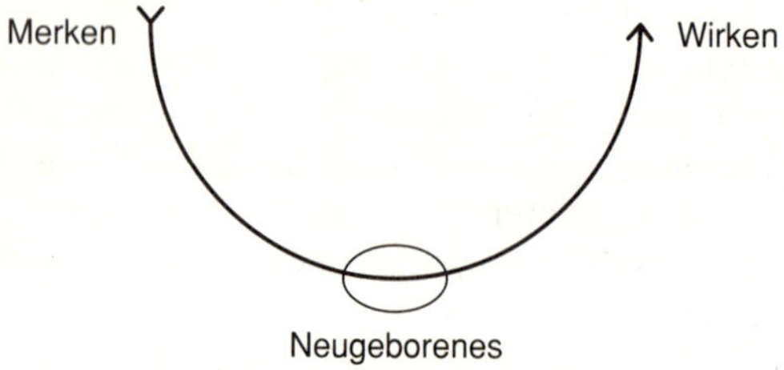

Abb. 13: Der aufgebrochene Reaktionskreis nach der Geburt. Die Homöostase im Organismus des Säuglings wird nicht mehr vom mütterlichen Organismus aufrechterhalten. Daher treten sehr bald starke Bedürfnisspannungen (Triebquellen) auf und »Merken« wird unlustgeladen. Die ausgeglichene Stimmung des Fötus während der Geburt schlägt in Verstimmung um. Das »Wirken« kann die im »Merken« erlebte Unlust (Verstimmung) ungestillter Bedürfnisse nicht befriedigen.

Differenzierungen entwickeln, in denen es zunächst zur Bildung eines »Körper-Ich« und einer Umwelt und schließlich einem individuellen Ich und einer individuellen Wirklichkeit kommt (Abb. 14).

7.3.1.2 Die frühe soziale Einheit – Merken auf der Es-Stufe

Wir haben in den Kapiteln 5 und 6 ausgeführt, daß wir aufgrund der Arbeiten, die vor allem an Ferenczi anknüpfen, als Beginn der psychischen Entwicklung des Neugeborenen nicht mehr einen Zustand annehmen, wie ihn der Begriff des *primären Narzißmus* beschreibt, sondern die primäre soziale Einheit der Mutter-Kind-Dyade. Danach entsteht die kindliche Psyche nicht aus einer objektlosen, in sich abgeschlossenen Monade ohne jede Verbindung zur Umgebung, sondern aus einer symbiotischen Verschmelzung in einer Einheit, in der Mutter und Kind gemeinsam einen einzigen Funktionskreis bilden. In diesem frühesten Handlungssystem (pragmatisches System) ist die mütterliche Fürsorge Teil eines Geschehens, zu dem das Verhalten des Säuglings als ergänzender Teil dazugehört. Leistung (bzw. Rolle) der Mutter und Gegenleistung (bzw. Gegenrolle) des Säuglings ergänzen einander wie Schlüssel und Schloß (vgl. Abb. 14).

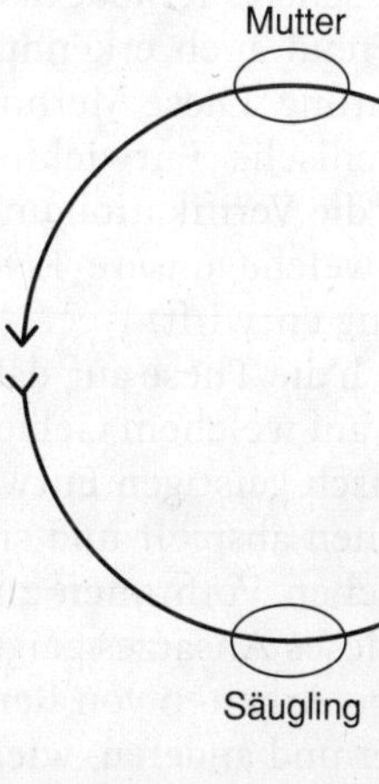

Abb. 14: Schema des symbiotischen Funktionskreises, in dem die Mutter die ergänzende Funktion übernimmt, und damit den aufgebrochenen (vegetativen) Reaktionskreis wieder schließt. Das Schema veranschaulicht den Zustand, den Winnicott als *Objektbeziehung* bezeichnet, ein Begriff, unter dem er (im Gegensatz zu *Objektverwendung*) Subjekt-Objekt-Einheit versteht.

Wir vertreten damit eine These, über welche die Diskussion in psychoanalytischen Fachkreisen trotz zahlreicher Arbeiten über die früheste psychische Entwicklung noch keineswegs abgeschlossen ist. Ein Grund dafür hängt mit der Tatsache zusammen, daß es sich um Zustände handelt, die vor der Sprachentwicklung liegen und die daher, wie wir schon mehrfach betont haben, nur schwer zu fassen und noch schwerer in Worten wiederzugeben sind. Darüber hinaus stoßen wir hier auf die grundsätzliche Schwierigkeit, daß alle unsere Vorstellungen über die Anfänge der psychischen Entwicklung selbst wieder Produkte dieser Entwicklung sind, daß wir also gezwungen sind, Psyche aus sich selbst heraus zu deuten. Fornari (1970) betont daher auch, daß wir bei diesen Versuchen auf »ehrwürdige methodische und philosophische Probleme stoßen, die den Ursprung der psychischen Aktivität überhaupt betreffen«.

Methodisch besteht die prinzipielle Schwierigkeit darin, daß auch die Kriterien für die Verifikation oder Falsifikation unserer Hypothesen über unsere psychische Entwicklung im Rahmen dieser Entwicklung entstehen. Sie sind uns nicht von außen gegeben. Unter diesem Gesichtspunkt ist die Entdeckung der genetischen Methode als wissenschaftliches Verfahren durch Freud auch erkenntnistheoretisch von fundamentaler Bedeutung. Diese Methode besagt letzten Endes, daß die psychische Entwicklung selbst das eigentliche Kriterium für die Verifikation und Falsifikation der Hypothesen liefert, welche unsere Psyche über sich selbst und ihre Entstehung entwirft.

Freud stellte bekanntlich die These auf, daß alle menschlichen Errungenschaften, auf welchem Gebiet auch immer, die Ergebnisse einer seelisch-geistigen Entwicklung seien, die sich in jedem Menschen abspielt und sich dort bis zu gemeinsamen frühkindlichen Vorformen zurückverfolgen läßt. Die Fruchtbarkeit dieses Ansatzes zeigte sich sowohl in den psychoanalytischen Arbeiten von René Spitz, Anna Freud, Margaret S. Mahler und anderen, wie in den verhaltenstheoretisch orientierten Arbeiten Piagets.

Methodisch kann man in beiden Fällen von einem Vorgehen sprechen, das sich mit dem Verfahren der Archäologie vergleichen läßt. Man stellt Hypothesen über die Vorgeschichte einer Kultur auf und gräbt nach Zeugnissen, welche diese Hypothesen stützen oder widerlegen. Die vorwiegend an der kognitiven Entwicklung interessierte Archäologie des Seelenlebens sucht ihre Hypothesen durch Beobachtung des frühkindlichen Verhaltens zu gewinnen und zu verifizieren, während die Archäologie der affektiven Entwicklung im eigenen Erleben, oder wie Alexander Mitscherlich (1983b) es formuliert hat, im Kampf um die Erinnerung nach den entsprechenden Zeugnissen sucht.

Aber keine der beiden Unternehmungen kann ohne die Hilfe der anderen auskommen. Dabei haben sowohl Freud wie Piaget klar gesehen, daß jede genetische Ableitung unseres Denkens und Fühlens früher oder später an einen Punkt kommt, wo Entwicklungspsychologie und Erkenntnislehre zusammenfallen.

Wir haben in Kapitel 5 die These aufgestellt, daß die seelische Entwicklung des Neugeborenen mit einem Zustand beginnt, der durch den Austausch averbaler Zeichen zwischen Mutter und Kind aufrechterhalten wird, und den wir als *Stimmung* bezeichnet haben, weil er jeder begrifflichen Gliederung und jeder Trennung in Subjekt und Objekt vorausgeht. Wir sind dabei von der Erfahrung ausgegangen, daß sich in den Begriffen unserer Sprache ein gewissermaßen vorsprachlicher Kern erspüren läßt, der auf jenen frühen Zustand zurückweist (Loewald 1986). Wir verfahren dabei also wie Archäologen; wir versuchen die ursprüngliche affektive Bedeutung der Begriffe in uns wachzurufen, um die Begriffe im Licht ihrer Entstehungsgeschichte besser zu verstehen.

In Kapitel 5 haben wir ferner ausgeführt, daß die Begriffe, mit denen wir unsere Situationen beschreiben, nicht nur die Programme bezeichnen, nach denen wir diese Situationen konstruieren, sondern daß sie auch die Geschichtlichkeit ihrer Entstehung im Verlauf unserer Biographie bewahren. Wir haben von den Erinnerungsspuren symbiotischer Umwelterfahrung gesprochen, die gewissermaßen wie in den Strahl eines Springbrunnens in die Gestalten bewußten, auch sprachlich formulierbaren Erlebens eingehen, und sich von dort »gegen den Zeitstrom« zurückverfolgen lassen. Wir haben auch erwähnt, daß Piaget den gleichen Gedanken mit dem Bild der »Verschachtelung« umschreibt. Danach sind die früheren Zustände immer wieder in spätere »eingewickelt« oder »verpackt«. Wir haben diese Bilder herangezogen, um jene »Verbindungsstraße« von unserer Gegenwart in unsere Vergangenheit zu beschreiben, auf der wir nicht nur regredieren, sondern in Selbsterforschung auch frühe Erfahrungen freilegen können.

Dieses Verfahren hat Winnicott besonders erfolgreich und überzeugend verwendet, um als Kinderpsychoanalytiker die frühesten Phasen unserer psychischen Entwicklung zu rekonstruieren. Dabei ist auch er auf jenen Punkt gestoßen, wo Entwicklungspsychologie und Erkenntnislehre identisch werden, und hier ist seine Analyse, die den erlebnismäßigen Kern jenes Erfahrungskomplexes freilegt, den wir mit dem Begriff *Sein* umreißen, von zentraler Bedeutung. Sie führt direkt zu dem Problem, das uns Patienten aufgeben, die über einen Verlust der Realität ihrer individuellen Wirklichkeit klagen.

Winnicott definiert den Begriff *Sein*, der die Philosophie seit über zweitausend Jahren beschäftigt, auf eine neue Weise, anders als Descartes, der Sein im Denken verankert *(cogito ergo sum)*, anders als Berkeley, der Sein im Wahrnehmen zu finden glaubt *(esse est percipi)* und auch anders als Heidegger, der Sein von dem Seienden trennt. Für Winnicott ist Sein: *Identität.* Er versteht darunter zunächst die Identität zwischen Säugling und Mutter und macht den Analytikern den Vorwurf, sie hätten die ursprüngliche »Subjekt-Objekt-Identität«, die ganz am Anfang der Fähigkeit steht, zu *sein* (...) außer acht gelassen. In dieser Identität, die jeder Differenzierung in ein Subjekt und ein Objekt, ein Selbst und ein Nichtselbst, ein Innen und ein Außen vorausgeht, *ist* das Kind die Mutter (bzw. die mütterliche Brust), und die Mutter *ist* das Kind, das sie als Teil von sich selbst erlebt.

Diese ursprüngliche Identität ist das Erzeugnis einer schöpferischen Macht, die Winnicott als *Kreativität* bezeichnet. Sie gibt dem Säugling, wie er es ausdrückt, die Fähigkeit, »die mütterliche Brust für sich zu erschaffen« und Mutter zu sein. Winnicott schreibt:

»Die Kreativität, um die es mir hier geht, ist etwas Allgemeines. Sie gehört zum Lebendigsein. Wahrscheinlich gehört sie ebenso zum Lebendigsein von Tieren wie zu dem von menschlichen Wesen (...). (Daher) können wir den kreativen Impuls als etwas Eigenständiges betrachten, das natürlich notwendig ist, wenn ein Künstler ein Kunstwerk erschafft, das aber auch bei jedem anderen vorhanden ist – sei es nun ein Kleinkind, ein Jugendlicher, ein Erwachsener oder ein Greis –, wenn er als gesunder Mensch etwas betrachtet oder absichtlich tut (...). Im augenblickbezogenen Leben eines geistig zurückgebliebenen Kindes, das sich am Atem erfreut, ist es ebenso vorhanden wie in der Inspiration eines Architekten, dem plötzlich einfällt, wie er etwas bauen kann (...).« (Aus Winnicott [1973] im Kapitel »Kreativität und ihre Wurzeln« S. 80 und 82).

Unter Kreativität versteht Winnicott also eine Macht, welche etwas »erscheinen« lassen kann (die Brust dem Säugling, dem Kleinkind, das, was es betrachtet, dem geistig zurückgebliebenen Kind seinen Atem, dem Architekten seinen Bauplan). Wir haben diese Macht nach dem griechischen Ausdruck für »erscheinen lassen« (φαινεσθαι) Phantasie bezeichnet. Damit wird die überraschende Übereinstimmung zwischen dem Winnicottschen und unserem Konzept deutlich; denn die Fähigkeit etwas erscheinen zu lassen, bezeichnet J. v. Uexküll als »Merken«. Es ist die kreative Fähigkeit aller Rezeptoren, neutrale Stimuli der Umgebung in Erscheinungen mit einer biologischen Bedeutung zu verwandeln, gleichgültig, ob dieser Vorgang mit einem bewußten Erleben verbunden ist oder nicht. Wir haben die Fähigkeit der Bedeutungserteilung, die dem Merken zukommt, als Grundfunktion jeder Psyche bezeichnet und betont, daß ein Organismus damit aus der Organisationsform des relativ geschlossenen Systems in die komplexere eines offenen Systems übergeht.[42]

[42] Die Winnicottsche These, nach der Sein Identität von Subjekt und Objekt ist, und diese Identität wiederum Ausdruck einer ursprünglichen Kreativität sein soll, stützt sich auf Befunde einer Entwicklungspsychologie, welche die Bestätigung ihrer Hypothesen in affektiven Erfahrungen des eigenen Seelenlebens findet. Der Hinweis auf die Übereinstimmung dieser These mit dem Konzept des Merkens bei J. v. Uexküll zeigt, daß wir auch biologische Befunde zu seiner Bestätigung heranziehen können. Diese Befunde sprechen dafür, daß Kreativität – genau wie Winnicott es formuliert – ein Grundphänomen des Lebens ist, das sich schon auf dessen einfachsten Stufen nachweisen läßt.

Diese Tatsache wird nur durch die Begriffe *Rezeptor* und *Rezeptivität* für Merkorgan und Merken verdeckt, die zu der Annahme einer passiven Funktion verleiten, statt die aktive schöpferische Leistung zu betonen, die jedem Merkvorgang innewohnt. Man meint, Aktivität sei

Im Merken erfährt das Kind, daß es *ist.* »Sein« wird also nicht in einem sensualistischen Sinne, sondern existentiell als Identität mit dem Gemerkten erfahren. Winnicott sagt:

»Wie vielschichtig die Psychologie des Selbstgefühls und der Identitätsfindung im Laufe der frühkindlichen Entwicklung auch sein mag, niemals wird sich Selbstgefühl anders ergeben können als auf der Grundlage des Gefühls zu *sein.* Dies Gefühl nimmt bereits die Vorstellung von »Einssein« vorweg, *weil es bis dahin nichts als Identität gegeben hat.* Zwei Menschen können sich eins *fühlen;* doch in der Phase, von der ich hier spreche, *sind* Kleinkind und Objekt (die mütterliche Brust) eins« (kursive Auszeichnung durch die Autoren).

Winnicott hebt die Erfahrung, in der zwei Menschen sich eins fühlen, von dem Gefühl zu sein ab, in dem Kleinkind und Mutter noch eins sind. Er stößt damit durch die vielen späteren Bedeutungen, die der Begriff des Sich-eins-Fühlens im Laufe unserer geistig-seelischen Entwicklung angesetzt hat, auf deren ursprüngliche Bedeutungsgrundlage als innersten Kern. Dort findet er Identität als etwas, das man vielleicht als Strom eines Geschehens beschreiben kann, das nur mit einem Naturereignis verglichen werden kann, von dem man sagt, *es* stürmt, es regnet, es blüht oder es wächst.

Hofer (1981) beschreibt Beispiele, in denen die Tätigkeit der Rezeptoren an der Oberfläche von Zellen darin besteht, daß Proteinmoleküle, die aus der Zellmembran hervorragen, bestimmte Moleküle der Umgebung, wie Schlüssel und Schloß, physikalisch und chemisch binden. Mit dieser Bindung verändert sich das Proteinmolekül innerhalb der Zellmebran und setzt damit eine ganze Kette von Membranveränderungen und von Funktionen innerhalb der Zelle in Gang.

---

das Kennzeichen des Verhaltens bzw. der Re-Aktivität, daher könne es sich bei Rezeptivität nur um ein passives Aufnehmen von »Eindrükken« aus der Umgebung handeln. Damit übersieht man, daß ein wesentliches Kennzeichen jedes Verhaltens sein Gerichtet-sein ist. Schon bei den einfachen einzelligen Organismen ist Verhalten gerichtet. Sie streben zu bestimmten Elementen ihrer Umgebung hin oder von ihnen fort. In ihre Reaktionen gehen bereits Informationen über die Umgebung ein.

Diese Informationen sind – und darauf kommt es an – in jedem Fall kreative Schöpfungen von Rezeptoren (bzw. Merkorganen), d.h. von Einrichtungen, die sich schon auf der Oberfläche einer jeden Zelle finden. Über die Grundlagen ihrer Aktivität besitzen wir heute recht genaue Vorstellungen.

Solche Rezeptoren finden sich auf den Oberflächen aller Zellen unseres Körpers. Sie bilden die Basis jeder Form von Kommunikation zwischen Zellen.

Hofer betont, daß die Membran der Nervenzellen insofern spezialisiert ist, daß sie auf Bindungen, die an ihren Rezeptoren erfolgen, mit einer Steigerung ihrer Permeabilität für positiv geladene Ionen (wie z.B. Na^+ und K^+) antwortet. Auf diese Weise wird ein elektrisches Aktionspotential erzeugt. Dieses Aktionspotential wird dann zu einem Signal für die Tatsache, daß an den Rezeptoren der Zellmembranen von Nervenzellen (z.B. in der Nase oder auf der Zunge) eine chemische Bindung erfolgt ist. Auf diese Weise werden Gerüche und Geschmacksqualitäten gemerkt. Auch die Merkprozesse für Luftschwingungen, Lichtwellen, Temperaturschwankungen oder mechanische Vorgänge beginnen an den Membranen von Nervenzellen, wenn hierbei auch andere Formen von Energie in Änderungen der Membranpermeabilität übersetzt werden.

Alle diese Vorgänge, die in spezialisierten Strukturen der Nervenzellen der verschiedenen Sinnesorgane vor sich gehen, bezeichnet man als *Transduction.* Damit soll ein Prozeß gekennzeichnet werden, bei dem besondere Formen von Energie auf chemischem oder mechanischem Weg mit Energien gekoppelt werden, die in den Membranen sensorischer Nervenzellen bereitliegen.

Eine Folge dieses Rezeptoren-Systems, das sich bei allen höheren Tieren und bei dem Menschen entwickelt hat, ist die Umwandlung der verschiedenartigsten Aspekte der Umgebung in ein und dasselbe Signal: den Nervenimpuls. Da auch die Signale, welche das aktive Verhalten (das Wirken) auslösen, Nervenimpulse sind, ist die »Sprache« des Nervensystems auf ein einziges Funktions-Element – für Zeichen – reduziert.

Bei dieser Darstellung der biochemischen und biophysikalischen Grundlagen des Merkens erinnern wir uns wieder an das Telefonbeispiel (vgl. Kap. 3), das deutlich macht, wie Stufe für Stufe etwas entsteht, das es auf der vorherigen Stufe noch nicht gegeben hat. Im Merk-Vorgang entstehen aus physikalischen und chemischen Elementen der Umgebung in den Nervenzellen von Sinnesorganen Nervenaktionsströme als aktive Schöpfungen spezialisierter Zellen. Auf der nächsten Stufe entstehen in bestimmten Arealen des Gehirns aus Nervenaktionsströmen Geruchs-, Geschmacks-, Ton- oder Licht-Sensationen wieder als kreative Leistungen dieser Areale, und schließlich entstehen in der Umwelt des betreffenden Lebewesens Objekte mit bestimmten Eigenschaften und einer bestimmten biologischen Bedeutung. Stufe für Stufe wird eine schöpferische Leistung deutlich, die aus Phänomenen der vorhergehenden Stufe neuartige Phänomene hervorgehen läßt.

Die Analyse der rezeptorischen Aktivität macht nicht nur die Kreativität des Merkens deutlich, sie zeigt auch die von Winnicott betonte Identität von Subjekt und Objekt als Grundlage jedes Merkvorgangs. Alle rezeptorischen Vorgänge beruhen auf einer Veränderung der Rezeptoren, gleichgültig, wie diese zustandegekommen ist. Die Signale der Nervenaktionsströme melden nichts anderes, als daß eine solche Veränderung eingetreten ist. In diesem einzigen Phänomen sind also Subjekthaftigkeit von Merken und Objekthaftigkeit von Gemerktem noch identisch. Das Merken dieser Identität ist für Winnicott *Sein.*

Auf diese Weise ist das Kind auch in den Abläufen der frühen sensori-motorischen Zirkulärreaktionen (Piaget) noch mit diesen identisch. *Es* geschieht etwas und das Kind *ist* dieses *Es.* Dieses Es ist Merken, das ursprünglich immer identisch mit dem Gemerkten ist, weil alles Gemerkte nur in den Formen des Merkens und gemeinsam mit ihm – als kreative Schöpfung – aus dem affektiven und kognitiven Nichts auftauchen kann.

Winnicott betont, daß in dieser frühesten Erfahrung (zu sein) noch kein Verlangen oder Entbehren, mit einem Wort noch kein Trieb zum Ausdruck kommt. Er spricht in Ermangelung eines besseren Ausdrucks von einem »rein weiblichen Anteil«, der in jedem Menschen angelegt sei, und der jedem Trieberlebnis und jedem aktiven Handeln vorausgehen müsse (die er dem männlichen Anteil zurechnet). Es liegt nahe, hier eine Quelle für jene konfliktfreie Zone zu suchen, die H. Hartmann (1939) beschrieben hat und die er nur mit Hilfe der schwierigen und problematischen Konstruktion einer »neutralisierten Energie« aus einem Es ableiten kann, das als Trieb-Pol der Persönlichkeit (Laplanche 1972) begriffen wird.[43]

---

[43] Winnicott verwendet den Begriff des *Es* nicht, denn in der Psychoanalyse steht der dynamische Aspekt des Es ganz im Vordergrund des Interesses, und das mit vollem Recht, die die Pathogenese der Neurosen ganz überwiegend mit triebdynamischen Problemen zu tun hat. Unter diesem Aspekt hat Freud auch seine Konzeption eines Es und dessen Verhältnis zu einem Ich entwickelt. Er hat es in der berühmten Metapher von dem Reiter und dem Pferd beschrieben:

»Die funktionelle Wichtigkeit des Ichs kommt darin zum Ausdruck, daß ihm normalerweise die Herrschaft über die Zugänge zur Motilität eingeräumt ist. Es gleicht so im Verhältnis zum Es dem Reiter, der die überlegene Kraft des Pferdes zügeln soll mit dem Unterschied, daß der Reiter dies mit eigenen Kräften versucht, das Ich mit geborgten. Dieses Gleichnis trägt ein Stück weiter. Wie dem Reiter, will er sich nicht vom Pferd trennen, oft nichts anderes übrig bleibt, als es dahin zu führen, wohin es gehen will, so pflegt auch das Ich den Willen des Es in Handlungen umzusetzen, als ob es der eigene wäre« (Freud 1923).

Max Schur (1973) macht deutlich, daß Freud trotz seiner Betonung der Bedeutung der Ich-Funktionen, das Es als »den wichtigsten Teil des

Wie dem auch sei – Merken auf der Es-Stufe kann nur dann vom bloßen Sein zu Selbst-Erfahrung – zu Selbst-sein – führen, wenn im Zuge der Reifung zentraler Funktionen ein »Merken von Merken« im Sinne von Reafferenz möglich geworden ist. Erst wenn das Kind merkt, daß es merkt, das heißt, wenn es zu einer »Kommunikation mit einem Teil seines Selbst« gekommen ist, kann es anfangen, zwischen Anteilen zu unterscheiden, die an dem Vorgang des Merkens auf verschiedene Weise beteiligt sind.

Vor allem kann das Kind jetzt anfangen, den Unterschied zwischen Merken und Wirken zu merken und die Beteiligung besonderer Art zu registrieren, die mit dem Ingangsetzen seiner Willkürmotorik verbunden ist. Mit dem Merken von Merken und dem Merken von Wirken ist die Es-Stufe überwunden. Die ersten Anfänge der Bildung einer Ich-Instanz können jetzt beobachtet werden.

7.3.1.3 Merken auf der Stufe der Trennung in Selbst und Nichtselbst

Die Fähigkeit Merken zu merken entsteht offenbar zwischen dem zweiten und vierten Monat, wenn sich, in Piagets Terminologie, die »sekundären Zirkulärreaktionen« oder »intentionalen Anpassungsprozesse« zu bilden beginnen. Spitz spricht von dem Beginn einer Organisation intentionaler Handlungen und datiert ihn ebenfalls in die Zeit zwischen dem zweiten und vierten Monat. Er sieht, wie schon erwähnt, in dem Lächeln des Säuglings einen Indikator für das neue Organisationsprinzip. Jetzt können, wie Hoffer (1966) beschrieben hat, Schritte der Differenzierung durch traumatische Erfahrungen der Trennung von der mütterlichen Brust vorangetrieben werden. Dabei lernt das Kind Teile seines Körpers, vor allem Mund und Hand, zu verwenden, um die vitale Bedrohung zu ertragen, welche diese Trennung bedeutet. Die Entdeckung, in der drohen-

psychischen Apparates« bezeichnet hat. Er zitiert eine Bemerkung Freuds, daß in dem Diagramm, welches die Bezirke des topischen Modells Es, Ich und Über-Ich, darstellt, der Raum, den das unbewußte Es einnimmt, unvergleichlich größer sein müsse als der des Ich oder des Vorbewußten.

den Katastrophe sich selbst helfen zu können, führt zu ersten Eindrücken der Identität eines Körper-Ich und partieller Autonomie. In dieser frühen Erfahrung des wechselseitigen Wiedererkennens von Mund und Hand im Rahmen sensomotorischer Zirkulärreaktionen deuten sich bereits jene fundamentalen Strukturen unseres Körperschemas an, die Plessner (1976) als Körperhaben und Körper-sein bezeichnet: Im Mund-sein und Hand-haben, die als erstes »Werkzeug« dienen oder umgekehrt, bildet sich eine erste kleine, selbstgenügsame Welt.

Von hier aus ist leicht zu sehen, wie das pragmatische Realitätsprinzip zur Wirkung kommt und wie es die Ich-Entwicklung begleitet, antreibt und lenkt. Aber die Identität im Merken auf der Es-Stufe bleibt auch späterhin die Basis der Verbindungen zwischen Selbst und Nichtselbst. Ohne die Basis der Identität von Merken und Gemerktem könnte es nie zu dieser Differenzierung kommen.

Die Kreativität, die auf der Es-Stufe diese Identität hervorgebracht hat, manifestiert sich jenseits der Es-Stufe, wie Winnicott es formuliert, als Spiel.[44] Spiel ist für ihn die »universale Form von Handeln« und Handeln setzt, wie er immer wieder betont, Sein voraus. Aber das Sein der ursprünglichen Einheit von Subjekt und Objekt verwandelt sich jetzt in einen »intermediären Spielbereich«, in einen »potentiellen Raum zwischen Kleinkind und Mutter«.

[44] Sebeok (1981) betont, daß es zahllose Versuche gibt, Spiel zu definieren und schließt sich der Meinung Chalmers (1980) an, daß eine solche Definition weder notwendig noch nützlich sei. Den Grund dafür sieht er in der Tatsache, daß kein eindeutiges Kriterium gefunden werden kann, welches eine Kollektion verschiedenartigster Verhaltensweisen einer objektiven Kategorie zuordnen würde, die alles umfaßt, was einem menschlichen Beobachter als »spielerisch« erscheint. Er zitiert Lancy (1980), der schreibt, das vielleicht fundamentalste Paradoxon des Spiels sei darin zu sehen, daß Spielen zwar aufgrund seines verbreiteten Vorkommens auf allen höheren phylogenetischen Stufen und seiner bedeutenden Rolle im menschlichen Verhalten eine adaptive Bedeutung nahelegen, aber trotzdem als zweckfrei erscheinen würde. In diesem Zusammenhang macht er auf die Feststellung Aldis (1975) aufmerksam, daß Spiel erst bei Vertebraten, aber noch nicht bei Insekten vorkommt.

Das Spiel, das diesen »potentiellen Raum zwischen Kind und Mutter« hervorbringt, entspricht im Prinzip der Handlung, die auch Mead (1968) als Spiel beschreibt, und die er in das Zentrum seiner Theorie der Ich-Entwicklung und der gesellschaftlichen Kommunikation stellt. In diesem Spiel geht es um Rollentausch, und darum, daß mit der Übernahme der Rolle des anderen auch ein Stück von dessen Identität (soweit sie sich abzugrenzen begonnen hat) übernommen wird. Unsere Umgangssprache bewahrt diese Erfahrung in den Ausdrücken »man versetzt sich in die Lage des anderen« oder »man ist (sogar) der andere«. Künstler, welche die Charaktere von Personen in einem Roman oder einem Drama beschreiben und Schauspieler, die diese Personen darstellen, bewahren diese Fähigkeit in höherem Maße als andere Menschen. Spitz und Winnicott haben auf diesen Zusammenhang zwischen frühesten Erfahrungen und dem Künstlerischen hingewiesen.

In dem potentiellen Raum zwischen Mutter und Kind *ist* zunächst das Kind noch die Mutter und die Mutter das Kind, aber wenn die Es-Stufe überwunden wird und das Kind sein Merken zu merken beginnt, ist es das, was es von sich in dem Antlitz der Mutter erblickt. Es beginnt mit den Augen der Mutter, sich selbst zu entdecken. Winnicott spricht in lockerer Anlehnung an Lacan von der »Spiegelfunktion des Spiels«. Er betont die Bedeutung dieser Funktion für die weitere Entwicklung des Kindes; ob und wie das Kind sich in dem Antlitz der Mutter, später dem anderer Familienmitglieder und schließlich in Weiterentwicklung dieser Erfahrung im Spiegel erblicken kann, entscheidet über seine Möglichkeiten, sich selbst zu finden und eine eigene Identität aufzubauen.

Er berichtet von einer Patientin, deren zentrales Problem ihre Identitätsfindung war, und der bei Erwähnung der Geschichte vom Spieglein, Spieglein an der Wand (im Märchen von Schneewittchen) der Einfall kam: »Es wäre doch furchtbar, wenn ein Kind in den Spiegel schaut und nichts sieht.« Hier können wir die Entstehung des kommunikativen Realitätsprinzips gewissermaßen in statu nascendi miterleben: Es ist im Grund das Prinzip der Identität, mit dem Objekt, das dem Subjekt dessen jeweiliges Sein zurückspiegelt.

Solange das Kind in der frühesten Phase die Brust der Mutter *ist,* sind die Spielregeln einfach. Später ist die Mutter außer der Brust vieles von dem, was mit dem vertrauten Umgang zu tun hat, und manches von diesem Umgang, z.B. die eigene Hand, die das Kind in den Mund steckt, kann für eine gewisse Zeit die abwesende Mutter ersetzen. Winnicott spricht von »Übergangsobjekten«, welche in dem imaginären Raum, die für das Kind lebensnotwendige Beziehung mit der Mutter aufrechterhalten.

Er beschreibt eine Entwicklungsreihe,

»die damit beginnt, daß das Neugeborene die Faust in den Mund steckt und (die) schließlich zur Abhängigkeit an einen Teddybären, eine Puppe oder irgendein anderes Spielzeug führt«.

Er beschreibt damit die Entstehungsgeschichte der Objekte, die als »Sachen« schließlich – losgelöst vom Subjekt und seiner Beziehung zur Mutter – die ursprüngliche Verbindung immer schwächer und ferner, am Ende nur noch wie ein schwaches Echo mit sich führen, das man für gewöhnlich gar nicht mehr bemerkt.

Aber wenn das Echo ausbleibt, schrecken wir auf und spüren, daß etwas zerrissen ist, das uns mit den Quellen unseres Seins verband. Wir fühlen, daß wir etwas verloren haben, das unserem Leben seinen Sinn verlieh, ohne sagen zu können, was es war.

Wir können uns »Merken« also als Kontinuum eines imaginären oder potentiellen Raumes vorstellen, der wie von einer Elipse um zwei aufeinanderbezogene Pole umschlossen ist. Im Laufe der frühen Entwicklung würde sich um den einen Pol ein Bereich abzugrenzen beginnen, der sich als »selbst«, als subjektartig und schließlich als Ich erlebt. Gleichzeitig beginnt sich um den anderen Pol ein Gegenbereich abzugrenzen, der als »nichtselbst«, als objektartig, als Umwelt und schließlich als individuelle Wirklichkeit erlebt wird. Worauf es jedoch ankommt, ist die kollektiv verdrängte Tatsache, daß Wahrnehmung und Erfahrung immer das ganze Kontinuum umfassen. Wir können zwar unsere Aufmerksamkeit einmal auf diesen und dann den anderen Bereich konzentrieren, wir dürfen aber nie vergessen, daß wir dann den anderen Bereich nur ausblenden. Auch wenn wir als erwachsene Menschen eine bestimmte Wahrnehmung oder Erfahrung machen, handelt es sich immer um ein Auseinander-setzen zwischen den beiden Polen innerhalb des kreativen Kontinuums unseres Merkens, die wir jederzeit vertauschen können.

Bei der konzentrierten Beobachtung eines Gegenstandes, der »selbstvergessenen« Betrachtung einer Landschaft oder eines Kunstwerks *sind* wir der Gegenstand, die Landschaft oder das Kunstwerk. Erst wenn wir in dieser Haltung gestört werden, springt unser Sein von dem Objekt-Pol zu dem Subjekt-Pol, und wir *sind* wir selbst.

Diesen ständigen Wechsel oder diese »Umpolung« unseres Seins erleben wir bei allen Formen des Merkens, besonders auffällig aber bei dem Tastsinn. Sobald der Tastempfindung auch nur eine Spur von Schmerz beigemischt ist, kommt es zur Umpolung. Davon können wir uns durch ein einfaches Experiment überzeugen: Solange wir mit dem Finger über eine Tischplatte streichen, spüren wir den Tisch. Sobald wir jedoch einen Splitter berühren, der aus der Tischplatte hervorsteht, spüren wir unseren Finger. Der Umschlag von dem Objekt-Sein in das Subjekt-Sein erfolgt schlagartig.

Das sollten wir auch während wissenschaftlicher Beobachtungen im Gedächtnis behalten.

Diese skizzenhafte Darstellung der frühesten Entwicklungsschritte wird plastischer, wenn wir hinzusetzen, daß der Schritt, den wir als Merken von Merken bzw. als Merken von Wirken und als das Resultat einer (neuen) Reafferenz bezeichnet haben, systemtheoretisch und zeichentheoretisch einem Sprung von einer Systemebene auf eine komplexere entspricht.

Auf der neuen Stufe wird die Identität von Merken und Gemerktem (Subjekt und Objekt) in die sehr viel lockerere Identität von Zeichen und Bezeichnetem überführt. Die unmittelbare Zusammengehörigkeit auf der dyadischen Stufe wird in komplexe Zeichenbeziehungen »eingewikkelt«, in denen jetzt Teile der ursprünglichen Einheit für das Kind nicht mehr die Mutter *sind,* sondern die Mutter nur noch bedeuten (Th. von Uexküll 1986b). Das Problem, das mit diesem Sprung von einer Stufe des frühen Erlebens zu der eines rationalen, analytischen Verstehens auftaucht, hat in der Kirchengeschichte in dem Streit um die Transsubstantiation eine Rolle gespielt. Die Frage, ob das Brot und der Wein, die der Priester beim Abendmahl reicht, der Leib Christi *sind* oder dessen Leib nur bedeuten, hat damals die Geister entzweit.

So könnte man sagen, daß die »Sachen«, die für das Kind ursprünglich die Mutter *sind*, auf der komplexeren Stufe die Mutter nur noch *bedeuten*. Aber die unbewußte Reminiszenz an die frühe Erfahrung muß dieser Bedeutung wie ein lebenswichtiger Spurenstoff beigemischt bleiben.

Zeichentheoretisch kann man von dem Übergang einer einfachen zu einer doppelten Kodierung und Dekodierung sprechen. Die einfache Kodierung und Dekodierung gilt für das dyadische System, in dem Bedürfnisse der Partner noch Bedürfnisse des Systems als Ganzes sind. Stimmungssignale sind Signifikanten, deren Signifikate in Ereignissen bestehen, welche Gefahr für den Bestand der Dyade oder Abwendung dieser Gefahr bedeuten. So ist die Anwesenheit der Mutter ein Stimmungssignal für das Kind ebenso wie die Anwesenheit des Kindes ein Stimmungssignal für die Mutter ist. Bleiben die Signale aus, welche die mütterliche Nähe bekunden, so gerät das Kind in Phasen, in denen die Mutter gebraucht wird, rasch in Unruhe und Panik. Das gleiche gilt für die Mutter, die von dem Kind getrennt wird. Unter »Ammenschlaf« versteht man jenes merkwürdige Phänomen, daß Mütter auch in tiefem Schlaf bereits bei leisen Geräuschen, die der Säugling verursacht, aufwachen, während laute Geräusche aus der Umgebung ihren Schlaf nicht stören. Die Mütter sind also selbst im Schlaf durch ein unsichtbares »Kommunikationsband« mit ihrem Kind verbunden oder (anders ausgedrückt) unterschwellig wahrgenommene Reize erhalten erst dann für die Mutter eine Bedeutung, wenn sie vom Kind ausgehen.

Wir haben erwähnt, daß diese Reaktion schon im Tierreich beobachtet werden kann. Auf dieser Stufe sind das pragmatische und das kommunikative Realitätsprinzip noch nicht voneinander gesondert.

Doppelte Kodierung und Dekodierung entsteht, wenn das Kind sein Merken und sein Wirken zu merken beginnt und die Bedeutung von Merkzeichen für seine körperlichen Bedürfnisse entziffern lernt. Dann können z.B. taktile, olfaktorische oder akustische und optische Eindrücke der Brust, der eigenen Hand, des Bettuchs oder eines Spielzeugs für das Kind zu Zeichen für ein motorisches Verhalten werden, das eine Bedürfnisbefriedigung verspricht. Sie erhalten damit gewissermaßen eine Bedeutung für die egoistischen Interessen des Kindes. Gleichzeitig haben sie aber auch eine Bedeutung für die Reaktionen der Mutter. Damit entstehen Zeichen, die ein Lebewesen gleichzeitig über seine Bedürfnisse als Individuum und über seine Position als Teil (Subsystem) in einem sozialen System informieren. Es scheint sich hier um ein Grundmuster biologischer und sozialer Organisationen zu handeln.

Gehen wir von dieser Annahme aus, so läßt sich ein Problem lösen, das viel Verwirrung gestiftet hat: die Frage, wie man den Unterschied zwischen »Sinn« und »Bedeutung« definieren soll. Ohne auf das vielschichtige Problem und seine lange Geschichte einzugehen, können wir sagen, daß unter systemtheoretischem Aspekt »Bedeutung« die egoistische Beziehung von Umgebungsfaktoren für die Bedürfnisse eines Systems bezeichnet, während »Sinn« die altruistische Funktion des Systems als Element oder Subsystem eines Suprasystems auf der komplexeren Ebene meint.

Dieser Hinweis macht verständlich, was hinter jener unheimlichen Erfahrung einer »irrealen Wirklichkeit« steht, in der nur das pragmatische aber nicht mehr das kommunikative Realitätsprinzip trägt. Es ist der Verlust des Sinnes, der untrennbar mit Sein zusammenhängt. – Sinn meint Aufgehoben-Sein in einer übergreifenden Einheit. Diese übergreifende Einheit war am Anfang unseres Lebens das früheste soziale System, die Mutter-Kind-Dyade. Für das heranwachsende Individuum sind es dann die relevanten Gruppen, zunächst die Familie, später die mehr oder weniger festen und mehr oder weniger dauerhaften Gruppen von Jugendlichen mit ihren eigenen Spielregeln und Moralvorstellungen. Wir wundern uns oft über die Macht, welche solche Gruppen über ihre Mitglieder haben. Es ist letzten Endes die gleiche Macht, die im Nationalgefühl der Völker zum Ausdruck kommt und die in der Lage ist, in einem Krieg alle Moralbegriffe eines friedlichen, bürgerlichen Lebens zu pervertieren und die menschlichen Beziehungen befreundeter Gruppen zu vergiften. Diese Macht kann, wie Freud 1915 in »Zeitgemäßes über Krieg und Tod« schrieb,

»das kaum begreifliche Phänomen zum Vorschein (bringen), daß die Kulturvölker einander so wenig kennen und verstehen, daß sich das eine mit Haß und Abscheu gegen das andere wenden kann«.

7.3.1.4 Das Problem eines Aggressionstriebs

Die letzten Bemerkungen konfrontieren uns mit einem Problem, über das in der psychoanalytischen Literatur keine Einigkeit herrscht, das für die psychosomatische Medizin aber zentral wichtig ist: Die Frage, ob es sich bei der menschlichen Aggressivität ebenso wie bei Hunger, Durst und Sexualität um ein angeborenes Triebgeschehen handelt oder »nur« um eine Art Entwicklungsstörung, gewissermaßen eine sozial vermeidbare »Panne«. Dies Problem ist in unserem Zusammenhang deswegen wichtig, weil nach der klassischen psychoanalytischen Theorie der Aggressionstrieb kulturfeindlich ist und das Entstehen gemeinsamer menschlicher Wirklichkeiten verhindern soll (Freud 1933). Auf der anderen Seite soll er aber die Moralvorstellungen des Gewissens gegen die selbstsüchtigen Strebungen des Ich vertreten, indem er sich im Über-Ich gegen das Lust-Streben des Ich wendet.

Ein Grund für diese Unsicherheit ist das Festhalten an dem Konzept des primären Narzißmus als Beginn der psychischen Entwicklung. Danach sollen, wie wir schon erwähnt haben, die libidinösen Energien des Kindes, das sich zu seinem eigenen Liebesobjekt erwählt hat, ausschließlich nach innen gerichtet sein. Von dieser Vorstellung, die den libidinösen Trieben eine fast absolute Vormachtstellung einräumt, ist es schwer, zu dem Konzept eines Aggressionstriebes zu kommen. Tatsächlich hat Freud ein solches Konzept erst relativ spät und mit Hilfe einer komplizierten, metaphysisch anmutenden Konstruktion entwickeln können. In der Abhandlung »Jenseits des Lustprinzips« (1920) folgert Freud aus der Beobachtung des Wiederholungszwangs bei Neurotikern, einen, jedem Organismus innewohnenden Drang zur Wiederherstellung eines früheren Zustandes. Da der früheste Zustand, aus dem alles Leben entstanden ist, der Zustand als unbelebte Materie gewesen sein soll, würde allen Lebewesen der Drang zur Rückkehr in diesen Zustand innewohnen. Auf diese Weise gelangte Freud zu der Konzeption eines Todestriebes und zu der Annahme der Polarität eines Lebens- und eines Todestriebes, Eros und Thanatos oder Liebe und Haß. Im Grund handelt es sich bei dieser Konstruktion um die physikalische Metapher von Entropie und Negentropie.

Da der auf diese Weise nachträglich in das Konzept der libidinösen Monade eingeführte Todestrieb zur Selbstzerstörung führen müsse, wurde eine Zusatzhypothese notwendig. Nach ihr soll der primäre Todestrieb nach außen gerichtet werden und dann dort als Aggressionstrieb in Erscheinung treten. Eine weitere Zusatzhypothese nimmt an, der Aggressionstrieb würde durch die kulturelle Triebunterdrückung wieder in das Subjekt zurückgedrängt und sich dort zum Teil als strafende Instanz im Über-Ich wieder gegen die eigene Person wenden.

Das ist eine komplizierte Konstruktion, die viele Analytiker nicht akzeptiert haben, zumal als weitere theoretische Schwierigkeiten und damit auch die Fragen auftauchten, wo man nun die biologischen Triebe (also Hunger und Durst) im Rahmen dieser Triebpolarität unterbringen sollte. Freud hatte diese Triebe ursprünglich als *Ich-Triebe* bezeichnet.

In diese schwierige Situation hat die Arbeit von Hartmann, Kris und Löwenstein (1949) etwas Klarheit gebracht. Sie analysierten darin die Konsequenzen der Einführung eines Aggressionstriebs in die psychoanalytische Theorie, ohne zu der metaphysischen Konstruktion der Polarität eines Lebens- und Todestriebes Stellung zu nehmen. Die Autoren kommen dort zu einer Dreiteilung: Sie unterscheiden neben den libidinösen (sexuellen) und aggressiven Trieben, solche, die, wie sie es nennen, »physiologischer« Natur sind und erläutern am Stillvorgang, wie sich diese drei Triebarten kombinieren.

Aber erst mit der Ablösung des Konzepts des primären Narzißmus durch das der primären sozialen Einheit der Mutter-Kind-Dyade als Beginn der psychischen Entwicklung wird in dieser Diskussion eine neue Stufe erreicht.

Jetzt können den »physiologischen« Trieben, die der Erhaltung der Homöostase im Organismus und damit dem »egoistischen« Interesse des Körpers (als relativ geschlossenes System) dienen, der Aggressions- und Sexual-Trieb als »soziale« Triebe gegenübergestellt werden, da sie die »altruistische« Eingliederung des Organismus in ein soziales System betreiben. Hunger und Durst lassen sich als private Angelegenheit verstehen, während Liebe und Haß ein Gegenüber nötig haben. Damit wandelt sich auch die Vorstellung über die Funktionen eines aggressiven und libidinösen Triebgeschehens.

Hier ist noch vieles im Fluß. Trotzdem lassen sich erste Konturen einer neuen Zuordnung erkennen, wenn man von dem Winnicottschen Konzept der primären Identität von Mutter und Kind ausgeht, die für ihn eine Schöpfung einer übersubjektiven und überobjektiven Kreativität ist. Das Neue an diesem Konzept ist (wie betont) die These, daß wir in dieser Identität die Basis für jede Seinserfahrung sehen müssen, und daß diese Seinserfahrung jedem Trieberlebnis vorausgeht.

In einer sehr verkürzten Darstellung zeichnet sich dann die folgende Konzeption ab: In diesem Zustand einer frühesten triebfreien Erfahrung zu *sein,* fällt dem Aggressionstrieb die Aufgabe zu, das Kind aus der Identität mit der Mutter zu lösen und über ein Merken seines Wirkens zu ersten Selbsterfahrungen zu führen. Aggression wird hier ohne die übliche moralische Wertung, die das Verständnis der Zusammenhänge erschwert, als ein Trieb gesehen, der eine unerläßliche Aufgabe in der psychischen Entwicklung hat: Die erwachende Willkürmotorik (d.h. das Merken der eigenen Intention zu Bewegung) ist der erste Schritt, um selbständig zu werden.

Damit zerstört das Kind das »subjektive Objekt«, wie Winnicott die dyadische Mutter nennt, um sie als objektives Objekt entdecken zu können. Diesem Vorgang entspricht eine Zerstörung des »subjektiven Subjekts« (wie man es ausdrücken kann), um ein »objektives Subjekt« in Gestalt eines Körper-Ich zu entdecken.

Im Rahmen dieses Entwicklungsschrittes kommt dem Tastsinn und in dessen Rahmen wieder dem Schmerzerlebnis eine zentrale Bedeutung zu; im Schmerzerlebnis zieht sich der Körper von der als Vorobjekt ertasteten Umwelt zurück. Die Umwelt wird (wie Wilhelm Busch das eindrucksvoll geschildert hat; vgl. Kap. 7.1.4) aufgelöst, »vernichtet« und als ihr Kern bleibt ein Körper-Ich zurück, das der Schmerz abgrenzt und gleichzeitig ebenfalls zu vernichten droht. Schmerz hat, das wird hier deutlich, wesenhaft mit Aggression zu tun. Daß man anderen aggressiv Schmerzen zufügen und sie dadurch ver-nichten kann, beginnt schon in der frühen Ablösung von der Mutter eine Rolle zu spielen: Das Zerstören des subjektiven Objekts geht für die Mutter nicht nur mit dem seelischen Schmerz des Verlusterlebnisses einher, wenn sie ihr Kind, das ja ein Stück von ihr selbst ist, loslassen muß. Das Zerstörtwerden geht auch mit physischen Schmerzen einher, wenn das Kind in der oralsadistischen Phase in die Brust zu beißen beginnt.

Hier scheint sich ein besonders interessanter Zusammenhang abzuzeichnen: Jetzt kommt es nämlich darauf an, wie die Mutter dem Kind, den Schmerz, den es ihr zufügt, zurückspiegelt. Es spricht vieles dafür, daß hier Bedeutungskoppelungen zwischen neurophysiologischen Abläufen im kindlichen Organismus und dessen psychischem Erleben geknüpft werden, die darüber entscheiden, wie das Kind in Zukunft Schmerz erleben wird. Schmerz ist nämlich keine angeborene Qualität (wie Licht, Farben oder Töne), sondern gehört zu den psychischen Zeichen, die sozial erlernt werden müssen (Melzack 1969). In früher Trennung von der Mutter aufgezogene Hunde stecken die Schnauze in eine Flamme, und autistische Kinder spüren keine Schmerzen. Das alles spricht dafür, daß unser frühestes Ich nicht nur ein Körper-, sondern noch intensiver ein Schmerz-Ich ist.

Winnicott betont, daß es von großer Wichtigkeit für das Kind sei, daß die Mutter ihr Zerstörtwerden als subjektives Objekt nicht nur als objektives Objekt überlebt, sondern daß sie sich nicht an dem Kind rächt. Es könnte sein, daß beides (das Überleben als objektives Objekt und das sich von dem Kind trennen) ohne sich an ihm zu rächen, zusammengehören.

Das weitere Schicksal des Aggressionstriebs hängt von vielen Ereignissen in der Entwicklungsgeschichte des Kindes ab. Schon die Entdeckung der Mutter als »objektives Objekt« ist, wie wir hier nur andeuten können, ein langer und gefährlicher Weg. Er gelingt nur über bestimmte Zwischenstufen, auf denen die verschiedensten Störungen eintreten können. Unter den Zwischenstufen hat die Phase der Omnipotenz- und Größenphantasien besondere Bedeutung. Die Gewißheit, die Mutter, die man zerstört, jederzeit wieder neu erschaffen zu können, wenn sie gebraucht wird, ist die Voraussetzung um sich in das Abenteuer des Selbständigwerdens einzulassen. Dabei wird ein wichtiger Aspekt von Aggressivität sichtbar: jede Handlung, die sich über Grenzen hinwegsetzt, enthält ein Stück Omnipotenzphantasie, mag es auch noch so verborgen und abgewehrt sein.

Wenn der Aggressionstrieb die Funktion hat, das Selbst in dem primären affektiven Kontinuum abzugrenzen, so haben die libidinösen Triebe eine zwar nicht gegensätzliche, aber doch komplementäre Aufgabe; sie drängen das kindliche Selbst dazu, mit der Mutter wieder eine neue Verbindung einzugehen, welche auf einer komplexeren Stufe die verlorene Einheit wiederherstellt. Dieser Drang, die verlorene Einheit wiederzugewinnen, kann auch als Gefahr erlebt werden, von der mütterlichen Dyade wieder verschlungen zu werden und damit die gerade erworbene Selbständigkeit und Individualität wieder zu verlieren. Nur wenn es beiden Partnern gelingt, eine neue auf Anerkennung der gegenseitigen Individualität gegründete Verbindung aufzubauen, kann der Ausgleich zwischen den beiden komplementären Triebkräften und der Zustand eines Seins wieder erreicht werden, das nicht von Triebkräften bedroht und in Frage gestellt ist.

Dafür ist die Entstehung der »Sachen«, die sowohl dem Kind wie der Mutter gehören, von größter Bedeutung. Von ihnen wird gleich mehr zu sagen sein; sie sind nicht nur als Erzeugnisse des pragmatischen Realitätsprinzips Garanten der kindlichen Selbständigkeit und seiner Fähigkeit, eine eigene »Wirkwelt« aufzubauen. Sie enthalten als Träger kommunikativer Signale auch den Schlüssel für das Zustandekommen gemeinsamer Wirklichkeiten und einer Realität sinnvoll erlebten Seins.

Wir können uns diese Entwicklung in Fortsetzung der oben abgebildeten Schemata als eine Art Einschnürung in dem dyadischen Kreisgeschehen vorstellen. In deren Zentrum würden dann die Sachen entstehen, welche beide Kreise verbinden (Abb. 15).

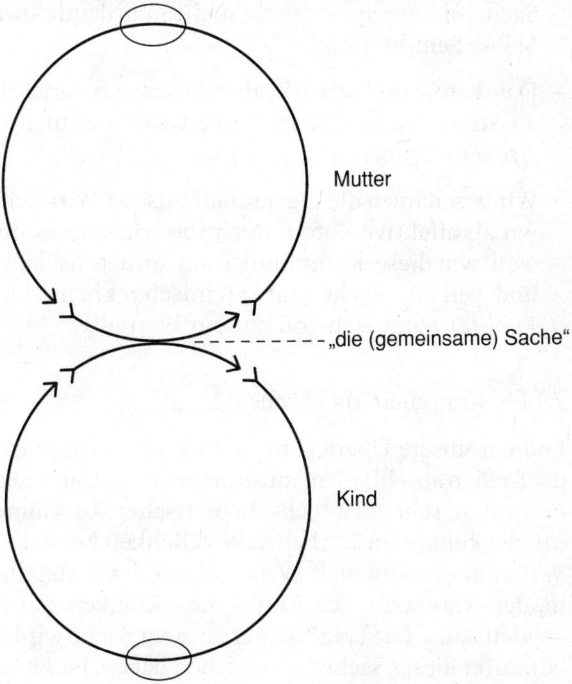

Abb. 15: Wir haben das affektive Kontinuum der frühen Mutter-Kind-Einheit als einen elliptischen Raum mit zwei Polen beschrieben. In dieser Figur wird dargestellt, wie sich die beiden Pole trennen und im Zentrum als verbindendes Glied die Sachen entstehen lassen, an denen beide teilhaben.

Wir können jetzt die drei Fragen beantworten, die wir zu Anfang dieses Paragraphen gestellt haben:

– Auf die Frage, was wir unter »Rückmeldung«, »Echo« oder kommunikativem Kriterium« verstehen sollen, können wir mit dem Hinweis auf das affektive Kontinuum zwischen Subjekt und Objekt am Anfang jedes Merkens antworten. In der gemeinsamen Bedeutung, die eine Sache für zwei Menschen hat, kann sich dieses affektive Kontinuum wieder bilden. Darin erhalten wir als »Echo«, »Rückspiegelung« oder »Rückmeldung« die (vielleicht trügerische) Gewißheit, daß der andere die

Sache als »meine« erfaßt und mich damit in meinem Selbst-Sein bestätigt.

- Das kommunikative Realitätskriterium orientiert sich an Stimmungssignalen, die verbaler oder nicht verbaler Art sein können.
- Wir bezeichnen die Eigenschaft unserer Wirklichkeit, die wir als affektive Kommunikation erleben, als »Realität«, weil wir diese Kommunikation in den Sachen spüren, und weil die »Sache« auf Lateinisch *res* heißt. Der Begriff *Realität* leitet sich von diesem Wort ab.

7.3.1.5 Krankheit als »Sache«

Ehe wir unsere Überlegungen über die Genese des Ich und der Sachen abschließen, müssen wir die Verbindung der hier erörterten, scheinbar recht theoretischen Zusammenhänge mit der konkreten ärztlichen Wirklichkeit herstellen. Diese Verbindung ergibt sich zwanglos mit der Feststellung, daß in der Krankheit der Körper des Kranken zur »Sache« werden kann. Die Frage, wie er zu einer Sache wird, und was wir unter dieser Sache zu verstehen haben, ist nicht nur für den Arzt, sondern auch für den Kranken von größtem Interesse. Allein der Hinweis, daß die moderne, technisch ausgerichtete Medizin diese Sache sehr einseitig unter dem Gesichtspunkt des pragmatischen Realitätskriteriums sieht, zeigt, wie notwendig es ist, diese Zusammenhänge genauer zu durchleuchten.

Es gibt viele Versuche, *Krankheit* zu definieren. Wir wissen, daß alle diese Definitionen unbefriedigend blieben. Ebenso geht es den Versuchen *Gesundheit* zu definieren. Sie beleuchten Teilaspekte, die je nach der Aufgabe, vor der Ärzte und Kranke stehen, größeres oder geringeres Gewicht haben. Sie lassen uns aber im Stich, wenn wir nach der »Sache selbst« fragen. Was ist Krankheit als Sache selbst?

Wir sagten, daß in der Krankheit der Körper des Kranken zur Sache werden kann, mit der dann die Medizin befaßt ist. Das ist aber nur eine Möglichkeit. Sie entspricht den Interessen und dem Empfinden des Kranken nur, wenn (und soweit) sein Körper auch für ihn zu einer Sache geworden ist. Das kann z.B. bei einem Kollaps geschehen, wenn der

Kranke nur noch Körper ohne umgebende individuelle Wirklichkeit ist. Es kann auch sein, daß ein schmerzendes Organ zum Zentrum seiner im übrigen geschrumpften Wirklichkeit wurde. Es ist aber auch möglich, daß gar nicht der Körper des Kranken, sondern dessen durch Angst oder Depression veränderte individuelle Wirklichkeit die »Sache« ist, die als Krankheit für den Kranken und für den Arzt das Problem bildet. Wieder anders liegen die Dinge, wenn die individuelle Wirklichkeit eines Kranken durch Halluzinationen oder paranoide Wahnzustände zu einer Sache wird, die nur für die Umgebung des Kranken und den Arzt, aber nicht für ihn selbst, eine Krankheit bedeutet.

Diese sehr verschiedenartigen Möglichkeiten scheinen auf den ersten Blick so wenig miteinander gemein zu haben, daß man verwirrt fragt, mit welchem Recht man bei all diesen Zuständen von *Krankheit* spricht. Es gibt ja auch, vor allem von soziologischer Seite, kritische Einwände gegen eine derartige »Etikettierung«.

Wenn man sich aber ein wenig in die »Anatomie und Physiologie der Sachen« vertieft, wie wir das in den vorangehenden Überlegungen versucht haben, werden die Zusammenhänge klarer. Wir haben festgestellt, daß Sachen eine Geschichte haben, in der sie als kommunikative Verbindungsglieder zwischen zwei Menschen aus einem affektiven Kontinuum entstanden sind. Wir haben ferner erfahren, daß sie die individuellen Wirklichkeiten der Menschen als Dinge und Gegenstände erfüllen, die für die betreffenden Menschen bestimmte affektive Bedeutungen besitzen. Auf diese Weise begrenzen sie auch deren Wirklichkeitshülle. Schließlich haben sie dort, wie die Rezeptoren in der Membran einer Zelle, die der Kommunikation mit anderen Zellen dienen, die Funktion den Kontakt mit anderen Menschen herzustellen. Sie können dann verschiedene individuelle Wirklichkeiten als affektive Brücken verbinden und auf diese Weise gemeinsame Wirklichkeiten aufbauen.

Wenn wir die Abbildung 15 betrachten, sehen wir, daß Sachen doppelt kodiert sind. Sie haben eine Merk- und Wirk-Seite, die mit der Mutter verbunden ist und eine, die dem Kind gehört. Auf diese Weise merkt das Kind, wenn das Wirken der Mutter die Sache verändert, und die Mutter merkt, was das Kind mit seinem Wirken in der Sache ausrichtet. Die Kommunikation zwischen beiden findet in dem Medium der gemeinsamen Sachen statt.

Diese Erinnerung an das erste Stadium, in dem Sachen entstehen, kann uns klar machen, warum Krankheiten in genau diesem Sinne »Sachen« sind, und warum wir so heterogene Dinge mit dem gleichen Wort bezeichnen. Krankheiten sind für den Kranken in demselben Sinn »Sachen«, wie diese für das Kind etwas sind, von dem es nicht weiß, was sie bedeuten, ehe die Mutter ihnen zeigt, was es damit auf sich hat. In dem gleichen Sinn sollten Krankheiten auch von dem Arzt als etwas verstanden werden, dessen Bedeutung ihm immer wieder von dem Patienten gezeigt werden muß.

Diese archaische Situation ist auch der Bedeutungskern des Arzt-Patient-Verhältnisses. Von dorther wird einsichtig, welche Bedeutung die »Sache« Krankheit nicht nur unter dem Aspekt des pragmatischen, sondern auch unter dem des kommunikativen Realitätsprinzips hat.

Wir verstehen dann auch, warum das Symptom das spezifische Merkmal der Krankheit ist. Ein Symptom ist doppelt kodiert. Es hat eine »egoistische« Bedeutung für den Kranken und gleichzeitig eine »altruistische« Bedeutung für den Arzt und das soziale System Patient-Arzt. In systemtheoretischer Terminologie ist ein Symptom der Appell eines Systems, das seine Probleme nicht aus eigener Kraft lösen kann, an das komplexere (Supra-)System auf der nächsten Integrationsebene. Der Appell gilt den erweiterten Möglichkeiten, die dem komplexeren System zur Verfügung stehen (Th. v. Uexküll 1984b). Wir werden sehen, wie wichtig die Worte sind, die den Sachen einen Namen geben, der ihre Bedeutung für das Kind und die Mutter als ein Stück gemeinsamer Wirklichkeit festlegt. Bei der Krankheit finden wir den gleichen Sachverhalt:

Die Diagnose gibt der Krankheit den Namen, der die Bedeutung für den Kranken und den Arzt als gemeinsame Sache, und das sollte heißen, als ein Stück gemeinsamer Wirklichkeit, festlegt. Wir wissen, daß

Kranke von dem Arzt vor allem anderen den Namen ihrer Krankheit erfahren wollen, weil dieser Name die Macht hat, die Angst zu bannen, die von der Unsicherheit des Kranken herrührt.

Versuchen wir die Ergebnisse dieser Überlegungen zusammenzufassen:

- Die psychische Entwicklung beginnt mit einer symbiotischen Phase der Identität von Kind und Mutter in einem affektiven Kontinuum. Diese Identität ist die Schöpfung einer kreativen Macht, die als ein Grundgefühl *zu sein* mehr gespürt als erlebt wird. Wir haben von einer Es-Stufe des Merkens gesprochen um die vorbewüßte und präverbale Natur dieser Erfahrung anzudeuten.
- Mit Überwindung der Es-Stufe beginnen sich in dem symbiotischen Kontinuum erste Ich-Kerne sowie erste Eindrücke von auftauchenden und wieder entschwindenden Objekten zu bilden. Wir können vermuten, daß die beiden Realitätsprinzipien, die wir beschrieben haben, in ersten Ansätzen jetzt wirksam werden, wobei diese Phase für das kommunikative Realitätsprinzip offenbar besonders wichtig ist.
- Erst in der (auf die symbiotische Phase folgenden) Individuationsphase, in der das Kind sich von der Mutter zu trennen beginnt, und deren Anfang Mahler den Zeitpunkt der psychischen Geburt genannt hat, kommen die beiden Realitätskriterien voll zur Wirkung.
- Diese Phase ist, wie Piaget gezeigt hat, vor allem durch die Ausbildung des Vorstellungsvermögens gekennzeichnet, das eine Vorbedingung dafür ist, daß sich ein konstantes Ich und eine Außenwelt mit konstanten Objekten bilden. Jetzt kann auch die Mutter aus einem bedürfnisbefriedigenden »Etwas« zum Liebesobjekt oder in der Terminologie Winnicotts aus dem subjektiven zu einem objektiven Objekt werden, mit dem das Kind zunächst averbal und bald auch verbal zu kommunizieren lernt.
- Die Loslösung des Kindes aus dem dyadischen Zustand wird durch ein triebhaftes Streben nach Selbständigkeit (Autonomie) und Abgrenzung der eigenen Individualität

eingeleitet. In diesem Streben kommt ein Aggressionstrieb zum Ausdruck, während der Drang zur Wiedervereinigung mit der Mutter Ausdruck libidinöser Triebregungen ist.

- Die Entstehung der Sachen als kognitive und affektive Brücken zwischen dem Kind und der Mutter gibt uns den Schlüssel zu dem Problem, wie sich individuelle Wirklichkeiten zu gemeinsamen Wirklichkeiten zusammenschließen können.
- Die Kenntnis dieser Zusammenhänge eröffnet uns einen neuen Zugang zu der Frage, was wir unter *Krankheit* als gleichzeitig individuelles wie soziales Phänomen verstehen sollen.
- Bei all diesen Überlegungen ist es wichtig, sich klarzumachen, daß das Ich und die Sachen bzw. die Innen- und die Außenwelt, in wechselseitigem Bezug zueinander parallel entwickelt werden. Der Gedanke, daß der menschliche Geist und seine Fähigkeiten zu sprachlicher Verständigung, zu begrifflichen Vorstellungen usw. nicht als ein Absolutum vorausgesetzt werden kann, sondern daß er ebenso wie unser Körper entwicklungsgeschichtlich aus biologischen Vorstufen entstanden ist, steht heute im Zentrum anthropologischer Vorstellungen. Dieser Gedanke ist eine zentrale These der Arbeiten Piagets, dessen Untersuchungen eine »genetische Erkenntnistheorie« begründen, nach der unser Denken – bzw. unsere Phantasietätigkeit – aus einer »sensomotorischen Intelligenz« des Säuglings und Kleinkindes hervorgegangen ist, die nach den ersten 1½ Lebensjahren zunächst eine »mentale Intelligenz« der verinnerlichten Handlungen entstehen läßt und sich schließlich zu der »operationalen Intelligenz« des reifen Denkens differenziert.

7.3.2 Die »Handlung« oder das pragmatische System als Bezugsrahmen

Unsere bisherigen Überlegungen haben gezeigt, daß sich das »Ich« und die »Sachen« in wechselseitigem Bezug zueinander entwickeln. Diese Entwicklung vollzieht sich jedoch nicht isoliert, sondern immer im Rahmen einer konkreten Handlung, in der ein affektives Kontinuum, das jeder Handlung vorausgeht, differenziert wird. Zwischen Mutter und Kind sowie zwischen dem Kind und den Objekten vollziehen sich Handlungen mit Rollen, Stichworten und Szenen, die immer wieder einen gemeinsamen Bezugsrahmen bilden. Diese Handlungen mögen zunächst noch sehr primitiv und einfach sein, sie bilden aber bereits »dramatische Einheiten« bzw. pragmatische Systeme. Die beiden Realitätskriterien werden im Rahmen von Handlungen erprobt.

Dies gilt auch für später, so daß wir ganz allgemein formulieren können: Jede Kommunikation zwischen Kommunikationspartnern und ihren Gegenständen setzt die Gemeinsamkeit einer Handlung voraus, in der die Rollen der Akteure und der Sachen, mit denen agiert und über die kommuniziert wird, festgelegt sind. Das gilt sowohl für die vorsprachliche emotionale, wie für die intellektuelle Ebene der Wortsprache. Auf allen Ebenen setzt Kommunikation den gemeinsamen Rahmen einer Handlung voraus, erst mit ihr kann ein Kommunikationssystem entstehen.

Auf der sprachlichen Ebene können »sprechen« und »handeln« zusammenfallen. Sprache kann selbst Handlung werden. Diese Feststellung darf uns aber nicht darüber hinwegtäuschen, daß auch die Bedeutung der Worte, mit denen wir handeln, d.h. kämpfen, anklagen oder verletzen, in dem Kontext der Handlung festgelegt sein muß, in dem wir uns ihrer Bedeutung bedienen. Sprache als Abstraktum gibt es nur für Philologen und auch sie bedürfen einer in der Handlung ihres Faches festgelegten Sprache, um sich über Sprache zu streiten oder zu verständigen. Wir sehen also, daß jede konkrete Sprache ein bestimmtes Handlungssystem voraussetzt, das einen spezifischen *universe of discourse* mit eigenem Kommunikationskonzept und Kode begründet.

Gipper (1978) macht auf die Gefahr aufmerksam, die mit der Verwendung von Modellen und deren Terminologien verbunden ist, die aus der Nachrichtentechnik entlehnt sind. Diese Gefahr besteht in einer Reduktion, die den eigentlichen Gehalt der Phänomene, die erklärt werden sollen, zum Verschwinden bringen kann. Er betont, daß diese Gefahr besonders bei Verwendung des Begriffes Kode gegeben sei, der in der Nachrichtentechnik für ein abgeschlossenes, fixiertes System eindeutiger Zeichen steht, und betont, daß die natürliche Sprache in diesem Sinne gerade kein Kode sei; denn sie zeichne sich dadurch aus, daß sie nach allen Seiten offen sei und ein flexibles Ganzes darstelle. Dies verdanke sie der Tatsache, daß zwischen den Wortinhalten eine Zone der Unbestimmtheit (eine Art Halbschatten) bleibe.

Ähnlich äußert sich Schaff (1973), indem er auf die Wichtigkeit des Kontextes hinweist, in dem die Worte erst ihre jeweilige Bedeutung erhalten. Da die sprachlichen Zeichen als solche meist mehrdeutig sind, wird eine Eindeutigkeit erst im Rahmen eines *universe of discourse* erzielt.

Auf der anderen Seite haben wir (vgl. Kap. 2) darauf hingewiesen, daß der Begriff *Kode* auch innerhalb der Sprachwissenschaften nicht einfach eine Sammlung eindeutiger Zeichen meint, auf die sich die Nachrichtentechniker geeinigt haben, sondern ein strukturiertes System von Zeichen, deren Gesamtheit und wechselseitige Bedeutungsbeziehungen im Unterbewußtsein gegenwärtig sein müssen, wenn ein Zeichenprozeß produziert oder rezipiert werden soll. Wir haben darauf hingewiesen, daß nach der sogenannten Split-Brain-Theorie die dominante Hirnhälfte die in der nicht dominanten Hälfte gespeicherten Zeichensysteme (die flexiblen Kodes) nur reproduzieren soll.

An dieser theoretischen Überlegung ist für unser Problem noch ein weiterer Punkt von Wichtigkeit: Die Analyse des Sprechens als Handlung, bei der einer redet und ein anderer zuhört, ergibt, daß außer den beiden Partnern als drittes »die Sache«, über die gesprochen wird, zugegen sein muß.

Gardiner (1951) faßt die Tätigkeit des Sprechens ähnlich wie Dewey als Zusammenwirken zweier Personen auf, einer sprechenden und einer zuhörenden. Gleichzeitig aber – und das ist für die Lösung des Problems sehr wichtig – führt er als drittes Moment die Sache ein, über die gesprochen wird. Gardiner sagt:

»Das, was ich hervorheben möchte, ist erstens der kooperative Charakter der Rede und zweitens die Tatsache, daß die Rede sich immer auf Sachen bezieht, d.h. auf Wirklichkeiten, sowohl der äußeren Welt als auch der inneren Erlebnisse des Menschen.«

7.3.3 Die Evolution der »Sachen«

Unsere bisherigen Überlegungen haben ergeben, daß Kommunikation nur im Rahmen von Handlungssystemen möglich ist, an denen Lebewesen in den von der jeweiligen Handlung vorgeschriebenen Rollen beteiligt sind. Als einfachstes Modell für ein solches Handlungssystem haben wir den Funktionskreis kennengelernt, mit dessen Hilfe Lebewesen eine ihrer Art und körperlichen Ausstattung entsprechende Umwelt aufbauen. Handlungssysteme, die sich mit Hilfe des Funktionskreis-Modells darstellen lassen, können aus Beziehungen zwischen einem Lebewesen und einem unbelebten Gegenstand (z.B. zwischen einem Fisch und dem Wasser als umgebendem Medium) oder zwischen zwei Lebewesen (z.B. zwischen zwei Geschlechtspartnern) oder aber zwischen zwei Lebewesen und einer gemeinsamen Sache (z.B. beim Kampf zweier Lebewesen um ihr Territorium) bestehen. In diesem letzten Fall gewinnt die Sache, um die z.B. gekämpft wird, die Funktion eines Kommunikationsmediums für die beiden an der Handlung beteiligten Partner.

Es gibt aus der Tierbeobachtung unendlich viele Beispiele, in denen Sachen die Rolle von Kommunikationsmitteln zwischen verschiedenen Partnern übernehmen. In vielen dieser Fälle müssen wir annehmen, daß auch der abwesende Partner in den als Kommunikationsmittel benutzten Sachen als gegenwärtig erlebt wird. Tiere reagieren z.B. auf Marken, mit dem ein Artgenosse sein Territorium bezeichnet hat, ähnlich wie auf dessen Anwesenheit. Aber ein solcher abwesend als gegenwärtig erlebter Partner darf nicht im Sinne menschlicher Vorstellungen oder Erinnerungen verstanden werden. Hier zeichnet sich vielmehr eine Entwicklung ab, die man als *Evolution der Sachen* im Rahmen der Phylogenese und Ontogenese der Lebewesen bezeichnen kann.

Während die Erforschung der Evolutionen der Sachen im Tierreich Aufgabe der Verhaltensforschung ist, ist sie bei Menschen eine Aufgabe der Entwicklungspsychologie. Hier gibt es zwei Beiträge, die uns eine erste Orientierung erlauben.

7.3.3.1 Sachen als »Inseln der Geborgenheit«

Wir haben dargestellt, daß der erste Beitrag zu einer Evolution der Sachen im Laufe der kindlichen Entwicklung davon ausgeht, daß Sachen im Zuge der Loslösung aus dem symbiotischen Funktionskreis als Mittel der Verständigung zwischen dem Säugling und der Mutter als erste Inseln einer »Realität« – der »Sachhaftigkeit« entstehen, an der das Kind und die Mutter gleichzeitig teilhaben. Dabei kann die Erfahrung des gleichzeitigen Teilhabens beider Partner als kommunikatives Realitätskriterium dem pragmatischen Realitätskriterium gegenübergestellt werden; nur die Gewißheit, daß der andere (hier die versorgende und schutzgebende Mutterfigur) die Sache ebenso versteht oder erlebt, gibt dem Kind die Gewißheit, mit dem Partner in einer gemeinsamen Handlung und (in dieser) einem gemeinsamen *universe of discourse* zu stehen. Von hier aus läßt sich begreifen, daß der Verlust dieser Gemeinsamkeit oder die Unmöglichkeit, sie herzustellen, für das Kind den Verlust der Orientierung und den Zustand einer Hilflosigkeit und Verlassenheit bedeuten, den es nicht aus eigenen Kräften überwinden kann. Wir beginnen dann zu verstehen, daß mit dem Erwerb der Fähigkeit, die Programme der Spiele mit der Mutter und den gemeinsamen Gegenständen in der Phantasie zu reproduzieren, für das Kind die Voraussetzung für seine Ablösung aus dem symbiotischen Funktionskreis geschaffen wird.

Auf diese Weise kann ein Realitätskriterium eingeübt werden, nach dem wir unsere individuelle Wirklichkeit als Dialog mit einer Instanz aufbauen, die auch in Abwesenheit Schutz gegen das Unheimliche und Fremde der Umgebung verleiht. Was unsere Patienten als »Realität« bezeichnen, meint offenbar jene schwer in Worte zu fassende Erwartung, daß unsere Wirklichkeit, was uns auch zustoßen mag, niemals eine kalte, an unserem Schicksal uninteressierte Fassade, sondern immer etwas ist, das unsere Bedürfnisse und Fragen versteht, etwas, das auch mit seinen Anforderungen noch Fragen an uns stellt. Es scheint also so zu sein, daß das Kind lernt, seine Wirklichkeit als einen Dialog aufzubauen, in welchem in den Sachen das Echo des relevanten Anderen erlebt wird.

Wir haben in Kapitel 5 beschrieben, wie der Säugling im symbiotischen Funktionskreis Informationen aus der Umgebung und aus seinem eigenen Körper über die Deutungen kennenlernt, die ihm die Mutter mit ihren Reaktionen auf sein Verhalten gibt. Dabei werden die Strategien eingeübt und die Programme erlernt, die der Erwachsene später braucht, um im Umgang mit seiner Umgebung seine individuelle Wirklichkeit aufbauen zu können.

Papousek (1975) beschreibt diesen Dialog zwischen Mutter und Kind folgendermaßen:

»Das erste, was bei einer Filmanalyse der Interaktion zwischen dem Säugling und seiner Mutter auffällt, ist eine ununterbrochene Kette von kurzen Szenen, in denen sich beide Partner stimulieren und belohnen. Die Mutter zeigt sich dabei nicht nur als eine bloße Quelle reicher, äußerer Stimulation, auch nicht nur als eine bloße Belohnerin für Verhaltensmodifikationen ihres Kindes, sondern die gegenseitige Interaktion läuft in beiden Richtungen ab (…). Neben gegenseitigen Stimulationen und Belohnungen lernen beide Partner, wie der eine den anderen durch eigenes Verhalten beeinflussen kann. Also nicht nur die quantitativen Aspekte der Stimulation, sondern die Struktur, die Sequenz und die kausalen Beziehungen zwischen einzelnen Verhaltenskomponenten auf beiden Seiten, spielen die entscheidende Rolle. Es geht nicht nur um Verhaltensmodifikationen, die durch äußere Belohnungen passiv gelernt werden, sondern auch um das Erlernen, wie man durch eigenes Verhalten den Partner im positiven Sinne aktiv ›manipulieren‹ kann.«

In dieser primären Handlung zwischen Mutter und Kind geschieht also etwas ungemein Wichtiges: Die Mutter hilft dem Säugling, seine körperlichen Bedürfnisse und Triebspannungen, die er zunächst ja nur als unbestimmte Lust oder Unlust empfindet, in psychosoziale Bedürfnisse zu übersetzen. Der Säugling weiß zunächst nicht, was ihn bedrängt. Außer lustvoll und unlustvoll sind ihm keine differenzierten Unterscheidungen möglich. Daher ist es Aufgabe der Mutter, im symbiotischen Funktionskreis die Regungen des Säuglings, der zunächst nur Körperbedürfnisse spürt, als gemeinsame – d.h. psychosoziale – Aufgaben zu interpretieren. Die Bedeutungskoppelung zwischen der Körperebene und der Ebene einer psychisch erlebten individuellen Wirklichkeit ist also bereits eine soziale Funktion, und wenn sich später bei der Loslösung des

Kindes aus dem symbiotischen Funktionskreis »die Sachen« als Garanten für die Kommunikation mit der Mutter bilden, so ist auch das nur als sozialer Vorgang zu begreifen.

Jene merkwürdige Qualität, die unsere Patienten als »Realität« bezeichnen, scheint also historisch ihre Wurzeln bereits in der frühesten Erfahrung des symbiotischen Funktionskreises zu haben. Durch die Produkte dieses Funktionskreises, »die Sachen«, können wir dann während unseres ganzen Lebens noch an der ursprünglichen Einheit mit einer »mütterlichen Natur« teilhaben. Vielleicht verweisen die Termini *Materie* und *materiell* auf diesen Zusammenhang; als Inseln der Gewißheit und Geborgenheit haben »Sachen« die Aufgabe der Mutter als schützendes und Sicherheit gewährendes Medium übernommen. Sie haben uns in der Kindheit geholfen, die Trennungen und Frustrationen zu ertragen, welche die Lösung aus der symbiotischen Zwei-Einheit mit sich bringt.

Mahler (1975) beschreibt diesen Vorgang sehr eindrucksvoll:

»Wir beobachteten die Überbrückungsfunktion der auf die Mutter bezogenen Teile der vertrauten unbelebten Umgebung unserer Säuglingskrippe, z.B. des Stuhls, auf dem die Mutter gewöhnlich saß, ihre Handtasche usw. Auf einer bestimmten Altersstufe erblickte das Kind in diesem Objekt eher als in anderen Erwachsenen einen Muttersatz, wenn die Mutter das Zimmer verließ. Wir erkannten in diesem Mechanismus ein Übergangsphänomen zwischen Festenbergs (1971) ›Organ-Objekt-Brücken‹, Winnicotts (1953) ›Übergangs-‹ und Greenacers (1969, 1970) ›fetischartigen Objekten‹.«

Wir haben weiter oben dargestellt, daß man den Prozeß, den wir als Evolution der Sachen bezeichnen, auch unter dem Gesichtspunkt einer Wissenschaft der Zeichen (Semiotik) betrachten kann. Dann sehen wir, daß neutrale Gegenstände dadurch zu Sachen werden, daß sie die Bedeutung von Zeichen erlangen, die auf etwas für das heranwachsende Kind vital Bedeutsames hinweisen. Die Schutz und Geborgenheit gebende mütterliche Obhut befähigt das Individuum Vereinzelung und Einsamkeit ohne Angst zu ertragen.

Wie wir schon in Kapitel 2 angemerkt haben, definiert Peirce: »A sign is something which stands to somebody for something in some respect or capacity.«

In unserem Zusammenhang heißt das: Eine Sache steht (als Zeichen) im Erleben des Kindes für die Mutter in ihrer Funktion als ergänzender Teil der primären sozialen Einheit.

Winnicott formuliert kurz und bündig: »Das Objekt ist ein Symbol für die Einheit von Kleinkind und Mutter.«

7.3.3.2 Sachen als Rahmen für Begegnung

Der zweite Beitrag, der uns über die Entstehung von »Sachen« in unserer individuellen Wirklichkeit informiert, stammt, wie wir ebenfalls schon angedeutet haben, von Mead (1968). Er betont besonders den sozialen Aspekt des Ablösungsvorgangs. Da er von einer späteren Entwicklungsstufe des Kindes ausgeht, etwa der ödipalen Stufe im Sinne der Psychoanalyse, kann man ihn als eine Ergänzung des ersten Beitrags betrachten. Mead weist zunächst darauf hin, daß es »Sachen« nur im Rahmen von Handlungssystemen geben kann, und daß die Regeln, nach denen diese ablaufen (ihre Programme), im Spiel erlernt und internalisiert werden. »Spiel« ist für Mead eine durch gegenseitigen Rollentausch charakterisierte Interaktion mit Partnern. Bei dieser spielerischen Interaktion prägt sich das Kind die verschiedenen Standpunkte ein, die seine Partner während des Spieles den Sachen und ihm selbst gegenüber einnehmen. Hier tritt gewissermaßen die Gemeinschaft der Mitspieler bzw. die relevante Gruppe, in die man durch Rollentausch integriert ist, an die Stelle der Symbiose mit der Mutter. »Sache« bedeutet die Garantie dafür, daß man in dieser Gruppe mit den anderen kommuniziert – und das heißt, daß man in die Gruppe integriert ist.

Dieser Vorgang ist für Mead besonders unter dem Aspekt der Ich-Bildung bedeutsam, denn was für die »Sachen« gilt, gilt auch für das »Ich«. Ich und die gegenständliche Welt der Sachen sind nur zwei Seiten des gleichen Beziehungssystems. Mead geht davon aus, daß das Kind und der Primitive ursprünglich nicht wissen, wer sie selbst und wer die Personen ihrer Umgebung sind, von denen sie abhängen. In dieser Situation entfaltet sich immer wieder – als Prototyp aller menschlichen Spiele – das Spiel der Übernahme der

Rolle des anderen. Dieses Spiel wird später zu einer, wie Mead sagt:

»mehr oder weniger kontrollierten Technik. Und doch können wir sagen, daß (diese Technik) aus einer Situation hervorgeht, die derjenigen ähnelt, in der kleine Kinder einen Elternteil, einen Lehrer spielen – vage Personen ihrer Umwelt, die sie beeinflussen und von denen sie abhängig sind. Es sind von ihnen angenommene Persönlichkeiten, von ihnen gespielte Rollen, die die Entwicklung ihrer eigenen Persönlichkeit kontrollieren« (1968).

Im Rollentausch, der im Spiel mit den Partnern eingeübt wird, entstehen »die Sachen« gleichsam als Verbindungsglieder, weil sie gleichzeitig die Bedeutung besitzen, die sie für die imitierten Erwachsenen und für das Kind haben. Mead bringt als Beispiel das Fußballspiel, in dem das Verhalten jedes einzelnen Spielers von dessen Vorstellungen über das voraussichtliche Verhalten der anderen Spieler zum Ball bestimmt wird. Der Fußball wird zur gemeinsamen Sache, weil er für den Spieler gleichsam als verschiedene Facetten des gleichen Gegenstandes die Aspekte in sich vereinigt, die alle anderen Spieler von dem Ball haben. Die Situation des Spielers, der in dem Rollentausch von anderen lernt, wer er für diese ist, wer diese für ihn sind, und was die Sache für beide bedeutet, entspricht nach Mead also der Situation, in der wir Handlungen als künftige Rahmen für Realität einüben.

Dieser Situation des »Spielers« stellt Mead die Situation des »Wettkämpfers« als Prototyp der Realität des Erwachsenen gegenüber. Damit kommt ein weiterer Gesichtspunkt zur Sprache, der von großer Wichtigkeit ist. Mead sagt:

»Der grundlegende Unterschied zwischen dem Spiel und dem Wettkampf liegt darin, daß im letzteren das Kind die Haltung aller anderen Beteiligten (schon) in sich haben muß. Die vom Teilnehmer angenommenen Haltungen der Mitspieler organisieren sich zu einer gewissen Einheit und diese Organisation kontrolliert wieder die Reaktionen des einzelnen.«

Von dieser organisierten Einheit – dem komplexen Programm einer Interaktion – wird gleich mehr zu sagen sein. Zunächst müssen wir feststellen, daß im Spiel wie im Wettkampf »die Sache«, mit der und um die gespielt oder gekämpft wird, als verbindender Mittelpunkt der verschiedenen Rollen eine zentrale Bedeutung besitzt. »Sache« ist hier nicht nur »Gegenstand« im Sinne von etwas, dem man gegenübersteht, sondern Mittelpunkt eines Raumes, der Begegnungen ermöglicht. Sachen eröffnen Begegnungsräume, »intermediäre Spielbereiche«, wie Winnicott sagt. Sie entwerfen Rahmen für Begegnungen bzw. Interaktionen. Wenn wir später den Sachen die Namen unserer Wortsprache geben, so sind diese Namen: Tisch, Stuhl, Haus usw. nur Kurzformeln für Szenen, in denen sich eine Handlung zwischen uns, unseren Partnern und gemeinsamen Sachen entwickelt. In diesen Handlungsszenen entstehen Tische, Stühle oder Häuser jeweils neu im Wiedererinnern der Szenen, deren Programme wir aus dem Gedächtnis abrufen. »Tisch« ist daher letztlich nur eine Überschrift über das Kapitel eines Drehbuchs, und diese Überschrift kann nur von dem verstanden werden, der den Inhalt des Drehbuches kennt. Die Verdichtung der Szenen in Wörter ist daher ein besonders eindrucksvolles Beispiel für die Fähigkeit unserer Phantasie, »Symbole« zu bilden.

7.3.3.3 Metaspiel oder die Fähigkeit, über Spiele zu kommunizieren

Doch nun zu dem Meadschen Begriff des Wettkampfes. Die im »Wettkampf angenommenen Haltungen (Rollen) der Mitspieler, die sich (in uns) zu einer gewissen Einheit organisiert haben«, können unsere Reaktionen auf zwei verschiedene Weisen kontrollieren. Diese beiden Arten der Kontrolle bezeichnen Anfangs- und Endstrecke eines Weges, den die Ich-Entwicklung des Kindes nimmt. Zu Beginn geht das Kind völlig in den Spielen auf, die es gerade spielt. Sein Ich hat nur die Identität der aktuellen Szenerie des Stückes. Erst in einem Drama, in dem neben und über den Mitspielern, gewissermaßen als dritte wichtige Person, der Regisseur (der Vater) auftritt, lernt das Kind nicht nur Spieler zu sein, der im Spiel aufgeht, sondern zugleich »über« das Spiel zu reflektieren und auf diese Weise sich selbst gegenüberzutreten. Diese Verdoppelung des Ich wird also erst in einem für das Kind zunächst ganz neuen Spiel möglich, in dem es mit einem Regisseur die Rollen tauschen kann, der mit einem Partner über ein Spiel, an dem das Kind beteiligt ist, wie über eine »Sache« verhandeln kann. Der Wettkämpfer hat also erst dann die Rollen aller Mitspieler – d.h. auch seine eigene – zu einer »gewissen Einheit« organisiert, wenn er der Gesamthandlung des Spieles gegenübertreten kann.

»Ich-Sein« bedeutet jetzt die »Meta-Position« erklommen zu haben, in der man nicht nur Akteur ist, der von den Szenen des Spiels innerlich und äußerlich bewegt – gewärmt oder gekränkt, gestoßen oder gezogen – wird, sondern in der man sich gleichzeitig als diesen Akteur sieht und mit ihm umzugehen lernt. Mit anderen Worten, das Ich lernt das Meta-Spiel, indem sein Spielen zur »Sache« in einem neuen umfassenderen Spiel geworden ist.

Die beiden Beiträge, die wir zum Problem einer Evolution der Sachen gebracht haben, sind also zugleich Beiträge zu dem Problem einer Evolution des Ich. Sie lassen uns daher auch besser verstehen, was geschieht, wenn während des Ablösungsprozesses aus dem symbiotischen Funktionskreis oder später beim Erlernen der Haltung des Wettkämpfers, der über sein Spielen zu reflektieren vermag, die Bildung der Sachen als kommunikative Programme gestört ist. Wir können uns vorstellen, daß dann in der individuellen Wirklichkeit des Heranwachsenden die Programme als Räume der Begegnung mit anderen fehlen oder brüchig sind. Ohne sie fehlt das »Echo« und mit ihnen jenes Gefühl der Realität, von dem die Patienten sprechen.

In solchen Fällen kann man sich vorstellen, daß das pragmatische Realitätsprinzip eine raum-zeitliche Struktur für Gegenstände aufrechterhalten kann, an der sich die Routinehandlungen des Alltags orientieren. Wenn jedoch das Echo fehlt, das uns sagt, wer wir sind und was die Bedürfnisse unseres Körpers für uns und für die anderen bedeuten, entstehen Übersetzungsschwierigkeiten, die pathogene Folgen haben können. In einer solchen Wirklichkeit kann der Körper, dessen Bedürfnisse nicht mehr in psychosoziale Aufgaben übersetzt werden können, Schaden leiden.

»Der psycho-physiologische Organismus des Menschen hat zwei fundamentale Möglichkeiten seine Bedürfnisse oder Spannungen, die kontinuierlich in ihm erzeugt werden, oder manchmal als Antwort auf Stimulation durch die Umgebung entstehen, zu entlasten. Ein Weg ist die Auseinandersetzung mit der Umgebung, sei es in der Phantasie oder in der Aktualität; der andere Weg dissoziiert die Repräsentation des Triebes von Gedanken, bewußten Gefühlen und Aktionen, um sie innerhalb des biologischen Mediums – das ist innerhalb des Körpers – zur Entladung zu bringen, ohne die späteren phylogenetischen Ebenen des Ausdrucks zu involvieren« (Bahnson 1969).

Ein letzter Gesichtspunkt muß in diesem Zusammenhang noch erwähnt werden: Nach diesen Vorstellungen ist die Handlung als pragmatisches System – sei es als symbiotischer Funktionskreis mit der Mutter, sei es als Spiel, in dem Rollentausch möglich ist – der primäre Zustand. Das pragmatische System, in dem der einzelne nur ein Element darstellt, ist Voraussetzung für die Entstehung des Individuums. Mit anderen Worten, es gibt eine »primäre gemeinsame Wirklichkeit«, aus der die individuellen Wirklichkeiten der einzelnen erst durch Internalisierung der Handlungsprogramme hervorgehen. Der einzelne kann dann in seiner Innenwelt die internalisierten Programme jederzeit als phantastische Dramen reproduzieren. Dadurch ist er von den Partnern der ursprünglichen Handlungen unabhängig geworden. Trotzdem ist er jetzt niemals wirklich allein; in den Dramen seiner Phantasie treten die frühen Partner ja als imaginäre Personen immer wieder von neuem auf.

Aber die introvertierte Geselligkeit auf der Bühne der Phantasie kann jetzt nur noch zum Aufbau einer individuellen Wirklichkeit führen, in der wir unsere Umgebung nach den Programmen, die wir in der Vergangenheit internalisiert haben, deuten. Es ist also von entscheidender Wichtigkeit, daß wir in der Lage sind, diese Programme immer wieder von neuem der veränderten Umgebung anzupassen. Dazu ist es, um in der Terminologie von Mead zu bleiben, notwendig, die Haltung des Wettkämpfers, der die Rollen aller Mitspieler bereits internalisiert hat, immer wieder mit der Rolle des Spielers zu vertauschen, der seine internalisierten Rollensysteme flexibel überprüfen kann. Das setzt voraus, daß die internalisierten Handlungsprogramme nicht zur Routine erstarrt sind. Andererseits dürfen sie auch nicht zu flexibel sein.

Die Verfestigung internalisierter Programme in Richtung auf Stereotype hat daher zwei Aspekte:

- Die Verfestigung gibt dem einzelnen die Möglichkeit, seine Identität zu wahren; sie schützt ihn vor dem

Überflutetwerden durch immer neue Aspekte, die im Verlauf eines ständigen Rollentausches kaum noch bewältigt werden könnten.
- Zu Stereotypen erstarrte Programme können verhindern, daß gemeinsame Handlungen zustande kommen.

Die Gegenüberstellung dieser beiden Extreme zeigt uns zwei Möglichkeiten für pathologische Entwicklungen des Ich und seiner individuellen Wirklichkeit: Die zu Stereotypen erstarrten Programme, die durch neue Kontakte nur schwer oder schließlich gar nicht mehr modifiziert werden können, verhindern, daß der einzelne seine individuelle Wirklichkeit in gemeinsame Wirklichkeiten einfügt. Er lebt eingeschlossen in seiner individuellen Wirklichkeit, wie wir das bei Zwangskranken sehen. Auf der anderen Seite verhindert eine zu große Flexibilität der Programme die Entwicklung einer gefestigten Persönlichkeit, wie wir es bei Hysterikern beobachten können.

7.4 Wirklichkeit als gesellschaftliche Konstruktion

Unsere Überlegungen zur Genese des Ich und der Sachen haben gezeigt, daß Kommunikation (im symbiotischen Funktionskreis) älter ist als die individuelle Wirklichkeit, und daß Kommunikationsvorgänge deshalb in einem vorsprachlichen Bereich verwurzelt sind.

Dadurch wird die Bedeutung des Emotionalen und die Herstellung einer gemeinsamen Stimmung (eines affektiven Kontinuums) für eine wirkliche Kommunikation verständlich. Verres (1986) hat in einer Untersuchung über die subjektiven Krankheitsvorstellungen, die Erwachsene über Krebs haben, nicht nur gezeigt, wie vielschichtig die individuellen Wirklichkeiten erwachsener Menschen sind, und wie vielschichtig damit auch das Problem der Kommunikation ist; er hat auch betont, wie wichtig dafür Emotionen sind.

»Eine Erforschung subjektiver Theorien über belastende Themen wie beispielsweise Krebserkrankungen (für die eine Erfassung kognitiver Aspekte nicht ausreicht) setzt Kenntnisse des Untersuchers über die potentiellen emotionalen Korrelate der kognitiven Vorstellungsinhalte voraus. Emotionen haben (daher) eine wesentliche Bedeutung für die Kommunikation zwischen Befrager und Befragtem.«

Wir haben weiter zu zeigen versucht, wie jeder Mensch im Lauf seiner Entwicklung lernt, seine individuelle Wirklichkeit mit Hilfe eines pragmatischen und eines kommunikativen Realitätskriteriums aufzubauen. Dabei haben wir uns bemüht darzustellen, wie aus der Interaktion zwischen Mutter und Kind »Sachen« *(res)* sowie Worte und Begriffe als Symbole bzw. Kurzbezeichnungen für Handlungen entstehen. Wir haben schließlich darauf hingewiesen, wie mit der Internalisierung der ursprünglich gemeinsamen Handlungsprogramme in sich geschlossene individuelle Wirklichkeiten entstehen, deren Verbindung mit anderen individuellen Wirklichkeiten besondere Probleme bieten. Wir stehen daher jetzt vor der Frage, wie individuelle Wirklichkeiten in gemeinsame Wirklichkeiten oder gar eine allgemeine Wirklichkeit integriert werden. Hier wollen wir auf ein Konzept hinweisen, das Berger und Luckmann (1969) vorgelegt haben, und das eine allgemeine bzw. soziale Wirklichkeit als gesellschaftliche Konstruktion verständlich macht. In diesem Konzept wird ebenfalls das selbstverständliche Voraussetzen einer objektiven Wirklichkeit abgelehnt, wie das z. B. noch in den klassischen Naturwissenschaften geschieht.[45]

Die Autoren stellen statt dessen die Jedermanns- oder Alltagswirklichkeit in den Mittelpunkt ihrer Betrachtungen. So heißt es dort z. B.:

»Unter den vielen Wirklichkeiten gibt es eine, die sich als Wirklichkeit par excellence darstellt. Das ist die Wirklichkeit der Alltagswelt. Ihre Vorrangstellung berechtigt dazu, sie als oberste Wirklichkeit zu bezeichnen« (Berger und Luckmann 1969).

Von dieser obersten Jedermanns- oder Alltagswirklichkeit finden wir die Wirklichkeiten der verschiedenen Weltanschauungen, Berufe und natürlich auch der verschiedenen Wissenschaften wie Enklaven umschlossen. Mögen sich die Wirklichkeiten der einzelnen Gruppen noch so sehr vonein-

[45] So schreibt z. B. M. Hartmann (1948): »Die Anerkennung der realen Außenwelt ist eine unbedingt notwendige Voraussetzung, ohne die Naturwissenschaft nicht möglich ist, und die jede Naturwissenschaft als selbstverständlich hinnimmt.«

ander unterscheiden, in bezug auf die Alltagswirklichkeit konvergieren sie alle.

Die Alltagswirklichkeit stellt uns ein »Rezeptwissen« von Programmen zur Lösung der Routineprobleme des Alltags zur Verfügung.

Schütz hat den Wissensvorrat, den jede Gesellschaft als überlieferten Bestand bereithält, als »Rezeptwissen« bezeichnet. Dieses Rezeptwissen muß erworben werden, ehe man an dem jeweiligen Tätigkeitsbereich einer Gesellschaft teilhaben kann. Es bildet dort eine »regulierende und kontrollierende Kraft« und es ist »ein unerläßlicher Zusatz zur Institutionalisierung dieses Verhaltensgebietes«. Der einer Institution zugehörige Wissensbestand wird dann »die objektive, empirisch nachvollziehbare Beschreibung (dieser Institution)« (Berger und Luckmann 1969). Die Autoren betonen, daß diese Ausführungen nicht im Sinne moderner wissenschaftlicher Sprachregelungen zu verstehen seien. In der Tat ist es von dem Rezeptwissen der Alltagswirklichkeit bis zu den Rezepten der einzelnen Wissenschaften ein langer Weg. Aber auch die Wissenschaften müssen ihre Wirklichkeiten nach tradierten Rezepten in Situationskreisen aufbauen und kontrollieren. Der Unterschied ist daher nicht prinzipieller Art. Das gleiche gilt für das Rezeptwissen der Medizin, das in Form von Krankheitsbildern (Diagnosen) institutionalisiert ist.

Als Produkt einer bestimmten Kultur ist das Rezeptwissen des Alltags jedermann zugänglich, der dieser Kultur angehört und insoweit er deren Programme in seiner individuellen Geschichte erworben hat. Damit begründet jede Kultur eine Alltagswirklichkeit als Hintergrund des Daseins, der von »Jedermann« als »Realität« erlebt wird, da er jederzeit darauf zurückgreifen kann, wenn sich ihm die entsprechenden Routineprobleme stellen.

Die Alltagswirklichkeit ist nicht homogen. Sie stellt vielmehr ein komplexes, aus vielen Einzelbereichen aufgebautes System dar. Der einzelne ist mit seiner individuellen Wirklichkeit niemals in alle, sondern immer nur in einige der Subsysteme der Alltagswirklichkeit – und auch in diese nicht gleichmäßig intensiv – integriert. Damit hängt teilweise die Mehrdeutigkeit der Phänomene unserer individuellen Wirklichkeit zusammen.

Es haben auch nicht alle sozialen Subsysteme der Alltagswirklichkeit, an denen wir teilnehmen, die gleiche emotionale Bedeutung für uns. Einige von ihnen können für den einzelnen aber die Rolle übernehmen, die Bezugspersonen für das Kind hatten. Aus solchen Übertragungen können im einzelnen Fall Erwartungen an eine relevante Gruppe entstehen, wie wir sie in Kapitel 5 bei unserem Ulkus-Patienten beschrieben haben. Das, was der einzelne von der Gruppe erwartet, bestimmt zugleich sein Verhalten der Gruppe gegenüber. Unser Ulkuspatient war überzeugt, daß er nur aufgrund besonderer Leistungen von der relevanten Gruppe akzeptiert, geliebt und verwöhnt werden könne. Nur dann stellte sich bei ihm eine Stimmung ein, die man als »sicheres Wir-Gefühl« bezeichnen kann. Diese Stimmung schlug sofort in Verstimmung um, wenn seine Leistung in Frage gestellt war oder als sich die relevante Gruppe auflöste.

Wir wissen von den sozialen Gruppen und ihren Wirklichkeiten, in die wir unsere individuellen Wirklichkeiten kommunikativ einbringen müssen, noch relativ wenig. Wir fangen aber an, die Bedeutung der Familie für die Entwicklung eines Programm-Repertoirs bei Kindern und für die Gestaltung der Polarität zwischen Selbst und Wir zu erkennen. Wir wissen neuerdings, daß die soziale Wirklichkeit der Familie für den Heranwachsenden auch noch in der Pubertät und der Adoleszenz von entscheidender Wichtigkeit ist, und daß hier zu früheren Störungen spätere Störungen in verhängnisvoller Weise hinzutreten können (Blos 1967). Etwas Derartiges liegt offenbar bei Patienten mit Anorexia nervosa vor.

Das Konzept der Wirklichkeit als gesellschaftliche Konstruktion ist für die psychosomatische Medizin aus mehreren Gründen von Wichtigkeit.

Zunächst zeigt es uns, daß sich die einzelnen Wissenschaften durch unterschiedliches Rezeptwissen als spezifische Wirklichkeiten voneinander unterscheiden. Das bedeutet für die psychosomatische Medizin nicht so sehr eine Abgrenzung gegenüber den verschiedenen medizinischen Spezialdisziplinen, sondern zeigt nur, daß die einzelnen medizinischen Subdisziplinen verschiedene Wirklichkeiten entwerfen und verschiedene Sprachen sprechen, was bei

Patienten und Ärzten zu Problemen führen kann. Aufgabe der psychosomatischen Medizin ist es daher nicht zuletzt, die Grenzen der einzelnen Subdisziplinen wahrzunehmen und zu respektieren, aber die gemeinsamen Aspekte zu betonen und für eine Integration der Fächer zu nutzen.

Das Konzept der gesellschaftlichen Konstruktion gemeinsamer Wirklichkeiten ist für die psychosomatische Medizin weiterhin deswegen wichtig, weil es uns die Schwierigkeiten, Niederlagen und Katastrophen besser verstehen läßt, die Patienten zustoßen, denen es nicht gelingt, ihre individuelle Wirklichkeit in die soziale Wirklichkeit einer für sie relevanten Gruppen einzubringen. Beispiele von Patienten mit einem Ulcus duodeni, Altershypertonie, aber auch die Schilderung des unheimlichen Realitätsverlustes, über den Patienten klagen können, gaben uns Hinweise, welche Komplikationen sich für den einzelnen aus solchen Niederlagen und Katastrophen ergeben können. Schließlich hilft uns das Konzept, das Geschehen zu interpretieren, das sich zwischen Arzt und Patient abspielt. Darauf soll im folgenden Abschnitt näher eingegangen werden.

7.5 Der Situationskreis als psychosomatisches Modell

In den bisherigen Kapiteln haben wir einen weiten Weg zurückgelegt. Wir waren von Problemen ausgegangen, welche unreflektierte medizinische Theorien in der Praxis verursachen. Diese Probleme haben uns dann tief in die allgemeine Medizin- und Wissenschaftstheorie bis hin zu philosophischen Fragestellungen geführt. Ehe wir wieder zur ärztlichen Praxis zurückkehren, wollen wir stichwortartig die wichtigsten Ergebnisse unserer Überlegungen zusammenfassen:

Ausgehend von der Umwelttheorie Jakob von Uexkülls, nach der jedes Lebewesen mit seinen Merk- und Wirkorganen aus der Umgebung seine nur für dieses Lebewesen spezifische Umwelt herausschneidet und mit dieser im Sinne eines Funktionskreises zu einer sich dynamisch ständig regenerierenden Einheit verschmilzt, haben wir festgestellt, daß der Mensch sich ähnlich verhält. Die biologisch determinierten Funktionskreise erweitern sich jedoch beim Menschen dank der reichen Phantasieentfaltung, die durch seine lange Kindheit und die relative Unabhängigkeit von biologischen Zwängen ermöglicht wird, zu Situationskreisen. Die komplexen Prozesse, in denen der Mensch mit seiner individuellen Wirklichkeit zu einer Einheit verschmilzt, lassen sich mit Hilfe dieses Modells beschreiben, wenn man davon ausgeht, daß Situationskreise von gespeicherten Programmen gesteuert werden, die teilweise relativ stereotyp, teilweise jedoch sehr flexibel und anpassungsfähig sein können.

Wir haben dargestellt, daß der Aufbau der individuellen Wirklichkeit von zwei Realitätskriterien, dem pragmatischen und dem kommunikativen, überwacht werden, die beide eine recht komplizierte Genese haben. Sie haben die Aufgabe, dafür zu sorgen, daß der permanent sich vollziehende Aufbau unserer individuellen Wirklichkeit so abläuft, daß diese unseren Organismus wie eine unsichtbare schützende Hülle, eine Art zweite (psychosoziale) Haut umgibt. Diese Vorstellung führte uns dazu, psychosomatische Leiden als Erkrankungen der individuellen Wirklichkeit zu definieren. Dabei gehen wir davon aus, daß jede Krankheit die individuelle Wirklichkeit der Kranken verändert. Die Veränderungen können für die Pathogenese bedeutsam oder nur reaktiv bedingt sein. Sie haben in jedem Falle wieder somatische Auswirkungen.

Das schützende Kompartiment »individuelle Wirklichkeit«, welches das Kompartiment »Körper« umgibt, kann verletzt werden, wenn der Mensch in eine Situation gerät, zu deren Bewältigung ihm die entsprechenden Programme fehlen, oder wenn seine individuelle Wirklichkeit sich nicht in die soziale Wirklichkeit der für ihn relevanten Gruppen einordnen läßt. Dann kann es zu »Verletzungen« der individuellen Wirklichkeit kommen, die zu den verschiedensten psychophysiologischen Störungen führen. Am Beispiel einiger Krankengeschichten haben wir dargestellt, daß solche Verletzungen als »Realitätsverlust« der individuellen Wirklichkeit erlebt werden, wenn »die Sachen« ihre kommunikative Bedeutung verlieren. Die Psychoanalyse spricht von drohendem oder manifestem »Objekt-Verlust« und versteht unter Objekten nicht nur nahestehende Personen, sondern auch Gegenstände, die wir besitzen, Positionen, die wir im Beruf oder im privaten Leben innehaben, oder auch Ideale, an die wir glauben usw. Wir reagieren auf eine Zerstörung der kommunikativen Bedeutung der Sachen (den Objektverlust) wie auf eine Wunde, die uns zugefügt wird und an der wir sogar sterben können, wenn nicht ein Heilungsprozeß in Gang kommt, der als »Trauerarbeit« bezeichnet und mit biologischen Reparationsvorgängen verglichen worden ist. Den Verletzungen der individuellen Wirklichkeit entsprechen Abwehrvorgänge im Kompartiment »Körper«, die zum Teil bekannt sind, zum Teil nur vermutet werden.

Das Situationskreiskonzept wurde für uns somit zu einem psychosomatischen Grundkonzept, das uns hilft, den psychophysischen Dualismus der Medizin zu überwinden, ohne die Unterschiede zwischen körperlichen und seelischen Phänomenen zu verwischen.

In einem letzten Abschnitt dieses Kapitels wollen wir zeigen, wie das Modell helfen kann, die Interaktion und Kommunikation zwischen Patient und Arzt besser zu verstehen. Dabei ergänzen sich zwei Situationskreise zu einem Modell eines bio-psycho-sozialen Systems.

7.6 Die »Vis-à-vis-Situation« als Modell für den Aufbau einer gemeinsamen Wirklichkeit und den Wechsel zwischen Spiel und Stereotyp

Die Konfrontation unterschiedlicher Programme bei dem Zusammentreffen von Menschen, die in verschiedenen individuellen Wirklichkeiten leben, kann das Modell der »Vis-à-vis-Situation«, das Berger und Luckmann entwickelt haben, veranschaulichen. Sie schreiben:

»Die fundamentale Erfahrung des anderen ist die von Angesicht zu Angesicht. Die Vis-à-vis-Situation ist der Prototyp aller gesellschaftlicher Interaktionen. Jede andere Interaktionsform ist von ihr abgeleitet. Sie stellen fest, ›daß Vis-à-vis-Situationen im höchsten Grade flexibel sind, negativ ausgedrückt: Es ist besonders schwierig, diese Art Wechselwirkung in feste Schablonen zu zwingen. Andererseits hält sich selbst in der Vis-à-vis-Situation mein Gewahrwerden des anderen an vorgegebene Typisierungen, die allerdings für Eingriffe seinerseits empfindlicher sind, als entfernte Kontakte. Anders gesagt: Wenn es auch verhältnismäßig schwierig ist, Vis-à-vis-Wechselwirkungen zu schablonisieren, so sind sie doch ihrerseits, wenn auch nicht von Schablonen, so doch von Typen vorgeprägt, soweit sie im normalen Verlauf des Alltags stattfinden (...).«

Zu den »Typisierungen« heißt es: »Vorgegebene Typisierungen für eine Vis-à-vis-Situation sind natürlich reziprok. Der andere nimmt mich typisch wahr, als einen ›Kerl‹, einen ›typischen Amerikaner‹, einen ›Burschen, der sich beliebt machen will‹. Seine Typisierungen sind so anfällig für mein Dazwischenkommen, wie meine für seine. Mit anderen Worten: Unser beider Bestand an Typisierungen tritt in der Vis-à-vis-Situation in ›fortwährende Verhandlung‹ ein. Auch für diese Verhandlung hat die Alltagswelt höchstwahrscheinlich eine Schablone bereit – beispielsweise bei Käufer und Verkäufer. Meine Kontakte in der Alltagswelt sind demnach fast immer im doppelten Sinne ›typisch‹. Ich erfasse den anderen als Typus und befinde mich mit ihm in einer Kontaktsituation, die ebenfalls typisch ist« (Berger und Luckmann 1969).

Für die Medizin heißt das: Der Arzt erfaßt den Patienten als Typus (z.B. als Neurotiker, als Herzkranken usw.) und der Patient erfaßt seinerseits den Arzt ebenfalls als Typus (z.B. als omnipotenten Vater, als distanzierten, zurückweisenden Fremden oder als warmherzig und verständnisvoll wie die Mutter, usw.). Beide befinden sich außerdem in einer typischen Situation (nämlich der von der Gesellschaft vorgeschriebenen Arzt-Patient-Handlung und ihrem Rollensystem). Die Typen, nach denen der Arzt den Patienten erfaßt, nennen wir »Diagnosen«; über die Typen, nach denen der Patient seinen Arzt einordnet, gibt es bisher noch relativ wenige Untersuchungen (Schüffel 1976).

Dieses Modell eines Interaktionssystems ist für unser Problem unter zwei Gesichtspunkten von Interesse:

– Die »vorgegebenen Typisierungen«, »Schablonen« oder »Typen« entsprechen Programmen, nach denen wir unsere Umgebung (auch die mitmenschliche) für unsere Bedürfnisse interpretieren. Mit ihrer Hilfe bauen wir unsere individuelle Wirklichkeit auf, in der Umgebung für uns als bedeutsam erlebt wird (Bedeutungserteilung) und in der die erlebte Bedeutung uns Handlungsanweisungen zum Umgang mit den Objekten oder Sachen gibt (Bedeutungsverwertung). Bei Störungen der psychischen Entwicklung können Programme resultieren, die in der individuellen Wirklichkeit Erlebnissituationen aufbauen, die das Zustandekommen einer Vis-à-vis-Situation stören und damit Kommunikation und Interaktion mit dem Partner unmöglich machen. Je nach der emotionalen Bedeutung, die der oder die Partner für den einzelnen besitzen, können aus dem Mißlingen der Versuche, die individuelle Wirklichkeit sozial zu integrieren, mehr oder weniger schwerwiegende Störungen resultieren.

– Das Modell des Interaktionssystems der Vis-à-vis-Situation beschreibt ein Suprasystem, in dem zwei Situationskreise miteinander zu einer Einheit verschmelzen. In der Begegnung von Angesicht zu Angesicht ist zunächst jeder der beiden Partner für den anderen »Umgebung«, die er aufgrund seiner (individuellen) Programme interpretiert, wobei die gegenseitigen Interpretationen sich jeweils an dem Verhalten des anderen (seiner Mimik, Gestik und Sprache) orientieren. Jetzt ist es daher von entscheidender Wichtigkeit, wie weit die Programme der beiden Partner flexibel oder zu Stereotypen erstarrt sind. Nur im ersten Fall kann der Partner nach der Terminologie Meads aus dem Wettkämpfer wieder zum Spieler werden, der sich im Rollentausch in die Position des Partners versetzt. Wenn das gelingt, kann er als Vis-à-vis den Partner auf dessen Wirklichkeitsbühne sehen und auf dieser Wirklichkeitsbühne sich selbst unter dem Aspekt des Partners erleben. Mit anderen Worten: Die Vis-à-vis-Situation bietet den Partnern die Möglichkeit zum Rollentausch und damit zu einem Zugang zu einer überindividuellen (sozialen) Wirklichkeit, in der die individuellen Wirklichkeiten der beiden Partner aufeinander bezogen sind.

Schematisch läßt sich diese Interaktion analog zu dem Modell vorstellen, das die Trennung und Verbindung von Mutter und Kind darstellt. Der Unterschied ist aber der, daß wir es jetzt mit zwei Situationskreisen zu tun haben, die sich in der gemeinsamen »Sache« als Kommunikationsglied miteinander verknüpfen. Die Kontakte, die in der Alltagswelt nach bestimmten »Schablonen« (z.B. für Käufer und Verkäufer) stattfinden, folgen im einzelnen individuellen Programmen, welche die Akteure im Laufe ihres Lebens erworben haben. Sie müssen aufeinander abgestimmt, und das heißt immer wieder durch das »Dazwischenkommen« des anderen modifiziert werden, wenn eine gemeinsame Wirklichkeit zustande kommen soll. Das gilt, wie wir weiter unten noch im einzelnen darstellen werden, auch für den Kontakt zwischen Patient und Arzt.

Semiotisch handelt es sich darum, daß die Interaktionspartner einen gemeinsamen Kode zur Entschlüsselung der ausgetauschten Zeichen finden müssen; wenn Kommunikation zustande kommen soll. Dafür muß eine »Botschaft, die den Kode in Frage stellt, weil sie eine unvorhergesehene Art, die Signale zu kombinieren, aufweist« (Eco 1985), erkannt und zum Anlaß für einen gewissermaßen spielerischen Kode-Wechsel werden können. Keiner der Partner darf »nach Wettkämpfer-Art« dem anderen seinen Kode aufzwingen wollen.

Dieses Modell gibt dem Arzt die Möglichkeit zu erforschen, wie er in der individuellen Wirklichkeit des Patienten erlebt wird. Dabei ist von entscheidender Wichtigkeit, davon auszugehen, daß der Interaktionsprozeß zwischen Arzt und Patient sich nicht nur auf der bewußten, sondern in viel stärkerem Maße auf der unbewußten Erlebnisebene abspielt. Daher wird der psychosomatisch tätige Arzt nicht ohne das Rüstzeug auskommen, das die psychoanalytische Forschung unter den Oberbegriffen Übertragung und Gegenübertragung erarbeitet hat. Es handelt sich dabei um unbewußte, infantile Verhaltensmuster für Objektbeziehungen, die im Umgang mit gegenwärtigen Beziehungspersonen und auch zwischen Arzt und Patient aktualisiert werden. Auf die Übertragungen des Patienten antwortet der Arzt mit Gegenübertragungen, d.h. ebenfalls mit unwillkürlichen, emotionalen Reaktionen, die er – wenn er sie zu deuten gelernt hat – diagnostisch nutzen kann.

In dem folgenden Abschnitt wollen wir nochmals – jetzt aber unter dem Aspekt der Vis-à-vis-Situation – beschreiben, was sich bei der Begegnung zwischen Patient und Arzt abspielt und beobachten, wie auf beiden Seiten der Situationskreis mit Bedeutungsunterstellung bis zur Bedeutungserteilung abläuft.

Dabei wollen wir darauf achten, daß der Situationskreis einmal nach festen Programmen gesteuert sein kann, die dann aufgrund von Informationen durch den Partner höchstens durch andere ersetzt, aber nicht modifiziert werden können. Diese Form der Bedeutungserteilung benutzt der

Arzt gewöhnlich im Rahmen des differentialdiagnostischen Prozesses körperlicher Krankheiten. Hier verfügt er über Programme zur Deutung der Informationen von seiten des Patienten, die er im Verlauf der medizinischen Ausbildung erlernt und später nur noch in Fortbildungsveranstaltungen modifiziert hat. Es handelt sich dabei nach unserer Terminologie also um stereotype Programme für Diagnosen und therapeutische Maßnahmen. Die Frage, ob ein Delir und eine Lebervergrößerung als Folge einer Alkoholintoxikation, einer postinfektiösen Leberzirrhose oder als getrennte Krankheitsbilder zu deuten sind, verlangt das Abwägen zwischen verschiedenen Programmen, die als solche bei der Begegnung mit den Symptomen des Patienten nicht modifiziert, sondern nur ausgetauscht werden. Semiotisch handelt es sich um die Suche nach dem Kode, der die vorliegenden Zeichen am vollständigsten entziffern kann.

Bedeutungserteilung kann sich aber auch nach Programmen richten, welche die Rollenerfahrungen des Patienten in seiner individuellen Wirklichkeit mit einkalkulieren. Wenn der Arzt auch hier auf einmal erlernten und dann zu Stereotypen erstarrten Programmen verharrt, wird er auf die Frage, wie der Patient sich selbst, seine Krankheit, seine Umgebung und in dieser auch den Arzt erlebt, leicht eine falsche und irreführende Antwort erhalten. Hier muß sich der Arzt daher vor jeder Bedeutungserteilung auf das Spiel des Rollentausches einlassen, bei dem tastende Bedeutungsunterstellungen jederzeit wieder zurückgenommen werden können. Er muß bereit sein, bei jedem Patienten sein Programm aufgrund der Informationen, die er vom Patienten erhält, zu modifizieren, d.h. neues hinzuzulernen. Semiotisch formuliert: Er wird den Kode suchen, den der andere benützt. Eine solche teilnehmende Beobachtung zwingt den Arzt, auch an dem emotionalen Gehalt der Wirklichkeit des Patienten teilzunehmen. Damit ergeben sich für ihn Probleme, die mit seiner eigenen Emotionalität zusammenhängen.

Für den psychosomatisch tätigen Arzt ist es wichtig, diese beiden Verfahren simultan durchzuführen.

Das Modell des hierarchischen Systems mit seinen verschiedenen Integrationsebenen, das wir in Kapitel 2 dargestellt haben, dient ihm bei dieser Form der Interaktion mit dem Patienten als Orientierungsschema. Es sagt ihm, ob und wieweit Befunde auf der Ebene von Zellen und Organen Symptome, Zeichen für Störungen sind, die dort nicht ausgeglichen werden können und nun gewissermaßen in Appelle um Hilfe an die höheren Integrationsebenen übersetzt werden. Solche »Aufwärts-Effekte«, die somatopsychisch die individuelle Wirklichkeit eines Kranken verändern, zeigen immer nur die eine Seite des Problems. Ebensowichtig ist es, die »Abwärts-Effekte« kennenzulernen, die psychosomatisch von einer pathologisch veränderten individuellen Wirklichkeit des Kranken in Zeichenprozesse der somatischen Ebenen übersetzt werden. Für beide Vorgänge haben wir Beispiele gebracht. Sie lassen sich beliebig vermehren. Das Nichtbeachten dieser Gegenläufigkeit ist eine Ursache für die häufigsten Fehldiagnosen der heutigen Medizin. Dafür ein letztes Beispiel:

Ein 48jähriger Patient wird wegen eines schwer einstellbaren Diabetes in die Klinik eingewiesen. Dort gelingt es trotz ständiger Überwachung seiner Stoffwechselvorgänge und häufiger Änderung seiner Insulingaben nicht, eine ausgeglichene Stoffwechsellage zu erzielen. Das ist um so rätselhafter, als der Kranke bis vor einem halben Jahr mit seinem Diabetes, den er seit zwölf Jahren mit täglichen Insulininjektionen und einer entsprechenden Diät zu behandeln gelernt hatte, nie Probleme hatte.

Bei der wöchentlich einmal stattfindenden Diät-Beratung für die Klinik-Patienten erläutert der Chefarzt die Prinzipien der Behandlung einer Zuckerkrankheit und zählt die Gründe auf, die zu einer Stoffwechselentgleisung und zu einer Verschlechterung des Leidens führen können. Der Patient meldet sich und sagt, daß in seinem Falle keiner dieser Gründe für die Verschlechterung seiner Krankheit und die Schwierigkeiten einer besseren Einstellung verantwortlich seien. Darauf antwortete der Chefarzt: »Dann sind Sie eben die Ausnahme, die die Regel bestätigt«, und wendet sich einem anderen Thema zu. Die Tatsache, daß der Patient seit einem halben Jahr familiäre und berufliche Probleme hat, mit denen er nicht fertig werden kann, war bisher von seinen Ärzten nicht zur Kenntnis genommen worden. Niemand hatte sich dafür interessiert. Auch das Angebot des Patienten, mit dem Chefarzt über die Frage zu sprechen, ob diese Probleme einen Einfluß auf die Verschlechterung seiner Krankheit haben könnten, wurde nicht aufgegriffen.

Betrachten wir jetzt die Zusammenhänge im Rahmen des Modells der System-Hierarchie:

Bei dem Patienten kam es immer wieder zu Osmolaritätsstörungen auf der Ebene der Zellen und Organe seines Körpers, die dort nicht ausgeglichen werden konnten, und daher in psychisch erlebte Zeichen, wie Durst übersetzt wurden. Dort führten sie zu Veränderungen in der individuellen Wirklichkeit des Kranken, die ihn dazu zwangen, immer wieder große Flüssigkeitsmengen zu sich zu nehmen. Da die Aufnahme der Flüssigkeit als »Abwärts-Effekt« nicht ausreichte um die Osmolaritätsstörung im Körper auszugleichen, blieb der Durst bestehen oder kam nach kurzer Zeit wieder. Das Symptom, das somit auch auf der Integrationsebene der individuellen Wirklichkeit nicht zum Schweigen zu bringen war, zwang den Patienten auf der nächsthöheren Integrationsebene, dem sozialen System der Medizin Hilfe zu suchen. Damit schlug gewissermaßen der »Aufwärts-Effekt« (somatopsychisch) von der Ebene der Zellen in der hierarchischen Stufenleiter bis zu der Ebene der sozialen Systeme durch.

Diesen Zusammenhang konnten die Klinikärzte aufgrund der von ihnen während ihrer Ausbildung erlernten differentialdiagnostischen Programme sehr leicht richtig deuten und nach den (diesen Programmen entsprechenden) Handlungsanweisungen behandeln. Da sie sich damit begnügten, blieb ihnen verborgen, daß Veränderungen in der individuellen Wirklichkeit des Kranken über »Abwärts-Effekte« eine entscheidende Rolle in dem pathologischen Geschehen spielten. So wurde übersehen, daß schwere narzißtische Kränkungen zu Wut, Panik und schließlich partiellem Rückzug mit den entsprechenden somatischen Bereitstellungen im vegetativen und endokrinen System geführt hatten, die jetzt für eine Insulinresistenz verantwortlich waren.

Von der »Sache«, die den Kranken in die Klinik geführt hatte, nahmen die Ärzte nur die Teile wahr, die ihnen das pragmatische Realitätsprinzip vermitteln konnte. Die kommunikativen Teile der »Sache« Krankheit blieben ihnen verschlossen. Daher kam zwischen ihnen und dem Kranken auch keine gemeinsame Wirklichkeit zustande.

Nur wenn der Arzt bereit und in der Lage ist, mit dem Kranken eine gemeinsame Wirklichkeit aufzubauen, kann er entscheiden, wieweit die Krankheitsfaktoren in Störungen der individuellen Wirklichkeit des

Patienten liegen, ob diese psychosomatisch zu Störungen im Körper geführt haben, oder ob und wieweit somatopsychisch die individuelle Wirklichkeit des Kranken aufgrund primär somatischer Prozesse verändert ist. Nur so kann er auch feststellen, wieweit seine Entscheidung zwischen verschiedenen Diagnosen körperlicher Erkrankungen durch Informationen über das Wirklichkeitserleben des Patienten modifiziert werden muß.

7.7 *Der diagnostisch-therapeutische Zirkel*

Wir haben ausgeführt, daß »die Krankheit« als gemeinsame »Sache« von Patient und Arzt das Kommunikationsmedium für deren Interaktion bildet. Sie begründet für beide eine Problemsituation und stellt ihnen die Aufgabe, eine gemeinsame Wirklichkeit aufzubauen. Eine solche Wirklichkeit ist ein Handlungssystem, das sich mit der Zeit entwickelt. Entsprechend sind auch Krankheiten keine statischen Gebilde, sondern dynamische Abläufe, die sich in der Interaktion zwischen dem Kranken mit den krankheitserregenden Schädlichkeiten und den diagnostischen und therapeutischen Interventionen des Arztes verändern.

Das Beispiel des Fußballspiels, an dem Mead das Entstehen und die Entwicklung einer gemeinsamen Wirklichkeit veranschaulicht, kann für die Interaktion zwischen »dem Arzt, dem Patienten und der Krankheit« (Balint 1957) sicher nur begrenzt herangezogen werden. Es kann uns aber trotzdem helfen prinzipielle Gesichtspunkte deutlich zu machen, die für jede Interaktion zwischen Menschen gelten, die im Rahmen einer gemeinsamen Handlung verschiedene Rollen übernommen haben.

Auch in dem Zusammenspiel zwischen dem Patienten und dem Arzt kommt es darauf an, daß die Akteure die wechselnden Facetten berücksichtigen, in denen die gemeinsame Sache den beiden Interaktionspartnern im Laufe der Interaktion erscheint: Der Arzt muß sich Rechenschaft geben, wie sich die »Sache« kognitiv und emotional für ihn darstellt, d.h. wie er den Patienten und dessen Krank-Sein erlebt und welche Anforderungen dessen Krankheit auf den verschiedenen Ebenen der Systemhierarchie in diagnostischer und therapeutischer Hinsicht an ihn stellt. Gleichzeitig muß er im Rollentausch lernen, wie das Kranksein und die Interventionen des Arztes von dem Kranken in dessen individueller Wirklichkeit erlebt werden, d.h. wie die gemeinsame Sache, die Krankheit, in dessen Augen aussieht. Dieser Prozeß verläuft zwar nach einer sozial vorgegebenen Schablone, aber nach Programmen, die in der Vis-à-vis-Situation immer wieder durch das »Dazwischenkommen« des anderen modifiziert werden müssen. So entsteht ein Kreisprozeß, der sich aus dem Ineinandergreifen von zwei Situationskreisen ergibt, die sich in der gemeinsamen Sache treffen und gegenseitig beeinflussen, wie das schematisch in den Abbildungen 15 und 16 dargestellt ist.

Nach jedem Durchgang ändert sich die Sache Krankheit, und es entsteht eine neue Problemsituation, in der die diagnostischen und therapeutischen Facetten des »Spiels« sich weiter entwickeln.

Wir wollen jetzt verfolgen, wie dieser schematisch skizzierte Prozeß im einzelnen abläuft:

In Kapitel 4 haben wir (S. 291ff.) geschildert, welche Fülle unbewußt ausgedrückter und bewußt angebotener Informationen Arzt und Patient auf den verschiedensten Kanälen schon bei der ersten Begegnung austauschen. Wenn wir die Interaktion, die damit beginnt, nach dem Schema der Vis-à-vis-Situation zu analysieren versuchen, müssen wir von der Asymmetrie ausgehen, die zwischen Patient und Arzt besteht: Der Bestand an »Typisierungen«, über die der Arzt in Gestalt von Diagnosen als Erklärungsmodellen verfügt, ist nicht nur reichhaltiger als der Bestand an Typisierungen, die der Patient in Form von Erklärungsmodellen besitzt; der Arzt muß auch leichter über seinen Bestand verfügen können – und seine Typisierungen müssen (auf Grund einer entsprechenden Berufsausbildung) die möglichen Varianten konkret vorkommender Verhaltensstile und deren Störungen präziser widerspiegeln; sie müssen zudem flexibler und leichter austauschbar sein, als die des Patienten. Dies vorausgesetzt stellen wir fest, daß sowohl im Patienten wie im Arzt Kreisprozesse ablaufen, die immer wieder folgende Etappen haben:

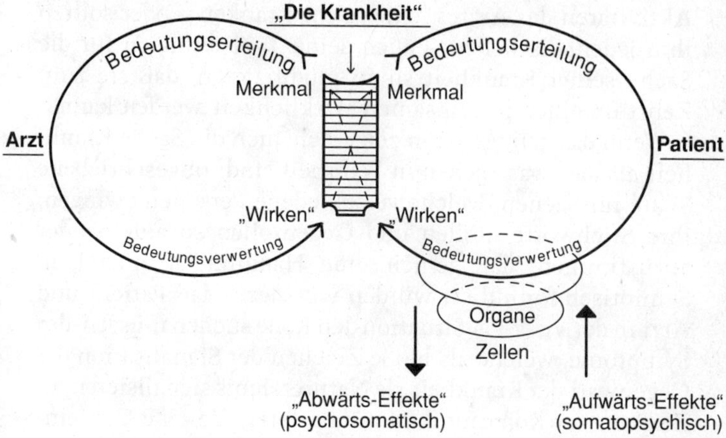

Abb. 16: Schema der diagnostischen und therapeutischen Interaktion zwischen dem Patienten und dem Arzt. Immer wieder verändert das »Wirken« des einen Partners die »Merkmale« der Sache Krankheit für den anderen, der seinerseits auf diese Veränderung wieder mit seinem »Wirken« antwortet. Aufgabe des Arztes ist es nicht nur diesen Informationsfluß zu registrieren, zu bewerten und in Gang zu halten, er muß auch die »Aufwärts«- und »Abwärtseffekte« miteinkalkulieren, die zwischen der individuellen Wirklichkeit des Patienten und den somatischen Ebenen seines Körpers (in Form von Übersetzungen) stattfinden.

Problemsituation I → Bedeutungserteilung I → Bedeutungsverwertung I. Dadurch wird aus Problemsituation I die Problemsituation II mit darauffolgender Bedeutungserteilung II und Bedeutungsverwertung II, durch die die Problemsituation II in die Problemsituation III überführt wird und so fort.

Arzt wie Patient stehen sich jeweils in einer Problemsituation gegenüber, in der sie – wie es die Abbildung 16 darstellt – durch die »gemeinsame Sache«, die Krankheit des Patienten, miteinander verbunden sind.

Diese gemeinsame Sache hat für beide sehr verschiedene Aspekte, die sich überdies in jeder Etappe des diagnostisch-therapeutischen Zirkels sowohl für den Arzt wie für den Patienten durch das Dazwischentreten des anderen verändern: Die bedeutungsverwertenden Antworten des Patienten auf die bedeutungsverwertenden Aktivitäten des Arztes helfen diesem seine Typisierungen für die Sache Krankheit genauer zu strukturieren, und die bedeutungsverwertenden

Aktivitäten des Arztes helfen dem Kranken – oder sollten ihm jedenfalls helfen – auch seine Typisierungen für die Sache seiner Krankheit so zu modifizieren, daß sie zum Zentrum einer gemeinsamen Wirklichkeit werden kann.

Wenn das gelingt, dann zeigt sich auch die Sache Krankheit als das, was Sachen in Wahrheit sind: ungeschriebene Texte für Szenen, welche verschiedene Personen zwingen, ihre Stichworte, Rollen und Gegenrollen so aufeinander abzustimmen, daß gemeinsame Handlungen entstehen. Semiotisch formuliert würden wir sagen, daß Patient und Arzt in der Vis-à-vis-Situation den Kode suchen müssen, der Symptome, welche als bloße Zeichen der Signalisation die Gegenwart der Krankheit als Naturereignis signalisieren, in Zeichen der Kommunikation übersetzt, die eine Gemeinschaftshandlung begründen (Mead 1968).

Wir haben die Arbeiten Kleinmans (1980) erwähnt, welche die Wichtigkeit der Einigung von Patient und Arzt auf gemeinsame Erklärungsmodelle für die Krankheit betonen, die aber auch zeigen, wie soziale und ethische Faktoren den Bestand an Typisierungen für die Sache Krankheit beeinflussen und das Zustandekommen gemeinsamer Wirklichkeiten zwischen Ärzten und Patienten erschweren oder verhindern können. Die in Kapitel 2 dargestellte Krankengeschichte zeigt, daß außer sozial und ethisch bedingten Schwierigkeiten die Medizin selbst Schwierigkeiten erzeugt, welche verhindern können, daß zwischen der individuellen Wirklichkeit des Patienten und der des Arztes eine Übereinstimmung zustande kommt: Den von dem Patienten konsultierten Spezialisten war der Versuch, mit diesem zusammen eine gemeinsame Wirklichkeit aufzubauen, in der eine gemeinsame Sprache gesprochen und die Krankheit zu einer gemeinsamen Sache wird, immer wieder mißlungen. Jeder hatte eine andere Diagnose gestellt und seine diagnostischen Bemühungen mit der Feststellung einer Normabweichung in seinem Fachgebiet, die er für die Ursache der Krankheit hielt, abgebrochen und sich auf den Versuch einer therapeutischen Beeinflussung der vermeintlichen Krankheitsursache beschränkt. Die Resultate waren immer wieder eine Verschlechterung des Krankheitszustandes.

Wir haben betont, daß der diagnostisch-therapeutische Zirkel auf verschiedenen Integrationsebenen eines hierarchisch gegliederten Systems ablaufen, d.h. nach Krankheitszeichen auf der somatischen, der psychischen und der sozialen Ebene fahnden muß. Dabei muß die Möglichkeit von Aufwärts- und Abwärtseffekten im Auge behalten werden, die eine individuelle Physiologie und Pathologie begründen können, deren Entstehung in der biographischen Geschichte der Patienten lokalisiert werden kann.

Wir haben den Kreisprozeß, den der Arzt in der Interaktion mit dem Patienten auf den verschiedenen Integrationsebenen durchlaufen muß, einen diagnostisch-therapeutischen Zirkel genannt, weil der erste Teil dieses Prozesses, die Bedeutungserteilung als diagnostisches Bemühen und der zweite Teil, die Bedeutungsverwertung als therapeutische Konsequenz, stets untrennbar verbunden sind. Daher lassen sich Diagnose und Therapie nur künstlich trennen.

Hier kann man einwenden, daß diese Einheit von Diagnostik und Therapeutik in der Realität der Krankenversorgung so gut wie immer, manchmal sogar institutionell, getrennt ist. Man müsse – so wird immer wieder behauptet – erst die Diagnose gestellt haben, ehe man mit der Therapie beginnen könne. Dieser Einwand ist richtig und falsch zugleich und muß deshalb differenziert werden.

Er ist insofern richtig, als der Bedeutungsverwertung, also dem »Handeln«, stets die Bedeutungserteilung, also das »Erkennen«, zeitlich vorausgehen muß. So gesehen haben tatsächlich die »Götter die Diagnose vor die Therapie gesetzt« (Vollhard). Er ist aber falsch, wenn man aus dieser zeitlichen Sukzession einzelner Schritte folgert, man könne unabhängig voneinander erst das »Erkennen« (die Diagnose) zu Ende bringen, ehe man mit dem »Handeln« (der Therapie) beginnen dürfe. Das ist schon deshalb nicht möglich, weil es kein »Erkennen« ohne »Handeln« gibt – selbst, wenn sich das Handeln nur in Form von »Zuwendung« des Arztes zum Patienten äußert. In der Medizin ist dieser Prozeß des »Erkennens« überdies von recht komplizierten »Handlungen« begleitet. Auf dieses Problem und die damit verknüpfte Problematik des Diagnosebegriffes werden wir noch zurückkommen.

Aus dem Gesichtswinkel des Situationskreismodells gesehen, wurde in der (in Kap. 2) erwähnten Krankengeschichte der diagnostisch-therapeutische Zirkel jeweils vorzeitig, und was dann schwer zu vermeiden ist, an falscher Stelle abgebrochen. Diese Gefahr ist immer gegeben, wenn wir Diagnose und Therapie als getrennte Vorgänge gegeneinander abgrenzen. Dann zerbricht der diagnostisch-therapeutische Zirkel. Isolierte Teildiagnosen stehen dann ebenso isolierten Teiltherapien gegenüber.

Es gibt allerdings in der Medizin fraglos sehr häufig Situationen, in denen wir zumindest vorläufig auf eine umfassende Gesamtdiagnose verzichten können, manchmal auch aus Zeitgründen verzichten müssen, und doch mit einer »Teildiagnose« und »Teiltherapie« optimales leisten. Dies trifft vor allem bei den akuten, wie Braun (1970) sie benannt hat, »abwendbar gefährlichen Verläufen« zu. So stellt zum Beispiel die Erkennung und operative Entfernung eines akut entzündlichen Appendix eine optimale »Teildiagnose« und »Teiltherapie« dar. Das gleiche gilt beispielsweise auch für die Identifizierung und operative Entfernung eines umschriebenen bösartigen oder entzündlichen Prozesses, wie überhaupt für die Identifizierung und Eliminierung einer eindeutig umschriebenen (lokalisierbaren Krankheitsursache. Wir haben hier die Begriffe »Teildiagnose« und Teiltherapie« deshalb in Anführungszeichen gesetzt, weil sie oft den wesentlichen – ja, nicht selten auch den gesamten diagnostischen und therapeutischen Aufwand darstellen; aber auch, weil in bezug auf den Erfolg nicht Teilarbeit, sondern ganze Arbeit geleistet wurde.

Die moderne somatische Medizin hat viele solcher Erfolge ermöglicht. Das darf uns aber nicht darüber hinwegtäuschen, daß wir bei der Mehrzahl der Patienten, insbesondere bei den chronisch Kranken, nicht mehr einfache lineare Kausalbeziehungen vorfinden, in die wir entsprechend gezielt und gradlinig eingreifen können. Wir haben es statt dessen mit komplizierten Kreisprozessen zu tun. Das gilt zum Beispiel schon nach der erfolgreichen operativen Entfernung eines bösartigen Primärtumors. Die Medizin betrachtet einen solchen »Fall« nicht als abgeschlossen, sondern führt den diagnostisch-therapeutischen Zirkel als Nachbeobachtung über eine Anzahl von Jahren weiter. Neben der Frage, ob sich schon (evtl. vor der Operation noch nicht erkennbare) Metastasen gebildet haben, geht sie auch der Frage nach, welche Faktoren der Lebensführung des Patienten sich günstig oder ungünstig auf den weiteren Verlauf auswirken, was Rezidive verhindern kann usw.

Wenn die Weiterführung des diagnostisch-therapeutischen Zirkels schon bei ätiologisch relativ eindeutig identifizierbaren Krankheitsprozessen, wie den eben geschilderten, notwendig sein kann, so ist dies bei komplizierten und weniger klar durchschaubaren Krankheitsvorgängen noch viel dringender. So war in der in Kapitel 4 geschilderten Krankengeschichte mit der diagnostischen Etikettierung »rezidivierendes Ulcus duodeni«, »Asthma bronchiale«, »depressive Verstimmung« oder »Kopfschmerzen« noch nicht viel gewonnen. Erst, wenn es gelingt, die Zusammenhänge, die zu den so etikettierten Syndromen geführt haben und diese unterhalten, zu durchschauen, können wir unseren Patienten wirkungsvoll helfen.

7.8 »Situationsdiagnose« und »Situationstherapie«

An dieser Stelle darf nicht unerwähnt bleiben, daß wir in der Medizin mit zwei verschiedenen Diagnosebegriffen arbeiten, die oft miteinander vermengt werden. Es sind dies einmal der umfassende »hippokratische« Diagnosebegriff, den Koch folgendermaßen definiert: »Die Diagnose ist (...) ein Ausdruck für die Summe der Erkenntnis, die den Arzt zu seinem Handeln und Verhalten veranlaßt« (Koch 1920). Im Gegensatz zu diesem eigentlich nie abgeschlossenen Diagnosebegriff benützen wir in der modernen Medizin im allgemeinen klar definierte Krankheitsbegriffe, die von Sydenham in Anlehnung an das Klassifizierungssystem der Botanik in die moderne Medizin eingeführt worden sind und die Braun folgendermaßen definiert hat: »Diagnose ist die wissenschaftlich zwingende Zuordnung eines Beratungsergebnisses zu einem Krankheitsbegriff« (Braun 1970). Das ist im Unterschied zu der »Summe der Erkenntnis« ein sehr viel begrenzteres Konzept. Es verzichtet auf den Versuch, die »gesamte Realität«, die Fülle der Phänomene zu erfassen, und begnügt sich statt dessen mit einem Teilaspekt. Im diagnostisch-therapeutischen Zirkel sind beide Diagnosebegriffe enthalten: Wir streben nach der »Summe der Erkenntnis« – ein prinzipiell unabgeschlossener und unabschließbarer Prozeß – und wir bedienen uns im Verlauf dieses Prozesses immer wieder verschiedener Krankheitsbegriffe (Interpretationsmodelle), wohl wissend, daß diese immer nur Teilaspekte festhalten können (Wesiack 1972, 1974). Die Gleichsetzung »wissenschaftlicher Krankheitsbegriffe« mit der »Summe der Erkenntnis« führt zu einem vorzeitigen Abbruch des diagnostisch-therapeutischen Zirkels. In der gegenwärtigen, am anatomisch-physiologischen Organismus-Modell orientierten Medizin, in der Diagnostik und Therapie prinzipiell getrennt werden, ist diese Gefahr besonders groß.

Geht man jedoch in seinen ärztlichen Bemühungen vom Situationskreisschema aus, dann wird man versuchen, den diagnostisch-therapeutischen Zirkel vom Beginn bis zum Ende aller ärztlichen Kontakte (zumindest prinzipiell) offenzuhalten und zu umfassenderen (aber stets revidierbaren) »Situationsdiagnosen« und »Situationstherapien« zu kommen. Dabei verstehen wir unter »Situation« entsprechend dem Situationskreisschema die Gesamtheit, das heißt ein System, das aus den Subsystemen »menschlicher Organismus«, »individuelle Wirklichkeit des Patienten« und »soziale Realität in der menschlichen Mitwelt« und den vielfältigen Beziehungen zwischen diesen Subsystemen besteht.

Hier muß es ärztlichem Können und ärztlicher Erfahrung immer wieder gelingen, in den einzelnen Subsystemen besonders gravierende Krankheitsfaktoren zu identifizieren, auf die dann die therapeutischen Bemühungen konzentriert werden müssen und können. Dabei darf man jedoch die Zusammenhänge der »Gesamtsituation« nicht aus den Augen verlieren, wenn man nicht alle Gefahren einer einseitigen Beurteilung in Kauf nehmen will.

7.9 Schlußbetrachtung

Wir haben in diesen sieben Kapiteln, ausgehend von der Einseitigkeit des Theoriengebäudes der modernen Medizin, das Problem einer umfassenden Theorie der Heilkunde dargestellt und versucht, darauf eine Antwort zu geben. Wir wollen abschließend versuchen, diese Antwort auf dem Hintergrund der gegenwärtigen gesellschaftspolitischen Situation der Medizin zu betrachten:

Schäfer macht darauf aufmerksam, daß sich die »Ärzteschaft seit einigen Jahren mit einer Kritik an der Medizin und nicht zuletzt auch an sich selbst konfrontiert (sieht), die in dieser Heftigkeit mindestens seit Beginn einer Ära einer vorwiegend naturwissenschaftlichen Medizin, die nunmehr fast 200 Jahre dauert, noch niemals geäußert worden ist«.

Bei der Untersuchung der Gründe und der Berechtigung dieser Kritik stößt er auf den Tatbestand der Einseitigkeit der modernen medizinischen Theorien über Krankheit und Gesundheit. Er definiert diese Einseitigkeit als eine Haltung, die eine Teilwahrheit mit der »ganzen Wahrheit« verwechselt und bezeichnet diese Einseitigkeit mit dem ursprünglich theologischen Begriff der »Häresie«. Er sagt:

»Die Häresie ist ein Phänomen menschlichen Irrens, der Korrektur bedürftig, aber auch zugänglich, etwas dem Prinzip nach nichts Falsches, sondern nur Unvollständiges. In einer Welt wachsender Komplikationen und steigender Schwierigkeiten des Verständnisses ist die Häresie fast ein physiologisches Phänomen.« Er fährt dann fort: »Es ist nicht schwer, solche Häresien in unserer medizinischen Wissenschaft zu entdecken. Bereits das Fundamentalprinzip aller wissenschaftlichen Medizin ist total häretisch: Die Lehre von den Ursachen der Krankheiten (...) Der Grund für solche Einseitigkeit ist offenbar: Die tatsächlichen Ätiologien als letzte Ursachen der Krankheiten liegen meist weit zurück im Leben der Patienten. Selbst wenn Rahe von einer *recent life experience* als Krankheitsursache spricht, bestehend aus emotionell belastenden Lebenssituationen, sind solche Situationen vor Monaten eingetreten und bauen beim Infarkt meist auf weitere konkurrierende Krankheitsursachen auf, die Jahre und Jahrzehnte zurückliegen (...) Es zeigt sich bei solchen radikalen, das heißt auf die Wurzel der Dinge eingehenden Analysen, daß bei jeder Ätiologie, die nicht rein genetisch oder rein ›Unfall‹ ist (die Infekte als Unfall betrachtet), daß also bei jeder Ätiologie das psychosomatische Problem auftaucht. Selbst bei Unfällen und Infekten sind psychische Bedingungen in der Regel mit am Werk, was sich leicht erweisen läßt. Das Stichwort ›Tuberkulose‹ mag genügen, um anzudeuten, daß eben die Bazillen allein zur Auslösung der Krankheit in der Regel nicht ausreichen. Selbst bei der Karzinogenese ist mit gutem Grund eine naturwissenschaftlich auch leicht erklärbare Streß-Komponente wirksam, da unter Streß alle Immunitätsabläufe hormonell verändert sind, der Krebs aber unter anderem mit einem Versagen der Immunreaktionen einhergeht« (Schäfer 1975).

Da die Theorien über die Krankheitsätiologien die Diagnosen der modernen Medizin bestimmen, Diagnosen aber Handlungsanweisungen zum therapeutischen Eingriff darstellen, ist die Konsequenz dieser Einseitigkeit, wie Schäfer sagt, »therapeutische Arroganz«. Exakte Analysen therapeutischer Erfolge moderner Heilmethoden und die Dokumentation ihrer Nebenwirkungen zeigen,

»daß die therapeutische Wirkung der naturwissenschaftlichen Medizin tatsächlich geringer ist, als man bisher im Taumel großer und unbezweifelbarer Erfolge der Medizin angenommen hatte. Wir leben und handeln allzuoft aus einer therapeutischen Häresie heraus«.

Die Arroganz einer häretischen Haltung provoziert gewissermaßen als Gegenübertragung eine entgegengesetzte Häresie, die mit gleicher Arroganz verfochten wird. Das zeigt sich bei Kritikern, die der modernen Medizin jeden Nutzen absprechen und damit ein Urteil, das auf einigen Gebieten der Medizin berechtigt ist, auf die gesamte Heilkunde ausdehnen.

Die psychosomatische Medizin ist heute in Gefahr, einer ähnlichen Häresie zu unterliegen, wie die naturwissenschaftliche Medizin. Sie neigt dazu, den psychologischen Aspekt für das Ganze zu nehmen und Psychotherapie mit psychosomatischer Medizin gleichzusetzen. Die Konsequenz dieser Überlegung kann nur die Forderung sein, daß die Medizin ihre Häresien selbst überwindet. Dazu muß sie sich zu der Einsicht durchringen, daß sie – wie keine andere Disziplin – eine anthropologische Wissenschaft ist; weil sie wie Schäfer sagt: »Die einzige von allen Wissenschaften (ist), die dieses Katà hólon (= κατὰ ὅλον), dieses Ganze einer Menschenanalyse und Menschheitsprognose, in ihrem Gabenkorb bereithält.«

Nur eine Theorie der Heilkunde, die zugleich eine Theorie des Menschen ist, kann Grundlage für eine Humanmedizin sein. Eine solche Theorie wird kein abgeschlossenes Gebäude sein können, da der Mensch selbst ein nicht abgeschlossenes Wesen ist, aber seine Geschichtlichkeit und die Mehrdimensionalität seines Daseins wird jedes Theoriengebäude berücksichtigen müssen.

7.10 Zusammenfassung

In Konsequenz des in den vorhergehenden Kapiteln entwickelten Modells wird dargestellt, wie die individuelle Wirklichkeit, die den Menschen als feste, aber für den außenstehenden Betrachter unsichtbare Hülle umschließt, als Organ aufgefaßt werden kann. Dieses Organ hat für das System Mensch und dessen Körper (als anderes Organ in diesem System) Funktionen einer Grenzschicht, die in Analogie zu den Grenzschichtfunktionen der Haut beschrieben werden können. Störungen des Organs, individuelle Wirklichkeit, ihre Wechselwirkungen mit dem Körper und die Auswirkungen auf das Gesamtsystem sind die Domäne der psychosomatischen Medizin.

An Beispielen typischer Veränderungen der individuellen Wirklichkeiten von Patienten mit essentieller Hypertonie, funktionellen Syndromen und Karzinomkranken werden bestimmte Charakteristika herausgearbeitet, die auf zwei Grundschemata hinweisen. Beide Schemata haben mit der Anpassung der individuellen Wirklichkeit an die Umgebung des Menschen bzw. mit spezifischen Störungen dieser Anpassung zu tun.

Das erste Schema dient der Anpassung der sensomotorischen Aktivitäten an die Umgebung, d. h. ihrer Deutung für diese Aktivitäten. Störungen dieser Anpassung aufgrund falscher oder fehlender Deutungen gehen mit ergotropen Körperreaktionen einher, die von der Alarmreaktion bis zu Panik reichen, und jederzeit in histiotrope Reaktionen bis zum Schock umschlagen können.

Das zweite Schema dient der Anpassung bestimmter emotionaler Grundhaltungen, wie Vertrauen etc., an die für eine Kommunikation mit den Mitmenschen relevanten Anteile der Umgebung. Störungen dieser Anpassung sind durch Zurücknahme der emotionalen Bindungen (libidinösen Besetzungen) bei erhaltener Fassadenstruktur der Wirklichkeit gekennzeichnet und führen zu Körperreaktionen, die wahrscheinlich das Immungeschehen beeinflussen.

Diese beiden Schemata weisen auf zwei Kriterien hin, welche unsere Phantasie bei dem ständigen Auf- (und Um-) bau unserer individuellen Wirklichkeit kontrollieren, und die als pragmatisches und kommunikatives Realitätskriterium bezeichnet werden können.

Das psychosomatische Modell läßt sich damit als ein System beschreiben, das aus zwei Subsystemen (Organen): Körper und individuelle Wirklichkeit, besteht. Die individuelle Wirklichkeit als Grenz- und Verbindungsschicht zur Umgebung wird nach Programmen aufgebaut, in denen körperliche Anteile durch Bedeutungskoppelung mit psychischen Anteilen verknüpft sind. Sobald diese Programme durch (äußere und innere) Stimuli aktiviert werden, steuern sie unter Kontrolle der Realitätskriterien den Ablauf des Situationskreises bei dem Aufbau immer neuer Situationen als Abschnitte der individuellen Wirklichkeit. In ihnen sind immer wieder somatische, psychische und Umgebungsereignisse auf einer höheren Komplexitäts- bzw. Integrationsebene so zusammengefaßt, daß sie sich im Erleben des Betreffenden als Problem darstellen, das durch aktives Verhalten gelöst werden muß.

Ausgehend von den Untersuchungen Mahlers über die Ablösungsprozesse des Kindes aus dem symbiotischen Funktionskreis oder der Mutter-Kind-Dyade und dem Modell Meads wird ein Konzept entwickelt, nach dem der einzelne lernt, durch »Rollentausch« (das Sich-in-die-Rolle-des-anderen-Versetzen) Wirklichkeitsaspekte von Partnern und deren Rollen in die eigenen Rollenprogramme zu integrieren. Durch Internalisierung dieser Programme gewinnt er dann die Möglichkeit, soziale Handlungen, an denen er teilgenommen und deren Programme er internalisiert hat, in seiner Phantasie zu reproduzieren. Durch die so erlangte Unabhängigkeit von anderen Menschen grenzt sich seine Wirklichkeit als Individuum von deren Wirklichkeiten ab.

Die internalisierten Programme müssen jedoch bei dem Zusammentreffen mit potentiellen Partnern sozialer Wirklichkeiten erneut durch das Spiel des Rollentausches überprüft und unter Umständen modifiziert werden. Um das zu gewährleisten, müssen die Programme zwischen starren – zu Stereotypen verfestigten Strukturen und flexiblen – zu spielerischen Neubildungen befähigten – Gefügen die Mitte halten.

Das Modell der Vis-à-vis-Situation (Berger-Luckmann) kann herangezogen werden, um das Entstehen gemeinsamer, d.h. sozialer Wirklichkeiten aufgrund von »Verhandlungen« verschiedener Individuen über ihre gegenseitigen Wirklichkeitsprogramme zu veranschaulichen. Am Beispiel der »Verhandlungen« zwischen Patient und Arzt im Rahmen des »diagnostisch-therapeutischen Zirkels« wird dargestellt, wie dieses Modell die Realität der ärztlichen Berufssituation interpretieren kann.

8 Die Konsequenzen des neuen Paradigmas für das ärztliche Handeln

Inhaltsübersicht Seite

In den vorhergehenden Kapiteln haben wir viele Aspekte und Konsequenzen des Situationskreismodells beleuchtet. In dem abschließenden Kapitel wollen wir auf die Forderungen hinweisen, die sich aus dem neuen Paradigma einmal für die Arzt-Patient-Beziehung und die verschiedenen Arztrollen, dann für die ethischen Grundlagen des ärztlichen Tuns und schließlich für die Struktur unserer medizinischen Institutionen ergeben.

8.1 Die Arzt-Patient-Beziehung und das ärztliche Rollenverständnis in Vergangenheit und Gegenwart

Im Gegensatz zum Tier weiß der Mensch von seiner existentiellen Gefährdung durch Krankheit und Tod. Das Wissen um Krankheitsanfälligkeit und die Unausweichlichkeit des eigenen Todes gehören zum Wesen des Menschen, und die Auseinandersetzung damit ist fester Bestandteil der jahrtausendealten Geschichte der Menschheit. Deshalb gehören der Medizinmann und später der Arzt zu den ältesten Berufen und die Beziehung des Menschen zu seinen Heilern und Helfern (wie die des Kindes zur Mutter und des Schülers zum Lehrer) zu den elementarsten menschlichen Beziehungen. Die Beziehungen zwischen Arzt und Patient sind natürlich einem geschichtlichen Wandel unterworfen, zeigen aber gewisse Konstanten, die man in allen Epochen in mehr oder weniger deutlicher Prägung nachweisen kann.
Ernsteres Kranksein beinhaltet immer dreierlei:
- eine Beeinträchtigung des Wohlbefindens und der Leistungsfähigkeit,
- eine dadurch hervorgerufene soziale Isolierung und mehr oder minder starke Veränderungen des sozialen Status,
- eine existentielle Not und Bedrohung.

Diese Merkmale des Krankseins gelten keineswegs nur für die sogenannte industrielle Leistungsgesellschaft, in der das

Leistungsprinzip oft in unangemessener Form strapaziert wird, sondern grundsätzlich für alle Entwicklungsstadien und Epochen der Menschheit. Der Naturmensch ist – in mancher Hinsicht sogar in viel stärkerem Maße als der Kulturmensch, der über die Hilfsmittel der Technik verfügt – auf seine Leistungsfähigkeit angewiesen, um überleben zu können.

Der verletzte oder erkrankte Großwildjäger der Urzeit wurde entweder von der Horde zurückgelassen und damit dem sicheren Tod überantwortet, oder wurde auf einer höheren Kulturentwicklungsstufe, von seiner Gruppe mitgenommen und gepflegt. Auch das bedeutete eine Änderung seiner Stellung in der Gemeinschaft, seines sozialen Status, und auch im zweiten Fall eine gewisse mehr oder weniger ausgeprägte Isolierung. Bei einigen Naturvölkern und in einigen sogenannten primitiven Kulturen genießen manche Kranke, insbesondere psychisch Kranke, besonderes Ansehen. Im Schamanismus wird ihnen sogar besondere Heilkraft zugesprochen. Die moderne Industriegesellschaft dagegen verhält sich dem Kranken gegenüber sehr unterschiedlich und zwiespältig. Einerseits isoliert sie ihn, um ihm andererseits wieder, wohl aus Schuldgefühlen, besondere Privilegien einzuräumen. Beschwerden, verminderte Leistungsfähigkeit und die Bedrohung durch den individuellen wie auch durch den sozialen Tod (den Statusverlust und die Isolierung) führen aber in jedem Fall zu einer existentiellen Bedrohung des kranken Menschen (v. Ferber 1971, 1975, Parsons 1951 a u. b).

Der kranke Mensch braucht also zu allen Zeiten einen *Experten,* der ihm behilflich ist, seine Beschwerden und seine eingeschränkte Leistungsfähigkeit zu überwinden, sowie einen *Partner,* der ihm hilft, aus der sozialen Isolierung herauszugelangen und seine existentiellen Ängste zu ertragen. Diese zwei Forderungen werden seit jeher an die Heiler und Helfer gestellt – ob es sich um Medizinmänner, Schamanen, Ärzte, Schwestern, Pfleger oder andere Angehörige der Heilberufe handelt.

Da die Interaktionen zwischen Ärzten und Patienten jeweils vor dem Hintergrund bestimmter gesellschaftlich geprägter Vorstellungen ablaufen und den Ärzten ein bestimmtes Rollenverhalten abverlangen, wollen wir nachfolgend in gedrängter Form darstellen, welche typischen Arztrollen sich in der mehrtausendjährigen Geschichte der Heilkunde, abhängig von der jeweiligen kulturellen und gesellschaftlichen Entwicklungsstufe und vom jeweiligen Wissensstand, herausgebildet haben.

Es sind dies:

- die Rolle des Magiers,
- die Rolle des Priesterarztes,
- die Rolle des Erziehers,
- die Rolle des Freundes,
- die Rolle des Steuermannes oder Gärtners,
- die Rolle des naturwissenschaftlichen Experten (des Homo faber) und
- die Rolle des (kenntnisreichen) Partners.

8.1.1 Der Arzt als Magier

Zwei Gründe lassen es als zweckmäßig erscheinen, die magische Beziehung zwischen Arzt und Patient an den Anfang zu stellen. Zunächst ist sie historisch gesehen die älteste. Vorläufer des Schamanentums, der medizinischen Zauberei bzw. der Medizinmänner, lassen sich bis in das Jungpaläolithikum (40000 bis 10000 v. Chr.) nachweisen, bis in jene Zeit also, in der in Mitteleuropa eine neue Menschenrasse, der *homo sapiens diluvialis,* auftaucht (Langen 1963).

Ein weiterer Grund, uns eingehender mit der magischen Entwicklungsstufe zu beschäftigen, ist der, daß wir dieses magische Denken nicht nur am Anfang der Stammesgeschichte, der Phylogenese der Menschheit, sondern auch in der frühen Kindheit, also am Beginn der seelischen Entwicklung jedes einzelnen (der Ontogenese) finden; es wirkt, wenn auch vom logisch-rationalen Denken überlagert, ein Leben lang fort. Psychoanalytische (Spitz, Winnicott, Mahler u. a.), aber auch allgemein psychologische Forschungen (Piaget u. a.) über die frühe Entwicklung des Kindes haben gezeigt, daß das frühkindliche Erleben ausgesprochen magisch-animistisch ist (auf die geistig-seelische Menschwerdung sind wir in den Kapiteln 5 und 7 ausführlich eingegangen).

In Anlehnung an das christliche Weltbild hat man vom *präadamitischen* Menschen gesprochen, der noch nicht vom Baum der Erkenntnis gegessen hat. Die Ethnologie (bzw. die Kulturanthropologie) versucht, durch Erforschung noch auf der Kulturstufe der Steinzeit stehender Völker den präadamitischen Menschen zu rekonstruieren.

Wie sehen das Weltbild und die Heilkunde dieser Menschen aus? Grundsätzlich anders als unsere. Während wir uns als selbstbewußte und selbstentscheidende Individuen erleben, die einer fremden Welt von Objekten gegenüberstehen, welche wir durch forschendes Erkennen und zielbewußtes Handeln zu ordnen und zu beherrschen suchen, fühlt sich der vorgeschichtliche Mensch unbewußt in den großen Zusammenhang der Natur und des Lebensstromes eingebettet. Natur und Mensch bilden gleichsam eine Einheit wie Mutter und Kind vor der Durchtrennung der Nabelschnur. Das Denken des sogenannten primitiven Menschen ist prälogisch, der »Satz des Widerspruchs« ist ihm noch unbekannt. Dementsprechend vermag er auch noch nicht, zwischen Gleichem und Ähnlichem zu unterscheiden. Die Subjekt-Objekt-Spannung und -Spaltung existiert für ihn noch nicht; Emotionen, Ängste und Bedürfnisse werden noch nicht als subjektive seelische Erlebnisse in einem Inneren empfunden, sondern nach außen projiziert, denn Innen und Außen sind noch ungeschieden. Umgekehrt identifiziert er sich mühelos mit Lebewesen und Gegenständen seiner Umgebung, etwa mit seinem Totemtier. Dementsprechend erlebt der »primitive« Mensch die gesamte, auch die von uns als unbelebt bezeichnete Natur als beseelt. Stein und Regen etwa sind genauso belebt wie Mensch und Tier, und je nachdem, ob sich der sogenannte Primitive an einem Stein stößt und verletzt oder mit ihm das Wild erlegt, ist es ein böser oder guter Stein. Für die Erlebniswelt des archaischen Menschen, der sich auf unbewußt-mystische Art mit der umgebenden Natur vereint fühlt, prägte Lévy-Bruhl (1926, 1927) den Ausdruck *participation mystique.*

Für den sogenannten Primitiven ist der *Medizinmann* oder der *Schamane* einerseits der Experte, der ihm hilft, sein Leiden mit einer bestimmten Technik (Zauberei) zu überwinden, und andererseits der Exponent des Transzendenten, der es ihm erleichtert, seine existentielle Not und Angst zu ertragen. Schließlich durchbricht der Medizinmann durch Einbeziehung der Familien- und anderer Stammesmitglieder (z.B. in rituellen Tänzen) auch die soziale Isolierung des Kranken.

Die Heiltechnik der Medizinmänner und Schamanen besteht, aus unserer heutigen Sicht, in einer intensiven *Suggestionstherapie.* Die Kranken werden durch Zauberriten, manchmal unterstützt durch Zaubertränke und Zauberdüfte, in einen hypnoiden Trancezustand versetzt, in dem sie Suggestionen besonders zugänglich sind.

Dieses suggestive Element finden wir in allen Epochen der Heilkunde bis in die Gegenwart mehr oder minder stark ausgeprägt. Wie wirkungsvoll suggestive Maßnahmen sein können, geht aus dem 1942 von Cannon beschriebenen Tod durch Autosuggestion, dem sogenannten *Vodoo death* bei primitiven Polynesiern hervor, bei dem junge, organisch gesunde Männer infolge der Vorstellung – also »Einbildung» – tödlich verhext zu sein, innerhalb weniger Tage ohne ersichtlichen anderen Grund starben (s. Kap. 7, S. 494 – psychogener Tod).

Auch bei der kritischen Betrachtung unserer modernen Heilkunde fällt es nicht schwer, überall magische Phänomene zu entdecken. Abgesehen von der absichtlich herbeigeführten Suggestionstherapie denke man nur an die Unzahl der von der pharmazeutischen Industrie mit großer propagandistischer Lautstärke angepriesenen Präparate, an die sich plötzlich größter Beliebtheit erfreuenden, dann aber wieder rasch dem wohlverdienten Vergessen anheimfallenden sogenannten Heilmittel und Therapien, wie »Gelee royal«, »Ginseng« usw. oder an die, mit dem attraktiven Namen »Frischzellentherapie« versehene Behandlungsmethode (die allerdings, wie es scheint, den Kulminationspunkt bereits überschritten haben dürfte) und an ähnliches mehr. Vor allem ist hier die sogenannte Placebo-Wirkung zu erwähnen, deren Bedeutung bei allen – auch den chirurgischen – Therapieformen in Rechnung zu stellen ist.

Die ontogenetische Wurzel des suggestiven Heilzaubers ist offenbar die primäre, auch symbiotisch genannte *Mutter-Kind-Beziehung.* Sie ist das Urbild jeder Arzt-Patient-Beziehung. Die Mutter, die das Kind durch beruhigende

Worte und Streicheln tröstet, die ihm Sicherheit gibt und hilft, Not und Schmerzen zu ertragen, ist der Archetyp des auf der magischen Ebene heilenden Medizinmannes oder Arztes.

8.1.2 Der Priesterarzt

Im dritten und zweiten Jahrtausend v. Chr. bildete sich vor allem im Vorderen Orient eine Reihe von frühen Hochkulturen, die zu einer ersten Blüte der Heilkunde geführt haben. Diese hatte vor allem magisches, aber auch theurgisches Gepräge. Unter *theurgischer Medizin* versteht man eine Heilkunde, die Tod und Krankheit als Fügung der Götter ansieht und dementsprechend durch Gebet und Opfer zu heilen sucht. Daneben wurde eine, wahrscheinlich von Anbeginn existierende Erfahrungsheilkunde deutlich.

Das anthropologische Charakteristikum dieser Geschichtsepoche liegt unserer Meinung nach darin, daß der Mensch, der früher in einer *participation mystique* (Lévy-Bruhl 1926, 1927) als Teil der allbeseelten Natur lebte, sich nun erstmals seiner Individualität bewußt wurde. Es ist die Epoche, in der die Idee der einmaligen menschlichen *Persönlichkeit* (zunächst allerdings nur in bezug auf den Herrscher) geboren wurde. Den literarischen und politischen Niederschlag dieser Geburt der menschlichen Persönlichkeit stellen die großen Heldenepen und die mächtigen Königreiche dar, die in dieser Epoche entstanden.

Zwei weitere wichtige Eigenschaften sind es, die sich in dieser Epoche entwickeln und die auf das engste mit dem Werden der menschlichen Persönlichkeit verbunden sind: Das Gefühl der *Selbstverantwortung* des Menschen, der sich sittlichen Normen verpflichtet weiß und beim Übertreten dieser Normen das Bewußtsein der Schuld entwikkelt sowie die Entdeckung des *Logos,* der Kraft des Wortes und Gedankens.

Auf dieser Entwicklungsstufe waren die Ärzte bzw. Heilkundigen auf das engste mit dem Priestertum verbunden, so daß man meist von *Priesterärzten* spricht.

Die körperliche und psychische Nähe und Intimität zwischen Arzt und Patient, die auf der magisch-symbiotischen Stufe noch kein Gegenstand des Nachdenkens war, wird jetzt erstmals zum Problem. In Mesopotamien, Ägypten, China, Indien und Griechenland werden auf dieser Entwicklungsstufe *Sitten- und Pflichtenlehren (Deontologien) für den Arzt* entworfen und dokumentiert. Die (vor allem im Corpus Hippocraticum) kodifizierten Formen von Ethos und Etikette regeln bis in die Gegenwart hinein den Umgang des Arztes mit seinen Kranken (Kleeberg 1979, Hartmann 1978). Alle diese Sitten- und Pflichtenlehren für den Arzt, aus welchen Quellen sie auch stammen mögen, haben eines gemeinsam: sie verlangen vom Arzt Triebbeherrschung, indem sie fordern, daß er dem Kranken wohlwollendes Interesse und Hilfsbereitschaft entgegenbringen müsse und ihn nicht zum Objekt seines Geltungs-, Macht- und Bereicherungsstrebens oder seiner sexuellen Bedürfnisse machen dürfe. Die Bedeutung des später für die Neurosentherapie so wichtigen »Abstinenzprinzips«, das Freud formuliert hat, wird hier erstmals für den Arzt entdeckt; es ist für die Arzt-Patient-Beziehung über die Jahrtausende hinweg bis in die Gegenwart gültig geblieben.

Neben der Forderung einer Triebbeherrschung (dem Abstinenzprinzip) und der Richtschnur des Wohlergehens des Patienten, das die spätere Medizin in die Formel zusammenfaßte: »salus aegroti suprema lex«, finden wir in den frühen ärztlichen Deontologien auch stets den Hinweis, daß dem Lehrer besondere Achtung und Zuneigung gebührt. Darin kommt unseres Erachtens das noch ungebrochene Wissen der frühen Menschheit zum Ausdruck, daß Erfahrung, Wissen und Können nicht einfach abstrakt und losgelöst von einem menschlichen Vermittler, also einem persönlichen Lehrer erworben werden kann. In der modernen Medizin ist diese persönliche Beziehung zu dem Lehrenden durch eine entpersönlichte und in hohem Grade ideologisierte Abhängigkeit von einer sogenannten objektiven Wissenschaft ersetzt worden.

Für die Epochen der frühen Hochkulturen ist der Priesterarzt die unbestrittene Autorität, gleichsam ein Stellvertreter des Heilgottes und des Heilprinzips auf Erden, dem sich der Patient ohne jedes Wenn und Aber zu unterwerfen hat. Manche Ärzte, die von der absoluten Richtigkeit ihres Wissens und Tuns überzeugt sind, handeln auch heute noch nach diesem Grundsatz. Balint (1957) sprach in diesem

Zusammenhang von einer »apostolischen« Funktion des Arztes.

8.1.3 Der Arzt als Pädagoge

Die Sophisten und Sokrates brachten nicht nur ein aufklärendes und pädagogisches Element in die abendländische Geistes- und Kulturgeschichte, sondern gaben auch den Anstoß zur Entwicklung einer neuen Arztrolle, nämlich der des Lehrers. Der Arzt, der Gelehrte, der »Doktor« weiß, was für den Patienten gut und schlecht ist. Er übernimmt damit gleichsam die Rolle des Lehrers und Erziehers. Diese bereits in der Antike geprägte Arztrolle wurde in der Neuzeit besonders in der Epoche der Aufklärung wiederbelebt.

Die ionischen Naturphilosophen, die sogenannten Vorsokratiker vollzogen den Schritt »vom Mythos zum Logos« (Nestle 1975) und legten damit den Grundstein für die abendländische Philosophie und Wissenschaft (vgl. Schadewald 1978). Für die Sophisten, jene Lehrer der Rhetorik und Philosophie, die Vorgänger und Zeitgenossen des Sokrates, rückte der Mensch in den Mittelpunkt des Interesses. Bekannt ist der Ausspruch des Sophisten Protagoras, daß der Mensch das Maß aller Dinge sei. Die Sophisten arbeiteten bereits psychagogisch und psychotherapeutisch, indem sie mittels einer Art *Persuasionstherapie* versuchten, Fehlhaltungen der Menschen durch Überredung zu beeinflussen. Sokrates aber entwickelte eine Form der Dialogführung, die er selbst *maieutiké techne* (d.h. *Hebammenkunst*) nannte, und schuf damit eine bis heute gültige psychotherapeutische Methode. Sokrates selbst schildert sie in eigenen Worten, die uns Platon im Dialog »Theaitetos« überliefert hat:

»Von meiner Hebammenkunst nun gilt im übrigen alles, was von der ihrigen; sie unterscheidet sich aber dadurch, daß sie Männern die Geburtshilfe leistet und nicht Frauen, und daß sie für ihre gebärenden Seelen Sorge trägt und nicht für die Leiber. Das Größte aber an unserer Kunst ist dieses, daß sie imstande ist zu prüfen, ob die Seele des Jünglings ein Trugbild und Falschheit zu gebären im Begriff ist oder Fruchtbares und Echtes. Ja, auch hierin geht es mir eben wie den Hebammen: Ich gebäre nichts von Weisheit, und was mir bereits viele vorgeworfen, daß ich andere zwar fragte, selbst aber nichts über irgend etwas antwortete, weil ich nämlich nichts Kluges wüßte zu antworten, darin haben sie recht. Die Ursache davon aber ist diese: Geburtshilfe leisten nötigt mich der Gott, erzeugen aber hat er mir verwehrt. Daher bin ich keineswegs etwa weise, habe auch nichts dergleichen aufzuzeigen als Ausgeburt meiner eigenen Seele. Die aber mit mir umgehen, zeigen sich zuerst zwar zum Teil als gar sehr ungelehrig; hernach aber, bei fortgesetztem Umgang, alle denen es der Gott vergönnt, als wunderbar schnell fortschreitend, wie es ihnen selbst und anderen scheint; und dies ganz offenbar ohne jemals irgend etwas von mir gelernt zu haben, sondern nur selbst aus sich selbst entdecken sie viel Schönes und halten es fest; die Geburtshilfe indes leisten dabei der Gott und ich. Dies erhellt hieraus; viele schon haben, dies verkennend, und sich selbst zuschreibend, mich aber verachtend, oder auch selbst von anderen überredet, sich früher, als recht war, von mir getrennt und nach dieser Trennung dann teils infolge schlechter Gesellschaft, nur Fehlgeburten getan, teils auch das, wovon sie durch mich entbunden worden, durch Verwahrlosung wieder verloren, weil sie die falschen und trügerischen Geburten höher achteten als die rechten (...). Denn schon viele, mein Guter, sind so gegen mich aufgebracht gewesen, wenn ich ihnen eine Posse abgelöst habe, daß sie mich ordentlich hätten beißen mögen, und wollten nicht glauben, daß ich das aus Wohlmeinen tue, weil sie weit entfernt sind einzusehen, daß kein Gott jemals den Menschen mißgünstig ist, und daß auch ich nicht dergleichen aus Übelwollen tue, sondern mir nur eben keineswegs verstattet ist, Falsches gelten zu lassen und Wahres zu unterschlagen« (Platon, Theaitetos 150c–151d).

Wir finden also in dieser sokratischen *maieutiké techne* alle wesentlichen Momente der psychotherapeutischen Gesprächsführung. Sokrates ist ebenso wie der gute Psychotherapeut von heute nur Geburtshelfer, der dem Gesprächspartner bzw. dem Patienten nicht seine eigene Meinung aufzwingt, sondern wartet, bis sich bei diesem aus Erlebnissen und Assoziationsreihen neue Erkenntnisse bilden und neue Verhaltensweisen einstellen. Er ist aber auch bereits, wie der Text zeigt, mit Übertragungs- und Widerstandsphänomen vertraut, ohne diese als solche zu benennen.

Platon dokumentiert erstmals mit der Sokratischen *maieutiké techne* eine interpersonelle Kommunikationsform, die nicht nur zu neuen Interpretationen und Erkenntnissen, sondern auch zu Veränderungen der Menschen führt. Im Gegensatz zur Illusion einer »objektiven Erkenntnis«, wie sie der immer noch in der Medizin wirksame Positivismus des 19. Jahrhunderts vertritt, zeigt Platon, wie Erkenntnis durch Interaktion mehrerer Partner entsteht.

Der Antike verdanken wir aber nicht nur die Prägung der Arztrolle des Erziehers und des Dialogpartners, sondern zwei Arztrollen: die des Arztes als Freund des Patienten und die des Steuermanns und Gärtners.

8.1.4 Der Arzt als Freund des Patienten

Die hippokratischen Ärzte entwickelten nicht nur die *techne hiatrike,* die ärztliche Kunst, Wissenschaft und Technik zu einer bis dahin nicht gekannten Höhe, sondern stellten auch richtungsweisende Überlegungen zur ärztlichen Ethik und zur Arzt-Patient-Beziehung an. Ein bleibendes Dokument der ärztlichen Ethik ist das als »Eid des Hippokrates« in die Literatur eingegangene Dokument, von dem wir heute wissen, daß es sicher nicht von Hippokrates stammt, sondern wahrscheinlich pythagoräischen Ursprungs ist. Hier interessieren uns vor allem die Überlegungen und Erfahrungen der griechischen Ärzte in bezug auf die Arzt-Patient-Beziehung.

Lain-Entralgo (1969), dem wir hier folgen, schreibt:

> »Das Verhältnis Arzt und Patient ist vor allem Freundschaft, *philia,* erst danach kommt die kunstgerechte Hilfe, kommen Diagnose und Therapie – zumindest soll es so sein. Für die alten Griechen bildete die *philia* die Grundlage dieses Verhältnisses.«
>
> Der Begriff Freundschaft, *philia,* und deren leidenschaftliche Steigerung *eros* ist ein griechischer Zentralbegriff. »Freundschaft besteht bei Aristoteles wie bei Platon darin, das Wohl des Freundes zu wünschen und zu fördern, wobei der Freund als individuelle Verwirklichung der menschlichen Natur verstanden wird.«

Die *philanthropia* (Liebe zum Menschen um des Menschen willen) des Arztes war also die Voraussetzung seiner *philotechnia* (Liebe zur Heilkunst). Für den hippokratischen Arzt war die *philanthropia* immer mit der *philotechnia,* aber auch mit der *physiophilia* (der Liebe zur gesamten Natur) und mit der *philosophia* (der Liebe zur Weisheit) auf das engste verbunden. Diese enge Verbindung von *philanthropia* und *philotechnia* bewirkte auch, daß der hippokratische Arzt seine ärztlichen Bemühungen einstellte, wenn er der Überzeugung war, daß es sich um eine unheilbare, um eine zwangsläufig *(kat'ananken)* tödliche Erkrankung handelte, gegen die ärztliche Kunst vergebens war.

Die konkrete Arzt-Patient-Beziehung aber war, worauf Lain-Entralgo (1969) besonders hinweist, sehr von den äußeren (d.h. den »sozialen«) Bedingungen des Kranken abhängig. Hier sind drei verschiedene Handlungsstile nachzuweisen, je nachdem, ob es sich bei den Kranken um Sklaven, um reiche Freie oder aber um arme Freie handelte.

Die Sklaven wurden meist gar nicht vom Arzt selbst, sondern von seinem Sklaven behandelt. Zwischen Arzt und Patient wurde kaum oder nur das Allernotwendigste gesprochen, in der Behandlung wurde wenig differenziert und einfach nach »Tyrannenart« angeordnet. Es wurde hier, wie Lain-Entralgo (1969) schreibt, eine Art »Veterinärmedizin für Menschen« praktiziert.

Ganz anders verlief, nach Lain-Entralgo, die Behandlung der reichen Freien. Hier wurde der Patient über seine Erkrankung und über die Art der Behandlung sorgfältig aufgeklärt, es wurde ihm gut und eindringlich zugeredet, und schließlich wurde die Behandlung möglichst individuell den Besonderheiten des Einzelfalles angepaßt. Plato beschreibt in den Gesetzen, wie eine solche Therapie mit Hilfe »schöner Reden« abläuft. Im Staat weist er später jedoch darauf hin, daß eine solche pädagogische Medizin viel Muße *(scholé)* verlange, so daß sich nur Reiche eine solche Behandlung, die übrigens auch oft zur Verweichlichung führe, leisten könnten.

Neben der »tyrannischen« Medizin, die bei den Sklaven angewandt wurde, und der »pädagogischen« Medizin für die Reichen beschreibt Platon noch eine dritte Art der Krankenbehandlung, die seine besondere Sympathie findet und die ihm vor allem für die armen freien Bürger (wie z.B. Handwerker) besonders geeignet erscheint. Es ist eine Art »Radikalkur«, die entweder im günstigsten Fall zur Wiederherstellung der Gesundheit (und Arbeitsfähigkeit), im ungünstigsten Falle aber zum Tode führt. Bei Platon heißt es: »So stirbt er eben und ist aller Händel ledig.« Es handelt sich offenbar um eine Art »Doktor-Eisenbart-Medizin«.

Abschließend muß hier noch betont werden, daß wir diese Dreiteilung des ärztlichen Behandlungsstils nur beim »Politologen« und »Sozialphilosophen« Plato finden. Die hippokratischen Schriften sprechen nur von der *philanthropia,* der *philotechnia* und der *physiophilia,* unabhängig vom sozialen Status der Patienten. Man kann darin einen frühen Hinweis sehen, daß ärztliche und politisch-soziologische Betrachtungen des Gesundheitswesens nur schwer zur

Deckung zu bringen sind und einander oft widersprechen. Anders ausgedrückt, finden wir, wie überall im Bereich menschlichen Handelns, auch in der Heilkunde eine Kluft zwischen den geforderten Idealnormen und der alltäglich praktizierten Realität.

Hier stoßen wir auf ein prinzipielles Problem: die Beziehung bzw. das Spannungsverhältnis zwischen Medizin und Politik. Der bekannte Ausspruch Virchows, daß »Politik eigentlich Medizin im Großen« sei, nimmt zwar die moderne systemtheoretische Betrachtungsweise vorweg, verdeckt aber das Spannungsverhältnis, das seit jeher zwischen beiden besteht. Da Medizin nicht unabhängig von den gesellschaftlichen Rahmenbedingungen ausgeübt werden kann, bleibt sie von »Politik« abhängig. Diese Abhängigkeit ist allerdings in verschiedenen Epochen in unterschiedlichem Ausmaß gegeben.

Ein Beispiel ist die Geschichte des modernen Krankenhauses. Raspe (1983) weist darauf hin, wie schon mit der Gründung des 2000 Betten umfassenden Allgemeinen Krankenhauses 1784 in Wien, das Medizinhistoriker für die erste Einrichtung dieser Art im deutschen Sprachraum halten, entscheidende Weichen gestellt wurden. Dazu gehörte auch der ausdrückliche Auftrag, der für die gesamte Organisation bestimmend wurde: Es sollten nur heilbare Kranke behandelt werden.

Alle chronisch Kranken, Alten, Siechen, Obdachlosen, Pfründner usw. wurden aus dem Leistungsbereich der neuen Einrichtung ausgeschlossen. Das geschah oft auf recht rigorose Weise; nach einer Bestandsaufnahme und Klassifikation dieser Bevölkerungsgruppen wurden sie zwangsweise aus den Bewahranstalten und Asylen aus- und umgesiedelt. Dasselbe wiederholte sich bald darauf in Stuttgart, München, Bamberg und anderen Städten, in denen Krankenhäuser nach dem Wiener Vorbild errichtet wurden.

Krankenhäuser hatten eine sozialpolitisch eng umgrenzte Aufgabe. Sie sollten die Morbidität und Mortalität der Bevölkerung senken und den Ausbildungsstand der Ärzte verbessern. »Die Heilung und Linderung der Leiden des einzelnen Kranken war nicht das primäre Ziel der Organisation« (Raspe 1983). Es ist zum Verständnis der Spannungen und Probleme des modernen Krankenhauses wichtig, diese Vorgeschichte zu kennen und sich klarzumachen, daß der Sinn für die Bedeutung des Individuums und damit auch die Forderung nach Rücksichtnahme auf den individuellen Kranken eine Frucht der Aufklärung und damit eine relativ späte Errungenschaft unserer Gesellschaft ist, deren Integration in die moderne Medizin und das moderne Krankenhaus uns noch heute vor nicht befriedigend gelöste Aufgaben stellt.

8.1.5 Der Arzt als Steuermann und Gärtner

Mit der hippokratischen Schule erreichte die Medizin der Griechen einen so hohen Entwicklungsstand, daß sie über zwei Jahrtausende hinweg maßgebend und normbildend blieb. Der Arzt als Gesundheitsexperte erreicht hier erstmals ein im modernen Sinne wissenschaftliches Niveau. Zwar waren auch die Vorgänger der hippokratischen Ärzte, die Medizinmänner und die Priesterärzte, schon Gesundheitsexperten, ihre »Technik« beschränkte sich aber bei den ersteren vor allem auf Zauberei und bei den letzteren auf das religiöse Ritual; darüber hinaus verfügten sie über einen wohl recht umfangreichen, volksmedizinischen Erfahrungsschatz; sie waren »Empiriker« *(empeiros),* die nur aufgrund wiederholt gemachter Erfahrungen etwas zu verrichten wußten. Die neu entstehende Kunst, Wissenschaft und Technik, die *techne hiatrike,* die die allgemeine Naturlehre *(physiologia),* die Heilmittelkunde *(pharmakologia),* die Krankheitslehre *(pathologia)* und die Lehre von der wissenschaftlichen Behandlung *(techne therapeutike)* umfaßte, war eine Schöpfung der griechischen Ärzte, ihr Gesundheitsbegriff war *alkmaionisch.* Der Pythagoräer Alkmaion von Kroton, der im letzten Drittel des 6. Jahrhunderts v. Chr. lebte, lehrte, daß die Gesundheit durch das Gleichgewicht der Kräfte *(isonomia ton dynameon),* die Krankheit aber durch die Alleinherrschaft *(monarchia)* einer Kraft hervorgerufen würde. In der Krankheitslehre herrschte die *Humoralpathologie,* das heißt die Säftelehre, derzufolge Krankheit durch eine Fehlmischung der vier Körpersäfte (Blut, Schleim, gelbe und schwarze Galle) hervorgerufen wurde. Außerdem beherrschte der Begriff der *Physis,* der nicht nur Körper und Seele, sondern vor allem auch das dem beseelten Leib innewohnende Lebens- und Gestaltungsprinzip umfaßt, die Heilkunst und die medizinische Theorie der hippokratischen Ärzte.

Durch diese Theorie und den Physisbegriff, der die menschliche Natur als Teil der umfassenden Natur – ja des Kosmos begreift, wird die Rolle des Arztes zu der eines Steuermannes und Gärtners. Demnach kann der Arzt selbst nichts Originäres erschaffen, sondern vermag nur die Naturkräfte zu erkennen und zu steuern. Wie ein guter Gärtner pflegt und beschützt er seine Patienten, damit sich ihre *Physis* voll entfalten kann.

8.1.6 Der Arzt als Samariter

Für die abendländische Kultur und natürlich auch für die Heilkunde war das Christentum über ein Jahrtausend, also zumindest über jenen Zeitabschnitt hinweg, den wir das Mittelalter nennen, die beherrschende geistige Kraft.

Das Christentum entstand auf dem Boden der jüdisch-alttestamentarischen Tradition, mußte sich aber in dem vom griechischen Geist geprägten römischen Imperium durchsetzen. Es war also von seinem geschichtlichen Ausgangspunkt her gezwungen, semitische und griechische Kulturtradition zu vereinen. Die altsemitische Anthropologie des *Homo noumenon,* die den Menschen als sündige Kreatur eines strafenden Gottes auffaßt, und die altgriechische Anthropologie des *Homo phainomenon,* die den Menschen als sinnlich erlebbares und daher erforschbares Naturwesen sieht, gelangten in der christlichen Anthropologie zu einer, wenn auch nicht immer harmonischen und ausgeglichenen Synthese. Lain-Entralgo (1969) drückt das treffend folgendermaßen aus:

> »Offenkundig wird die feinsinnige und zugleich machtvolle Leistung des Urchristentums. In theoretischer und geschichtlicher Wirkung vermochte es den Gegensatz zu meistern, der zwischen dem krassen griechischen Naturalismus und dem zum Mißbrauch entarteten semitischen Personalismus bestand. Hinausschreitend über die These des Semiten, der in dem Kranken einen Sünder, wie auch über die These des Griechen, der im Sünder einen Kranken sah, machte es einen Mittelweg zwischen den beiden ausfindig, es bezog den Daseins-Sinn der einen wie der anderen These in eine höhere Einheit ein und brachte es, ohne sich dergleichen zum Vorsatz gemacht zu haben, zustande,

eine wahre psychosomatische Pathologie zu ermöglichen. Allerdings: nur zu ermöglichen! Denn zur Verwirklichung dieser Möglichkeit wurde die systematische Einführung einer erkundenden, therapeutisch wirksamen Methode, die von der sinnlichen Forschungsart der Griechen wie auch von der auf Messung beruhenden Forschung der Moderne verschieden war, zur Notwendigkeit: diese Methode war der Dialog. Doch nicht vor dem 20. Jahrhundert ist diese erschienen. Obwohl es somit immer eine mehr oder minder psychosomatische Heilkunde gegeben hat, vermochte doch erst in unseren Tagen eine Heilkunde ins Leben zu treten, die eine solche Benennung wirklich verdient.«

Das Novum der christlichen Anthropologie, die auch für die Heilkunde von außerordentlich weittragender Bedeutung war, ist die zentrale Stellung der christlichen Liebe der *agape* bzw. *caritas* und der *misericordia.* Ausgehend von dem Gedanken der Gotteskindschaft, bildet sich nun erstmals das Bewußtsein, daß alle Menschen Brüder und einander daher zu Hilfe und Trost verpflichtet sind. Diese uns heute ganz selbstverständlich dünkenden Imperative ärztlichen Handelns sind christlichen Ursprungs und waren der antiken Medizin fremd. Lain-Entralgo schreibt: »Es gibt Heilmethoden, die den Imperativ ›Tröste den Kranken!‹ nicht kennen, und eine solche Heilmethode ist die griechische.« Für den auf einer so hohen wissenschaftlichen und berufsethischen Stufe stehenden hippokratischen Arzt war es ganz selbstverständlich, die Behandlung unheilbar Kranker abzulehnen. So finden wir beispielsweise in der hippokratischen Schrift über die ärztliche Kunst im dritten Kapitel folgende Ausführungen:

»Zuerst werde ich abgrenzen, wofür ich die ärztliche Kunst halte, nämlich (für die Kunst), die Kranken von ihren Leiden gänzlich zu heilen, die Heftigkeit der Krankheit zu mildern und sich von der Behandlung derjenigen (Kranken) fernzuhalten, die schon von den Krankheiten überwältigt sind, in der Erkenntnis, daß die ärztliche Kunst nicht dieses alles (zu heilen) vermag« (Kapferer 1943).

Auch zur Behandlung der Mittellosen fühlte sich der hippokratische Arzt im Gegensatz zum christlichen Arzt nicht verpflichtet, worauf Lain-Entralgo (1969) eindrücklich hinweist.

Für den hippokratischen Arzt war die »Liebe zu den Menschen« von der »Liebe zur ärztlichen Kunst« nicht zu trennen.

»Die ›Freundschaft‹, die der hippokratische Arzt gegenüber dem Kranken empfand, das Ergebnis der Verbindung seiner *philanthropia* mit seiner *philotechnia*, war letztlich ein Streben nach der Vervollkommnung der menschlichen Natur, individuell bezogen auf den Körper des Patienten; eine freudig verehrende Liebe zu allem in der Natur, was schön ist (die natürliche Heilkraft des Organismus), und eine ergeben verehrende Liebe gegenüber der düsteren, schrecklichen Notwendigkeit, mit der die Natur diese oder jene Krankheit tödlich oder heilbar macht« (Lain-Entralgo 1969).

Der griechische Begriff der *philia* bekam durch das Christentum eine ganz andere Bedeutung. Aus Liebe wurde *Nächstenliebe*, und die aufopfernde Pflege und Tröstung auch und gerade des unheilbar Kranken wurde ebenso wie die Behandlung der Armen zu einem christlichen Gebot.

Der Gesichtspunkt der Partnerschaft zwischen Arzt und Patient wurde durch die christliche Nächstenliebe in neuer Weise betont. In der Gemeinschaft der Gläubigen und im Bewußtsein der Gotteskindschaft findet der Kranke des weiteren ein wirksames Gegengewicht gegen die (durch die Krankheit hervorgerufene) soziale Isolierung und im Glauben eine Hilfe gegen existentielle Not und Angst.

Das Niveau des Arztes als wissenschaftlicher Gesundheitsexperte war jedoch im Vergleich zur antiken Medizin vor allem im frühen Mittelalter stark abgesunken, nachdem durch den Germaneneinbruch zunächst die Verbindung mit der antiken ärztlichen Tradition abgebrochen und der Wissensschatz der hippokratischen Medizin verlorengegangen war. Im frühen Mittelalter gab es kaum einen selbständigen und systematisch ausgebildeten Ärztestand, sondern entweder volksmedizinische Heilkünstler, die wiederauferstandenen und nie ausgestorbenen Medizinmänner, und andererseits Priester und Mönche, die sich besonders der Krankenpflege widmeten. Dieser Zeitabschnitt war also wie die vorhippokratische Ära einerseits durch den volksmedizinischen Schatz der Erfahrungsheilkunde und durch die Magie geprägt, andererseits aber durch den christlichen Glauben.

Die unterschiedliche Behandlung von Reichen und Armen, die wir schon in der Antike festgestellt hatten, konnte aber auch das christliche Mittelalter nicht beseitigen. Nach Lain-Entralgo müssen wir auch im Spätmittelalter entsprechend der sozialen Struktur der mittelalterlichen Gesell-

schaft drei Ebenen der Krankenbehandlung unterscheiden:
- die Ebene der »Ärmsten der Armen«, also der Leibeigenen und des städtischen Proletariats, die in den Klöstern und Gemeindespitälern behandelt wurden,
- die Ebene der Handwerker und des entstehenden Bürgertums (die Behandlung dieser Patienten fand in deren Wohnungen durch den sich allmählich bildenden Stand der »Hausärzte« statt),
- die Ebene der Mächtigen dieser Erde, der Fürsten, Feudalherren und hohen kirchlichen Würdenträger, die sich berühmte Ärzte als »Leibärzte« in ihren Hofstaat holten.

Die Überwindung der Kluft zwischen einer Medizin für die Armen und einer Medizin für die Reichen war auch dem Christentum nicht gelungen.

8.1.7 Der Arzt als Techniker – als Homo faber

Die Neuzeit unterscheidet sich von den früheren Epochen durch zwei neue Entwicklungen, die eng miteinander verbunden sind, sich gegenseitig bedingen und verstärken und zu einer revolutionären Änderung der Lebensbedingungen des Menschen auf nahezu allen Gebieten geführt haben. Wir meinen einerseits die Entwicklung von *Naturwissenschaft* und *Technik,* die zur industriellen Massengesellschaft und einer sich in immer rascherem Tempo vollziehenden Änderung unserer Lebensbedingungen geführt haben, und andererseits die seit Beginn der Neuzeit einsetzende *Aufklärung* und *Säkularisierung* unseres Lebens, die nach Kant den »Ausgang des Menschen aus seiner selbstverschuldeten Unmündigkeit« zum Ziel hatte. Kants Ausruf: »Sapere aude! Habe Mut, dich deines eigenen Verstandes zu bedienen!« wird zum Wahlspruch einer ganzen Epoche. Rationale Vorurteilslosigkeit und Wissenschaftlichkeit werden ebenso wie Selbstverantwortung, Liberalität und Toleranz sowie soziale Verpflichtung zu Leitbildern einer neuen Tugendhaftigkeit.

Die von der Aufklärung ausgehenden Impulse führen zu einer bisher noch nie dagewesenen Blüte der Wissenschaften und zu relativ liberalen Gesellschaftsordnungen, hatten aber andererseits durch Zurückdrängen und teilweise Auflösung von Mythos und Religion eine metaphysische Entwurzelung des modernen Menschen zur Folge, die zu der »Sinnkrise« unserer Epoche geführt hat. Im Bereich der Arzt-Patient-Beziehung sind ebenfalls bemerkenswerte Veränderungen festzustellen. Der Appell an die Vernunft hatte zur Folge, daß man im Arzt immer mehr einen Experten sah, der über vernünftige Lebensweise zu belehren und vor gesundheitlichen Gefahren zu warnen hatte. In dieser Epoche gewann die Arzt-Patient-Beziehung immer mehr Aspekte eines *Lehrer-Schüler-Verhältnisses.* Die bereits in der Antike grprägte Rolle des Arztes als Lehrer erwachte in dieser Epoche zu neuem Leben. Da der Arzt aber nun nicht mehr dem Wohl des einzelnen, sondern ebenso dem »Gemeinwohl« und der »allgemeinen Wohlfahrt« verpflichtet war, geriet er in das Spannungsfeld zwischen Individuum und Gemeinschaft, in das er bis heute tief verstrickt ist. Ideen einer Sozialisierung der Medizin haben, worauf Schipperges (1970) hinweist, ebenso ihren Ursprung im Gedankengut der Aufklärung wie der heute so oft zu hörende Ruf nach dem »mündigen Patienten« und einer neuen Partnerschaft zwischen Arzt und Patient. Diese skizzenhaften Anmerkungen zum unmittelbaren Einfluß der Aufklärung auf die Medizin führen uns zu ihrem mehr mittelbaren Einfluß auf das Arzt-Patient-Verhältnis, der auf die sich rasch entwickelnde Naturwissenschaft und Technik zurückgeht, die unser ganzes modernes Leben umgestaltet haben.

Bis zum Beginn der Neuzeit bildeten die hippokratische Lehre, vor allem in der durch Galen systematisierten Form einerseits und die christliche Lehre und Anthropologie andererseits (gemeinsam mit starken magischen Elementen) die Grundlagen der Heilkunde. Durch die Naturwissenschaften wurden völlig neue Fundamente gelegt. Zwar war auf sorgfältiger Beobachtung aufgebaute Erfahrung zu allen Zeiten, also auch in der vornaturwissenschaftlichen Medizin, die Grundlage begründeten ärztlichen Handelns gewesen; dieses präzise Beobachten und Beschreiben wurde nun aber besonders verfeinert und in den Mittelpunkt des wissenschaftlichen Interesses gerückt. Das hatte zur Folge, daß im Gegensatz zu den philosophisch-scholastischen Spekulationen des Mittelalters in den Wissenschaften der Neuzeit die *Empirie* den unbestrittenen Vorrang vor jeder Theorie einzunehmen begann. Die neuen Forschungsmethoden, die die Naturwissenschaften kennzeichnen, sind das *Experiment* und das *quantifizierende Messen.* Diesen Methoden verdanken Physik und Chemie ihren enormen Aufschwung. Sie haben sich auch in der Medizin außerordentlich bewährt. In rascher Folge wurde dadurch die Ätiologie und Pathogenese vieler bisher unbehandelbarer organischer Erkrankungen aufgeklärt und damit ihre wirkungsvolle Behandlung ermöglicht. Es zeigt sich also, daß die neue *naturwissenschaftliche Methode* nicht nur zur Erweiterung des Wissens führte, sondern partiell sogar eine Rekonstruktion und Beherrschung der Natur ermöglichte. Die Entwicklung unserer modernen Technik ist erst durch die naturwissenschaftliche Methode des Forschens möglich geworden und wird durch sie stets weitergetrieben. Ein Ende dieses Erkenntnis- und Beherrschungsprozesses der Natur ist, trotz vieler Ungereimtheiten, Spannungen und Schwierigkeiten, die daraus entstehen, noch nirgends abzusehen, sofern er nicht (wie zu befürchten ist) zur Zerstörung von Natur und Umwelt führt und sich dadurch selbst aufhebt.

In den ersten drei Kapiteln dieses Buches haben wir ausführlich die Aporien und Widersprüche behandelt, in die die moderne Medizin dadurch geraten ist, daß sie am wissenschaftstheoretischen Paradigma der Naturwissenschaften des 19. Jahrhunderts festhält und neue wissenschaftstheoretische Entwicklungen nicht oder nur unzureichend zur Kenntnis nimmt. Durch die Modellvorstellung des Organismus als Maschine haben sich zwangsläufig auch das Selbstverständnis des Arztes und die Arzt-Patient-Beziehung grundlegend geändert. Der Arzt ist jetzt in erster Linie naturwissenschaftlicher Experte, und der Patient ist Objekt seiner diagnostischen und therapeutischen Bemühungen. An die Stelle des leibseelischen Physisbegriffes der Hippokratiker ist das Maschinenmodell des Organismus getreten. Die alten Begriffe der *philanthropia,* der *philotechnia* und der *physiophilia,* aber auch der *caritas* haben in den nüchternen Modellen der objektivierenden naturwissenschaftlichen Medizin keinen Platz.

Die neue Rolle des Arztes als naturwissenschaftlicher Experte, als perfektionierter Techniker, der beinahe Wunder vollbringt (wie z.B. Organtransplantationen und die Konstruktion künstlicher Organe), der durch komplizierte Apparaturen das Sterben (wenn nicht verhindern) doch fast beliebig lange hinauszögern kann, nährt eine gefährliche Wunschvorstellung, die bereits einem Wahn ähnelt. Dem Wahn nämlich, fast alles sei machbar und es sei nur eine Frage der Zeit, bis wir Krankheit und Tod endgültig besiegt haben.

In seinem Buch »Der Gotteskomplex« hat H. E. Richter (1987) diesen Allmachtwahn als Ergebnis einer kollektiven Überkompensation gedeutet:

»Das individuelle Ich setzt sich an die Stelle Gottes. Gerade in dem Augenblick, als Galilei endgültig das klassische geozentrische Weltbild als Illusion entlarvt und damit der Verlorenheitsangst neue Nahrung gibt, vollzieht sich diese Flucht nach vorn in einen großartigen Allmachtsglauben. (...) Die mit Descartes, Galilei und Leibniz einsetzende stürmische, auf die Mathematik gestützte Naturerforschung steht von Anfang an unter dem Druck der Angst, alle Ursachen erkennen zu müssen, um nicht doch am Ende von unbekannten Mächten überwältigt zu werden. Man muß die Umwelt restlos erkunden und sich ihrer bemächtigen, da kein elterlicher Beschützer mehr da ist, der Geborgenheit vermittelt. (...) Die (...) großartige Bewegung der naturwissenschaftlichen Entdeckungen und technischen Eroberungen entstammt jedenfalls psychologisch sehr ähnlichen Wurzeln wie die gehetzte, mißtrauische Neugierhaltung und die tyrannische Herrschsucht jener unbeschützten Kinder, die nicht mehr schlafen und nicht mehr passiv sein können. Die nur noch einer Welt trauen, die sie selbst durch Berechnen und Machen in der Hand haben – oder zumindest in der Hand zu haben glauben.«

In dieser Situation werden die Ansprüche an die technische »Wundermedizin« und an die »Halbgötter in Weiß« ins Unerfüllbare gesteigert, was dann über kurz oder lang zu um so tieferen Enttäuschungsreaktionen führen muß. Dann besteht die Gefahr, daß sich die Patienten mit ihren unbefriedigten magischen und metaphysischen Bedürfnissen (oft zum Schaden ihrer Gesundheit) in zunehmendem Maße paramedizinischen Heilpraktiken oder heilversprechenden Sekten zuwenden.

8.1.8 Der Arzt als Partner – auf der Suche nach einer neuen Arztrolle

In diesem gerafften und damit natürlich unvollständigen historischen Überblick konnten wir, abhängig von der jeweiligen geschichtlichen Situation, recht unterschiedliche Arztrollen und sehr verschiedene Formen der Arzt-Patient-Beziehung herausarbeiten, die natürlich keineswegs streng voneinander zu trennen sind, sondern sich ständig vermischen und überlagern. Die Aufgabe, Experte und Partner zu sein, haben die Ärzte zu verschiedenen Zeiten in unterschiedlicher Weise erfüllt.

Auf der prähistorischen Stufe des magischen Animismus ist der Arzt selbst *Magier, Medizinmann, Schamane.* Auf der theurgischen Stufe wird er zum *Priesterarzt,* der mit religiösen Ritualen die Arzt-Patient-Beziehung gestaltet und bedingungslose Unterwerfung des Patienten unter die Autorität des Arztes fordert. Hier wird erstmals die ärztliche Verantwortung zum unabweisbaren Problem. Auf dem Boden der großartigen hippokratischen Medizin wird die bis dahin magische und mythische Beziehung zwischen dem Arzt und dem Kranken zur *philia,* zur Freundschaft und später im christlichen Mittelalter zur *caritas* (Nächstenliebe) und zur *misericordia* (Mitleid, Barmherzigkeit) sublimiert. Unter dem Einfluß der Aufklärung wird die Arzt-Patient-Beziehung dann mehr zu einem *Lehrer-Schüler-Verhältnis.*

Der enorme Aufschwung der naturwissenschaftlichen Medizin hat zu einem Bruch dieser jahrtausendealten Entwicklung geführt und die Arzt-Patient-Beziehung in eine Krise gebracht. Für die großen, erst durch die naturwissenschaftlichen Methoden ermöglichten Fortschritte der Heilkunde mußte ein hoher Preis gezahlt werden: Der naturwissenschaftliche Arzt wurde zu einem perfektionierten, aber einseitigen Experten für bestimmte organische Erkrankungen. Er verlor zwangsläufig alle subjektiven Aspekte des Krankheitsgeschehens aus den Augen, wie das weite Feld der neurotischen Erkrankungen und die psychosomatischen Aspekte, die mit der naturwissenschaftlichen Methode nicht oder nur unzureichend erfaßt werden können. Die objektivierende naturwissenschaftliche Methode hat den Arzt jedoch nicht nur zu einem einseitig auf Organe spezialisierten Experten gemacht, sondern ihn – und das wiegt noch folgenschwerer – auch seiner Partnerfunktion gegenüber dem Patienten beraubt, die er seit Jahrtausenden innehatte; Partnerschaft zur Überwindung sozialer Isolierung und zur Bewältigung existentieller Not und Angst läßt sich nur schwer mit der naturwissenschaftlichen Methode sachlicher Objektivität vereinen.

Alle bisher erwähnten Arztrollen, die jeweils in verschiedenen Epochen vorherrschend waren, beanspruchen nicht nur historisches Interesse. Auch der Arzt der Gegenwart kann seine vielfältigen Aufgaben nur optimal bewältigen, wenn er in der Lage ist, je nach Erfordernis der Situation allen erwähnten Rollen gerecht zu werden. Dies ist nicht leicht, fällt ihm aber vor allem deshalb so schwer, weil die Medizinerausbildung gegenwärtig weltweit ganz eindeutig auf die Rolle des naturwissenschaftlichen Experten ausgerichtet und eingeengt ist.

Aus dieser Sackgasse führt das Situationskreiskonzept heraus (vgl. Kap. 4). Es zeigt uns, daß die in bestimmten historischen Epochen entstandenen Arztrollen auch (abhängig von der jeweiligen Situation) in der gegenwärtigen Arzt-Patient-Interaktion ihren Platz haben. Das Modell beschreibt »Subjekt« und »Objekt«, »Beobachter« und »Beobachtetes« als gleichwertige »Interaktionspartner«, deren *Beziehung* entscheidend für Erkenntnis und Handeln ist. Damit werden die Subjektivität und Individualität von Arzt und Patient auch theoretisch, sowohl in der Geschichte als auch in der Gegenwart faßbar. Beide erscheinen als Persönlichkeiten und Partner.

Das hat auch für die ethischen Aspekte des ärztlichen Handelns Konsequenzen.

8.2 *Das Problem der ärztlichen Verantwortung*

8.2.1 Die ehrwürdigen Eide und Bekenntnisse genügen nicht mehr

Die Tatsache, daß seelische und körperliche Intimbereiche des Kranken, die sonst durch gesellschaftliche und juristische Verbote streng geschützt sind, das Handlungsfeld des Arztes bilden, hat – wie wir dargestellt haben – in allen Kulturen, in denen es eine Heilkunde gab, zu ärztlichen Pflichtenlehren geführt. In ihnen stehen das Wohl des Kranken und die Schweigepflicht des Arztes an oberster Stelle. Aus beiden folgt das Verbot, die Abhängigkeit des Kranken, materiell oder sexuell auszunutzen.

Die ehrwürdigen Deontologien (von *to deón:* das Erforderliche oder die Pflicht) wie sie Kleeberg (1979) unter dem Titel »Eide und Bekenntnisse der Medizin« in einem kleinen Buch zusammengestellt hat, genügen heute nicht mehr. Die moderne Medizin stellt den Arzt vor Probleme, für die sie keine Entscheidungshilfe geben und für die bis heute weder Ärzte noch Juristen verbindliche Richtlinien entwickeln konnten.

In dieser Situation versuchen Moraltheologen, Philosophen und Juristen den Ärzten Ratschläge zu geben und ihnen damit ihre Ideologien aufzuzwingen. Das sollte – so meinen wir – die Ärzte veranlassen darüber nachzudenken, ob nicht die Heilkunde selbst die Möglichkeit (ja vielleicht sogar die Verpflichtung) enthält, aus ihr heraus ethische Richtlinien zu entwickeln.

Solche Überlegungen müssen von der Feststellung ausgehen, daß ethische Probleme in der Medizin nur theoretisch von den kognitiven und emotionalen Problemen getrennt werden können, mit denen der Arzt in seinem Beruf konfrontiert ist. Das bedeutet auf der einen Seite, daß Moraltheologen, Philosophen und Juristen, die diese Zusammenhänge nicht kennen, nur begrenzt sachverständig raten können. Auf der anderen Seite bedeutet es aber, daß wir als Ärzte die Verpflichtung haben, unsere kognitiven und emotionalen Probleme unter dem Gesichtspunkt ihres Verflochtenseins mit ethischen Fragen zu reflektieren.

Diese Verpflichtung scheint den Ärzten in einem weiten Bereich durch die diagnostischen und therapeutischen Schemata abgenommen zu sein, die sie sich während ihrer Aus- und Weiterbildung angeeignet haben. Mit ihnen scheint ärztliche Verantwortung auf eine »Ethik des Kunstfehlers« reduziert, das heißt auf die Forderung, die »richtigen« diagnostischen und therapeutischen Schemata auf den jeweils »richtigen« Patienten anzuwenden.

Diese Meinung verdeckt jedoch die Tatsache, daß ethische Entscheidungen Konsequenzen eines Menschenbildes sind, von dem wir uns in unserem Verhalten uns selbst und anderen gegenüber leiten lassen, und daß wir mit der Übernahme diagnostischer und therapeutischer Schemata ein bestimmtes Menschenbild übernehmen. »Ausgesprochen oder verborgen sind die verschiedensten Menschenbilder am Werk, welche unser Tun und Lassen bestimmen«, schreibt Portmann (1969).

Wenn ethische Verantwortung aber bei dem Menschenbild einsetzt, das wir mit den diagnostischen und therapeutischen Schematen der Medizin übernehmen, so konzentriert sich das Problem auf die Frage, worin sich das Menschenbild der modernen Medizin von dem Menschenbild der ehrwürdigen Eide und Bekenntnisse unterscheidet. Das Erstaunliche an diesem Bild ist ja die Tatsache, daß es bei den verschiedensten Völkern trotz unterschiedlicher sozialer Struktur, Religion und Zivilisation in einem zentralen Punkt übereinstimmt:

> Es zeigt, daß die geheime Würde des Menschseins, die in gesunden Zeiten oft entstellt und verdunkelt ist, in der Krankheit, dem Leiden und der Hilflosigkeit, für den, der sehen will, sichtbar wird. Aufgrund dieser Würde hat der Kranke, der Leidende und Hilflose Anspruch auf eine Behandlung, die dieser Würde entspricht.
>
> In allen Kulturen, in denen es eine Heilkunde und Menschen gab, die als Heilkundige nicht nur geduldet sondern geachtet waren, lebte unter allen Brutalitäten und Unmenschlichkeiten, von denen ihre Geschichte

erfüllt ist, ein Wissen um diesen Kern menschlicher Würde. Wenn wir dieses Menschenbild mit dem der modernen Medizin vergleichen, machen wir eine unheimliche Entdeckung: Dieses Wissen um die Würde des Menschen ist daraus verschwunden.

8.2.2 Das Menschenbild und die Wirklichkeit der Medizin haben sich verändert

Unter dem Eindruck der atemberaubenden Erfolge in der Manipulation der Grundlagen des Lebens wandelte sich das Menschenbild der Medizin zu dem Modell einer zwar sehr komplizierten, im Prinzip aber unbegrenzt manipulierbaren und umkonstruierbaren Maschine. Mit diesen Erfolgen hat sich die Wirklichkeit der Medizin verändert: Durch die Möglichkeit, die Funktionen lebenswichtiger Organe, wie Herz, Lunge oder Niere durch elektronisch gesteuerte Apparate zu ersetzen, wurde die Grenze zwischen Leben und Tod manipulierbar.

Seitdem ist die Aufgabe in Situationen, in denen es um Leben oder Tod geht, das Wohl des Kranken zu definieren immer dringender, aber auch immer schwerer geworden. Ärztliche Entscheidungen für oder gegen lebensverlängernde Maßnahmen sind nur dann ethisch unproblematisch, wenn eine lebensverlängernde Maßnahme die vollständige Wiederherstellung funktionstüchtigen Lebens garantieren kann. Aber wann kann sie das? Fast immer muß das Risiko bleibender Schäden in Kauf genommen werden und mit ihnen das Risiko der Zerstörung von Zukunftsperspektiven, von Hoffnungen und von menschlichen Bindungen, die dem Leben des Kranken bisher seinen Sinn gegeben hatten. Die Frage, was solche Verluste für den Kranken bedeuten, ist kein technisches Problem. Es ist ein Problem der individuellen Wirklichkeit des Kranken, der einzigen wirklichen Wirklichkeit, die Menschen haben.

Eine individuelle Wirklichkeit, in der alles, was einem Menschen begegnet, eine Bedeutung bekommt oder bedeutungslos bleiben und sinnlos werden kann, kennt die moderne Medizin nicht. Statt dem Arzt ein Menschenbild zu vermitteln, an dem er in kritischen Situationen seine Entscheidung zwischen technisch möglichen und ethisch verantwortbaren Handlungen orientieren kann, läßt sie ihn mit dem Modell einer komplizierten, aber technisch fast unbegrenzt manipulierbaren Maschine allein.

In diesem ethischen Vakuum nimmt der Arzt nur allzuoft Zuflucht zu der Vorstellung, die Heilkunde habe die Aufgabe, das biologische Leben unter allen Umständen zu schützen und zu erhalten. Solange die Medizin nicht in der Lage war, das naturgemäße Sterben nennenswert zu beeinflussen, deckte sich diese Vorstellung mit dem Grundsatz: »Salus aegroti suprema lex«, d.h. das Wohl des Kranken ist das höchste Gesetz!

Aber seit wir den Tod manipulieren, das Sterben medikamentös und apparativ oft verhindern können, ohne lebenswertes Leben zu ermöglichen, ist diese Vorstellung mit dem Grundsatz vom Wohl des Kranken nicht mehr in Einklang zu bringen. Bei bewußtlosen Patienten, die ohne Hoffnung auf Wiedererlangen des Bewußtseins nur noch maschinell am Leben erhalten werden und bei Patienten, die unter Qualen dem unausweichlichen Ende entgegensehen, wird der Grundsatz der Lebenserhaltung und Lebensverlängerung geradezu zur Perversion. Er ist mit dem unseres Erachtens höherwertigen Grundsatz des »Salus« (des Wohles) nicht mehr in Einklang zu bringen. Er widerspricht ihm geradezu! Wir werden auf diese äußerst komplexe und emotional stark belastende Problematik noch zurückkommen.

Zu der Verantwortung des Arztes für den einzelnen Kranken sind in der Wirklichkeit der heutigen Medizin noch andere Verantwortungsbereiche hinzugetreten. In ihnen sind Rollenkonflikte und Verantwortungs-Kollisionen unvermeidbar. Was Aldous Huxley vor fünfzig Jahren in seinem Roman »Brave new world« als utopische Wirklichkeit einer Medizin beschrieben hat – die planmäßige Züchtung von Menschen in staatlich kontrollierten Fabriken –, konnte man noch als Horror-Vision in das Reich der Science-fiction-Phantasie verweisen. Heute sind, wie der Kölner Internist Diehl (1986) schreibt,

»Embryotransfer, Genklonierung mit Reproduktion identischer Lebewesen in beliebiger Zahl, Produktion von Embryonen für »organverbrauchende Experimente«, bei denen Föten regelrecht »geschlachtet« werden, um einzelne Organe nach Belieben zu gewinnen, Samen-, Ei- und Embryo-Banken, Herstellung von Menschen- und Tier-Hybriden, künstliche Geschlechtswahl und Vermarktung von Samen- und Ei-Zellen sowie von Embryonen (...) nicht utopische Horrorbilder, sondern Realität unseres Lebens geworden«.

Er fährt dann fort:

»Noch an keiner Stelle medizinisch-wissenschaftlicher Forschung ist der einzelne Wissenschaftler und der beteiligte Arzt in seiner ethischen Verantwortung so unmittelbar gefordert worden (...). Drohendes Unheil können wir in fünf Jahren nicht als ›ungewollten Schaden‹ apostrophieren, den wir hätten verhindern können. Unsere Aufgabe ist es, unsere ethischen Normen zu überprüfen angesichts dieser naturwissenschaftlichen Entwicklung, die einigen betroffenen Menschen nützt, aber unabsehbaren Schaden für die ganze Menschheit bringen kann.«

Aber was müssen wir tun, wenn die Forderung, unsere ethischen Normen zu überprüfen, nicht bloße Rhetorik bleiben soll? Die Grundsätze, zu denen die ehrwürdigen Eide und Bekenntnisse die Ärzte verpflichten, sind in einer Medizin, welche die Entstehung und das Ende des menschlichen Lebens manipulieren kann, keine festen Orientierungspunkte mehr, und das Bild des Menschen als manipulierbare Maschine ist ethischen Fragen gegenüber indifferent.

8.2.3 Wirklichkeit als Geheimnis und Auftrag

In dieser Situation müssen wir von einer Feststellung ausgehen, die auf den ersten Blick wenig mit unserem Problem zu tun hat, bei genauerem Hinsehen aber einen zentralen Punkt dieses Problems berührt. Diese Feststellung besagt, daß die Medizin eine falsche Vorstellung von Naturwissenschaft und ihrer Aufgabe hat.

Als die Medizin vor etwa hundertfünfzig Jahren »beschloß«, Naturwissenschaft zu werden, hat sie nicht nur deren Methoden, sondern – wie wir schon betont haben – auch deren Voraussetzungen übernommen. Sie hat die Methoden mit großem Erfolg angewandt, aber versäumt, der Tatsache Rechnung zu tragen, daß die Naturwissenschaften im 20. Jahrhundert ihre Voraussetzungen radikal geändert haben. In dieser Hinsicht ist die heutige Medizin eine Naturwissenschaft des 19. Jahrhunderts geblieben.

Damals waren die Naturwissenschaften unter Führung der Physik überzeugt, ihre Aufgabe sei es, eine objektive Realität zu enthüllen, das heißt eine Realität, wie sie unabhängig von den Vorstellungen menschlicher Beobachter vorliegt. Zu Beginn des 20. Jahrhunderts sah sich die Physik genötigt, diesen Glauben einer Kritik zu unterziehen und festzustellen, daß er sich in dieser Form nicht aufrechterhalten läßt. Die Korrektur, die dabei herauskam, hat Einstein mit dem Gleichnis der verschlossenen Uhr anschaulich formuliert (vgl. Kap. 1).

Die wissenschafts- und erkenntnistheoretischen Aspekte des alten und neuen medizinischen Paradigmas haben wir in den ersten Kapiteln dieses Buches ausführlich diskutiert. Sie lassen sich auf die kurze Formel bringen, daß wir niemals mit den Objekten unserer Vorstellung in direkte Verbindung treten, sondern es stets nur mit unseren Vorstellungen von den Objekten zu tun haben.

Die Bedeutung dieses Wandels in den Voraussetzungen naturwissenschaftlichen Denkens über unser Verhältnis zur Realität für das Problem der menschlichen Verantwortung im allgemeinen und der Verantwortung des Arztes im besonderen liegt in der Befreiung unseres Blicks aus der magischen Gefangenschaft an ein fiktives Objekt und eine fiktive Objektivität. An die Stelle des Objekts tritt die Vorstellung, die wir uns von dem Objekt machen, und die ist der Ausdruck eines Erklärungsmodells, dessen einziges Realitätskriterium mit der Frage entschieden wird, wieweit das Modell unsere Beobachtungen für unser Verhalten zu deuten vermag.

Vor diesem Kriterium versagt das Modell, das den Menschen als manipulierbare Maschine interpretiert; es kann sehr viele Beobachtungen, die wir an kranken und gesunden Menschen machen, nicht erklären. Es gibt uns daher in weiten Bereichen keine Orientierung für unser Verhalten. Vor allem aber versagt es bei den existentiellen Fragen nach Leben und Tod.

Damit beginnt die Abhängigkeit unseres Tuns und Lassens von den Erklärungsmodellen deutlich zu werden, mit denen wir an unsere Umgebung herantreten. Wir beginnen zu bemerken, daß die Wirklichkeit, in der wir unsere Umgebung und uns selbst erleben, ein Geheimnis ist, das wir nur ergründen, wenn wir uns über die Erklärungsmodelle Rechenschaft geben, die unsere Vorstellung für den Aufbau unserer Wirklichkeit und damit unser Verhalten beherrschen. Wir müssen fragen, in wessen »Auftrag« die Erklärungsmodelle tätig sind, die unser Verhalten manipulieren. Wirklichkeit ist Geheimnis und Auftrag – so können wir die neue Problemstellung umschreiben, in deren Licht wir auch das Problem der ärztlichen Verantwortung neu stellen müssen.

In dem ersten Kapitel haben wir festgestellt, daß Theorie und Praxis untrennbar zusammengehören, weil unsere Theorien unsere Vorstellungen von der Wirklichkeit und damit unser Handeln bestimmen. Damit ist die These unhaltbar geworden, die Wissenschaften seien nur einer theoretischen Wahrheit verpflichtet, trügen aber keine Verantwortung für die praktischen Folgen unseres Handelns in unseren individuellen, sozialen und politischen Wirklichkeiten. Ein Abschieben der Verantwortung der Wissenschaft für die Folgen ihrer Theorien auf den Praktiker mit dem Effekt, daß den Wissenschaften die Erfolge zugeschrieben, den Praktikern aber die Schäden angelastet werden, ist damit als verhängnisvoller Irrweg entlarvt.

Für die Medizin läßt sich das Problem dann folgendermaßen formulieren: Sobald der Arzt die Abhängigkeit seines Verhaltens zum Kranken, zu sich selbst und zu seinen Mitmenschen von den Erklärungsmodellen zu durchschauen beginnt, die er mit den diagnostischen und therapeutischen Modellen der Medizin übernimmt, zeigen sich ihm drei Aspekte ärztlicher Verantwortung bzw. drei miteinander verbundene Seiten medizinischer Ethik:

- der Aspekt der Verantwortung des Arztes für den Patienten,
- der Aspekt der Verantwortung des Arztes für sich selbst und seine eigene individuelle Wirklichkeit und
- der Aspekt der Verantwortung des Arztes für die Medizin als Institution der menschlichen Gesellschaft.

8.3 *Die Notwendigkeit, den Begriff ärztliche Verantwortung mit neuem Inhalt zu füllen*

Weder für Zellen oder Organe noch für Pflanzen oder Tiere gibt es so etwas wie »Verantwortung«.

Zwar richten sich alle lebenden Systeme nach »Sollwerten«, es wäre aber ein unzulässiger Anthropomorphismus, hier bereits von »Verantwortung« zu sprechen. Erst auf der Stufe des Humanen, nach dem emergenten Sprung von den verschiedenen Funktionskreisen zum Situationskreis gibt es »Verantwortung«.

In Kapitel 3 haben wir ausgeführt, daß bei dem integrativen Sprung von mehreren Subsystemen zu einem Suprasystem die neugewonnene Ganzheit nicht nur emergent über neue Funktions- und Lebensmöglichkeiten verfügt, sondern daß dies nur durch »Selbstbeschränkung« der Subsysteme möglich ist. So müssen beispielsweise Zellen, die gemeinsam ein Suprasystem Organ bilden, ihre Fähigkeit der ungehemmten Vermehrung aufgeben und Organe, die das Suprasystem Organismus bilden, ihr weiteres Wachstum einstellen, um nicht die Existenz des Suprasystems zu gefährden.

Die pflanzlichen und tierischen Ökosysteme werden von der »Natur« durch zum Teil sehr grobe (Vernichtung von Leben), zum Teil aber auch sehr subtile Regulations- und Interdependenzmechanismen gesteuert, die wir erst allmählich klarer erkennen. Erst beim Menschen, jenem »ersten Freigelassenen der Natur«, wie ihn Herder treffend bezeichnet, gibt es Verantwortung für »Selbstverwirklichung«. Wir sind – in Grenzen natürlich – frei und können neue Programme entwickeln und modifizieren (vgl. Kap. 4). Diese Erfahrung wurde interpretiert, als stünden wir der Natur als Außenstehende gegenüber und könnten sie nach Belieben ausbeuten. Dadurch sind wir weltweit in eine ökologische Krise geraten und erkennen sehr spät, vielleicht sogar schon zu spät, daß wir trotz unserer Freiheit nicht Herren, sondern auch ein Teil der Natur sind. Die Vorstellung, alles machen zu dürfen, was wir (technisch) machen können, führt schon heute zur Zerstörung der Natur, und bedroht unsere Lebensgrundlagen.

Als Teil der modernen industriellen Welt ist auch die Medizin in eine ökologische Krise geraten. Mit der Möglichkeit Sterben zu manipulieren, sind die uralten ärztlichen Grundsätze, das Wohl des Patienten und sein Leben zu erhalten, oft nicht mehr zur Deckung zu bringen.

Der weitere Grundsatz der Heilkunde *nil nocere* (d.h. dem Patienten unter keinen Umständen Schaden zuzufügen) läßt sich ebenfalls oft nicht mehr einhalten, weil mit den Möglichkeiten der modernen medikamentösen und operativen Eingriffe oft schwerwiegende Konsequenzen in Kauf genommen werden müssen.

Pichlmair (1986) hat die Schwierigkeiten dargestellt, die der Chirurg in der modernen palliativen Medizin (z.B. vor verstümmelnden Eingriffen bei fortschreitendem Krebs) hat, zwischen der Alternative zu entscheiden, das Leben zu verlängern oder ein begrenztes aber noch sinnvolles Leben in Kauf zu nehmen. Nicht von ungefähr ist mit dem Terminus *Lebensqualität* ein neuer Begriff aufgetaucht, der unser Problem zentral berührt.

8.4 Die Verantwortung des Arztes für den Kranken

Wir haben in den vorhergehenden Kapiteln verschiedene Aspekte des neuen Paradigmas und seine Bedeutung für eine Theorie der Humanmedizin aufgezeigt. Dabei wurde immer deutlicher, daß es auch um eine Auseinandersetzung mit dem Problem der ärztlichen Ethik geht. Wir sprechen mit Bedacht von *ärztlicher Ethik* und nicht von einer »Ethik der Medizin«. Ethik als Richtschnur für verantwortliches Handeln setzt Handelnde, und das heißt Menschen voraus, die nach ethischen Richtlinien oder gegen sie handeln können. Medizin als anonyme Institution ist mit dem Handeln von Ärzten nur indirekt verknüpft, aber die Art dieser Verknüpfung ist für das Problem von entscheidender Wichtigkeit.

8.4.1 Der Kranke und die biotechnische Medizin

Diese Verknüpfung erscheint auf den ersten Blick paradox. Die Medizin enthält die Theorien, welche das Handeln des Arztes leiten, aber als Wissenschaft und als Institution ist sie von Ärzten begründet und entwickelt. Das bedeutet mit anderen Worten: Ärztliche Verantwortung fordert ein Handeln, das den Theorien der Medizin folgt. Aber gleichzeitig tragen die Ärzte Verantwortung für die Theorien, denen sie folgen müssen.

Diese These widerspricht der Vorstellung, daß Medizin als »objektive Wissenschaft«, wie Physik und Chemie, nur einer ethisch neutralen, wissenschaftlichen Wahrheit verpflichtet sei, und daß ethische Probleme im Rahmen der Forschung und der Entwicklung von Theorien überhaupt nicht auftreten könnten. Sie würden erst bei der Anwendung der Forschungsergebnisse und Theorien entstehen.

Wir haben dieser Vorstellung schon in dem ersten Kapitel dieses Buches widersprochen und betont, daß menschliches Handeln immer von Theorien geleitet ist, und daß Theorien immer von Menschen entwickelt sind, damit sie ihr Handeln leiten. Der Arzt findet die Theorien zwar in der Medizin seiner Zeit vor; in ihnen ist er ausgebildet, und wenn die Medizin ihre Theorien verändert um effektiveres Handeln zu ermöglichen, muß der Arzt dem folgen. Dem dient seine berufsbegleitende Weiterbildung. Das fordert auch der Begriff der *ärztlichen Kunst,* der, wie bereits Naunyn (1902) festgestellt hat, ärztliches Handeln meint, das von wissenschaftlichen Theorien und nicht von subjektiver Intuition geleitet ist. Ein Arzt, der gegen die Theorien der zeitgenössischen Medizin verstößt, macht sich eines »Kunstfehlers« schuldig, der auch juristische Sanktionen nach sich ziehen kann. Unter diesem Aspekt kann man von einer »Ethik des Kunstfehlers« oder einer »Ethik der ärztlichen Kunst« sprechen.

Aber darüber hinaus gibt es auch die »Ethik der ärztlichen Entscheidung«, ob, wann und wie ärztliche Kunst im Einzelfall angewendet (oder nicht angewendet) werden soll. Mit ihr kommt die Verantwortung des Arztes für die Theorien der Medizin in den Blick; denn in der konkreten Situation zeigt sich, daß medizinische Theorien ein Menschenbild entwerfen; jetzt entscheidet sich, ob das Bild sich vor dem Problem, das die Situation stellt, bewährt oder versagt.

Auch medizinische Theorien über biochemische Abläufe, anatomische Strukturen und physiologische Zusammenhänge im Organismus entwerfen ein Menschenbild, zum mindesten ein Bild des menschlichen Körpers. Aber in ihm unterscheidet sich der Körper des Menschen im Prinzip nicht von dem eines Tieres. Eine Medizin, die nur auf diesen Theorien basiert (wie sie z.B. Volhard (1930) gefordert hat), kennt keinen Unterschied zwischen Human- und Veterinärmedizin. Diese Definition für Medizin beruht auf einer überholten Vorstellung von »Naturwissenschaft«. Gehen wir unbefangen und ohne anachronistische Vorstellungen an eine Definition für Medizin heran, so erhalten wir ein anderes Bild: Wir verstehen dann unter Humanmedizin die Summe der Regeln, Programme oder Rezepte, die Menschen die Möglichkeit eröffnen, anderen Menschen zu helfen, ihre Gesundheit wiederzugewinnen und zu erhalten.

8.4.2 Der Kranke und die Heilkunde

Gesundheit muß dann auf drei Ebenen definiert werden, die sich gegenseitig voraussetzen und ergänzen: Auf einer Ebene der Vorgänge, die innerhalb des menschlichen Körpers ablaufen, auf einer Ebene individueller Wirklichkeiten und auf einer Ebene sozialer Systeme.

- Auf der ersten Ebene müssen die Theorien über biochemische Abläufe, anatomische Strukturen und physiologische Zusammenhänge neu interpretiert werden. An die Stelle des Modells einer Maschine muß das Modell eines lebenden Systems treten, das Zeichen empfängt, Zeichen deutet und Zeichen beantwortet. Erst diese Neuinterpretation öffnet den Weg zu einem Bild des menschlichen Körpers und zu einer Definition für Gesundheit und Krankheit, die sich in die Definitionen der anderen beiden Ebenen einfügen lassen.
- Auf der Ebene individueller Wirklichkeiten gilt es zu erfassen, wie Menschen sich und ihren Körper (als Teil ihrer Wirklichkeit) erleben. Hier läßt sich untersuchen, wie weit das Gesundheitsgefühl eines Menschen, das den allgegenwärtigen Hintergrund seiner Wirklichkeit bildet, »gesund« ist, wieweit es auf Selbstvertrauen und der Fähigkeit zu autarkem Funktionieren oder auf Verdrängung von Schwäche und der Verleugnung von Zeichen körperlicher Gefährdung beruht (Haag et al. 1986).

– Auf der Ebene sozialer Systeme (relevanter Gruppen wie Familie, Beruf, Freundeskreis usw.) wird eine »Verrechnung« des Beitrags, den der einzelne für die Gruppe leistet, mit dem Beitrag, den die Gruppe für ihn aufbringt, für die Definition von Gesundheit bedeutsam. Hier zeichnet sich auch die Möglichkeit ab, einen Gesundheits- und Krankheitsbegriff für soziale Systeme zu entwickeln, die nicht nur (letzten Endes irreführende) Metaphern bleiben (Blasius 1986).

Zwischen den verschiedenen Ebenen gibt es Ergänzungs- und Kompensationsmöglichkeiten. So kann z. B. eine Kompensation auf der individuellen und/oder sozialen Ebene Menschen trotz körperlicher Defekte ein gesundes individuelles Gesundheitsgefühl ermöglichen. Umgekehrt können Defizite auf der individuellen und/oder sozialen Ebene trotz Intaktsein der körperlichen Funktionen ein individuelles Krankheitsgefühl zur Folge haben. Schließlich gibt es – für die Medizin besonders bedeutsame – Aufwärts- und Abwärts-Effekte mit protektiven oder pathogenen Einflüssen der verschiedenen Ebenen aufeinander. So ist beispielsweise die Bedeutung sozialer Beziehungen, im Sinne einer gelungenen oder gestörten Integration in eine relevante Gruppe, für die Disposition zu körperlichen und psychischen Krankheiten und deren Verlauf, durch retrospektive und prospektive Untersuchungen gesichert. Auf das Problem der »Kompatibilität« der drei Ebenen haben wir in Kapitel 2 hingewiesen.

Auf allen drei Ebenen verfügt die Heilkunde über Regeln, Programme oder Rezepte, die Ärzte befähigen, Menschen zu helfen, ihre Gesundheit zu bewahren oder wiederzuerlangen. Das Beispiel der Rehabilitation des dialyse-bedürftigen Landwirts (vgl. Kap. 2) zeigte, wie eine optimale ärztliche Betreuung eine Integration der diagnostischen und therapeutischen Möglichkeiten auf allen drei Ebenen erfordert.

8.4.3 Der Gesundheitsbegriff

Die Gesundheitsdefinition, die wir damit aufwickeln, entspricht weitgehend der Definition der WHO, nach der Gesundheit einem »vollkommenen körperlichen, geistigen und sozialen Wohlbefinden« entspricht. Man hat dieser Definition den Vorwurf gemacht, sie sei realitätsfern und utopisch. Damit übersieht man aber, daß die Definition der WHO von einer Theorie der Humanmedizin ausgeht, die ein realistischeres Menschenbild entwirft, als die Theorie der biochemischen Maschine.

Humanmedizin braucht eine systemische Theorie, die Integrationsebenen unterscheidet und dem Phänomen der Emergenz Rechnung trägt. Erst im Rahmen einer solchen Theorie bekommt der Begriff *heil*, von dem sich »Heil-Kunde« ableitet, einen konkreten Inhalt. *Heil* bezeichnet den Zustand eines »Ganzen«, eines Systems, den das lateinische Wort *integer* (d.h. »unverletzt«) umschreibt. Von ihm leitet sich der Begriff *Integration* ab, der, wie wir gesehen haben, für das neue Paradigma der Medizin eine zentrale Rolle spielt.

Diese Überlegungen zeigen, daß eine Ethik des ärztlichen Verhaltens aus einer Medizin abgeleitet werden kann – und, wie wir meinen, auch abgeleitet werden muß –, für die nicht das bloße Funktionieren physiologischer Funktionen, sondern ein gesundes Gesundheitserleben des Individuum im Mittelpunkt steht. Dieser Begriff betont nicht nur die Erfahrung, daß es auch krankhaftes Gesundheitserleben und ein krankhaftes Gesundheitsgefühl gibt. Er definiert Gesundheit auch genauer, als Selbstvertrauen, das auf der Fähigkeit zu autarkem Handeln ruht.

Der Begriff *Autarkie* hat auf diese Weise für eine Definition von Gesundheit, und damit als Richtschnur für ärztliches Handeln, auch eine zentrale Bedeutung für das Problem einer ärztlichen Ethik. Es ist daher wichtig, ihn genauer zu definieren.

Dem dient der Hinweis, daß Autarkie nicht nur mit den in unserer westlichen Kultur als »typisch männlich« bewerteten Fähigkeiten der Dominanz und Unabhängigkeit gleichgesetzt werden darf. Die in diesem Kulturkreis als »typisch weiblich« geltenden Fähigkeiten zu Hingabe, Unterordnung und Sich-Einordnen müssen auch als Möglichkeiten eines autarken Verhaltens gesehen werden (Haag 1986). Damit wird deutlich, daß Autarkie individuelle und soziale Aspekte in einem Zusammenhang bezeichnet. Die Begriffe *Dominanz* und *Unabhängigkeit* beschreiben ebenso wie *Hingabe, Unterordnung* und *Sich-Einfügen* soziale Rollen, in denen Individuen in sozialen Systemen ihren Mitmenschen im Sinne einer »sozialen Rückkoppelung« verpflichtet sind. Sie haben mit dem zu tun, was wir als *kommunikatives Realitätskriterium* bezeichnet haben.

8.4.4 Das Wohl des Kranken

Der Begriff das *Wohl des Kranken* läßt sich jetzt konkreter und präziser definieren. Die Autonomie des Menschen ist das Fundament seiner Freiheit. Sie bestimmt auch deren Grenzen. Mit der Freiheit wächst ihm Verantwortung für seine Umgebung und für sich selbst zu. Auf ihr beruht die Würde seines Mensch-Seins, deren Gewicht wir, wie so oft, erst in dem Augenblick des Verlusts wirklich wahrnehmen.

Damit zeichnen sich die ersten Umrisse eines Menschenbildes ab, das für ethische Entscheidungen des Arztes wieder Orientierungspunkte erkennen läßt. Auf diesen Gesichtspunkt hat Mitscherlich bereits vor Jahrzehnten in seinem Buch »Freiheit und Unfreiheit in der Krankheit« (1944, s.u. 1983a) hingewiesen. Demnach wäre das Fernziel jeder Therapie nicht ein schillernder Begriff *Gesundheit,* der, wie wir wissen, sehr unterschiedlich interpretiert werden kann, sondern die *Autonomie* des Patienten. Unter Autonomie verstehen wir »Selbstverwirklichung« und »Selbstbeschränkung«. Eines ist ohne das andere nicht denkbar, denn rücksichtslose Selbstverwirklichung ohne Selbstbeschränkung führt in die Kriminalität und hochgradige Selbstbeschränkung ohne Selbstverwirklichung in die Neurose. In beiden Extremfällen kann von Autonomie nicht mehr die Rede sein. Selbstverwirklichung und Selbstbeschränkung sind demnach in unserem Verständnis keine kontradiktorischen sondern einander polar ergänzende Begriffe. Jedermann hat die Aufgabe in Selbstverantwortung den Ausgleich zwischen Selbstverwirklichung und Selbstbeschränkung zu finden.

Für diesen Ausgleich, der stets neu gesucht werden muß, könnten wir auch den Begriff Selbstverantwortung wählen. Allerdings umfaßt dieser Begriff nicht nur den Ausgleich zwischen Selbstverwirklichung und Selbstbeschränkung, sondern greift, da der Mensch kein solipsistisches sondern ein soziales Wesen ist, weit darüber hinaus. In der Sprache der Systemtheorie ausgedrückt heißt das:

Wir tragen nicht nur Verantwortung für unser Selbst, unseren Körper und seine Subsysteme (die Organe und Zellen) sondern auch für soziale Suprasysteme (Familie, Gruppe, Gesellschaft und Natur), also für jene Systeme, deren Teil wir sind.

Um nicht mißverstanden zu werden, müssen wir betonen, daß Begriffe wie Autonomie, Verantwortung, Selbstverwirklichung und Selbstbeschränkung ebenso wie der Begriff Gesundheit, Idealbegriffe sind, die den Weg zu einem Ziel weisen. Das Ziel selbst kann nie vollständig erreicht werden.

So gesehen ist Gesundheit (bzw. genauer gesagt, der Weg zur Gesundheit) gleichbedeutend mit dem Weg zu einer größeren bzw. größtmöglichen Autonomie. Therapie jedweder Art wäre dementsprechend Hilfe für Selbsthilfe bzw. Hilfe für den Mitmenschen einen Zuwachs an Autonomie zu erreichen. Zu diesem Zweck ist es auch nötig, alles, was die Autonomie des Patienten einschränkt, so weit als möglich zu beseitigen. Im Bereich der Subsysteme kann das heißen, daß strukturelle Defekte operativ beseitigt oder prothetisch ersetzt, lokalisierbare Krankheitsherde saniert und Stoffwechselstörungen ausgeglichen werden müssen. Wir sehen in den vielfältigen Möglichkeiten, welche die Organmedizin anzubieten hat, Vorbedingungen zur Wiedererlangung bzw. Vergrößerung der Autonomie von Patienten, die durch Leistungseinschränkung und Beschwerden in existentielle Not und in soziale Isolierung geraten sind. Sie haben durch Einschränkung ihrer Autonomie eine erhebliche Veränderung ihrer individuellen Wirklichkeiten erlitten.

Bei psychischen Erkrankungen ist meist von Anfang an das ganze »System Mensch« gestört und bei psychosozialen Störungen das Suprasystem Familie, Gruppe usw. Auch in diesen Fällen ist die Autonomie des Kranken eingeschränkt. Das Fallbeispiel in Kapitel 1 zeigt sehr eindrucksvoll die

Aufwärts- und Abwärtseffekte der Störfelder, der verschiedenen Systemebenen: Die Patientin ist vom Augenblick ihrer Geburt, ja wahrscheinlich schon vorher ein ungeliebtes und abgelehntes Kind (Störung im psychosozialen Feld). Dies hat im Sinne einer Abwärtsbewegung eine depressive Verstimmung bei der Patientin zur Folge (Störung im Bereich des »Systems Mensch«). Um diese Störung auszugleichen, beginnt die Patientin vermehrt zu essen, wird adipös und überlastet und schädigt in weiterer Abwärtsbewegung ihr Kreislaufsystem (Störung im Bereich der Subsysteme Herz und Kreislauf sowie Fettstoffwechsel). Ständige Auf- und Abwärtseffekte der Störfelder sind in dem Circulus vitiosus von depressiver Verstimmung – vermehrter Nahrungsaufnahme – Adipositas – verstärkter Ablehnung – Vertiefung der depressiven Verstimmung usw. zu beobachten.

Diese Auf- und Abwärtseffekte der Störfelder können wir bei allen Erkrankungen beobachten. Immer sind sie mit einer Einschränkung der Autonomie des Patienten verbunden. Bei akuten Erkrankungen läßt sich durch gezielte Intervention (z. B. operative Entfernung des akut entzündeten Appendix oder durch psychotherapeutische Krisenintervention) die vorher bestandene Autonomie des Patienten wiederherstellen. Bei chronischen Erkrankungen kommt es darauf an, die eingeschränkte Autonomie schrittweise zu vergrößern, oder wenigstens soweit und so lange wie möglich zu erhalten.

8.4.5 Die Konsequenzen für die Interaktion zwischen Kranken und Arzt

Unsere Auffassung von Krankheit als Autonomieeinschränkung bzw. -verlust hat Konsequenzen für die Interaktion mit dem Patienten. In einer durch das Maschinenparadigma geprägten Medizin ist der Patient (naturwissenschaftliches) Objekt ärztlichen Handelns. Nach dem neuen Paradigma wird er zum Partner, dessen Autonomie respektiert und gestärkt werden muß. Das schließt natürlich nicht aus, daß der Körper des Kranken auch im Rahmen dieses Paradigmas vorübergehend, etwa während einer Operation, zum »Objekt« wird, das verändert werden muß. In der Vorbereitungs- und Nachbehandlungszeit ist der Kranke aber wieder Patient und »Partner«.

Partnerschaft beinhaltet weiterhin Wahrhaftigkeit und Respekt. Der Patient muß über das Krankheitsgeschehen, die mutmaßlichen Folgen und die Behandlungsmöglichkeiten aufgeklärt werden. Diese Forderungen müssen nicht deshalb erfüllt werden, weil sie heutzutage von Juristen aufgestellt werden, sondern weil es die Würde, die Autonomie des Patienten und die Partnerschaft erfordern.

Natürlich kann man einwenden, daß diese Art der Interaktion nur mit den Patienten durchführbar ist, die ein gewisses Maß an Autonomie besitzen. Dieser Einwand ist natürlich im Prinzip richtig. Wir geben aber zu bedenken, daß lediglich das Ungeborene, der Säugling, der völlig verwirrte und der bewußtlose Patient ganz ohne Autonomie sind. Bei allen anderen Patienten ist die Autonomie zwar oft sehr erheblich eingeschränkt, in Resten aber doch noch vorhanden und muß daher respektiert und so gut es geht, gestärkt werden.

Das verlangt von dem Arzt, die Probleme des Patienten gemeinsam mit ihm zu lösen. Dazu muß sich der Arzt bemühen, die individuelle Wirklichkeit seines Patienten zu erfahren. Erst dann wird eine den Möglichkeiten und dem Fassungsvermögen des Patienten angepaßte, möglichst vollständige Aufklärung möglich, die den Patienten in die Lage versetzt, die Entscheidungen, die sein Leben, sein Wohl betreffen, selber zu fällen.

In diesem Zusammenhang erscheint es uns bedeutsam, den Begriff des *Scharlatans* neu zu definieren. Bisher hatten wir uns angewöhnt, jenen als Scharlatan zu klassifizieren, der nicht die Regeln der wissenschaftlichen, dem Maschinenmodell verpflichteten, sogenannten Schulmedizin anwendet. Auf dem Hintergrund der Modellvorstellung des Situationskreises müssen wir den Begriff modifizieren und auch auf Ärzte anwenden, die ohne Kenntnis der individuellen Wirklichkeit des Kranken, ohne ausreichende Beobachtung eventueller diese Wirklichkeit tangierenden Folgen und ohne genügende Aufklärung der Patienten »anerkannte« Heil- und Operationsmethoden zur Anwendung bringen.

Auch wenn der Patient noch nicht oder nicht mehr ein autonomes Wesen ist, darf er nicht als »Sache«, als Objekt behandelt werden. Dann muß der Arzt als Stellvertreter des Patienten nach dem Grundsatz handeln, wie er in der gleichen Situation behandelt werden möchte.

Ein Beispiel aus der Praxis soll erläutern, wie heute zwei uralte Grundsätze der Heilkunde – das Wohl des Kranken und der Schutz menschlichen Lebens – an der Grenze zwischen Leben und Tod oft nicht mehr zur Deckung zu bringen sind.

Ein Kind mit schweren Mißbildungen kommt zur Welt. Teile des Gehirns fehlen, es hat nur ein Auge, und weitere Mißbildungen an den inneren Organen. Selbst medizinischen Laien ist klar, daß dieses Kind nie lebensfähig werden und ohne großen medizinischen Aufwand in kürzester Zeit sterben wird. Die Eltern bitten daher den Geburtshelfer, möglichst nicht in den natürlichen Ablauf einzugreifen und das Kind sterben zu lassen. Der Arzt lehnt ab, verlegt das Kind in die Universitäts-Kinderklinik, wo es durch größten medizinischen Aufwand am Leben erhalten wird. Nach monatelanger Klinikbehandlung hat sich der Zustand des Kindes so weit stabilisiert, daß es unter ständiger ärztlicher Kontrolle nach Hause in die Obhut der Eltern entlassen werden kann. Obwohl das Kind weder lern- noch bildungsfähig ist und wohl auch in Zukunft keine Schritte in Richtung Erwerb von Autonomie, das heißt menschlicher Würde, wird machen können, bauen die Eltern Beziehungen zu dem Kind auf und pflegen es liebe- und aufopferungsvoll. Als es eine schwere Infektion bekommt, entschließen sich die Eltern nach inneren Konflikten, das Kind auf Anraten des Hausarztes wiederum in die Universitäts-Kinderklinik zu geben. Dort wird das Kind monatelang mit dem größten medizinischen Aufwand behandelt. Als nach einer Phase der Stabilisierung erneut eine Verschlechterung eintritt, bekommen die Eltern nachts einen Telefonanruf, daß ihr Kind soeben verstorben sei. Sie sind nach allem, was sie bisher erlebt und erlitten haben, mehr erleichtert als traurig. Um so betroffener sind sie, als ihnen am Morgen der Stationsarzt freudestrahlend entgegentritt und stolz ausruft: »Stellen Sie sich vor, es ist uns gelungen, Ihr Kind nach stundenlangem Bemühen zu reanimieren!« Nach diesem schmerzlichen Lernprozeß nahmen die Eltern ihr Kind so bald als möglich zu sich, um es beim nächsten pneumonischen Schub in Frieden sterben zu lassen.

Dies mag ein extremes Beispiel sein, um so deutlicher beleuchtet es jedoch die Handlungsweise von Ärzten, deren Handlungsmaxime einzig und allein das Instandsetzen und Reparieren einer defekten Maschine ist, die mit allen verfügbaren Mitteln am Laufen gehalten werden muß. Ein anderes Beispiel zeigt sicherlich keinen Sonderfall.

Eine hochbetagte, alte Frau, die, weil sie sich selbst nicht mehr versorgen kann und die Angehörigen im Ausland leben, in einem Pflegeheim untergebracht ist, verfällt langsam und geht ihrem unvermeidlichen Ende entgegen. Die behandelnde Ärztin verordnet Infusionen mit herz- und kreislaufstärkenden Mitteln mit dem »Erfolg«, daß die Agonie über eine Woche lang dauert. Da die Sterbende selbst in diesem Zustand weder Autonomie besitzt noch Wünsche äußern kann, bittet die Tochter die Ärztin, die lebensverlängernden Medikamente abzusetzen und den Zustand der Patientin durch Morphiumgaben zu erleichtern. Die Ärztin lehnt empört ab und gibt zu verstehen, daß – ihrer Meinung nach – die Tochter an sie ein kriminelles Ansinnen stellt!

Immer wieder kann man beobachten, daß Ärzte, die bei ihren therapeutischen Maßnahmen Risiken und Nebenwirkungen recht großzügig in Kauf nehmen, dazu neigen, angesichts eines unvermeidlichen Todes nur den Gesichtspunkt der Lebensverlängerung vor Augen haben. Oft wird das Wohl des Patienten so weit hintangestellt, daß man ihm in dieser Endphase aus Angst, das Leben könnte dadurch früher verlöschen, Schmerz- und Beruhigungsmittel vorenthält. Inzwischen wird das Recht auf ein menschenwürdiges und persönliches Sterben nicht nur unter Ärzten und Patienten diskutiert. Im September 1986 hat sich auch der Deutsche Juristentag in Berlin eingehend mit diesem Thema befaßt (Uhlenbruck 1986) und kommt zu analogen Schlußfolgerungen wie wir.

Damit maßt sich der Arzt keineswegs an, wie das eine politische Ideologie in nicht weit zurückliegender Zeit tat, entscheiden zu dürfen, wann ein Leben »lebenswert« und wann es »lebensunwert« ist. Im Bewußtsein, daß Geburt, Leben und Tod untrennbar zusammengehören, und wir die helfenden Partner unserer Patienten sind, wehren wir uns aber entschieden gegen die Hybris alle technischen Mittel auch dort einzusetzen, wo sie nur Leiden vergrößern und verlängern. Für uns ist in Konfliktsituationen, die in unserem Beruf unvermeidlich sind, das Wohl des Patienten, das nur vor dem Hintergrund seiner individuellen Wirklichkeit erkannt werden kann, die absolute Richtschnur.

Ein weiteres Fallbeispiel (diesmal aus einer Balint-Gruppe mit Krankenschwestern) zeigt, daß auch die Gabe von Betäubungsmitteln an Sterbende gegen diesen Grundsatz verstoßen kann.

Eine Krankenschwester, die einen Sterbenden betreut, ist irritiert, weil sie vom Arzt den Auftrag hat, den Patienten so stark unter Betäubungsmittel zu setzen, daß sich dieser permanent in einem Dämmerzustand befindet und mit seinen Angehörigen kaum noch kommunizieren kann. Will er nicht vielleicht noch Wichtiges besprechen und regeln? Niemand hat ihm diese Frage gestellt. Über ihn und sein Ende wurde einfach verfügt. Hat man ihn, um von ihm nicht mehr belästigt zu sein, bereits sterben lassen, ehe sein Herz aufgehört hatte zu schlagen?

Hier handelte der Arzt entgegengesetzt wie die Ärztin im vorigen Fallbeispiel. Er glaubte, dem Patienten etwas ersparen zu müssen, aber ohne sich zu informieren, was der Patient will. Er hätte ihn fragen und die Therapie gemeinsam mit dem Patienten festlegen sollen.

Weder die Ärztin noch der Arzt hatten das Wohl ihrer Patienten im Auge, sondern verfügten über sie und zwangen ihnen ihre eigene Ideologie auf. Sie haben die individuelle Wirklichkeit und damit die Autonomie und die Würde ihrer Patienten mißachtet.

Sudnow (1973) hat als Soziologe die Umgangsformen der modernen Medizin mit Sterbenden in Krankenhäusern untersucht. Er spricht von einem *organisierten Sterben,* bei dem die Organisation den Kranken oft schon lange vor dem biologischen Tod einen sozialen Tod zumutet, und Ärzte und Pflegepersonal Sterbende nur als »Unperson« erleben und behandeln.

Fragt man Menschen, wie sie sich ihr Sterben wünschen, dann bekommt man in der Regel die Antwort: »Rasch und möglichst ohne Leiden.« Wenn man den Sterbenden nicht näher kennt und als Sachwalter seiner nicht mehr vorhandenen Autonomie auftreten muß, dann wird man diesen Wunsch wohl unterstellen dürfen und sich an ihn als Richtschnur halten können. Natürlich ist der Arzt nicht berechtigt, einen Patienten vorsätzlich zu töten. Das Tötungsverbot gilt für den Arzt genauso, wie für jeden anderen Menschen. Aber der Arzt ist verpflichtet, über das Wohl des Patienten und seine Autonomie zu wachen. Er wird daher Maßnahmen unterlassen, die nur das Leben und das Leiden verlängern, wenn sie nicht ausdrücklich vom Patienten und seinen Angehörigen gewünscht sind. Er wird zur Linderung von Beschwerden auch in Kauf nehmen, daß durch Verabreichung von Betäubungsmitteln eine Agonie abgekürzt wird. Besser ist es natürlich, seinen Patienten so gut zu kennen, daß man seinen Wünschen entsprechend handeln kann.

Eine eindrucksvolle Schilderung über das optimale Einverständnis zwischen Arzt und Patient gibt uns Max Schur (1973b), der behandelnde Arzt in Sigmund Freuds letzten Lebensmonaten in dem Buch »Das Leben und Sterben Sigmund Freuds«.

Während sich fast alle Menschen ein kurzes und möglichst leidarmes Sterben wünschen, ist die Antwort auf die Frage, ob sie ihr Sterben bewußt erleben wollen (vergleiche letztes Fallbeispiel), durchaus geteilt. In einfühlsamen Gesprächen müssen wir rechtzeitig die individuelle Wirklichkeit des Patienten zu erfassen suchen.

Der Umgang mit Schwer- und Todkranken bietet für beide Seiten viele Probleme und viel Konfliktstoff; die Situationen der Begegnung sind jedesmal neu. Es gibt keine allgemein gültigen, abstrakt definierbaren Regeln. Wir glauben aber, daß das Konzept des Situationskreises und der individuellen Wirklichkeit dem Arzt helfen können, im konkreten Fall die richtigen Entscheidungen zu finden.

Das gilt nicht nur für das Lebensende, sondern auch für den Lebensanfang. Nach unserer Modellvorstellung entsteht der Mensch ontogenetisch aus biologischen Vorstufen. Als Embryo lebt er, vergleichbar den Pflanzen, in einer »Wohnhülle« und bildet noch mit dem Organismus der Mutter eine Einheit. Auch als Neugeborener und Säugling ist er noch kein »autonomer Mensch«, kennt noch keine Verantwortung und lebt unseren tierischen Mitgeschöpfen vergleichbar, noch in Funktionskreisen. Erst im Laufe eines komplizierten Differenzierungs- und Ablösungsprozesses, den wir in Kapitel 5 beschrieben haben, entwickelt er allmählich eine menschliche »Psyche«, beginnt in Situationskreisen zu leben und erreicht jenes Stadium, das Mahler (1980) treffend die *zweite, die psychische Geburt* des Kindes genannt hatte.

Das Situationskreiskonzept kann uns auch hier helfen, Maßstäbe zu finden. Wir müssen den Vorstufen menschlichen Lebens mit Respekt und Schutzbereitschaft begegnen und die werdenden Mütter beratend darauf hinweisen, daß sie als Schwangere und auch später, im ersten Lebensjahr des Kindes, mit diesem in einer »Symbiose« leben und dadurch besondere Verantwortung haben. Das Eingehen auf die individuelle Wirklichkeit der Schwangeren – besonders dann, wenn sie im Konflikt steht, das Kind zu behalten oder abzutreiben – ist eine schwierige, aber auch lohnende Aufgabe. Ideologien und Rigorismen sind in diesen Situationen wenig hilfreich und entbinden den Arzt nicht von seiner persönlichen Verantwortung.

Wie verantwortungsvoll und schwer ärztliche Entscheidungen bezüglich der Frage eines Schwangerschaftsabbruches sind, mag folgendes Beispiel zeigen, das wir einer persönlichen Mitteilung (Halhuber) entnehmen:

Vor 18 Jahren hatte der Kardiologe eine an einem schweren Herzfehler leidende Frau, die schwanger geworden war, zu beraten, ob sie ihr Kind austragen oder die Schwangerschaft, die für sie durchaus lebensgefährlich war, unterbrechen lassen sollte. Obwohl mehrere Ärzte zur Interruptio rieten, einigten sich die Patientin und der Kardiologe darauf, den Versuch der Schwangerschaft und Geburt unter strenger ärztlicher Überwachung zu wagen. Der Verlauf war zufriedenstellend. Mehrere Jahre später konnte die Patientin operiert und dadurch ihr Gesundheitszustand wesentlich gebessert werden. Zur letzten Nachuntersuchung brachte sie ihre inzwischen 17 Jahre alt gewordene, gesunde und lebensfrohe Tochter mit, die sich mit folgenden Worten an den Kardiologen wandte: »Ich danke Ihnen, Herr Professor, daß Sie sich damals für mich und nicht gegen mein Leben entschieden haben!«

Wir stimmen mit Baier (1986) überein, der festgestellt hat, daß der gegenwärtige Medizinalbetrieb nicht an einem Mangel, sondern an einer Überfülle ethischer Ratschläge und Normierungen leidet, die von Nichtärzten (Juristen, Moraltheologen, Philosophen und anderen) konzipiert werden und den Handlungsspielraum des Arztes auf unerträgliche Weise einengen. Er plädiert, wie wir, dafür, die Verantwortung und Entscheidungsfreiheit des einzelnen Arztes wieder zu erweitern.

8.5 *Die Verantwortung des Arztes für seine eigene individuelle Wirklichkeit*

Das Konzept der individuellen Wirklichkeit zwingt uns, unsere Vorstellungen von Kommunikation und Interaktion zu überprüfen. Wenn wir in Wirklichkeiten leben, die für andere verschlossene Uhren sind, kann Kommunikation nur durch einen Austausch von Zeichen zustande kommen, mit denen wir uns gegenseitig über das informieren, was sich in unseren individuellen Wirklichkeiten zuträgt. Dieser Punkt hat für Ärzte und Pflegepersonen besondere Bedeutung; Kranke leben oft in Wirklichkeiten, die sich von den Wirklichkeiten gesunder Menschen erheblich unterscheiden. Ein Austausch von Zeichen führt nur dann zu einer Kommunikation, wenn beide Seiten den gleichen Kode zu deren Dekodierung finden.

Gewöhnlich läuft Interaktion zwischen Menschen nach einem Schema ab, dem zufolge sie glauben, sie würden sich aufgrund des Verhaltens ihres Gegenüber ein Bild von diesen machen, das dann ihr eigenes Verhalten bestimmt. Dabei wird nicht in Rechnung gestellt, daß die Bilder, die sich Menschen voneinander machen, nur zu einem (manchmal nur geringen) Teil von dem Verhalten des Gegenübers, dafür aber zu einem (oft überwiegenden) Teil von Erinnerungen aus früheren Erfahrungen mit anderen Menschen geprägt sind. Interaktionen werden daher oft weniger von den Menschen gesteuert, die an der Interaktion teilnehmen, als von den Bildern, welche die Teilnehmer von ganz anderen Menschen haben.

Aus diesem Grund muß der Arzt wissen, daß ein Verhalten, das ein Patient ihm gegenüber an den Tag legt, gar nicht seiner Person zu gelten braucht, sondern einem Bild gelten kann, das der Patient aufgrund früherer Erfahrungen mit anderen Personen von einem Arzt gewonnen hat. Umgekehrt muß er sich auch darüber Rechenschaft geben, daß für sein Verhalten einem Patienten gegenüber im Prinzip das gleiche gilt.

Die Chance des Arztes mit einem Patienten eine gemeinsame Wirklichkeit aufzubauen, beruht auf der Tatsache, daß der Arzt ein Bestandteil der sozialen Umgebung des Kranken werden kann, und daß es soziales Lernen gibt. Menschen können ihre Erinnerungsbilder ändern, wenn ihnen gezeigt wird, in welchem Ausmaß diese Bilder ihr Verhalten bestimmen. Dazu muß der Interaktionspartner in der Lage sein, sein Bild von dem Gegenüber kritisch zu reflektieren, um ihm durch sein Verhalten die Chance zu geben, auch sein Bild von dem Gegenüber zu korrigieren. Wenn der Arzt gelernt hat, in dieser Weise die Bilder, nach denen er seine individuelle Wirklichkeit aufbaut, zu reflektieren und in der Interaktion mit dem Patienten zu modifizieren, kann der Patient in der Regel auch lernen, das Bild, das er von dem Arzt hat, soweit zu korrigieren, daß ein gemeinsamer Kode entsteht. Das ist für beide eine rationale und emotionale Aufgabe, in der das ethische Problem ärztlichen Verhaltens konkret wird.

Anders formuliert: um eine gemeinsame Wirklichkeit mit dem Patienten aufzubauen, muß der Arzt seine individuelle Wirklichkeit als diagnostisches und therapeutisches Instrument in die Interaktion mit dem Patienten einbringen, oder, wie die Psychoanalyse es nennt, mit Übertragung und Gegenübertragung umgehen können. Ginzburg (1983) hat dafür den Begriff *moralische Vorstellungskraft* geprägt, die dem Menschen die Möglichkeit gibt, sein Leben dadurch zu vervielfachen, daß er den anderen nicht als *alter ego* – und das bedeutet (wie er sagt) als äußerst langweiligen Zeitgenossen – erlebt, sondern als lebendigen Menschen in einer zunächst unbekannten individuellen Welt.

Von Ärzten, die diese Fähigkeit nicht erworben haben, wird berichtet, sie würden in ihrem Beruf früher oder später Schaden an ihrer Persönlichkeit nehmen und in einen Zustand geraten, den man als »Ausgebrannt-Sein« *(burn out)* bezeichnet hat. Das deutet an, was Verantwortung des Arztes für seine eigene individuelle Wirklichkeit meint. Da der Arzt aber, worauf schon Balint (1957) hingewiesen hat, sein wichtigstes diagnostisches und therapeutisches »Instrument« ist, hat er auch seinen Patienten gegenüber eine besondere Verantwortung für dieses Instrument. Es sollte eine unabdingbare Forderung für die ärztliche Aus-, Weiter- und Fortbildung sein, dieses diagnostische und therapeutische »Instrument« auch möglichst genau kennenzulernen. Dies kann wohl nur in einem qualifizierten Selbsterfahrungsprozeß geschehen.

Nur ein zufriedener, ausgeglichener und in sich gefestigter Arzt wird seinen Patienten wirklich helfen können. Die Forderung, in Selbstverleugnung nur für andere zu leben und zu handeln, entspricht – obwohl sie oft erhoben wird – auch einem einseitigen Zerrbild wahren Arzttums.

8.6 *Die Verantwortung des Arztes für die Medizin*

Die Frage, wieweit Ärzte auch für die Medizin, die sie ausüben und für die Richtung, in die sie sich entwickelt, Verantwortung tragen, hängt aufs engste mit der Frage zusammen, ob die Heilkunde aus sich selbst heraus Grundsätze für ethische Entscheidungen des Arztes entwickeln kann, oder ob die Medizin – wie es die Naturwissenschaften für sich in Anspruch nehmen – nur einer wissenschaftlichen Wahrheit (was immer das auch sei) verpflichtet ist. In diesem Fall überläßt sie die ethischen Entscheidungen, ob, wie und wann ihre Theorien in Praxis umgesetzt werden dürfen, anderen Instanzen; Politikern, Juristen, Moraltheologen oder Philosophen; sie ist damit auf deren Belehrung angewiesen. Wenn wir aber zu der Überzeugung gelangen, daß in der Heilkunde Maßstäbe für ethische Entscheidungen angelegt sind, dann tragen wir als Ärzte auch der Heilkunde gegenüber eine Verantwortung. Wir müssen dann darüber wachen, daß Medizin nicht zu einer Institution wird, die keine derartigen Maßstäbe kennt. Angesichts der vielen ungelösten Probleme bei den wachsenden Gefahren, welche die immer größeren Möglichkeiten biotechnischer Methoden mit sich bringen, drängt die Zeit für eine Entscheidung in dieser Frage.

8.6.1 Der geschichtliche Hintergrund

Ärztliche Ethik läßt sich nicht unabhängig von der Geschichte der wissenschaftlichen Theorien und Modelle der Medizin sehen. Die Form, in der wir heute mit dem Problem konfrontiert sind, ist die Konsequenz der wissenschaftlichen Theorien, die in der zweiten Hälfte des 19. Jahrhunderts mit dem Modell der Maschine für den menschlichen Körper ihre scheinbar endgültige Formulierung gefunden hatten. Damit nehmen wir den Gedanken wieder auf, den wir bei dem Überblick über die verschiedenen Arzt-Rollen angedeutet haben.

Das Maschinenmodell geht weder auf Louis Pasteur (1822–1895) noch auf Robert Koch (1843–1910) zurück, deren Entdeckung bakterieller Krankheitserreger häufig als

Ursprung des simplen Modells eingleisiger Krankheitsursachen angesehen wird. Die genialen Entdeckungen dieser Forscher wurden zu Unrecht im Rahmen des Maschinenmodells und als dessen Bestätigung interpretiert. Das Modell selbst war schon vorher zum Paradigma der modernen, naturwissenschaftlichen Medizin deklariert worden. Tsouyopoulos (1986) stellt fest, daß es

»seine definitive und paradigmatische Form (schon) in den 70er Jahren des 19. Jahrhunderts fand, und zwar als die deutsche Physiologie (mit den Hauptvertretern Emil Du Bois-Reymond und Hermann von Helmholtz) es fertig brachte, Sprecherin für die europäische Medizin zu werden«.

Anschütz (1986) unterstreicht diese Feststellung, indem er auf Carl Ludwig hinweist, der als Lehrer aller bedeutenden Physiologen der damaligen Zeit konsequent das Ziel verfolgt habe,

»nachzuweisen, daß alle Leistungen lebender Organismen nach physikalisch-chemischen Gesetzen zu erklären sind. (...) Die deutsche Physiologie versuchte die gesamte Natur auf diese Gesetze zu reduzieren, war also in diesem Sinne extrem reduktionistisch«.

Bernfeld (1981) berichtet über den Anfang der Bewegung junger Physiologen, die den Reduktionismus auf ihre Fahne geschrieben hatten:

»Die erstaunliche Erfolgsgeschichte dieser wissenschaftlichen Schule begann in den frühen vierziger Jahren mit der Freundschaft zwischen Emil Du Bois-Reymond (1818–1895) und Ernst von Brücke (1819–1892), zu der wenig später Hermann von Helmholtz (1821–1894) und Carl Ludwig (1816–1895) stießen. Von Anfang an war diese Gruppe von einem wahren Kreuzzugsgeist beseelt. 1842 schrieb Du Bois: ›Brücke und ich, wir haben uns verschworen, die Wahrheit geltend zu machen, daß im Organismus keine anderen Kräfte wirksam sind, als die gemeinen physikalisch-chemischen (...)‹

Diese Männer bildeten einen kleinen Privatklub, den sie 1845 zur Berliner Physikalischen Gesellschaft erweiterten. Die meisten Mitglieder waren junge Schüler von Johannes Müller, Physiker und Physiologen, vereint in der Idee, ein für allemal dem Vitalismus, der Grundüberzeugung ihres verehrten Meisters den Garaus zu machen. (...) Im Laufe von rund fünfundzwanzig Jahren errangen sie die völlige Vorherrschaft über das Denken der deutschen Physiologen und Mediziner.«

Das Maschinen-Paradigma wurde fast im Handstreich als offizielle Lehre der Medizin inthronisiert. Mit ihm brach die Verbindung zu den Anfängen einer Biologie als Lehre lebender Systeme abrupt ab, die neben Johannes Müller vor allem

Karl Ernst von Baer (1792–1876), der Entdecker der Keimbahn und des Säugetiereis, weiterentwickelt hatten. Die Erinnerung an die glanzvolle naturphilosophische Tradition, die an die Namen Kant, Fichte und Schelling geknüpft war, wurde aus der Medizin getilgt.

Karl Ernst von Baer hat die neue Epoche heraufkommen sehen, und ihre Protagonisten mit souveräner Ironie als »Dilettanten, die sich für sehr weise halten« bezeichnet; er wollte ihnen den Titel eines »Naturforschers« nicht zuerkennen:

»Aber ist denn das Geistige in uns, schrieb er, wirklich etwas Selbständiges? Ist es nicht ein Spiel der Nervenfäserchen, das wir aus Vorurteil für selbständig und für unser eigentliches Ich halten? hört man jetzt wohl fragen, weniger von Naturforschern als von Dilettanten, die sich für sehr weise halten. Einem solchen kann man nur antworten: Wer das Bewußtsein der eigenen Selbständigkeit nicht in sich trägt oder sich durch sophistischen Zweifel abdisputieren läßt, dem dasselbe wiedergeben zu wollen, verlohnt sich nicht.

Aber ein Gleichnis darf man wohl geben, wie verschieden die Urteile ausfallen können, und selbst begründete Urteile, verschieden nach den Standpunkten und Gesichtspunkten. Es hört jemand in einem Walde ein Horn blasen, und je nachdem er ein lebhaftes Allegro oder ein schmelzendes Adagio gehört hat, wird er vielleicht auf einen munteren Jäger oder einen zartsinnigen Musiker schließen, die er aber nicht sehen kann. Er wird sich vielleicht besinnen, ob er dieselbe Melodie nicht schon einmal gehört hat, aber daß er sie selbst abgespielt habe, wird ihm gar nicht in den Sinn kommen. Indem er die Melodie in sich zu wiederholen strebt, tritt zu ihm eine Milbe, die in dem Horne saß, als man anfing es zu blasen. ›Was Melodie, was Adagio! Dummes Zeug!‹ spricht sie. ›Ich habe es wohl gefühlt. Ich hatte eine stille und dunkle, gewundene Höhle gefunden, in der ich ruhig saß, als sie plötzlich von einem schrecklichen Erdbeben erschüttert wurde, erregt durch einen schrecklichen Sturmwind, der mich aus der Höhle hinausschleuderte.‹ ›Torheit!‹ ruft eine gelehrte Spinne, die in physicis gute Studien gemacht und den Doktorhut cum laude sich erworben hat, ›Torheit! Ich saß auf dem Horne und fühlte deutlich, daß es heftig vibrierte, bald in rascheren, bald in langsameren Schwingungen, und ihr wißt, daß ich mich auf Vibrationen verstehe; ich fühle die leiseste Berührung meines Netzes, wenn ich auch tief in meinem Observations-Sacke sitze.‹ Sie hat recht, die gelehrte Spinne, in ihren subtilen physikalischen Beobachtungen. Auch die Milbe hat richtig beobachtet, nur hatten beide kein Verständnis für die Melodie gehabt« (Boegner 1983).

In dem Bild der »gelehrten Spinne, die in physicis gute Studien gemacht und den Doktorhut cum laude erworben hat«, erkennen wir unschwer den Typus der neuen Physiologengeneration, die in der Medizin die Führung übernahmen. Darüber hinaus ist es eindrucksvoll festzustellen, wie in dem satirischen Gleichnis die wichtigsten Grundzüge einer systemischen Naturbetrachtung auftauchen: Milbe, Spinne und Mensch deuten eine vegetative, eine animalische und eine humane Integrationsstufe an. Auf jeder dieser Stufen treten emergent – unerwartet und nicht von der früheren Stufe ableitbar – neue Eigenschaften auf. Während die Milbe im Inneren des Hornes, wie in einer »Wohnhülle«, lebt, besitzt die Spinne eine artspezifische Umwelt, in der sie durch Zeichen (Vibrationen) über eine räumliche Umgebung und in dieser über den Ort informiert wird, an dem sich ein Objekt befindet, das für die Spinne die Bedeutung einer Beute besitzt. Aber Melodien gibt es erst auf der Stufe des Humanen, von der die Lebewesen auf den niederen Stufen nichts ahnen.

Die Ansätze einer systemischen Naturinterpretation und mit ihnen die Möglichkeit Humanmedizin und Veterinärmedizin »außer durch die Kundschaft« (Volhard 1930) zu unterscheiden, gingen verloren. Aber auch nach dem Zerfall der großen Systeme, schreibt Dahmer (1986), »überleben die Begriffe, aus denen sie gebaut waren, und ziehen das Denken der nachfolgenden Generationen in ihren Bann«. Die jungen Physiologen, die in den 40er Jahren des 19. Jahrhunderts ausgezogen waren, um das was sie *Vitalismus* nannten, auszurotten, lebten, wie Bernfeld in seiner Freud-Biographie bemerkt, »freilich lange genug, um Zeugen seines Wiederaufstiegs zu werden«. Dieser »Wiederaufstieg«, der mit Freuds Arbeiten über Hysterie begann und zur Psychoanalyse führte, war allerdings mühsam genug, und blieb bis in die Gegenwart durch das Mißverständnis des Dualismus behindert. Auch die Vorstellung, daß alles, was nicht Reduktionismus ist, Vitalismus genannt werden müsse, ist noch ein Ausdruck dieses Mißverständnisses.

Die Geschichte der Theorie und der Modelle der Medizin bleibt einseitig und letztlich unverstanden, solange man ihre Bedeutung für das Problem der Ethik ärztlichen Handelns nicht mitreflektiert. Damit wird deutlich, daß mit dem Sieg des reduktionistischen Dogmas der Maschinen-Theorie (als offizielles Modell der Medizin) für den Arzt ein unlösbarer Widerspruch aufgerissen war. Zwischen dem

Menschenbild, dem er aus der Tradition seines Berufes verpflichtet war, und dem Menschenbild, das die reduktionistische Physiologie entwarf, klafft ein Abgrund.

Tsouyopoulos (1986) macht diesen Konflikt deutlich, indem sie darauf hinweist, daß der Arzt in der früheren Tradition durch seine Beziehung zum Kranken definiert war. Mit der Definition des Kranken als Objekt einer technischen Medizin wurde der Arzt zum technischen Fachmann. Sie schreibt:

»In der älteren Tradition der Medizin war *Arzt* ein relativer Begriff, der nur durch die Beziehung zum Kranken definierbar war; im 19. Jahrhundert jedoch änderte sich der Inhalt des Begriffs, da der Arzt jetzt primär durch sein Wissen und nicht durch seine Handlung bestimmt war. Er wurde der naturwissenschaftlich gebildete Fachmann, was ihm die Möglichkeit gab, die Praxis als eine technische Anwendung seines Wissens zu verstehen; eines Wissens, das an sich neutral ist und nur durch ihn, durch seine Person, moralischen Wert bekommt. Es fragt sich, ob es möglich ist, eine echte moralische Beziehung zu verwirklichen, wenn der Patient nach der Forderung der naturwissenschaftlichen Medizin nur als Naturobjekt behandelt werden soll.«

Sie meint, etwas Derartiges sei durch eine »Art *contrat social* zwischen Arzt und Patient möglich geworden, solange beide an die Macht des Fortschritts glaubten«. Die Krise, welche die Gemüter heute bewegt, sei letztlich ein Ausdruck dafür, daß dieser Glaube im Schwinden sei. Die Unvereinbarkeit des reduktionistischen Modells mit einer Ethik des ärztlichen Handelns war mit anderen Worten durch den *contrat social* der bürgerlichen Gesellschaft nur verdeckt, aber nie gelöst worden. Die eindrucksvollen Erfolge der biotechnischen Forschung, die schon bald für finanzielle Investitionen immer lohnender wurden, haben dazu beigetragen, den Widerspruch zu verdecken. Die Krise der Medizin begann mit dem Sieg des Maschinenparadigmas – als eine Krise der Humanität (Uexküll 1947). Mit diesem Sieg war eine Medizin ohne Menschlichkeit möglich geworden (Mitscherlich 1946, Mitscherlich und Mielke 1947).

Es war eine Unterlassungssünde, daß in den Nürnberger Ärzteprozessen neben den Ärzten, die ihre Versuche, statt an Mäusen und Ratten, an Menschen durchgeführt hatten, nicht auch die Medizin auf der Anklagebank saß, in der sie ausgebildet waren. Die Theorien, die sie dort erlernt hatten, kennen keinen Unterschied zwischen Menschen und Tieren. Die Verantwortung, die Ärzte für die Medizin und ihre Theorien haben, wurde damals so deutlich wie nie zuvor.

Damals zeigte sich, daß es nicht genügt, daß medizinische Theorien dem pragmatischen Realitätsprinzip genügen. Sie müssen auch vor dem kommunikativen Realitätsprinzip bestehen.

Wenn heute Patienten der »Entäußerung ihrer Person und der Reduktion ihres Körpers auf das Modell der Maschine« nicht mehr so bedingungslos zustimmen, wie noch vor wenigen Jahrzehnten, so spielt die Erinnerung an die damaligen Erfahrungen wohl eine wichtige, wenn auch nie deutlich formulierte Rolle.

8.7 *Zusammenhang der Verantwortungen*

Kürzlich ist ein aufrüttelndes Buch eines amerikanischen Psychiaters erschienen (Lifton 1986), in dem auf der Basis ungewöhnlich gründlicher Untersuchungen der vorhandenen Dokumente und ausführlicher Interviews mit noch lebenden Beteiligten der Versuch gemacht wird, eine verstehende Geschichte der Verbrechen zu schreiben, die von Ärzten im Dritten Reich begangen worden sind. Lifton stellt zunächst fest, daß Ärzte an dem nationalsozialistischen Völkermord nicht nur beteiligt waren, sondern daß sie bei der Planung, Organisation und Durchführung der Verbrechen vielfach eine maßgebende Rolle gespielt haben. Die ausführliche und gewissenhafte Dokumentation der bedrückenden und häufig schlicht grauenvollen Tatsachen dienen dem Autor als Material, für seinen Versuch, eine Antwort auf die Frage nach der psychischen Verfassung zu finden, in der Ärzte zu solchen Handlungen bereit sind.

Er stellt die Hypothese auf, daß bei ihnen eine unheimliche Zerreißung ihrer psychischen Einheit im Sinne einer »Verdoppelung des Bewußtseins« vorgelegen habe. Er grenzt den Begriff der *Verdoppelung* von dem der *Bewußtseinsspaltung* ab, bei welcher der abgespaltene Teil verdrängt oder als fremde, selbständig handelnde Instanz erlebt werde. Unter *Verdoppelung* versteht er »die Aufteilung des Selbst in zwei selbständig funktionierende Ganze, so daß jedes der beiden ›Teil-Selbste‹ wie ein ganzes Selbst handelt«.

»Ein Auschwitz-Arzt konnte durch Verdoppelung nicht nur töten und töten helfen, sondern auch eine ganze Selbst-Struktur einschließlich im Prinzip aller Aspekte seines Verhaltens stillschweigend im Sinne des finsteren Projekts organisieren.«

Diese Aufteilung in zwei verschiedenartige, aber dennoch dem gleichen Menschen angehörige Persönlichkeiten, von denen jede eine andersartige Wirklichkeit erlebt und die dieser entsprechend eine Rolle übernimmt, befähigte diese Ärzte, brave Ehemänner, vorbildliche Familienväter (oft sogar sentimentale Tierfreunde) und gleichzeitig kaltblütige Mörder unschuldiger und wehrloser Menschen und Kinder zu sein; Henker, die ihr Handwerk mit technischer Perfektion beherrschten und ausübten.

Auf der Suche nach den Faktoren, welche die Entstehung dieses abnormen Seelenzustandes hervorrufen oder begünstigen, weist er zunächst die billige These einer – nur mit einem anderen Vorzeichen versehenen – rassistischen Ideologie zurück, die in der Verdoppelung der Persönlichkeit einen »typisch deutschen« Charakterzug sehen will. Die Figur des »Doppelgängers« habe in der deutschen Literatur und Philosophie besonders der Romanik (er nennt Kleist und Hölderlin) zwar eine besondere Rolle gespielt und sei von Goethe im Faust eindrucksvoll gestaltet worden. Sie finde sich aber ebenso in der englischen, amerikanischen, französischen und russischen Literatur (z.B. bei Poe, Stevenson, Wilde, Maupassant und Dostojewski). Überdies habe der Engländer Marlowe die Faust-Sage schon vor Goethe aufgegriffen.

Die Anfälligkeit für Persönlichkeits- (und Bewußtseins-) Verdoppelung ist für Lifton ein universelles Phänomen, das die Nationalsozialisten lediglich besonders kultiviert und in einen Mythos eingebaut hätten, für den das Aufgehen in einem »unsterblichen Volkskörper« dem einzelnen die Teilhabe an dieser Unsterblichkeit verhieß. Zu diesem Mythos gehörte auch die Phantasie der »heroischen Grausamkeit«, die Erneuerung durch Zerstörung herbeiführen muß. Die Deutschen seien durch die psychischen und kulturellen Belastungen des geschichtlichen Bruchs und der Fragmentierung nationaler Symbole in der Folge des Ersten Weltkriegs für diese Ideologie anfällig gewesen. Aber die Nationalsozialisten hätten die um sich greifende Persönlichkeitsverdoppelung ohne das universelle Vorhandensein eines latenten Persönlichkeitsmusters, wie es in einem »Auschwitz-Verhalten« manifest werden kann, nicht hervorbringen können. Das Auschwitz-Selbst hat für Lifton daher eine Bedeutung, die weit über den Ort und die Zeit seiner Manifestation in der Nazi-Zeit hinausgeht. Dieser Punkt hat für den Autor angesichts der Gefahren eines Atomkriegs eine zentrale Bedeutung:

Wenn alle Menschen ein latentes »Auschwitz-Selbst« in sich tragen, muß es stabilisierende oder immunisierende Faktoren geben, die unter durchschnittlich normalen Lebensbedingungen vor der Gefahr einer Verdoppelung der Persönlichkeit schützen. Man muß daher versuchen, diese protektiven oder immunisierenden Faktoren kennenzulernen, und die Situationen identifizieren, in denen diese Kräfte geschwächt oder abgebaut werden. Unter diesem Gesichtspunkt stellt sich dem Autor die Frage, warum Ärzte, die doch der hippokratische Eid hätte immun machen müssen, für diese »Verdoppelung« ihres Selbst besonders anfällig waren.

Er zitiert die Bemerkung eines der interviewten Ärzte, mit der dieser die grausige Manie seines Freundes Hirt, die Schädel ermordeter jüdischer Gefangener für seine »anthropologischen Studien« zu sammeln, durch die fehlende Sensibilität des Anatomen menschlichen Skeletten gegenüber, erklärt. Lifton meint dann, daß die Konfrontation mit Leichen, die der junge Medizinstudent als Initationsritus für die Aufnahme in den ärztlichen Stand sezieren müsse, eine wichtige Bedeutung für den Aufbau eines »ärztlichen Selbst« spiele. Dieses ärztliche Selbst müsse an Sterben und Tod »gewöhnt« sein (d.h. die Sensibilität dafür verloren haben), damit der künftige Arzt trotz der emotionalen Belastungen seines Berufes »vernünftig und effektiv« handeln könne.

Er führt Untersuchungen an, nach denen bei vielen Ärzten als Motivation für die Berufswahl eine übergroße Furcht vor dem Tod eine entscheidende Rolle gespielt haben soll. Diese übergroße Furcht könne sie in belastenden Situationen besonders anfällig machen, ein gefühlloses Doppelgänger-Selbst zu entwickeln, das sie vor ihrer Furcht bewahrt, und in die Lage versetzt, ohne Störung durch emotionale Betroffenheit, allein nach technischen Erwägungen zu urteilen und zu handeln. Das *ärztliche Selbst* rückt so in gefährliche Nähe zum *Auschwitz-Selbst.* Es erscheint beinahe wie eine Vorstufe.

So klingt es fast wie eine Beschwörung, wenn Lifton schreibt, der »ideale Arzt« sei »ohne Frage warmherzig und menschlich« und könne »die Verdoppelung seines Selbst auf einem minimalen Grad halten«. Er setzt allerdings hinzu, »nur wenige Ärzte würden diesen Standard erreichen«. Er äußert sich nicht zu der Frage, was den »idealen Arzt« befähigt, diesen Standard zu erreichen, denn Warmherzigkeit und Menschlichkeit sind ja keine Ausbildungsziele medizinischer Kurrikula. Dort ist man bemüht, künftige Ärzte zu distanzierter wissenschaftlicher Objektivität zu erziehen.

Lifton zeigt, wie fragwürdig dieser Weg sein kann, und wie das »ärztliche Selbst« durch die einseitige Ausrichtung auf technische Aspekte und die Überbetonung der Wichtigkeit technischer Perfektion ärztlichen Handelns für das »Doppelgänger-Syndrom« anfälliger werden kann. Er schreibt:

> »Vielleicht der einzig wirkliche Schlüssel für das ärztliche Funktionieren des Auschwitz-Selbst war die Technisierung von allem und jedem. Das Selbst konnte sich aller ethischen Bedenken entledigen, indem es sich auf das *rein Technische* oder das *rein Fachliche* konzentrierte. (...) Menschlichkeit bedeutete technisch perfektes Töten.«

Die letzte Perfektion dieses *rein Technischen* war schließlich das Zyklon B für die Gaskammern.

Eine Medizin, die kein menschliches Menschenbild und mit ihm menschliche Maßstäbe entwickeln kann, ist für ethische Entscheidungen auf außermedizinische Instanzen angewiesen, das heißt auf einen *contrat social,* in dem auch Ethik-Kommissionen mit Politikern, Juristen, Philosophen und Moraltheologen keine Garantie für den Standard des idealen Arztes geben können. In dem *contrat social* des Dritten Reichs waren sie alle »gleichgeschaltet«.

Die drei Verantwortungen des Arztes gehören zusammen. Die Verantwortung für sein eigenes Selbst in seiner eigenen individuellen Wirklichkeit, die Verantwortung für seine Patienten und die Verantwortung für die Medizin, die er ausübt. Die reduktionistische Lehre, nach der in lebenden Systemen nur die »gemeinen physikalisch-chemischen Kräfte wirksam sein dürfen, und keine anderen« (du Bois-Reymond), leugnet die Tatsache der Emergenz. Sie reduziert die individuelle Wirklichkeit des Menschen nicht nur auf biologische Abläufe, sondern auch diese auf ein Spiel anorganischer Mechanismen. Damit verschwindet jeder prinzipielle Unterschied zwischen Leben und Unbelebtem, und mit ihm wird auch jede Unterscheidung zwischen Humanmedizin und Veterinärmedizin sinnlos.

Weiner (1985) berichtet, ein renommierter amerikanischer Mediziner habe auf einem Kongreß die ideale ärztliche Einstellung als »reductionism and sympathy« definiert. Es ist wenig wahrscheinlich, daß ein »ärztliches Selbst«, das sich dieser Definition entsprechend organisiert hat, für seine Patienten die Sympathie aufbringen wird, die notwendig ist, »um die Verdoppelung des eigenen Selbst auf einem minimalen Grad zu halten«.

Diese Überlegungen über den Einfluß der ärztlichen Sozialisation auf die Ausbildung eines »ärztlichen Selbst« – und dessen Beziehung zu dem Problem einer Ethik des ärztlichen Verhaltens unterstreichen die Bedeutung des Paradigmawechsels für die Zukunft einer Humanmedizin. Sie zeigen, wie die Reduktion des Menschenbildes auf die mechanischen Zusammenhänge mit der Person des Patienten auch die Persönlichkeit des Arztes entwertet.

In den Diskussionen über eine Reform der ärztlichen Ausbildung muß dieser Gesichtspunkt mit dem ihm zukommenden Gewicht zur Sprache gebracht werden.

Dabei darf man sich über die Stärke der Widerstände, mit denen der Paradigmawechsel zu kämpfen hat, keine Illusionen machen. Wir sind aber überzeugt, daß die kritische Reflexion der Theorien, die unser praktisches Handeln leiten, die Medizin aus ihrer »selbstverschuldeten Unmündigkeit« herausführen wird, die sich mit »Systemzwängen« entschuldigt; daß mit anderen Worten der Gedanke der Aufklärung, den Kant uns hinterlassen hat, weiterwirken und nicht in dem neuen Technologischen Dogma steckenbleiben wird.

Dazu genügt es nicht, die Systemzwänge und deren rationale Motivationen zu analysieren; wir müssen auch die irrationalen, vorbewußten und unbewußten Motive aufspüren, die »gesellschaftliche Unbewußtheit« erzeugen (Erdheim 1982). Die Kräfte, welche die Technisierung »von allem und jedem« vorwärtstreiben, stammen nicht nur von der materiellen Verlockung, welche die Technik ausübt, sondern auch von einer weitgehend unbewußten Faszination, die von dem Maschinenmodell jenseits aller materiellen Verführung ausgeht.

Tsouyopoulos deutet an, daß die Tendenz, Krankheit auf einen Maschinenschaden zu reduzieren, auch dem unbewußten Versuch entspringen kann, »das Irreversible und Unwiderrufliche im Leben reversibel und aufhebbar« zu machen. Damit ist das geheime Motiv angesprochen, das in der Mechanik seit Newton im Sinne einer »gesellschaftlichen Erzeugung von Unbewußtheit« wirksam war. Prigogine (1981) hat deutlich gemacht, daß die Newtonsche Physik die Zeit – und damit die unheimliche und angsterzeugende Erfahrung der Vergänglichkeit – dadurch eliminiert hat, daß sie alle Veränderungen als reversibel interpretierte. Die Irreversibilität der Zeit kam erst mit der Thermodynamik in die Naturwissenschaft und zwang Physik und Chemie ihre Theorien und ihre Modelle zu ändern. Prigogine schreibt 1981:

»Wenn man die Zeit negiert, d.h. auf einen Parameter im Rahmen eines reversiblen Geschehens reduziert, begibt man sich (zwar) jeder

Möglichkeit, die Natur in der Weise zu fassen, daß sie fähig ist, Lebewesen und besonders den Menschen hervorzubringen.«

... aber – könnte man fortsetzen – man handelt sich damit eine Illusion ein, welche die Realität von Vergehen und Tod negiert. Ihr entspricht der Glaube an eine Wissenschaft, die nicht nur die Krankheit, sondern schließlich auch den Tod besiegen wird, der Glaube, der dem Fortschrittsoptimismus seine eigentümliche Dynamik und Stoßrichtung gibt, und dessen Zählebigkeit erklärt.

Mit Anerkennung der irreversiblen Zeit, entfernt sich die Physik, wie Prigogine schreibt, »sehr weit von Newton«. Aber damit ist

»(...) der Weg frei für andere Begriffe der Zeit, die enger mit den inneren Strukturen, mit chemischen und biologischen Prozessen verknüpft sind. Wenn man sie in diesem Sinne betrachtet, enthält die Welt eine unendliche Vielfalt an internen Zeiten, die jeweils mit der Entwicklung der individuellen Schicksale verknüpft sind.«

Lebende Systeme haben ihre eigenen, inneren Zeiten, die Zeiten ihrer Geschichte. Diese Geschichten haben einen Anfang, vor dem nichts existiert, das schon zu den Geschichten gehört – und sie haben ein Ende, nach dem nichts mehr die Geschichten verändert. Die Zeiten der Geschichten, die zwischen Anfang und Ende liegen sind irreversibel.

Ärztliche Ethik meint Verantwortung vor der irreversiblen Geschichte eines jeden menschlichen Lebens.

8.8 Gedanken zur Neuordnung der Krankenversorgung

Die bisherigen Überlegungen leiten zu Problemen über, welche die Krankenversorgung heute aufwirft; die Tragfähigkeit oder Erneuerungsbedürftigkeit einer medizinischen Theorie und des ihr entsprechenden Menschenbildes zeigen sich ja – wie auch die abschreckenden Erfahrungen klar machen – in der konkreten Interaktion zwischen Ärzten und ihren Patienten. Wir wollen daher in dem letzten Abschnitt dieses Kapitels darlegen, wie wir uns das System der medizinischen Versorgung aufgrund des neuen Paradigmas vorstellen.

In den letzten Jahren wird immer häufiger auf Unzulänglichkeiten und Defizite der heutigen Krankenversorgung hingewiesen. Patienten und Ärzte sind unzufrieden. Die Patienten klagen, daß die Ärzte zu wenig auf ihre persönlichen Bedürfnisse eingehen, daß nur ihre »Krankheit« und nicht sie selber behandelt würden. Die Ärzte klagen darüber, daß sie zu wenig Zeit für ihre Patienten haben, daß diese oft utopische Erwartungen hätten und unerfüllbare Forderungen stellen würden. Darüber hinaus ist im Gesundheitswesen in den letzten Jahren eine Kostensteigerung, ja geradezu eine Kostenexplosion eingetreten, welche moderne Medizin kaum noch bezahlbar macht und zu ernsten politischen Krisen führt.

Es gibt sicherlich viele Gründe für diese Entwicklung. Eine wesentliche Ursache scheint uns jedoch das Maschinenparadigma der modernen Medizin zu sein. Wir wollen deshalb wenigstens in skizzenhafter Form andeuten, welche Konsequenzen sich aus dem Situationskreiskonzept für die Krankenversorgung ergeben. Wir wollen das trotz vieler Berührungspunkte und Überschneidungen getrennt für die ärztliche Praxis und die Klinik tun.

8.8.1 Konsequenzen des Situationskreismodells für die ärztliche Praxis

Anders als der klinische Spezialist, an den vor allem die Forderung gestellt wird, komplizierte und umschriebene Krankheitszustände zu diagnostizieren und zu behandeln, ist der praktizierende Arzt in erster Linie mit der Gesamtproblematik seiner Patienten konfrontiert. Der Arzt, der sich nach Studium und Kliniktätigkeit zum Spezialisten ausgebildet in sogenannter freier Praxis niederläßt, erfährt deshalb einen »Praxisschock«; denn die Probleme, welche die Patienten jetzt an ihn herantragen, decken sich nicht mit den Aufgaben, für die er ausgebildet wurde. Die Handlungsschemata, die er erlernt hat, sind für ihn zwar nach wie vor wertvoll, sie sind jedoch bei den meisten seiner Patienten nicht anwendbar – und wo sie anwendbar sind, genügen sie meist nicht, weil die Patienten »mehr« verlangen. Der junge Arzt gerät daher in eine Problemsituation, die er, am Maschinenparadigma orientiert, nicht befriedigend lösen kann. Er erlebt am eigenen Leib, daß unlösbare Problemsituationen Streß bedeuten.

Das Situationskreiskonzept kann ihm helfen, den Patienten als Person, als leidenden, geängstigten Mitmenschen in einer individuellen Wirklichkeit zu sehen, dessen Probleme sich unter wissenschaftlichem Gesichtspunkt mit Hilfe des System-Modells abbilden und ordnen lassen. Er sieht den Patienten dann als Subsystem in Suprasysteme (Familie, Gruppe und Gesellschaft) integriert, das selbst aus Subsystemen (Organsystemen, Organen und Zellen) besteht. Er kann dann versuchen, die Ebene der Hauptstörquelle zu lokalisieren und die Auswirkungen auf die Ebenen der Sub- und Suprasysteme festzustellen. Sein Bemühen, die individuellen Wirklichkeiten seiner Patienten zu verstehen, kann ihm helfen, mit ihnen gemeinsame Wirklichkeiten aufzubauen. Dabei wird er entdecken, daß in der Heilkunde tatsächlich Maßstäbe für eine ärztliche Ethik verborgen sind, wenn er feststellt,

- daß auf allen Stufen lebender Systeme so etwas wie »quasi moralische« Ordnungen als biologische Vorstufen einer Moral existieren,
- daß diese Ordnungen Voraussetzungen für ein »Heil-sein« lebender Systeme sind und daß »Heil-sein« »Gesund-sein« bedeutet. Verletzungen dieser Ordnungen führen zu Krankheit, und
- daß schließlich »Heil-sein« lebender Systeme Voraussetzung für deren Autonomie ist.

Um diese Feststellungen auf Probleme menschlicher und ärztlicher Ethik übertragen zu können, muß er sie allerdings durch zwei wichtige Überlegungen ergänzen:

Die »quasi moralischen Verhaltensordnungen durch Verbote« beschreiben Restriktionen für die Aktivitäten der Elemente eines Systems. Aktivitäten, welche Elemente außerhalb des Systemverbandes an den Tag legen können, sind im Systemverband eingeschränkt. Das ist aber nur die eine Seite. Sie betrifft die Leistungen, welche die Elemente für das System erbringen. Die Leistungen, die das System für die Elemente erbringen muß, sind nicht weniger wichtig. Sie lassen den Elementen Vorteile zuteil werden, welche sie außerhalb des Systemzusammenhangs nicht haben. Wenn das Ganze, das System »integer«, »unverletzt« (d.h. gesund) genannt werden soll, müssen beide Seiten bedacht werden.

Alle diese Feststellungen haben als Analogien für Probleme der menschlichen und der ärztlichen Ethik nur dann eine Berechtigung, wenn man sich davon Rechenschaft gibt, daß Ethik Freiheit der Entscheidung voraussetzt, und daß es diese Form einer Entscheidungsfreiheit auf den verschiedenen Stufen des biologischen Lebens nicht gibt. Dort ist die Autonomie lebender Systeme eine von der Natur begrenzte Freiheit, die durch angeborenes artspezifisches Verhalten in die Ordnungen der komplexeren Systeme eingefügt sind. Mit der menschlichen Freiheit auch gegen die Natur zu entscheiden, tritt auf der Stufe des Humanen eine neue, eine emergente Eigenschaft in Erscheinung.

Mit der Einsicht, daß die Autonomie des Menchen Voraussetzung und Basis seiner Freiheit ist, tritt der Arzt aus dem ethischen Niemandsland in einen Bereich, in dem sich für seine Entscheidungsprobleme Orientierungspunkte zeigen. Die Einsicht, daß die Autonomie des Menschen Voraussetzung für seine Freiheit und seine Selbstverwirklichung ist, bedeutet, daß ärztliche Hilfe auf Hilfe zu Selbsthilfe beschränkt bleiben und die Freiheit des Patienten respektieren muß. Die Krankheit und Entscheidungen über existentielle Fragen eines Kranken gehören dem Kranken. Der Arzt kann bei diesen Entscheidungen nur Berater sein. Er darf dem Kranken die Entscheidungen nur abnehmen, wenn dieser entscheidungsunfähig ist oder wenn ein Kranker vor sich selbst geschützt werden muß (d.h., wenn seine Autonomie nicht gegeben oder von ihm selbst bedroht ist). Beides erfordert eine äußerst kritische Prüfung der Frage, ob und wenn ja, wo und wieweit die Krankheit der Autonomie eines Kranken Grenzen gezogen hat.

Im Anschluß an die Schilderung der Krankengeschichte der adipösen Frau mit einer leichten Hypertonie und Herzinsuffizienz, die nach dem drohenden Verlust ihres Sohnes Anfälle nächtlicher Atemnot bekam – wir berichteten darüber ausführlich in Kapitel 1 –, haben wir eine Reihe von Problemen aufgezählt, die bereits jeder »banale Alltagsfall« für den Arzt darstellt.

Mit dem Aufzeigen dieser Probleme wird die Forderung unübersehbar, daß der Allgemeinarzt Psychosomatiker sein muß. Nur ein Arzt, der in der Lage ist, den biologischen, den psychologischen und den sozialen Aspekt der Probleme seiner Patienten adäquat diagnostisch und therapeutisch zu berücksichtigen, wird ihnen wirklich helfen können. Diese Forderung ist jedoch leichter gestellt als erfüllt.

Der durchschnittlich ausgebildete Arzt von heute ist im allgemeinen für die diagnostische und therapeutische Berücksichtigung des biologischen Aspekts gut gerüstet. Über die psychodynamischen und psychosozialen Zusammenhänge des Krankseins wurde er aber während seiner Universitätsausbildung und der darauffolgenden klinischen Tätigkeit gar nicht oder nur unzureichend unterrichtet. Aber selbst wenn er durch Eigeninitiative versucht hat, dieses Ausbildungsdefizit auszugleichen, indem er über einen längeren Zeitraum und regelmäßig Fortbildungsveranstaltungen für den Bereich der Psychotherapie und psychosomatischen Medizin besucht hat, wird er große Schwierigkeiten haben, die biologischen und psychosozialen Aspekte zu integrieren. Dazu benötigt er eine umfassende Theorie. Wir haben uns in diesem Buch bemüht, eine solche Theorie zu entwickeln.

Wir müssen aber auch die Schwierigkeiten deutlich machen, auf die ein praktizierender Arzt stößt, wenn er versuchen will, diese Theorie in die Praxis umzusetzen. Dann stellt er fest, daß unser gesamtes Krankenversorgungssystem auf die Beachtung biologischer Probleme ausgerichtet ist und die psychischen und psychosozialen Probleme der Kranken fast gar nicht berücksichtigt. Obwohl sich in den letzten Jahren in dieser Hinsicht einiges geändert hat, gilt nach wie vor der Satz:

> »Ein Arzt, der Diagnostik und Therapie auf den Körper der Patienten beschränkt, wird ökonomisch belohnt. Ein Arzt, der versucht, seine Tätigkeit auch auf den psychosozialen Bereich auszudehnen, wird ökonomisch bestraft.«

In mindestens drei Bereichen stößt der psychosomatisch motivierte Arzt auf erhebliche Widerstände. Es sind dies:

- Widerstände in ihm selbst; sich mit den emotionalen Problemen seiner Patienten auseinanderzusetzen bedeutet zwangsläufig, auch mit den eigenen emotionalen Problemen konfrontiert zu werden.
- Widerstände, die ihm die Patienten entgegensetzen, die versuchen, ihn dazu zu verführen, sich mit vorgeschobenen körperlichen Symptomen zufriedenzugeben und die sie selbst stark belastenden emotionalen Probleme auszublenden.
- Schließlich steht der Arzt einem gewissermaßen geronnenem Widerstandssystem gegenüber, das, wie wir bereits erwähnt haben, auf den Körper bezogene Leistungen prämiert, andere aber ökonomisch bestraft.

Wenn man diese Analyse der heutigen Situation unseres Gesundheitssystems akzeptiert, ist es nicht schwer, Folgerungen zu formulieren wie erstens, der Allgemeinarzt der Zukunft ausgebildet und motiviert sein müßte und zweitens, in welcher Richtung sich die Rahmenbedingungen ändern müßten.

- Es genügt nicht – was immer wieder geschieht – vom Allgemeinarzt zu fordern, er müsse sich mehr um die psychischen Belange seiner Patienten, und als Arzt der Familie um diese, kümmern. Solange man ihm die dazu notwendige Aus- und Weiterbildung vorenthält und die Rahmenbedingungen, in denen dies geschehen kann, nicht schafft, sind solche Forderungen sinnlos.

  Wir müssen für den Allgemeinarzt der Zukunft fordern, daß seine Aus- und Weiterbildung in viel stärkerem Ausmaß als bisher die Bereiche Psychotherapie, psychosomatische Medizin und soziale Medizin umfassen und daß ihm die Möglichkeit für einen Selbsterfahrungsprozeß geboten sind, in dem er sich selbst als sein wichtigstes diagnostisches und therapeutisches Instrument in ausreichendem Maße kennenlernt. Er sollte seinen Selbsterfah-

rungsprozeß dann in Balint-Gruppen vertiefen und für seine Problemfälle sachkundige Supervision erhalten können.
- Die Rahmenbedingungen werden von den Gebührenordnungen bestimmt, die, wie die meisten Versicherungssysteme im 19. Jahrhundert konzipiert wurden und nach wie vor auf dem wissenschaftlichen Paradigma dieses Jahrhunderts beruhen. Sie sind an dem Modell eines technischen Reparatur- und Fließbandbetriebes orientiert und bestrafen Ärzte, die sich mit Problemen ihrer Patienten beschäftigen, die nicht nur den vordergründigen somatischen Schaden betreffen. Will man die Rahmenbedingungen ändern, so muß man das Honorierungssystem im Kontext des Gesundheitsverhaltens des Menschen in der heutigen Gesellschaft reflektieren und neu ordnen.

Kehren wir zu unserem eingangs geschilderten Fallbeispiel zurück, das wir paradigmatisch für die Mehrzahl unserer Patienten nehmen können. Das Schicksal (die Patientenkarriere dieser Frau) entscheidet sich in der Sprechstunde des Allgemeinarztes. Geht dieser bei seinen diagnostischen und therapeutischen Intentionen vom üblichen biomedizinischen Maschinenmodell aus, dann wird er zwar die Adipositas, die Hypertonie und die Herzinsuffizienz korrekt diagnostizieren; die nächtlichen Atemnots- und Angstanfälle wird er als Störungszustände im Lungenkreislauf interpretieren und an dieser Interpretation seine therapeutischen Maßnahmen orientieren. Es ist sehr unwahrscheinlich, daß er der Patientin dadurch entscheidend helfen können wird. Viel wahrscheinlicher ist es, daß das Leiden der Patientin nun mit ärztlicher Hilfe chronifiziert wird, weil die psychosozialen Probleme ausgeklammert und die Aufmerksamkeit des Arztes und der Patientin nur noch auf die Körpervorgänge zentriert wurden. Es bestünde nun die Gefahr, daß die Patientin das große Heer der erfolglos behandelten chronisch Kranken vermehrt.

Sollte die Patientin jedoch – was allerdings sehr unwahrscheinlich ist – zunächst einen Psychologen und Familientherapeuten aufsuchen, dann würde dieser zwar ihr psychosoziales Problem erkennen und daraus therapeutische Konsequenzen ziehen. Er liefe aber Gefahr, eventuell bedrohliche Organprozesse zu übersehen. Durch Zuziehung eines Internisten könnte er sich zwar rückversichern, wäre aber nun in der unangenehmen und manchmal folgenschweren Situation, mit einem anderen Therapeuten, der mit anderen Krankheitsmodellen arbeitet und andere therapeutische Ziele verfolgt, kooperieren oder gar konkurrieren zu müssen.

Die Patientin würde aber mit allergrößter Wahrscheinlichkeit nicht bereit sein, einen Familien- oder Psychotherapeuten aufzusuchen. Sie war aber ohne weiteres bereit, mit ihrem Arzt, der sie auch körperlich untersucht hat, ihre Familienprobleme zu besprechen und seine diesbezüglichen therapeutischen Angebote wahrzunehmen.

Zusammenfassend möchten wir feststellen, daß wir, neben gut ausgebildeten Spezialisten, wozu auch die Psychotherapeuten zählen, dringend einen Arzttyp benötigen, der bereits an der ersten ärztlichen Linie die biologischen, die psychologischen und die sozialen Probleme seiner Patienten erkennen und darauf adäquat reagieren kann. Einen großen Teil seiner Patienten wird er selbst behandeln können. Bei komplizierteren Problemen wird er häufig fachärztliche Hilfe in Anspruch nehmen müssen.

Der gegenwärtige Zustand, der dem Patienten meist nur die Wahl läßt, entweder als »organisch Kranker« ärztlich versorgt oder aber als »psychisch Kranker« psychotherapeutisch behandelt zu werden, sollte nicht länger aufrechterhalten werden. Es ist sicher noch ein langer Weg, der zurückgelegt werden muß, um einen neuen Arzttyp zu schaffen. Die Anstrengung lohnt sich und würde sich nicht nur durch eine größere Zufriedenheit der betroffenen Ärzte und Patienten, sondern auch durch eine ökonomische Entlastung des überstrapazierten Krankenkassensystems auszeichnen.

8.8.2 Konsequenzen des Situationskreismodells für das Krankenhauswesen

Das »Krankenhaus« und die Probleme, die dort entstehen, sind erst seit relativ kurzer Zeit mit dem Anspruch auf Wissenschaftlichkeit untersucht worden. Dabei wurden manche Illusionen zerstört, die wir mit dieser Institution verbunden hatten.

Jetter (1977) schreibt in seiner Geschichte des Krankenhauses, es gebe keinerlei Hinweise, daß jemals ein Krankenhaus existiert habe, in dem »der Patient (...) um seiner selbst willen behandelt« worden sei, und Raspe (1983) stellt fest, »daß nicht immer das Wohl und die Heilung des individuellen Patienten das Hauptziel der Organisation war, läßt sich in vielfacher Hinsicht belegen«.

Auf die Entstehungsgeschichte des Allgemeinen Krankenhauses in Wien, das für alle Krankenhausgründungen im deutschen Sprachraum maßgebend war, sind wir bereits am Anfang dieses Kapitels eingegangen. Dort wurde deutlich, daß die Gründung von Krankenhäusern in erster Linie politischen und erst in zweiter humanitären Motivationen zu verdanken war.

Aus dieser Vormundschaft der Politik konnte sich das Krankenhauswesen bis zum heutigen Tag nicht befreien. Gegenüber den verordneten und tradierten rigiden Strukturen setzen sich nur allmählich patientenzentrierte Gesichtspunkte durch.

Diese Bemühungen lassen sich an der Hospitalismusdiskussion (Raspe 1983) darstellen. Man stellte fest, daß Patienten nicht nur somatisch durch eingreifende diagnostische und therapeutische Verfahren, endogene Bakterienstämme, Bewegungsmangel usw., sondern auch psychisch durch Isolierung, psychosoziale Entwurzelung (Rhode 1974), Entmündigung und Unsicherheit über ihr Schicksal, durch Mangel an Aufklärung und Information geschädigt werden können. Damit rückt die gegenwärtige Kritik in eine Folge von Vorstößen, die im Laufe der letzten 150 Jahre immer wieder Korrekturen des Krankenhauses und seiner Organisation zum Ziel hatten und schließlich auch trotz großer Widerstände Korrekturen erreicht haben.

Der Begriff *Hospitalismus* formuliert die Einsicht, daß Hospitalisierung immer auch Belastung bedeutet.

»Diese Einsicht ist so alt wie das Allgemeine Krankenhaus selbst. Sie hat in jeweils zeitgemäßer Form die Entwicklung dieser Institution begleitet und beeinflußt« (Raspe 1983).

Wirksam wurde diese Einsicht immer wieder durch das Bemühen, Belastungen zu identifizieren und abzustellen, um dadurch die Schädigungen durch den Krankenhausaufenthalt soweit wie möglich zu verringern.

Raspe unterscheidet vier Etappen im Kampf gegen den Hospitalismus, den engagierte Ärzte gegen den oft erbitterten Widerstand ihrer Kollegen und der Krankenhausbürokratie führen mußten.

Die erste Etappe begann nach 1850 unter dem Einfluß von Semmelweis und Lister als Kampf gegen den bakteriologischen Hospitalismus. Es war ein zäher und langwieriger Kampf um die Einführung von Antisepsis und Asepsis.

Die zweite Etappe begann nach 1920 in Kinderkliniken. Dort hatten deutsche Pädiater einen psychischen Hospitalismus bei hospitalisierten Kindern beschrieben. Es dauerte aber bis nach 1945, ehe unter dem Einfluß der aufrüttelnden Untersuchungen von René Spitz über die anaklitische Depression von Kleinkindern nach Trennung von den Müttern Konsequenzen gezogen wurden.

Die dritte Etappe setzte in den 50er Jahren ein. Damals begannen genaue Untersuchungen über psychische Schäden, die erwachsenen Geisteskranken durch den Aufenthalt in psychiatrischen Krankenhäusern zugefügt wurden. Die Widerstände gegen Änderungen der tradierten Organisationsformen von seiten der psychiatrischen Kollegen, der Krankenhausbürokratie und einflußreicher Gruppen der Öffentlichkeit konnten erst – wenigstens teilweise – überwunden werden, als die Arzneimittelindustrie die modernen Psychopharmaka auf den Markt gebracht hatte.

Die vierte Etappe im Kampf gegen Schäden, die Patienten im Krankenhaus erleiden, erleben wir gegenwärtig. In dieser Etappe, die in der BRD in den späten 50er Jahren begann, geht es, wie F. Hartmann (1976) definiert hat, um den psychosozialen Hospitalismus erwachsener Patienten in nicht psychiatrischen Krankenhäusern, oder, wie man kurz und präzise sagen kann, um Mensch-Sein im Krankenhaus.

Alle Veränderungen der Organisation des Krankenhauses, die in den vergangenen 150 Jahren erreicht wurden, gingen mit mehr oder weniger einschneidenden Veränderungen der Krankheitstheorie der Medizin und der Rollen für Ärzte, Pflegekräfte und Verwaltungspersonen einher.

Alle diese Veränderungen haben sich gegen innere und äußere Widerstände durchsetzen müssen. Die Erfahrungen der letzten 20 Jahre haben die Widerstände und die kognitiven und affektiven Probleme deutlicher erkennen lassen, die bei Versuchen auftreten, patientenzentrierte Krankenbetreuung einzuführen. Sie haben auch zur Entwicklung von Strategien zur Lösung dieser Probleme geführt. Vor allem haben sie gelehrt, daß sich der Widerstand etablierter Handlungssysteme nicht im Handstreich überwinden läßt, sondern daß Geduld und Verständnis für die Situation der Personen, die man gewinnen will, eine Voraussetzung für jeden Erfolg ist. Das war nicht umsonst.

Ein Beispiel für die wachsende Einsicht in die Bedeutung psychosozialer Aspekte für eine effektive Krankenbetreuung ist die Feststellung des Leiters einer medizinischen Universitätsklinik:

> »Ich gehe davon aus, daß bei einem Drittel bis der Hälfte aller Patienten der von mir geleiteten Klinik eine Indikation zur systematischen Mitberücksichtigung psychischer und sozialer Gesichtspunkte in Diagnostik und Therapie besteht« (Diehl 1985).

Diehl betont, daß dieser Bedarf, der durchgängig in der wissenschaftlichen Literatur angegeben wird, kürzlich durch eine Bedarfsanalyse für das Klinikum der Medizinischen Hochschule Hannover bestätigt wurde. Er stellt dann fest, daß ohne Berücksichtigung der psychosozialen Aspekte auch die Fortschritte der somatischen Medizin vielfach nicht mehr rational zur Anwendung gebracht werden können. Die Diskrepanz zwischen den ständig zunehmenden Möglichkeiten der modernen Medizin, Kranken wirksam zu helfen, und der begrenzten Verwirklichung dieser Möglichkeiten durch mangelnde Kooperation der Patienten ist ein Grund für die steigenden Kosten, die dann in keinem Verhältnis zu den erzielten Erfolgen stehen.

Eine Änderung dieser Entwicklung ist nur durch eine patientenzentrierte Medizin zu erwarten, welche die psychosozialen Gesichtspunkte gleichrangig mit den somatischen Aspekten berücksichtigt. Das ist nicht dadurch zu erreichen, daß die im Krankenhaus tätigen Ärzte die psychosozialen Probleme ihrer Patienten an Fachpsychotherapeuten delegieren. Das Ziel muß sein, den Ärzten und dem Pflegepersonal des Krankenhauses die psychosoziale Kompetenz zu vermitteln, die sie in die Lage versetzt, die Beziehungen zu ihren Patienten unter diagnostischen und therapeutischen Gesichtspunkten zu reflektieren und mit den von ihnen betreuten Patienten die Gespräche zu führen, die ein vertieftes Vertrauensverhältnis begründen.

Dafür ist eine Änderung der Arbeitsorganisation unerläßlich, die den Ärzten und dem Pflegepersonal die für die Gespräche mit den Patienten und für die eigene Weiterbildung erforderliche Zeit zur Verfügung stellt. Ferner ist eine Umstellung des Pflegesystems von der sogenannten Funktionspflege auf die Zimmerpflege erforderlich, bei der jeweils eine Schwester für die Betreuung weniger Patienten zuständig ist. Die Erfahrung hat ferner gelehrt, daß mit der Intensivierung der Beziehungen zu den Kranken auch die emotionale Belastung der Ärzte und des Pflegepersonals größer wird, und daß diesem Faktor Rechnung getragen werden muß (Köhle et al. 1980, Köhle u. Joraschky 1986).

Diese Veränderungen der Krankenhausorganisation können nur in kleinen Schritten erreicht werden. Wir wollen daher zum Schluß unserer Ausführungen vier Modelle skizzieren, die sich in dem Grad der Integration des patientenzentrierten Ansatzes unterscheiden. Dadurch soll auch der Begriff *Integration* etwas deutlicher werden.

Man kann die existierenden Modelle ohne zu große Schematisierung folgendermaßen einteilen (Abb. 17):
- volle Integration,
- Team-Integration,
- Integration im Rahmen eines Liaison-Dienstes und
- Konsultationsdienst.

Unter *voller Integration* des psychosomatischen Konzepts einer patientenzentrierten Medizin in die Krankenbetreuung einer Klinik oder einer Abteilung verstehen wir eine Organisation, in der alle Ärzte und das gesamte Krankenpflegepersonal einschließlich der Sozialarbeiter und Physiotherapeuten die fachliche und psychosoziale Kompetenz für eine *ganzheitliche Betreuung* der Patienten besitzen. Eine solche Organisation hat durch entsprechende Veränderungen des Arbeitsablaufes dafür gesorgt, daß die erforderliche Zeit für ärztliche und Pflege-Gespräche mit den Patienten, für den ständigen Informationsaustausch der an der Betreuung eines Patienten Beteiligten, sowie für deren Aus- und Weiterbildung in fachlicher und psychosozialer Kompetenz zur Verfügung steht. Sie hat ferner Einrichtungen geschaffen, die den Mitarbeitern die erforderliche Hilfestellung für die Verarbeitung der emotionalen Belastungen geben können, die durch die intensiveren Beziehungen zu den Patienten entstehen. Beispiele internistischer und gynäkologischer Kliniken und Abteilungen zeigen, daß eine derartige Organisation keine unerfüllbare Utopie ist (Th. v. Uexküll 1981). Voraussetzung für eine volle Integration ist allerdings eine sehr gute Ausbildung des gesamten ärztlichen und nicht-ärztlichen Behandlungsteams in psychosomatischer Medizin. Da diese derzeit noch sehr selten anzutreffen sein wird, bietet sich vor allem das Modell der Team-Integration an.

Als *Team-Integration* kann man eine Organisation bezeichnen, in der eine ständige Supervision der Mitarbeiter einer Abteilung oder einer Krankenstation durch einen somatischen und einen psychotherapeutischen Oberarzt eine ganzheitliche Betreuung der Patienten durch den Stationsarzt und die Schwestern und Pfleger erreicht. Auch hier muß eine entsprechende Änderung des Arbeitsablaufes den veränderten Erfordernissen Rechnung tragen (Köhle et al. 1980). Der Vorteil dieses und des vorhergehenden

---

Abb. 17: Die folgende schematische Abbildung soll die Unterschiede der verschiedenen Modelle anschaulich darstellen. Die fach-somatische und psychosoziale Kompetenz des Arztes bzw. Oberarztes oder Konsiliarius sind durch Schraffierung bzw. durch Punktierung symbolisiert.

a) Die Arzt-Patient-Beziehung im voll integrierten Modell.
b) Die Arzt-Patient-Beziehung im Team-integrierten Modell.
c) Die Arzt-Patient-Beziehung im Modell des Liaison-Dienstes.
d) Die Arzt-Patient-Beziehung im Modell des Konsiliardienstes.

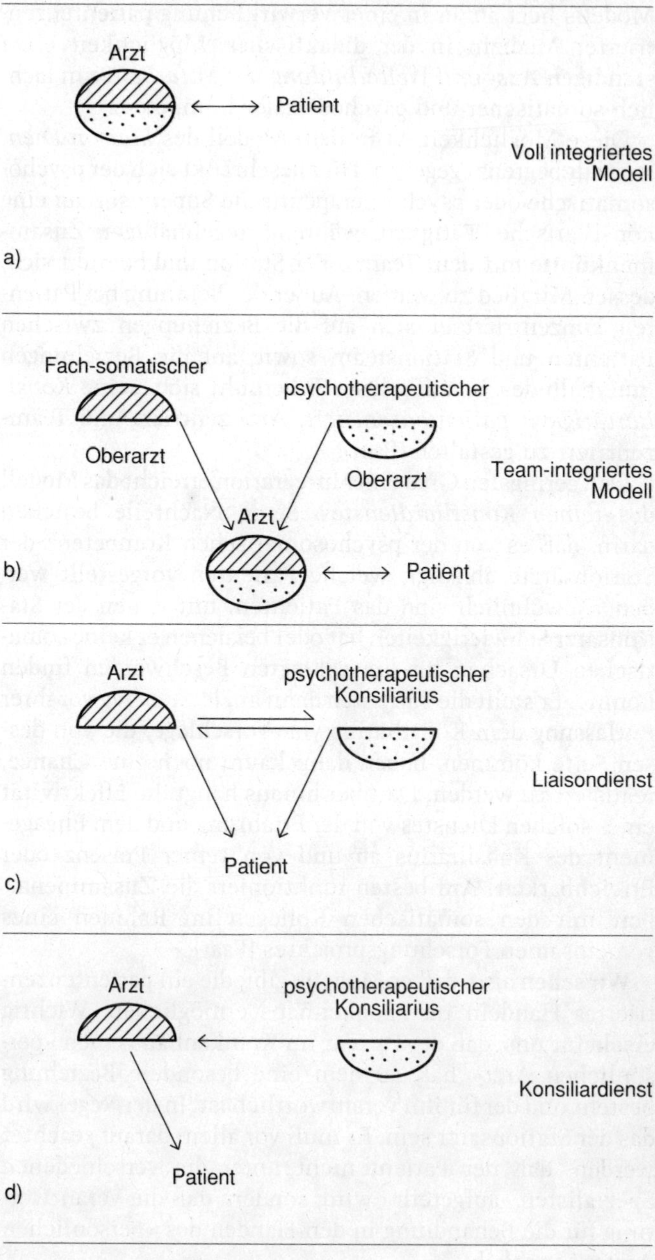
Arzt
Patient
Voll integriertes Modell
a)
Fach-somatischer
Oberarzt
psychotherapeutischer
Oberarzt
Team-integriertes Modell
Arzt
Patient
b)
Arzt
psychotherapeutischer Konsiliarius
Liaisondienst
Patient
c)
Arzt
psychotherapeutischer Konsiliarius
Konsiliardienst
Patient
d)

Modells liegt außer in einer Verwirklichung patientenzentrierter Medizin in der didaktischen Möglichkeit einer ständigen *Aus- und Weiterbildung der Mitarbeiter* in fachlich-somatischer und psychosozialer Kompetenz.

Diese Möglichkeit ist in dem Modell des *Liaison-Dienstes* nur begrenzt gegeben. Hier beschränkt sich der psychosomatische oder psychotherapeutische Supervisor auf eine konsiliarische Tätigkeit während regelmäßiger Zusammenkünfte mit dem Team einer Station und bemüht sich, dessen Mitglied zu werden. Außer der Beratung bei Patienten konzentriert er sich auf die Beziehungen zwischen Patienten und Stationsteam sowie auf die Beziehungen innerhalb des Teams selbst. Er bemüht sich, seine *Konsiliartätigkeit patientenzentriert,* Arzt-zentriert und Team-zentriert zu gestalten (Paar).

Den geringsten Grad einer Integration erreicht das Modell des *reinen Konsiliardienstes.* Seine Nachteile bestehen darin, daß es von der psychosomatischen Kompetenz der Stationsärzte abhängt, welche Patienten vorgestellt werden. Gewöhnlich sind das Patienten, mit denen der Stationsarzt Schwierigkeiten hat oder bei denen er keine somatischen Ursachen für die geklagten Beschwerden finden konnte. Er stellt die Patienten dann am letzten Tag vor ihrer Entlassung dem Konsiliarius vor. Vorschläge, die von dessen Seite kommen, haben dann kaum noch eine Chance, realisiert zu werden. Darüber hinaus hängt die Effektivität eines solchen Dienstes von der Erfahrung und dem Engagement des Konsiliarius ab und von seiner Präsenz oder Erreichbarkeit. Am besten funktioniert die Zusammenarbeit mit den somatischen Kollegen im Rahmen eines gemeinsamen Forschungsprojektes (Paar).

Wir sehen also, daß es Modelle gibt, die ein patientenzentriertes Handeln im Krankenhaus ermöglichen. Wichtig erscheint uns, daß der Patient im Krankenhaus einen »persönlichen Arzt« hat, zu dem eine besondere Beziehung besteht und der für ihn verantwortlich ist. In der Regel wird das der Stationsarzt sein. Es muß vor allem darauf geachtet werden, daß der Patient nicht unter die verschiedenen Spezialisten »aufgeteilt« wird, sondern daß die Verantwortung für die Behandlung in den Händen des »persönlichen Arztes« verbleibt.

8.8.3 Der Patient als Partner – der mündige Patient

In den letzten Jahren ist viel vom »mündigen Patienten« die Rede. Darin zeigt sich unseres Erachtens eine Ahnung von der Bedeutung der Autonomie für die Gesundheit und das »Heil-Sein«. In der Realität sind wir jedoch von diesem Ideal noch recht weit entfernt. Wie können wir ihm näherkommen?

Zunächst brauchen wir in der Medizin ein anderes, ein humanes Menschenbild und neue, diesem Bild entsprechende wissenschaftstheoretische Grundlagen. Es war Aufgabe dieses Buches, diese Notwendigkeit aufzuzeigen. Des weiteren benötigen wir verantwortungsbewußte Ärzte, die sich an neuen ethischen Grundsätzen orientieren und im Patienten nicht ein Objekt, sondern den Partner sehen, mit dem sie gemeinsam nach Problemlösungen suchen. Wir brauchen aber auch verantwortungsbewußte Politiker, die sich in erster Linie dem Wohl der Bürger und nicht so sehr ihren Ideologien, Parteien und Machtinteressen verpflichtet fühlen.

All dies sind Rahmen- und Vor-Bedingungen für die Autonomie des Bürgers. Den entscheidenden Schritt muß der Bürger selbst tun. Eine vernünftige Gesundheitserziehung, die schon in der Schule anfängt, könnte ihn in die Lage versetzen, mehr Verantwortung für die eigene Gesundheit zu übernehmen und in gesundheitspolitischen Fragen kompetenter zu werden.

Dafür spielt in unserer, immer komplizierter werdenden Welt eine sachgemäße Information durch die Medien eine entscheidende Rolle. Damit fällt dem Medizin-Journalisten heute eine besondere Verantwortung zu, und an seine fachliche Qualifikation und an seine moralische Integrität werden hohe Anforderungen gestellt.

Die ständig wachsende Kompliziertheit der Materie verlangt die Fähigkeit, sich in einer begrenzten Zeit in Zusammenhänge einzuarbeiten, die in hochspezialisierten Zentren entwickelt und oft in einer Terminologie formuliert sind, die nur noch wenige Fachleute beherrschen. Der Laie sieht einem Bericht über die Entwicklung eines neuen Medikaments oder Behandlungsverfahrens oder über den

Stand der Forschung auf einem bestimmten Gebiet selten an, wieviel Arbeit hinter der Information steckt.

Aber eine verantwortungsbewußte Berichterstattung verlangt mehr als bloße Information: Sie sollte den Leser oder Hörer instandsetzen, sich ein rationelles Urteil über das Gelesene oder Gehörte zu bilden. Dazu muß sie ihm die Möglichkeit geben, die Information in einem größeren Zusammenhang zu sehen, in dem neue Entwicklungen mit ihren ständig wachsenden Möglichkeiten, Lebensvorgänge zu verändern, nicht nur unter dem Aspekt ihres Nutzens, sondern auch dem ihrer Gefahren für eine humane Krankenbetreuung problematisiert werden.

Das erfordert von dem Berichterstatter nicht nur fachliche Kompetenz, sondern auch Standfestigkeit und moralische Integrität. Er muß nicht nur Interessen durchschauen, die bestimmte Entwicklungen fördern. Er muß auch über die menschliche – und finanzielle – Unabhängigkeit verfügen, die es ihm erlaubt, diese Interessen offenzulegen. R. Stein (1986 a u. b) hat in einer Sendung den allgegenwärtigen Einfluß der Lobbies auf die Medizinberichterstattung dargestellt. Sie zitiert u. a. den Präsidenten der Bundesärztekammer, C. Vilmar, zu diesem Thema:

»Tatsächliche oder vermeintliche wissenschaftliche Erkenntnisse werden heute in Lachsschinkenröllchen und Kaviar verpackt den Konsumenten verfüttert wie Stopfgänse.«

Ch. Staehr (1986) stellt fest, daß die Ärzteschaft bisher wenig Interesse hatte, die Informationsarbeit der Medien zu unterstützen. Er untersucht die Befürchtungen der Ärzte über den Einfluß, den die Medien nach ihrer Meinung auf die Einstellung der Patienten haben, und weist an den Zahlen demoskopischer Erhebungen nach, daß diese Befürchtungen zum größten Teil unbegründet, ja oft kaum rational sind. Die »Medizinschelte der Medien«, schreibt er, »konnte (bisher) in der öffentlichen Meinung wenig bewirken«. Trotzdem meint er mit vorsichtigem Optimismus, daß die, als Bestandteil einer Demokratie unverzichtbare, kritische Funktion der Medien allmählich zu greifen beginne.

Die Informationsarbeit der Medien über die Medizin ist unverzichtbar, weil Medizin als Teil der Gesamtgesellschaft in ihrer Autonomie begrenzt ist. Der Ruf nach Reformen in der Medizin wird wenig Erfolg haben, solange in der Öffentlichkeit kein Bewußtsein für deren Notwendigkeit vorhanden ist. Von dort aus betrachtet ist das Ringen um Reformen in der Medizin ein Teil des Ringens unserer Gesellschaft um ein Gleichgewicht zwischen ökonomischen und ökologischen Notwendigkeiten. Bisher hat das Diktat ökonomischer Forderungen eines kommerziellen Denkens das Gefühl der ökologischen Verantwortung der Natur – auch der Natur des Menschen – gegenüber unterdrückt. Das beginnt sich zu ändern, und damit beginnt man auch zu sehen, daß einseitige ökonomische Interessen nicht nur bestimmte Entwicklungen fördern, sondern andere, die für ein Gleichgewicht unabdingbar wären, unterdrücken oder verhindern:

In der Medizin sind die biologische Seite der Krankheiten und kurative Verfahren kommerziell interessant und ausbeutungsfähig, die psychosoziale Seite der Krankheiten und präventive Maßnahmen werfen kaum kommerziellen Nutzen ab. Mächtige gesellschaftliche Institutionen (internationale Konzerne mit einflußreicher Lobby) fördern nicht nur die für sie interessanten Entwicklungen in der Medizin und bestimmen damit weitgehend das Gesicht der gegenwärtigen Heilkunde in allen Industrienationen. Sie verhindern auch die Entwicklung psychosozialer Forschung und die Integration psychosozialer Gedankengänge in die Ausbildung der Ärzte. Pauli (1984) stellt fest:

> »Die Hindernisse gegenüber einer Neuorientierung von Lehre und Forschung sind politisch-struktureller Natur. Es haben sich machtvolle Institutionen im biomedizinischen Bereich gebildet, die sowohl die vorhandenen Mittel binden, als auch eine Entwicklung in den übrigen Teilen des Handlungsfeldes im Gesundheitsbereich blokkieren.«

Auch das hat mit dem Problem der Ethik in der Medizin zu tun.

8.9 Schlußbetrachtung

Zum Abschluß unserer Bemühungen um eine Theorie der Humanmedizin wollen wir die imaginäre Reise beschreiben, die ein, mit dem Modell des Situationskreises als

Kompaß und Navigationsinstrumentarium ausgerüsteter Arzt im Laufe der Interaktion mit einem Patienten zurücklegt. Der Reisebericht soll die Reflexionen festhalten, mit denen der Arzt – gewissermaßen als sein eigener Beobachter – wir wollen ihn seinen *Meta-Arzt* nennen – seine Empfindungen, Feststellungen, Überlegungen, Entscheidungen und Handlungen begleitet und kommentiert.

Der Bericht beginnt mit der Begrüßung des Patienten und endet in dem Augenblick, in dem sich beide voneinander verabschieden. Er handelt von dem Versuch, eine beiden, dem Arzt und dem Patienten, zugängliche Wirklichkeit aufzubauen. In dieser Wirklichkeit geht es um eine »gemeinsame Sache«, der beide – zunächst unverbindlich und allgemein – den Namen »Krankheit« geben, für die aber beide verschiedene Erklärungsmodelle haben. Der Patient bringt sein Erklärungsmodell gewöhnlich schon mehr oder weniger umrissen und strukturiert in die Sprechstunde mit. Es ist ein wichtiger Schlüssel zu der individuellen Wirklichkeit, in welcher der Patient lebt, und in der er seine Krankheit – und den Arzt – erlebt. Das Erklärungsmodell des Arztes, das ihm das Situationskreis-Modell zur Verfügung stellt, entwirft zunächst nur einen allgemeinen Rahmen für die Erkundungsreisen während der Interaktion mit dem Patienten. Wir wollen es in groben Umrissen rekapitulieren:

In Kapitel 1 haben wir darauf hingewiesen, daß sich die Interaktion nach dem Navigationsinstrument »Situationskreis« in drei Dimensionen vollzieht: einer kognitiven, einer emotionalen und einer ethischen. Diese drei Dimensionen gehören zusammen. Das wird bereits deutlich, wenn der Arzt das Erklärungsmodell, das der Patient für seine Krankheit mitbringt, als Schlüssel verwenden will, um einen ersten Einblick in dessen individuelle Wirklichkeit zu gewinnen. Dies Erklärungsmodell oder seine »subjektive Krankheitstheorie« (Verres 1986) ist nur kognitiv einigermaßen fest umrissen und strukturiert. Emotional verschwimmt das Modell häufig in einer »Unheimlichkeitssphäre«, zu deren Aufhellung und Erfassen die Sprache allein nicht ausreicht. Der Arzt steht hier vor dem Problem, daß die Antworten des Patienten auf Fragen nach der subjektiven Bedeutung (d.h. der emotionalen Dimension) seines Erklärungsmodells einen komplizierten Vorgang der Selbstbeobachtung voraussetzen, der nur in den seltensten Fällen bewußt und kontrolliert abläuft. Die Antworten geben zunächst nur die Gedanken des Patienten über seine Gedanken und Gefühle wieder, die aus vielen Gründen einer einschränkenden und verfremdenden Kontrolle unterliegen. Hier müssen dem Arzt »vegetative Reaktionen des Gesprächspartners und unbewußte psychische Verzögerungsprozesse« (Verres 1986) verraten, wie weit offene Meinungsäußerungen von Abwehrprozessen und kognitiven Kontrollen beeinflußt sind.

Zu der kognitiven und emotionalen Dimension der Fragen des Arztes nach dem Erklärungsmodell, das der Kranke für seine Krankheit in die Beratung mitbringt, kommt eine ethische Dimension. Sie betrifft die Entscheidung des Arztes, ob und wieweit er sich von dem emotionalen Betroffen- und Bewegt-sein des Patienten anrühren und bewegen lassen will. Unbewußt ablaufende und durch bewußte Anstrengungen nicht zu kontrollierende vegetative und psychische Reaktionen des Patienten werden von dem Gesprächspartner ebenso unbewußt und unkontrolliert als »Stimmungssignale« erfaßt, die er – ob er will oder nicht – mit einem »Mitschwingen« der eigenen Stimmung beantwortet. Dagegen kann er sich durch Distanzierung abschotten. Er kann aber auch lernen, sein Mitschwingen bewußt zu registrieren und zu interpretieren. So registrierte der Arzt in unserem ersten Beispiel sein stimmungsmäßiges Mitschwingen auf die unbewußten Versuche der Patientin, sich gegen die gewohnte Ablehnung durch ihre Mitmenschen durch eigene ablehnende Haltung abzuschirmen, und deutete seine ablehnende Reaktion als Gegenübertragung. Das Beispiel zeigte bereits, daß sich die kognitive, die emotionale und die ethische Dimension gegenseitig ergänzen müssen. Wie die drei Dimensionen unserer räumlichen Wahrnehmung, sind diese drei Dimensionen unentbehrlich, wenn der Arzt ein scharfes und zutreffendes Bild erhalten – und wenn er sich vor der Gefahr jener »Verdoppelung« seiner Persönlichkeit bewahren will, von der wir oben sprachen.

In Kapitel 2 haben wir ausgeführt, daß wir uns nach dem Situationskreis-Modell den Menschen als »System« vorstellen, das aus Subsystemen (Zellen, Organen, Organsystemen) und einem Organismus besteht, der mit seiner Umwelt und seinen Mitmenschen kommuniziert, und der wieder selbst als Subsystem in soziale Systeme integriert ist. Auf jeder neuen Systemebene treten »emergent« neue Phänomene und neue Eigenschaften (biologische, psychische und soziale) auf, und zwischen den verschiedenen Ebenen gibt es »Bedeutungssprünge« und »Bedeutungskoppelungen« sowie »Aufwärts- und Abwärts-Effekte«.

Im dritten Kapitel haben wir uns mit dem Erklärungsmodell der Maschine für den Organismus auseinandergesetzt. Wir haben dargestellt, daß das Situationskreis-Modell auf einer »funktionellen Anatomie« aufbaut. Deren Elemente sind nicht isolierte biochemische Strukturen, sondern Einheiten von Entsprechungen oder »Kommunikationen«, in denen auf verschiedenen Integrationsebenen Zellen mit Interzellularsubstanz, der Organismus mit der Umgebung, Individuum mit sozialem Milieu wie »Punkt und Kontrapunkt« in Wechselbeziehung stehen. Um diese Wechselbeziehungen zu beschreiben, brauchen wir Kreismodelle anstelle des Mechanismusmodells und der Vorstellung linearer Ursache-Wirkungs-Ketten. Wir brauchen Zeichen statt Ursachen und System statt Summe. Diese Konsequenzen haben wir in Kapitel 4 ausgeführt.

In Kapitel 5 wurden die entwicklungsgeschichtlichen Aspekte und die historische Dimension des Modells dargestellt. Kapitel 6 zeigte die Konsequenzen für das Leib-Seele-Problem, und Kapitel 7 entwickelte das Problem der sozialen Realität als übergreifenden Rahmen für die individuellen Wirklichkeiten der einzelnen Menschen. Kapitel 8 faßt schließlich die Konsequenzen aus den vorhergehenden Kapiteln für die Frage nach den ethischen Richtlinien des ärztlichen Handelns zusammen.

Mit diesem »Navigationsinstrumentarium« ausgerüstet, beginnt der Arzt seine Erkundungsreise zunächst auf der sozialen Integrationsebene. Weder das Erklärungsmodell des Patienten für seine Krankheit noch dessen individuelle Wirklichkeit sind ihm zu Beginn der Interaktion bekannt. Sie bilden die erste der Problemsituationen, die er im Verlauf von diagnostisch-therapeutischen Zirkeln zu lösen versucht. Das geschieht auf verschiedenen Integrationsebenen in verschiedenen Etappen, in deren Verlauf – in der individuellen Wirklichkeit des Arztes – schließlich ein Bild des Kranken entsteht. Der Weg dorthin führt auf Umwegen und mit Unterbrechungen, die sich als notwendig oder vielversprechend für die Gewinnung besonderer Informationen erweisen, immer wieder zu dem ersten diagnostisch-therapeutischen Zirkel zurück, mit dessen Hilfe ein Bild von der Persönlichkeit des Patienten, dessen individueller Wirklichkeit und den Vorstellungen entsteht, die er sich von seiner Krankheit gemacht hat.

Auf seinen Erkundungszügen in die unbekannte Wirklichkeit des Patienten dient das »Navigationsinstrumentarium« dem Arzt als eine Art imaginäre Landkarte, in welche die Grenzen von Kontinenten und Ländern, die er gemeinsam mit dem Patienten durchstreifen muß, zunächst nur in Form allgemeiner Umrisse eingetragen sind. Die Karte nimmt im Verlauf der Interaktion allmählich Strukturen an, die immer wieder durch die Beobachtungen des *Meta-Arztes* mit Kommentaren versehen sind. Diese Kommentare informieren über die Gründe, die den Arzt zu den Feststellungen veranlaßt haben, die er in die Landkarte einzeichnet. Sie geben Auskunft über die Modelle, die er seinen Feststellungen zugrundelegt und sie informieren über die Integrationsebene, auf der sie gemacht wurden. Sie geben weiter Auskunft über die Zuverlässigkeit oder den hypothetischen Charakter der Eintragungen, verweisen auf eventuelle später notwendige Nachprüfungen und informieren über das Gefühl, das der Arzt bei dieser oder jener Eintragung hatte.

Vor allem beim Erstkontakt, beim Erheben der Anamnese, jenem Interaktionsabschnitt, der sich vorwiegend auf einer sozialen Integrationsebene abspielt, dürfen – das sei nochmals betont – die Gefühle, die »affektive Resonanz« des Arztes (die Psychoanalyse spricht von Gegenübertragung) nicht vernachlässigt werden. Sie eröffnen dem Kundigen durch die »szenische Information« schon in den ersten Minuten der Arzt-Patient-Interaktion einen Einblick in die Problemsituation, die der Patient nicht lösen kann. Diese seine psychosoziale Konfliktsituation ist ein für den Arzt wesentlicher Teil der individuellen Wirklichkeit des Patienten. Hier ist es für den Meta-Arzt allerdings oft nicht leicht zu entscheiden, inwieweit die affektive Resonanz des Arztes ein Hinweis auf die »Übertragung« des Patienten ist, und inwieweit sie auf persönlichen Ideosynkrasien des Arztes beruht, die nur durch einen Selbsterfahrungsprozeß durchschaut und abgebaut werden können.

Wir wollen jetzt die theoretische Beschreibung des »Navigationsinstruments Situationskreis« und seiner Gebrauchsanweisung durch ein praktisches Beispiel illustrieren, das auch seine didaktische Verwendbarkeit beschreibt: Acht Medizinstudentinnen und Studenten verschiedener klinischer Semester hatten sich zu einer »Anamnesegruppe« zusammengefunden um unter der Supervision eines psychosomatisch erfahrenen Arztes ein Jahr lang zu lernen, wie man in einem Erstgespräch die Vorgeschichte eines Patienten erhebt. Während der letzten Stunde des Kurses spielten sich zwischen dem Studenten, der die Anamnese erhob, dem Patienten und der Gruppe folgende Interaktionen ab:

Der 62jährige Patient betritt das Zimmer mit einer lärmenden, unmotiviert wirkenden Lustigkeit. Nachdem er die Gruppe mit einigen jovialen Scherzen über »die Versammlung« begrüßt hat, setzt er sich dem Interviewer gegenüber.

> Die Gruppe berichtet später über die ambivalenten Gefühle, die dieser erste Eindruck bei den Teilnehmern hinterlassen hat. Bei einigen hat der Patient aggressive Ablehnung erweckt. Sie fanden ihn »unerträglich«. Andere waren verwirrt, fühlten aber eine gewisse Sympathie, ja beinahe etwas wie Bewunderung. Sie erlebten den Patienten als starke Persönlichkeit, die sich nicht gehen läßt, sondern sich bemüht, alles unter Kontrolle zu haben. Wieder andere waren mißtrauisch und empfanden die Haltung und das Gehabe des Patienten als unecht. Die Stimmung des Patienten, so können wir diese Beobachtungen beschreiben, spiegelte sich in der Gruppe in drei verschiedenen, scheinbar einander widersprechenden Facetten, die zunächst nur registriert wurden.

Auf die Frage des Studenten, warum der Patient in die Klinik gekommen sei, berichtete dieser, er leide seit etwa einem halben Jahr unter Husten und Atembeschwerden, die sich in letzter Zeit verschlimmert hätten. Die Mittel des Hausarztes hätten nicht mehr geholfen. Auf die Frage, wie er sich seine Beschwerden erklären würde, meinte er, die Geschichte habe mit einem Streit mit seinem Nachbarn begonnen, bei dem er sich schrecklich aufgeregt habe. Er selbst sei Handwerker und habe dem Nachbarn, als dieser sein Haus umbaute, immer wieder geholfen. Jetzt wolle der Nachbar verhindern, daß er auf seinem eigenen Grundstück ein zweites Haus baue, in das der seit kurzem verheiratete Sohn einziehen soll. Der Sohn würde ihm und der Frau in der kleinen Landwirtschaft helfen. Jedesmal, wenn er an den Streit um den Hausbau mit dem Nachbarn denken müsse, käme der Husten und würde ihm die Brust zusammenschnüren, so daß er keine Luft mehr bekomme.

Der Patient hat eine subjektive Krankheitstheorie, in der psychosoziale Faktoren die ursächliche Rolle spielen. Sein Erklärungsmodell zeigt einen Teil seiner individuellen Wirklichkeit: Er ist selbständiger Handwerker, der neben diesem Beruf eine kleine Landwirtschaft betreibt. Er ist es gewohnt, nicht nur seine eigenen Probleme, sondern auch die seiner Familie und die der Freunde und Nachbarn autonom zu lösen. Er hat genaue Zukunftspläne auch für die Familie des Sohnes. Durch den Streit mit dem Nachbarn, dem er früher selbstlos geholfen hat, fühlt er sich so verletzt und hintergangen, daß es ihm den »Atem raubt«.

Die ärztliche Erfahrung lehrt, daß ein subjektives Krankheitsmodell, das psychosoziale Gründe für die Beschwerden verantwortlich macht, mehr für eine organische Krankheit spricht. Das Krankheitsmodell von Patienten, deren Beschwerden Ausdruck eines psychosozialen Konflikts sind, macht meist eine organische Krankheit als Ursache verantwortlich (Adler u. Hemmeler 1986). Der Verdacht einer organischen Grundlage der Atembeschwerden des Patienten verdichtete sich bei der genaueren Exploration der Symptomatik. Dabei wurde auch deutlich, daß der Patient sein psychosoziales Erklärungsmodell in einer diffusen »Unheimlichkeitssphäre« erlebte. In einer unklaren, fast magischen Beziehung zu dem niederträchtigen Nachbarn lauerte der unausgesprochene und nie ganz zugelassene Verdacht einer körperlichen Erkrankung.

Mit der Frage nach der genaueren Natur des Hustens und der Atembeschwerden hatte das Gespräch die psychosoziale Integrationsebene verlassen, und der Student versuchte jetzt die somatische Problemsituation zu klären.

Auf die Frage, ob der Patient außer dem Husten und der Atemnot noch andere Beschwerden habe, oder ob er in der Vergangenheit etwas Ungewöhnliches bemerkt hätte, berichtete der Patient, er habe vor etwa einem Monat aus heiterem Himmel eine massive Hämaturie bemerkt. Der blutige Urin habe ihn zunächst so erschreckt, daß er den Hausarzt anrufen wollte. Da der Urin am nächsten Tag aber wieder normal war, habe er sich wieder beruhigt und den Besuch beim Hausarzt zunächst verschoben. Einige Tage später wiederholte sich das Ereignis jedoch, diesmal mit erheblichen Blasenschmerzen und dem Abgang geronnener Blutkoagula. Der Hausarzt hatte dann eine Untersuchung durch einen Urologen veranlaßt, bei der sich eine normale Blase, aber eine stumme Niere fand, die bei einer Gefäßdarstellung eine »umschriebene Veränderung« gezeigt hätte. Weitere Untersuchungen bei einem Röntgenologen und einem Gastroenterologen hätten dann »Herde« in der Lunge und in der Leber festgestellt. Bei diesen Angaben verdichtet sich der Verdacht eines bösartigen Geschehens – etwa eines Hypernephroms, das nach Einbruch in die Blutbahn und Metastasenbildung in der Leber und der Lunge in das Nierenbecken durchgebrochen ist, und die Hämaturie verursacht hat.

Während sich dieser Verdacht abzeichnet, verändert sich die Stimmung im Raum. Von dem Patienten ist die anfängliche, angestrengte Lustigkeit abgefallen. Er spricht nicht mehr so laut und macht längere Pausen. An einigen Stellen seines Berichts verspricht er sich. So sagt er: »Nach den Untersuchungen haben sie (die untersuchenden Ärzte) mich *ver*lassen«, statt »entlassen«, wie er eigentlich sagen wollte. Die Studenten spüren, daß sich ihre Gefühle für den Patienten verändern. Gleichzeitig bemerken sie einen starken Widerstand dieser Veränderung nachzugeben, ja überhaupt von der somatischen Integrationsebene wieder zu der psychosozialen zurückzukehren. Sie möchten sich mit der Diagnose eines Nierentumors mit Lungen- und Lebermetastasen zufrieden geben. Manche erinnern sich an Sektionsbefunde und an die makroskopischen und mikroskopischen Präparate aus dem Pathologie-Kurs. Bei der anschließenden Besprechung des Interviews wird der Gruppe klar, daß diese Tendenz mit dem Widerstand zusammenhängt, sich auf die Bestürzung einzulassen, die der Patient mit seiner krampfhaften Lustigkeit abzuwehren versucht hatte.

Als die Gruppe diesen Zusammenhang besprechen konnte, begann sie auch die widerspruchsvollen Gefühle zu verstehen, die der Patient bei seinem Eintritt in das Zimmer bei ihr hervorgerufen hatte. Sie konnten ihre aggressive Abwehr als Resonanz auf die geheime Wut des Patienten verstehen, daß »es« gerade ihn getroffen haben könnte. Auch die Sympathie und Bewunderung, die andere Gruppenmitglieder für die Bemühungen des Patienten empfanden, jedes Mitleid durch gespielte Lustigkeit abzuwehren, wurde einfühlbar. Ein Student hatte die Frage, welchen Halt ein Mann noch haben könne, dem seine Unabhängigkeit und Autarkie soviel bedeuten, wenn ihm beides genommen werde. Auch das Mißtrauen, das die Haltung und das Gehabe des Patienten wieder anderen Gruppenmitgliedern eingeflößt hatte, wurde verständlich: Wenn die Fassade so nötig war, um seine Selbstachtung zu bewahren, konnte er nicht auf sie verzichten.

Mit dieser Rückkehr auf die psychosoziale Integrationsebene hatten die Studenten die Gefahr einer »Verdoppelung ihres Selbst« in der Beziehung zu dem Patienten abgewehrt. Sie waren jetzt in der Lage, die Teildiagnose eines Nierentumors mit infauster Prognose in die Gesamtdiagnose eines Menschen zu integrieren, dessen Persönlichkeit und individuelle Wirklichkeit ihnen ein Stück weit zugänglich geworden war. Aus einem pathologisch-anatomischen Präparat war ein Kranker geworden, der vor einem Abgrund stand. Sie konnten die Probleme formulieren, die sich aus einer Situation ergaben, in der ein Patient ein »halbes Wissen« von einem vernichtenden Schicksalsschlag abzuwehren versucht; vor allem das Problem, wie man eine solche Diagnose mitteilt, wer sie mitteilen soll, wie die Familie informiert wird und welche Rolle sich für den Arzt ergibt, der die Betreuung eines unheilbaren Kranken übernehmen muß.

Die Studenten hatten nicht nur einen ersten Einblick in die individuelle Wirklichkeit und die psychosoziale Konfliktsituation des Patienten erhalten; sie hatten auch gelernt, welche Bedeutung die kritische Aufsicht des *Meta-Arztes* für die Interaktion mit dem Patienten hat und wie diese Meta-Arzt-Funktion zunächst von der Gruppe übernommen wird, in deren Schutz sie die Reise in die unbekannte Wirklichkeit eines Kranken zurückzulegen lernten.

Der Kompaß, der den Arzt auf seinen Wegen der diagnostisch-therapeutischen Zirkel leitet, orientiert ihn über die »funktionelle Anatomie eines Systems«. Die Strukturen dieser Anatomie bestehen – wie gesagt – aus »Einheiten von kontrapunktischen Entsprechungen« (Zelle – Interzellularsubstanz, Zelle – Zelle, Organ – Organsystem, Organismus – Umwelt, Individuum – individuelle Wirklichkeit usw.). Diese Einheiten entstehen, verändern und erhalten sich in Regelkreisen, Funktionskreisen und Situationskreisen. Das »Navigationsinstrumentarium«, das der Arzt außer diesem Kompaß zu seiner Orientierung verwendet, besteht aus Modellen, die beschreiben wie Mikro- und Makro-Kommunikationen durch die Reaktionen lebender Systeme auf Zeichen, und nicht durch mechanische Wirkungen auf Ursachen, zustandekommen, und wie Elemente nicht durch Addition, sondern durch Integration in Systeme zusammengeschlossen sind.

Aufgabe des »Meta-Arztes« ist es, das Rüstzeug und dessen Anwendung immer wieder zu überprüfen, das der Arzt bei seinen Reisen durch die Kontinente menschlicher Schicksale zwischen Gesundheit und Krankheit zu seiner Orientierung und zur Deutung seiner Entdeckungen benutzt. Der *Meta-Arzt* muß im Idealfall von dem Arzt immer wieder Rechenschaft über die handlungsleitenden Theorien fordern, die hinter seinen Interpretationen und seinem Verhalten stehen. Er hat nach den Motiven zu fragen, die den Arzt veranlassen, einen diagnostisch-therapeutischen Zirkel abzubrechen, einen anderen aufzunehmen oder zu dem früheren zurückzukehren. Diese Funktion übernahm in unserem Beispiel, wie gesagt, die Gruppe, in der die Studenten die Rolle ihres *Meta-Arztes* einübten.

Hat der Arzt unter Kontrolle seines *Meta-Arztes,* d.h. seines kritischen wissenschaftstheoretischen Gewissens, bei einem Patienten das Zentrum des Störfeldes identifiziert (das ein »Übersetzungsfehler« sein kann), dann hat er ein Erklärungsmodell für die »Krankheit« oder eine »Diagnose« gefunden. Liegt das Zentrum des Störfeldes (wie in unserem Beispiel) im somatischen Bereich (hier hatten Übersetzungsfehler im genetischen Kode und in der Immunabwehr zu einer malignen Entartung von Zellen mit massiven Gewebszerstörungen geführt), dann muß der Arzt in einer »Aufwärtsbewegung« zur psychisch-individuellen und zu der interpersonell-sozialen Systemebene zurückkehren, und mit dem Patienten in »Verhandlungen« eintreten, um dessen Erklärungsmodell mit dem des Arztes – soweit als möglich – in Übereinstimmung zu bringen. Diese »Verhandlungen« sollen von der Diagnose einer »Krankheit« zu der Diagnose eines Interaktionspartners »Kranker« führen, mit dem sich der Arzt auf die Spielregeln der Interaktion einigen muß.

In unserem Beispiel wäre diese Aufgabe dem Stationsarzt zugefallen, der den Patienten betreute, und der hätte sich mit dem Hausarzt in Verbindung setzen müssen, der den Patienten nach der Entlassung aus der Klinik weiterbetreut. Wenn das nicht geschieht, besteht die Gefahr, daß der Patient, wie er (was sein Versprechen verrät) insgeheim befürchtet, nach seiner Ent-lassung von allen ver-lassen ist.

Gelingt es dem Arzt zu einer Einigung über die beiden Erklärungsmodelle zu kommen, dann haben Arzt und Patient ein Stück gemeinsamer Wirklichkeit aufgebaut, und damit die Voraussetzung für ein therapeutisches Bündnis als Basis jeder erfolgversprechenden Therapie geschaffen; der Entwurf eines realistischen Therapieplans kann nur in beiderseitigem Einverständnis erfolgen.

Diese komplizierten Interaktionsprozesse spielen sich – um das noch einmal zu betonen – immer dreidimensional ab. Jeder Interaktionsprozeß zwischen Arzt und Patient hat eine kognitive, eine affektive und eine ethische Dimension. Das zeigt sich in den Defiziten, die deutlich werden, wenn eine der drei Dimensionen ignoriert wird. Die Instanz, die wir den *Meta-Arzt* genannt haben, kann man auch als die notwendige Wächterfunktion bezeichnen, mit der jeder Arzt überprüfen muß, wieweit sein Verhalten dem Patienten gegenüber den drei Dimensionen gerecht wird. Unter diesem Aspekt hat der *Meta-Arzt* nicht nur die Aufgabe im differentialdiagnostischen Prozeß verschiedene kognitive Erklärungsmodelle gegeneinander abzuwägen; er muß auch bei seinen diagnostischen und therapeutischen Eingriffen prüfen, wie sie von dem Patienten affektiv erlebt werden; er muß sich über deren ethische Dimension Rechenschaft geben, die darüber entscheidet, ob die mit den Eingriffen verbundenen Risiken dem Patienten zumutbar sind, ob die Belastungen und Gefahren in einem vertretbaren Verhältnis zu dem zu erwartenden Erfolg stehen.

Dieser letzte Punkt bedeutet, daß der *Meta-Arzt* als eine wesentliche Funktion die Aufgabe eines Anwalts des Patienten hat. Er muß definieren, was »Erfolg« in den Augen des Patienten bedeutet, und darüber wachen, daß die letzte Entscheidung über eine diagnostische und/oder therapeutische Maßnahme niemand anderem zusteht als dem Patienten selbst.

Eine letzte Aufgabe des *Meta-Arztes* darf nicht unerwähnt bleiben: Wenn wir den menschlichen Organismus als ein System auffassen, das Teil größerer Suprasysteme, wie der Familie und der Gesellschaft ist, dann wird eine Veränderung des Individuums zwangsläufig auch das Suprasystem nicht unberührt lassen. Bei allen therapeutischen Eingriffen muß also auch der Einfluß auf die Angehörigen und die nächsten Beziehungspersonen mitbedacht werden.

Der Leser, der uns bis hierher gefolgt ist, hat einen langen und beschwerlichen Weg zurückgelegt. Ausgehend von ungelösten Problemen der modernen Medizin haben wir ihm zugemutet, erkenntnis- und handlungstheoretische Grundsatzüberlegungen zu vollziehen und alte philosophische Fragen neu zu überdenken. Wir haben ihn aufgefordert, bisher als selbstverständlich angesehene Überzeugungen (wie z.B. die einer »objektiven Realität«) in Frage zu stellen und zu verlassen. Um diese, wie wir meinen, heilsame und kreative Unruhe in Bahnen zu lenken, die weiterhin solides Arbeiten ermöglichen, sind wir, ohne die offenen Fragen zu verdecken, nicht dabei stehengeblieben, sondern haben uns bemüht, eine Modellvorstellung zu entwickeln – das Konzept des Situationskreises –, das unserer Meinung nach manche der ungelösten Probleme löst bzw. einer Lösung näherbringt.

Literatur

Abraham, K.: Psychoanalytische Studien zur Charakterbildung und andere Schriften. Fischer, Frankfurt 1969.

Ackerman, S.H.: Premature weaning, thermoregulation and the occurrence of gastric pathology. In: Weiner, H., M.A. Hofer, A.J. Stunkard (eds.): Brain, Behaviour and Bodily Disease. Raven Press, New York 1981.

Ackerman, S.H., M.A. Hofer, H. Weiner: Early maternal separation increases gastric ulcer risk in rats by producing thermoregulatory disturbance. Science 201 (1978) 373–376.

Ader, R.: Psychoneuroimmunology. Academic Press, New York 1981.

Adler, R.H., K. MacRitchie, G.L. Engel: Psychologic processes and ischemic stroke (occlusive cerebrovascular disease). Psychosom. Med. 33 (1971) 1–29.

Adler, R.H., W. Hemmeler: Praxis und Theorie der Anamnese. Fischer, Stuttgart 1986.

Aldis, O.: Play fighting. Academic Press, New York 1975.

Alexander, F.: Psychosomatische Medizin. De Gruyter, Berlin 1951.

Alexander, F., T.M. French, G.H. Pollock: Psychosomatic specifity. Experimental study and results. University of Chicago Press, Chicago 1968.

Altner, G.: Die Welt als offenes System. Eine Kontroverse um das Werk von Ilya Prigogine. Fischer, Frankfurt 1986.

Amkraut, A., G.F. Solomon: From the symbolic stimulus to the pathophysiologic response: Immune Mechanism. Int. J. of Psychiatry in Medicine 5, 4, 1 (1975) 541.

Anderson, M., J.N. Deely, M. Krampen, J. Randsdale, T.A. Sebeok, Th. v. Uexküll: A semiotic perspective on the sciences: steps toward a new paradigm. Semiotica 52, 1/2 (1984) 7–47.

Anschütz, F.: Das Menschenbild der Medizin. Die Entwicklung vom Vitalismus zum Reduktionismus. FAZ 298 (1986).

Argelander, H.: Das Erstinterview in der Psychotherapie. Wissenschaftl. Buchgemeinsch., Darmstadt 1970.

Baer, E.: Therapy as translation: the role of phantasy. Unpublished Commentar, 1980.

Baer, K. E. v.: Epistola de ovo mammalium generi (1827), in: Boegner, K. (Hrsg.): Entwicklung und Zielstrebigkeit in der Natur: Schriften Karl Ernst von Baer. Freies Geistesleben, Stuttgart 1983.

Baer, K. E. v.: Entwicklungsgeschichte der Tiere (1837), in: Boegner, K. (Hrsg.): Entwicklung und Zielstrebigkeit in der Natur: Schriften Karl Ernst von Baer. Freies Geistesleben, Stuttgart 1983.

Baer, K. E. v.: Autobiographie (1864), in: Boegner, K. (Hrsg.): Entwicklung und Zielstrebigkeit in der Natur: Schriften Karl Ernst von Baer. Stuttgart 1983.
Bahnson, C. B.: Psychophysiological complementary in malignancies, past work and future vistas. Ann. N. Y. Acad. Sci. 164 (1969) 319–334.
Baier, H.: Brauchen wir eine Ethik der Medizin? Der Freiheitsraum des Arztes zwischen Markt, Politik und Recht. FAZ 220 (1986) 7.
Balint, M.: Der Arzt, sein Patient und die Krankheit. Klett, Stuttgart 1957.
Balint, M.: Angstlust und Regression. Klett, Stuttgart 1959.
Balint, M.: Die Urformen der Liebe und die Technik der Psychoanalyse. Huber, Bern–Stuttgart 1965.
Balint, M.: Therapeutische Regression. Urformen der Liebe und die Grundstörung. Psyche 10/11 (1967) 713–727.
Balint, M.: Therapeutische Aspekte der Regression. Rowohlt, Reinbek 1973.
Bateson, G.: Social planning and the concept of »Deutero-Learning« in relation to the democratic way of life. Science, Philosophy and Religion, 2. Symposium. Harper & Bros., New York 1942.
Bateson, G.: Steps to an ecology of Mind. Brunner & Mazel, New York 1972.
Bateson, G.: The birth of a matrix of double bind and epistemology. In: Berger, M. M. (ed.): Beyond the Double Bind. Brunner & Mazel, New York 1978.
Bateson, G.: Geist und Natur, eine notwendige Einheit. Suhrkamp, Frankfurt 1982.
Berger, P., Th. Luckmann: Die gesellschaftliche Konstruktion der Wirklichkeit. Eine Theorie der Wissenssoziologie. Fischer, Frankfurt 1969.
Bergmann, G. v.: Funktionelle Pathologie. Springer, Berlin 1932.
Bernard, C.: Introduction à la médicine expérimentale. Paris 1865.
Bernfeld, S., S. Cassirer-Bernfeld: Bausteine der Freud-Biographik. Einleitung von Ilse Grubrich-Simitis. Suhrkamp, Frankfurt 1981.
Bertalanffy, L. v.: General System Theory. Braziller, New York 1968.
Bilz, R.: Psychotische Umwelt. Enke, Stuttgart 1962.
Blasius, D.: Umgang mit Unheilbarem. Studien zur Sozialgeschichte der Psychiatrie. Psychiatrie-Verlag, Bonn 1986.
Blos, P.: Second individuation in adolescence. The psychoanal. study of the child. (1967).
Boegner, K. (Hrsg.): Entwicklung und Zielstrebigkeit in der Natur: Schriften Karl Ernst von Baer. Freies Geistesleben, Stuttgart 1983.
Bohr, N.: Quantum Mechanics and Physical Reality, Nature 136, 1935.
Böttner, M.: Zeichensysteme der Tiere. Ein Versuch angewandter Semiotik. Diss., Stuttgart 1980.
Bohm, D.: Wholeness and implicate order. Routledge & Kegan, New York 1980.
Bona, C. A.: Structure and direction of message in the immune network and circuits. In: Sercarz, E., N. Mitchison, F. Celade (eds.): Semiotics of Immune System. Springer, New York 1987.

Bonilla, F.A., C.A. Bona: Ideotypic immunoregulation. In: Reichlin, M., D.J. Capra (eds.): Academic Press, New York 1987.
Boss, M.: Die Blutdruckkrankheit als menschliches Problem. Psyche 11 (1949) 499.
Bowlby, J.: Pathological mourning and childhood mourning. J. Amer. psychoanal. Ass. 11 (1963) 500–541.
Braun, R.N.: Lehrbuch der ärztlichen Allgemeinpraxis. Fischer, Frankfurt 1970.
Brock, F.: Ordnungsgesetzlichkeiten in der Biologie. Universitas 4 (1949) 171–176.
Buber, M.: Ich und Du. Insel, Leipzig 1923 und Schneider, Heidelberg 1958.
Bühler, Ch.: Kindheit und Jugend. Genese des Bewußtseins. Verlag f. Psychologie, Gütersloh 1965.
Burkert, W.: Structure and history in greek mythology and ritual. Berkeley Univ. of California Press, Berkeley 1979.
Butler, S.R., M.R. Suskind, S.M. Shanberg: Maternal behaviour as a regulator of polyamine biosynthesis in brain and heart of developing rat pups. Science 199 (1978) 447–455.
Bystina, J.: Kodes und Kodewandel. Zeitschr. f. Semiotik 5 1/2 (1983) 1.
Cannon, W.B.: Woodoo death. Amer. Anthropologist 44 (1942) 169 and Psychosom. Med. 19 (1957) 182.
Cannon, W.B.: Bodily changes in pain, hunger, pear and rage. An account of the recent researches into the function of emotional exitement. Branford, Boston 1953.
Cannon, W.B.: Wut, Hunger, Angst und Schmerz, eine Physiologie der Emotionen (Mit Einleitung von Th. v. Uexküll). Übers. ins Deutsche, Urban & Schwarzenberg, München–Wien–Baltimore 1975.
Carnap, R.: Philosophical foundation of physics. Basic Books, New York 1986. (Zitiert nach Stegmüller, W.: Hauptströmungen der Gegenwartsphilosophie.)
Carter, J.: Zurück auf die Bäume. Zeitmagazin 6, 5 II (1982) 16–40.
Chalmers, N.R.: The ontogeny of play in feral olive baboons (Papio anubis). Anim. Behav. 28 (1980) 570–585.
Church, J.: Language and the discovery of the reality. Vitage, New York 1966.
Ciompi, L.: Affektlogik. Klett-Cotta, Stuttgart 1982.
Colligan, P.: That helpless feeling: The dangers of stress. New York Mag., 1975. (Zitiert in: Plaut, S., S.B. Friedman: Psychological factors in infections diseas. In: Ader, R. (ed.): Psychoimmunoneurology. Academic Press, New York 1981.
Cools, A.R.: Brain and behaviour: hierarchy of feedback systems and control of input. In: Bateson, P.P.G., P.H. Klopfer (eds.): Perspectives in Ethology. Plenum Press, New York–London 1985.
Cottingham, J. (ed.): Descartes conversation with Burman, Oxford University Press 1976.
Dahmer, H.: Siegfried Bernfelds Freud-Studien. Psyche 40/12 (1986) 1109–1129.
Day, G.: The psychosomatic approach to pulmonary tuberculosis. Lancet I (1951) 1025–1028.

Dell, P.F., H.A. Goolishian: »Ordnung durch Fluktuation«: Eine evolutionäre Epistemologie für menschliche Systeme. Familiendynamik 6 (1981) 104–122.

Deutsch, F.: On the mysterions leap from the mind to the body. Internat. Universities Press, New York 1959.

Diehl, V.: Integration des psychosomatischen Arbeitsansatzes. Antrag an die Robert-Bosch-Stiftung. 1985.

Diehl, V., A. Diehl: Medizin zwischen Heil und Unheil: Ethische Konflikte in der Medizin. Med. Klin. 81 (1986) 100f.

Dreyfus, H.L.: Die Grenzen künstlicher Intelligenz. Was Computer nicht können. Athenäum, Königstein/Ts. 1985.

Driesch, H.: Philosophie der organischen Wirklichkeitslehre. 1909 und 1928.

Dunbar, F.: Emotions and bodily changes. 3. ed. Columbia Univ. Press, New York 1947.

Eccles, J.C., K.R. Popper: Das Ich und sein Gehirn, S. 63. Piper, München 1982.

Eco, U.: Einführung in die Semiotik. 2. Aufl. Fink, München 1985.

Ehrenfels, Ch. v.: Publikation der Gestaltqualitäten (1890). In: Brod, S.M.: Christian von Ehrenfels zum Gedenken. Kant-Studien 37 (1932).

Eibl-Eibesfeldt, I.: Die Biologie des menschlichen Verhaltens. Grundriß der Humanethologie. Piper, München 1984.

Einstein, A., L. Infeld: The evolution of physics. Simon & Schuster, New York 1938.

Engel, G.L.: Psychogenic pain and the pain prone patient. Amer. J. Med. 26 (1959) 899–918.

Engel, G.L.: A life setting conductive to illness: The Giving-Up, Given-Up-Complex. Ann. intern. Med. 69 (1968) 293–300.

Engel, G.L.: Psychisches Verhalten in Gesundheit und Krankheit. Huber, Bern–Stuttgart–Wien 1969.

Engel, G.L.: The need for a new medical model: A challange for biomedicine. Science 196 (1977) 129–136.

Engel, G.L.: The clinical application of the biopsychosocial model. Amer. J. Psychiat. 137 (1980) 53–544.

Engel, G.L.: The biopsychosocial model and medical education. The New England J. Med. 306, 13 (1982) 802–805.

Engel, G. L., F. Reichsman, H.L. Segal: A study of an infant with gastric fistula. Psychosom. Med. 28 (1956) 374.

Engel, G.L., A.H. Schmale: Conservation-Withdrawal: A primary process for organismic homöostasis. Ciba Foundation Symposium: Phys., Emotion and Psychosomatic Illness, pp. 57–85. London 1972.

Epictetus: Arrian's discourses. Harvard Univ. Press, Cambridge 1956.

Erdheim, M.: Die gesellschaftliche Erzeugung von Unbewußtheit. Eine Einführung in den ethnopsychoanalytischen Prozeß. Suhrkamp, Frankfurt 1982.

Erikson, E.: Kindheit und Gesellschaft. Pan, Zürich–Stuttgart 1957.

Evoniuk, G.E., C.M. Kuhn, S.M. Shanberg: The effect of tactile stimulation on serum growth hormone and tissue ornithine decarboxylase activity during maternal deprivation in rat pups. Comp. Psychopharmol. 3 (1979) 363–370.

Fabrega, H.: Disease and social behaviour: An interdisciplinary perspective. M. I. T. Press, Cambridge 1974.

Fain, M.: Régression et Psychosomatique. Rev. franc. psych. 30 (1966) 451–456.

Fehlenberg, D., C. Simons, K. Köhle: Die Krankenvisite – Probleme der traditionellen Stationsvisite und Veränderungen im Rahmen des psychosomatischen Behandlungskonzepts. In: Uexküll, Th. v. (Hrsg.): Psychosomatische Medizin. S. 244–267. Urban & Schwarzenberg, München–Wien–Baltimore 1986.

Feinstein, A. R.: An additional basic science for clinical medicine IV: The development of clinimetrics. Ann. int. Med. 99 (1983).

Felton, B. J., T. A. Revenson, G. A. Hinrichsen: Stress and coping in the explanation of psychological adjustment among chronically ill adults. Social Science Medicine 18 (1984) 889–898.

Felton, D., S. Y. Felton: Overview of the automatic nerveous system. First Internat. Symposium Neuronal Control of Bodily Function, Bielefeld 1984.

Ferber, L. v.: Die Verständigung zwischen Arzt und Patient. Der praktische Arzt 8 (1971) 888–902.

Ferber, L. v.: Soziologie für Mediziner, Springer, Berlin 1975.

Ferenczi, S.: Schriften zur Psychoanalyse. Fischer, Frankfurt 1970.

Fisher, S., S. E. Cleveland: Body image and personality. Dover Publications, New York 1968.

Folkow, B.: Physiology of behaviour and blood pressure regulations in animals. In: Julius, S. (ed.): Handbook of Hypertension. Elevier, Amsterdam 1986.

Fornari, F.: Psychoanalyse des ersten Lebensjahres. Fischer, Frankfurt 1970.

Foucault, M.: The birth of the clinic. An archeology of medical perception. Random House, New York, 1973. Deutsch: Die Geburt der Klinik. Eine Archäologie des ärztlichen Blicks. Ullstein, Frankfurt–Berlin–Wien 1973.

Fraiberg, S.: The psychoanalytic study of the child. 24 (1968).

Frankenhaeuser, M.: Psychoneuroendocrine approaches to the study of stressful person environment transactions. In: Selye, H. (ed.): Selye's Guide to Stress Research. Van Nostrand Reinhold, New York 1979.

Freud, S.: Studien über Hysterie – mit Breuer. In: Gesammelte Werke. Bd. I, S. 75. IMAGO, London 1895.

Freud, S.: Die Traumdeutung. In: Gesammelte Werke. Bd. II–III. IMAGO, London 1900.

Freud, S.: Zur Dynamik der Übertragung. In: Gesammelte Werke. Bd. VIII, S. 376. IMAGO, London 1912.

Freud, S.: Zur Einführung des Narzißmus. In: Gesammelte Werke. Bd. X, S. 137. IMAGO, London 1914.

Freud, S.: Triebe und Triebschicksale. In: Gesammelte Werke. Bd. X, S. 209. IMAGO, London 1915a.

Freud, S.: Zeitgemäßes über Krieg und Tod. In: Gesammelte Werke. Bd. X, S. 322. IMAGO, London 1915b.

Freud, S.: Jenseits des Lustprinzips. In: Gesammelte Werke. Bd. XIII, S. 1. IMAGO, London 1920.
Freud, S.: Massenpsychologie und Ich-Analyse. In: Gesammelte Werke. Bd. XIII, S. 71. IMAGO, London 1921.
Freud, S.: Das Ich und das Es. In: Gesammelte Werke. Bd. XIII, S. 235. IMAGO, London 1923.
Freud, S.: Hemmung, Symptom, Angst. In: Gesammelte Werke. Bd. XIV, S. 111. IMAGO, London 1926.
Freud, S.: Warum Krieg? (1933). In: Gesammelte Werke. Bd. XVI, S. 11. IMAGO, London 1933.
Freud, S.: Abriß der Psychoanalyse. In: Gesammelte Werke. Bd. XVII, S. 63. IMAGO, London 1940.
Freud, S.: [1887–1902] Aus den Anfängen der Psychoanalyse: »Entwurf einer Psychologie« (1895). Fischer, Frankfurt 1975.
Friedman, M., R. H. Rosenman: Overt behaviour pattern in coronary disease. J. Amer. Med. Ass. 173 (1960) 1320–1325.
Fromm, E.: »Anatomie der menschlichen Destruktivität«. Deutsche Verlagsanstalt, Stuttgart 1974.
Gallie, W. B.: Peirce and pragmatism. Penguin Book, Edinburgh 1952.
Ganong, W. F.: Neurophysiological basis of instinctual behaviour and emotion. Rev. of Medical Psycholog. (1971) 173–185.
Gardiner, A.: The theory of speach and language. Oxford 1951.
Gauger, H. M.: Überlegungen zur Semiotik. Analde Scientifice, Sectinna Tomul 28/29 (1982/83).
Ginzburg, C.: Spurensicherungen. Wagenbach, Berlin 1983.
Gipper, H.: Denken ohne Sprache. Pädagogischer Verlag Schwann, Düsseldorf 1971.
Gipper, H.: Sprachwissenschaftliche Grundbegriffe und Forschungseinrichtungen. Hueber, München 1978.
Glasersfeld, E. v.: The concepts of adaptation and validity in a radical constructivistic theory of knowledge. The Theodore Mischel Symposium on Constructivism at the 7. Annual Meeting of the Jean Piaget Society, Philadelphia 1977.
Glasersfeld, E. v.: Einführung in den radikalen Konstruktivismus. In: Watzlawick, P. (Hrsg.): Die erfundene Wirklichkeit. Piper, München 1981.
Good, B.: Medical change and doctor-patient relationship in an Iranian provincial town. In: Social Sciences and Problems of Development. Princeton University Programs in Near Eastern Studies, 1976.
Good, B.: The heart of what's the matter. The Semantics of Illness in Iran Culture, Medicine and Psychiatry 11. (1977) 25–58.
Grassi, E.: The priority of common sence and imagination: Vico's philosophy and relevance today. Social Research 43 (1983) 3.
Greene, W. A., S. Goldstein, A. H. Moss: Psychological aspects of sudden death. Arch. intern. Med. 129 (1972) 725–731.
Groddeck, G.: Das Buch vom Es. Kindler, München 1972.
Haag, A., St. Ahrens, B. Bühring, F. W. Deneke u. a.: Wie gesund sind Gesunde. Referat auf der 20. Tagung des Deutschen Kollegium f. Psychosomatische Medizin, Marburg 1986.
Halliday, J. L.: Psychosomatic medicine. Norton, New York 1948.

Harlow, H.F.: The development of affectional patterns in infant monkeys. In: Foss, B.M. (ed.): Determinants of Infant Behaviour. pp. 75–88. Methuen, London 1961.
Harlow, H.F., R.R. Zimmermann: Affectional responses in the infant monkey. Science 130 (1959) 421.
Hartmann, F.: Kranksein im Krankenhaus. Vortrag vor der 109. Versammlung der Gesellschaft Deutscher Naturforscher und Ärzte, Stuttgart 1976.
Hartmann, F.: Erziehung zum Arzt. Diachronische und interkulturelle Vergleiche der Formen und Inhalte. In: Schipperges, H. u.a. (Hrsg.): Krankheit, Heilkunst, Heilung. Historische Anthropologie. Bd. I. Alber, Freiburg–München 1978.
Hartmann, H.: Ich-Psychologie und Anpassungsproblem. Intern. Zeitschr. für Psychoanalyse XXIV (1939).
Hartmann, H., E. Kris, R.M. Loewenstein: Notes on the theory of aggression. The psychoanalytic study of the child 3/4 (1949) 9–36.
Hartmann, M.: Die philosophischen Grundlagen der Naturwissenschaft, S.119. Fischer, Jena 1948.
Hassenstein, B.: Verhaltensbiologie des Kindes. Piper, München 1973.
Hassenstein, B.: Faktische Elternschaft. Ein neuer Begriff der Familiendynamik und seine Bedeutung. Familiendynamik 2 (1977) 104–125.
Hassenstein, B.: Verhaltensentwicklung in der Sicht der Verhaltensbiologie und der Psychoanalyse – ein Vergleich. In: Hassenstein, B., W. Mohr, G. Osche, K. Sander, W. Wülker (Hrsg.): Freiburger Vorlesungen zur Biologie des Menschen. Quelle & Meyer, Heidelberg 1979.
Head, H.: Croonian lectures delivered before the royal college of physicians (1911). Oxford Medical Publications. Vol. II, Part. IV, 1920.
Hedinger, H.: Tiere verstehen. Erkenntnisse eines Tierpsychologen. Kindler, München 1980.
Heim, E.: Krankheit als Krise und Chance. Kreuz, Stuttgart 1979a.
Heim, E.: Coping oder Anpassungsvorgänge in der psychosomatischen Medizin. Zschr. Psychosomat. Med. 25 (1979b) 251–262.
Heim, E., K. Augustini, A. Blaser: Krankheitsbewältigung (Coping) – ein integratives Modell. Psychother. Med. Psychol. 33 (1983) 35–40.
Heim, E., A. Moser, R. Adler: Defense mechanisms and coping behaviour in terminal illness. Psychother. and Psychosom. 30 (1978) 1–17.
Hejl, P.M., W.K. Köck, G. Roth (Hrsg.): Wahrnehmung und Kommunikation, Langen, Frankfurt–Bern–Las Vegas 1978.
Helmkamp, M., H. Paul: Psychosomatische Krebsforschung. Eine kritische Darstellung der Ergebnisse. Huber, Bern–Stuttgart–Toronto 1984.
Henry, I.P., P.M. Stephens: Stress, health and the social environment. A sociobiologic approach to medicine. Springer, New York–Heidelberg–Berlin 1977.
Hess, W.R.: Das Zwischenhirn: Syndrome, Lokalisationen, Funktionen. Schwabe, Basel 1954.

Hinkle jr., L.E.: The concept of »Stress« in the biological and social sciences. Science, Medicine and Man I (1973) 31–48.
Hinkle jr., L.E.: The effect of exposure to culture change, social change, and change in interpersonal relationships on health. In: Dohrenwend, B.S., P.B. Dohrenwend (eds.): Stressfull Life Events: Their Nature and Effects. Wiley, New York 1974.
Hinkle jr., L.E., H.G. Wolff: Health and the social environment: Experimental investigations. In: Leighton, A.H., J.E. Clausen, R.N. Wilson (eds.): Explorations in Social Psychiatry. New York 1957.
Hofer, M.A.: Regulation of cardiac rate by nutritional factor in young rats. Science 172 (1971) 1039.
Hofer, M.A.: The effects of brief maternal separations on behaviour and heart rate of two week old rat pups. Physiol. Behav. 10 (1973) 423–427.
Hofer, M.A.: Studies on how early maternal separation produces behavioural change in young rats. Psychosom. Med. 37 (1975) 245.
Hofer, M.A.: The organisation of sleep and wakefulness after maternal separation in young rats. Develop. Psychobiol. 9 (1976) 189–206.
Hofer, M.A.: The roots of behaviour. Freeman, San Francisco 1981a.
Hofer, M.A.: Toward a developmental basis for disease predisposition: The effects of early maternal separation on brain, behaviour and cardiovascular system. In: Weiner, H., M.A. Hofer, A.J. Stunkard (eds.): Brain, Behaviour and Bodily Disease. Raven Press, New York 1981b.
Hofer, M.A., H. Shair: Ultrasonic vocalisation during social interaction and separation in isolated two week old rats. Develop. Psychobiol. 11 (1978) 495–504.
Hofer, M.A., H. Shair: Control of sleep wake states in the infant rat by features of the mother-infant relationship. Develop. Psychobiol. (1983).
Hofer, M.A., H. Weiner: Development and mechanisms of cardiorespiratory responses to maternal deprivation in rat pups. Psychosom. Med. 33 (1971a) 353.
Hofer, M.A., H. Weiner: Physiological and behavioural regulation by nutritional intake during early development of the laboratory rat. Psychosom. Med. 33 (1971b) 468.
Hofer, M.A., H. Weiner: Mechanisms for nutritional regulation of automatic cardiac control in early development. Psychosom. Med. 34 (1972) 472.
Hoffer, W.: Mund, Hand und Ich-Integration. Psyche XVIII (1966) 81–88.
Holmes, T.H., R.H. Rahe: The social readjustment rating scale. J. psychosom. Res. 11 (1967) 213–218.
Holst, E. v., H. Mittelstaedt: Das Reafferenzprinzip. Die Naturwissenschaften 37 (1950) 469–476.
Huxley, J.S.: A discussion of ritualisation of behaviour in animals and men. Phil. Trans. B 251 (1966) 247–256.
Jacob, F.: The linguistic model in biology. In: Armstrong, D., C.H. van Schooneveld (eds.): Roman Jakobson, Echoes of his Scholarship. The Peter de Ridder Press, Lisse 1977.

Jakobson, R.: Language in relation to other communication systems. Collected Writings II, Mouton, The Hague, Paris 1971.

Jerne, N.K.: The generative grammar of the immune system. Science 229 (1985) 1057–1059.

Jetter, D.: Grundzüge der Krankenhausgeschichte (1800–1900). Wissenschaftl. Buchgesellschaft, Darmstadt 1977.

Joffe, W.G., J. Sandler: Kommentar zur psychoanalytischen Anpassungspsychologie mit besonderem Bezug zur Rolle der Affekte und der Repräsentanzen-Welt. Psyche 11 (1967) 728–744.

Joraschky, P.: Das Körperschema und das Körper-Selbst als Regulationsprinzipien der Organismus-Umwelt-Interaktion. Minerva Publikation, München 1982.

Kächele, H.: Der Begriff »psychogener Tod« in der medizinischen Literatur. Z. psychosom. Med. Psychoanal. 16 (1970) 105–129, 202–222.

Kapferer, R.: Hippocrates Fibel. Hippocrates, Stuttgart 1943.

Kasl, S.V., S. Cobb, G.W. Brooks: Changes in serum uric acid and cholesterol levels in men undergoing job loss. J. Amer. med. Ass. 206 (1968) 1500–1503.

Kasl, S.V., S. Cobb: Blood pressure changes in men undergoing job loss: A preliminary report. Psychosom. Med. 32 (1970) 19–38.

Kasl, S.V., V. Gore, S. Cobb: The experience of losing a job: reported changes in health, symptoms and illness behaviour. Psychosom. Med. 37 (1975) 106–122.

Katz, J.L.: Three studies in psychosomatic medicine revisted: A tribute to the psychobiological perspective of Herbert Weiner, Psychosom. Med. XLIV, 1 (1982) 29–43.

Kaufman, I.C., L. Rosenblum: Effects of separation from mother on the emotional behaviour of infant monkeys. Ann. N. Y. Acad. Sci. 159 (1969) 681–696.

Kaulbach, F.: Historisches Wörterbuch der Philosophie. Bd. III, S. 14f. Schwabe, Basel–Stuttgart 1974.

Kierkegaard, S.: Der Begriff der Angst, Rowohlt, Reinbek 1960.

Kissen, D.M.: Psychological factors, personality and lung cancer in men aged 55–64. Brit. Med. Psychol. 40 (1967) 29–43.

Kleeberg, J.: Eide und Bekenntnisse in der Medizin. Karger, Basel–München 1979.

Kleinman, A.: Toward a comparative study of medical systems. Science, Medicine and Man I (1973a) 55–65.

Kleinman, A.: Medicine's symbolic reality. Inquiry 16 (1973b) 206–213.

Kleinman, A.: Patients and healers in the context of culture. University of California Press, Berkeley–Los Angeles–London 1980.

Koch, R.: Die ärztliche Diagnose. Bergmann, Wiesbaden–München 1920.

Köhle, K., C. Simons, D. Böck, A. Grauhan (Hrsg.): Angewandte Psychosomatik. Eine internistische-psychosomatische Krankenstation – Ein Werkstatt-Bericht. Rocom, Basel 1980.

Köhle, K., H.H. Raspe (Hrsg.): Das Gespräch während der ärztlichen Visite. Urban & Schwarzenberg, München–Wien-Baltimore 1982.

Köhle, K., P. Joraschky: Die Institutionalisierung der psychosomatischen Medizin im klinischen Bereich. In: Uexküll, Th. v. (Hrsg.): Psychosomatische Medizin. Urban & Schwarzenberg, München–Wien–Baltimore 1986.

Köhler, O.: Die Ganzheitsbetrachtung in der modernen Biologie. Schriften der Königsberger Gel. Ges. 9 (1933) 7.

Kofka, H.: Principles of gestaltpsychology (1935). London 1950.

Korzybsky, A.: Science and sanity. In introduction to nonaristotelian systems. System and semantics. Lancaster, Pensylvania 1941.

Krampen, M.: Phytosemiotics. Semiotica 36, 3/4 (1981) 187–209.

Krampen, M., K. Oehler, R. Posner, Th. v. Uexküll: Die Welt als Zeichen. Klassiker der modernen Semiotik. Severin & Siedler, Berlin 1981.

Krehl, L. v.: Eröffnungsrede des Kongresses für Innere Medizin. 1911. In: Lasch, H. G., B. Schlegel (Hrsg.): Hundert Jahre Deutsche Gesellschaft für innere Medizin. Bergmann, München 1982.

Krehl, L. v.: Entstehung, Erkennung und Behandlung innerer Krankheiten. Vogel, Berlin 1932.

Kuhn, C. M., S. R. Butler, S. M. Shanberg: Selective depression of serum growth hormone during maternal deprivation in rat pups. Science 201 (1978) 1035 f.

Kuhn, C. M., S. M. Shanberg: Loss of growth hormone sensitivity in brain and liver during maternal deprivation in rats (abstr.) Neuroscience 5 (1979) 168.

Kuhn, Th. S.: Die Struktur wissenschaftlicher Revolutionen. Suhrkamp, Frankfurt 1973.

Lain-Entralgo, P.: Arzt und Patient. Kindler, München 1969.

Lancy, D. F.: Play in species adaptation. Ann. Rev. Anthropology 9 (1980) 471–495.

Langen, D.: Archaische Ekstase und asiatische Meditation. Hippocrates, Stuttgart 1963.

Laplanche, J., I. B. Pontalis: Das Vokabular der Psychoanalyse. Suhrkamp, Frankfurt 1972.

Lazarus, R. S.: Physiological stress and the coping behaviour. McGraw-Hill, New York 1960.

Lazarus, R. S.: The concept of stress and disease. In: Levi, L. (ed.): Society, Stress and Disease. Oxford University Press, London–New York–Toronto 1971.

LeShan, L.: An emotional life-history pattern associated with neoplastic disease. Ann. N. Y. Acad. Sci. 125 (1966) 780–793.

Levi, L.: The human factor – and the inhuman. In: Levi, L. (ed.): Society, Stress and Disease. Oxford Medical Publications, Oxford 1971.

Levi, L., A. Kagan: Adaptation of the psychosocial environment to man's abilities and needs. In: Levi, L. (ed.): Society, Stress and Disease. Oxford Medical Publications, Oxford 1971.

Levin, S., N. A. Scotch (ed.): Social Stress. Aldin Publishing Comp., Chicago 1970.

Lévy-Bruhl, L.: Das Denken der Naturvölker. Braumüller, Wien–Leipzig 1926.

Lévy-Bruhl, L.: Die geistige Welt der Primitiven. Wissenschaftl. Buchges., Darmstadt und Diederichs, Düsseldorf–Köln 1927.

Lichtenberg, I.D.: Psychoanalysis and infant-research. psychoanalytic. Inquiry Book Series 2. The Analytic Press, Erlenbaum Publishers, Hillsdale–New Jersey–London 1983.

Lifton, R.J.: The nazi doctors, medical killing and the psychology of genocide. Basic Books, New York 1986.

Lipowski, G.J.: Psychosomatic medicine in the seventies. An overview. Amer. J. Psychiat. 134, 3 (1977) 233–244.

Loch, Werner: Anfänge der Erziehung – Zwei Kapitel aus einem verdrängten Curriculum. In: Maurer, F. (Hrsg.): Lebensgeschichte und Identität. Fischer, Frankfurt 1981.

Loch, W.: Aus der Praxis eines Balint-Seminars. In: Luban-Plozza, B., W. Loch (Hrsg.): Psychotherapie in der ärztlichen Sprechstunde. S. 35–40. Fischer, Stuttgart–New York 1979.

Loch, W.: Kommunikation, Sprache, Übersetzung. Psyche 73, 11 (1981) 977.

Loch, W.: Anmerkungen zu Pathogenese und Psychodynamik der Hysterie. In: Buhler, K.E., H. Weiss (Hrsg.): Kommunikation und Perspektivität. S. 87–114. Königshausen & Neumann, Würzburg 1985.

Loch, W.: Perspektiven der Psychoanalyse. Hirzel, Stuttgart 1985b.

Loewald, H.W.: Psychoanalyse. Aufsätze aus den Jahren 1951–1979. Klett-Cotta, Stuttgart 1986.

Lorenz, K.: Beobachtungen an Dohlen. J. Ornithol. 75 (1927) 511–519.

Lorenz, K.: Das sogenannte Böse. Borotha-Schoeler, Wien 1963.

Lorenz, K.: Die Rückseite des Spiegels. Versuch einer Naturgeschichte menschlichen Erkennens. Piper, München 1973.

Lorenzer, A.: Sprachzerstörung und Rekonstruktion. Suhrkamp, Frankfurt 1970.

Lorenzer, A.: Zur Begründung einer materialistischen Sozialisationstheorie. Suhrkamp, Frankfurt 1977.

Luhmann, N.: Die Richtigkeit soziologischer Theorie. Merkur 41, 1 (1987) 36–49.

Lynch, J.J.: The broken heart. The medical consequences of loneliness. Basic Books, New York 1977.

Mahler, M.S.: Die Bedeutung des »Loslösungs- und Individuationsprozesses« für die Beurteilung von »borderline«-Phänomenen. Psyche 12 (1975) 1980.

Mahler, M.S., F. Pine, A. Bergman: Die psychische Geburt des Menschen. Fischer, Frankfurt 1980.

Makraditis, S.: The second law of systems. Int. J. of General Systems 4, 1 (1977) 1–2.

Marshall, L.S.A.: Soldaten im Feuer. Frauenfeld, Zürich 1951.

Marty, P.: La relation objectale allergique. Rev. franç. psych. 22 (1958) 5–33.

Mason, J.W.: Organization of psychoendocrine mechanisms. Psychosom. Med. 30 (1968) 565.

Mason, J.W.: A reevaluation of the concept of »Nonspecifity« in stress theory. J. psychiat. Res. 8 (1971) 323.

Mason, M.A., G. Berkson: Effects of maternal mobility on the development of rocking and other behaviours in rhesus monkeys. Develop. Psychobiol. 8 (1974) 197–211.

Maturana, H.R.: Die Organisation des Lebendigen. (Übers. aus dem Englischen). In: Maturana, H.R.: Erkennen: Die Organisation und Verkörperung von Wirklichkeit. Wissenschaftstheorie, Wissenschaft und Philosophie. S. 138–156. Vieweg, Braunschweig–Wiesbaden 1982.

Mead, G.H.: Geist, Identität und Gesellschaft aus der Sicht des Sozialbehaviourismus. Suhrkamp, Frankfurt 1968. (Englisch: Mind, self and society. From the standpoint of a social behaviourist. Univ. of Chicago Press, Chicago 1934.)

Mechanic, D.: The concept of illness behaviour. J. chron. Dis. 15 (1962) 189–194.

Mechanic, D.: Medical sociology. Free Press, New York 1968.

Medawar, P.B., J.S. Medawar: The life science, current ideas of biology. Harper & Row, New York–Hagerstown–San Francisco–London 1977.

Melzak, R.: The role of early experience on emotional arousal. Ann. N.Y. Acad. Sci. 159 (1969) 721–730.

Meyer, A.-E.: Taxonomic subgroups within disease entities: An alternative strategy of the specifity approach. Psychother. and Psychosom. 42 (1984) 26–36.

Miller, G.A., E. Galanter, K.H. Primbram: Plans and the structure of behaviour. Holt, Rinehart & Winston, London–New York–Sidney–Toronto 1970.

Miller, J.G.: Living systems: basic concepts. Behav. Sci. 10 (1965) 193–237.

Miller, J.G.: Structure and processes. Behav. Sci. 10 (1965) 337–379.

Miller, J.G.: Cross-Level hypotheses. Behav. Sci. 10 (1965) 380–441.

Miller, N.E.: Learning of visceral and glandular responses. Science 163 (1969) 434.

Mills, T.: Seven steps in developing group awareness. J. Personality and Social Systems 1, 4 (1978) 15–29.

Mirsky, J.A.: The psychosomatic approach to the etiology of clinical disorders. Psychosom. Med. 19 (1957) 424.

Mirsky, J.A.: Physiologic, psychologic and social determinants in etiology of duodenal ulcer. Amer. J. Dig. Dis. 3 (1958) 285.

Mitscherlich, A. (1967a): Der psychologische Zugang zur Krankheit. In: Krankheit als Konflikt. Bd. II, 11–27. Suhrkamp, Frankfurt 1983.

Mitscherlich, A. (1967b): Bedingungen der Chronifizierung psychosomatischer Krankheiten. Die zweiphasige Abwehr. In: Krankheit als Konflikt. Bd. II, S. 42–54. Suhrkamp, Frankfurt 1983.

Mitscherlich, A. (1983a): Freiheit und Unfreiheit in der Krankheit. (Erstausgabe 1944; Wiederveröffentlichung 1977.) In: Gesammelte Werke. Bd. I, S. 13–140. Suhrkamp, Frankfurt 1983.

Mitscherlich, A. (1983b): Der Kampf um die Erinnerung. In: Gesammelte Werke. Bd. VIII, S. 387. Suhrkamp, Frankfurt 1983.

Mitscherlich, A., F. Mielke (1947): Das Diktat der Menschenverachtung. In: Gesammelte Werke. Bd. VI, S. 142f. Suhrkamp, Frankfurt 1983.

Morgan jr., W.L., G.L. Engel: The clinical approach to the patient. Saunders, Philadelphia–London–Toronto 1969.

Morris, C.W.: Foundations of the theory of signs. Univ. of Chicago Press, Chicago 1938.

Mossakowski, D., H.K. Nettmann: Is there a linear hierarchy of biological systems? In: Roth, G., H. Schwegler (eds.): Selforganising systems. Campus, Frankfurt 1981.

Mountcastle, V.B.: The view from within: pathways of the study of perception. John Hopkins Medical Journal 136 (1975) 109. (Zitiert nach Eccles, J.C., K.R. Popper: Das Ich und sein Gehirn. Piper, München 1982.)

Müller, J.P.: Handbuch der Physiologie des Menschen für Vorlesungen. Hölscher, Coblenz 1835.

Naunyn, B.: Die Entwicklung der Inneren Medizin und Bakteriologie im 19. Jahrhundert. Säkularrede auf der Naturforscherversammlung 1900. In: Gesammelte Werke, Bd. II, S. 1280–1292. Würzburg 1909.

Naunyn, B.: Ärzte und Laien (1902). In: Gesammelte Werke, Bd. II, S. 1327–1355. Würzburg 1909.

Needham, J.: Chemical embryology. Macmillan, London 1931.

Needham, J.: Order and life. Yale Univ. Press, New Haven 1936.

Nemiah, J.C., P.E. Sifneos: Affect and phantasy in patients with psychosomatic disorders. In: Hill, O. (ed.): Modern Trends in Psychosomat.-Medicine, II. pp. 26–34. Butterworths, London 1970.

Nestle, W.: Vom Mythos zum Logos. Kröner, Stuttgart 1975.

Nobis, H.M.: Historisches Wörterbuch der Philosophie. Bd. II, S. 579. Schwabe, Basel–Stuttgart 1972.

Nußbaum, M.C.: Aristoteles' De Motu Animalium. Princeton Univ. Press, Princeton 1978.

Oehler, K.: Ideen und Grundriß der Peirceschen Semiotic. In: Krampen, M., K. Oehler, R. Posner, Th. v. Uexküll (Hrsg.): Die Welt als Zeichen. Severin & Siedler, Berlin 1981.

Overbeck, G.: Objektivierende Beiträge zur Pensée opératoire der französischen Psychosomatik. Habilitationsschrift, Gießen 1975.

Papousek, H.: Soziale Interaktion als Grundlage der kognitiven Frühentwicklung. In: Hellbrügge, Th. (Hrsg.): Fortschritte der Sozialpädiatrie. Urban & Schwarzenberg, München–Wien–Baltimore 1975.

Parsons, T.: The social system. 3 ed. Free Press, Glencoe 1951a.

Parsons, T.: Illness and the role of the physician: A sociologic perspektive. Amer. J. Orthopsychiat. 21 (1951b) 452.

Pauli, H.G.: Versuch einer Systemsicht von Krankheitssituationen und Krankheitsverläufen. Symposium zur Wissenschaftstheorie der Medizin-Realität für Patient und Arzt. Goethe-Universität, Frankfurt Nov. 1983.

Pawlow, I.P.: Zwanzigjährige Erfahrungen (1923). In: Sämtliche Werke. Bd. III/2, S. 437–467. Akademie, Berlin 1953.

Peirce, C.S.: Collected Papers. Harvard University Press, Cambridge.

Perlman, L. V., S. Ferguson, K. Bergum et al.: Precipitation of congestive heart failure: social and emotional factors. Ann. intern. Med. 75 (1971) 1–7.

Pflanz, M.: Sozialer Wandel und Krankheit. Enke, Stuttgart 1962.

Pflanz, M., Th. v. Uexküll: »Entlastung« als pathogenetischer Faktor. Ein Beitrag zu dem Problem der Begriffe »Belastung« und »Entlastung«. Klin. Wschr. 30, 17/18 (1952) 414–419.

Piaget, J.: Einführung in die genetische Erkenntnistheorie. Suhrkamp, Frankfurt 1973.

Piaget, J. (1936): Das Erwachen der Intelligenz beim Kinde. In: Gesammelte Werke. Bd. I. Klett, Stuttgart 1975a.

Piaget, J. (1937): Der Aufbau der Wirklichkeit beim Kinde. In: Gesammelte Werke. Bd. II. Klett, Stuttgart 1975b.

Piaget, J. (1945): Nachahmung, Spiel und Traum. In: Gesammelte Werke. Bd. V. Klett, Stuttgart 1975c.

Piaget, J.: Einführung in die genetische Erkenntnistheorie. Suhrkamp, Frankfurt 1979.

Piaget, J.: Jean Piaget über Jean Piaget. Kindler, München 1981.

Pichlmair, H.: Grenzbereiche der Krebschirurgie. Mehr Hilfe für die unheilbaren Kranken. Frankfurter Allgemeine Zeitung, Natur und Wissen, 7. Mai 1986.

Plaut, S., S.B. Friedman: Psychological factors in infections disease. In: Ader, R. (ed.): Psychoimmunoneurology. Academic Press, New York 1981.

Plessner, H.: Die Stufen des Organischen und der Mensch. Berlin 1965.

Plessner, H.: Die Frage nach der Conditio humana. Suhrkamp, Frankfurt 1976.

Popper, K.R.: Objektive Erkenntnis. Ein evolutionärer Entwurf. Hoffmann & Campe, Hamburg 1972.

Popper, K.R.: Der Materialismus überwindet sich selbst. In: Popper, K.R., J.C. Eccles (Hrsg.): Das Ich und sein Gehirn. Piper, München 1982.

Portmann, A.: Biologische Fragmente einer Lehre vom Menschen. Schwabe, Basel–Stuttgart 1969.

Posner, R.: Charles Morris und die verhaltenstheoretische Grundlegung der Semiotik. In: Krampen, M., K. Oehler, R. Posner, Th. v. Uexküll (Hrsg.): Die Welt als Zeichen. Klassiker der modernen Semiotik. Severin & Siedler, Berlin 1981.

Powers, W.: Behaviour: The control of perception. Aldine, Chicago 1973.

Prigogine, I.: Order and fluctuation: selforganization and social systems. In: Jantsch, E., C.W. Waddington (eds.): Evolution and Consciousness: Human Systems in Transition. Addison-Wesley, Reading (Mass.), London–Amsterdam–Ontario–Sydney–Tokyo 1976.

Prigogine, I., I. Stengers: Dialog mit der Natur. Piper, München–Zürich 1981.

Rahe, R.H.: Life change and illness studies: past history and future directions. H. Hum. Stress 4 (1972) 3–14.

Rahe, R.H., R.J. Rahe: Life change patterns surrounding illness experience. J. psychosom. Res. 11 (1968) 341–345.

Raspe, H.H.: Aufklärung und Information im Krankenhaus. Vandenhoeck & Ruprecht, Göttingen 1983.

Raspe, H.H., J. Siegrist: Zur Gestaltung der Arzt-Patient-Beziehung im stationären Bereich. In: Siegrist, J. (Hrsg.): Wege zum Arzt. Urban & Schwarzenberg, München–Wien–Baltimore 1979.

Reiter, M., I.C. Kaufman, J.D. Pauley, A.J. Stynes: Depression in infant monkeys. Physiologic correlates. Psychosom. Med. 36 (1974) 363–367.

Richter, H.E.: Der Gotteskomplex. Rowohlt, Reinbek 1987.

Rohde, J.J.: Soziologie des Krankenhauses. Enke, Stuttgart 1974a.

Rohde, J.J.: Veranstaltete Depressivität: Über strukturelle Effekte von Hospitalisierung auf die psychische Situation des Patienten. Internist 15 (1974b) 277–282.

Rosenblueth, A., N. Wiener, J. Bigelow: Behaviour, purpose and teleology. Philosophy of Science 10 (1943) 18–24.

Rosenman, R.H., R.J. Brand, C.D. Jenkins et al.: Coronary heart disease in the western collaborative group study: final follow-up experience of 8½ years. J. Amer. med. Ass. 233 (1975) 872–877.

Roth, G., H. Schwegler: Self-organising systems. An interdisciplinary approach. Campus, Frankfurt–New York 1981

Sandler, A.-M.: Comments on the significance of Piagets work for psychoanalysis. Int. Rev. Psychoanal. 2 (1975) 365.

Sandler, J.: The background of safety. Int. J. Psychoanal. 41 (1960) 352–356.

Sandler, J., W. Joffe: Towards a basic psychoanalytic model. Int. J. Psychoanal. 50 (1969) 79–80.

Saussure, F. de: Grundfragen der allgemeinen Sprachwissenschaft. De Gruyter, Berlin 1967.

Saxena, K.: Physiological effects of job loss. Abstract. Annual Meeting Internat. Soc. Prevention of Stress. 1980.

Schadewald, W.: Die Anfänge der Philosophie bei den Griechen. Tübinger Vorlesungen. Bd.I. Suhrkamp, Frankfurt 1978.

Schaefer, H.: Die Häresien der Medizin. Der Praktische Arzt 24, 75 (1975) 3629–3638.

Schaff, A.: Einführung in die Semantik. Rowohlt, Reinbek b. Hamburg 1973.

Schilder, P.: Das Körperschema, ein Beitrag zur Lehre des Bewußtseins vom eigenen Körper. Springer, Berlin 1923.

Schilder, P.: The image and appearance of the human body. Univ. Press, London 1935.

Schipperges, H.: Moderne Medizin im Spiegel der Geschichte. Thieme, Stuttgart 1970.

Schipperges, H.: Der Arzt von morgen. Von der Heiltechnik zur Heilkunde. Severin Siedler, Berlin 1982.

Schipperges, H., E. Seidler, P.U. Unschuld (Hrsg.): Krankheit, Heilkunst, Heilung. Historische Anthropologie. Bd. I. Alber, Freiburg–München 1978.

Schmale, A.H.: Relationship of separation and depression to disease. Psychosom. Med. 20 (1958) 259–277.

Schmale, A. H.: Needs, gratifications and vicissitudes of the selfrepresentation: A developmental concept of psychic object relationship. Psychoanalytic Study of the Society 2 (1962).

Schmidt, S. J.: Unsere Welt – und sonst nichts. Merkur 4 (1982) 36.

Schmidt, Th.-H.: Cardiovascular reactions and cardiovascular risk. In: Dembroski, M., Th.-H. Schmidt, Bleimchen, G. (eds.): Biobehavioral Bases of Coronary Heart Disease, Karger, Basel–München–London–New York–Tokio–Sidney 1983.

Schrödinger, E.: What's Life. Cambridge Univ. Press, Cambridge, 1944. (Deutsch: Was ist Leben, die lebende Zelle mit den Augen des Physikers betrachtet. Lehner, München 1961.)

Schüffel, W.: Patienten mit funktionellen Abdominalbeschwerden. Habil. Schrift, Ulm 1976.

Schüffel, W.: Sprechen mit Kranken; Erfahrungen studentischer Anamnesegruppe. Urban & Schwarzenberg, München–Wien–Baltimore 1983.

Schüffel, W.: Die Ausbildung zum Arzt. In: Uexküll, Th. v. (Hrsg.): Psychosomatische Medizin. Urban & Schwarzenberg, München–Wien–Baltimore 1986.

Schunk, J.: Emotionale Faktoren in der Pathogenese der essentiellen Hypertonie. Klin. Med. 152 (1954) 251.

Schur, M.: Comments on the metapsychology of somatization. The Psychoanalytic Study of the Child 10 (1955) 119–164.

Schur, M.: Das Es und die Regulationsprinzipien des psychischen Geschehens. Fischer, Frankfurt 1973a.

Schur, M.: Sigmund Freud, Leben und Sterben. Suhrkamp, Frankfurt 1973b.

Sebeok, Th. A.: Contributions to the doctrine of signs. Indiana Univ., Bloomington and Peter de Ridder Press, Lisse 1976a.

Sebeok, Th. A.: Studies in semiotics. Bloomington and Peter de Ridder Press, Lisse 1976b.

Sebeok, Th. A. (ed.): How animals communicate. Bloomington and Peter de Ridder Press, Lisse 1977.

Sebeok, Th. A.: The sign and its masters. Univ. of Texas Press, Austin–London 1978.

Sebeok, Th. A.: Theorie und Geschichte der Semiotik. Rowohlt, Reinbek b. Hamburg 1979.

Sebeok, Th. A.: Naming in animals with reference to playing: A hypothesis. RSST (Recherches semiotiques Semiotic Inquiry) 1, 2 (1981) 121–135.

Seitelberger, F.: Die Rolle des Nervensystems im psychosomatischen Geschehen. Die Einheit von Struktur und Funktion im Aufbau des menschlichen Gehirns. In: Uexküll, Th. v. (Hrsg.): Lehrbuch der Psychosomatischen Medizin. S. 135–141. Urban & Schwarzenberg, München–Wien–Baltimore 1979.

Selye, H.: A syndrome produced by diverse nocions agents. Nature (Lond.) 148 (1936) 84f.

Selye, H.: The general adaptation syndrome and the diseases of adaptation. J. clin. Endocr. 6 (1946) 117–196.

Selye, H.: The evolution of the stress concept – stress and cardiovascular disease. In: Levi, L. (ed.): Society, Stress and Disease. Medical Publications, Oxford 1971.

Selye, H.: Stress without distress. Wld. Hlth. Magazine (1974).

Sercarz, E.: T-cell recognition from an immunosemiotic perspective. Sept. Workshop on the Semiotics of Cellular Communication in the Immune System. Sept. Barga (Italien) 1986.

Shands, H.: On the theory of information-novelty. In: Speech as Instruction, Semiotic Aspects of Human Conflict. Mouton, The Hague, Paris 1977.

Shands, H.: Speech as instruction. Semiotic aspects of human conflict. Mouton, The Hague, Paris 1978.

Shannon, C.E., W. Weaver: The mathematical theory of communication. Urbana, 1949.

Siegrist, J.: Arbeit und Interaktion im Krankenhaus. Enke, Stuttgart 1978.

Siegrist, J.: Wandel der Medizin und der Wandel der Arzt-Patient-Beziehung. In: Jung, H. (Hrsg.): Medizin und Recht. Enke, Stuttgart 1980a.

Siegrist, J.: Die Bedeutung von Lebensereignissen für die Entstehung körperlicher und psychosomatischer Erkrankungen. Nervenarzt 51 (1980b) 313–320.

Siegrist, J., K. Dittmann: Lebensveränderungen und Krankheitsausbruch: Methodik und Ergebnisse einer medizinsoziologischen Studie. Kölner Zeitschr. f. Soziologie und Sozialpsychologie 1 (1981) 132–146.

Sifneos, P.E.: Problems of psychotherapy of patients with alexithymic characteristics and physical diseas. Psychother. and Psychosom. 26 (1975) 65–70.

Simon, F.B.: Präverbale Strukturen der Logik. Psyche 36, 2 (1982) 144.

Simon, F.B.: Die Grundlagen der systematischen Familientherapie. Nervenarzt 56 (1985) 455–464.

Simons, C.: In: Köhle, K.: Studien zur Psychologie der frühen kindlichen Entwicklung. Habil. Schrift, Ulm 1975.

Skinner, B.F.: Science and human behaviour. Bd. III. Glencoe, Free Press, New York 1953.

Smelnik, P.G.: Stress and hormones. Organorama 22 (1985) 16–18.

Snow, C.P.: The two cultures and a second look. Diesterweg, Frankfurt 1968.

Solomon, G.F., A. Amkraut, P. Kasper: Immunity, emotion and stress. Ann. clin. Res. 5 (1974) 313–322.

Spaeman, R., R. Löw: Die Frage Wozu? Geschichte und Wiederentdekkung des teleologischen Denkens. Piper, München 1981.

Spemann, H.: Experimentelle Beiträge zu einer Theorie der Entwicklung. Berlin 1936.

Sperry, R.W.: Brain disection and mechanisms of consciousness. In: Eccles (Ed.): Brain and Conscious Experience. pp. 298–313. Springer, Berlin–Heidelberg–New York 1966.

Sperry, R.W.: A modified concept of consciousness. Psychol. Rev. 76 (1969) 532–536.

Sperry, R.W.: Mind-brain interaction: mentalism, yes; dualism, no. Neuroscience 5 (1980) 195–206.
Spitz, R.A.: Diacritic and coenesthetic organizations. Psychoanal. Rev. 32 (1945a) 144–162.
Spitz, R.A.: Hospitalism, and inquiry into the genesis of psychiatric conditions in early childhood. In: The Analytic Study of the Child: A Yearbook. pp. 53–75. Intern. Univ. Press, New York 1945b.
Spitz, R.A.: The first year of life. Intern. Univ. Press, New York 1965. (Deutsch: Vom Säugling zum Kleinkind. Naturgeschichte der Mutter-Kind-Beziehung im ersten Lebensjahr. Klett, Stuttgart 1967.)
Spitz, R.A.: Eine genetische Feldtheorie der Ich-Bildung. Fischer, Frankfurt 1972.
Spitz, R.A., K.M. Wolf: The smiling response: A contribution to the ontogenesic of social relations. Genetic Monographs (New York) 34 (1946) 57–125.
Sporken, P.: Vom Umgang mit Sterbenden. Patmos, Düsseldorf 1978.
Stachowiak, H.: Denken und Erkennen im kybernetischen Modell. Springer, Wien–New York 1969.
Staehr, Chr.: »Der Einfluß der Medien auf die Erwartungshaltung der Patienten in der Medizin.« Vortrag im Rahmen der Studiengruppe »Ethik der Wissenschaften«. Werner-Reimers-Stiftung, Bad Homburg 1986.
Stein, R.: »Wie unabhängig ist die Medizinpublizistik?« Der allgegenwärtige Einfluß der Lobbies auf die Berichterstattung. Süddeutscher Rundfunk, Sendung am 15. November 1986a.
Stein, R.: Nutzen und Risiken des Medizin-Journalismus. Medizin, Mensch, Gesellschaft 11 (1986b) 89–91.
Stein, S.P., E. Charles: Emotional factors in juvenile diabetes mellitus: A study of early life experience of adolescent diabetics. Amer. J. Psychiat. 128 (1971) 700–704.
Stierlin, H.J., N. Rücker-Embden, N. Wetzel, M. Wirsching: Das erste Familiengespräch. Klett, Stuttgart 1977 und 1980.
Stone, E., K. Bomet, M.A. Hofer: Survival and development of maternally deprived rats: role of body temperature. Psychosom. Med. 38 (1976) 242–249.
Sudnow, D.: Organisiertes Sterben, eine soziologische Untersuchung. Fischer, Frankfurt 1973.
Tembrock, G.: Biokommunikation. Rowohlt, Reinbek bei Hamburg 1975.
Thiele, G.: Handlexikon der Medizin. Urban & Schwarzenberg, München–Wien–Baltimore 1980.
Thill, B.: Erklären, Erklärung. In: Ritter, J. (Hrsg.): Historisches Wörterbuch der Philosophie. Schwabe, Basel–Stuttgart 1972.
Thom, R.: Structural stability and morphogenesis: An outline of a general theory of models. Reading (Mass.) Advanced Book Program. Benjamin, 1975.
Tinbergen, N.: The study of instinct. Oxford Univ. Press, Oxford 1951.
Tschermak, A.: Der exakte Subjektivismus in der neueren Sinnesphysiologie. Pflugers Archiv 188 (1921) 1–20.

Tsouyopoulos, N.: Schelling, seine Bedeutung für eine Philosophie der Natur und der Geschichte. Referate und Kolloquien der Internationalen Schelling-Tagung in Zürich 1979. Frommann & Holzboog, Stuttgart 1979.

Tsouyopoulos, N.: Zur Freiheit verurteilt?. Hippokrates, Stuttgart, ZFA (Zeitschr. f. Allgemeinmedizin) 58, 7 (1982) 5–14.

Tsouyopoulos, N.: Natur und Subjektivität – Zur Auseinandersetzung mit der Naturphilosophie des jungen Schelling. Referate, Voten und Protokolle der II. int. Schelling-Tagung, Zürich 1983. Frommann-Holzboog.

Tsouyopoulos, N.: Wir sind dem Asklepios einen Hahn schuldig. Von den philosophischen Sorgen der modernen Medizin. Philosophische Rundschau 33, 1/2 (1986) 76–102.

Uexküll, J. v.: Über die Stellung der vergleichenden Physiologie zur Hypothese der Tierseele. Biolog. Zentralblatt 20 (1900) 497–502.

Uexküll, J. v.: Physiologie und Biologie in ihrer Stellung zur Tierseele. Ergebnisse der Physiologic 1 (1902) 212–233.

Uexküll, J. v.: Leitfaden in das Studium der experimentellen Biologie der Wassertiere. Wiesbaden 1905.

Uexküll, J. v.: Umwelt und Innenwelt der Tiere. Berlin 1909.

Uexküll, J. v.: Bausteine zu einer biologischen Weltanschauung. Gesammelte Aufsätze. S. 77f. Bruckmann, München 1913, oder in: Frühe Schriften. In: Uexküll, Th. v. (Hrsg.): Kompositionslehre der Natur. S. 255. Severin & Siedler, Berlin 1980.

Uexküll, J. v.: Biologische Briefe an eine Dame. Paetel, Berlin 1920.

Uexküll, J. v.: Theoretische Biologie. 2. Aufl. Springer, Berlin 1928. (Neudruck: Suhrkamp, Frankfurt 1973.)

Uexküll, J. v.: Der Organismus und die Umwelt. In: Driesch, H., H. Woltereck (Hrsg.): Das Lebensproblem im Licht der modernen Forschung. Leipzig 1931.

Uexküll, J. v.: Die Religion und die Naturwissenschaften. Die Erziehung 12, 8 (1938) 379–382.

Uexküll, J. v.: Bedeutungslehre. Barth, Leipzig 1940. Neudruck: Fischer, Frankfurt 1970 (zusammen mit: Streifzüge durch die Welten von Tieren und Menschen. Springer, Berlin 1936.)

Uexküll, J. v.: Der Sinn des Lebens, Gedanken über die Aufgaben der Biologie mitgeteilt in einer Interpretation der zu Bonn 1824 gehaltenen Vorlesung des Johannes Müller. Helmut Küpper, München 1947. (Nachdruck: Klett, Stuttgart 1977.)

Uexküll, J. v.: Nie geschaute Welten. Fischer, Berlin–Frankfurt 1949.

Uexküll, J. v.: Frühe Schriften. In: Uexküll, Th. v. (Hrsg.): Kompositionslehre der Natur. Severin & Siedler, Berlin 1980.

Uexküll, J. v., G. Kriszat: Streifzüge durch die Welten von Tieren und Menschen. Springer, Berlin 1936. (Neudruck: Fischer, Frankfurt 1970.)

Uexküll, Th. v.: Krise der Humanität, Gedanken zum Nürnberger Ärzteprozeß. Die Zeit (Febr. 1947).

Uexküll, Th. v.: Untersuchungen über das Phänomen der »Stimmung« mit einer Analyse der Nausea nach Apomorphingaben verschiedener Größe. Zeitschr. f. klin. Med. 149 (1952) 132–210.

Uexküll, Th. v.: Was kann eine Spezialdisziplin »soziologische Medizin« für eine allgemeine Medizin leisten. Ärztl. Mitteilungen 44, 20 (1959) 657–659 und Kölner Zeitschr. für Soziologie und Sozialpsycholog. Sonderheft 3 (1958) 58–79.

Uexküll, Th. v.: Die Situationshypertonie. Archiv f. Kreislaufforschung 39 (1962) 237–271.

Uexküll, Th. v.: Grundfragen der psychosomatischen Medizin. Rowohlt, Reinbek 1963.

Uexküll, Th. v.: The problem of a psychosomatic theory and the mind-body-unity-model. Psychother. and Psychosom. 17 (1970) 1–6.

Uexküll, Th. v.: Probleme und Aufgaben der psychosomatischen Medizin in der Gegenwart. Med. Klin. 68 (1973) 1386–1388.

Uexküll, Th. v.: Autopoietisches und autokinetisches System. In: Köck, G. Roth (Hrsg.): Wahrnehmung und Kommunikation. S. 141–149. Lang, Frankfurt–Bern–Las Vegas 1978.

Uexküll, Th. v.: Das Problem der Entsprechung von Rollen und Gegenrollen bei Arzt und Patient. In: Jappe, G., C. Nedelmann (Hrsg.): Zur Psychoanalyse der Objektbeziehungen. S. 37–73. Problemata Frommann & Holzboog, Stuttgart 1980.

Uexküll, Th. v. (Hrsg.): Integrierte Psychosomatische Medizin. Modelle in Praxis und Klinik. Schattauer, Stuttgart–New York 1981.

Uexküll, Th. v.: Semiotics and medicine. Semiotica 38, 3/4 (1982) 205–215.

Uexküll, Th. v.: Semiotics and the problem of the observer. Semiotica 48, 3/4 (1984a) 187–195.

Uexküll, Th. v.: Symptome als Zeichen für Zustände in lebenden Systemen. Zsch. f. Semiotik 6, 1/2 (1984b) 27–36.

Uexküll, Th. v.: Zeichen und Realität als anthroposemiotisches Problem. In: Oehler, K. (Hrsg.): Zeichen und Realität. Stauffenberg, Tübingen 1984c.

Uexküll, Th. v.: Was heißt Psychosomatik. Schweiz. med. Wschr. 114 (1984d) 1806–1809.

Uexküll, Th. v.: Geschichte der deutschen Psychosomatik. Philosophische und historische Wurzeln. Psychother. and Psychosom., med. Psycholog. 36, 1 (1986) 18–24.

Uexküll, Th. v.: Psychosomatische Medizin. In: Adler, R., J.M. Herrmann, K. Köhle, O.W. Schonecke, Th. v. Uexküll, W. Wesiack (Hrsg.), 3. Aufl., Urban & Schwarzenberg, München–Wien–Baltimore 1986a.

Uexküll, Th. v.: From index to icon. A semiotic attempt at interpreting Piaget's development theory. In: Bouissac, P., M. Herzfeld, R. Posner (eds.): Iconicity. Stauffenberg, Tübingen 1986b.

Uhlenbruck, W.: 56. Deutscher Juristentag – Thema: Recht auf den eigenen Tod. Strafrecht im Spannungsverhältnis zwischen Lebenserhaltungspflicht und Selbstbestimmung. Referat: Deutsches Ärzteblatt 83/47 (1986) 3275–3276.

Unschuld, P.U.: Die konzeptuelle Überformung der individuellen und kollektiven Erfahrung von Kranksein. In: Schipperges, H., E. Seidler, F.U. Unschuld (Hrsg.): Krankheit, Heilkunst, Heilung. Historische Anthropologie. Bd. I. Alber, Freiburg–München 1978.

Varela, F.: Der kreative Zirkel. Skizzen zur Natur – Geschichte der Rückbezüglichkeit. In: Watzlawick, P. (Hrsg.): Die erfundene Wirklichkeit. Piper, München 1981.

Verres, R.: Krebs und Angst. Subjektive Theorien von Laien über Entstehung, Vorsorge, Früherkennung, Behandlung und psychosoziale Folgen von Krebserkrankungen. Springer, Heidelberg–New York–London–Paris–Tokio 1986.

Volhard, F.: Eröffnungsrede des deutschen Internistenkongresses (1930). In: Lasch, H.G., D. Schlegel: Die Kongreß-Eröffnungsreden der Vorsitzenden 1882–1982. Bergmann, München 1982.

Waddington, C.H.: Organizers and gens. Cambridge Univ. Press, Cambridge 1940.

Watzlawick, P., J. Beavin, D.D. Jackson: Menschliche Kommunikation. Huber, Bern–Stuttgart–Wien 1971. (Pragmatics of human communication, New York 1967).

Weiner, H.: Psychobiology and human disease. Elsevir, New York–Amsterdam 1977.

Weiner, H.: The illusion of simplicity: The medical model revisted. Amer. J. Psychiat. 135 (1978) 27–33.

Weiner, H.: Brain, behaviour and bodily disease: a summary. In: Weiner, H., M.A. Hofer, A.J. Stunkard (eds.): Brain, Behaviour and Bodily Disease. Raven Press, New York 1981a.

Weiner, H.: Health, illness and disease: an integrativ approach. Conference on »Expanding Definitions and Models of Health«. Rockefeller Foundation, New York 1981b.

Weiner, H.: The prospects for psychosomatic medicine: selected topics. Psychosom. Med. 44, 6 (1982a) 491–512.

Weiner, H. Contributions of psychoanalysis to psychosomatic medicine. J. Amer. Acad. of Psychoanal. 10, 1 (1982b) 27–46.

Weiner, H.: The psychobiology and pathophysiology of anxiety and fear. Conference on anxiety and anxiety disorders. Sterling Forest Conf. Center Tuxedo, New York 1983a.

Weiner, H.: What the future holds for psychosomatic medicine. VII World Congress of Psychosomatic Medicine, Hamburg 1983b.

Weiner, H.: A proposal for a curriculum in behavioural biology and medicine in medical schools. Sympos. on Med. Education, Kiawah Island, South Carolina 1985a.

Weiner, H.: Zentralnervöse Kontrollmechanismen und Krankheitsentwicklung – ihre Bedeutung für die psychosomatische Medizin. Psychother., Med. Psychol. 35 (1985b) 310–314.

Weiner, H.: Die Geschichte der psychosomatischen Medizin und das Leib-Seele-Problem in der Medizin. Psychother. Med. Psychologie 36 (1986) 361–391.

Weiner, H.: The concept of stress in the light of studies on disasters, anemployment and loss: a critical analysis. In: Zales, M. (ed.): Stress in Health and Disease. Brunner & Mazel, New York 1985d.

Weiner, H.: Frontiers of stress research – »Symposium on Stress«. Palm Beach, Florida 1986.

Weiner, H., M.A. Hofer: Development and mechanisms of cardiorespiratory responses to maternal deprivation in rat pups. Psychosom. Med. 33 (1971).

Weiner, H., M. Thaler, M.F. Reiser, I.A. Mirsky: Etiology of duodenal ulcer: I relation of specific psychological characteristics to rate of gastric secretion (Serum Pepsinogen). Psychosom. Med. 19 (1957) 1.
Weizenbaum, J.: Die Macht der Computer und die Ohnmacht der Vernunft. Suhrkamp, Frankfurt 1977.
Weizsäcker, E.U. v.: Qualitatives Wachstum. Eine Skizze zur Auseinandersetzung mit Ilya Prigogine/Isabelle Stengers: »Dialog mit der Natur«. In: Altner, G. (Hrsg.): Die Welt als System. Fischer, Frankfurt 1986.
Weizsäcker, V. v.: Der Gestaltkreis, dargestellt als physiologische Analyse der optischen Drehversuche. Pflügers Arch. 231 (1933) 630.
Weizsäcker, V. v. (1933b): Körpergeschehen und Neurose. Analytische Studie über somatische Symptombildungen. In: Ges. Schriften. Bd. 6, S. 119–238, Suhrkamp, Frankfurt 1986.
Weizsäcker, V. v.: Klinische Vorstellungen. Sonderdruck aus: Jahrbuch Psyche (2. Lieferung) (1947a) 258–293.
Weizsäcker, V. v.: Der Gestaltkreis. 3. Aufl. Thieme, Stuttgart 1947b.
Weizsäcker, V. v.: Fälle und Probleme. Anthropologische Vorlesungen in der medizinischen Klinik. Beiträge aus der Allgemeinen Medizin, 3 Hefte. Enke, Stuttgart 1947c.
Weizsäcker, V. v.: Psychosomatische Medizin. Psyche 3, 5 (1949a).
Weizsäcker, V. v.: Arzt und Kranker. Köhler, Stuttgart 1949b.
Weizsäcker, V. v.: Der Mensch und seine Krankheiten (1949c). In: Gesammelte Werke. Bd. VII. Suhrkamp, Frankfurt 1986.
Weizsäcker, V. v.: Der Gestaltkreis. Mit einem neuen Vorwort. 4. Aufl. Thieme, Stuttgart 1950.
Weizsäcker, V. v.: Soziale Krankheit, soziale Gesundung. Vandenhoeck & Ruprecht, Göttingen 1955.
Weizsäcker, V. v.: Pathosophie. Vandenhoeck & Ruprecht, Göttingen 1956.
Weizsäcker, V. v.: Wege psychophysischer Forschung. In: Gesammelte Werke. Bd. VI, S. 239–252. Suhrkamp, Frankfurt 1986.
Wesiack, W.: Grundzüge der psychosomatischen Medizin, 1. Aufl., Beck, München 1974. (2. Aufl., Springer, Heidelberg 1984.)
Wesiack, W.: Psychoanalyse und praktische Medizin. Klett, Stuttgart 1980.
Wesiack, W.: Psychosomatische Medizin in der ärztlichen Praxis. Urban & Schwarzenberg, München–Wien–Baltimore 1984.
Wiener, N.: Kybernetik, Regelung und Nachrichtenübertragung im Lebewesen und der Maschine. Econ, Düsseldorf 1963.
Wieser, W.: Konrad Lorenz und seine Kritiker. Piper, München 1976.
Winnicott, D.W.: Vom Spiel zur Kreativität. Klett, Stuttgart 1973.
Winspur, St.: Wittgensteins semiotic investigations. Amer. J. of Semiotics 3, 2 (1984) 33–59.
Wittgenstein, L.: Philosophische Untersuchungen. Suhrkamp, Frankfurt 1967.
Wolff, H.G.: Stress and bodily disease: A formulation. In: Wolff, H.G., S. Wolf jr., C.E. Hare (eds.): Life Stress and Bodily Disease. Williams & Wilkins, Baltimore 1950.

Zander, W.: Psychosomatische Forschungsergebnisse beim Ulcus duodeni. Vandenhoeck & Ruprecht, Göttingen 1977.

Zepf, S.: Die Sozialisation der psychosomatisch Kranken. Campus, Frankfurt–New York 1976.

Zepf, S.: Psychosomatische Medizin auf dem Weg zur Wissenschaft. Campus, Frankfurt–New York 1981.

Personenregister

Sachverzeichnis

Die Zahlen verweisen auf Seiten, die Zusätze A auf Abbildungen, F auf Fallbeispiele und T auf Tabellen.

Buchanzeigen